Irene Schmid (Hrsg)

Ambulanzmanual Pädiatrie von A-Z 4.Aufl.

4., aktualisierte und überarbeitete Auflage 2014

Mit 12 Abbildungen

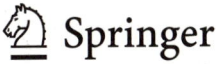

PD Dr. Irene Schmid
Kinderklinik und Kinderpoliklinik im Dr. von Haunerschen Kinderspital
Klinikum der Universität München

ISBN 978-3-642-41892-1   ISBN 978-3-642-41893-8 (eBook)
DOI 10.1007/978-3-642-41893-8

Die ersten beiden Auflagen wurden 1993 und 1999 ursprünglich von »Mehr Leben für krebskranke Kinder – Bettina-Bräu-Stiftung« herausgegeben.

Die Deutsche Nationalbibliothek verzeichnet diese Publikation in der Deutschen Nationalbibliografie; detaillierte bibliografische Daten sind im Internet über http://dnb.d-nb.de abrufbar.

© Springer-Verlag Berlin Heidelberg 2014
Dieses Werk ist urheberrechtlich geschützt. Die dadurch begründeten Rechte, insbesondere die der Übersetzung, des Nachdrucks, des Vortrags, der Entnahme von Abbildungen und Tabellen, der Funksendung, der Mikroverfilmung oder der Vervielfältigung auf anderen Wegen und der Speicherung in Datenverarbeitungsanlagen, bleiben, auch bei nur auszugsweiser Verwertung, vorbehalten. Eine Vervielfältigung dieses Werkes oder von Teilen dieses Werkes ist auch im Einzelfall nur in den Grenzen der gesetzlichen Bestimmungen des Urheberrechtsgesetzes der Bundesrepublik Deutschland vom 9. September 1965 in der jeweils geltenden Fassung zulässig. Sie ist grundsätzlich vergütungspflichtig. Zuwiderhandlungen unterliegen den Strafbestimmungen des Urheberrechtsgesetzes.

Produkthaftung: Für Angaben über Dosierungsanweisungen und Applikationsformen kann vom Verlag keine Gewähr übernommen werden. Derartige Angaben müssen vom jeweiligen Anwender im Einzelfall anhand anderer Literaturstellen auf ihre Richtigkeit überprüft werden.

Die Wiedergabe von Gebrauchsnamen, Warenbezeichnungen usw. in diesem Werk berechtigt auch ohne besondere Kennzeichnung nicht zu der Annahme, dass solche Namen im Sinne der Warenzeichen- und Markenschutzgesetzgebung als frei zu betrachten wären und daher von jedermann benutzt werden dürfen.

Planung: Dr. Christine Lerche, Heidelberg
Projektmanagement: Claudia Bauer, Heidelberg
Lektorat: Annette Allée, Dinslaken
Projektkoordination: Cécile Schütze-Gaukel, Heidelberg
Umschlaggestaltung: deblik Berlin
Fotonachweis Umschlag: © photos.com PLUS
Herstellung: Fotosatz-Service Köhler GmbH – Reinhold Schöberl, Würzburg

Gedruckt auf säurefreiem und chlorfrei gebleichtem Papier

Springer Verlag ist Teil der Fachverlagsgruppe Springer Science+Business Media
www.springer.com

Geleitwort

Liebe Leser,
das Ambulanzmanual Pädiatrie des Dr. von Haunerschen Kinderspitals erscheint bereits in seiner 4. Auflage. Es bietet einen aktuellen und präzisen Überblick über ein weites Spektrum klinischer Probleme. Damit wird es zur wichtigen Quelle von praxisrelevanten Informationen und erleichtert Anfängern wie Fortgeschrittenen die Arbeit in den Ambulanzen und auf den Stationen.

Es ist eine besondere Herausforderung, auch in Zeiten immer knapper werdender Ressourcen weiterhin das kranke Kind ins Zentrum unseres alltäglichen Tuns zu stellen. Rasches zielführendes Informationsmanagement erhält damit eine zunehmende Bedeutung. Das Ambulanzmanual ist hier eine wertvolle Hilfe.

Ich danke allen Autorinnen und Autoren für ihren wichtigen Beitrag und wünsche allen Lesern viel Freude beim Studium des Ambulanzmanuals!

Prof. Dr. Christoph Klein
Direktor der Kinderklinik und Kinderpoliklinik im
Dr. von Haunerschen Kinderspital
München, im Juni 2014

Vorwort zur 4. Auflage

Das »Ambulanzmanual« ist als Nachschlagewerk v. a. für den Einsatz zur Erstversorgung erkrankter Kinder gedacht. Auch in der relativ kurzen Zeit seit der letzten Auflage haben sich neue Erkenntnisse ergeben, die in diese 4. Auflage eingearbeitet wurden.

Bewusst ist dieses »Ambulanzmanual« keine Synopsis von Spezialisten, sondern besteht aus alphabetisch geordnetem Grundlagenwissen und einer Sammlung von praktischen Anleitungen. Es ersetzt kein Lehrbuch, denn das Ziel war es, mit dieser »Vorlage« ein Handbuch für die Manteltasche zu schaffen, in dem klar und übersichtlich das im Dr. von Haunerschen Kinderspital aktuell praktizierte und autorisierte Vorgehen bei einzelnen Krankheiten zusammengefasst ist.

Herr Prof. Dr. R. J. Haas, ehemaliger Leiter der Abteilung für Hämatologie und Onkologie im Dr. von Haunerschen Kinderspital, gab 1993 den Anstoß, die Broschüre zu drucken. Durch den unermüdlichen Einsatz von Frau Beller-Wendling, der damaligen zweiten Vorsitzenden der »Elterninitiative Intern 3«, entstand ein Manual, das auch über die Grenzen des Dr. von Haunerschen Kinderspitals bekannt wurde. Die 1. Auflage, die kostenfrei an Berechtigte abgegeben wurde, wurde von der »Elterninitiative Intern 3« übernommen. Die 2. Auflage von 1999 übernahm die »Mehr Leben für krebskranke Kinder – Bettina-Bräu-Stiftung« und wurde zum Selbstkostenpreis bundesweit verkauft. Ich möchte mich hiermit bei allen, die diese Auflagen unterstützt haben, sehr herzlich bedanken.

Mein größter Dank für die 3. und jetzt aktualisierte 4. Auflage gilt meinen Mitautoren Priv.-Doz. Dr. Michael H. Albert, Dr. Marcus Benz, Priv.-Doz. Dr. Christoph Bidlingmaier, Dr. Florian Hoffmann, Priv.-Doz. Dr. Matthias Kappler und Prof. Dr. Heinrich Schmidt. Ich danke ihnen für die Mithilfe bei der Konzeptgestaltung, die vielen Anregungen und Ergänzungen und die außerordentlich sorgfältige Durchsicht. Für die

Neufassung und Überarbeitung der einzelnen Kapitel bin ich zudem den vielen, auch ehemaligen Mitarbeiterinnen und Mitarbeitern der Kinderklinik und Kinderpoliklinik im Dr. von Haunerschen Kinderspital äußerst dankbar. Ohne all diesen Einsatz und die Hilfe wären diese Auflagen nicht zustande gekommen.

Ich hoffe, dass auch die 4. Auflage des Ambulanzmanuals alle Erwartungen erfüllt und zu dem Ziel beiträgt, den Alltag und die »Dienste« besser überstehen zu können.

Priv.-Doz. Dr. med. Irene Schmid
München 2014

Inhaltsverzeichnis

Acne vulgaris	1
Allergische Erkrankungen	2
Anämie	7
Angina tonsillaris	24
Anisokorie	28
Asthma bronchiale/obstruktive Bronchitis	31
Ataxie	37
Atelektase	39
Atopische Dermatitis (Neurodermitis, atopisches Ekzem) und Nahrungsmittelallergien	40
Bauchschmerzen	44
Blutungsneigung	57
Borreliose	63
Bronchiolitis	66
Bronchitis	68
Cholestase	70
Coxitis	72
Diabetes mellitus	76
Diarrhö – akut	87
Eisenmangelanämie	98
Ekzem	101
Elektrolyt- und Wasserhaushalt	102
Endokarditis	120
Endokrinologie	124
Enzephalitis	140
Epiglottitis	144
Epilepsie	145
Erbrechen	156
Ernährung gesunder Säuglinge	161
Erysipel	165
Exanthematische Erkrankungen	166
Fazialisparese	172

Inhaltsverzeichnis

Fieber unklarer Genese (FUO)	174
Fieberkrampf	194
Fiebersyndrome, autoinflammatorische	195
Fremdkörperaspiration	200
Gastrointestinale Blutung	202
Gelenkschmerzen	206
Halsschmerzen	218
Hämaturie	219
Hämolytisch-urämisches Syndrom (HUS)	222
Harninkontinenz, kindliche, nichtphysiologische	225
Harnwegsinfektion	230
Hautausschläge und Kinderkrankheiten	238
Herzfehler	254
Herzinsuffizienz	265
Herzrhythmusstörungen	267
HIV-Infektion	276
Hordeolum (Gerstenkorn)	279
Hypertonie	280
Hypoglykämie	288
Ikterus – Neugeborenenikterus	294
Immundefekte	300
Impfungen	303
Infekt der oberen Luftwege	312
Infusion (parenterale Ernährung)	313
Insekten	323
Kawasaki-Syndrom (mukokutanes Lymphknotensyndrom)	327
Kindesmisshandlung (»battered child syndrome«)	329
Knochenschmerzen	333
Koma	335
Konjunktivitis	341
Kopfschmerzen	342
Krupp (akute stenosierende Laryngotracheobronchitis)	348
Labiensynechie, Hymenalatresie, Vulvovaginitis	350
Leberversagen	351

Leukämien	357
Lymphadenopathie	363
Malabsorptionssyndrome	369
Meningitis	373
Meteorismus, Kolik (Dreimonatskolik)	377
Multiple Sklerose (Encephalomyelitis disseminata)	379
Myokarditis	381
Nadelstichverletzungen	384
Nephritisches/nephrotisches Syndrom	386
Neugeborene	396
Niereninsuffizienz	399
Obstipation	405
Onkologische Erkrankungen	410
Orbitalphlegmone/periorbitale Zellulitis	426
Osteomyelitis/septische Arthritis	426
Otitis externa, Otitis media	429
PEG (perkutane endoskopische Gastrostomie)	433
Phimose, Balanitis, Retentio testis, akutes Skrotum	437
Pneumonie	442
Reanimation (nach ERC-Leitlinien 2010)	447
Schädel-Hirn-Trauma (SHT)	453
Schmerzmedikamente	455
Schock	462
Schönlein-Henoch-Syndrom (= Purpura Schönlein-Henoch)	467
Schwindel	468
Sepsis	471
Sichelzellkrankheit	474
SIDS (Sudden Infant Death Syndrome)/ALTE (Apparent Life-Threatening Event)	478
Stoffwechselstörungen	481
Stomatitis aphthosa (Gingivostomatitis)	501
Stridor	502
Synkope	504

Inhaltsverzeichnis

Thoraxschmerzen	508
Thrombosen	510
Thrombozytopenie	513
Tollwutexposition, Tierbiss	518
Transaminasenerhöhung	520
Tuberkulose	522
Tubulopathien	527
Untergewicht	532
Verbrühung/Verbrennung	535
Vergiftung	543
Windeldermatitis	549
Würmer	549
Zahnen	554
Zentralvenöse Verweilkatheter	554
Zystische Fibrose (CF), Mukoviszidose	560

Medikamente 567

Medikamentenliste	568
Handelsnamen wichtiger Medikamente (Auswahl)	666

Normwerte, Handlungsalgorithmen 681

Analgosedierung (intranasal)	682
Antibiotikum: wann, welches?	683
Atemfrequenzen	687
APGAR-Index, Petrussa-Index	687
Blutbild: altersentsprechende Normwerte	688
Blutdruck	689
Blutgasanalyse (BGA)	690
Formeln	693
Galenik von Dermatika	694
Glasgow Coma Scale, AVPU-Score	694
Glukokortikoide	697
Herzfrequenzen	699

**Onkologie für die Dienstärzte
(Vorgehen im Dr. von Haunerschen Kinderspital)** 699
Tanner-Stadien 704

Serviceteil 707
Literatur 708
Stichwortverzeichnis 710

Mitarbeiterverzeichnis

Mein Dank gilt allen, auch ehemaligen Mitarbeiterinnen und Mitarbeitern der Kinderklinik und Kinderpoliklinik im Dr. von Haunerschen Kinderspital, Klinikum der Universität München, Lindwurmstr. 4, 80337 München.

■ Mitautoren

Priv.-Doz. Dr. med. Michael H. Albert
Dr. med. Marcus Benz (ehemaliger Mitarbeiter)
Priv.-Doz. Dr. med. Christoph Bidlingmaier
Dr. med. Florian Hoffmann
Priv.-Doz. Dr. med. Matthias Kappler
Prof. Dr. med. Heinrich Schmidt

■ Mitarbeiter

Dr. med. Jutta Ahrens
Dr. med. Tanja Bittner
Priv.-Doz. Dr. med. Ingo Borggräfe
Prof. Dr. med. Philip Bufler
Prof. Dr. med. Robert Dalla-Pozza
Dr. med. Angelika Enders
Dr. med. Sabine Greil
Prof. Dr. med. Matthias Griese
Dr. med. Veit Grote
Prof. Dr. med. Florian Heinen
Dr. med. Tina Heinrich (Kinderchirurgie)
Prof. Dr. med. Johannes Hübner
Priv.-Doz. Dr. med. Annette Jansson
Dr. med. Laura Kallmann
Dr. med. Birgit Kammer
Dr. med. Lyn Kohl
Prof. Dr. med. Sybille Koletzko
Prof. Dr. med. Berthold Koletzko
Dr. med. Sigrid Kruse
Priv.-Doz. Dr. med. Karin Kurnik
Priv.-Doz. Dr. med. Bärbel Lange-Sperandio

Thyra Langhagen
Dr. med. Markus Lehner (Kinderchirurgie)
Priv.-Doz. Dr. med. Esther Maier
Prof. Dr. med. Wolfgang Müller-Felber
Dr. med. Gigo Münch
Prof. Dr. med. Erika von Mutius
Dr. med. Felicitas Nagel
Prof. Dr. med. Thomas Nicolai
Dr. med. Gundula Notheis
Dr. med. Martin Olivieri
Dr. med. univ. Cihan Papan
Dr. med. Ingo Pawlita
Dr. hum. biol. Alenka Pecar
Dr. med. Sabine Ponsel
Dr. med. Christine Prell
Dr. med. Anita Rack-Hoch
Dr. med. Laurence Reindl
Priv.-Doz. Dr. med. Karl Reiter
Dr. med. Julia Roeb
Dr. med. Timo Roser
Dr. med. Stephanie Schatz
Priv.-Doz. Dr. med. Bianca Schaub
Dr. med. Carola Schön
Dr. med. Sebastian Schröder
Dr. med. Tobias Schwerd
Dr. med. Claude Thilmany
Prof. Dr. med. Joachim-Ulrich Walther
Dr. med. Volker Wiebking

■ Ehemalige Mitarbeiter

Dr. med. Andrea Autenrieth
Dr. med. Marion Eckert
Priv. Doz. Dr. med. Regina Ensenauer
Dr. med. Judith Glöckner-Pagel
Dr. med. Steffen Hartrampf
Christopher Hauser
Dr. med. Alf Heger (Kinderchirurgie)
Prof. Dr. med. Andreas Holzinger

Dr. med. Barbara Klein
Priv.-Doz. Dr. med. Rainer Kozlik-Feldmann
Prof. Dr. med. Josef Rosenecker
Dr. med. Andrea Schwarzer
Dr. med. Nina Sellerer
Prof. Dr. med. Maximilian Stehr (Kinderchirurgie)
Priv.-Doz. Dr. med. Silvia Stojanov
Priv.-Doz. Dr. med. Lutz Weber

Abkürzungsverzeichnis

⌀	Durchschnitt, durchschnittlich
≙	entspricht
a.-p.	anterior–posterior
AB	Antibiotikum
ABCD-Konzept	Sicherung und Wiederherstellen der Vitalfunktionen: »airway, breathing, circulation, disability«
ABC-Richtlinien, ABC-Algorithmus	A: »airways«, B: »breathing«, C: »circulation«
ACC	Acetylcystein
ACD	Acid-Citrat-Dextrose
ACE	»angiotensin converting enzyme«
ACR	American College of Rheumatology
ACTH	adrenokortikotropes Hormon (Hypophysenvorderlappenhormon)
ACWY-Impfstoff	Polysaccharid-Impfstoff gegen die Meningokokken-Serotypen A, C, W135 und Y
ADA	Adenosindeaminase
ADAMTS	»a disintegrin and metalloproteinase with thrombospondin motifs«
ADEM	akute disseminierte Enzephalomyelitis
ADH	antidiuretisches Hormon (= Arginin-Vasopressin)
ADHS	Aufmerksamkeitsdefizit-/Hyperaktivitätsstörung
AEP	akustisch evozierte Potenziale
AF	Atemfrequenz
AFP	α-Fetoprotein
Ag	Antigen
AGA	»appropriate for gestational age«
AGLT	»acidified glycerol lysis test"
AGS	adrenogenitales Syndrom
Aids	»acquired immune deficiency syndrome«
AIH	Autoimmunhepatitis
AIHA	autoimmunhämolytische Anämie
AK	Antikörper
AL	Argininosuccinat-Lyase
ALCL	»anaplastic large cell lymphoma« (großzellig anaplastisches Lymphom)
ALD	Adrenoleukodystrophie
ALL	akute lymphatische Leukämie
ALPS	autoimmunlymphoproliferatives Syndrom

ALS	Advanced Life Support
ALTE	»apparent life threatening event
AML	akute myeloische Leukämie
Amp.	Ampulle
ANA	antinukleäre Antikörper
ANCA	»antineutrophil cytoplasmic antibodies«
AP	alkalische Phosphatase
APC	aktiviertes Protein C
aP-Impfung	Impfung gegen Keuchhusten (Pertussis)
aPTT	»activated partial thromboplastin time« (aktivierte Prothrombinzeit)
Aqua dest.	aqua destillata (lat.: destilliertes Wasser)
AR	Antirefluxnahrung
ARDS	»acute respiratory distress syndrome«
ARF	akutes rheumatisches Fieber
AS	Aminosäure bzw. Argininsuccinat-Synthetase
ASCA	»saccharomyces cervisiae antibodies« (Antikörper gegen Saccharomyces cervisiae)
ASD	Vorhofseptumdefekt
ASI	Antikörperspefitätsindex
ASL	Anti-Streptolysin
ASMA	»anti-smooth muscle antibody«
ASS	Acetylsalicylsäure
AT	Antitrypsin bzw. Antithrombin bzw. Augentropfen (je nach Zusammenhang)
Ät.	Ätiologie
ATS	akutes Thoraxsyndrom
AV	atrioventrikulär
aVF	EKG-Ableitung zwischen linkem Fuß und den zusammengeschalteten Elektroden von beiden Armen
AVNRT	AV-Knoten-Reentry-Tachykardie
AVPU-Score	Score zur Beurteilung der kindlichen Bewusstseinslage: A: »alert", V: »responding to voice«, P: »responding to pain«, U: »unconscious«
AVRT	atrioventrikuläre Reentry-Tachykardie
AVSD	atrioventrikulärer Septumdefekt
AWMF	Arbeitsgemeinschaft der Wissenschaftlichen Medizinischen Fachgesellschaften e. V.
AZ	Allgemeinzustand
AZT	Zidovudin (auch als Azidothymidin bezeichnet)

BAL	bronchoalveoläre Lavage
BB	Blutbild
BCAA	»branched-chain amino acid«
BCG-Impfung	Tuberkulose-Impfung (Bacillus Calmette Guérin)
bds.	beidseitig
BE	Broteinheit bzw. »base excess« (Basenüberschuss) bzw. bakterielle Endokarditis bzw. Blutentnahme (je nach Zusammenhang)
BFNC-Syndrom	benigne familiäre Neugeborenenkrämpfe
BGA	Blutgasanalyse
BH_4	Tetrahydrobiopterin
BK	Blutkultur
BKS	Blutkörperchensenkungsreaktion
BLS	Basic Life Support
BMI	Body-Mass-Index
BNP	»B-type natriuretic peptide«
BNS	Blitz-Nick-Salaam-Anfall (Epilepsie); West-Syndrom
BPD	bronchopulmonale Dysplasie bzw. biparietaler Durchmesser (je nach Zusammenhang)
BPLS	benigner paroxysmaler Lagerungsschwindel
BR	Kaliumbromid
BRIC	benigne rekurrierende intrahepatische Cholestase
BSG	Blutsenkungsgeschwindigkeit
Btl.	Beutel
BtM-Rezept	Rezept nach dem Betäubungsmittelgesetz
BWS	Brustwirbelsäule
BZ	Blutzucker
C3, C3 d, C4, C5–9, CH50	Glykoproteine des Komplementsystems
C. trachomatis	Chlamydia trachomatis
Ca	Kalzium
CA	»cancer antigen« (Tumormarker)
CAP	»community-acquired pneumonia« (ambulant erworbene Pneumonie)
	Cryopyrin-assoziiertes periodisches Syndrom
	Clobazam
	»childhood cerebral adrenoleukodystrophy«
	zyklisches citrulliniertes Peptid
	kraniale Computertomografie
	»cluster of differentiation 4«
	Centers for Disease Control and Prevention

CDG(-Syndrom)	»congenital disorders of glycosylation« (Carbohydrate-deficient-glycoprotein-Syndrom)
CED	chronisch entzündliche Darmerkrankung
C-E-Griff	Daumen + Zeigefinger bilden ein C, die restlichen Finger dieser Hand bilden ein E
CF	»cystic fibrosis« (zystische Fibrose, Mukoviszidose) bzw. Komplementfaktor (je nach Zusammenhang)
CFTR-Gen	»cystic fibrosis transmembrane conductance regulator gene«
CGD	chronische Granulomatose
CHE	Cholinesterase
Chol	Cholesterin
chron.	chronisch
CINCA	»chronic infantile neurological, cutaneous and articular syndrome«
CIPO	chronische intestinale Pseudoobstruktion
CK	Kreatinkinase
CK-MB	Untereinheit (Isoenzym) der Kreatinkinase; M = »muscle«, B = »brain«
Cl	Chlorid
CML	chronisch myeloische Leukämie
CMV	Zytomegalievirus
CNI	chronische Niereninsuffizienz
CPAP	»continuous positive airway pressure« (kontinuierlicher Atemwegsüberdruck)
CPR	»cardio-pulmonary resuscitation« (kardiopulmonale Reanimation)
CPS	Carbamylphosphatsynthetase
CPZ	Carbamazepin
CRF-Test	Corticotropin-releasing-factor-Test
CRMO	chronisch rekurrierende multifokale Osteomyelitis
CRP	C-reaktives Protein
CVID	»common variable immunodeficiency«
CVVHF	kontinuierliche venovenöse Hämofiltration
Cu	Kupfer
d	Tag
DA	Dosieraerosol
DAB	Deutsches Arzneibuch
DAI	»diffuse axonal injury«
DD	Differenzialdiagnose
DDAVP	Desmopressin

Def.	Definition
DFO	Deferoxamin
Dg.	Diagnose
DGKJ	Deutsche Gesellschaft für Kinder- und Jugendmedizin e. V.
DGPI	Deutsche Gesellschaft für Pädiatrische Infektologie
DHEAS	Dehydroepiandrosteron-Sulfat
DIC	disseminierte intravasale Gerinnung
Diff-BB	Differenzialblutbild
D-Impfung	Impfung gegen Diphtherie
DIOS	distales intestinales Obstruktionssyndrom
4-DMAP	4-(Dimethylamino-)pyridine
DMARD	»disease modifying antirheumatic drug«
DMSA-Scan	statische Nierenszintigrafie mit 2,3-Dimercaptosuccinsäure
DNA	»desoxyribonucleic acid« (Desoxyribonukleinsäure)
Drg.	Dragee
dsDNA	Doppelstrang-DNA
DSX	Deferasirox
DT/DTI	Dauertropf/Dauertropfinfusion
DZG	Deutsche Zöliakiegesellschaft
E. coli	Escherichia coli
E. granulosus/multilocularis	Echinococcus granulosus/multilocularis (Hunde-/Fuchsbandwurm)
EAA	Enthesitis-assoziierte Arthritis
EAEC	entero-aggregative Escherichia coli
EBM	Ethosuximid
EBNA	EBV-nukleäres Antigen
EBV	Epstein-Barr-Virus
Echo	Echokardiografie
ECHO-Virus	»enteric cytopathic human orphan virus«
ED	Einzeldosis
EDTA	Ethylendiamintetraessigsäure
EEG	Elektroenzephalografie
EES	extraossäres Ewing-Sarkom
EF	Ejektionsfraktion
EHEC	enterohämorrhagische Escherichia coli
EIEC	enteroinvasive Escherichia coli
EK	Erythrozytenkonzentrat
EKG	Elektrokardiogramm

ELBW	»extremely low birth weight infant« (Geburtsgewicht <1000 g)
ELISA	»enzyme-linked immunosorbent assay«
EM	Erstmanifestation
EMA	Endomysium
EMB	Ethambutol
EPEC	enteropathogene Escherichia coli
EPU	elektrophysiologische Untersuchung
ERC	European Resuscitation Council
ERCP	endoskopisch retrograde Cholangiopankreatikografie
ERT	Enzymersatztherapie
Erw.	Erwachsener
ESBL	Extended-Spektrum-Betalaktamase
ESM	Ethosuximid
ESPEN	European Society for Clinical Nutrition and Metabolism
ESPGHAN	European Society for Paediatric Gastroenterology, Hepatology and Nutrition
ESPR	European Society for Paediatric Research
ETEC	enterotoxinbildende Escherichia coli
EZV	Extrazellulärvolumen
F	Faktor
FAB	»fragment antigen binding«
FCAS	familiäres kälteassoziiertes Syndrom
Fc-Rezeptor	Membranrezeptor für verschiedene Immunglobulintypen
FDG	Fluordesoxyglukose
Fe	Eisen
FEV_1	exspiratorische 1-s-Kapazität der Lunge
FFP	»fresh frozen plasma«
FG	Frühgeborenes
FHM	familiäre hemiplegische Migräne
F_iO_2	inspiratorische Sauerstoffkonzentration
FK	Fieberkrampf
fl	Femtoliter
FLAIR	»fluid attenuated inversion recovery«
FMF	familiäres Mittelmeerfieber
FS	Fibrosarkom bzw. »fractional shortening« (Verkürzungsfraktion) (je nach Zusammenhang)
FSGS	fokal-segmentale Glomerulosklerose

FSH	follikelstimulierendes Hormon
FSME	Frühsommermeningoenzephalitis
fT3	freies Trijodthyronin
fT4	freies Thyroxin
FUO	Fieber unklarer Genese
G6PDH	Glukose-6-Phosphat-1-Dehydrogenase
GABA	γ-Aminobuttersäure
GAD	Glutamat-Decarboxylase
GAI	Glutarazidurie Typ I
GALT	Galaktose-1-Phosphat-Uridyltransferase
GAS	Streptokokken der Gruppe A bzw. Glutamatdecarboxylase-Antikörper (je nach Zusammenhang)
GBP	Gabapentin
GBS	Streptokokken der Gruppe B
GCS	Glasgow Coma Scale
G-CSF	»granulocyte-colony stimulating factor«
GD2-AK-Untersuchung	anti-Gangliosid-GD2-Antikörper
GDM	Gestationsdiabetes
GFR	glomeruläre Filtrationsrate
GFT	Glutamat-Forminino-Transferase
GG	Geburtsgewicht
GH-RH-Test	Growth-hormone-releasing-hormone-Test
GI	Gastrointestinaltrakt/gastrointestinal
GISA	Glykopeptid-intermediärer Staphylococcus aureus
GKJR	Gesellschaft für Kinder- und Jugendrheumatologie
GLDH	Glutamatdehydrogenase
GN	Glomerulonephritis
GÖR/GÖRK	gastroösophagealer Reflux/gastroösophageale Refluxkrankheit
GOT	Glutamat-Oxalacetat-Transaminase
GPN	Gesellschaft für Pädiatrische Nephrologie
GPOH	Gesellschaft für Pädiatrische Onkologie und Hämatologie
GPT	Glutamat-Pyruvat-Transaminase
GSB	Gesamtserumbilirubin
GT10	Tuberkulin GT10 = 10 Tuberkulin-Einheiten
GvHD	»graft vs. host disease«
γ-GT	γ-Glutamyltranspeptidase

h	Stunde
H. influenza	Haemophilus aphrophilus u. paraphrophilus-influenzae
HAART	»highly active antiretroviral therapy«
HACEK-Erreger	Haemophilus aphrophilus u. paraphrophilus, Actinobacillus actinomycetemcomitans, Cardiobacterium hominis, Eikenella corrodens, Kingella kingae
HA-Nahrung	hypoallergene Nahrung
HAP	»hospital-acquired pneumonia«
HA/HAV	Hepatitis A/Hepatitis-A-Virus
Hb	Hämoglobin
HB/HBV	Hepatits B/Hepatitis-B-Virus
HbA1$_c$	Glykohämoglobin
HbA2	Hämoglobin A2
HbE	mittlerer Hämoglobingehalt pro Erythrozyt
HbF	»fetal hemoglobin«
HbS	Hämoglobin-Sichelzelle
HBs-AG	Hepatitis-B-Virusantigen
HbSC (HbSC-Krankheit)	Vorliegen von Hämoglobin S + Hämoglobin C
HbSS	homozygote Sichelzellkrankheit
HC/HCV	Hepatitis C/Hepatitis-C-Virus
HCG/β-HCG	humanes Choriongonadotropin/β-Untereinheit
HCT	Hydrochlorothiazid
HD	Hämodialyse
HDC	»human diploid cell vaccine«
HDF	Hämodiafiltration
HDL	»high-density lipoprotein«
HELLP-Syndrom	»haemolysis, elevated liver enzymes, low platelets«
HEPA-Filter	High-Efficiency-Particulate-Air-Filter
HF	Herzfrequenz
HHV	humanes Herpesvirus
Hib	Haemophilus influenzae Typ b
HIDS	Hyperimmunglobulinämie D und periodisches Fiebersyndrom
HIT	heparininduzierte Thrombopenie
HIV	»human immunodeficiency virus«
Hkt	Hämatokrit
HLA	»human leucocyte antigen«
HLH	hämophagozytische Lymphohistiozytose
HNF	»hepatic nuclear factor«
HNO	Hals-Nasen-Ohren

HP	Helicobacter pylori
HPS	Hautpflegesalbe
HPV	humanes Papillomvirus
HoloTC	Holotranscolobamin
Hst	Harnstoff
HSV	Herpes-simplex-Virus
HT	Herzton
HUS	hämolytisch-urämisches Syndrom
HVL	Hypophysenvorderlappen
HVM	Hochfrequenz-Videomikroskopie
HWI	Harnwegsinfektion
HWS	Halswirbelsäule
HWZ	Halbwertszeit
HZV	Herzzeitvolumen
i. S.	im Serum
i.a.	intraarteriell
i.c.	intrakutan
I.D.	Innendurchmesser
i.th.	intrathekal
i.m.	intramuscular
i.n.	intranasal
i.o.	intraossär
i.v.	intravenös
IAA	Insulin-Auto-Antikörper
ICA	Inselzell-Antikörper
ICD	»internal cardioverter/defibrillator«
ICP	»intracranial pressure« (Hirndruck)
ICR	Interkostalraum
IE	internationale Einheit
IEF	»isoelectric focusing«
IFG	»impaired fasting glucose«
IFN	Interferon
IFT	Immunfluoreszenztest
Ig	Immunglobulin
IGRA	Interferon-γ-Release-Assay
IGT	»impaired glucose tolerance«
IIF	indirekte Immunfluoreszenz
IL	Interleukin
ILAE	International League Against Epilepsy
ILAR	International League of Associations for Rheumatology

INH	Isoniazid
INR	»international normalized ratio«
iPTH	Intakt-PTH-Assay (PTH = Parathormon)
IPV	inaktivierte Poliovakzine
IRIDA	»iron refractory iron deficiency anaemia«
IRS-Group	Intergroup Rhabdomyosarcoma Study Group
ISN	International Society of Nephrology
ITP	Immunthrombozytopenie (früher »idiopathische thrombozytopenische Purpura«)
IVA	Isovalerianazidämie
IVIG	intravenöse Gabe von Immunoglobulin
IVS	intaktes Ventrikelseptum
J	Jahr bzw. Joule (je nach Zusammenhang)
JCA	juvenile chronische Arthritis
JC-Virus	humanes Polyomavirus 2, JC-Polyomavirus
Jgl.	Jugendlicher
JIA	juvenile idiopathische Arthritis
JMML	juvenile myelomonozytäre Leukämie
JRA	juvenile rheumatoide Arthritis
K	Kalium
KA	Kindesalter
KBR	Komplementbindungsreaktion
KE	Kohlenhydrateinheit
KG	Körpergewicht bzw. Krankengymnastik (je nach Zusammenhang)
kg	Kilogramm
KH	Kohlenhydrate
KI	Kontraindikation bzw. Kurzinfusion (je nach Zusammenhang)
KJHG	Kinder- und Jugendhilfegesetz
KK	Kleinkind
klin.	klinisch
KM	Kontrastmittel
KMP	Knochenmarkpunktion
KMPI	Kuhmilchproteinintoleranz
KMT	Knochenmarktransplantation
Ko.	Komplikation
KOF	Körperoberfläche
Kps.	Kapsel
KS	Kopfschmerzen

XXVI Abkürzungsverzeichnis

l	Liter
LAP	Lymphadenopathie
LBW	»low birth weight infant« (Geburtsgewicht <2500 g)
LCH	Langerhans-Zell-Histiozytose
LCHAD	Long-chain-3-Hydroxyacyl-CoA-Dehydrogenase
LCM	Lacosamid
LCM-Virus	Virus der lymphozytären Choriomeningitis
LDH	Laktatdehydrogenase
LDL	»low-density lipoprotein«
L-DOPA	L-3,4-Dihydroxyphenylalanin
LEV	Levetiracetam
LGA	»large for gestational age« (Geburtsgewicht >90. Perzentile)
LGS	Lennox-Gastaut-Syndrom
LH-RH/Lh-RH-Test	»luteinizing-hormone-releasing-hormone«/Luteinizing-hormone-releasing-hormone-Test
LJ	Lebensjahr
LK	Lymphknoten
LMo	Lebensmonat
LMS	Leiomyosarkom
LP	Lumbalpunktion
Lp(a)	Lipoprotein a
Lsg.	Lösung
LT	Lebenstag
LTG	Lamotrigin
LTRA	Leukotrienrezeptorantagonist
LTX	Lebertransplantation
LV	linker Ventrikel
LWo	Lebenswoche
LWS	Lendenwirbelsäule
M.	Morbus bzw. Muskel (je nach Zusammenhang)
MAD	mittlerer arterieller Blutdruck bzw. »mucosal atomization device« (Nasalapplikator für Medikamente) (je nach Zusammenhang)
MAG3-Szintigrafie	Nierenszintigrafie mit Mercaptoacetyltriglycin
MAK	mikrosomaler Antikörper
MAR	mikroskopische Agglutinationsreaktion
MAS	Makrophagenaktivierungssyndrom
MCAD	Medium-chain-Acyl-CoA-Dehydrogenase

MCH/MCHC	mittlerer korpuskulärer Hb-Gehalt pro Erythrozyt/ mittlere korpuskuläre Hb-Konzentration pro Erythrozyt
MCP	»membrane cofactor protein«
MCT	»middle chain triglycerides«
MCU	Miktionszysturethrografie
MCV	»mean corpuscular volume«, mittleres korpuskuläres Volumen pro Erythrozyt
MDP	»motion detection perimetry«
MDS	myelodysplastisches Syndrom
MenC-Impfung	Impfung gegen Meningokokken der Serogruppe C
MEP	motorisch evozierte Potenziale
MER	Muskeleigenreflex
Messb.	Messbecher
Messl.	Messlöffel
mg	Milligramm
Mg	Magnesium
MIBG-Szintigrafie	Meta-Jod-Benzyl-Guanidin-Szintigrafie
min	Minute
ml	Milliliter
MM	Muttermilch
MMACHC	»methylmalonacidurie and homocysteinuria type C«
MMC	Myelomeningozele
MMF	Mycophenolatmofetil
MMR	Masern, Mumps, Röteln
Mo	Monat
MODY	»maturity onset diabetes of the young«
MOTT	»mycobacteria other than tuberculosis«
MPGN	membranoproliferative Glomerulonephritis
MPNST	maligner peripherer Nervenscheidentumor
MPS	Mukopolysaccharidose
MRCP	Magnetresonanz-Cholangiopankreatikografie
MRD	»minimal residual disease«
MRSA	Methicillin-resistenter Staphylococcus aureus
MRT	Magnetresonanztomografie
MS	Milzsequestrationskrise bzw. multiple Sklerose (je nach Zusammenhang)
MSH	melanozytenstimulierendes Hormon
msr.	magensaftresistent
MSUD	»maple sirup urin disease« (Ahornsirupkrankheit)
MS-Urin	Mittelstrahlurin

MTD	maximale Tagesdosis
mTFP	mitochondriales trifunktionelles Protein
MTHFR	Methylentetrahydrofolat-Reduktase
mTOR	»mammalian target of rapamycin«
MTX	Methotrexat
MWS	Muckle-Wells-Syndrom
Na	Natrium
NAFLD	»non alcoholic fatty liver disease«
NAGS	N-Acetylglutamatsynthetase
NAP	Nervenaustrittspunkt
NASH	»non-alcoholic steatohepatitis«
NB	Neuroblastom
NBKS	Nierenbeckenkelchsystem
NBO	nichtbakterielle (rheumatische) Osteomyelitis
NEC	nekrotisierende Enterokolitis
neg.	negativ
NFS	Neurofibrosarkom
NG	Neugeborenes
NH_3	Ammoniak
NHL	Non-Hodgkin-Lymphom
NIRA	Near-Infrarot-Reflexionsanalyse
NK-Zellen	natürliche Killerzellen
NLG	Nervenleitgeschwindigkeit
NM	Nahrungsmittel
NNR	Nebennierenrinde
NNRTI	»non nucleoside reverse transcriptase inhibitor«
NOMID	»neonatal onset multisystem inflammatory disease«
NPH-Insulin	»neutral protamine Hagedorn« (Verzögerungsinsulin)
NRTI	»nucleoside reverse transcriptase inhibitor«
NSAID	nichtsteroidale Antiphlogistika
NSE	neuronenspezifische Enolase
NTBC	Nitisinon
NTM	nichttuberkulöse Mykobakterien
NTX	Nierentransplantation
NW	Nebenwirkung(en)
O_2	Sauerstoff
o. B.	ohne Befund
OCT	Ornithincarbomoyltransferase

25-OHD	25-Hydroxy-Vitamin D
ÖGD	Ösophagogastroduenoskopie
OGIB	obere gastrointestinale Blutung (oberhalb des distalen Duodenums)
OP (op.)	Operation (operativ)
ORL	orale Rehydratationslösung
OXC	Oxcarbazepin
P. aeruginosa	Pseudomonas aeruginosa
p.i.	per inhalationem
P. m.	Punctum maximum
p.o.	peroral
PANDAS	»pediatric autoimmune neuropsychiatric disorders associated with streptococcal infections«
p_aO_2	arterieller Sauerstoffpartialdruck
PB	Phenobarbital
PCA	»patient-controlled analgesia«
pCO_2	CO_2-Partialdruck
PCR	»polymerase chain reaction«
PD	Peritonealdialyse
PDA	persistierender Ductus arteriosus Botalli
PE	parenterale Ernährung
PEA	pulslose elektrische Aktivität
PEEP	»positive end-exspiratory pressure«
PEG	perkutane endoskopische Gastrostomie
PEP	Postexpositionsprophylaxe bzw. Physiotherapie – Ergotherapie – Pädagogik (je nach Zusammenhang)
PET	Positronenemissionstomografie
PFAPA	periodisches Fieber, aphthöse Stomatitis, Pharyngitis, Adenitis-Syndrom
PFC	persistierende fetale Zirkulation (-ssyndrom)
PFIC	progressive familiäre intrahepatische Cholestase
PFO	persistierendes Foramen ovale
PGE_1	Prostaglandin E_1
PH	Phenobarbital
Ph	Phosphat
Ph-CML	Philadelphia-negative chronisch myeloische Leukämie
PHT	Phenytoin
PI	Protease-Inhibitor
PJRT	permanente junktionale Reentry-Tachykardie
PKU	Phenylketonurie

PNAC	»parenteral nutrition-associated cholestasis«
PNET	primitiver neuroektodermaler Tumor
PNH	paroxysmale nächtliche Hämoglobinurie
PNS	peripheres Nervensystem
pO_2	Sauerstoffpartialdruck
pos.	positiv
POTS	posturales orthostatisches Tachykardiesyndrom
PPI	Protonenpumpeninhibitor
pPNET	peripherer primitiver neuroektodermaler Tumor
PPSB	Prothrombin (= Gerinnungsfaktor II), Proconvertin (= Gerinnungsfaktor VII), Stuart-Prower-Faktor (= Gerinnungsfaktor X), antihämophiler Faktor B (= Gerinnungsfaktor IX)
PPV	Pneumokokken-PolysaccharidVakzine
PRA	Plasmareninaktivität
PTH	Parathormon
PTLD	»posttransplant lymphoproliferative disease«
PTT	»partial thromboplastin time« (aktivierte Prothrombinzeit)
PZA	Pyrazinamid
RAAS	Renin-Angiotensin-Aldosteron-System
RABA	»rapid acting" (kurz wirksame) β_2-Mimetika
RAEB (RAEB-T)	refraktäre Anämie mit Blastenexzess (in Transformation)
RAPD	»relative afferent pupillary defect«
RAST	Radio-Allergo-Sorbent-Test
RC	refraktäre Zytopenie
RDS	Respiratory-distress-Syndrom
RDW	»red cell distribution width«
Rekap-Zeit	Kapillarfüllungszeit
RES	retikuloendotheliales System
RF	Rheumafaktor
RG	Rasselgeräusch
Rh	Rhesus(faktor)
rHuG	»recombinant human haematopoietic growth factor«
RKI	Robert Koch-Institut
RMP	Rifampicin
RMS	Rhabdomyosarkom
RNA	Ribonukleinsäure
Rö	Röntgen

Abkürzungsverzeichnis

ROSC	»return of spontaneous circulation«
ROTEM	Rotationsthrombelastometrie
RPGN	rapid progressive Glomerulonephritis
RR	Blutdruck
RSV	»respiratory syncytial virus«
RTA	renal-tubuläre Azidose
rt-PA	»recombinant tissue-type plasminogen activator« (Alteplase)
RUF	Rufinamid
RV	Rotavirus
s.c.	subkutan
s.l.	sublingual
SAA	schwere aplastische Anämie bzw. Serumamyloid A (je nach Zusammenhang)
SA-Block	sinuatrialer Block
S_aO_2	arterielle Sauerstoffsättigung
sCD25	»soluble interleukin-2 receptor«
SCID	schwerer kombinierter Immundefekt
SD	Schilddrüse
SEP	sensibel evozierte Potenziale bzw. sensorisch evozierte Potenziale (je nach Zusammenhang)
SGA	»small for gestational age« (Geburtsgewicht <10. Perzentile)
SGB	Sozialgesetzbuch
Sgl.	Säugling
SHML	Sinushistiozytose mit massiver Lymphadenopathie
SHT	Schädel-Hirn-Trauma
SIADH	Syndrom der inadäquaten ADH-Sekretion
SIDS	»sudden infant death syndrome«
SIRS	»systemic inflammatory response syndrome«
SJIA	systemische juvenile idiopathische Arthritis
SLA	»soluble liver antigene«
SLE	systemischer Lupus erythematodes
SM	Schrittmacher bzw. Streptomycinsulfat (je nach Zusammenhang)
Sm-Antigen	Smooth-muscle-Antigen
SO_2	Sauerstoffsättigung
SoJIA	systemische juvenile idiopathische Arthritis
SQUID	»superconducting quantum interference device«
SS	Schwangerschaft bzw. Synovialsarkom (je nach Zusammenhang)

SSEP	somatosensibel evozierte Potenziale
SSPE	subakute sklerosierende Panenzephalitis
SSW	Schwangerschaftswoche
STD	»sexually transmitted disease«
sTfR	löslicher Transferrinrezeptor
STIKO	Ständige Impfkommission des Robert Koch-Instituts
STIR-MRT	»short tau inversion recovery« (bestimmte MRT-Sequenz)
STM	Sultiam
STP	Stiripentol
STSS	streptokokken-induziertes toxisches Schock-Syndrom
Supp.	Suppositorium, Zäpfchen
SVES	supraventrikuläre Extrasystole
SVT	supraventrikuläre Tachykardie
Sy.	Symptom(e)
SZT	Stammzelltransplantation
T3	Trijodthyronin
T4	Thyroxin
TA	Transaminasen
TAM	transiente abnormale Myelopoese
Tandem-MS	Tandem-Massenspektrometrie
TAPVC	totale Lungenvenenfehlmündung
TAR-Syndrom	Thrombozytopenie und Aplasie des Radius
TAT	Trikuspidalatresie
Tbc	Tuberkulose
Tbl.	Tablette
TBW	»total body water« (Gesamtwassergehalt)
TcB	transkutane Bilirubinmessung
TCDS	transkranielle Dopplersonografie
Td-Impfung	Impfung gegen Tetanus und Diphtherie
TDaP-/TdaP-Impfung	Dreifach-Impfung gegen Tetanus, Diphtherie und Poliomyelitis
TEE	transösophageale Echokardiografie
TENS	transkutan elektrische Nervenstimulation
Tg/Tg-AK	Thyreoglobulin/Antikörper gegen Thyreoglobulin
TG	Triglyceride
TGA	Transposition der großen Arterien
Th.	Therapie
THT	Tuberkulin-Hauttest
T-Impfung	Impfung gegen Tetanus

TIA	transitorische ischämische Attacke
TK	Thrombozytenkonzentrat
TMP	Trimethoprim
TMP-SMZ/TMP-SMX	feste Kombination von Trimethoprim + Sulfamethoxazol (= Cotrimoxazol)
TMPT	Thiopurinmethyltransferase
TNF	Tumornekrosefaktor
TNM	Tumor/Lymphknoten (engl. »node«)/Metastase (Klassifikationssystem der UICC für maligne Tumoren)
TORCH-Komplex	T – Toxoplasmose, O – »others« (Virushepatitis, Varizellen, Masern, Mumps, Parvovirus B19, Papillomaviren, Coxsackie-, Epstein-Barr-Virus, Chlamydia trachomatis, Gonokokken, Borellien, β-hämolysierende Streptokokken, HIV, LCM-Virus, Lues), R – Rubella-/Rubivirus (Röteln), C – Cytomegalie (Zytomegalievirus), H – Herpesviren
TP	Thrombozytopenie
TPL	Transplantation
TPM	Topiramat
TPN	»total parenteral nutrition«
TPO/TPO-AK	Thyreoperoxidase/Antikörper gegen Thyreoperoxidase
Tr.	Tropfen
TRAK	Thyreotropin-Rezeptor-Autoantikörper
TRAPS	Tumornekrosefaktor-Rezeptor-1-assoziiertes periodisches Syndrom
TRH/TRH-Test	»thyreotropin releasing hormone«/Thyreotropin-releasing-hormone-Test
TSH	»thyroid stimulating hormone«
TSS	toxisches Schocksyndrom
tTG	Gewebstransglutaminase
TTP	thrombotisch-trombozytopenische Purpura
TTS	transdermales therapeutisches System
UB	Unterbauch
UDS	undifferenziertes Sarkom
UGIB	untere GI-Blutung (unterhalb des distalen Duodenums)
UICC	Union for International Cancer Control
UKG	Echokardiografie (Ultraschall + Kardiografie)
UVH	univentrikuläre Situation

V. a.	Verdacht auf
VAP	»ventilator-associated pneumonia«
VAS	visuelle Analogskala
VCA	Viruskapsidantigen
VEP	visuell evozierte Potenziale
VES	ventrikuläre Extrasystole
VGB	Vigabatrin
VLBW	»very low birth weight infant« (Geburtsgewicht <1500 g)
VLCAD	Very-long-chain-Acyl-CoA-Dehydrogenase
VLCFA	»very long chain fatty acid«
VLDL	»very low-density lipoprotein«
VOR	vestibulookulärer Reflex
VP	ventrikuloperitoneal
VPA	Valproinsäure/Valproat
VSAA	sehr schwere aplastische Anämie
VSD	Ventrikelseptumdefekt
VT	ventrikuläre Tachykardie
VUR	vesikulourethraler Reflux
vWF	von-Willebrand-Faktor
vWS	von-Willebrand-Syndrom
vWP	von-Willebrand-Protease
VZV	Varicella-zoster-Virus
WAGR-Syndrom	Wilms-Tumor + Aniridie + urogenitale Malformationen + mentale Retardierung
Wdh.	Wiederholung
Wo	Woche
WPW	Wolff-Parkinson-White-Syndrom
WS	Wirbelsäule
z. A.	zum Ausschluss
Z. n.	Zustand nach
ZNS	Zentralnervensystem bzw. Zonisamid (je nach Zusammenhang)
ZVD	zentraler Venendruck
ZVK	zentraler Venenkatheter
ZZ	Zellzahl

Acne vulgaris

Sy. Beginn mit Komedonen, dann Papulopusteln. Deutliche Seborrhö. Hauptsächlich im Gesicht, auch Rücken, Schultern, vordere und hintere Schweißrinne.

DD. An hormonproduzierenden Tumor denken, wenn Akne in ungewöhnlichem Alter bzw. schnell entstehend.

Th.
- Milde Form: Benzoylperoxid-haltiges Gel (3–5%) 1 × tgl. oder Isotretinoin-haltiges Gel (0,025%) 1 × tgl. oder Tazaroten-haltiges Gel (0,05%) 1 × tgl.
- Mittelschwere Form: Isotretinoin-haltiges Gel (0,05%) 1 × tgl. oder Kombination Clindamycin/Benzoylperoxid (z. B. DUAC® Akne Gel) 1–2 × tgl.
- Schwere Form: Dermatologie.

Differenzialdiagnosen bei Acne vulgaris

Furunkel

Ät. Tiefsitzende knotige Entzündung als Folge einer Staphylokokken-Infektion des Haarbalgs.

Dg. Klinik, Erregernachweis.

Th.
- Große Furunkel oder Auftreten im Gesicht: Antibiotikum (z. B. Cefuroxim 100 mg/kg/d in 3 ED i.v. oder 30 mg/kg/d in 2 ED p.o. × 7 d).
- Ruhigstellung.
- Lokaltherapie mit antiseptischen oder antibiotischen Lsg.: z. B. Octenisept® Lsg. oder Furacin® Sol.
- Stichinzision (kontraindiziert bei Oberlippen- und Nasenfurunkeln wegen Gefahr von Sinusthrombose, Meningitis).

I. Schmid mit Mitarbeitern des Dr. von Haunerschen Kinderspitals (Hrsg.),
Ambulanzmanual Pädiatrie von A–Z, DOI 10.1007/978-3-642-41893-8_1,
© Springer-Verlag Berlin Heidelberg 2014

Ekthyma

Ät. Durch Streptokokken oder seltener durch Staphylokokken verursachte, infektiöse Hauterkrankung. Meistens gluäal oder an den Extremitäten. Initial Bläschen oder Pusteln auf gerötetem Grund, die rasch von einer harten Kruste bedeckt werden. Nach Entfernen der Kruste findet man darunter ein wie ausgestanzt wirkendes Ulkus mit erhabenen Rändern.

Th. Lokal antiseptisch oder antibiotisch.

Allergische Erkrankungen

Asthma bronchiale

▶ Asthma bronchiale.

Atopische Dermatitis

▶ Atopische Dermatitis (Neurodermitis, atopisches Ekzem) und Nahrungsmittelallergien.

Anaphylaktische Reaktion

Häufigste Auslöser: Nahrungsmittel, Insektengifte, Arzneimittel, Naturlatex, Zusatzstoffe (Schweregrade ◘ Tab. 1.1).

◘ Tab. 1.1 Die 4 Schweregrade der anaphylaktischen Reaktion	
Grad I	Hautsymptome mit Rötung, Schwellung bis Urtikaria, Juckreiz, Flush, Angioödem
Grad II	Zusätzlich zu Hautreaktionen: Übelkeit, Schluckbeschwerden, Atemnot, Stridor, Pfeifen, Heiserkeit, Tachykardie, arterielle Hypotonie
Grad III	Erbrechen, Diarrhö, Glottisödem, Bronchospasmus, Bewusstlosigkeit, Schock
Grad IV	Atem- und Herz-Kreislauf-Stillstand

Allergische Rhinitis/Rhinokonjunktivitis

Def. IgE-vermittelt, akute oder chron. Reaktion auf saisonales (akut: Pollen) oder perenniales Allergen (chron.: Hausstaubmilben, Tierepithelien).

Sy.
- Akut: Niesanfälle, wässrige Sekretion, Juckreiz in Nase, Gaumen, Gehörgang, Rhinitis, begleitende Konjunktivitis.
- Chronisch: Verstopfte Nase, Rhinitis, nasale Sprache, wenig zähes Sekret, kaum Niesreiz, Mundatmung.

Dg. **Anamnese:** Symptome saisonal, perennial, Auslöser (Federbett, Schimmelpilz, Haustiere), Kreuzallergie mit Nahrungsmitteln, andere atopische Erkrankungen, Familienanamnese Atopie, Therapieversuche, -erfolge.
Allergietestung: Prick-Test, spez. IgE (RAST), Gesamt-IgE (Schleimhautprovokation: nasale Provokation mit/ohne Rhinomanometrie).

> Eine lokale Therapie ist einer systemischen Therapie vorzuziehen.

Stufentherapie
- Prophylaktisch: Cromoglicinsäure/Nedocromil
- Akut: Lokale/systemische H1-Antagonisten
- Chronisch: Lokale Steroide

Th.
1. Allergenkarenz soweit möglich.
2. Mastzellstabilisierung als prophylaktische Therapie:
   - Cromoglicinsäure Augentropfen oder Nasenspray 4 ×/d.
   - Nedocromil Augentropfen oder Nasenspray 2 ×/d.
3. α-Sympathikomimetika: Xylometazolin Nasen- oder Augentropfen 3 ×/d (**Cave:** chron. Anwendung >6 d).
4. Lokale H1-Antagonisten: Azelastin Nasenspray 2 ×/d.
   - Levocabastin Augentropfen oder Nasenspray 2 ×/d.
5. Lokale Steroide: Budesonid Pumpspray 2 ×/d, stark antiinflammatorisch. Mometason zum Einsprühen in die Nase 1–2 × 1 Sprühstoß/d (effektivste Therapie).

6. **Systemische H1-Antagonisten:** ▬ Loratadin (nicht sedierend). ▬ Cetirizin (nicht sedierend).
7. **Leukotrienrezeptorantagonisten** (bisher für diese Indikation nicht zugelassen): ▬ Nur bei 1/3 der Pat. wirksam, Wirksamkeit ähnlich wie orale nicht sedierende Antihistaminika. ▬ Antiasthmatisch wirksam.
8. **Hyposensibilisierung.**

Urtikaria

Def. Wechselndes Exanthem mit Quaddelbildung und Juckreiz. Quincke-Ödem bei Beteiligung größerer, subkutaner Gefäße v. a. im Bereich von Gesicht, Genitalien und gelenknahen Extremitäten. Verlauf: Akut, chron. (>6 Wo), chronisch-intermittierend. Meist Rückbildung innerhalb von Stunden. Nach Tagen kann an der gleichen Stelle erneut eine Quaddel entstehen (Refraktärphase durch Erschöpfung der Mastzelldepots).

Ät.
- Infektionen (Viren, Bakterien, Parasiten, Pilze).
- Immunologisch vermittelt [IgE: NM (Milch-, Hühnereiweiß, Nüsse, Fisch), Medikamente, Insektengifte, Inhalationsallergene; Komplementaktivierung: Transfusion; Systemerkrankung: kutane Vaskulitis, Serumkrankheit].
- Medikamente (z. B. ASS).
- Physikalisch (Wärme, Kälte, Dermographismus, Druck, adrenerg, Wasser, Licht, Angioödem durch Vibration).
- Urticaria pigmentosa.
- Chron. idiopathische Urtikaria.

Ko. Lebensgefährlich bei Mitbeteiligung von Zunge, Rachen- und Kehlkopfschleimhaut.

Dg. **Typisches klin. Bild,** Klärung der Ätiologie häufig schwierig: Symptomtagebuch und Ernährungsprotokoll.
Abklärung Basisdiagnostik: Bei rez. Auftreten und weiterer Symptomatik (s. oben); sonst keine weitere Diagnostik notwendig. Haut-Prick-Test auf saisonale, perenniale Allergene

Allergische Erkrankungen

(Inhalation, Nahrungsmittel), BB, Diff-BB, evtl. mit Blutausstrich, BSG, CRP, Gesamt IgE, spez. IgE-AK, Mikrobiologie (z. B. Helicobactertest Stuhl, Streptokokken, Staphylokokken, Yersinien), Serologie (Hepatits B, EBV, CMV, Coxsackie-Virus), Schilddrüsen-Auto-AK; physikalische Tests: abhängig von Genese [mechanisch ausgelöst, Druck-Urtikaria, thermogen, Wärme- und Kälte-Urtikaria (lokal, generalisiert), adrenerg, Wasser-Urtikaria, Licht-Urtikaria].

Abklärung Intensivdiagnostik: In Spezialambulanz Allergologie.

Th. **Bei akuter allergischer Urtikaria:**
- Allergenkarenz.
- Lokal z. B. Fenistil® Gel.
- Großzügig Prednison (z. B. Rectodelt® 100 Supp, keine akute Wirkung, zur Verhinderung eines zweigipfligen Verlaufs).
- p.o.: Cetirizin, Desloratadin, Dimetinden (sedierend!).
- i.v.: Dimetinden, Steroid z. B. Solu-Decortin® H 1–2 mg/kg wegen guter Effekte auf protrahierte Urtikaria und Angioödem.

Bei Lichturtikaria: Sonnenschutzmittel und Antimalariamittel.
Bei chron. Urtikaria: Dosiserhöhung, Antihistaminika (bis 4-fach), Montelukast, Ciclosporin A, Omalizumab.

- **DD Hereditäres Angioödem**

Vererbter Defekt im Komplementsystem mit mangelnder oder fehlender Aktivität von C_1-Esteraseinhibitor.

Th. Berinert® HS i.v.

Insektengiftallergien

Ät. Allergie vom Soforttyp auf Honigbienen, Wespen, Hummeln, Hornissen.

Th.
- Entfernen des Stachels, Eiskompressen.
- Lokal Antihistaminika: Tavegil® Gel oder Glukokortikoide: Dermatop® Salbe.
- Bei ausgeprägter Superinfektion mit Lymphadenitis: Antibiotikum p.o., z. B. Cephalexin 25–50 mg/kg/d in 3 ED oder Cefuroxim 20–30 mg/kg/d in 2 ED (max. 1 g/d).
- Ab Grad-II-Reaktion spezifische Hyposensibilisierung.

- **Weitere Therapie allergischer/anaphylaktischer Reaktionen ab Grad-II-Reaktion**

Zu Hause (Notfallset!)
- Adrenalin Pen: z. B. Anapen® oder Fastjekt® oder Jext®: Junior-Lsg. i.m.: 15–30 kg: 150 µg; >30 kg: 300 µg.
- Fenistil® Tropfen: 1–8 J: 3 × 10–15 Tr./d, >9 J: 3 × 20 Tr./d.
- Rectodelt® 100 mg Supp.
- Celestamine® N 0,5 liquidum Lsg. zum Einnehmen: 1 ml=0,5 mg Betamethason.
- Prednison Tbl. 1–2 mg/kg.

In der Ambulanz
- Information Intensivstation.
- Wichtigstes Notfallmedikament: Adrenalin (= Epinephrin) i.m. (▶ oben) — i.m. Suprarenin® Injektions-Lsg. 1:1000 unverdünnt (1 ml=1 mg Epinephrin): 0,01 mg/kg ≙ 0,01 ml/kg. — Bei Nichtansprechen Wiederholung, Intensivstation. — Bei inspiratorischem Stridor: 3 ml unverdünnt p.i.
- Bei RR-Abfall: Volumengabe: NaCl 0,9% 10–20 ml/kg oder Humanalbumin 5% 10–20 ml/kg i.v. als Bolus.
- Prednisolon: 4 × 1–2 mg/kg/d.
- Antihistaminika (**Cave:** erst, wenn Kreislauf stabil, da neg.-inotrop): — H_1-Blocker: z. B. Dimetindenmaleat 0,1(–0,5) mg/kg i.v. oder Clemastinfumarat 0,025–0,05 mg/kg i.v. — H_2-Blocker: z. B. Ranitidin: 0,25–0,5 mg/kg i.v. oder Cimetidin: 2,5–5 mg/kg i.v.
- Bronchodilatatoren, z. B. Salbutamol 2 Hübe als DA.

Anämie

Def. Hämoglobinkonzentration unterhalb des altersentsprechenden Normbereichs (▶ Tab. 24.4: Blutbild: Altersentsprechende Normwerte).

🛈 Cave
Hb-Werte <5 g/dl auch für daran adaptierte Kinder nicht ungefährlich, da es bei plötzlicher Kreislaufbelastung rasch zu einer Dekompensation mit Herzversagen kommen kann!

■ **Anämiediagnostik**
▶ AWMF-Leitlinie 025/027.

■ ■ **Mikrozytäre Anämie**
Anamnese: Mangelnde Eisenzufuhr, Infektion, pos. Anamnese für mikrozytäre Anämie ggf. mit Hämoglobinopathie bei Pat. aus dem Mittelmeerraum, Afrika, Asien evtl. mit Ikterus (α-Thalassämie, β-Thalassämie, Sichelzell-β-Thalassämie, HbE-Thalassämie), V. a. Eisenmangel bei chron. Blutverlust (gastrointestinal, Hypermenorrhö), bei Malabsorption mit Zeichen von Gedeihstörung, bei erhöhtem Bedarf beim Wachstumsschub in der Pubertät.

Untersuchungsbefund: V. a. Thalassämie bei Splenomegalie und Ikterus, Zeichen einer chron. Erkrankung bei Kleinwuchs und Entwicklungsverzögerung.

BB, Erythrozytenindizes, Ferritin: Cave: Ferritin ist ein Akute-Phase-Protein, deshalb zusammen mit Infektanamnese und CRP bewerten. RDW (»red cell distribution width«): Korrelat für die bei Eisenmangel charakteristische Anisozytose, V. a. Eisenmangel bei >15%, V. a. heterozygote β-Thalassämie bei normalen Werten (<15%). **Cave:** Bei Retikulozytose können automatische Zählgeräte falsch erhöhtes MCV und RDW anzeigen.

- **Ferritin erniedrigt, RDW >15%,** keine anderen Auffälligkeiten: ▶ Eisenmangelanämie.
- **Ferritin normal oder erhöht, RDW <15%:** z. B. Eisenmangel mit Akute-Phase-Reaktion, homozygote β-Thalassämie, HbH-Krankheit, Sichelzell-β-Thalassämie, HbE-Thalassämie.
- **Ferritin nicht erniedrigt, RDW <15%:** z. B. bei chron. Erkrankung, heterozygoter α-Thalassämie, β-Thalassämie:

– Target-Zellen: Hinweis auf Thalassämie einschl. Sichelzell-β-Thalassämie, homozygote HbE-Thalassämie. – HbA2 ↑: charakteristisch bei heterozygoter β-Thalassämie; Mikrozytose und erhöhtes HbA2 bei Eltern oder bei heterozygoter β-Thalassämie beider Eltern → molekulargenetische Diagnostik und humangenetische Beratung. – Ferritin ↑: bei chron. Erkrankung. – Löslicher Transferrinrezeptor: ↓ bei chron. Erkrankung, ↑ bei Ferritinmangel. – NG mit α-Thalassämie: Hb-Analyse, Erhöhung des Hb-Bart und vermindertes MCV<95 fl.

■ ■ Normozytäre oder makrozytäre Anämie

Anamnese: Ikterus bei Hämolyse oder Lebererkrankungen; Fieber bei chron. Infektion, JIA, malignen Erkrankungen oder HIV-Infektion; Blutungszeichen bei Leukämie, SAA oder HUS; Gedeihstörung oder Knochenschmerzen bei JIA, Leukämie, Neuroblastom oder Sichelzellkrankheit; chron. Diarrhö bei Malabsorption; akute Diarrhö bei HUS, Medikamenten; Mangel-/Fehlernährung als Hinweis auf Vitamin-B_{12}- oder Folatmangel; Familienanamnese für Anämie, Ikterus, Splenomegalie und Gallensteine als Hinweis für hereditäre hämolytische Erkrankungen oder für eine dyserythropoetische Anämie.

Untersuchungsbefund: Kleinwuchs bei chron. Anämie, Nierenerkrankungen, Hypothyreoidismus, Blackfan-Diamond-Anämie, Fanconi-Anämie; Mikrozephalie oder andere kongenitale Anomalien bei Fanconi-Anämie, Blackfan-Diamond-Anämie; Zeichen von Systemerkrankungen wie Petechien und Hämatome (Leukämie, SAA, HUS); Ikterus bei Hämolyse oder Lebererkrankungen; generalisierte Lymphadenopathie bei JIA, Leukämie, HIV; Splenomegalie bei Leukämie, Sichelzellerkrankung, hereditärer Sphärozytose oder Lebererkrankungen.

BB mit Retikulozyten, Erythrozytenindizes, Blutausstrich, LDH, Haptoglobin, Bilirubin: Makrozytose kann Hinweis sein für hämolytische Anämie infolge Pyruvatkinase-Mangel, megaloblastärer Anämie, SAA, Fanconi-Anämie, Blackfan-Diamond-Anämie, myelodysplastischem Syndrom, Lebererkrankungen, Hypothyreoidismus. Retikulozytose verursacht durch Hämolyse oder Blutung. Retikulozytenzahl zur Differenzierung Hämolyse (↑)/Bildungsstörung (↓). Niedrige Retikulozytenzahl schließt eine Hämolyse nicht aus, da hämolytische Anämien in der aplastischen Krise auffallen können. Erhöhte, für das Ausmaß der Anämie jedoch inadäquate Retikulozytenzahlen kommen bei ineffektiver Erythropoese vor (Vitamin-B_{12}-Mangel, Folsäuremangel, dyserythropoetische Anämie, Erythroleukämie). Blutausstrich beurteilen auf Vorliegen von Sichelzellen, Fragmentozyten (DIC, HUS) und Sphärozyten (hereditäre Sphärozytose, Autoimmunhämolyse).

Wichtigste Zeichen für Hämolyse:
- Erhöhte Konzentration von LDH, Bilirubin, Retikulozyten.
- Erniedrigte Haptoglobinkonzentration.

Keine Zeichen für Hämolyse:
- **Neutrophilen-, Thrombozytenzahl erniedrigt:** Überweisung in pädiatrisch-hämatologisches Zentrum: Leukämie, Neuroblastom, SAA, andere hypoplastische Anämien, Folsäure- oder Vitamin-B_{12}-Mangel, toxisch. Procedere: KMP? Knochenstanze?
- **Neutrophilen-, Thrombozytenzahl normal oder erhöht:** Transitorische Erythroblastopenie (KK, wenig beeinträchtigter AZ bei stark erniedrigter Hb-Konzentration, vorausgegangener Infekt, keine Hepatosplenomegalie, keine LK-Schwellung, normale Leukozyten und Thrombozyten), chron. entzündliche Krankheit (löslicher Transferrinrezeptor erniedrigt), chron. Niereninsuffizienz, Hypothyreoidismus, Hepatopathie, Blutungsanämie, Folat- oder Vitamin-B_{12}-Mangel (Plasmahomozystein und Methylmalonsäure ↑).

■ ■   Hämolytische Anämie

Anamnese: Akute Hämolyse bedeutet dringende **stationäre Einweisung!** Hinweise für schwere Hämolyse: Kopfschmerzen, Schwindel, Synkope, Fieber, Bauchschmerzen, Rückenschmerzen. Prolongierter Neugeborenenikterus oder rezidivierender Ikterus weisen auf hereditäre Sphärozytose hin. Ursache z. B. Viruserkrankungen oder Medikamente. V. a. Autoimmunhämolyse bei rezidivierenden Infektionen, Arthritis, Hautausschlägen oder Schilddrüsenerkrankungen. Bei Pat. mit afrikanischen, mediterranen oder asiatischen Vorfahren an Thalassämie, Sichelzellerkrankung oder G6PD-Mangel (v. a. bei Jungen, aber auch bei Mädchen) denken. V. a. hereditäre Sphärozytose bei pos. Familienanamnese mit Anämie, Ikterus, Splenektomie, ungeklärten Gallensteinen.

Untersuchungsbefund: Dokumentation des kardiopulmonalen Status. Tachypnoe und/oder Tachykardie weisen auf rasche Anämisierung mit Schock hin (Autoimmunhämolyse, Sepsis, DIC, Milzsequestration bei Sichelzellerkrankung). Fieber bei intravaskulärer Hämolyse, akuter Infektion oder anämieassoziierten genetischen Syndromen oder mit Autoimmunhämolyse assoziierten Erkrankungen. Splenomegalie häufig bei Autoimmunhämolyse, Sichelzellkrankheit, hereditärer Sphärozytose. Rasch zunehmende Splenomegalie bei Sichelzellkrankheit als dringender Hinweis auf Milzsequestration. Petechien und Hämatome bei DIC oder HUS. Arthritis oder Hautausschläge bei Bindegewebserkrankungen.

BB mit Retikulozytenzahl.

Teststreifen für Hämoglobinurie **pos.:**

> **Hinweis für rasche und lebensbedrohlich akute Hämolyse! Sofortige Einweisung in ein pädiatrisch-hämatologisches Zentrum.**

Normale Hb-Konzentration schließt die Möglichkeit einer Hämolyse nicht aus, da eine verstärkte Produktion zur vollständigen Kompensation führen kann. Hämolytische Anämien mit Mikrozytose weisen auf Thalassämie oder koexistierenden Eisenmangel hin. Eine normale oder niedrige Retikulozytenzahl muss bei einer hämolytischen Anämie als Zeichen einer hypoplastischen oder aplastischen Krise gedeutet werden.

Teststreifen für Hämoglobinurie neg.:
- **Direkter Coombs-Test pos.:** Immunhämolyse: Kreuzprobe, Differenzierung von Wärme- oder Kälte-AK, Bestimmung der Antigenspezifität, IgG-, IgM- und/oder C3-Beladung der Erythrozyten. Suche nach kompatiblen Erythrozytenkonzentraten und möglichst Vermeidung von Transfusionen. Meist sind autoimmunhämolytische Anämien im Kindesalter infektassoziiert und transitorisch. Neutropenie, Thrombopenie, verlängerte aPTT oder pos. ANA weisen auf eine Autoimmunkrankheit hin.
- **Direkter Coombs-Test neg.:** Derartige autoimmunhämolytische Anämie bei Kindern selten.

Anämie

- **Sphärozyten (oder Elliptozyten):** Unspezifisch, Familienuntersuchung, AGLT (»acidified glycerol lysis test«) und EMA-Test für den Nachweis einer Sphärozytose. Bei pos. Coombs-Test sind die Teste nicht aussagekräftig.
- **Target-Zellen und/oder Sichelzellen:** Hb-Analyse. Bei fehlender Mikrozytose oder Leberkrankheiten sind Target-Zellen Zeichen einer Hämoglobinopathie. Procedere: Quantitative Hb-Analyse und DNA-Analyse (z. B. Sichelzellkrankheit, Hb-SC-Krankheit, Sichelzell-β-Thalassämie).
- **Fragmentozyten** und/oder erhöhte Nierenretentionswerte deuten auf mikroangiopathischen hämolytischen Prozess, z. B. HUS: Einweisung pädiatr. Nephrologie; TTP: Einweisung pädiatr. Hämatologie; mechanische Herzklappen: Einweisung pädiatr. Kardiologie; DIC: Einweisung pädiatr. Intensivmedizin.
- **Unspezifische oder andere Auffälligkeiten:** Ggf. Familienuntersuchung, Analyse der Erythrozytenenzyme.

Mikrozytäre Anämien

Eisenmangelanämie
▶ Eisenmangelanämie.

Thalassämien: β-Thalassämie
▶ AWMF-Leitlinie 025/017.

Ät. **Angeboren, autosomal-rezessiv:** Ungenügende Produktion der β-Kette des HbA1 ($\alpha_2\beta_2$, dadurch Minderbeladung der Erythrozyten mit Hämoglobin, verkürzte Erythrozytenüberlebensdauer, hämolytische Anämie mit gesteigerter Erythropoetinbildung und ineffektiver Erythropoese. Die andere Polypeptidkette ist im Überschuss vorhanden und präzipitiert zu Innenkörper.

Sy. **Homozygote Form: Thalassaemia major:** Schwere hämolytische Anämie, Hepatosplenomegalie, kardiale Dekompensation, medulläre und extramedulläre Hypertrophie der blutbildenden Gewebe: Knochendeformierung, typische Facies (hohe Stirn, Verbreiterung der Diploe, Prominenz von Jochbein und Oberkiefer), Bürstenschädel durch Markraumerweiterung, Osteoporose, Blässe, Ikterus, Cholelithiasis, erhöhte Infektanfälligkeit, Wachstumsretardierung, verzögerte Pubertätsentwicklung.

Ko. Eisenüberladung (Hämosiderose) durch regelmäßige Transfusionen und erhöhte Eisenresorption wegen gesteigerter, ineffektiver Eigenerythropoese: Kardiomyopathie, schwere Herzrhythmusstörungen, Leberzirrhose, endokrine Störungen (Wachstumsstörung, Hypothyreose, Hypogonadismus, Hypoparathyreoidismus, Diabetes mellitus); Osteopenie-Osteoporose-Syndrom; Infektionen.

Dg. Hypochrome, mikrozytäre Anämie, Target-Zellen, Normoblasten, Poikilozytose, Anisozytose, basophile Tüpfelung; moderate Retikulozytose, Serumferritin ↑, Serumeisen ↑ oder normal, Transferrinsättigung erniedrigt; Hb-Elektrophorese: HbF ($\alpha_2\gamma_2$) auf 20–80%, HbA2 ($\alpha_2\delta_2$) variabel erhöht. Zum Nachweis der Thalassämiemutation molekulargenetische Analyse. Familienuntersuchung (BB, Hb-Analyse, molekulargenetische Identifizierung der Mutation), HLA-Testung der Familie für evtl. SZT.

Empfehlungen zur Diagnostik bei Thalassämie (▶ AWMF-Leitlinien 025/017 und 025/029)

- Hämatologische Basisdiagnostik mit Ferritin, Elektrolyten, Leberwerten monatlich, Hämoglobinanalyse, DNA-Analyse, Familienuntersuchung.
- Transfusion: Blutgruppe, Untergruppen, AK-Suchtest, Serologie (HBV, HCV, HIV jährlich).
- Endokrinologie: Wachstumskurve alle 3 Mo, Pubertätsstadien, Knochenalter und Knochendichtemessung ab 10 J bei Indikation (Pubertas tarda), notwendig ab 16 J jährlich, Hormonwerte, Nüchtern-BZ und oraler Glukosetoleranztest ab 10 J jährlich.

▼

Anämie

- Ab 10 J: Echokardiografie, EKG, Langzeit-EKG, Kardio-MRT (funktionell) jährlich.
- Sonografie Abdomen/Nieren, Lebereisengehalt quantitativ (MRT, SQUID) jährlich.

Th. **Lebenslange Transfusionsbedürftigkeit:** Beginn bei wiederholtem Absinken der Hb-Konzentration auf <8 g% oder klin. Symptomatik. Empfohlene Basis-Hb-Konzentration zur permanenten, weitgehenden Suppression der endogenen Erythropoese: 9–10,5 g/dl. Transfusionsintervall i. d. R. alle 3 Wo, bei kardialen Problemen kürzere Abstände. Meist 12–14 ml/kg (bei Hkt des Erythrozytenkonzentrats von 60%), Ziel-Hb 13–13,5 g/dl.

Eisenelimination (Chelattherapie): Beginn bei Ferritin >1000 µg/l und/oder Lebereisengehalt pathologische Werte, meist nach 10–15 Transfusionen, i. d. R. ab dem vollendeten 3. LJ. <2 J: Deferoxamin s.c., dann ab 2 J: Deferasirox p.o. Bei Eisenintoxikation: Deferoxamin DT mit deutlich höheren Dosen als 40 mg/kg/d, da keine Langzeitdaten für Deferasirox.

Kontrolle der Eisenüberladung mit Biopsie (Eiseneinlagerung in der Leber erfolgt ungleichmäßig, deshalb tritt Biopsie in den Hintergrund), Lebersuszeptometrie (SQUID-Biomagnetometer; nur 1 Gerät in Deutschland in Hamburg), MRT der Leber.

Splenektomie (subtotal) bei zunehmender Neutropenie und/oder Thrombopenie und lokalen Symptomen durch die Milzgröße und/oder hoher Transfusionsfrequenz (>ca. 300 ml EK/kg/Jahr).

Kurative Behandlung: Allogene SZT.

Normozytäre Anämien

Infektanämie

Ät. Eisen wird im Rahmen einer Infektion in das RES geschoben, um Transferrin (wirkt ohne Eisen als unspezifischer AK) vom Eisen abzukoppeln.

Dg. Normochrome, normozytäre Anämie. Retikulozyten normal oder ↓. Eisen ↓, Ferritin ↑.

Th. Behandlung der Infektion. Eisengabe während der Infektion sinnlos bzw. kontraindiziert.

Erworbene aplastische Anämie

Def. Schwere aplastische Anämie (SAA): 2 von 3 Kriterien müssen erfüllt sein: Granulozyten <500/µl, Thrombozyten <20.000/µl, Anämie mit <2‰ Retikulozyten.
Sehr schwere aplastische Anämie (VSAA): Granulozyten <200/µl.

Ät. 70–80% idiopathisch oder sekundär im Rahmen von Virusinfektionen, v. a. Hepatitis (5%) oder EBV, Medikamente, toxische Schädigung (Farben, Benzol, Strahlenexposition).

Dg. BB, Diff-BB, Retikulozyten erniedrigt, KMP mit Zytogenetik und molekulargenetischen Untersuchungen (DD myelodysplastisches Syndrom, Fanconi-Anämie, PNH), Knochenstanze.

Th. Allgemeine Hygienemaßnahmen, Infektionsprophylaxe (▶ Fieber unklarer Genese – Prophylaxe von Infektionen bei Granulozytopenie).
Bei toxisch bedingter Panmyelopathie: Expositionsprophylaxe!
Bei Fieber ≥38,5°C (▶ Infektionen): Blut-/Urinkultur, Antibiotikatherapie z. B. mit Piperacillin/Tazobactam i.v.
Erythrozytenkonzentrat (bestrahlt, evtl. CMV + Parvovirus B19 neg., leukozytenfiltriert) bei Hb <7 g% (▶ Medikamentenliste – Erythrozytenkonzentrat).
Thrombozytenkonzentrat (bestrahlt, evtl. CMV + Parvovirus B19 neg., leukozytenfiltriert) bei Thrombozyten <10.000/µl (▶ Medikamentenliste – Thrombozytenkonzentrat).
SZT bei geeignetem Spender. Sonst immunsuppressive Therapie mit Antithymozytenglobulin, Methylprednisolon, Ciclosporin A, G-CSF (▶ http://kinderkrebsinfo.de).

Prognose 5-Jahres-Überleben ca. 80–90%.

Anämie

Akute transitorische Erythroblastophthise/Erythroblastopenie

Ät. Häufigste normochrome, langsam sich entwickelnde Anämie bei KK. Vorausgegangener Infekt, evtl. postviraler Autoimmunprozess gegen Vorläuferzellen der Erythropoese.

Sy. Wenig beeinträchtigter AZ bei stark erniedrigter Hb-Konzentration.

Dg. Anämie, Retikulozytopenie, keine Hepatosplenomegalie, keine LK-Schwellung, normale Leukozyten und Thrombozyten, BB-Ausstrich unauffällig bis auf Anisozytose, Eisen ↑.

Th. Erythrozytenkonzentrat bei Hb <5 g% oder bei höheren Hb-Konzentrationen bei klinischen Symptomen und fehlender Erholung (Retikulozytopenie) (EK: CMV- und Parvovirus B19 neg., bestrahlt, leukozytenfiltriert), Hb-Kontrollen.

Aplastische Krise bei chronisch-hämolytischer Anämie

Ät. Ausgelöst durch Infektion mit Parvovirus B19.

Dg. Meist Zufallsbefund. Im Vollbild: Retikulozytopenie, normozytäre Anämie, Knochenmark ist arm an Vorstufen der Erythropoese.

Th. Symptomatische Therapie, Ausschalten der Ursache. Spontanremission innerhalb weniger Tage, lebenslange Immunität. Evtl. Gabe eines Erythrozytenkonzentrats.

Makrozytäre Anämien

Myelodysplastisches Syndrom

Def. Zusammenfassung klonaler Stammzellerkrankungen, die mit Zytopenie, hypo- bis hyperzellulärem Knochenmark, ineffektiver Hämatopoese, gestörter Blutzellausreifung und Progression zu akuter myeloischer Leukämie verknüpft sind. Die Diagnose kann gestellt werden, wenn mind. 2 der folgenden Merkmale auftreten: anhaltende unerklärte Zytopenie, Myelodysplasie

≥2 Zellreihen, erworbene klonale zytogenetische Veränderungen hämatopoetischer Zellen und Blastenvermehrung auf ≥5% im Knochenmark.

Klassifikation:
- Myelodysplastische/myeloproliferative Erkrankungen: JMML, sekundäre CMML, BCR-ABL-negative chronische myeloische Leukämie (Ph-CML).
- Down-Syndrom-assoziierte Erkrankungen: Transiente abnormale Myelopoese (TAM), MDS und AML bei Down-Syndrom.
- Primäres und sekundäres MDS: Refraktäre Zytopenie (RC: Blasten im BB <2%, im KM <5%); refraktäre Anämie mit Blastenexzess (RAEB: Blasten im BB 2–19%, im KM 5–19%); refraktäre Anämie mit Blastenexzess in Transformation (RAEB-T: Blasten im BB und KM 20–29%).

Th. Meist SZT (▶ auch unter http://www.ewog-mds.org).

Diamond-Blackfan-Anämie (angeboren)

Ät. Progrediente, (normozytäre oder) typischerweise makrozytäre, normochrome Anämie durch Mangel an Erythropoesevorläuferzellen, in 10–20% familiär.

Sy. Manifestation im 2.–6. LMo, in 25% Assoziation mit Organfehlbildungen (Mikrozephalus, Mikrophthalmie, Gaumenspalte, Hypertelorismus, Daumenveränderungen), Herzfehler, Kleinwuchs.

Dg. Anämie, MCV und HbF (Hb-Elektrophorese) immer ↑, keine Retikulozyten, Fehlen der Erythropoese im Knochenmark, Thrombozyten und Leukozyten normal, Adenosin-Desaminase (ADA) in Erythrozyten ↑.

Th. Prednison: 2 mg/kg/d über 3 Wo (Ansprechen in ca. 60%, evtl. niedrig dosierte Dauertherapie nötig). Beginn aber erst nach dem 1. LJ wegen NW der Steroide im 1. LJ.
Bei Versagen: regelmäßige Transfusionen ca. alle 3 Wo.

Anämie

Zusätzlich Eiseneliminiation notwendig wegen Gefahr der sekundären Hämosiderose.
Kurativ: SZT.

Fanconi-Anämie (angeboren)

Ät. Autosomal-rezessiv, heterogene Erkrankung mit progredientem Knochenmarkversagen, erhöhter Chromosomenbrüchigkeit, gestörten DNA-Reparationsmechanismen, angeborenen Fehlbildungen, Prädisposition zu Malignomen.

Sy. Symptombeginn meist erst ab dem 4. LJ mit langsam progredienter Panzytopenie, Hautpigmentation (meist Hyperpigmentierung), Kleinwuchs, Mikrozephalie, mentaler Retardierung, multiplen Missbildungen des Skeletts (Radius-, Daumenaplasie), Nierenfehlbildungen, endokrinologischen Störungen (Hypothyreose, Diabetes mellitus, Hyperinsulinismus, Hypogenitalismus).

Dg. Nachweis erhöhter Chromosomenbrüchigkeit durch Lymphozytenfragilitätstest, dadurch erhöhtes Malignomrisiko, HbF fast immer >10% erhöht, Panzytopenie, MCV erhöht, Knochenmark: verminderte Zellreihen.

Th. Symptomatisch mit Bluttransfusionen, antibiotische Therapie bei Infektionen, evtl. antimykotische Prophylaxe, SZT, bei fehlendem Spender Androgentherapie.

Vitamin-B_{12}- oder Folsäuremangel

Ät. ■ **Vitamin-B_{12}-Mangel:** Verminderte Zufuhr (parenterale Ernährung ohne Vitamin-B_{12}-Zufuhr, Muttermilchernährung bei veganer Kost der Mutter, Ernährung ohne Fleisch, Fisch, Milch, Käse oder Ei), verminderte Resorption (Malabsorptionssyndrome, Fischbandwurm, exokrine Pankreasinsuffizienz), Transportdefekte (Intrinsic-Factor-Mangel bei Schädigung der Parietalzellen der Magenschleimhaut, z. B. bei perniziöser Anämie mit Auto-AK-Bildung, atrophischer Autoimmungastritis, Magenschleimhautatrophie, defekter Transport durch die Enterozyten, Mangel an Transcobalamin II), Medikamente (z. B.

Phenytoin, Methotrexat), Stoffwechselerkrankungen (Methylmalonazidurie).
- **Folsäure:** Verminderte Zufuhr (Ziegenmilchernährung, parenterale Ernährung ohne Zufuhr), mangelnde Resorption (z. B. Zöliakie), gesteigerter Umsatz (z. B. bei hämolytischen Anämien), Medikamente (z. B. Methotrexat, Trimethoprim, Phenytoin), angeborene Stoffwechselstörung (MTHFR- und GFT-Mangel).

Sy. Symptomatik der Grunderkrankung, Blässe, Müdigkeit, Appetitlosigkeit, Gedeihstörung, Mundwinkelrhagaden, Übelkeit, Erbrechen. Sgl.: Entwicklungsverzögerung, Irritabilität, Gedeihstörung, Verlust motorischer Fähigkeiten. **Bei Vitamin-B$_{12}$-Mangel zusätzlich** (nicht bei alleinigem Folsäuremangel): Hunter-Glossitis (Zungenbrennen, -atrophie), funikuläre Myelose (Demyelinisierung, Degeneration der weißen Substanz v. a. der Seiten- und Hinterstränge, nur partiell reversibel), Parästhesien, Ataxie, sensible Ausfälle, fehlende Muskeleigenreflexe, Verwirrtheit, Gedächtnisausfälle, Verhaltensstörungen. Neurologische Symptome können den hämatologischen Veränderungen um Monate vorausgehen. Isolierter Folsäuremangel zeigt keine neurologischen Symptome.

Dg.
- Vitamin B$_{12}$ und/oder Folsäure im Serum ↓, (Cave: Vitamin B$_{12}$ falsch-hoch z. B. bei hämatologischen Erkrankungen wie CML durch Überexpression des biologisch inaktiven an Haptocorrin gebundenen Vitamin B$_{12}$).
- Messung des biologisch aktiven Vitamin B$_{12}$ in Form von Holotranscobalamin (HoloTC) (<35 pmol/l: gesicherter Vitamin-B$_{12}$-Mangel).
- Vitamin-B$_{12}$-Mangel: Methylmalonsäure ↑ im Serum und Urin; Homocystein ↑ im Serum bei Vitamin-B$_{12}$-, Vitamin-B$_6$-, Folsäuremangel; beide Parameter ↑ bei Niereninsuffizienz.
- BB: Hyperchrome (MCH ↑), makrozytäre (MCV ↑) Anämie, Anisozytose, Poikilozytose. Retikulozyten erniedrigt, kernhaltige Erythrozyten; Leuko- und Granulozytopenie, hypersegmentierte Granulozyten, Thrombopenie (Megathrombozyten).

- LDH (intramedulläre Hämolyse), Bilirubin, Eisen, Homocystein und C3-Carnitin ↑.
- KMP: Reifungsstörung aller Zelllinien, Megaloblasten, Riesenstabkernige, intramedulläre Hämolyse.

Ursachensuche:
- **Vitamin-B_{12}-Mangel:** Am häufigsten nutritive Ursache, deshalb: Ernährungsanamnese. Ggf. weiterführende Diagnostik: Auto-AK gg. Parietalzellen und Intrinsic Factor (perniziöse Anämie im KA extrem selten); Abklärung intestinale Resorptionsstörung: z. B. Zöliakie, Pankreasinsuffizienz, M. Crohn; Schilling-Test (Unterscheidung Intrinsic-Factor-Mangel von anderen Resorptionsstörungen); Mutationsanalyse bei V. a. defekten Transport von Vitamin B_{12} in Enterozyten (Imerslund-Gräsbeck-Syndrom, Mutationen im Cubilin- oder AMN-Gen, Sy. erst >1. LJ); defekter Transport durch angeborenen Mangel an Haptocorrin oder Transcobalamin II, Vitamin-B_{12}-Stoffwechselstörung (Homocystinurie, Methylmalonazidurie).
- **Folsäuremangel:** Folsäurekonzentration im Erythrozyten ↓, Medikamentenanamnese, Stoffwechseldiagnositk (Methylentetrahydrofolat-Reduktase-Mangel)

> Bei Folsäuremangel muss ein gleichzeitig bestehender Vitamin-B_{12}-Mangel ausgeschlossen werden.

Th. Bei jedem nachgewiesenen Mangel.
Soweit möglich, Beseitigung der zugrunde liegenden Ursache und/oder Substitution, z. B. Umstellung der Ernährung.
- Vitamin-B_{12}-Mangel: Cyanocobalamin.
- Folsäure-Mangel: Folsäure bis zur BB-Normalisierung.
- Prophylaxe in der Schwangerschaft: Bei normaler Ernährung nicht notwendig. Die perikonzeptionelle orale Folsäuregabe mit 0,4–1 mg/d dient der Verminderung der Gefahr von Neuralrohrdefekten des Kindes.

Hämolytische Anämien

Hereditäre Sphärozytose (Kugelzellenanämie; Membrandefekt)
▶ AWMF-Leitlinie 025/018.

Ät. In Mitteleuropa häufigste angeborene hämolytische Anämie; ca. 75% autosomal-dominant, ca. 15% autosomal-rezessiv. Unterschiedliche Mutationen der Erythrozytenmembranproteine, dadurch Verlust der Flexibilität und vorzeitige Elimination in der Milz.

Sy. **Leitbefunde:** Normozytäre (seltener leicht mikrozytäre) Anämie, Ikterus (hämolytischer Ikterus, Verschlussikterus), Splenomegalie. Manifestation bei KK bis Schulkind, selten bei Sgl. Im Verlauf variabel. Milz immer vergrößert. Hämolytische Krisen, z. B. im Rahmen von Infektionen, Verlauf meist mild. Aplastische Krise infolge von Parvovirus-B19-Infektion einmalig (das typische Ringelrötelnxanthem fehlt bei allen Pat. mit hämolytischer Anämie). Auch Erythroviren (HHV6, HHV7) können zur aplastischen Krise führen.

Dg. Familienanamnese, Splenomegalie, Anämie, Anisozytose, kleine hyperchrome Sphärozyten (ohne zentrale Aufhellung) im Ausstrich. Pathologische Erythrozytenindizes (MCHC >35 g%, RDW>15,5%), Coombs-Test neg., Retikulozyten gesteigert im Rahmen von hämolytischen oder nach aplastischen Krisen. Als Screening sollten mind. 2 verschiedene Verfahren eingesetzt werden, am besten mit AGLT (»acidified glycerol lysis test«) und EMA-Test, selten Membrananalyse, Genanalyse.

Ko. Entwicklung von Gallensteinen, häufig asymptomatisch.

Th. **Transfusion von Erythrozytenkonzentraten** bei Hb <5–6 g% und/oder entsprechender klin. Symptomatik, meist nur in den ersten beiden LJ notwendig oder bei aplastischen Krisen.
Splenektomie: Möglichst erst nach dem 5. LJ, auf keinen Fall vor dem 3. LJ; nahezu vollständige/subtotale Splenektomie zu

bevorzugen wg. lebenslang erhöhten Risikos für foudroyante Sepsis.

Notfallausweis.

Impfung nach STIKO mind. 2 Wo vor OP: Pneumokokken ab vollendetem 5. LJ mit 23-valentem unkonjugiertem Impfstoff (PPV = Pneumokokken-Polysaccharid-Vakzine, z. B. Pneumovax®). Kontrolle Impftiter zur Frage Impfwiederholung nach 3 J bei <10 LJ bzw. nach 6 J bei Erw., Hib-Impfung bei bisher nicht Hib-geimpften Kindern und Meningokokken mit Konjugatimpfstoff gegen Serogruppe C, gefolgt von einer Booster-Impfung nach 6–12 Mo mit polyvalentem Meningokokken-ACWY-Polsaccharid-Impfstoff (z. B. Mencevax®) oder >11 J mit quadrivalentem Meningokokken-Konjugatimpfstoff (z. B. Menveo®).

Penicillin-V-Prophylaxe bis Ende 5. LJ 2 × 200.000 IE/d, dann 2 × 400.000 IE/d, >12 J: 50.000 IE/kg (max. 2 × 1,5 Mio. IE), alternativ Depotpräparat i.m. 1–2 Mega 1–2 ×/Mo. Bei Penicillin-Allergie Erythromycin. Auch bei Milzteilentfernung. Lebenslange Penicillin-Prophylaxe empfohlen, mind. aber 6 J bei Splenektomie vor dem 6. LJ, 4 J bei Splenektomie im 6.–10. LJ, 3 J bei Splenektomie >10. LJ.

Lebenslang bei allen hochfieberhaften Infekten antibiotische Therapie mit z. B. Amoxicillin/Clavulansäure 50–70 mg/kg/d in 3 ED p.o.

Bei hohem Fieber, Schüttelfrost, Verschlechterung des AZ, meningitischen Zeichen: Sofortige stationäre Aufnahme und i.v. antibiotische Therapie mit z. B. Piperacillin/Tazobactam, alternativ mit Meropenem. Erreger einer u. U. fulminanten Sepsis sind außer Pneumokokken, H. influenzae, Meningokokken auch S. aureus, E. coli und andere gramneg. Keime.

Sichelzellkrankheit

▶ Sichelzellkrankheit.

Glukose-6-Phosphat-Dehydrogenase-Mangel (Enzymdefekt)

Ät. Oxidativer Stress führt durch Formschädigung von Proteinen zur Membranschädigung der Erythrozyten und Hämolyse. X-chromosomal-rezessiv.

Sy. Manifestiert sich in 3 klin. Bildern:
- Akute hämolytische Anämie: mit Innenkörperbildung durch Medikamente (z. B. Sulfonamide, Vitamin K, ASS, Paracetamol), Favabohnen.
- Neonataler Ikterus: mit klin. Bild zwischen dem 2. und 3. Tag, große Varianten des Schweregrades.
- Kongenitale nicht sphärozytische hämolytische Anämie: Betroffen sind männliche Pat. mit z. B. unerklärtem Ikterus, Gallensteinen. Schweregrad der Anämie von »borderline« bis Transfusionsabhängigkeit.

Dg. Anämie mit Erythrozytenfragmenten, Heinz-Innenkörper, Hämoglobinurie, erniedrigte G6PDH-Aktivität in Erythrozyten.

Th. Vermeidung auslösender Noxen.

Isoimmunhämolytische Anämien

Ät. Auslösung der Hämolyse durch passiv übertragene AK: M. haemolyticus neonatorum, Transfusionszwischenfall.

Sy. Beim Transfusionszwischenfall innerhalb von Minuten bis Stunden: Schüttelfrost, Erbrechen, Urtikaria, Fieber, Dyspnoe, Lungenödem, Schocksymptomatik, Verbrauchskoagulopathie, Hämoglobinurie, Nierenversagen.

Th. Unterbrechen der Bluttransfusion, Schocktherapie mit Flüssigkeitsgabe (▶ Schock), Steroide: Solu-Decortin® H (10 mg/kg i.v.), Untersuchung des Transfusionsbeutels auf AK.

Autoimmunhämolytische Anämien

Ät. Produktion von AK gegen eigene Erythrozytenantigene.
Am häufigsten: AK der IgG-Klasse mit maximaler Aktivität bei 37°C, deshalb Wärme-AK-induzierte Hämolyse. Vorkommen: idiopathisch, im Rahmen von Infektionen (virale, respiratorische Infektionen), Malignomen (M. Hodgkin, NHL), Medikamente (z. B. Penicillin).
Seltener: AK der IgM-Klasse. Sie verursachen Kälte-Hämagglutinin-Erkrankung (agglutinieren bei 0–5°C, führen zu Komplementaktivierung). IgM-AK gerichtet gegen das I/i

System: anti-I charakteristisch für Mykoplasmen-, anti-i charakteristisch für EBV-Infektion.

Autoimmunhämolytische Anämie Donath-Landsteiner (paroxysmale Kältehämoglobinurie): wird verursacht durch komplementaktivierende und meist niedrigtitrige Kälteautoantikörper der Klasse IgG und seltener der Klasse IgM. Häufig bei Virusinfekt, führt zu intravasaler Hämolyse. Serologisch: C3d-pos. direkter Coombs-Test, Nachweis von schwachen Kälteagglutininen und pos. Donath-Landsteiner-Hämolysetest.

AK gegen T-Rezeptoren der Erythrozyten: Durch Freilegung von T-Rezeptoren durch Neuraminidase (Kryptantigene) können die AK reagieren und zur Hämolyse führen. Häufig durch bakterielle Darminfektionen bei Sgl. Direkter und indirekter Coombs-Test fällt i.d.R. neg. aus.

Sy. Akuter Beginn, rapider Hb-Abfall innerhalb von Stunden, starke Variabilität des AZ von mäßig krank bis moribund.

Dg. Normochrome, normozytäre Anämie. Beurteilung des Blutausstrichs, Retikulozytose (zunächst Retikulozytopenie möglich). LDH und indirektes Bilirubin ↑, Haptoglobin ↓. Direkter Coombs-Test immer pos. (Nachweis von AK auf der Erythrozytenoberfläche), indirekter Coombs-Test z. T. pos. (Nachweis von AK im Serum).

Th. **IgG-Wärme-AK:**
- Therapie der Grunderkrankung, verdächtige Medikamente absetzen.
- Prednisolon initial 2 mg/kg/d i.v. oder Dexamethason-Stoßtherapie 0,5 mg/kg/d × 4 d i.v. Wiederholung je nach Verlauf alle 4 Wo, insgesamt bis zu 6 Zyklen bei Respondern.
- Erythrozytentransfusion: die am besten passende Konserve.
- Falls keine Stabilisierung unter Beibehaltung niedrig dosierter Prednisolon-Gabe: Azathioprin 1–2 mg/kg/d. (Thiopurinmethyltransferase-Defizienz ausschließen).
- Falls diese Kombination unwirksam: Rituximab (Anti-CD 20 AK) (375 mg/m² über 5 h 1 ×/Wo bis zu 4 Wo) oder

Cyclophosphamid 1–2 mg/kg p.o. unter Beibehaltung von niedrig dosierten Kortikosteroiddosen.
- Möglichst Therapiebeendigung unter kompletter Remission nicht vor 6 Mo.
- IgG-Gabe: 2–5 g/kg auf 2 bzw. 5 d verteilt, Alternativtherapie bei KK mit V. a. infektassoziiertes AIHA vom Wärmetyp.

IgM-Kälte-AK:
- Therapie der Grunderkrankung, verdächtige Medikamente absetzen, Schutz vor Kälte.
- Erwärmen des Erythrozytenkonzentrates auf 37°C und Transfusion über ein Wärmegerät für Bluttransfusionen.
- Kortikoide sind unwirksam, evtl. Immunsuppressiva (▶ oben).

Physikalisch/thermisch/toxisch-hämolytische Anämie

Ät. Zerstörung der Erythrozyten an Herzklappen oder Kunststoffeinsätzen. Marschhämoglobinurie, Verbrennung, Medikamente (z. B. Vitamin K), Bakterientoxine (z. B. Clostridien).

Dg. >10 Fragmentozyten im Blutausstrich, Hämoglobinurie.

Th. Ausschaltung der Noxen. In schweren Fällen Transfusion eines Erythrozytenkonzentrates.

Hämolytisch-urämisches Syndrom (HUS)
▶ Hämolytisch-urämisches Syndrom.

Angina tonsillaris

Sy. Allgemeinsymptome (hohes Fieber, Kopfschmerzen, Gliederschmerzen, häufig Erbrechen, Bauchschmerzen), Schluckschmerzen, Vergrößerung der zervikalen Lymphknoten, Rötung und Schwellung der Tonsillen, weißliche Stippchen oder eitrige Beläge.

Dg. Rachenabstrich [häufigste Erreger: β-hämolysierende Streptokokken der Gruppe A (GAS)].

DD. Andere bakterielle Infektion (Streptokokken der Gruppe C und G), Virusinfekt (z. B. EBV, Adenoviren), Candida albicans.

Def. Scharlach ist eine Sonderform der Streptokokken-A-Infektion, hervorgerufen durch Exotoxine. Rund 10–20 d nach Streptokokken-A-Angina/Scharlach können Glomerulonephritis oder rheumatisches Fieber, auch neuropsychiatrische Krankheitsbilder, sog. PANDAS (»pediatric autoimmune neuropsychiatric disorders associated with streptococcal infections«) auftreten. Streptokokken-Infektion der Haut sind **Erysipel, Impetigo**.

Th. **Antipyretikum/Analgetikum** (Paracetamol/Ibuprofen).
Einsatz eines Antibiotikums wegen deutlich verkürzter Infektiosität und gering verkürzter Krankheitsdauer: Penicillin V 100.000 IE/kg/d in 2(–3) ED × 7 d, Jgl. und Erw.: 3 Mio. IE/d in 2(–3) ED.

❗ Cave
In 20–30% bakteriologisches Versagen unter Penicillin durch mangelnde Compliance, zu niedrige Antibiotikumkonzentration am Ort der Infektion, zu niedrige Dosierung, zunehmende Toleranz, Fehldiagnose (Patient ist A-Streptokokken-Träger und hat einen Virusinfekt).

▶ Aufklärung der Eltern über Dauer der Therapie.
Der Pat. sollte nach 24–48 h beschwerdefrei sein.

Alternativen bei Therapieversagern (keine Entfieberung nach 48 h), unzureichender Compliance und/oder Penicillinresistenz, -allergie: Oral-Cephalosporine über 5 d:
- Cefuroximaxetil oder Cefuroxim: 20–30 mg/kg/d in 2 ED oder
- Cefaclor: 50–100 mg/kg/d in 2–3 ED; >12 J und Erw.: 1,5–4 g/d in 3 ED.

Alternativen oral bei Allergie gegen Penicilline und Cephalosporine über 10 d (Ausnahme Azithromycin: 3–5 d):
- Clarithromycin: Sgl.: 10 mg/kg/d in 2 ED, Kind: 15(–30) mg/kg/d in 2 ED, Jgl. und Erw.: 0,5–1 g in 2 ED (max. 1 g/d).
- Azithromycin: Sgl. und Kinder 10 mg/kg/d in 1 ED, Jgl. und Erw.: 0,5 g/d (max. 1 g/d).

Indikation zur Tonsillektomie (i. d. R. nicht vor dem 4. LJ):
- Lokale oder allgemeine Komplikationen (z. B. retrotonsillärer Abszess).
- Rezidivierende (>7 Episoden in 1 Jahr oder >5 Episoden/J in 2 aufeinander folgenden Jahren oder >3 Episoden/Jahr in 3 aufeinander folgenden Jahren) bzw. chron. Tonsillitis mit Beeinträchtigung der Entwicklung des Kindes, Foetor ex ore.
- Atemwegsobstruktionen durch große Tonsillen, die zur nächtlichen Hypoxämie und pulmonalen Hypertonie (Cor pulmonale) führen; ggf. einseitige Tonsillektomie, evtl. Laser-Tonsillotomie.
- V. a. maligne Erkrankung (Biopsie).

Indikation zur Adenotomie:
- Persistierende nasale Obstruktion.
- Rezidivierende oder chron. Entzündungen der Rachenmandel, Rhinitiden, Sinusitiden und Bronchitiden.
- Bei gesicherter Hyperplasie großzügige Adenotomie ab 1. LJ (Nachwachsen möglich).

Differenzialdiagnosen bei Tonsillitis (Mundbeläge)

Mundsoor
Ät. Candida. Prädisponierende Faktoren: Immundefizienz, Steroidtherapie (auch inhalativ), Antibiotikatherapie.

Sy. Weißliche, leicht abstreifbare Beläge auf nicht geröteter Schleimhaut.

Th. Miconazol Mundgel oder Amphotericin B Lutschtbl.

Angina tonsillaris

■■ Angina catarrhalis

Ät. Meist viral.

Sy. Tonsillen geschwollen, gerötet, keine Beläge.

Th. Beispielsweise Spülen/Gurgeln mit unverdünnter Hexetidin-Lsg. (Hexoral® Lsg. 0,1%, enthält Alkohol, 200/400 ml) oder Salviathymol® N Flüssigkeit (enthält Alkohol, 20 Tr. in Glas warmes Wasser, 20/50/100 ml) oder Glandomed® Lsg. (mit ca. 20 ml unverdünnter Lsg. spülen, 500 ml).

■■ Angina Plaut-Vincenti

Ät. Fusobacterium Plaut-Vincenti und Borrelia Vincenti.

Sy. I. d. R. einseitiger, schmieriger, grau-weißer, teils abwischbarer, auf die Umgebung übergreifender Tonsillenbelag, leicht blutend, Lymphadenitis der betroffenen Seite.

Th. Penicillin V.

■■ Diphtherie

Ät. Corynebacterium diphtheriae.

Sy. Rötung und Schwellung der Tonsillen und des Pharynx. Hinweisend sind Pseudomembranen: grauweiße, konfluierende, fest haftende Beläge über den Tonsillen, die bei Entfernen bluten. Süßlich fauler Mundgeruch. Bei Kehlkopfbefall charakteristisch: zunehmende Heiserkeit, deutlich ausgeprägter Stridor, inspiratorische Einziehungen, Zyanose.

Dg. Kultureller Nachweis von Corynebacterium diphtheriae (sehr selten, nur noch Einzelfälle); Impfanamnese?

Th. **Notfall!** Stationäre Aufnahme, Isolierung, sofort antitoxisches Diphtherie-Serum (da vom Pferd Testung s.c. notwendig, dann einmalig i.v., Dosierung je nach Schwere der Infektion), Penicillin 100.000 IE/kg/d i.v., später p.o. über 14 d, Bettruhe und Vermeidung von Aufregung, evtl. Intubation. Isolierung. Konsillaboratorium: Jeweiliges Landesamt für Lebensmittelsicherheit, z. B. Bayerisches Landesamt für Gesundheit und Lebensmittelsicherheit, Veterinärstraße 2, 85764 Oberschleißheim. Meldepflicht.

▪▪ Herpangina
Ät. Coxsackie-A-Viren.

Sy. Fieber, linsengroße Bläschen und Ulzera mit dunklem Hof auf der Mundschleimhaut, v. a. der Gaumenbögen.

Th. Symptomatisch.

▪▪ Mononukleose
Ät. EBV-Infektion; große, gerötete Tonsillen mit weiß-gelben, kaum abwischbaren Belägen, Lymphadenitis zervikal, evtl. Hepatosplenomegalie, Leukozytose mit Lymphozytose.

Th. Symptomatisch.

▪▪ Tuberkulose
▶ Tuberkulose.

Anisokorie

Liegt eine Anisokorie (unterschiedliche Pupillenweite) vor, muss als Erstes überlegt werden, welche Seite betroffen ist. Dies ist im Einzelfall oft schwierig zu entscheiden. Diskrimination: **Welche Seite ist betroffen:**

- Lichtreaktion: normal/pathologisch auf welcher Seite?
- Reaktion auf Swinging-Flashlight-Test: Untersucher beleuchtet 4–5 × jeweils für 2–3 s die Pupillen des Pat. mehrmals abwechselnd. Pat. fixiert dabei einen Punkt in der Ferne. Untersucher beobachtet vergleichend die Kontraktion der Pupillen. Pathologisches Ergebnis deutet auf eine Schädigung der afferenten Nervenfasern des Sehnervs oder der Netzhaut.

Anisokorie

Tab. 1.2 Untersuchungen im Rahmen der Anisokoriediagnostik

Untersuchung	Ziel
Swinging-flashlight-Test	Nachweis und ggf. Quantifizierung einer relativen afferenten Pupillenstörung (RAPD)
Prüfung der Okulomotorik	Nachweis einer Okulomotoriusparese
Spaltlampenuntersuchung	Diagnose einer Pupillotonie oder Irisläsion
Pilokarpin 0,1%-Test	Nachweis einer cholinergen Hypersensibilität
Pilokarpin 1,0%-Test	Nachweis einer pharmakologischen Sphinkterblockade oder anderen Irisläsion
Tropicamid-Phenylephrin-Test	Nachweis einer Dilatatorläsion, Prüfung der Erweiterbarkeit einer engen Pupille
Kokaintest	Unterscheidung zwischen physiologischer Anisokorie und Horner-Syndrom
Pholedrintest	Lokalisation der Läsion bei Horner-Syndrom

- **Wesentliche Fragen in der differenzialdiagnostischen Einordnung**
    - Medikamente/Toxine (sowohl systemisch als auch lokal).
    - Begleitsymptome: — Begleitende Ptose mit Mydriasis: V. a. Okulomotoriusparese (hier häufig zusätzlich Störung der Okulomotorik), mit Miosis: V. a. Horner-Syndrom. — Mydriasis mit fehlender direkter Lichtreaktion: V. a. Störung im Verlauf des N. opticus. — Mydriasis mit fehlender Lichtreaktion bei sehr guter (überschießender) Reaktion auf Akkomodation: tonische (Adie-)Pupille. — Bewusstseinsstörung/Hirnstammsymptome: V. a. Kompression des Hirnstamms, Intoxikation. — Mydriasis + Hirndruckzeichen (Erbrechen, Kopfschmerzen, Bewusstseinsänderung): V. a. Raumforderung.

Dg. Tab. 1.2.

DD bei Horner-Syndrom
Anisokorie mit normaler Lichtreaktion:

- Pharmakologisch präganglionäre Läsion: Internistische und neurologische Untersuchung, Rö Thorax als minimale apparative Diagnostik. Hirnstamm- und

- HWS-Symptomatik beachten, Raumforderung zervikal (Struma!) und mediastinal ausschließen.
- Pharmakologisch postganglionäre Läsion mit Hirnnervenausfällen oder akut aufgetretenes postganglionäres Horner-Syndrom:
  Überweisung zur Kernspintomografie der betroffenen Region (Karotisdissektion, Läsion von Schädelbasis oder Sinus cavernosus).
- Länger bestehendes isoliertes postganglionäres Horner-Syndrom:
  Beobachten, nach Zeichen von Cluster-Kopfschmerz fragen, ggf. neurologische Weiterbehandlung.
- Kongenitales oder frühkindliches Horner-Syndrom:
  Kindliches Horner-Syndrom, unabhängig von Lokalisation (da transsynaptische Degeneration möglich): Kinderärztliche Untersuchung, Katecholamin-Screening, wenn Horner-Syndrom nicht durch (Geburts-)Trauma erklärbar, weiterführende Diagnostik zum Neuroblastomausschluss.

Anisokorie mit gestörter Lichtreaktion:
- Prüfung der Nahreaktion, Spaltlampenuntersuchung etc. durch Augenarzt.

Andere Pupillenstörungen:
- Vermehrte Pupillenunruhe im Hellen: Kein Krankheitswert.
- Ausgeprägte Pupillenoszillationen im Dunklen sind Zeichen von Ermüdung und können pupillografisch erfasst und zur objektiven Diagnostik pathologischer Einschlafneigung genutzt werden.
- Extrem enge Pupillen (bds.): Opiatkonsum möglich.
- Beidseitig weite Pupillen mit schlechter Licht- und Nahreaktion: Erhöhter Sympathikotonus möglich. Pat. beruhigen, Untersuchung wiederholen.
- Einseitige spastische Pupillenerweiterung (v. a. bei Migräne beschrieben), auch segmental: Kokaintest, vorgehen wie bei Horner-Syndrom.

- Paradoxe Pupillenreaktion (Konstriktion bei Dunkelheit, sehr selten): Elektrophysiologische Diagnostik zum Ausschluss einer degenerativen Netzhauterkrankung.

Asthma bronchiale/obstruktive Bronchitis

Def. Asthma ist eine chron. entzündliche Erkrankung der Atemwege, charakterisiert durch bronchiale Hyperreagibilität und reversible Atemwegsobstruktion. Diagnosestellung Asthma objektiv erst mit Lungenfunktion (ab Alter 5 J) möglich.
- Bei Kindern <5 J meist Verdachtsdiagnose obstruktive Bronchitis. Hinweisend für Entwicklung eines Asthma bei kleineren Kindern ist die klinische Symptomatik (Pfeifen, Giemen auch im Intervall = höheres Risiko, »multitrigger wheeze«; Pfeifen, Giemen intermittierend = niedrigeres Risiko, »transient wheeze«).
- Kinder >5 J: Allergisches Asthma: Allergien als stärkster prädisponierender Faktor.
- Nichtallergisches Asthma: Auslöser v. a. Infekte, Temperatur- und Klimawechsel (bronchiale Hyperreaktivität bei viralen Infekten), Anstrengungsasthma (v. a. im Schulalter).

Vorkommen: 10% der kindlichen und 5% der erwachsenen Bevölkerung in Deutschland. Im KA häufigste chronische Erkrankung.

Sy. Husten, meist trocken, pfeifende Atemgeräusche, Giemen, verlängertes Exspirium, thorakales Engegefühl, Anstrengungsbeschwerden, Tachydyspnoe.
Im Verlauf Einteilung nach Asthmakontrolle (nach GINA-Leitlinien) ◘ Tab. 1.3.

Dg. Asthma:
- Anamnese, einschließlich Familienanamnese, Ausschluss anderer chronischer Bronchial- oder Lungenerkrankungen.
- Lungenfunktion mit Bronchospasmolysetest und Bestimmung der bronchialen Hyperreagibilität (Kaltluft- oder Laufbandbelastung).

Tab. 1.3 Asthmakontrolle nach GINA-Leitlinien

Charakteristika während der letzten 4 Won	Kontrolliert (alle unten)	Teilweise kontrolliert (mind. 1)	Unkontrolliert
Symptome tagsüber	☐ ≤2/Wo	☐ >2/Wo	☐ ≥3 Charakteristika des teilw. kontrollierten Asthmas oder ☐ ≥1 Exazerbation innerhalb der letzten 4 Wo
Einschränkung der Aktivität	☐ nein	☐ ja	
Nächtliche Symptome, nächtliches Erwachen	☐ nein	☐ ja	
Einsatz von kurzwirksamen Betamimetika	☐ ≤2/Wo	☐ >2/Wo	
≥6 J: Lungenfunktion (FEV_1)	☐ normal	☐ schlechter	
Gesamtbeurteilung:	☐ **Kontrolliert**	☐ **Teilweise kontrolliert**	☐ **Unkontrolliert**

- Allergietestung (RAST, Prick-Test).
- BB mit Diff-BB.
- Rö Thorax einmalig, sonst nur zur Abklärung DD.

Obstruktive Bronchitis:
▶ oben; bei stat. Aufnahme Erregerdiagnostik (z. B. RSV; Influenza).
Stationär: Schwerer Anfall/Exazerbation trotz ausreichender Vortherapie.

- **Differenzialdiagnosen zu Asthma bronchiale/obstruktiver Bronchitis (nach Häufigkeit)**
    1. Virale/bakterielle Pneumonien (häufigste Viren: Pertussis, RSV, Rhino-, Adeno-, Influenzaviren), Tbc, Bronchiektasen oder postinfektiös (**Cave:** Bronchiolitis obliterans); bei rezidivierenden Pneumonien **Cave:** Immundefekt.
    2. Fremdkörper (plötzlicher Beginn, Seitendifferenz in der Auskultation, Fieber, Progredienz, Rö Thorax).
    3. Tracheobronchiale Malazien, angeborene/erworbene Obstruktionen (z. B. Bronchuszyste, Hämangiome, Tumor).

4. Gastroösophagealer Reflux.
5. Zystische Fibrose.
6. Parenchymatöse Lungenerkrankungen, z. B. Alveolitis (Fieber, Leukozytose, feuchte RG, Lungenfunktion, Restriktion), Sarkoidose.
7. Bronchopulmonale Dysplasie (Frühgeburt).
8. α_1-Antitrypsin-Mangel.
9. Lungenhämosiderose (Hämoptysen, Anämie), Goodpasture-Syndrom.
10. Kartagener-Syndrom (50% Situs inversus, rezidivierende Infekte der Oberlappen).
11. Kardiale Ursachen.

Th. Asthma-Stufentherapie:

Asthma-Stufentherapie nach GINA Leitlinien

- **Stufe 1:** Bevorzugt RABA [»rapid acting« (kurz wirksame) β_2-Mimetika, Salbutamol] bei Bedarf.
- **Stufe 2:** Bevorzugt inhalative Kortikosteroide, niedrigdosiert (100–200 µg/d). Alternative LTRA (Leukotrienrezeptorantagonist, Montelukast).
- **Stufe 3:** Inhalative Kortikosteroide mitteldosiert oder niedrig dosiert + lang wirksame β_2-Mimetika oder LTRA.
- **Stufe 4:** Inhalative Kortikosteroide hochdosiert (400–800 µg/d) oder mittel- bis hochdosiert + LTRA und lang wirksame β_2-Mimetika.
- **Stufe 5:** Stufe 4 + orale Kortikosteroide (niedrigste wirksame Dosis).

In begründeten Fällen monoklonaler Anti-IgE-AK (Omalizumab), Retard-Theophyllin.
Bedarfsmedikation: RABA (Salbutamol), alternativ oder zusätzlich Ipratropiumbromid.

> Die Stufen entsprechen nicht dem Schweregrad des Asthmas. Bei bisher unbehandelten Pat. mit teilweise kontrolliertem Asthma wird die Langzeittherapie i. d. R. auf Stufe 2 begonnen, bei unkontrolliertem Asthma auf Stufe 3.

Nach der primären medikamentösen Einstellung wird nach dem Prinzip »Reduziere wenn möglich, intensiviere wenn nötig« verfahren.

Therapie obstruktive Bronchitis:

Ambulant:

- **»Transient wheeze«:** Inhalation mit β-Mimetika z. B. Sultanol®: 8 Tr. in 2 ml 0,9% NaCl alle 3–4 h, oder Sultanol DA alle 3–4 h 1–2 Hübe. Evtl. kombiniert mit Parasympatholytikum: z. B. Atrovent® 10–15 Tr.
- **»Multitrigger wheeze«:** ▶ oben, zusätzlich inhalative Kortikosteroide, niedrigdosiert (100–200 µg/d), z. B. Pulmicort 2 × 0,5 mg/ml oder Budesonid 200 µg bis zu 3 × 2 Hübe; ggf. Rectodelt supp. 100 mg.

Stationär:

- Ruhe, evtl. Sauerstoff; S_aO_2 >92% anstreben.
- Flüssigkeitszufuhr evtl. als Infusion i.v.
- Inhalation mit β-Mimetika: z. B. Sultanol®: 8 Tr. in 2 ml 0,9% NaCl alle 3–4 h.
- **Bei schwerer Obstruktion:** Prednison/Prednisolon bis zu 1–2 mg/kg/d p.o. oder i.v.
- Bei V. a. bakterielle Superinfektion: Breitspektrum Antibiotikum (▶ Pneumonie). **Cave:** atypische Erreger, dann Makrolid.

Akuter Asthmaanfall und Status asthmaticus

Def. Klin. Symptomatik wie oben, zusätzlich Dyspnoe, Tachypnoe, Tachykardie, Giemen, interkostale Einziehungen, Nasenflügeln möglich. **Cave:** »silent lung«. Keine Besserung trotz Notfalltherapie mit $β_2$-Mimetika.

Th. **In der Ambulanz:**

- Beruhigung Kind und Eltern.
- Aufsitzen lassen; **Cave:** Keine Sedierung!
- O_2: 1–2 l/min per Nasenbrille bei S_aO_2 ≤92%.
- Salbutamol p.i.: Salbutamol 0,5%ig (1 ml = 20 Tr. = 5 mg), 8–10 Tr. (absolut) auf 2 ml NaCl 0,9% bzw. 3 × 2–4 Hübe

Asthma bronchiale/obstruktive Bronchitis

- Dosieraerosol (DA) (10 min Abstand) mit Inhalierhilfe (= Aerochamber).
- Ggf. Prednison initial 1–2 mg/kg p.o. oder Rectodelt® 100 mg Supp.

Auf Normalstation:
- Überwachung mit Pulsoxymetrie.
- i.v.-Zugang, BGA, BB, Elektrolyte, CRP, BZ, bei klin. V. a. Pneumonie: Rö Thorax, BK.
- Aufsitzen lassen; **Cave:** Keine Sedierung!
- O_2: Über Maske, je nach Sättigung (wenn 20 min nach β_2-Mimetika-Inhalation S_aO_2 <92%: Hinweis für schweren Verlauf).
- Salbutamol p.i.: Salbutamol 0,5%ig (1 ml = 20 Tr. = 5 mg), 10–20 Tr. (absolut) auf 3 ml NaCl 0,9%, Wdh. alle 30 min bzw. 1–3 Hübe DA, max. 10 Hübe.
- Prednison 1–2 mg/kg/ED alle 6 h (max. 60 mg/ED absolut) p.o. oder i.v., Versuch der langsamen Dosisreduktion im Verlauf.
- Evtl. zusätzlich Gabe von Ipratropiumbromid (1 ml = 20 Tr. = 0,25 mg) 2 ml unverdünnt p.i. mit Düsenvernebler, 1 × Wdh. nach 20 min, dann alle 6 h 1–2 ml p.i. oder 2–4 Hübe DA alle 6 h mit Inhalierhilfe.
- Antibiotikum (nur bei eindeutigem Pneumonienachweis): z. B. Cefuroxim/Cefotaxim/Ceftazidim 100 mg/kg/d in 3 ED i.v.
- Evtl. Sekretolyse mit ACC.
- 80–100% des altersgemäßen Flüssigkeitsbedarfs, Änderungen an Klinik anpassen!
- Bei fehlender Besserung Rücksprache mit Abteilung für Asthma & Allergologie und/oder Verlegung auf die Intensivstation.

Asthma bronchiale/obstruktive Bronchitis

Zusammenfassung der gebräuchlichsten Medikamente

- Bedarfsmedikation: **β$_2$-Sympathomimetika (inhalativ, kurzwirkend = RABA)**, z. B. Salbutamol DA, Fenoterol DA: Bei Bedarf 1–2 Hübe, oder 6–10 Tr. altersabhängig in 2 ml NaCl 0,9%. Bei regelmäßiger Anwendung Intensivierung der antiinflammatorischen Therapie bzw. Überprüfung des Therapieplans. Max. 3 × 2 Hübe/d ambulant.
NW: Feinschlägiger Skelettmuskeltremor, Unruhe, Tachykardie, Herzpalpitationen (v. a. bei Therapieeinleitung); v. a. bei parenteraler Gabe oder bei hoher Dosis: Hypokaliämie, Störung der Geschmacksempfindens, Muskelkrämpfe, Kopfschmerzen, Schlafstörungen. **Anticholinergika (inhalativ):** Ipratropium (Atrovent®).
DA: 3 × 1–2 Inhalation à 20 μg (MTD = max. Tagesdosis 8 Inhalationen) oder 10–12 Tr. in 2 ml NaCl 0,9%. Fertiginhalat: 3 × 1 Amp à 250 μg (MTD 8 Inhalationen). Inhalations-Lsg.: 3 × 5–10 Hübe à 25 μg (MTD 8 Inhalationen).
NW: Husten, paradoxer Bronchospasmus, Mundtrockenheit, Anstieg der Herzfrequenz (Herzrhythmusstörungen bei sehr hoher Dosierung). **Cave:** Engwinkelglaukom, Miktionsstörungen.
- Inhalative Dauertherapie: – **Inhalative Kortikosteroide:** Budesonid: 100–400 μg/d. Fluticason: 50–100 μg/ED (Kind), 100–1000 μg/ED (Erw.) alle 12 h. Beclometason: 100–400 μg/d. – **Kombinationspräparate:** Salmeterol/Fluticason (z. B. Viani® Diskus): Pulver: 4–11 J: 2 × 1 Inhalation (50 μg/100 μg); >12 J: 2 × 1 Inhalation (50 μg/100 μg; 50 μg/250 μg; 50 μg/500 μg), DA: 4–11 J: 2 × 1–2 Inhalation (25 μg/50 μg); >12 J: 2 × 1–2 Inhalation (25 μg/50 μg; 25 μg/125 μg; 25 μg/250 μg).
Beclometason/Formoterol (z. B. Foster® Druckgasinhalation 100/6): <18 J nicht zugelassen, 2 × 1–2 Hübe/d, MTD: 4 Hübe. Budesonid/Formoterol (z. B. Symbicort® Turbohaler: 80/4,5, 160/4,5, 320/9): Pulver: 6–11 J: 2 × 1–2 Inhalation (80 μg/4,5 μg); >12 J: 2 × 1–2 Inhalation (80 μg/4,5 μg; 160 μg/4,5 μg); 2 × 1 Inhalation (320 μg/9 μg).

▼

- Leukotrienrezeptorantagonist (systemisch): – **Montelukast (= Singulair®):** 6 Mo bis 5 J: 4 mg Granulat, 2–5 J: 4 mg Kautbl., 6–14 J: 5 mg Kautbl., >15 J: 10 mg Filmtbl. abends einzunehmen. **Cave:** Zur Behandlung des schwergradigen Asthmas und des Asthmaanfalls nicht zugelassen! Hier gute Therapiekontrolle, bei fehlender Wirksamkeit nach 4–6 Wo absetzen.
- Zusätzlich: Atem- und Inhalationstherapie.

Ataxie

Das Leitsymptom Ataxie kann sowohl Ausdruck einer harmlosen Anlagestörung als auch erster Hinweis auf eine lebensbedrohliche Erkrankung sein. Vorsicht ist immer geboten, wenn eines der folgenden **Warnsymptome** (»red flags«) vorliegt: neu aufgetretene Kopfschmerzen, (Nüchtern-)Erbrechen, Doppelbilder, Kopfschiefhaltung, Meningismus. Hier ist zügige Diagnostik und Therapie nötig.

Dg Bei allen Pat. mit Ataxie sollte ansonsten **schrittweise** vorgegangen werden:

Anamnese:
- Verlaufstyp: akut/chron.-progredient/statisch/rezidivierend.
- Dynamik: Entwicklung über Stunden/Tage/Monate.
- Zusatzsymptomatik: — Kopfschmerzen (Migräne, Raumforderung). — (Nüchtern-)Erbrechen (Migräne, Raumforderung). — Sehstörung, Doppelbilder. — Psychische Auffälligkeiten (Raumforderung/Opsoklonus-Myoklonus-Syndrom).
- Voranamnese: — Vorausgegangener Infekt (para-/postinfektiöse Zerebellitis/Guillain-Barré-Syndrom). — Vorangegangenes Schädel-Hirn-Trauma (SHT). — Medikamente (z. B. Antiepileptika, Sedativa, Antihistaminika). — Zugang zu Medikamenten (Intoxikation?). — chron. Infekte (Ataxia teleangiectatica?).
- Familienanamnese: — Migräneanamnese. — Rezidivierende oder chron. Ataxie.

Untersuchungsbefund:
- Zerebelläre Symptome: ▬ Dysarthrie, Intentionstremor, Dysmetrie. ▬ Okulomotorikstörung als Hinweis auf Kleinhirnstörung (Nystagmus, sakkadierte Blickfolge). ▬ Rumpfataxie, Gangataxie.
- Sonstige Zeichen: ▬ Bewusstseinsstörung (ADEM, Raumforderung, Enzephalitis, Intoxikation, Stoffwechsel). ▬ Chaotische Augenbewegungen (Opsoklonus): Opsoklonus-Myoklonus Syndrom. ▬ Doppelbilder (Raumforderung, entzündlich: z. B. Miller-Fisher-Syndrom). ▬ Okulomotorische Apraxie (gestörte Blickzielbewegung; z. B. Ataxia teleangiectatica). ▬ Stauungspapille. ▬ Pupillomotorikstörung: Anisokorie (Raumforderung?) Mydriasis/Miosis (Intoxikation?, Miller-Fisher Syndrom). ▬ Zunahme der Ataxie bei Augenschluss: sensorische Ataxie. ▬ Paresen. ▬ Sensibilitätsstörungen (Lagesinn?). ▬ Teleangiektasien (Augen/Ohren: Ataxia teleangiectatica). ▬ Areflexie (z. B. Guillain-Barré-Syndrom, Friedreich-Ataxie).

Technische Untersuchungen:
- Akute Ataxie: Immer bedrohliche Ursachen zuerst ausschließen. ▬ MRT (Raumforderung? Zerebellitis? ADEM?). ▬ Toxikologie (Urin/Serum). ▬ HNO-Konsil. ▬ Bei zusätzlichem Opsoklonus: Katecholamine, MIBG-Szintigrafie, Rö Thorax, Sonografie Abdomen. ▬ Liquor (Eiweiß, Zellen, IgG, oligoklonale Banden, Laktat, Blutzucker, evtl. Erregerdiagnostik). ▬ Evtl. EEG (epileptische Ataxie).
- Statische Ataxie: ▬ MRT (v. a. wenn relative Zunahme des Kopfumfangs). ▬ Evtl. NLG, SEP (wenn V. a. Neuropathie/Myelopathie).
- Rezidivierende Ataxie: ▬ Migräneanamnese, Familienanamnese. ▬ Aminosäuren/organische Säuren. ▬ EEG (Epilepsie?). ▬ Evtl. Ausschluss Mitochondriopathie.
- Progrediente Ataxie: ▬ MRT. ▬ Sensible NLG/SEP. ▬ Labor: Vitamine (B_{12}/E/Folsäure), ultralangkettige Fettsäuren, organische Säuren, α-Fetoprotein, Immunglobuline, Liquor (inkl. Laktat, Serum-Liquor-Glukose).

- Augenhintergrund (Speichererkrankung?, Pigmentdegeneration?).
- Molekulargenetik nur bei klarer diagnostischer Idee (z. B. Friedreich-Ataxie, Ataxia teleangiectatica).

Atelektase

Def. Durch Obstruktion der Atemwege, Kompression der Lunge oder narbigen Zug bedingter Verlust von Lungenvolumen.

Sy. Meistens keine oder minimal. Selten Pfeifen oder abgeschwächtes Atemgeräusch, kompensatorische Überblähung.

Dg. **Rö:** Verschattungen mit linearen oder winkligen Rändern entsprechend den anatomischen Lappenbegrenzungen. Mittellappensyndrom (Sonderform: Atelektase des rechten Mittellappens) öfter bei Patienten mit Asthma, erkennbar am unscharfen rechten Herzrand.
CT: Gute Orientierung über anatomische Lokalisation, KM zeigt gute Perfusion.
Bronchoskopie: Identifiziert endobronchialen Prozess oder Kompressionen von außen.

Th. Wichtige **Ziele:** Beseitigung der zugrunde liegenden Ursache, Beseitigung der Belüftungsstörung und Verlaufskontrolle:
- Physiotherapie, intensiv durch 2–3 × tgl. Behandlungen; initial meistens stationär.
- Perkussion durch Schüttelweste oder Überdruckinhalationen, autogene Drainage.
- Inhalation: Non-CF zeitlich limitierter (3–7 d) Therapieversuch von − 3% Kochsalzlösung oder − N-Acetylcystein (1,5 ml der i.v. Lsg. 1+1 mit NaCl 0,9%) oder − Pulmozyme® bei CF 1 (–2) × 2,5 ml/d mittels Feuchtinhalation.
- Inhalatives (oder systemisches) Steroid bei allergischer Schleimhautschwellung.
- Sekretmobilisation durch Hustenmaschine (Cuff Assist), insbesondere bei Pat. mit neuromuskulärer Schwäche.

- Beatmeter Pat. oder bronchoskopisch Sekretabsaugen und evtl. Instillation von Mukolytika (Cave: Verschleppung in andere Lungenareale → iatrogene Pneumonie).

Prophylaxe
- Rasche Mobilisierung und Aktivität bei allen hospitalisierten Kindern sowie postoperativ.
- Inspirationstraining ca. 10×/alle 2 h mit dem Mediflow®. Alle Patienten mit Sichelzellkrankheit.

Atopische Dermatitis (Neurodermitis, atopisches Ekzem) und Nahrungsmittelallergien

Epidemiologie/Ät.
Bis zum Schulalter leiden ca. 10–15% der Kinder in Europa unter Neurodermitis, 20–30% assoziiert mit allergischer Sensibilisierung gegen Nahrungsmittel (NM); NM-Allergie: v. a. IgE-vermittelt:
- Sgl.: Kuhmilch, Hühnerei, Soja, Nüsse, seltener Getreide, Fisch.
- KK/Schulkind: Kuhmilch, Hühnerei, Nüsse, Getreide, Hülsenfrüchte (Erbsen), Obst, Gemüse, Gewürze, Fisch, Schalentiere, sehr selten alle anderen NM.
- Jgl./Erw.: Gewürze, Nüsse, Hülsenfrüchte, Fisch, Schalentiere, Milch, Ei, Kartoffeln, Getreide, seltener viele andere NM.

Majorkriterien: pos. Atopieanamnese, chron.-rezidivierender Verlauf, Juckreiz, typ. Morphe (Sebostase, Ekzem in typ. Lokalisation).

Sy.
- Sgl.: Wangenekzem, Halsfalten, generalisiert an Stamm und Extremitäten, Rhagaden an Ohrläppchen, Gesäß meist ausgespart.
- KK–Jgl.: Effloreszenzen vorwiegend an Prädilektionsstellen der Gelenkbeugen (Kniekehle, Armbeuge, Handgelenk, Fußgelenk), der Halsfalte sowie periokulär und perioral.

Atopische Dermatitis

- Atopische Begleitzeichen wie Hertoghe-Zeichen (Fehlen der lateralen Augenbraue), Dennis-Morgan-Falte (doppelte Unterlidfalte), dunkle periorbitale Schatten.
- Im akuten Stadium nässende, verkrustete Herde.
- Häufig S.-aureus-Besiedelung, oft bakterielle/virale (z. B. Herpes simplex) Superinfektionen.
- Exazerbationen möglicherweise durch Exposition mit Pollen oder Hausstaubmilben, virale Infektionen, Zahnen, Impfungen.
- Spezielle Symptome bei NM-Allergie: Urtikaria, Angioödem, bronchiale Obstruktion, Verschlechterung der atopischen Dermatitis, abdominale Schmerzen, Nausea, Diarrhö, Asthma, Anaphylaxie.

Dg.
- Anamnese + Klinik.
- BB, Diff-BB (Eosinophile?), Prick-Test, RAST (bis 2–3 Jahre NM-Allergene, später Inhalationsallergene).
- Ggf. Prick-zu-Prick- oder Atopie-Patchtest.
- Bei NM-Allergie: Provokation zur Klärung der klin. Relevanz (strenge Indikationsstellung). Verabreichung der Allergene in steigender Dosis. Durchführung in einem allergologisch-pädiatrischen Zentrum.

DD. Seborrhoische Dermatitis (Sgl.-Alter), Skabies, seltene Immundefekte: Wiskott-Aldrich Syndrom, Hyper-IgE-Syndrom, X-gekoppelte Agammaglobulinämie, Ataxia teleangiectatica, Omenn-Syndrom, Langerhans-Zell-Histiozytose.

Th. Allgemein:
- Bei Sensibilisierung und stillender Mutter Versuch einer allergenfreien Ernährung der Mutter, <3 Wo, falls guter Erfolg Weiterführung + Ernährungsberatung Mutter.
- Bei nicht stillender Mutter oder fehlendem Erfolg Abstillen, Verwendung von Pregomin®, Alfaré®, Althera® oder reinen Aminosäurengemischen (Neocate®, Pregomin® AS), bei älteren Kindern (multiple NM-Allergien) Ernährungsberatung.
- Karenz bzw. Diät bis mind. 2. LJ, oft spontane Regression der NM-Allergie (Ausnahme Nussallergie).

- Vor Wiedereinführung des Nahrungsmittels Provokation (teilstationär) in spezialisiertem Zentrum.
- Bei klin. relevanter Hausstaubmilbensensibilisierung: milbendichte Bettbezüge.

Hautpflege: Vermeidung von Irritanzien, Gebrauch milder Seifen (z. B. Dove®, Wasch-Syndets von Seba-med®), zusätzlicher Spülvorgang nach der Wäsche (oder Vermeidung von Weichspülern), Baumwolle in lose sitzender Kleidung bevorzugen.

Basispflege: Cremes (höherer Wasseranteil) bzw. Salben (höherer Fettanteil), z. B. Linola® Fett, Penaten: Vaseline 1:1, Dermatopbasiscreme/Salbe, Aschebasiscreme, APP Kindersalbe oder z. B. Hautpflegesalbe (HPS): Sol. Acid. citr. 0,5% 30,0 Glycerinum DAB 8 15,0, Unguentum cordes ad 100,0 oder Excipial Lipo lotio cum 3% Urea.

Rehydratation: Bäder (15–20 min Dauer, nicht zu heißes Wasser), unmittelbar danach Anwendung einer pflegenden Salbe oder Creme von Kopf bis Fuß.

Hautpflege bei Exazerbationen:
- Topische Kortikosteroide (Gesicht/Genitalbereich niedrig dosiert, bei langer Anwendung Verdünnung der Haut!), wegen Rebound-Effekt Ausschleichschema, z. B. initial 2 ×/d bis Besserung, dann 1 ×/d für 2 d, dann jeden 2. Tag, jeden 3. Tag über ca. 3 Wo ausschleichen. Ggf. über 3–6 Mo 2 ×/Wo (proaktive Therapie).
- Alternative: Pimecrolimus, Tacrolimus (keine Langzeiterfahrung).
- Superinfektion: Fucidinsäure + lokales Steroid (z. B. Fucicort® Creme).
- Bei generalisierter Infektion: Staphylokokken-wirksames Antibiotikum oral.

❗ Cave
Lokale Anwendung von Aminoglykosiden, Tetracyclinen, Erythromycin, Neomycin oder anderen antibiotischen Substanzen wegen des Risikos der allergischen Sensibilisierung auf diese Antibiotika obsolet!

- Ekzema herpeticatum: stat. Aufnahme, Aciclovir 30 mg/kg/d in 3 ED i.v über 10–14 d.
- Juckreiz: Antihistaminika meist wirkungslos, Beimischen von Polidocanol (Thesit®) in Creme manchmal hilfreich, in ausgeprägten Fällen topische Kortikosteroide oder Tacrolimus/Pimecrolimus.
- Prophylaktisch: Hydrolisierte Säuglingsmilch (HA-Nahrung = hypoallergene Nahrung) für Risikokinder (Familienanamnese pos. für Atopie).

Bauchschmerzen

Allgemeine Diagnostik (Stufendiagnostik)

Anamnese:
- Stechend, dumpf, kolikartig?
- Wie lange: anhaltend oder intermittierend? Wie lange schon bestehend?
- Wann: tags/nachts/Wochenende/vorausgegangenes Trauma?
- Lokalisation?
- Ess- und Trinkgewohnheiten?

Begleitsymptomatik: Erbrechen, Durchfall (Frequenz, Konsistenz, Blut- oder Schleimbeimengungen), Husten, Fieber, gynäkologische Auffälligkeiten, Dysurie, Arthritis, Halsschmerzen, Schluckbeschwerden, Sodbrennen, Infekt in der Familie, unbeabsichtigter Gewichtsverlust, Hinweise auf GI-Blutverlust, NM-Anamnese, pos. Familienanamnese für Zöliakie und andere CED?

Klin. Untersuchung: z. B. Abwehrspannung, Druckschmerz, Loslassschmerz, Skybala, Leber-/Milzgröße, Darmgeräusche, LK-Schwellung, Inspektion Leiste/Skrotum/Schleimhäute, Urinproduktion, Somnolenz, Lunge (Unterlappenpneumonie?), Beobachtung von Haltung und Atmung des Kindes, Nierenlagerklopfschmerz. Rektale Untersuchung (harter Stuhl in Rektumampulle). Wachstums- und Gewichtskurven.

Urin (Status, Mikroskopie) (▶ auch Harnwegsinfektion), evtl. Spontanurin auf Katecholamine (Neuroblastom?) (Urinmenge ≥15 ml, Mischungsverhältnis: 15 ml Urin + 0,3 ml Salzsäure 20–25%, d. h. z. B. 150 ml Urin + 3 ml Salzsäure 20–25%).

Laboruntersuchung: BB mit Diff-BB, CRP, Elektrolyte, BZ, BGA, Leberwerte, Gerinnung, Lipase, Amylase, Hst, Kreatinin, Cholesterin, LDH, Immunglobuline, BSG, Eisen, Transferrin, Ferritin, evtl. Blutgruppe und Kreuzblut, evtl. BK, Ammoniak, Zink, Gesamt-IgE, NM-RAST, Folsäure, Vitamin B_{12}, Zöliakieserologie (Gesamt-IgA, Transglutaminase-AK-IgA oder Endomysium-AK-IgA).

Bildgebende Verfahren:
- Sonografie Abdomen (mit gefüllter Blase): Mitbeurteilung Retroperitonealraum, Perikard, basaler Pleuraspalt.
- Rö-Abdomen in aufrechter Position bzw. Linksseitenlage mit horizontalem Strahlengang. Basale Lungenabschnitte bzw. Recessus phrenicocostales müssen mitabgebildet sein. Erweiterte Diagnostik z. B. Rö-Kontrastuntersuchung.

Stuhl: Viren (z. B. Rota-, Entero- Adeno-, Norwalk-Viren), Bakterien (z. B. enteropathogene E. coli, Salmonellen, Campylobacter jejuni, Yersinia enterocolitica, Clostridium difficile mit Toxinnachweis). Selten: Parasiten (z. B. Amöben, Kryptosporidien, Lamblien, Askariden). Haemoccult (3 ×). Calprotectin oder Lactoferrin (Inflammationsmarker). Reduzierende Substanzen. Exokrine Pankreasinsuffizienz: Stuhlelastase erniedrigt.
Endoskopie (mit Biopsien). **pH-Metrie**, ggf. Impedanzmessung.
Bei V. a. Malabsorptionssyndrom: ▶ Malabsorptionssyndrome.
Chirurgische Intervention bei V. a. Appendizitis, Peritonitis, Hodentorsion etc. (**Cave:** Bauchschmerzen bei Appendizitis sind initial meist periumbilikal lokalisiert und verlagern sich im Verlauf in den rechten Unterbauch).

Differenzialdiagnosen bei akuten Bauchschmerzen

▪ ▪ Akute Gastroenteritis
▶ Diarrhö, ▶ Erbrechen.

▪ ▪ Appendizitis
Sy. Akute Bauchschmerzen zunächst epigastrisch, später im rechten Unterbauch. Fieber, Erbrechen, Obstipation, u. U. sehr unspezifische Symptomatik. Abdominelle Untersuchung: lokale Abwehrspannung, stärkster Druckschmerz im rechten Unterbauch (McBurney- und Lanz-Punkt), kontralateraler Loslassschmerz (Blumberg-Zeichen), Schmerzen beim retrograden Ausstreichen des Kolons (Rovsing-Zeichen), Psoasdehnungsschmerz, meist wenig Darmgeräusche. Typisches Gangbild: gebückt, Kind hält sich den Bauch. Einbeinhüpfen rechts nicht möglich.

Dg. Leukozytose, CRP ↑, unauffälliger Urin, Sonografie, bei unklarem Befund: CT.

Th. Bei fraglicher Appendizitis: Einlauf, nüchtern lassen, stationäre Aufnahme zur Beobachtung; Appendektomie bei zunehmenden Symptomen.

▪▪ Cholezystolithiasis/Cholezystitis

Ät. Meist Bilirubinsteine bei hämolytischen Erkrankungen. 25% Cholesterinsteine bei z. B. CF, familiäre Faktoren. 5% gemischte Steine. Infektiöse Cholezystitis auch bei z. B. Scharlach, Gallenblasenhydrops, Salmonellen, Leptospiren.

Sy. Kinder <3 J: oft unspezifisch (Unruhe, Erbrechen, Diarrhö). Ältere Kinder: kolikartige Oberbauchschmerzen, entfärbte Stühle, Übelkeit, Erbrechen, Fieber bei Cholezystitis.

Dg. Evtl. Cholestaseparameter ↑ (γ-GT, AP, GLDH, Bilirubin), Leukozytose, Sonografie, ggf. MRCP.

Th. Ursodesoxycholsäure bei Kindern <3 J und kleinen Steinen, ggf. Antibiotikatherapie mit z. B. Mezlocillin: 1–14 J: 200 mg/kg/d in 3 ED (max. 8 g/d), Cholezystektomie.

▪▪ Diabetes mellitus
► Diabetes mellitus.

▪▪ Dysmenorrhö
→ Vorstellung in der Gynäkologie.

▪▪ Gastritis, Ulcus ventriculi

Def. Entzündliche Veränderung der Magenschleimhaut u. a. durch Helicobacter pylori (= HP; häufigste Ursache einer chron. Gastritis), Virus- oder Candidainfektion, Stress, Medikamente (z. B. Steroide, ASS, NSAID).

Sy. Bei **Gastritis**: Epigastrischer Druckschmerz, Übelkeit. Bei **Ulkus**: Postprandiale oder nächtliche Oberbauchschmerzen, Übelkeit, Erbrechen, Blutung mit Teerstühlen, evtl. Eisenmangelanämie.

Bauchschmerzen

Dg. HP-Infektion: ^{13}C-Harnstoff-Atemtest, Stuhltest mit Nachweis von HP-Antigen mittels ELISA, Endoskopie mit Biopsien und Resistenztestung, Labor (Anämiediagnostik, Haemoculttest).

Th. Ausschalten der Noxe. HP-Infektion: Indikation einer Therapie nur bei zusätzlichem Ulkus, schwerer erosiver Gastroduodenitis, Eisenmangelanämie, Ulkus oder Magenkarzinom bei Verwandten 1. Grades mit p.o.: Omeprazol 1–2 mg/kg/d in 2 ED (max. 2 × 40 mg/d) oder Esomeprazol 1–2 mg/kg/d in 2 ED (max. 2 × 40 mg/d) + Amoxicillin 70 mg/kg/d in 2 ED (max. 2 × 1 g/d) (postprandial) + Clarithromycin 25 mg/kg/d in 2 ED (max. 2 × 500 mg/d) oder Metronidazol 20 mg/kg/d in 2 ED (max. 2 × 500 mg/d) über 7 d. Nach 4–6 Wo Kontrolle durch Atemtest.

▪▪ Harnwegsinfekt
▶ Harnwegsinfektion.

▪▪ Hepatitis
▶ Cholestase, ▶ Leberversagen, ▶ Transaminasenerhöhung.

▪▪ Hernie, inkarzeriert
Def. Ausstülpung des Peritoneums in den Leistenkanal durch offenen Proc. vaginalis (mit Darm, Ovar/Tube). 90% Jungen. Fast nur indirekte Leistenhernien. Überwiegend bei Sgl.

Dg. Sichtbare Schwellung in der Leiste, Tastbefund, Rö und Sonografie Abdomen.

Th. Versuch der manuellen Reposition. Selten spontane Rückbildung, deshalb elektive Herniotomie. Je jünger, desto häufiger Inkarzeration (Schmerzen, prallharter, nicht reponierbarer Bruchsack, Erbrechen, Ileus), dann sofortige OP.

▪▪ Hodentorsion
Def. Drehung des Hodens um eigene Längsachse.

Sy. Plötzliche, heftige Schmerzen in der Leistenregion oder im Unterbauch, Rötung und Schwellung des Hodens, fehlender

Cremasterreflex, evtl. Erbrechen. Bei Hodenhochlagerung keine Schmerzlinderung (Prehn-Zeichen pos.).

Dg. Lokalbefund, Sonografie.

Th. Sofortige OP.

■■ Ileus

Def. Transportstörung im Magen-Darm-Trakt durch mechanisches Hindernis [mechanischer Ileus: z. B. Stenosen, Invagination, Malrotation, Volvulus, Duodenalatresie (▶ Erbrechen – Differenzialdiagnosen – Beim Neugeborenen/Säugling), Briden, inkarzerierte Hernie] oder durch gestörte Peristaltik (paralytischer Ileus: z. B. Peritonitis, Enteritis, Pankreatitis, diabetische Ketoazidose, Hypokaliämie, Trauma, Schock, Medikamente). Gefahr der Perforation und Peritonitis.

Sy. **Mechanischer Ileus:** Kolikartige Bauchschmerzen, (Stuhl-) Erbrechen, Meteorismus, druckschmerzhaftes Abdomen, metallische, spritzende oder keine Darmgeräusche, meist kein Stuhl- oder Luftabgang. **Paralytischer Ileus:** Diffus schmerzhaftes Abdomen, spärliche oder keine Darmgeräusche. Fortgeschrittenes Stadium: Tachykardie, Hypotonie, Schock.

Dg. Tastbefund, Rö-Abdomen in 2 Ebenen (freie Luft?), Sonografie.

Th. Nüchtern, Magenablaufsonde, Ausgleich von Elektrolyt- (z. B. einer Hypokaliämie!), Wasser-, pH-Verschiebungen. Bei **paralytischem Ileus:** Kausale Therapie, hoher Einlauf. **Mechanischer Ileus:** Je nach Ursache, evtl. sonografisch oder Rö-Kontrasteinlauf (nicht bei Schock oder Peritonitis). OP. Bei Peritonitis oder Sepsis sofortige Antibiotikatherapie und OP (▶ unten: Peritonitis).

■■ Invagination
▶ Erbrechen.

Bauchschmerzen

■■ Kolitis, pseudomembranös (leichte Form: antibiotikaassoziierte Kolitis)
▶ Diarrhö (akut): Clostridium difficile.

■■ Lymphadenitis mesenterialis
Begleitreaktion viraler Systemerkrankungen. Auch bei Yersinien-Infektion, Campylobacter, Salmonellen.

Ko. Invagination.

DD. Appendizitis.

■■ Meckel-Divertikel

Def. Persistierender Ductus omphaloentericus. In der Regel Jejunumschleimhaut. Symptomatische Divertikel enthalten in 60% ektopes Gewebe (Magenschleimhaut, Pankreasgewebe). Etwa 50–75 cm proximal des ileozökalen Übergangs. Meist asymptomatisch. Meist erkranken Kinder <2 J.

Ko. und Sy. Ulzera mit kolikartigen Bauchschmerzen, Blutung, Teerstühle mit Anämisierung, Invagination, Torsion, Perforation, Divertikulitis.

Dg. ^{99m}Technetium-Pertechnetat-Szintigrafie, evtl. Kapselendoskopie.

Th. Resektion. Diagnose häufig erst intraoperativ.

■■ Obstipation
▶ Obstipation.

■■ Ösophagitis

Ät. Im Rahmen eines GÖR (▶ Erbrechen), Sepsis, Pneumonie, SHT, Candida- oder HSV-Infektion. Evtl. Bildung von Ulzera, Stenosen, selten Perforation.

Sy. Retrosternale Schmerzen, Dysphagie, Sodbrennen, Aufstoßen, Erbrechen.

Dg. 1. Ösophagogastroskopie. 2. pH-Metrie. 3. Obere Magen-Darm-Passage mit Wasser-Siphon-Test.

Th. Je nach Ursache; bei Reflux: z. B. Hochlagerung des Oberkörpers, kleine, angedickte Nahrungsmengen. Omeprazol 1–2 mg/kg/d (max. 40 mg/d), kuhmilchfreie Diät.

■ ■ Pankreatitis, hereditäre

Ät. Idiopathisch, bei viralen Infektionen (v. a. Mumps, EBV, Coxsackie B, Röteln), durch Medikamente (z. B. Azathioprin, Asparaginase), bei metabolischen Erkrankungen (Urämie, Hyperlipidämie, Hyperkalzämie), nach stumpfem Bauchtrauma.

Sy. Heftige, gürtelförmige Oberbauchschmerzen mit Ausstrahlung in den Rücken, Erbrechen, Übelkeit, druckschmerzhaftes Abdomen, wenig bis fehlende Darmgeräusche, Pleuraergüsse, Aszites.

Ko. Hypovolämischer Schock, DIC, Sepsis, Hyperglykämie, Abszesse, Fisteln, Pseudozysten.

Dg. Erhöhung pankreasspezifischer Enzyme im Serum (Lipase, Amylase), Leukozytose, CRP, BZ, Ca, LDH, GPT, Bilirubin, Gerinnung, ggf. BK. Bei exokriner Funktionsminderung: Chymotrypsin und Elastase im Stuhl ↓, Fett ↑. Sonografie oder CT/MRT Abdomen, ggf. MRCP oder ERCP (ERCP: Kaliberschwankungen + Zysten). Schweißtest zum Ausschluss einer CF.

Th. Bei **schwerer Form:** Intensivstation, Schocktherapie, Elektrolytausgleich, Antibiotikatherapie (z. B. Meropenem 60 mg/kg/d in 3 ED i.v.). Schmerzbekämpfung (z. B. Pethidin 0,5–1 mg/kg/ED i.v., nicht Morphin). Anfangs strikte Nahrungskarenz, parenterale Ernährung [▶ Infusion (parenterale Ernährung)], bei Ileus Magenablaufsonde, frühzeitig wieder enterale Ernährung. **Leichte Form:** Nur bei Schmerzen Nahrungskarenz und ggf. parenterale Ernährung.

Bauchschmerzen

> ⚠ **Cave**
> Schwere hämorrhagisch-nekrotisierende Pankreatitis:
> bei Kindern sehr selten, hohe Letalität.

■■ Peritonitis

Ät. Meist sekundär infolge einer bakteriellen Kontamination der freien Bauchhöhle durch Darmwanddefekt (z. B. bei Appendizitis, nekrotisierender Enterokolitis). Keime: Aerobier (E. coli, Enterokokken), Anaerobier (z. B. Bacteroides-Arten).

Sy. Hohes Fieber, Übelkeit, Erbrechen, diffuse Bauchschmerzen, Abwehrspannung.

Dg. Leukozytose, CRP-Anstieg, evtl. Azidose, Störung der Blutgerinnung. BK, Sonografie, Rö-Abdomen in 2 Ebenen, evtl. CT-Abdomen.

Th. Volumensubstitution bei vorliegender Schocksymptomatik (z. B. NaCl 0,9% oder Humanalbumin 5% 10–20 ml/kg), Magenablaufsonde, sofortige Antibiotikatherapie z. B. mit Piperacillin/Tazobactam [<40 kg: 300(–400) mg/kg/d in 3(–4) ED, >40 kg: 3(–4) × 4 g/d in 3(–4) ED/d (max. 16 g/d)] oder mit Ceftazidim 150 mg/kg/d in 3 ED + Metronidazol 30 mg/kg/d in 3 ED oder mit Meropenem 60 mg/kg/d in 2 ED über 10–14(–21) d i.v. Nach Stabilisierung der Kreislaufsymptomatik ggf. Laparotomie.

■■ Pneumonie

▶ Pneumonie. **Cave:** Bauchschmerzen v. a. bei Unterlappenpneumonie können Appendizitis vortäuschen!

■■ Purpura Schönlein-Henoch

▶ Schönlein-Henoch-Syndrom (= Purpura Schönlein-Henoch).

■■ Säuglingskoliken

▶ Meteorismus.

Tonsillopharyngitis
▶ Angina tonsillaris.

Volvulus
Def. Drehung einer frei beweglichen Darmschlinge um die Achse des Mesenterialstiels mit Drosselung der venösen, später auch arteriellen Gefäße.

Sy. Akutes Abdomen mit heftigen Bauchschmerzen, galliges Erbrechen, blutige Stühle, Ileussymptomatik, aufgetriebenes Abdomen, zunehmende Schocksymptome.

Dg. »Whirlpool-sign« in Sonografie, abnorme Luftverteilung/Spiegel im Rö-Abdomen.

Th. Laparotomie.

Wurmerkrankungen
▶ Würmer.

Differenzialdiagnosen bei chronischen Bauchschmerzen

Def. Nach den Rom-III-Kriterien: Abdominelle Schmerzen >2 Mo bestehend, häufiger als 1 ×/Wo, nicht durch strukturelle oder biochemische Erkrankungen erklärbar. Chron. Bauchschmerzen meist funktionell bedingt.

Funktionelle Bauchschmerzen
Funktionelle Oberbauchschmerzen (Dyspepsie)
Ät. Motilitätsstörung des Magens.

Sy. Persistierende oder wiederkehrende Oberbauchschmerzen, keine Besserung nach Defäkation, keine Änderung der Stuhlfrequenz, Übelkeit, Erbrechen, Völlegefühl, rasches Sättigungsgefühl.

Bauchschmerzen

■■ Reizdarmsyndrom
Ät. Viszerale Hypersensitivität, Störung der intestinalen Motilität oder im Anschluss an infektiöse oder inflammatorische Ursachen.

Sy. Veränderte Stuhlfrequenz mit ≥4 Stühlen/d oder ≤2 Stühlen/Wo, harter oder wässriger Stuhl, Schleimauflagerung auf dem Stuhl, gesteigerter Stuhldrang oder Gefühl der inkompletten Entleerung, Völlegefühl oder gebähltes Abdomen, Besserung nach Defäkation.

■■ Abdominale Migräne
Ät. Nicht gesichert.

Sy. Stunden bis Tage andauernde starke, periumbilikale Bauchschmerzen zusammen mit ≥2 der folgenden Symptome: Appetitlosigkeit, Übelkeit, Erbrechen, Kopfschmerzen, Fotophobie, Blässe.

Dg. Gesichert, wenn ≥2 Schmerzepisoden in den letzten 12 Mo aufgetreten sind und organische Ursachen ausgeschlossen sind.

■■ Funktionelle Bauchschmerzen im Kindesalter
Ät. Viszerale Hypersensitivität.

Sy. Kontinuierliche oder intermittierende Schmerzsymptomatik, die für mind. 2 Mo häufiger als 1 ×/Wo auftritt. Schmerzen sind überwiegend periumbilikal. Kein veränderter Stuhlgang.

■ Therapie bei funktionellen Bauchschmerzen
Psychologische Unterstützung mit Erlernen von Strategien zur Schmerzbewältigung, keine generelle Empfehlung zum Einsatz von Medikamenten.

Chronische Bauchschmerzen mit organischen Ursachen
Organerkrankung bei folgenden Parametern wahrscheinlich:
- Alter des Kindes <5 oder >12 LJ.
- Lokalisation des Schmerzes nicht um den Nabel.
- Galliges oder blutiges Erbrechen.

- Blutige oder schleimig-weiche Stühle/Durchfälle.
- Extraintestinale Symptome, z. B. Fieber, Gelenkschmerzen, Hauterscheinungen, Mundaphthen, HWI, Anämie, BSG ↑.
- Auffällige Gewichts- oder Wachstumskurve.
- Kind wird nachts durch Schmerzen geweckt.

▪▪ Anatomische Fehlbildungen

Zum Beispiel Meckel-Divertikel (▶ oben), Malrotation, Duplikatur, M. Hirschsprung (▶ Erbrechen).

▪▪ Appendizitis, chronisch rezidivierend

Oft Ausschlussdiagnose bei in Schüben auftretenden Schmerzen im rechten Unterbauch.

▪▪ Colitis ulcerosa

Def. Chron.-entzündliche Darmerkrankung, kontinuierlich vom Rektum nach oral sich ausbreitender Befall der Kolonmukosa und Submukosa.

Sy. Blutig-schleimige Durchfälle, meist akuter Beginn. Bauchschmerzen (v. a. schmerzhafte Tenesmen vor/während Stuhlgang). Analveränderungen, Anorexie, Gewichtsverlust. Extraintestinale Symptome (treten z. T. Jahre vor den GI-Symptomen auf), z. B. Arthralgien, Erythema nodosum, Hepatopathie.

Ko. Toxisches Megakolon (= Darmdilatation mit Peritonitis und Perforation), Pankolitis, Strikturen, Analprolaps, primär sklerosierende Cholangitis, erhöhtes Karzinomrisiko.

Dg. Klin. Bild, Labor: ▶ unten: M. Crohn, statt ASCA Nachweis von ANCA. Endoskopie mit beweisender Biopsie.

Th. Kontinuierlich medikamentös, psychisch, u. U. chirurgisch.
p.o.: Sulfasalazin 50–75 mg/kg/d in 4 ED oder Mesalazin 40–50 mg/kg/d in 1 ED. Supp: 1–2 g/d. Einlauf: 20 mg/kg/ED (max. 1 g). Urbason, Budesonid p.o. oder als Klysma (z. B. Entocort® rektal Tbl. und Flüssigkeit für Rektalsuspension: 1 Klysma/d vor dem Schlafengehen. Dauer der Behandlung

4 Wo, max. 8 Wo, volle Wirkung i.d.R. nach 2–4 Wo; oder Budenofalk® Rektalschaum). **Evtl. immunsuppressive Therapie,** z. B. Azathioprin 2,5 mg/kg/d oder Ciclosporin A, evtl. Metronidazol bei Superinfektion, oder Rifaximin 3 × 200 mg bis 2 × 400 mg/d. **Ultima Ratio:** Totale Proktokolektomie mit Anus praeter bzw. bei älteren Kindern Proktomukosektomie mit J-Pouch-Anlage.

▪▪ Crohn, Morbus

Def. Chron.-entzündliche Autoimmunerkrankung des Darms mit transmuraler, diskontinuierlich verteilter, granulomatöser Entzündung des gesamten GI-Trakts mit Fistelbildung, Stenosen und entzündlichen Darmkonglomeraten.

Sy. Rezidivierende Bauchschmerzen, Gewichtsabnahme und Malnutrition, blutig-schleimige, übelriechende Durchfälle, Inappetenz, Fieber, Wachstumsrate/Pubertät verzögert, Marisken, Analfissuren, Analabszesse, rezidivierende Aphthen im Mund, Uhrglasnägel, Arthritiden, Arthralgien. Häufig druckschmerzhafte Resistenz im rechten Unterbauch tastbar. Selten extraintestinale Manifestationen: Uveitis, Iridozyklitis, Erythema nodosum.

Dg. **Labor:** Hypochrome Anämie (Eisenmangel), Leukozytose mit Linksverschiebung, Thrombozytose, IgG-, IgA-, CRP- und BSG-Erhöhung, Hypalbuminämie, Nachweis von Anti-Saccharomyces-cervisiae-AK (ASCA), erniedrigte fettlösliche Vitamine. Stuhl: Nachweis von Calprotectin und Lactoferrin (Inflammationsmarker), Ausschluss von Parasiten, Bakterien. Haemoccult. **Sonografie Abdomen:** Nachweis intraabdomineller Abszesse. Obere und untere **Endoskopie** mit gezielter Stufenbiopsie. **MR-Enteroklysma:** Wandstarre, verdickte Darmwände, Schleimhautveränderungen mit Pflastersteinrelief v. a. im terminalen Ileum.

Th. **Im akuten Schub:** Prednisolon 1–2 mg/kg/d in 3 ED p.o. (bewirkt keine Heilung der Schleimhautläsionen) oder (v. a. bei Dünndarmbefall) Ernährungstherapie mit vollbilanzierter Trink- oder Sondennahrung (z. B. Modulen IBD, Alicalm, Elemental 028) über 6–8 Wo, Budesonid® bei Ileozäkalbefall. Sulfasalazin oder Mesalazin als Drg., Supp., Klysmen (▶ oben: Colitis ulcerosa), evtl. kombiniert mit immunsuppressiver Therapie (Azathioprin, 6-Mercaptopurin, Ciclosporin A). Ggf. Biologika [TNF-α-AK Infliximab (Remicade®) 5 mg/kg alle 8 Wo] bei hoher Aktivität. Metronidazol oder Ciprofloxacin bei Fisteln. Verbesserung der Ernährungssituation durch hochkalorische, protein- und vitaminreiche Kost. Lebenslange, regelmäßige Überwachung. OP bei Abszessen, Fisteln, Fissuren. **Cave:** Hohe Rate an Rezidiven und postop. Komplikationen.

▪▪ Dysmenorrhö
→ Vorstellung in der Gynäkologie.

▪▪ Gastrointestinale Refluxerkrankung/Ösophagitis
▶ Erbrechen.

▪▪ Harnwegserkrankungen
▶ Harnwegsinfektion.

▪▪ Hepatobiliäre Erkrankungen
▶ Cholestase.

▪▪ Nahrungsmittelallergie
▶ Atopische Dermatitis (Neurodermitis, atopisches Ekzem) und Nahrungsmittelallergien.

▪▪ Nahrungsmittelunverträglichkeit
Beispielsweise Kuhmilchproteinintoleranz, Laktoseintoleranz:
▶ Malabsorptionssyndrome.

▪▪ Peptische Ulzera (bei Helicobacter-pylori-Infektion)
▶ oben: Gastritis.

▪▪ Tumorerkrankungen
▶ Onkologische Erkrankungen.

Yersinien-Infektion

Y. enterocolitica und Y. pseudotuberculosis.

Zöliakie

▶ Malabsorptionssyndrome.

Blutungsneigung

Dg. **Anamnese** einschl. Familienanamnese (Hämatomneigung, Nasen-, Muskel-, Gelenk-, ZNS-, Weichteil-, Menstruationsblutungen, Blutungen nach Geburt, Impfhämatome, Blutungen bei Nabelabfall, Blutungen nach OP). **Körperliche Untersuchung:** Petechien, Hämatome (Lokalisation, Form, Größe, Anzahl). **Korrekte Probengewinnung:** Keine extreme Stauung (aktiviert Gerinnung), ausreichende Füllung des Zitratröhrchens, schnelle Bestimmung im Labor.
Plasmatische Gerinnungsstörung: Bei unklarer Blutung immer: Quick, PTT, Fibrinogen, F VIII, von-Willebrand-Faktor (vWF), F XIII (PTT + Quick normal); bei isolierter PTT-Verlängerung: F VIII, vWF, F IX, F XI, ggf.: F XII, Lupusantikoagulans (bedingen keine Blutungsneigung, können aber PTT-Verlängerung erklären); bei isolierter Quick-Erniedrigung: Bestimmung von F VII (II, V, X) (**Cave:** Normwerte der Einzelfaktoren sind altersabhängig).
Thrombozytäre Blutung: Plättchenfunktionsuntersuchung mit PFA-100, Multiplate, Aggregometrie nach Born, Thrombozytenzahl, Blutausstrich (Thrombozytengröße, ▶ Thrombozytopenie), ggf. Blutungszeit, ggf. Rumpel-Leede-Test (RR-Manschette auf 60 mm Hg über 5 min stauen), ggf. Durchflusszytometrie.

Hämophilie A/B

Dg. Isolierte PTT-Verlängerung – abhängig vom Schweregrad (◘ Tab. 2.1):
- Hämophilie A: X-chromosomal-rezessiv vererbt, Mangel an F VIII.

Blutungsneigung

Tab. 2.1 Schweregrade der Hämophilie

Schwere Hämophilie	Faktor VIII/IX <1%
Mittelschwere Hämophilie	Faktor VIII/IX 1–5%
Leichte Hämophilie	Faktor VIII/IX 5–15%
Subhämophilie	Faktor VIII/IX >15%

- Hämophilie B: X-chromosomal-rezessiv vererbt, Mangel an F IX.

Th. **Substitution** der fehlenden Gerinnungsfaktoren mit Faktorenkonzentraten.

> **1 IE Faktor/kg erhöht Restaktivität um 1–2%. Wenn der Patient bereits auf ein Präparat eingestellt ist: dabei bleiben!**

Nur bei leichter + Subhämophilie A: Versuch von DDAVP (Minirin®); vorübergehende Erhöhung des F VIII um das 2- bis 4-Fache. **Cave:** nur 2–3 × wiederholbar, Elektrolytverschiebungen beachten.
Dauertherapie: Beginn bei vermehrten klin. Blutungszeichen (z. B. Hämatome) mit 1 ×/Wo 20–25 IE/kg, dann Steigerung nach Klinik auf 2–3 ×/Wo.

Lebensbedrohliche Blutung und Operation
- Bettruhe im Krankenhaus.
- Schmerzmedikamente [**Cave:** Kein Aspirin. Erlaubt: Paracetamol, Morphin; Morphinderivate, ggf. Arcoxia®, ggf. Ibuprofen (insbes. bei gleichzeitiger Substitution)].
- Substitution mit: Initial 50–70 IE F VIII oder F IX/kg (bzw. 1 h präop., 30 min nach Substitution Kontrolle von PTT, Faktoren), dann alle 8 h bei Hämophilie A, alle 12 h bei Hämophilie B.
- Täglich Faktorbestimmung vor Gabe.
- Lokal: Antifibrinolytikum, z. B. Cyklokapron® (z. B. bei Zahnextraktion, damit evtl. einmalige Faktorgabe vor OP ausreichend). Injektionslösung lokal anwenden.
- Dauer: 8–10 d bis Abschluss der Wundheilung.

Blutungsneigung

▪▪ Gelenkblutung
- Ggf. Punktion des Hämarthros unmittelbar nach Substitution. Ausreichende weitere Substitution.
- Ruhigstellung des Gelenks mit Bandage oder Schiene (möglichst kurz; **Cave:** Versteifung, Muskelatrophie).
- Kühlende Umschläge.
- Medikamente: Paracetamol, bei Substitution ggf. Ibuprofen, Morphin.
- Physiotherapie, sobald dies toleriert wird.
- Substitution so früh wie möglich, initial mit 30–50 IE/kg, dann 20 IE/kg alle 8–12 h.
- Dauer: Je nach klin. Erfolg, bis vollständige Schmerzfreiheit und Resorption der Blutung erreicht ist, i.d.R. ≥3 d. Ziel: F VIII/IX 10–20%.

▪▪ Muskelblutung
- Zum Beispiel Psoasblutung: Druckschmerz im Unterbauch bis in die Leistengegend, Schmerzen beim Laufen, Beugekontraktur im Hüftgelenk. Häufigste Fehldiagnose: Appendizitis und Leistenzerrung. Ko.: Kompression des N. femoralis.
- Bettruhe.
- Substitution, initial 40–70 IE/kg, dann 20–50 IE/kg alle 8 h bei Hämophilie A, alle 12 h bei Hämophilie B. Ziel: F VIII/IX 20–50%.
- Andere Muskelblutungen: Ruhigstellung und Hochlagern der betroffenen Extremität, Substitution wie bei Gelenkblutung.
- Dauer: Je nach klin. Erfolg, bis die Blutung gestoppt ist.

❗ Cave
Muskelblutungen häufig äußerlich nicht sichtbar, evtl. nur Schwellung erkennbar, jedoch kein Hämatom.

▪▪ Nasenbluten
- Kompression, ggf. Einlegen einer Tamponade.
- Substitution mit 10–20 IE/kg, meist einmalig ausreichend.
- Evtl. Antifibrinolyse mit Tranexamsäure (Cyklokapron®) bis zu 6 × 5–10 mg/kg/ED/Tag p.o.

■■ Weichteilblutung
- Evtl. Substitution initial mit 30–50 IE/kg, dann mit 20 IE/kg alle 8–12 h. Dauer: Je nach klin. Erfolg.

■■ Blutung im Urogenitaltrakt
- Bettruhe, tgl. Urinkontrollen, hohe Flüssigkeitszufuhr.
- Substitution mit 20–30 IE/kg alle 12 h.
- Evtl. Prednison 2 mg/kg/d über einige Tage.

❶ Cave
Tranexamsäure kontraindiziert!

■■ Hemmkörperhämophilie
Therapie bei Hämophilie A:
- Hemmkörpertherapie: — Immuntoleranztherapie: F VIII 100–200 IE/kg/d in 2 ED, bis Hemmkörperhämophilie nicht mehr vorhanden ist. — Evtl. immunsuppressive Zusatztherapie mit IgG, Cylophosphamid, Rituximab.
- Blutungstherapie: — Substitution mit gentechnisch hergestelltem F VIIa (NovoSeven®): 90–150–270 µg/kg initial alle 2 h. — Substitution mit FEIBA® (= »factor eight inhibitor bypassing activity«): initial 50–100 IE/kg i.v., dann gleiche Dosis alle (6–)12 h (max. 200 IE/kg/d).
- Bei lebensbedrohlicher Blutung: evtl. Plasmapherese zur Hemmkörperelimination, zusätzlich dann F VIII-Substitution.

Blutungstherapie bei Hemmkörperhämophilie B: Substitution mit NovoSeven®. **Cave:** bei F IX-Gabe: Gefahr der Anaphylaxie.

Von-Willebrand-Syndrom

Def. Häufigste angeborene Blutungserkrankung. Meist autosomal-dominant. Qualitativer oder quantitativer Mangel des vWF im Faktor-VIII-C/von-Willebrand-Faktor-Komplexes.

Blutungsneigung

Dg. Verlängerung der Blutungszeit (kann auch normal sein!). PTT nur in etwa 30% der Fälle verlängert! F VIII und vWF ↓. Analyse der von-Willebrand-Multimere.

Th. Steuerung mit Blutungszeit:
- Kleinere Schleimhautblutungen: Antifibrinolytikum Tranexamsäure bis zu 6 × 5–10 mg/kg/ED p.o.
- Wenn kein Erfolg: Substitution mit vWF/F VIII-Konzentrat.
- Größere Blutungen bei schwerem vWS: Substitution mit vWF/F VIII-Konzentrat 20–40 IE/kg alle 8–12 h (z. B. Haemate®, Fa. CSL Behring, enthält F VIII + vWF, gerechnet wird in Einheiten F VIII).
- Größere Blutungen bei leichterem vWS bzw. bei OP: DDAVP (Minirin®): 0,2–0,4 µg/kg in 50 ml 0,9% NaCl über 30 min i.v (bei Typ IIb kontraindiziert); falls mehrere Gaben nötig: Faktorgabe.

Disseminierte intravasale Gerinnung (DIC)

Ät. Zum Beispiel bei fulminanter Meningokokkensepsis: Aktivierung des Gerinnungssystems mit Bildung von Mikrothromboembolien, Purpura fulminans. Gleichzeitig Aktivierung der Fibrinolyse mit Blutungen. Dabei Verbrauch von Gerinnungs- und Fibrinolysefaktoren.

Dg. Thrombozytopenie, Quick-Wert ↓, PTT ↑, Fibrinogen ↓, AT ↓, Protein C ↓, Plasminogen ↓. Nachweis von Fibrinspaltprodukten, D-Dimere. ROTEM: Nachweis einer Hypofibrinogenämie und Hyperfibrinolyse.

ⓘ Cave
»Notfallgerinnungen« täuschen u. U. an manchen Automaten nicht messbares Fibrinogen vor bei extrem niedrigem Quick-Wert, da der Apparat Fibrinogen aus dem Quick-Wert »ableitet«. Fibrinogen müsste dann nach Clauss bestimmt werden.

Th. Gezielte Behandlung der Grundkrankheit.
- Evtl. Gabe von Antithrombin (z. B. Kybernin®) (Ziel AT >75%): 50 IE/kg i.v. »blind«, ansonsten je nach Spiegel (1 IE/kg erhöht den AT-Spiegel um 1–2%).
- Evtl. Gabe von Protein-C-Konzentrat (z.B. Ceprotin®), insbesondere bei niedrigen Protein-C-Spiegeln. Ggf. auch blind (50 IE/kg i.v.) bei Hauterscheinungen bei Sepsis.
- Evtl. FFP: 10-20 ml/kg innerhalb von 2 h, (1 ml FFP/kg erhöht Faktorengehalt um 1%, jedoch bei DIC: HWZ der Faktoren erniedrigt).
- Bei Hyperfibrinolyse: ggf. Tranexamsäure, ggf. Fibrinogenkonzentrat (20–40 IE/kg).
- Evtl. Thrombozytenkonzentrat bei Thrombozyten <20.000/µl. Bei OP: Ziel >80.000/µl.
- Evtl. Erythrozytenkonzentrat bei Hb <8 g%.
- In Ausnahmefällen, nur nach Rücksprache mit Gerinnungsspezialisten: Heparinisierung bei Zeichen einer ausgeprägten Mikrothrombosierung (50–100 IE/kg/d im DT), d. h. in der Frühphase. Engmaschige Kontrollen von PTT.

Vitamin-K-Mangel

Def. Blutung durch Mangel an Vitamin-K-abhängigen Gerinnungsfaktoren (II, VII, IX, X).

Dg. Quick-Wert ↓, PTT ↑. Fibrinogen, AT und Thrombozyten normal.

Th. Vitamin K 1 mg/kg p.o. oder langsam i.v. (max. 10 mg) (**Cave:** Selten Schockgefahr bei i.v. Gabe).
Kontrolle mit Anstieg des Quick-Wertes nach 1–3 h, Normalisierung erst nach 12–24 h.

Lebererkrankungen

Def. Ausgeprägte Blutungen erst im Spätstadium einer Lebererkrankung, da Synthese von Gerinnungs- als auch antikoagulatorischen Faktoren gleichermaßen erniedrigt ist.

Dg. Grundkrankheit, Quick-Wert immer ↓, PTT ↑, Fibrinogen ↓, AT ↓.

Th. Behandlung der Grunderkrankung. Im Notfall bzw. vor OP: Substitution von Gerinnungsfaktoren (FFP), AT (Kybernin®).

Borreliose

Ät. **Erreger:** Borrelia burgdorferi. Überträger: In aller Regel durch Zecken, Hauptvektor in Europa Ixodes ricinus. Infektionsrisiko steigt mit der Dauer der Saugaktivität (>24 h). 30% der Zecken sind in Mitteleuropa mit B. burgdorferi verseucht. Serokonversion nach Stich in ca. 10%.

Sy. In ca. 2–4% der Fälle: **Verlauf** sehr variabel, nicht in typischer zeitlicher Reihenfolge. Verlauf häufig monosymptomatisch. Häufung von Erythema migrans, Neuroborreliose, Lymphozytom v. a. im Frühjahr und Sommer. Lyme-Arthritis während des ganzen Jahres. Eine Borrelien-Infektion hinterlässt keine bleibende Immunität! In etwa 50% der Fälle einer Lyme-Borreliose ist bei Kindern kein Hinweis auf einen Zeckenbiss zu eruieren.

■ ■ Lokales Frühstadium (1–3 Wochen nach Biss)

Sy. **Haut:** Erythema migrans: Rötliche, z. T. livide, runde Effloreszenzen, ausgehend von der Bissstelle der Zecke. Zirkuläre Ausbreitung unter zentraler Abblassung und leichter Schuppung. Es kommen auch uncharakteristische Formen vor. Meist keine klin. Allgemeinsymptome. Kann an mehreren Stellen des Körpers auftreten, kann rezidivieren, v. a. bei nicht durchgeführter Antibiotikatherapie.

Dg. Anhand des klin. Befundes. **Spezifische AK** nur in 20–50% pos. → serologische Untersuchungen von geringer Bedeutung. PCR und Kultur aus Hautbiopsat in 50–70% pos., für klin. Routineuntersuchung aber nicht indiziert.

■ ■ Generalisiertes Frühstadium

Sy. **Haut:** Lymphadenosis cutis benigna (Lymphozytom): solitäre, bläulich-rote, tumoröse Infiltration der Haut v. a. an Ohren, Mamillen, Skrotum als reaktives lymphozytäres Infiltrat. Kann sich parallel zu einem Erythema migrans manifestieren, aber auch bis zu Mo später. Häufig einziges Zeichen der Erkrankung. Kann über Wo bis zu wenigen Mo persistieren trotz mehrwöchiger Antibiotikatherapie. Bei Lymphozytom am Ohrläppchen und klin. Verdacht auf Borreliose mit serologischer Bestätigung kann auf Probebiopsie verzichtet werden. Bei Lokalisation an anderer Stelle wird eine Biopsie zur Abgrenzung eines kutanen Lymphoms empfohlen.

Nervensystem: Lyme-Neuroborreliose – Manifestation meist in Form einer plötzlich auftretenden, peripheren, einseitigen (manchmal doppelseitigen) Fazialisparese oder serösen, lymphozytären Meningitis. Bei Fazialisparese ohne meningitische Zeichen häufig Liquorpleozytose. Kopfschmerzen, Müdigkeit, Parästhesien oder Nackenschmerzen allein sind keine ausreichenden Kriterien für die neurologische Beteiligung einer Borrelienerkrankung. Lymphozytäre Meningopolyneuritis (Bannwarth-Syndrom): Typisches Erkrankungsbild der Neuroborreliose des Erw.

Dg. **AK-Suche** in Serum und Liquor – ELISA oder IFT [relativ geringe Sensitivität und Spezifität, höhere Spezifität: Western Blot (in 70–90% pos.)].

Spezifischer **Borrelien-Nachweis** mit PCR (noch kein Routineverfahren, häufig problematische Interpretation).

Liquor: Lymphozytäre Pleozytose (mit Plasmazellen, normaler Glukose, gering erhöhtem Eiweiß). Liquorbefund ist häufig nicht von einer viralen Meningitis zu unterscheiden, deshalb immer Suche nach spezifischen Borrelien-AK. Beweisend: Nachweis erregerspezifischer, intrathekal gebildeter AK (in 50–60% nachweisbar). Nur IgG pos.: Hinweis auf abgelaufene

Borreliose

Infektion, nur IgM pos.: akute Infektion. **Cave:** Borrelien-IgG-Titer bei neg. IgM kann auf eine frühere, asymptomatisch überstandene Infektion zurückzuführen sein. Hohe Durchseuchung in der Bevölkerung. IgM kann bei akuter Infektion über Mo pos. bleiben! Neg. AK-Befunde im Liquor schließen eine Neuroborreliose nicht aus, da intrathekale Bildung von spezifischen Borrelien-AK über mehrere Wo verzögert sein kann.

Lyme-Arthritis: Mon- oder Oligoarthritis, meist Kniegelenke ein- oder beidseitig betroffen mit Gelenkschwellung und Ergussbildung. Sistiert meist nach 1–2 Wo, kann rezidivieren oder chron. werden (▶ unten).

Herz: Sehr selten. Manifestation mit Rhythmusstörungen (z. B. AV-Block), Myokarditis, Endomyokarditis, Perikarditis.

▪▪ Spätstadium (>1 Jahr)

Sy. **Haut:** Acrodermatitis chronica atrophicans (Herxheimer): Fast nur bei Erw. Ödem, dann symmetrische Atrophie der Haut an den distalen Extremitäten mit bräunlich-lividen Erythemen. **Nervensystem:** Progressive Enzephalomyelitis; bei Kindern selten. **Chron.-rezidivierende Lyme-Arthritis:** Chron.-rezidivierende Mon-/Oligoarthritis.

Dg. **AK-Suche** (▶ oben) in 90–100%, PCR in 50–90%, Kultur in 10% pos. aus Gelenkpunktat.

Th. **Orale Therapie bei Erythema migrans, Lymphozytom, Acrodermatitis atrophicans:**
- <9 J: Amoxicillin: 50 mg/kg/d × 14(–21) d in 2–3 ED (max. 6 g/d).
- ≥9 J: Doxycyclin: 4 mg/kg/d × 14(–21) d (max. 200 mg/d).
- Alternativ: Cefuroximaxetil 30 mg/kg/d × 14(–21) d p.o..

Parenterale Therapie bei Neuroborreliose, Lyme-Arthritis, Karditis:
- Ceftriaxon 50 mg/kg/d i.v. in 1 ED (max. 2 g/d) × 14 d (bei Arthritis über 2–3 Wo) oder
- Cefotaxim 200 mg/kg/d i.v. in 3 ED (max. 12 g/d) × 14 d

> **Im Sommer und Herbst ist etwa jede 2. Fazialisparese bedingt durch Borrelien-Infektion, deshalb bei jeder Fazialisparese LP!**

- Bei Liquorpleozytose ist Lyme-Borreliose anzunehmen und als solche zu therapieren, bis zum Beweis des Gegenteils. Auch eine borrelienbedingte monosymptomatische periphere Fazialisparese ohne meningitische Zeichen und Liquorpleozytose sollte intravenös, z. B. mit Cephalosporin der 3. Generation, therapiert werden.

Prophylaxe

Als Schutz vor Zeckenbissen wird bedeckende Kleidung empfohlen. Nach Feststellung schnellstmögliche Entfernung der Zecke (z. B. mit einer in Apotheken erhältlichen Zeckenzange): Antibiotikaprophylaxe nach Zeckenbiss nicht empfohlen, da Inzidenz von manifesten Infektionen gering ist. Schwangere mit einer Lyme-Borreliose sollten mit Penicillin G i.v. behandelt werden, auch um den Fetus vor einer möglichen Übertragung und Erkrankung zu schützen.

Bronchiolitis

Anamnese: Schnupfen, Husten, Trinkschwäche, Tachypnoe, über Tage zunehmende Dyspnoe, Apnoen.

Sy. Akute Tachypnoe, Dyspnoe mit Nasenflügeln, Einziehungen, Überblähung der Lunge (Tiefstand der Leber, fassförmiger Thorax), p_aO_2 ↓. Auskultatorisch: spastische, feinblasige RG, verlängertes Exspirium, exspiratorisches Giemen, trockener Husten, leichtes Fieber. Bei schwerem Verlauf und respiratorischer Insuffizienz: Zyanose, Anstieg pCO_2.

> **Cave**
> Bei jungen Säuglingen Gefahr der Apnoe ohne Vorboten → immer stationäre Aufnahme.

Ät. **Erreger:** RS-, Parainfluenza-, Influenza-, Adenovirus, humane Metapneumo- und Bocavirus.

Bronchiolitis

Dg.
- <18 Mo.
- BGA (kapillar besser als venös), BB, Diff-BB, CRP, BK, Elektrolyte.
- Nachweis von RSV- bzw. Influenzavirus mit Antigenschnelltest aus Rachenspülwasser bzw. Rachensekret.
- PCR-Untersuchungen aus Atemwegsmaterial für Viren etc.
- Evtl. Rö Thorax (peribronchiale Infiltrate? Grad der Überblähung).

Th.
- Stationäre Aufnahme mit Elternteil (Isolierung/Kohortierung bei nachgewiesener RSV-Infektion wegen Gefahr einer Epidemie); Ruhe; Kontrolle mit Monitor, Pulsoxymetrie.
- O_2: 1–2 l 100% über Nasenbrille (Konzentration sicher <50%), O_2 in Inkubator.
- Flüssigkeitsersatz 80–100 ml/kg/d 2:1-Lsg. i.v., dabei keine aggressive Sondenernährung wegen Aspirationsgefahr.
- Neigung zum SIADH: Flüssigkeitsbilanzierung (**Cave:** Keine hypotone Infusions-Lsg.!).
- Nasentropfen (1 Tr. oder 1 Sprühstoß pro Nasenloch alle 4 h).
- Versuch der Inhalation mit Salbutamol 10 Tr. in 2 ml 0,9% NaCl 0,9% 3–4 ×/d über Feuchtinhalation mit 6–7 l O_2.
- Versuch der Inhalation mit Suprarenin/Adrenalin 5 ml 1:1000 pur p.i. (wie Krupp).
- Wenn kein Effekt von Salbutamol oder Suprarenin®: wieder absetzen!
- Versuch mit Inhalation mit NaCl 3% 3–5 ml p.i. alle 4 h (nicht sicher bewiesene Effektivität im klin. Setting).
- Sedierung: Extrem vorsichtig, eigentlich notfallmäßig nur auf Intensivstation.
- Physiotherapie: Sekretdrainage/Exspirationshilfe extrem vorsichtig bis eher nicht, da bei Erregung akute Verschlechterung möglich.
- Steroide nicht wirksam.
- Ribavirin-Inhalationen: Praktisch verlassen, bei Immunsuppression Ribavirin i.v. erwägen.
- Bei V. a. bakterielle Superinfektion: Antibiotikum (▶ Pneumonie).

- Verlegung auf Intensivstation ab Ruheatemfrequenz 100/min oder kapilläres pCO_2 >60 mm Hg (evtl. Rachen-CPAP, Intubation mit großem Tubus, Beatmung), nüchtern lassen.

DD. Pertussis, Chlamydien, CF, Trachealstenose, Fremdkörper.

Prophylaxe gegen RSV-Infektion
Palivizumab (monoklonaler, synthetischer AK gegen RSV) 15 mg/kg alle 4 Wo (Okt.)/Nov. bis April.

Hohes Risiko → sollen Prophylaxe erhalten:
- ≤24 LMo zu Beginn der RSV-Saison + BPD oder andere respiratorische Problematik, O_2-Bedarf bis wenigstens 6 Mo vor RSV-Saison.
- ≤24 LMo zu Beginn der RSV-Saison mit hämodynamisch relevantem Herzfehler.

Mittleres Risiko → können Prophylaxe erhalten:
- ≤12 LMo bei Beginn der RSV-Saison, welche ≤28. SSW geboren wurden und keine BPD aufweisen.
- ≤6 LMo, welche in der 29.–35. SSW geboren wurden, mit mind. 2 der folgenden Risikofaktoren: — Entlassung aus neonatologischer Betreuung direkt vor oder während RSV-Saison. — Kinderkrippenbesuch oder Geschwister in externer Kinderbetreuung. — Schwere neurologische Erkrankung.

Bronchitis

Sy. **Beginn** mit trockenem nicht produktivem Husten, bei Reizhusten: Pulmo auskultatorisch unauffällig. **Nach Lockerung des Bronchialsekrets:** Produktiver Husten mit weißlichem Sekret; mittel- bis grobblasige RG als Zeichen vermehrter intrabronchialer Sekretion. **Begleitsymptomatik:** Müdigkeit, Appetitlosigkeit, Erbrechen, Fieber, Schnupfen, Pharyngitis, Laryngitis.

Dg. Rö Thorax: Vermehrte peribronchiale Zeichnung.

Bronchitis

Ät. **Viren:** Am häufigsten RS-, Rhino-, Parainfluenza-, Influenza-, Adenoviren. **Evtl. bakterielle Superinfektion:** S. pneumoniae, H. influenzae, M. catarrhalis, S. aureus, B. pertussis, M. pneumoniae, Chlamydien → gelblich-grünliches Sekret.

Th. **Reichlich Flüssigkeit** zur Sekretverflüssigung. Sekretverflüssigung bei lockerem Husten (jedoch ohne Wirkungsnachweis): z. B. Acetylcystein oder Ambroxol. **Hustensaft** nur bei stark beeinträchtigtem AZ (Abhusten ist erwünscht) oder im Stadium des Reizhustens, z. B. Pentoxyverin, Noscapin, Codein. **Antibiotikum** bei bakterieller Superinfektion (▶ Pneumonie).

Obstruktive Bronchitis

▶ Asthma bronchiale

Cholestase

Def. Erhöhung des konjugierten (direkten) Serumbilirubins durch intra- oder extrahepatische Galleabflussstörung oder verminderte hepatozelluläre Exkretion von Galleflüssigkeit.

Ursachen der Cholestase

- Biliär-obstruktive Ursachen:
  - Fehlbildungen der Gallenwege:
  Choledochuszysten, Mündungsanomalien des Ductus choledochus oder Ductus pancreaticus, Caroli-Syndrom, Gallenganghypoplasie, nichtsyndromatisch und Gallenganghypoplasie, syndromatisch: Alagille-Syndrom nichtsyndromatisch und Gallengang
  - Extrahepatische Gallengangatresie
  - Cholelithiasis, Choledocholithiasis, Cholezystitis
  - Tumoren
- Stoffwechselerkrankungen:
  - Galaktosämie, Tyrosinämie, Glykogenosen, CDG-Syndrom, M. Wilson
- Hepatozelluläre Galleexkretionsstörung:
  - Progressive, familiäre intrahepatische Cholestase Typ I–III (PFIC I–III)
  - Benigne rekurrierende intrahepatische Cholestase (BRIC)
- Toxische Schädigung:
  - Kupferintoxikation
  - Medikamente
- Immunologisch vermittelte Ursachen:
  - Neonatale Hämochromatose (Alloimmunopathie), HLH
  - Neonatale Riesenzellhepatitis
  - Overlap-Syndrome: Cholangitis und Autoimmunpankreatitis
  - Selten im KA: Primär-sklerosierende Cholangitis, primär-biliäre Zirrhose

▼

I. Schmid mit Mitarbeitern des Dr. von Haunerschen Kinderspitals (Hrsg.), *Ambulanzmanual Pädiatrie von A–Z*, DOI 10.1007/978-3-642-41893-8_3,
© Springer-Verlag Berlin Heidelberg 2014

Cholestase

- Andere Ursachen:
  - Zystische Fibrose
  - Parenterale Ernährung
  - α1-AT-Mangel
  - Hypothyreose, Cortisolmangel
  - Gallensäurensynthesedefekte
  - Infektionen (Hepatitis)

Sy. Entfärbter Stuhl. Ikterus. Pruritus. Bei akutem Verschlussikterus: Erbrechen, Hepatomegalie, kolikartige Bauchschmerzen, begleitende Cholangitis oder Pankreatitis. Blutungsneigung durch Vitamin-K-Mangel (v. a. Hirnblutungen). Typische Stigmata bei Alagille-Syndrom (u. a. faziale Dysmorphien, Embryotoxon, Herzfehler, Pulmonalarterienstenosen, Wirbelsäulenfehlbildungen).

> **Meist ist eine umfassende differenzialdiagnostische Abklärung notwendig!**

Dg.
- Bilirubin (direkt + indirekt), GPT, GOT, γ-GT, GLDH, BZ (**Cave:** Hypoglykämie). Quick-Wert, PTT, Cortisol, TSH, fT4. TG, Cholesterin, Ferritin, Transferrin, Transferrinsättigung. $α_1$-Antitrypsin.
- Ausschluss von Infektionen.
- Genetische Untersuchung (Alagille, PFIC, CF, $α_1$-AT-Mangel).
- Gallensäuren quantitativ, ggf. auch Gallensäuredifferenzierung bei V. a. Synthesedefekt.
- Cholestase bei normaler γ-GT: PFIC Typ I und II, BRIC.
- Stoffwechseldiagnostik (z. B. NH_3, Laktat, organische Säuren im Urin, AS im Plasma, isoelektrische Fokussierung von Transferrin).
- Lebersonografie (Gallenblase nachweisbar?, »triangular cord sign« bei Gallengangatresie?).
- MRCP (Magnetresonanz-Cholangiopankreatikografie).
- ERCP (endoskopisch retrograde Cholangiopankreatikografie) nur bei geplanter Therapie wie Papillotomie oder Dilatationen (Ausnahme: V. a. Gallengangatresie, da unzu-

- Leberbiopsie (ggf. Fe-Bestimmung, Immunhistochemie bei V. a. PFIC, Elektronenmikroskopie bei V. a. Speichererkrankung).

Th.
- Therapie der Grunderkrankung.
- Ursodesoxycholsäure 15–20 mg/kg in 2–3 ED.
- Substitution fettlöslicher Vitamine (**Cave:** Vitamin-K-Mangel mit schwerer Blutungsneigung). — Vitamin A: 500–2500 IE/d. — Vitamin D: 800–5000 IE/d. — Vitamin E: TPGS (= d-α-Tocopheryl-Polyethylenglycolsuccinat) 15–25 IE/kg/d. — Vitamin K: Konakion® MM 2,5–5 mg 2 ×/Wo bzw. nach Bedarf.
- Adäquate Kalorien- und Vitaminzufuhr (z. B. gesteigerte Zufuhr mittelkettiger Fettsäuren durch Gabe von Alfare oder Heparon Junior, Substitution fettlöslicher Vitamine).
- Therapie des Pruritus (Rifampicin, Cholestyramin).
- Bei Gallengangatresie: OP nach Kasai innerhalb der ersten 8 LWo, bei progredienter biliärer Zirrhose LTX.
- Bei intrahepatischer Cholestase und ausgeprägtem Juckreiz (Alagille-Syndrom, PFIC): biliäre Diversions-OP (möglichst frühzeitig!).

❶ Cave
Schwere Blutungsneigung bei Vitamin-K-Mangel (häufig Kardinalsymptom neben Ikterus).

Coxitis

Coxitis fugax (»Hüftschnupfen«)

Def. Häufigste Coxitis im Alter von ca. 2–10 J, Auftreten bis 14 d nach viralem Infekt (reaktive Arthritis), selbstlimitierender Verlauf. Dauer i.d.R. ca. 3 Wo, gelegentlich aber auch länger.

Dg. Schmerzen, Hinken, Bewegungseinschränkung. Schonhaltung in Beugung, Abduktion und Außenrotation. Ergussnachweis im Sonogramm. Labor: Keine oder geringe entzündungsspezifische Veränderungen. Rö unauffällig.

> Schmerz wird oft ins Kniegelenk/Bein projiziert.

Th.
- Nur bei massivem Erguss mit starken Schmerzen oder bei V. a. bakterielle Coxitis Punktion unter sonografischer Kontrolle.
- Entlastung für einige Tage, falls dann weiter Beschwerden: DD bedenken: Coxitis im Rahmen einer JIA oder bakteriellen Coxitis.
- Bei Schmerzen: NSAID z. B. Ibuprofen ≥3 LMo: 30 mg/kg/d in 3 ED p.o. oder rektal.
- Sonografische Verlaufskontrollen zur Diagnosestellung und nach 1 Wo nötig. Falls hier weiter Ergussnachweis, erneute sonografische Kontrolle zum Zeitpunkt 3 Wo nach Diagnosestellung.
- Falls Symptomatik länger anhaltend, weitere DD bedenken.

! **Cave**
Rezidive in ca. 30% der Fälle!

Coxitis im Rahmen einer JIA (juvenilen idiopathischen Arthritis) oder anderen inflammatorischen Erkrankungen

Def. Monarthritis, extrem selten (Beteiligung weiterer Gelenke/Organsysteme ausschließen).

Dg. Schmerzen, Erguss, Funktionsstörungen >6 Wo. **Labor** abhängig von der Grunderkrankung, ggf. unspezifisch. Je nach Anamnese Bestimmung von ANA, RF, ASL, Komplement, Borrelientiter. **Sonografie:** Erguss? **Rö:** Im Stadium mit Erguss primär Gelenkspalterweiterung, Verschmälerung nur bei destruierendem Verlauf, Zeichen der gelenknahen Osteoporose bzw. Usuren, Zysten.

Th. Abhängig von Diagnose. Betreuung durch Kinderrheumatologen. Medikamentöse Therapie, Physiotherapie, Ergotherapie, Hilfsmittel.

Bakterielle Coxitis

▶ Osteomyelitis.

Def. Bewegungsschmerz, Schmerzparalyse, Beuge-Abduktions-Außenrotations-Schonhaltung, Fieber.

Dg. **Labor:** Meist Leukozytose mit Linksverschiebung, CRP und BSG ↑, mehrfache Abnahme von BK. **Sonografie:** Erguss? **Rö Becken** (als Ausgangsbefund): Distensionsluxation, Weichteilveränderungen; Im KA und bei Jgl.: Geringe oder keine Gelenkspaltverschmälerung, keine Distensionsluxation. **Gelenkpunktion** mit Abstrich [Kultur, 16 s rRNA-PCR (= mulitvalente PCR-Untersuchung, die breites Spektrum an Bakterien erfasst) zum Erregernachweis].

Th.
- Stationäre Aufnahme, Fokussuche.
- Gelenkpunktion zur Entlastung, evtl. Gelenkspülung und Drainage für 4–5 d.
- Ruhigstellung nur bei Schmerzen (bis zu 7 d), dann Mobilisierung und (passive) Belastung der Extremität.
- Antibiotikatherapie für 3 Wo oder bis Normalisierung der BSG i.v., z. B. Cefuroxim. Alternativ Clindamycin 40 mg/kg/d in 3 ED.
- Nach Isolierung eines Erregers: Therapie nach Antibiogramm.

Prognose
Bei sofortiger Therapie: Restitutio ad integrum. Ansonsten in 20–50% Folgeschäden: Chondrolyse, Kopf-Pfannen-Deformität, Wachstumsstörungen (Coxa valga, vara), Femurverkürzung, Versteifung, Luxation.

Tuberkulöse Coxitis

Äußerst selten, schleichender, destruierender Verlauf über Monate (▶ Tuberkulose).

- **DD Hüftschmerzen**
  - **Coxitis fugax.**
  - **Trauma** (»battered child«?).
  - **M. Perthes** (aseptische Knochennekrose des Femurkopfes, v. a. Jungen im Alter von 4–8 J, pathologischer Rö-Befund).
  - **Epiphysiolysis capitis femoris** (Abrutschen der Hüftkopfkappe vom Schenkelhals, am häufigsten nach dorsodistal; v. a. Jungen in der Pubertät).
  - **Septische Arthritis, Osteomyelitis** (▶ Osteomyelitis).
  - **Juvenile idiopathische Arthritis (JIA).**
  - **Osteoidosteom** (v. a. nächtliche Schmerzen, auffälliges Rö-Bild).
  - **Maligne Tumoren** (Ewing-Sarkom, Osteosarkom, Leukämien).
  - **Ausstrahlende Schmerzen** von der Wirbelsäule, Abdomen.
  - **Nichtbakterielle Osteitis,** z. B. chronisch rekurrierende multifokale Osteomyelitis (CRMO).
  - **Orthopädisch anatomische Skeletterkrankungen,** z. B. epiphysäre Dysplasie, die mit sekundärer Arthritis einhergehen kann.

Diabetes mellitus

Klassifikation und Definition (American Diabetes Association 2009)

Die Diabeteserkrankung ist eine Stoffwechselerkrankung. Durch eine gestörte bzw. fehlende Insulinausschüttung kommt es zu einer chron. Hyperglykämie.

■■ Diabetes mellitus Typ 1

Vollständige Zerstörung der β-Inselzellen, die normalerweise zum absoluten Insulinmangel führt. Erkrankung im KK-, Kindes- und jungen Erw.-Alter. Ursache unklar. Es werden genetische Faktoren, Umweltfaktoren (Ernährung, Infektionen) und Autoimmunprozesse erwogen. Typ 1A: immunvermittelt, Typ 1B: idiopathisch.

Sy. Polydipsie, Polyurie, Enuresis, unerklärter Gewichtsverlust, Übelkeit, Erbrechen, zunehmende Schwäche, Kopf-, Bauchschmerzen.

■■ Diabetes mellitus Typ 2

Kombiniert Insulinresistenz mit relativem Insulinmangel oder Insulinsekretionsstörung. Bei Erw. ist der Typ 2 die häufigste Form. Bei Manifestation besteht meist Übergewicht, selten tritt Ketoazidose auf. Die Behandlung ist diätetisch, mit oralen Antidiabetika und/oder v. a. nach Erschöpfung der β-Zellreserve Insulingabe.

■■ Andere spezifische Typen

- MODY (»maturity onset diabetes of the young«): Genetische Defekte der Insulinsekretion, HNF-4 α (MODY 1), Glukokinase (MODY 2), HNF-1 α (MODY 3), Insulinpromoterfaktor (MODY 4), HNF-1β (MODY 5), Neuro D1 (MODY 6), CEL (MODY 8).
- Erkrankung des exokrinen Pankreas: Trauma/Pankreatektomie, CF, Hämochromatose, Neoplasien, Pankreatitis.

- Endokrinopathien: Hypersekretion von Wachstumshormon (Akromegalie), Cortisol (Cushing-Syndrom), Katecholaminen (Phäochromozytom), Somatostatin oder Glukagon (Glukagonom), Schilddrüsenhormon (Hyperthyreose).
- Medikamenteninduziert: Steroide, β-Sympathomimetika, Thyroxin, Thiaziddiuretika, Diazoxid, Methylxanthine, α-Interferon, Pentamidin u. a.
- Genetische Syndrome: Trisomie 21, Ullrich-Turner-Syndrom, Klinefelter-Syndrom, Prader-Willi-Syndrom u. a.
- Genetische Defekte der Insulinwirkung: Typ-A-Insulinresistenz, lipoatrophischer Diabetes u. a.
- Infektionen: Kongenitale Röteln, CMV, Coxsackie B4 und weitere pankreatotrope Viren.
- Seltene immunvermittelte Formen, z. B. Autoimmun-Polyendokrinopathie-Syndrom Typ I/II, Insulin-Rezeptor-AK.

Gestationsdiabetes (GDM)

Bezeichnet allgemein eine diabetische Stoffwechsellage, die erstmals in der SS festgestellt wird. Ursachen sind vielfältig. Es besteht später ein höheres Risiko, einen Diabetes mellitus Typ 2 zu entwickeln.

Gestörte Glukosetoleranz und erhöhte Nüchternglukose

»Impaired glucose tolerance« (IGT): 2-h-Wert im oralen Glukosetoleranztest von 140–199 mg/dl. »Impaired fasting glucose« (IFG): Nüchtern-BZ im Plasma venös 100–125 mg/dl.

Diagnostisches Vorgehen

- **Diagnostische Kriterien bei Kindern und Jugendlichen (Expert Committee on the Diagnosis and Classification of Diabetes mellitus 2003)**

    Von folgenden Kriterien muss mind. eines erfüllt sein, um die Diagnose Diabetes (unabhängig davon, welche Form) bei Kindern und Jgl. zu stellen:
    - Klassische diabetische Symptomatik (Polyurie, Polydipsie, unerklärter Gewichtsverlust) und eine zufällig gemessene Plasmaglukosekonzentration ≥200 mg/dl.

- 2-malig an getrennten Tagen Nüchtern-BZ >125 mg/dl (nüchtern = 8 h ohne Kalorienaufnahme).
- 2-malig Glukosetoleranztest mit einem BZ ≥200 mg/dl nach 2 h. Der Test soll gemäß WHO mit einem Äquivalent für 1,75 g/kg Glukose, maximal 75 g, durchgeführt werden.

DD. Die Manifestation eines Diabetes mellitus Typ 1 im KA verläuft unterschiedlich. Das ketoazidotische Koma bei Diagnosestellung ist in Deutschland selten. Meist führen die typischen klin. Symptome bereits beim Haus- oder Kinderarzt zur Diagnosestellung.

Die Diagnose Diabetes mellitus Typ 1 ist bei typischer Klinik und einem gemessenen BZ >200 mg/dl zu stellen. Gestützt werden kann die Diagnose durch den Nachweis von mind. einem der spezifischen Auto-AK, die bei 90% bei der Manifestation nachweisbar sind.

Für andere Diabetesformen, die bei Kindern selten vorkommen, sprechen Adipositas oder fehlende Gewichtsabnahme, fehlende Ketonurie und neg. Auto-AK bei Manifestation. Für einen MODY-Diabetes sprechen pos. Familienanamnese (HbA1$_c$ der Eltern und Geschwister) und schleichender Verlauf ohne Ketonurie.

Dg. **Notfall-Aufnahmelabor:** Messung Keton (Urin, Blut), BZ, BGA, Elektrolyte, Laktat, bei zusätzlichen Infektionszeichen BB, Diff-BB, CRP und Restserum vor Insulingabe. Differenzierung von: Diabetischer Ketoazidose mit Hyperglykämie, Laktatazidose/Ketoazidose ohne Hyperglykämie, z. B. bei angeborenen Stoffwechseldefekten oder Intoxikationen. Entsprechend der initialen Werte für Glukose, pH, Na und K wird die primäre Th. festgelegt (▸ unten). Im weiteren Verlauf Kontrolle der Leber-, Nieren- und Pankreasparamter.

Ergänzendes Labor auf Station: HbA1$_c$, Chol, HDL, LDL, Lp(a), TG, Kreatinin, Hst, Lipase, Amylase, GOT, GPT, Insulin, C-Peptid, diabetesassoziierte Auto-AK (ggf. aus initialem Restserum). Die Diagnose Diabetes mellitus Typ 1 sollte durch Bestimmung von Insulin-Auto-AK (IAA), Inselzell-AK (ICA), Insulinrezeptor-Tyrosinphosphatasen IA-2/IA-2β, Glutamat-Decarboxylase-AK (GAD) gestützt werden. Zusätzliche Risiko-

Diabetes mellitus

faktoren, wie Hypertonie, Hypercholesterinämie, Adipositas und Rauchen müssen erfasst und, wenn möglich, minimiert werden. Vor Entlassung soll nach weiteren Autoimmunopathien gesucht werden, die mit Diabetes Typ 1 assoziiert sind: Zöliakie (Transglutaminase-AK/Endomysium-AK) und Hashimoto-Thyreoiditis (fT3, fT4, TSH, m-TPO-AK, Tg-AK). Zusätzlich bei unklarem AK-Status oder atypischer Manifestation HLA-DR-Typisierung, ggf. MODY-Diagnostik.

Therapie bei Erstmanifestation

- **Therapie der Ketoazidose und des ketoazidotischen Komas**
  Intensivstation, wenn:
  - Meist notwendig bei Kind <2 J oder
  - Glukose >1000 mg/dl oder
  - Bewusstseinsstörung oder
  - pH <7,0 oder
  - Schock.

Die ersten Ziele beim diabetischen Koma sind die Rehydratation und der Gesamtelektrolytausgleich (◘ Abb. 4.1). Die Azidose soll sich bei einsetzender Diurese normalisieren, die Indikation zur Pufferung mit Bicarbonat ist sehr streng zu stellen. Eine schwere Ketoazidose oder ein Koma machen eine intensivmedizinische Betreuung notwendig. Die Rehydratation darf nicht zu schnell erfolgen, der BZ sollte nicht mehr als 100 mg/dl/h gesenkt werden.
Ein lebensbedrohliches Hirnödem oder eine Hypokaliämie sind die größten Gefahren. Die Therapie der akuten Ketoazidose soll nach ◘ Abb. 4.1 durchgeführt werden. Regelmäßige BGA, BZ-Kontrollen, neurologische Einschätzung (GCS) zu Beginn halbstündlich.

- **Insulintherapie**

Bei nachgewiesener Ketoazidose initial immer intravenöse Insulingabe. Normalinsulin U 40 (1 ml Normalinsulin aufgezogen in 39 ml NaCl 0,9%, entsprechend 1 IE pro ml der Perfusor-Lsg.) wird über einen Infusomaten/Perfusor verabreicht. Die Anfangsdosis liegt bei 0,05–0,1 IE/kg/h (▶ unten: »Ambulante Betreuung«). Nach Normalisierung der BZ-Werte und unauffälligem Urinbefund (kein Keton) wird

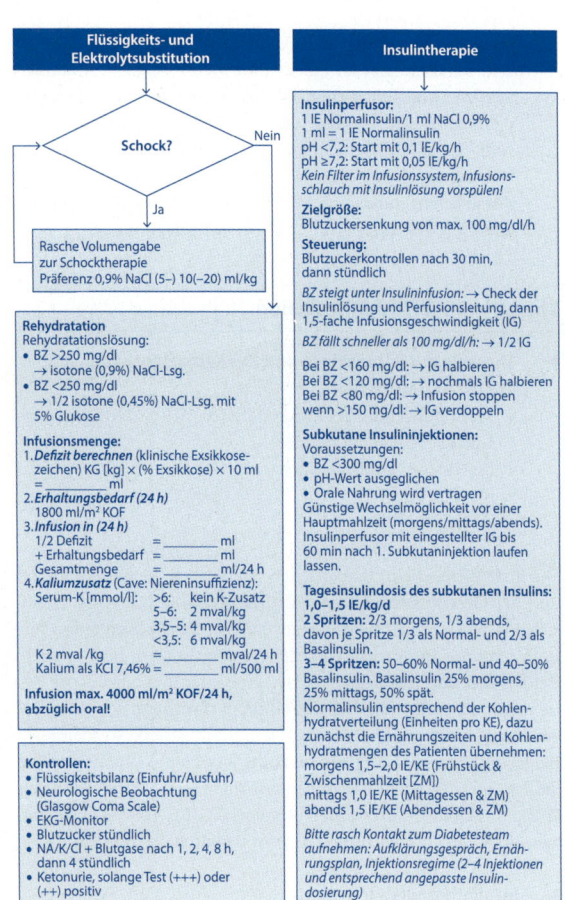

Abb. 4.1 Algorithmus zum Ketoazidosemanagement und zur Umstellung auf eine subkutane Insulintherapie bei Manifestation eines Diabetes mellitus Typ 1

Diabetes mellitus

Tab. 4.1 Beispiele für häufig verwendete Insulinpräparate und wesentliche Indikationen in der Kinder- und Jugenddiabetologie

Insulinpräparat	Handelsname, Konzentration	Indikation bei Kindern
Normal-(Alt-)Insulin	– Insuman Rapid®, U40/U100 (Sanofi) – Actrapid®, U100 (Novo Nordisk) – Huminsulin Normal®, U100 (Lilly) – Berlinsulin H Normal®, U100 (Berlin-Chemie)	– Insulin für Mahlzeiten und zur Korrektur hoher BZ – Wirkzeit: ca. 4 h – Max. Wirkung nach 2–2,5 h
Ultrakurzwirksame Insulinanaloga	– Humalog®, U100 (Lilly) – Apidra®, U100 (Sanofi) – NovoRapid®, U100 (Novo Nordisk) – Liprolog®, U100 (Berlin-Chemie)	– Insulin zu den Mahlzeiten und zur Korrektur hoher BZ – Meistgenutztes »Pumpen«-Insulin – Wirkzeit: ca. 2 h – Max. Wirkung nach ca. 1 h
NPH-Verzögerungsinsulin	– Protaphane®, U100 (Novo Nordisk) – Insuman Basal®, U40/U100 (Sanofi) – Huminsulin Basal®, U100 (Lilly) – Berlinsulin H Basal®, U100 (Berlin-Chemie)	– Verzögerungs-/»Basal«-Insulin – Wirkzeit: ca. 8 h – Max. Wirkung nach ca. 4–5 h
Ultralangzeit-Insulinanaloga	– Lantus®, U100 (Sanofi) – Levemir®, U100 (Novo Nordisk)	– Verzögerungsinsulin – Wirkzeit Lantus®: ca. 24 h (schlecht steuerbar) – Wirkzeit Levemir®: ca. 12 h

die Insulinzufuhr auf eine subkutane Therapie umgestellt. Zuvor wird ein Ernährungsplan (Festlegung der KE-Mengen und der hierfür nötigen Insulinmengen → KE-Faktor) aufgestellt. Bei Manifestation wird entsprechend der Entwicklung des diabetischen Kindes mit einer subkutanen 3- oder 4-Spritzen-Therapie begonnen. Es sollte ein möglichst einfaches Konzept gewählt werden mit freier Mischung von Normal- und Basalinsulin (◘ Abb. 4.1). Feste Mischinsuline sollten nicht mehr zur Anwendung kommen (◘ Tab. 4.1).

Der Insulintagesbedarf liegt initial und nach der Remissionsphase bei Kindern bei 0,8–1,2 IE/kg. Im Jahr nach Manifestation werden aufgrund der sog. Remissionsphase geringere Insulindosen benötigt. Bei KK besteht auch die Option auf eine Insulinpumpentherapie.

Akute Komplikationen

▪▪ Schwere Hypoglykämie

Eine schwere Hypoglykämie ist definiert als Hypoglykämie mit zerebralem Krampfanfall oder Bewusstlosigkeit, die eine Fremdhilfe (in erster Linie Familie und soziales Umfeld des Pat.) notwendig macht. Die Notfallintervention mit oraler Glukose und/oder Glukagon-Injektion ist ein zentraler Schulungsinhalt. Nach Glukagon-Injektion sollte immer der Notarzt verständigt werden.

Anamnestisch Ursache für den Unterzucker klären! Die häufigsten Ursachen sind starke körperliche Aktivität ohne Dosisanpassung, Insulindosierungsfehler, weggelassene Mahlzeiten, aber auch Alkoholkonsum.

> **Checkliste für den Dienstarzt**
> - Anamnese: Insulindosis, Insulinverwechslung, Spritzstellen, körperliche Aktivität, Kohlenhydrataufnahme vor der Hypoglykämie, Alkoholgenuss?
> - Untersuchung: Spritzstellen (Lipohypertrophie oder versehentliche i.m. Injektion mit Hypoglykämie als Folge), Bewusstsein, orientierend Neurologie.
> - Labor: Je nach klin. Bild, BZ im Labor, HbA1c, Urin-Keton.
> - Procedere: Insulindosis großzügig reduzieren, Glukagon-Notfallspritze neu rezeptieren und kurz erklären. Bei Fragen Rücksprache mit Diabetesberater oder Diabetologen.

▪▪ Fieberhafte Infekte mit akuter Ketoazidose

Bei fieberhaften Erkrankungen steigt der Insulinbedarf durch eine relative Insulinresistenz und ein Übergewicht der antiinsulinären Stresshormone. Der Insulinbedarf kann je nach Nahrungsaufnahme bis auf das Doppelte ansteigen, insbesondere bei drohender oder manifester Ketoazidose. **Zeichen von Ketoazidose:** Hyperglykämie,

Diabetes mellitus

Ketonurie und klin. Symptome wie Übelkeit, Erbrechen, Bauch- und Kopfschmerzen, Ketongeruch der Atemluft und ggf. Kussmaul-Atmung.

> **Sobald keine Flüssigkeit oral behalten wird bzw. in ausreichender Menge zugeführt werden kann, stellt die Ketoazidose einen Notfall dar, der stationär behandelt werden muss.**

Eine Ketonurie ohne Hyperglykämie und Azidose kommt gerade bei KK häufig durch aktivierte Stresshormone vor. Besondere Probleme entstehen bei starkem Erbrechen, dann muss die Insulindosis auf die Basaldosis (40–50% des Insulin-Tagesbedarfs) reduziert werden. Bei steigenden BZ-Werten muss mit Insulin in höherer Dosierung als üblich korrigiert werden. Bei schweren Verläufen kann eine vorübergehende intravenöse Insulin-Gabe (Tab. 4.2) notwendig sein. Bei Hypoglykämie muss mit kleinen Schlucken Glukosetee oder zuckerhaltigen Getränken versucht werden, die nötige Glukoseresorption zu erreichen.

Sowohl eine reine Gastroenteritis mit Erbrechen als auch eine Infektion mit Fieber können zu einer Ketoazidose führen. Bei jedem Infekt sind engmaschige Keton-Kontrollen im Urin oder Blut und Blutzucker notwendig.

■ ■ Vollnarkose und chirurgische Eingriffe bei Diabetikern

Bei geplanter OP mit Vollnarkose empfehlen wir folgendes Vorgehen: Am Morgen des OP-Tages bleibt der Pat. ohne Insulin und Nahrung, es wird eine Infusions-Lsg. mit Insulinzusatz (▶ unten) i.v. gegeben. Durch engmaschige BZ-Kontrollen soll der BZ in einem Bereich zwischen 100 und 180 mg/dl gehalten werden. Sobald der Pat. in der Lage ist, Nahrung zu sich zu nehmen, kann rasch wieder auf die s.c. Insulinsubstitution in alter Dosierung umgestellt werden.

Beispiel für Infusions-Lsg.
- 500 ml – Glukose 5%
- +40 ml – NaCl 5,85%
- +10 ml – KCl 7,46%
- + ... IE –Insulinzusatz (Actrapid HM)

◘ Tab. 4.2 Laufgeschwindigkeit der Infusion

Aktueller BZ (mg/dl)	Infusionsgeschwindigkeit	Zusätzliche Maßnahmen
<60	Stopp! Infusion aus!	Glukosebolus: 2,5 ml/kg Glukose 10%
60–80	0,25 ml/kg/h	
80–120	0,5 ml/kg/h	
120–180	1,0 ml/kg/h	
180–240	1,5 ml/kg/h	
>240	2,0 ml/kg/h	
>300	Infusion überprüfen!	i.v. Insulinbolus (stündl.): <20 kg: 0,25 IE pro 50 mg/dl BZ 20–50 kg: 0,5 IE pro 50 mg/dl BZ >50 kg: 1,0 IE pro 50 mg/dl BZ → Ziel-BZ-Wert: 150 mg/dl

Insulinzusatz: Aktueller Insulinbedarf (IE/kg/d) × 10 = Insulin (IE) pro 500 ml Infusions-Lsg. **Laufgeschwindigkeit** der Infusion ◘ Tab. 4.2.

Diabetische Folgeerkrankungen

> Um Langzeitfolgen zu vermeiden, sollte der HbA1c im KA ≤7,5% liegen.

■■ Nephropathie

Einer manifesten Nephropathie mit Proteinurie und eingeschränkter Kreatinin-Clearance geht über Jahre eine erhöhte Albuminausscheidung (Mikro-, Makroalbuminurie) voraus. Eine Urindiagnostik zum Ausschluss einer Mikroalbuminurie erfolgt jährlich im Spontanurin. Ursachen für falsch-pos. Befunde, wie starke körperliche Belastung, Infekte, Fieber oder Menstruation bei Mädchen, müssen ausgeschlossen werden. Deshalb bei 2 × auffälligem Nachweis einer erhöhten Albuminexkretion Sammelurin zur Bestimmung der nächtlichen Albuminausscheidung.

Wichtig ist, auf Normotonie zu achten und regelmäßige RR-Kontrollen bei Ambulanzbesuchen durchzuführen. Bei diagnostizierter

Mikroalbuminurie müssen zunächst nichtdiabetische Ursachen ausgeschlossen werden. Überprüfung einer Hypertonie mit 24-h-RR-Messung. Bei Mikroalbuminurie ohne Hypertonus kann zunächst eine Optimierung der Stoffwechseleinstellung versucht werden, da eine Mikroalbuminurie im Anfangsstadium reversibel ist. Bei Persistenz oder bekannter Hypertonie sollte mit einem ACE-Hemmer behandelt werden.

■■ Retinopathie

Nach 10 J Diabetesdauer haben ca. 10%, nach 20 J ca. 40–60% der Typ-1-Diabetiker eine diabetische Retinopathie. Trotz engmaschiger Kontrollempfehlungen und verbesserter therapeutischer Intervention mit Laserkoagulation bis hin zur Vitrektomie ist die diabetische Retinopathie in Deutschland die Hauptursache für Erblindung. Deshalb wird bei allen Kindern, die >5 J an Diabetes erkrankt sind oder >11 J alt sind, 1×/J der Augenhintergrund in Mydriasis kontrolliert.

■■ Diabetesassoziierte Autoimmunerkrankungen

Aufgrund einer Disposition zur Autoimmunität kann es zum Auftreten weiterer Autoimmunerkrankungen kommen. Hierzu zählen Zöliakie, Autoimmunthyreoiditis, M. Addison. Assoziierte Fälle mit M. Basedow, autoimmunen Polyendokrinopathien, atrophischer Gastritis, Vitiligo und perniziöser Anämie sind selten.

■■ Lipodystrophien

An den Injektionsstellen kann es zu Lipodystrophien des s.c. Fettgewebes kommen (erscheinen als Hypertrophie oder seltener als Gewebeatrophie). Vermeidung durch Wechseln der Injektionsstelle.

■■ Diabetische Polyneuropathie und Arthropathie

Diese spielen im KA und bei Jgl. eine untergeordnete Rolle: Die diabetische Neuropathie betrifft in variabler Ausprägung sensible, motorische und autonome Anteile des peripheren Nervensystems. Besonders wichtig sind: Anamnese, vom Pat. geschilderte Beschwerden und Untersuchung des Vibrationsempfindens (Stimmgabel). In einzelnen Fällen kommt es zu Funktionsstörungen der Beweglichkeit von Finger-/Zehengelenken. Erstes Symptom ist eine verminderte Streckung der Fingergelenke. Eine kausale Therapie ist nicht bekannt. Die Entwicklung von Gelenkversteifungen ist zeitlich eng mit dem Auftreten anderer mikrovaskulärer Komplikationen verknüpft.

■ ■ Weitere Risikofaktoren für das Entstehen von Folgeerkrankungen

Weitere Risikofaktoren wie Hyperlipidämie, Hypertonie, vaskuläre Risiken (Rauchen) sollten erfasst werden. Aufgrund der chron. Erkrankung, v. a. bei schlechter Stoffwechseleinstellung, können Kleinwuchs, gestörte Pubertätsentwicklung und psychosoziale Belastungssituationen folgen.

Ernährung

Die Ernährung sollte nach allgemeinen Gesichtspunkten vielseitig und ausgewogen sein. Die Anzahl der Mahlzeiten richtet sich nach dem jeweiligen Insulinregime (i. d. R. 3 Hauptmahlzeiten und 2–4 Zwischenmahlzeiten). Klein- und Schulkinder mit einer 3- oder 4-Spritzen-Therapie erhalten nach einem festen Plan Haupt- und Zwischenmahlzeiten, bei Jgl. unter Insulintherapie mit Insulinanalogon oder Pat. unter Insulinpumpentherapie können die Mahlzeiten flexibler eingenommen werden, dann allerdings verbunden mit 4 und mehr Injektionen pro Tag. Je nach Menge der Kohlenhydrate (KH) wird Normalinsulin/Insulinanalogon zur Mahlzeit nach einem bestimmten Insulin/KE-Faktor injiziert oder als Bolus über die Pumpe abgegeben.

Durch das Diabetesteam erfolgt während des Aufenthalts bei Manifestation eine umfassende **Ernährungsschulung**. Die Schulung von Eltern und betroffenen Familien zur eigenverantwortlichen Diabetesbehandlung ist eine wesentliche Säule für eine dauerhaft erfolgreiche Behandlung des Diabetes und wirkungsvolle Prävention diabetischer Folgeerkrankungen.

Ambulante Betreuung

Die Langzeitbetreuung sollte 1 × pro Quartal bei einem pädiatrischen Diabetologen erfolgen und hat zum Ziel, dass diabetesassoziierte Erkrankungen und zusätzliche Risikofaktoren bereits in der latenten Phase erkannt und behandelt werden. Schulungsdefizite und psychosoziale Probleme sollen erkannt werden; eine problemorientierte Diabetesschulung oder Mitbetreuung durch einen Kinderpsychologen muss frühzeitig eingeleitet werden.

> Insulin, Spritzen oder Reserve-Pen mit Pen-Nadeln, Messstreifen (BZ und Urinketon) müssen bei Flügen ins Handgepäck. Ein ärztliches Attest für das Mitführen des Materials ist notwendig. Insulin darf nicht einfrieren oder starker UV-Strahlung ausgesetzt werden. Angebrochene Ampullen nie länger als 4 Wo benutzen.

Diarrhö – akut

Dg. ▶ Bauchschmerzen.

Th. ▶ auch Elektrolyt- und Wasserhaushalt.

Diagnostik der infektiösen Enteritis

Strukturierte Anamnese. Bei leichter bis mäßiggradiger Durchfallerkrankung keine Blut- oder Stuhluntersuchung nötig, da meist keine therapeutische Konsequenz. Erreger- oder Toxinnachweis bei nosokomialer Infektion (Durchfall >3 d nach Aufnahme), schwerem Verlauf (Gewichtsverlust >9%), blutigem Durchfall, Auslandsaufenthalt in Risikoländern (Afrika, Asien, Mittel-/Südamerika), Immunschwäche, immunsuppressiver Therapie, V. a. Clostridium-difficile-Colitis oder HUS, Sgl. <4 LMo (bes. FG), Umgebungserkrankungen (V. a. Lebensmittelinfektionen), persistierendem Durchfall (>2 Wo).
Blutuntersuchung bei schwerer Dehydratation und/oder i.v.-Rehydrierung (BB, BGA, BZ, Elektrolyte, Kreatinin, Hst).

Praktisches therapeutisches Vorgehen

- **Orale Rehydrierung**
    - Orale Rehydrierung mit **hypotonen Rehydratations-Lsg.** (ORL) (GES 60®, Humana Elektrolyt®, Oralpädon 240®,

Santalyt®, InfectoDiarrstop LGG®, ORS 200 Karotten-Reisschleim®, Reisschleim-Elektrolyt-Diät®).
- **Rasche** orale Rehydratation über 3–4 h (bei leichter Dehydratation 30–50 ml/kg, bei mäßiger 60–80 ml/kg). Kleine Mengen mit Teelöffel oder Spritze verabreichen, z. B. alle 5 min 1 TL (◘ Abb. 4.2). Lsg. wird gekühlt oft besser akzeptiert. Wenn kein Erbrechen auftritt, kann Volumen erhöht und Abstände vermindert werden (z. B. 30 ml alle 15 min).
- **Laufenden Flüssigkeitsverlust** durch Erbrechen und Durchfall mit ORL ersetzen (z. B. 50–100 ml pro Stuhl/Erbrechen).
- Kein Fasten! Altersgerechte **normale Nahrung** (+ Beikost) spätestens 4–6 h nach Beginn der Rehydrierung mit ORL. Formelernährte Sgl. erhalten ihre normale unverdünnte Formelnahrung. KK: Bevorzugung von komplexen Kohlenhydraten (KH) mit Meidung von Säften. Keine Reduktion von Fett. Nach 2–3 d sollte die Ernährung auf altersentsprechende Normalkost umgestellt sein.
- **Keine Spezial- oder »Heilnahrungen«.** Keine selbstgemischten Rehydratationslösungen. Keine Cola-Getränke (zu hohe Zuckerkonzentration, wenig Na, zu hohe Osmolarität).
- Sgl. zu jedem Zeitpunkt **weiterstillen.**
- **Medikamente:** Meist nicht indiziert und nur ergänzend zur Gabe von ORL (bevorzugt bei stationären Pat., da nicht erstattungsfähig). ▬ Racecadotril (Sekretionshemmer) (nicht erstattungsfähig), hemmt die pathologisch erhöhte Sekretion bei viralen und bakteriellen Durchfällen innerhalb weniger Stunden). Zugelassen ab 3 LMo. Mit wenig Flüssigkeit geben. Dosis/d: <9 kg: 3 × 10 mg, 10–15 kg: 3 × 20 mg, 16–29 kg: 3 × 30 mg, >30 kg: 3 × 60 mg. ▬ Dimenhydrinat 1-malig vermindert die Häufigkeit des Erbrechens, aber kein Effekt auf Durchfalldauer oder Gewichtszunahme. ▬ Lactobacillus GG bei V. a. Rotavirusinfektion (nicht erstattungsfähig). Verkürzt Durchfalldauer und Ausscheidung von RV.
- Eine spezifische **antibiotische Behandlung** ist meist nicht indiziert (Ausnahmen: septische Verläufe bei bakteriellen Infektionen, Immundefekten, Immunsuppression, 1. Tri-

Diarrhö – akut

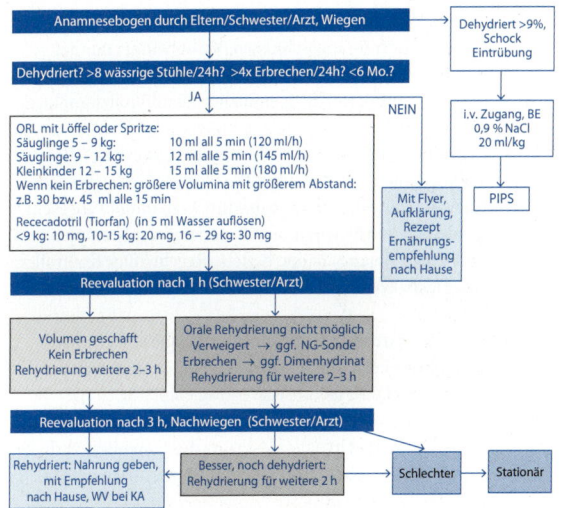

Abb. 4.2 Praktisches Vorgehen im Dr. von Haunerschen Kinderspital (PIPS = pädiatrische Intensivstation)

menon; weitere Ausnahmen und spezifische Therapie ▶ unten).
- **Kontraindiziert:** Motilitätshemmer, Kohle, Wismutpräparationen.

■ Intravenöse Rehydrierung

Bei Kontraindikation (schwere Dehydratation >9%, Bewusstseinstrübung, Kreislaufversagen) oder Versagen der enteralen (oral bzw. bei Verweigerung der ORL über nasogastrale Sonde) Rehydrierung:
- i.v. Zugang und BE (Elektrolyte, BB, BZ, Kreatinin, Hst, BGA).
- Urinbeutel kleben, Bilanzierung.
- 1. h: 20 ml/kg 0,9%-ige NaCl (Na und Cl je 154 mmol/l) oder Ringer-Laktat-Lsg.
- 2.–4. (–6.) h: ca. 15(–20) ml/kg/h einer 1:1-Lsg. (1:1-Gemisch aus 0,9% NaCl- und 5% Glukose) mit K-Zusatz

- (0,5 mmol/kg in 6 h, bei Hypokaliämie 1,0 mmol/kg in 6 h), bis Rehydrierung abgeschlossen. Kaliumzusatz nur bei K<4,0 mmol/l u. normalem Kreatinin, sonst nach Beginn der Urinproduktion. Evtl. zusätzlich 20 ml/l Kalziumgluconat 10%.
- Bei Hypernatriämie (Na >150 mmol/l) sollte die i.v. Rehydrierung langsamer, d. h. über 10–12 (<24) h erfolgen. Der Na-Wert sollte in 24 h maximal um 7–10 mmol/l abgesenkt werden, da sonst Gefahr des Hirnödems mit Krämpfen und irreversiblen Schäden besteht. Regelmäßige Kontrollen von Elektrolyten und BGA. Ggf. Korrektur der Infusions-Lsg.
- Eine Pufferung mit Bicarbonat und Gabe von Humanalbumin ist i.d.R. nicht notwendig, da Azidose sich bei Reperfusion und Glukosegabe ausgleicht.
- Nach Rehydrierung und wenn der Zustand des Pat. es erlaubt: Orale Ernährung und Ersatz des laufenden Verlustes durch ORL (▶ oben), um einem postenteritischen Syndrom vorzubeugen.
- Bei schwerem Kreislaufschock und Nierenversagen: Verlegung auf Intensivstation und individuelles Vorgehen.
- In der verbleibenden Zeit der ersten 24 h wird der Flüssigkeitsbedarf des Kindes als Nahrung verabreicht. Der Flüssigkeitsbedarf berechnet sich nach der Formel:
100 ml/kg für die ersten 10 kg +
50 ml/kg für die zweiten 10 kg +
20 ml/kg für jedes weitere kg.

Ursachen der infektiösen Enteritis

■ ■ Rotaviren (RV)

30–50% aller Durchfallerkrankungen. Übertragung durch Schmierinfektion. Inkubationszeit 1–3 d. Zerstörung der Darmschleimhaut, dadurch Malabsorption, vermehrte Sekretion, Diarrhö.

Sy. Fieber, Erbrechen, wässrige, z. T. blutig tingierte Durchfälle, krampfartige Bauchschmerzen, Dehydratation.

Dg. Antigennachweis im Stuhl (ELISA), Elektrolyte im Serum, BGA. CRP-Erhöhung möglich.

Th. Primär Flüssigkeits- und Elektrolytersatz p.o. oder per Magensonde (z. B. mit oraler Rehydratations-Lsg.) (▶ oben), evtl. auch i.v., dann stationäre Aufnahme. Klin. Besserung nach 2–7 d. Prophylaxe: Von der STIKO sind 2 orale RV-Lebendimpfstoffe für Sgl. ab der 7. Lebenswoche empfohlen (Impfung muss spätestens mit 24–32 LWo abgeschlossen sein!).

▪▪ Adenoviren

Neben Rotaviren häufigste Erreger von Enteritiden. Übertragung durch Erkrankte. Inkubationszeit 2–10 d.

Dg. Antigennachweis im Stuhl (ELISA).

Th. Flüssigkeits- und Elektrolytersatz.

▪▪ Noroviren

Übertragung fäkal-oral und über Aerosol.

Sy. Akute Übelkeit, plötzliches Erbrechen, akuter wässriger Durchfall (kein Blut, kein Schleim).

Dg. Nachweis viraler RNA im Stuhl durch PCR, meist nicht indiziert.

Th. Flüssigkeits- und Elektrolytersatz.

▪▪ E. coli

Übertragung durch Erkrankte oder kontaminierte Nahrung oder Wasser. Inkubationszeit: Stunden bis wenige Tage.

Sy. Wässrige, schleimige, teils blutige Stühle. Teils Fieber und Erbrechen. Einteilung der darmpathogenen E. coli: EPEC (enteropathogene E. c.), ETEC (enterotoxinbildende E. c.), EIEC (enteroinvasive E. c.), EAEC (entero-aggregative E. c.), EHEC (enterohämorrhagische E. c.). In der Regel selbstlimitierend 1(–2) Wo. ETEC Hauptursache der Reisediarrhö, schwere sekretorische Diarrhöen mit hohem Flüssigkeits- und

Elektrolytverlust. EHEC Auslöser von HUS. Ca. 10–30% der Erkrankungen enden mit terminaler Niereninsuffizienz. Keine antibiotische Behandlung bei Infektion mit EHEC, da die Toxinfreisetzung verstärkt wird und dies häufiger zu HUS führt.

Dg. Stuhlkultur, Bestimmung der Serotypen durch Antiseren, Nachweis von Enterotoxinen (ELISA, PCR) oder Verotoxin.

Th. Flüssigkeitszufuhr. Antibiotische Therapie i.d.R. nicht indiziert.

■ ■ Salmonella enteritidis

Sy. 4–72 h nach Aufnahme der kontaminierten Speisen (Endotoxin), seltener nach Tierkontakt schwere abdominale Krämpfe. Wässrige Stühle, teils blutig. Mitunter hohes Fieber, meist nur 2 d. Dauer der Diarrhö etwa 2–7 d. Bakteriämien in 5–6%. Infektionsgipfel im Spätsommer/Herbst.

Dg. Stuhlkultur, BK.

Th. Symptomatisch. Antibiotika (z. B. Ceftriaxon: 1. Wahl oder Cefotaxim 150 mg/kg/d i.v. in 3 ED) nur bei Risiko-Pat. für invasive Infektionen (z. B. hämolytische Anämie, Immunsuppression, Immunmangelsyndrome, Mangelernährung, Sgl. <6 LMo) und schweren Verläufen. Zulassung zu Gemeinschaftseinrichtungen: Kein Besuch während des Durchfalls. Ausschluss asymptomatischer Salmonellenausscheider von Gemeinschaftseinrichtungen ist nicht gerechtfertigt (Ausnahme: Kontakt zu Sgl. <1 J). Wichtigste Prophylaxe: Händedesinfektion. Wiederzulassung: nach klin. Genesung und 2 neg. Stühlen (1. Stuhlprobe frühestens 24 h nach letzter AB-Gabe, Abstand der Proben 1–2 d).

■ ■ Salmonella typhi

Fäkal-orale Übertragung. Reiseanamnese (80% der Fälle aus endemischen Regionen importiert). Inkubationszeit 1–3 Wo.

Sy. Beginn mit Fieber, uncharakteristischen Symptomen (oft des oberen Respirationstrakts), Erbrechen, blutig-schleimigen Durchfällen, Hepatosplenomegalie, Myalgien. In der 2. Wo

Diarrhö – akut

Fieberkontinua 39–40°C, relative Bradykardie, starke Kopfschmerzen, zunehmende Lethargie bis Koma, Roseolen (makulopapulöses Exanthem). Granulozytopenie mit Linksverschiebung, relative Lymphozytose, Eosinopenie. 3.–4. Wo: Breiige Durchfälle, Entfieberung. In der Regel aber Entfieberung 3–5 d nach Beginn der AB-Therapie. Dauerausscheidung möglich.

Dg. BK, Stuhl-, Urinkultur, ggf. PCR. AK im Serum.

Th. Bei schwerer Erkrankung, Komplikationen etc. Ceftriaxon (75-100 mg/kg in 1 ED i.v, max .2 g/d) über 7-14 d. Ggf. Ciprofloxacin für 7-14 d. **Cave:** Resistenzen, daher Antibiogramm. **Prophylaxe:** Hygiene, aktive Immunisierung durch attenuierten oralen Lebendimpfstoff oder parenteralen Totimpfstoff. Wiederzulassung zu Schulen nach Genesung und 3 neg. Stuhlbefunden (1. Stuhlprobe frühestens 24 h nach letzter AB-Gabe, Abstand der Proben 1–2 d). Meldepflicht.

▪▪ Campylobacter jejuni

Übertragung fäkal-oral, v. a. über Nahrung und Trinkwasser, Tiere (Haustiere, Geflügel). Inkubationszeit: 2–7 d, mittlere Ausscheidungsdauer 2–4 Wo.

Sy. Beginn häufig mit Infekt der oberen Luftwege, dann wässrige, oft schleimige, evtl. blutige Durchfälle. Häufig septische Temperaturen, abdominale Schmerzen, Erbrechen, Kopf- und Gliederschmerzen. Reaktive Arthritis bis 2 Wo nach Beginn über 3–6 Wo möglich.

Dg. Stuhlkultur, Ag-Nachweis im Stuhl. Entzündungszeichen mäßig erhöht.

Th. Orale Flüssigkeitszufuhr. In Ausnahmefällen (Sgl. <4 LMo, immundefiziente Pat., septisches Bild, Meningitis): Clarithromycin oder Azithromycin p.o. Bei Sepsis: z. B. Meropenem. Therapiedauer 5–7 d.

Yersinia enterocolitica

Übertragung über Nahrung, Erkrankte, wahrscheinlich auch Tiere. Inkubationszeit: 1–14 d.

Sy. Fieber, starke Bauchschmerzen, Gelenkschmerzen, wässrige, häufig schleimige, bis zu 25% blutige Durchfälle. In 10–20% Pseudoappendizitis wegen starken Befalls von terminalem Ileum und Lymphadenitis. Dauer meist wenige Tage. Immunologische Folgeerscheinungen (z. B. reaktive Arthritis) möglich.

Dg. Stuhlkultur, Serum-AK.

Th. Flüssigkeitszufuhr. In Ausnahmefällen, z. B. bei Sepsis: Cotrimoxazol (TMP-SMX 10/50 mg/kg/d in 2 ED über 5 d p.o.), Cefotaxim.

Shigellen

Übertragung durch Erkrankte, Nahrung. Inkubationszeit: 1–7 d.

Sy. Plötzliches Fieber, Bauchschmerzen, Erbrechen, wässrige, evtl. blutig-schleimige Durchfälle.

Ko. Rektumprolaps bei KK, toxisches Megakolon mit Darmperforation. Atypische Verläufe mit hoher Letalität bei Sgl. Bei hauptsächlichem Dünndarmbefall sistieren die Symptome nach etwa 48–72 h.

Dg. Stuhlkultur (mehrere Proben).

Th. Rehydrierung +10 mg TMP/kg/d in 2 ED über 5 d. Alternativ: Azithromycin, Ciprofloxacin. Wegen Resistenzplasmiden immer Empfindlichkeitstestung! Bei schwerem Verlauf: Ceftriaxon.

Clostridium botulinum

Intoxikation mit verdorbener Nahrung. Inkubationszeit 16–48 h (bis 8 d).

Diarrhö – akut

Sy. Beginn mit Übelkeit, Erbrechen, Durchfall, dann Obstipation und Harnverhalt. Später neurologische Symptome (Schwindel, Doppelbilder, Ptosis, Mydriasis, Schluckbeschwerden, Zungenlähmung), Muskelschwäche, zunehmend beeinträchtigte Atmung, Bewusstsein bleibt erhalten, kein Fieber.

Dg. Anamnese! Kultur von Blut, Magensaft, Erbrochenem, Speiseresten. Enterotoxinnachweis in Blut, Stuhl, Magensaft usw. Suche nach dem Nahrungsmittel (Gruppenerkrankung).

Th. Intensivmedizin, sofortige Verabreichung von Botulismus-Antitoxin vom Pferd bei begründetem Verdacht (Initialdosis: 500 ml, **Cave:** Allergische Reaktion).

■ ■ Clostridium difficile

Antibiotikaassoziierte pseudomembranöse Enterokolitis.

Sy. Breites klin. Spektrum. Breiige, wässrige, evtl. blutige Stühle, Bauchschmerzen, Erbrechen, Fieber.

Dg. Stuhlkultur mit Toxinnachweis (3 Stuhlproben). Leukozytose mit Linksverschiebung, CRP ↑.

Th. AB absetzen (wenn möglich). Bei schweren Formen Metronidazol (30 mg/kg/d in 3 ED p.o., max. 1500 mg/d, 7–10 d) oder Vancomycin (40 mg/kg/d p.o. in 3–4 ED, max. 1000 mg/d, 7–10 d). In Krankenhäusern mit vancomycin-resistenten Enterokokken Einsatz von Vancomycin nur bei schweren, lebensbedrohlichen Verläufen und wenn Metronidazol keine Wirkung hat. Bei 5–25% Rezidive nach Absetzen der Medikation; da aber in 50% der Pat. dann exogene Reinfektion mit einem anderen Stamm, dann erneut Antibiotika der 1. Wahl verordnen (ggf. länger). **Rezidivprophylaxe:** Saccharomyces bourlardii (nicht bei hochgradig immunsupprimierten Pat.). Strenge Hygienemaßnahmen. Für Fidaxomicin p.o. gibt es keine Studien bei Kindern.

S. aureus

Lebensmittelintoxikation durch Bildung von Enterotoxinen.

Sy. Wenige Stunden nach Aufnahme kontaminierter Speisen: Erbrechen, krampfartige Bauchschmerzen, profuse, wässrige Durchfälle. Dauer meist <1 d.

Dg. Stuhlkultur, Enterotoxinnachweis.

Th. Rehydrierung.

Entamoeba histolytica (Amöbenruhr)

Übertragung durch Erkrankte, Nahrung. Inkubationszeit: 2–4 Wo, sehr variabel, in Einzelfällen sehr lange.

Sy. Meist asymptomatisch, in 10–20% Invasion des Protozoons ins Gewebe. Profuse, schleimige, oft blutige Durchfälle, Koliken, Tenesmen, Fieber.

Ko. Ulzerationen, NEC, Leberabszess.

Dg. Stuhl (mind. 3 Stuhlproben), Serologie.

Th. Metronidazol 30 mg/kg/d in 3 ED, 10 d p.o. oder i.v., anschließend immer Behandlung einer ggf. noch bestehenden Darmlumeninfektion mit Paromomycin 10–25 mg/kg/d in 3 ED, 7–10 d (max. 1500 mg/d).

Cryptosporidien

Übertragung durch Erkrankte, Nahrung, Wasser, Tiere. Inkubationszeit: 2–14 d. Die Oozysten setzen im Dünndarm Sporozoiten frei, diese dringen in Enterozyten ein. Nach geschlechtlicher und ungeschlechtlicher Vermehrung im Darm Ausscheidung von Oozysten im Stuhl 5–21 d nach Infektion, auch Autoinfektion durch Ruptur von Oozysten im Darm.

Sy. Asymptomatische Infektion bis profuse, wässrige Durchfälle, krampfartige Bauchschmerzen, Fieber. Dauer ca. 10–14 d. In Verbindung mit Immundefekt (Agammaglobulinämie, T-Zell-

Defekte, Aids) können schwere, choleraähnliche Durchfälle auftreten, die Mo. dauern, dann begleitend Gewichtsverlust, Malabsorption, auch Infektion der Gallenwege, Pankreatitis, selten Zeichen einer Atemwegserkrankung.

Dg. Stuhl (Mikroskopie, 3 verschiedene Proben), Ag-Nachweis im Stuhl.

Th. Rehydrierung. Keine etablierte Therapie. Bei immungesunden Pat. 1–11 J in USA zugelassen: Nitazoxanid Suspension. Evtl. Versuch mit Paromomycin 25–30 mg/kg/d in 3–4 ED p.o. Fallberichte beschrieben Azithromycin als wirksam.

■ ■ **Bacillus cereus**

Nur gelegentlich Ursache von Lebensmittelintoxikation.

Sy. Nach 1–6 h Übelkeit, Erbrechen, Durchfall (Aufnahme des Toxins) oder nach 8–16 h wässrige Diarrhö und kolikartige Bauchschmerzen (Aufnahme der Sporen). Abklingen nach 1–2 d.

Dg. Erregernachweis in Stuhl, Erbrochenem, Lebensmitteln.

Th. Symptomatisch.

Eisenmangelanämie

Ät. Meist Fehlernährung mit eisenarmer Diät (beim Reifgeborenen meist jenseits des 6.–12. LMo, beim FG eher), mangelhafte Mitgift von Geburt (FG, Zwillinge, NG z. B. nach Blutung oder Blutaustausch), ungenügende duodenale Resorption (alle Durchfallerkrankungen und Malabsorptionssyndrome, insbesondere Zöliakie), chron. Blutverlust (z. B. Menorrhagie), chron. Erkrankung (z. B. CED), genetische Ursache einer eisenrefraktären Eisenmangelanämie.

Sy. Blässe, Müdigkeit, Konzentrationsschwäche, Mundwinkelrhagaden, Haarausfall, Koilonychie, glatte atrophische Zunge, Tachykardie, systolisches Herzgeräusch, kontroverse Daten zum Auftreten kognitiver Defizite im Fall eines Eisenmangels in der Fetalzeit oder in der frühen Sgl.-Periode.

Dg. Hypochrome (MCH ↓), mikrozytäre (MCV ↓) Anämie (Hb ↓), Anulozyten, Anisozytose, Poikilozytose, Retikulozytenzahl für das Ausmaß der Anämie inadäquat niedrig. In vielen Fällen mit typischer und plausibler Anamnese für einen alimentären Eisenmangel: keine weitere Diagnostik nötig.

> **Falls nach oraler Substitution nach 1 Wo Retikulozytenkrise und Hb-Anstieg ausbleibt: Weitere Diagnostik.**

Weitere Diagnostik:
- **Ferritin (Cave:** Bei chron. Leberkrankheiten oder systemischen Entzündungsreaktionen: kein zuverlässiger Parameter).
- **Löslicher Transferrinrezeptor (sTfR):** Bei Fe-Mangel und gesteigerter Hämatopoese, z. B. hämolytischen Anämien, erhöht, unabhängig von Begleiterkrankungen.
- **Retikulozytenhämoglobin:** Von modernen Zellzählautomaten direkt bestimmter Parameter, reflektiert die Effizienz der Hämoglobinisierung von Erythrozyten. <28 pg

Eisenmangelanämie

früher Marker eines funktionellen Eisenmangels, unabhängig von Begleiterkrankungen.
- **Resorptionsstörung:** — Zöliakie: Anti-Gewebsglutaminase-IgA, Anti-Endomysium-IgA, Gesamt-IgA, Dünndarmbiopsie. — CED: Serum (Entzündungszeichen, Anti-Saccharomyces-cervisiae-AK = ASCA bei M. Crohn bzw. Anti-Neutrophilen-Zytoplasma-AK = ANCA bei Colitis ulcerosa), Stuhl (Nachweis der Inflammationsmarker Calprotectin und Lactoferrin), Sonografie Abdomen, Endoskopie mit Biopsie, Malabsorptionssyndrome.
- Blutverlust (Haemoccult).
- Chron.-entzündliche Erkrankungen (Fe-Verschiebung in das RES).
- Seltene genetische Ursachen.

Klassifikation (▶ AWMF-Leitlinie 025/021)
- Latenter Eisenmangel: Speichereisen vermindert ohne Auswirkungen (Ferritin ↓; Hb, MCV und MCH normal).
- Klin. manifester Eisenmangel mit vermindertem Gesamtkörpereisen: Keine ausreichenden Eisenspeicher für eine normale Erythropoese (Hb ↓, MCV ↓, Retikulozyten-Hb ↓, Ferritin ↓, sTfR ↑).
- Klin. manifester Eisenmangel mit normalem oder erhöhtem Gesamtkörpereisen: Gefüllte Eisenspeicher, die wegen eines gestörten Recyclings aus dem RES für die Erythropoese jedoch nicht verfügbar sind (Hb ↓, MCV ↓ Retikulozyten-Hb ↓, Ferritin normal oder ↑, sTfR nicht erhöht, CRP ↑).

Th. Bei Hb>3 g% unterhalb des altersentsprechenden Normalwerts: Vorstellung in pädiatrisch-hämatologischer Spezialambulanz empfehlenswert, bei kardialen Dekompensationszeichen stationäre Einweisung.

Ernährungsberatung bei alimentärem Fe-Mangel: **Tierische Qellen:** Rotwurst, Blutwurst, Leberwurst, Eigelb, Rindfleisch, Kalbfleisch, Schweinefleisch, Würstchen, Mortadella, Schinken, Leberkäse. **Pflanzliche Quellen:** Hirse, Amaranth, Quinoa, Kürbiskerne, Sonnenblumenkerne, Samen, Nüsse, Mandeln, getrocknete Aprikosen, Hülsenfrüchte. Das Eisen von tierischen Lebensmitteln ist besser verfügbar (20%) als das von pflanzlichen Lebensmitteln (5%). Die Eisenresorption von pflanzlichen NM kann erhöht werden durch gleichzeitige Vitamin-C-Aufnahme (z. B. Orangensaft zum Essen).

Eisensubstitution medikamentös: Eisen(II) 2–6 mg/kg/d in 2–3 ED nüchtern, nicht in Milch, Tee oder Kaffee. Bei manifestem Eisenmangel für mindestens 3 Mo mit dem Ziel der Normalisierung von Hb, MCV, Serumferritin als Maß für die Füllung der Eisenspeicher. **Cave:** Schwarzfärbung der Stühle. Unter Eisentherapie ist ein Haemoccult-Test aussagekräftig. Bei Durchfall vorübergehend absetzen. Wenn Eisen(II)-Präparate nicht vertragen werden, können alternativ auch Eisen(III)-Präparate verwendet werden. Da 3-wertige Eisenionen für eine effektive Resorption jedoch erst reduziert werden müssen, sind diese Präparate pharmakologisch weniger gut geeignet.

Überprüfung des Effekts: Objektivierung der Retikulozytenkrise (nur bei schwerem Eisenmangel zu erwarten) 5–7 d nach Substitutionsbeginn sowie des erwarteten Hb-Anstiegs von 1–2 g/dl pro Wo; Kontrolle des Serumferritins nach 3 Mo.

Parenterale Eisensubstitution: z. B. mit Eisencarboxymaltase (Ferinjekt®) max. 15 mg/kg/ED (max. 1000 mg) 1 ×/Wo über mind. 15 min i.v. bei Resorptionsstörungen.

Faustregel: Erforderliches Eisen (mg) = kg × Hb-Differenz (g%) × 3,5. (Hb-Differenz wird auf 16 g% berechnet).

Prophylaxe: FG (v. a. mit Geburtsgewicht <2500 g): 2–2,5 mg/kg und ab der 8. LWo bis zum 12.–15. LMo. Kinder mit normalem Eisenstatus: Eine prophylaktische Eisengabe bei nicht frühgeborenen Kindern ist unnötig und sogar kontraindiziert, da dies nachteilige Effekte auf das Wachstum haben kann.

Kein Therapieansprechen bei schlechter Compliance oder falschem Eisenpräparat, Resorptionsstörung (z. B. Zöliakie, Lambliasis, CED), chron. Blutverlust, zusätzlich vorliegender α-, β-Thalassämie, Sichelzell-β-Thalassämie, HbE-Thalassämie, IRIDA (= »iron refractory iron deficiency anemia«) (Suche nach Mutationen im TMPRSS6-Gen).

Ekzem

Seborrhoisches Ekzem des Säuglings

Sy. Erkrankung schon vor der 6. LWo (DD zum atopischen Ekzem). Diffuse fein schuppende erythematöse Plaques, typisch in den Hals- und Beugefalten, typisch auch Windelbereich und Kopfhaut. Darauf bilden sich gelbliche fettglänzende Krusten. Der Rumpf ist häufig mit makulösen Plaques bedeckt, z. T. Erythrodermie.

DD. Skabies, atopisches Ekzem, Langerhans-Zell-Histiozytose, multipler Carboxylasedefekt.

Dg. Klin., evtl. im Abstrich Nachweis von Pityrosporum ovale.

Th. Nur Cremes oder Lotionen benutzen, z. B. nachtkerzensamenölhaltige Cremes oder Lotionen oder hydrophile Hydrokortisoncreme 1% für 1 Wo 1 × tgl; keine Fettcremes!

Seborrhoisches Ekzem des Adoleszenten

Sy. Beginn nach der Pubertät, Jungen 2–3 × häufiger betroffen als Mädchen. Feinschuppende erythematöse Plaques zentrofazial und im Bereich der vorderen und hinteren Schweißrinne; Kopfhaut mit diffuser lamellärer Schuppung; geringer Juckreiz.

DD. SLE v. a. wenn Auftreten nach Sonnenexposition.

Th. Hydrophile Lotionen oder Unguentum emulsificans aquosum (hydrophile Salbe DAB); im Gesicht und Stamm z. B. Nizoral® Creme oder Batrafen® Creme.

Atopisches Ekzem

▶ auch Atopische Dermatitis (Neurodermitis, atopisches Ekzem) und Nahrungsmittelallergien.

Elektrolyt- und Wasserhaushalt

Elektrolythaushalt

Natrium

Veränderungen des Serumnatriums können nur unter Berücksichtigung des Wasserhaushalts diagnostisch und therapeutisch eingeordnet werden. Beurteilung des Wasserhaushalts:
- Hypervolämie: Ödeme, Gewichtszunahme, hoher RR.
- Hypovolämie: Dehydratationszeichen, Gewichtsabnahme.

■■ Hyponatriämie (<130 mmol/l)

Ät. **Mit Hypovolämie:** Enteraler Salzverlust (Diarrhö, Erbrechen), transkutaner Salzverlust (CF, Verbrennungen, Sgl. mit schwerer atopischer Dermatitis), renaler Salzverlust (Diuretika, Salzverlusttubulopathien, Mineralokortikoidmangel, osmotische Diurese).

Mit Normovolämie (oder Hypervolämie): Infusion hypotoner Lösungen, Polydipsie, nichtosmolare Freisetzung von ADH (bei Schmerzen, Stress, post-OP, Bronchiolitis und v. m.), Hypothyreose, M. Addison (K ↑!), reduzierte renale Ausscheidung (akute oder chron. Niereninsuffizienz), Leberzirrhose, nephrotisches Syndrom.

❶ Cave
Hypertone Infusionen mit Glukose oder Mannit können eine Hyponatriämie induzieren. Viele Medikamente wirken antidiuretisch (verschiedene Mechanismen): z. B. Carbamazepin, Vincristin, NSAID.

Th. **Serum-Na <125 mmol/l:**
- **Bei ZNS-Symptomen** (Koma, Krampfanfälle):
  Relativ schneller Ausgleich bis 125 mmol/l mit 3% NaCl
  [= NaCl 5,85% (= 1 mmol/ml) 1:1 mit Aqua dest. verdünnt]:
  1,2 ml/kg NaCl 3% heben den Serumspiegel um 1 mmol/l.
  → Serum-Na um 5 mmol/l (bis max. 125 mmol/l) über 1 h heben.
  Gesamtmenge: 1,2 × (125 − gemessenes Serum-Na) × kg
  (= ml der 3%-NaCl-Lsg.), dann Stopp.
  Na-Kontrolle nach 30, 60, 120 min.

- **Ohne schwere neurologische Symptome:**
  Hebung um 1–2 mmol/l/h, sonst Gefahr der zentralen pontinen Myelinolyse (daran denken, wenn bei Na-Erhöhung neurologische Verschlechterung, dann Serum-Na erneut senken und langsameres Anheben).

Serum-Na >125 mmol/l: Langsamer Ausgleich des Restes über 24 h, **nicht** mehr mit NaCl 3%:

- **Hyponatriämie mit Dehydratation:**

	Erhaltungsbedarf/d mit Elektrolyten (2:1 je nach Alter)	= … ml/24 h
+	Na-Defizit (=140 – aktuelles Na) × kg × 0,65	
–	bereits gegebene Menge (▶ oben)	= … ml NaCl 5,85%
+	Wasserdefizit (= Gewichtsverlust)	= … ml Glukose 5%
+	Persistierende Verluste	= … ml Lsg. nach Verlust
	Gesamtmenge	= … ml/24 h

- **Hyponatriämie mit normalem Körperwasser:**

	Erhaltungsbedarf/d: Menge + Elektrolyte	= … ml/24 h
+	Na-Defizit (= 140 – aktuelles Na) × kg × 0,65	
–	bereits gegebene Menge (▶ oben)	= … ml NaCl 5,85%/24 h

- **Hyponatriämie mit Hyperhydratation:** z. B. Erkrankungen mit ADH-Erhöhung (fast alle Akuterkrankungen), akutes Nierenversagen: Keine Infusion hypotoner Lösungen, Wasserrestriktion, evtl. Furosemid, Volumenzufuhr nur Perspiratio und Urinvolumen als NaCl 0,9%.

■ ■ Hypernatriämie (>150 mmol/l)

Ät. **Bei Hypovolämie/Normovolämie:** Enteritis mit Erbrechen, verminderte Trinkmenge, renaler Wasserverlust (Diabetes insipidus), enteraler Flüssigkeitsverlust ohne adäquate Zufuhr, Fieber ohne adäquate Flüssigkeitszufuhr.

Bei Hypervolämie (selten): Infusion hypertoner NaCl- oder Natriumbicarbonat-Lsg., Na-reiche Medikamente, primärer Hyperaldosteronismus.

❗ Cave
Der Dehydratationsgrad wird bei Hypernatriämie klinisch meist völlig unterschätzt.

Th. Therapie abhängig von der Grunderkrankung, aber immer **Cave!** zu rasche Na-Senkung. Daher bei klinisch stabilem Zustand Diagnostik und Expertenrat! Grundsätzlich: Häufige Elektrolytkontrollen (initial alle 2 h) und Bilanz.
Bei stabilem klinischem Zustand wenn möglich p.o. Rehydrierung (▶ Diarrhö akut).
Infusionstherapie bei hypernatriämischer Toxikose (Serum-Na >150 mmol/l + Gewichtsverlust von >10%): Langsamer Ausgleich, sonst Gefahr eines Hirnödems! (Abfall des Na maximal um 10–15 mmol/l/d).
Phase I: Schnelle Rehydrierung
- Bei Schock: ▬ NaCl 0,9% 20–40 ml/kg i.v. in 20–40 min (bis 60 ml/kg in der 1. h). ▬ Evtl. Humanalbumin 5% 10–20 ml/kg über 10–20 min. ▬ Bei mangelndem Ansprechen Intensivstation.
- Ohne Schock, aber Dehydratation >10%: ▬ Rasche i.v. Rehydrierung über 1 h: NaCl 0,9% oder Ringer-Laktat-Lsg. 20 ml/kg, <1 J NaCl 0,9%/Glukose 5%.

Phase II: Langsame Rehydrierung (48 h) nach Phase I oder initial (ohne Schock, aber Dehydratation >10%):
- Abhängig von AZ, Na-Verlauf und Bilanz, daher Expertenrat einholen.
- Versuch mit oraler Rehydratationslösung mit 60 mmol/l Na (immer einer i.v. Rehydrierung vorzuziehen).
KI: Bewusstseinsstörung, schweres Erbrechen.
- i.v. Rehydrierung bei hypertoner und isotoner Dehydratation: Infusion einer Lsg. mit 3/4 der aktuellen Serum-Na-Konzentration. Sgl. 20 ml/kg/h, KK 16 ml/kg/h, Schulkinder 12 ml/kg/h. Glukose, Ca, K nach Bedarf zugeben (z. B. 20 ml Ca-Glukonat 10% pro l, 40 mmol K pro l nur bei K<4,0 mmol/l und normalem Kreatinin, sonst erst nach Beginn der Urinproduktion).

Gesamtzufuhr:
- Erhaltungsbedarf/d, davon 75%/24 h
  + Defizit, davon 50%/24 h
  + Stuhl, Erbrechen, Fieber etc. 10 ml/kg/°C>37,8°C in 24 h
  – 50% der in Phase I gegebenen Menge.
- Ab 5. h Halbierung der Infusionsraten, Reduktion der Natriumzufuhr nach Werten.
- Für die zweiten 24 h Anpassung nach Werten.
- Intensivmonitoring, engmaschige RR-Kontrollen, SO_2, Perfusion, GCS.
- Häufige Elektrolytkontrollen, BGA, Bilanzen, Gewichtsverlauf.

Kalium

Kalium ist ein vorwiegend intrazelluläres Kation. Hyperkaliämie und Hypokaliämie sind wegen des hohen Risikos bedrohlicher Herzrhythmusstörungen akut zu behandeln. Säure-Basen-Haushalt und Kalium sind eng verknüpft.

■ ■ Hypokaliämie (Kalium <3,0 mmol/l)

Ät. Unzureichende Zufuhr, Verlust über die Niere (Diuretika, Hyperaldosteronismus, Bartter-Syndrom, Tubulopathie), Verlust über den Magen-Darm-Trakt (Erbrechen, Diarrhö, Pylorusstenose), Abstrom in den intrazellulären Raum (Alkalose, Hyperinsulinismus).

Sy. Muskelschwäche, Adynamie, schlaffe Lähmungen, paralytischer Ileus, evtl. Polyurie. EKG: ST-Senkung, verminderte T-Welle, verlängerte QT-Zeit, evtl. U-Welle, QRS-Verbreiterung, häufig Dysrhythmien.

Dg. Intensivmonitoring, EKG-Ableitung, Basislabor mit Mg, Urinstatus mit Elektrolyten, Kreatinin.

Th. Kontinuierliches EKG-Monitoring. Prinzipiell stehen zur Verfügung:
- Kaliumchlorid: bes. geeignet für Pat. mit metabolischer Alkalose (z. B. Erbrechen, Diuretika).

- Kaliumcitrat/-bicarbonat: geeignet für Pat. mit metabolischer Azidose (z. B. renal tubuläre Azidose = RTA).
- Kaliumphosphat: geeignet für Pat. mit diabetischer Ketoazidose, bei total parenteraler Ernährung.

> **Die Kaliuminfusionsrate sollte 0,3 mmol/kg/h – (max.) 0,5 mmol/kg/h nicht überschreiten.**

- In i.v. Lsg. für periphere Venen sollte die Konzentration <60 mmol/l sein (Venenspasmus, Schmerzen, Sklerosierung). i.v. Überdosierung von Kalium ist ein häufiger Grund für Hyperkaliämien; sicherer ist deshalb die orale Gabe (1–3 mmol/kg/d). Erste Serumkontrolle nach spätestens 1 h.
- Bei nicht schwerer Hypokaliämie (z. B. K >2,5 mmol/l): Über 1–2 d Normalisieren des Wertes durch Gabe des 2–3-fachen Kalium-Normalbedarfs. Oral z. B. mit Kalinor Brause® 1,56 g Kalium/2,5 g Citrat Brausetbl., 1 Tbl. = 40 mmol Kalium. **Cave:** Resorption in wenigen min, deshalb besser kleine, häufige Dosen oder Retard-Kps.
- Bei Alkalose: Ursache behandeln + Kaliumgabe.
- Mg-Substitution bei Hypomagnesiämie.

■ ■ Hyperkaliämie (Kalium >5,5 mmol/l)

❗ Cave
Falsch-hohe Kaliumwerte durch inadäquate Blutentnahme (Lyse der Erythrozyten durch zu starken Sog, Sphärozytose, familiäre Pseudohyperkaliämie).

Ät. Erhöhte Zufuhr, Zellzerfall (Hämolyse, Tumorlysesyndrom), Katabolismus, Azidose, Niereninsuffizienz, Nebenniereninsuffizienz, AGS mit Salzverlust. **Cave:** Hypokalzämie, metabolische Azidose, Hyponatriämie erhöhen die Kardiotoxizität.

Sy. Muskelhypotonie, Parästhesien, Herzrhythmusstörungen insbesondere bei K >7,0 mmol/l (Bradykardie, AV-Block, Kammerflimmern, Asystolie). EKG: spitze, schmale T-Wellen, verkürzte QT-Zeit, verbreiterte QRS-Komplexe. K >9 mmol/l: Kammerflimmern, Asystolie.

Th. Auf der Intensivstation (>7 mmol/l, QRS-Verbreiterung, AV-Block, Rhythmusstörungen):
- Kontinuierliches EKG-Monitoring.
- Flüssigkeit: z. B. 0,9% NaCl: 10–20 ml/kg i.v. ED.
- Ausgleich der Azidose: $NaHCO_3$: 1 mval/kg i.v. als ED, evtl. wiederholen. Wirkung nach 15–30 min.
- Bei EKG-Veränderungen: Ca-Glukonat 10%: 0,25–0,5 ml/kg i.v. über 10 min als ED, evtl. 2 × wiederholen. **Cave:** Bei Bradykardie (<100/min) abbrechen. Stopp bei Verschwinden der Veränderungen.
- Ohne EKG-Veränderungen: β-Mimetika (Salbutamol-Dauerinhalation mit 0,5 ml bei <25 kg, bis 1,0 ml bei >25 kg Salbutamollösung auf 3 ml verdünnt; oder: Salbutamol 1–5 µg/kg verdünnt in Aqua dest. über 20 min i.v.).
- Glukose-Insulin: 0,1–0,2 IE Insulin/kg mit 0,5 g/kg Glukose über 15 min, dann evtl. DT 1 IE Insulin/5 g Glukose (500 ml Glukose 10% + 10 IE Altinsulin auf 5–15 ml/kg). Wirkungsbeginn nach etwa 30–60 min, Effekt über einige h. **Cave:** Blutzucker.
- Kationenaustauscherharze (p.o. oder rektal): z. B. Resonium A® Pulver (1 Btl. ≙ 15 g): p.o. 0,5–1 g/kg, Wiederholung alle 6 h; rektal: 2 g/kg in 50–100 ml warmer Glukose 10% oder Aqua dest., oder CPS-Pulver® (1 Btl. ≙ 15 g): p.o. 0,5–1 g/kg in mehreren ED.; rektal: 45–90 g in 200 ml warmem Wasser.
- Bei normaler Nierenfunktion evtl. Gabe von Furosemid: 1 mg/kg i.v. (oder höher) als ED (K-Ausscheidung, **Cave:** Na + Ca müssen ausgeglichen werden).
- Bei eingeschränkter Nierenfunktion: Hämofiltration, Dialyse diskutieren.

Kalzium

Ca und Mg unterliegen weitgehend gleicher Regulation durch Parathormon, Calcitonin und Vitamin D. Albumin bindet etwa 90% des proteingebundenen Kalziums. Azidose vermindert, Hyponatriämie erhöht die Kalziumproteinbindung. Kalzium gilt als »second-messenger« in der Zelle.

Bei erhöhtem Gesamtkalzium ionisiertes Kalzium (Gascheckröhrchen) messen. Die **Therapie** ist abhängig von der Höhe des ionisierten

Kalziums [Normwerte: Gesamtkalzium: 2,2–2,7 mmol/l (9–10,5 mg/dl), ionisiertes Kalzium: 1,2–1,3 mmol/l (4,5–5,6 mg/dl)].

■ ■ Hypokalzämie (<2 mmol/l, ionisiert <1,2 mmol/l)

Ät. Hypoparathyreoidismus, Pseudohypoparathyreoidismus, Vitamin-D-Mangel-Rachitis, Hyperphosphatämie (Phosphat wird als Ca-Phosphat gefällt → es kommt zu Hypokalzämie), Medikamente.

Nebenbemerkung: Pseudohypokalzämie durch niedriges Serumalbumin: Korrektur Ca [korr. (mmol/l)] = Ca [gemessen (mmol/l)] – [Albumin (g/dl)/4] + 1. Besser ionisiertes Ca direkt messen).

Sy. Hyperexzitabilität, Tremor, Kloni, Tetanie, Krämpfe, Laryngospasmus, Carpopedalspasmen, Erbrechen, schrilles Schreien, Herzinsuffizienz, Chvostek- und Trousseau-Zeichen pos. EKG: verlängerte QT-Zeit.

Th. Intensivstation:
- Kalzium-Glukonat 10% Lsg. (1:1 mit Glukose 5%, max. 1 ml/min): 0,5 ml/kg ED (max. 20 ml) über 10 min i.v., evtl. 2 × wiederholen (immer Atropin aufgezogen bereitlegen). EKG-Monitor, bei Bradykardie (<100/min) sofort unterbrechen.
- Nicht bei digitalisierten Kindern. **Cave:** s.c., paravenös oder i.m. führt zu Nekrosen!
- Keine Gabe von Kalzium bei Hyperphosphatämie (außer klinischer Notfall), da Ausfällung von Kalziumphosphat im Gewebe möglich und geringe Effektivität. Wenn möglich, Therapie der Hyperphosphatämie.
- Nach Bedarf: 10% Ca-Glukonat: DT 1–2 mg/kg/h oder (3–) 5 ml/kg/d in die Infusion oder p.o.
- Bei gleichzeitiger Hypomagnesiämie kann sich Ca allein durch Mg-Gabe (Magnesiumchlorid 0,3–1 mval/kg/d) normalisieren.
- Mg fördert die Resorption von Kalzium und die Freisetzung von ionisiertem Kalzium aus dem Knochen.
- Keine gleichzeitige Gabe von Na-Bicarbonat oder anorganischem Phosphat.

Elektrolyt- und Wasserhaushalt

■■ Hyperkalzämie (>2,75 mmol/l, ionisiert >1,3 mmol/l)

Ät. Vitamin-D/A-Intoxikation, Hyperparathyreoidismus, Leukämien, M. Addison, Hyperthyreose, Sarkoidose, Knochenmetastasen, Infektionen (Tbc), Immobilisation, idiopathisch.

Sy. Häufig symptomlos. Evtl. Müdigkeit, Appetitlosigkeit, Gewichtsverlust, Obstipation, Muskelhypotonie, Polydipsie, Polyurie, metabolische Alkalose, Nephrokalzinose, Hypertonie, Verkürzung der QT-Zeit, Verwirrtheit, Somnolenz, Koma.

Dg. Basislabor mit Phosphat, AP, T_3, T_4, TSH, evtl. Parathormon, Vitamin D, Urinstatus, EKG, evtl. Rö.-Thorax.

Th.
- Kalziumzufuhr stoppen, Vitamin-D-Gabe absetzen, keine Milchprodukte.
- Volumen bei Dehydratation 0,9% NaCl 10–20 ml/kg über 30–60 min i.v., evtl. wiederholen, und Gabe von Furosemid (0,5–1 mg/kg/ED alle 4 h).
- Bei Bedarf Ausgleich einer Hypokaliämie.
- Glukokortikoide, z. B. Prednisolon 1–2 mg/kg/d – hemmt Osteoklasten und intestinale Resorption (bei Vitamin-D-Intoxikation, Sarkoidose, Tumorkalzämie).
- Evtl. Bisphosphonate (Etidronat): 5–20 mg/kg alle 24 h p.o. (2 h vor und nach Gabe nüchtern) oder Pamidronat: 0,5–1 mg/kg/Wo, z. B. Aredia® [1 mg/kg/ED (max. 90 mg) als Infusion i.v. über 24 h bei tumorinduzierter Hyperkalzämie] → Hemmung der osteoklasteninduzierten Knochenresorption.
- Evtl. Calcitonin: 4–8 IE/kg/d als DT, i.m., s.c. in 2–4 ED (wenig effektiv).
- Indomethacin: 1 mg/kg/d p.o. (bei Prostaglandin sezernierenden Tumoren).
- Dialyse bei Niereninsuffizienz oder hyperkalzämischer Krise.
- Kausale Therapie.

Magnesium
Normwert: 0,65–1,05 mmol/l (* 2,432 = mg/100 ml).

■ ■ Hypomagnesiämie (<0,7 mmol/l)
Ät. Mangelhafte Zufuhr, Malabsorption, Gastroenteritis, Pankreatitis, erhöhte renale Ausscheidung, Medikamente (z. B. Ciclosporin A, Diuretika, Cisplatin, Amphotericin B), Hypophosphatämie, Hyperkalzämie, Hyperparathyreoidismus, Hyperthyreose, Hyperaldosteronismus, diabetische Ketoazidose.

Sy. Muskuläre Schwäche, Krämpfe, Parästhesien, Tetanie, Krampfanfälle, Apathie, Koma. EKG: verlängerte PT-Zeit, Abflachung und Verbreiterung der T-Welle.

Th.
- Gabe des Tagesbedarfs mit 0,3–0,4 mval/kg/d p.o. oder 0,15–0,4(–1) mval/kg/d i.v.
- Bei Mg <0,4 mmol/l und Symptomen (**Intensivstation**): 0,2 ml/kg Magnesiumsulfat 50% in Glukose 5% über 3 h i.v. (0,15–0,2 mmol/kg i.v. über 2 min unter Monitor- und RR-Kontrollen). Bei AV- oder SA-Überleitungsstörungen sofort unterbrechen,
  z. B. Magnesiumsulfat 50% Konzentrat für Injektions-/Infusions-Lsg., 1 ml ≙ 2 mmol ≙ 4 mval ≙ 49 mg: 0,1–0,2 ml/kg alle 12–24 h i.m. bzw. langsam i.v.; oder Magnesiumaspartat (Magnesiocard®), 1 ml ≙ 0,3 mmol ≙ 0,6 mval ≙ 7,3 mg: 0,5–1,0 mmol/kg/d i.v.
- Konsequente Gabe des Tagesbedarfs mit 0,3–0,6 mmol/kg/d p.o. **Cave:** Häufige NW: Diarrhö → bei 0,3 mmol/kg/d p.o. in 10% Diarrhö.

■ ■ Hypermagnesiämie (>1,0 mmol/l)
Ät. Erhöhte Zufuhr bei eingeschränkter Nierenfunktion, M. Addison, Hypothyreose. Toxizität äußerst selten, wird durch Hypokalzämie, Hyperkaliämie, Azidose und Digitalis erhöht.

Sy. Übelkeit, Erbrechen. EKG (ab 2,5 mmol/l): verlängerte PR-Zeit, AV-, QRS-, QT-Intervalle. Ab 5 mmol/l: neuromuskuläre Blockade mit Paresen, Atemlähmung, Hypotension, Asystolie.

Elektrolyt- und Wasserhaushalt

Th.
- Mg-Zufuhr absetzen; Volumen (0,9% NaCl) und Diuretika (Furosemid).
- Ca-Glukonat 10%: 1 ml/kg über 5–10 min i.v. (max. 20 ml) (zur Antagonisierung der Mg-Toxizität).
- Steigerung der Diurese; Peritoneal- oder Hämodialyse.

Phosphat

Phosphate sind die wichtigsten intrazellulären Anionen. Normwert: 3,0–5,7 mg/dl (*0,32 = mmol/l) (≙ 1,0–1,8 mmol/l).

■ ■ Hypophosphatämie (<1,0 mmol/l)

Ät. Verminderte Zufuhr, Malabsorption, Antazida, tubuläre Nierenerkrankungen, hypophosphatämische Rachitis, Hypomagnesiämie, Hypokaliämie, Steroide, Diuretika, Insulin, Hyperparathyreoidismus, Vitamin-D-Mangel.

Sy. Sehr selten schwerwiegend. Herz-, Ateminsuffizienz, Hypotension, Osteomalazie, Rachitis, Insulinresistenz, Störung der Glukoneogenese, Leberdysfunktion, metabolische Azidose.
<0,7 mmol/l (≙ <2 mg/dl): Muskuläre Schwäche, Tremor, Ataxie, Koma, Krampfanfälle, respiratorische Insuffizienz.
<0,3 mmol/l (≙ <1 mg/dl): Rhabdomyolyse, Hämolyse, Thrombozytendysfunktion.

Th. Bedarf: 0,5–1–2,5 mmol/kg/d.
- Bei schwerer Symptomatik: i.v. Ausgleich über einige h mit Natriumglycerophosphat (1 ml ≙ 1 mmol Phosphat, 2 mmol Natrium): 0,15–0,3 mmol/kg/ED über mind. 6 h separat von Ca-haltiger Infusion.
- Sonst Substitution über 5–7 d (da intrazelluläres Defizit), dann normaler Tagesbedarf, z. B. oral: Reducto spezial® (1 Drg. ≙ 6,4 mmol): 3–9 Drg./d in 3 ED. NW: Hypokalzämie, Hypomagnesiämie, Hypotension, Hyperosmolarität, renale Insuffizienz.

■ ■ Hyperphosphatämie (>1,8 mmol/l)

Ät. Massive Zufuhr, Vitamin-D-Intoxikation, Hypoparathyreoidismus, Hyperthyreoidismus, Niereninsuffizienz, Azidose, Hepatitis, maligne Hyperthermie, Zellzerfall.

Sy. Wie bei Hypokalzämie (▶ oben).

Th.
- Phosphatzufuhr stoppen, Vitamin D absetzen, nur Tee/Glukose p.o.
- Orale Ca-haltige oder -freie (Sevelamer) Phosphatbinder zu den Mahlzeiten p.o. (Verminderung der Resorption), z. B. Kalziumcarbonat 500 Kautbl., 1 Tbl. ≙ 500 mg Kalziumcarbonat ≙ 199 mg Ca: 100–150 mg/kg/d p.o. oder Renagel® 800 mg Filmtbl. (1 Tbl. ≙ 800 mg Sevelamer) oder Renvela® 2,4 g Pulver zur Herstellung einer Suspension (1 Btl. ≙ 2,4 g Sevelamercarbonat).
- Wässerung, z. B. 0,9% NaCl.
- Bei akutem Nierenversagen: Furosemid bis 10 mg/kg/d als DT (regelmäßige Elektrolytkontrollen alle 2–4 h).
- Bei renaler Insuffizienz: Hämofiltration oder Dialyse.

Wasserhaushalt

Def.
- Wassergehalt des Körpers: 50–75% des KG in Abhängigkeit vom Alter [NG: ca. 75%, Schulkind: ca. 60%, Erw.: ca. 50% (Frauen 2–10% weniger als Männer)].
- Abschätzung des Gesamtwassergehalts (»total body water«; TBW): — Jungen: TBW = $0,1 \times (\text{Größe} \times \text{KG})^{0,68} - 0,37 \times \text{KG}$. — Mädchen: TBW = $0,14 \times (\text{Größe} \times \text{KG})^{0,68} - 0,35 \times \text{KG}$.
- 2/3 liegen intrazellulär, 1/3 extrazellulär vor → davon wiederum: 2/3 interstitiell, 1/3 intravasal.
- EZV: 250 ml × kg (NG: 400 ml × kg); interstitiell: 180 ml × kg; intravasal: 70 ml × kg (NG: 80 ml × kg).
- Perspiratio insensibilis: 300–500 ml/m²/d.
- Bei Temperatur >38,5°C pro 1°C nochmal 300–500 ml/m²/d.
- Die Osmolalität kann direkt gemessen oder berechnet werden. Abschätzung der Osmolalität i.S.: $2 \times (\text{Na} + \text{K})$ + Glukose + Hst. (Norm: 280–296 mosm/kg; Glukose: mmol ≙ mg/dl/18, Hst.: mmol ≙ mg/dl/6, Hst.-N: mmol ≙ mg/dl/2,8). **Cave:** Hyperglykämie, Niereninsuffizienz.

Elektrolyt- und Wasserhaushalt

- Bei Infusionen wichtig: **In-vivo-Osmolalität** (bis Osmolalität von 600 mosm/kg periphervenös möglich, >600 mosm/kg zentral). Anionen haben keine/kaum Auswirkung auf die Isotonie, da Chlorid und Bicarbonat (als wesentliche Vertreter der extrazellulären Anionen) sich gegenseitig vertreten können.
- Die Begriffe **Hypovolämie (Flüssigkeitsdepletion)** und **Dehydratation** werden im klinischen Alltag häufig synonym verwendet, obwohl die Hypovolämie korrekterweise den Zustand des verminderten effektiv zirkulierenden Volumens und die Dehydratation den Wasserverlust beschreibt. Die Hypovolämie kann durch Salz und Wasserverlust (z. B. Erbrechen, Diarrhö, Diuretika, Blutung, Verlust in einen dritten Raum etc.) oder einen reinen Wasserverlust (z. B. Diabetes insipidus) bedingt sein. Die klinische Manifestation der Dehydratation ist meist die Hypernatriämie.

Dehydratation

Dehydratation führt zur Reduktion des effektiven zirkulierenden Volumens und bei fehlender Korrektur zur ischämischen Endorganschädigung. Das Risiko einer Dehydratation ist umso höher, je jünger das Kind ist. Gründe:

- Jüngere Kinder haben meist höhere Frequenzen und Volumina von Erbrechen und Durchfall als ältere Kinder.
- Sie kommunizieren ihr Durstgefühl weniger und/oder können nicht selbstständig Flüssigkeit zuführen.
- Sie haben eine größere Körperoberfläche im Verhältnis zum Körpervolumen als ältere Kinder (→ höhere Verluste über die Haut).

Def. Defizit = Gewichtsabnahme oder klinisches Ausmaß (Tab. 5.1) × KG.

Dg. Anamnese, Gewichtsverlust, klinische Zeichen (Tab. 5.1), RR, Herzfrequenz, Rekap-Zeit, GCS, Basislabor mit Laktat, Albumin, Urinstatus.
Bei der Dehydratation ist das Abschätzen des Grades des Flüssigkeitsverlusts essenziell.

Tab. 5.1 Dehydratation – Kennzeichen, Schweregrade

Grad der Dehydratation	Leicht	Mittel	Schwer
Volumen (Gewichts-)Verlust	3–5%	6–9%	>10%
AZ	Gut, wach	Irritabel, unruhig oder müde	Apathisch, lethargisch, bewusstlos
Kapillarfüllung	Normal	Verlängert	Stark verlängert
Puls	Normal	Schnell	Schnell und flach, kaum zu tasten, im Extremfall: Bradykardie
Systolischer Blutdruck	Normal	Normal oder ↓	↓↓
Atmung	Normal	Vertieft, AF ↑	Vertieft, AF ↑ oder ↓
Wangenschleimhaut	Feucht oder leicht trocken	Trocken	Ausgetrocknet
Fontanelle	Im Niveau	Leicht eingesunken	Stark eingesunken
Hautturgor (Hautfalten)	Normal (verstreichen sofort)	Reduziert (verstreichen, aber verlängert <2 s)	Stark reduziert (bleiben >2 s stehen)
Hauttemperatur der Extremitäten	Normal, warm	Kühl	Kühl, Akrozyanose
Urinmenge	Normal oder leicht reduziert	Deutlich reduziert	Oligurie oder Anurie
Tränen	Vorhanden	Vermindert	Fehlend
Augen	Normal	Eingesunken	Tief eingesunken

Elektrolyt- und Wasserhaushalt

> **Anmerkung**
> - 5% Defizit = Wasserdefizit von ca. 50 ml/kg
> - 10% Defizit = Wasserdefizit von ca. 100 ml/kg
> - → Normotone (meist isonatriämische) Dehydratation
> - → Hypertone (meist hypernatriämische) Dehydratation
> - → Hypotone (eigentlich immer hyponatriämische) Dehydratation

■ ■ Normotone Dehydratation – Serum-Na 130–150 mmol/l

Verlust von Wasser und Natrium in gleichen Verhältnissen.

Ät. **Extrarenal:** Enteral (Diarrhö, Erbrechen, Fisteln), Verlust in den dritten Raum (Peritonitis, Ileus, Pankreatitis, Aszites, Pleuraerguss), Verlust über die Haut (Verbrennung, Verbrühung, Sgl. mit schwerer atopischer Dermatitis).
Renal: Polyurische Phase bei akuter oder chronischer Niereninsuffizienz, Salzverlusttubulopathien, AGS, Diuretika, NNR-Insuffizienz.

Dg. Na 130–150 mmol/l. Elektrolyte und Osmolalität i. S. und Urin + Retentionsparameter.

Th.
- Berechnung des Wasserdefizits: Wasserverlust (in l) = $1 - (\text{aktuelles Na}/140) \times 0{,}6 \times \text{kg}$.
- Bei **Dehydratation** <10% (infolge enteralen Verlusts):
  ▶ Diarrhö – akut – Praktisches therapeutisches Vorgehen – Orale Rehydrierung und Intravenöse Rehydrierung.

> **❯** Hoher Flüssigkeitsbedarf von 10 ml/kg/h bleibt auch für den Rest der Durchfallperiode bestehen! Der Säugling darf nicht dursten.

- Anhaltende Verluste z. B. über Stuhl bei Rotaviren: 35–40 ml/kg/8 h.
- Bei **hypovolämischem Schock** (kalte Peripherie, Rekap-Zeit >3 s, RR ↓, Tachykardie) – Intensivstation: ▬ NaCl 0,9%: 20–30 ml/kg → mehrere Boli, bis 60 ml/kg in der 1. h, ab 2./3. Gabe evtl. kolloidale Lsg. statt NaCl.

- Humanalbumin 5%: 10–20–30 ml/kg → mehrere Boli.
- Katecholamine (Intensivstation). - Elektrolytausgleich.

Hypotone Dehydratation – Serum-Na <130 mmol/l

Natriumverlust > Wasserverlust.

Ät. ▶ Normotone Dehydratation und Hyponatriämie (▶ oben), da es kaum Verlust hypertoner Flüssigkeiten gibt. Jedoch wird oft zu hypotone Flüssigkeit substituiert. EZV ↓ → ADH ↑ → renale Wasserretention → Hyponatriämie → intrazelluläre Volumenzunahme → Apathie, Somnolenz, zerebrale Krampfanfälle. **Cave:** Ausgeprägte Kollapsneigung.

Dg. Na <130 mmol/l. Elektrolyte und Osmolalität in Serum und Urin plus Retentionsparameter.

Th.
- Wie bei isotoner Dehydratation (▶ unten), aber zusätzlich Natrium (▶ oben: Hyponatriämie):
- Berechnung des Wasserdefizits (▶ oben): Natriumdefizit: = (140 – aktuelles Natrium) × Faktor × kg.

Der Faktor ist abhängig vom Gesamtwassergehalt (TBW) – je jünger, desto höher (Faktor: FG = 0,5; Sgl. = 0,4–0,35; Kinder = 0,35–0,25, in Notfallbüchern auch 0,6–0,65; keine einheitliche Literatur zum Korrekturfaktor).

Hypertone Dehydratation – Serum-Na >150 mmol/l

Defizit an freiem Wasser, Verlust von mehr Wasser als Salz.

Ät. Verminderte Trinkmenge. Wasserverlust: renal (Diabetes insipidus, Konzentrationsdefekt der Niere → Polyurie), enteraler Flüssigkeitsverlust ohne adäquate Zufuhr, Haut (Schwitzen), Lunge (Hyperventilation), Fieber ohne adäquate Flüssigkeitszufuhr. Oder Zufuhr hypertoner Lösungen.

Dg. Na >150 mmol/l. Elektrolyte und Osmolalität in Serum und Urin plus Retentionsparameter.

Cave: Der Wassermangel ist v. a. intrazellulär (infolge des osmotischen Gradienten) → relativ geringe Hypovolämiesymptome, aber neurologische Symptome → RR evtl. lange stabil.

Th. **Infusionstherapie bei hypernatriämischer Toxikose:**
▶ oben (Hypernatriämie).

Hyperhydratation

Sy. Gewichtszunahme, Ödeme, Einflussstauung, Herzinsuffizienz, Hirnödem mit Krämpfen.

■ ■ Isotone Hyperhydratation: Serum-Na 130–150 mmol/l

Ät. Gleichmäßige Zunahme von Wasser und Salz, z. B. durch Überinfusion mit 0,9% NaCl, nephrotisches Syndrom, Herzinsuffizienz, terminale Niereninsuffizienz.

Dg. Na 130–150 mmol/l, Serumosmolalität 275–295 mosm/kg.

Th. Flüssigkeitseinschränkung. Furosemid 0,5–1–2 mg/kg/ED [5 (–10) mg/kg/d].

■ ■ Hypotone Hyperhydratation: Serum-Na <130 mmol/l

Ät. Zunahme von mehr Wasser als Salz, z. B. Wasserintoxikation, Anurie, SIADH, Infusion von hypotoner Lsg.

Dg. Na <130 mmol/l, Serumosmolalität <275 mosm/kg.

Th.
- Flüssigkeitsrestriktion.
- Furosemid 0,5–1–2 mg/kg/ED [5 (–10) mg/kg/d].
  Cave: Furosemid führt zu weiterem Natriumverlust über die Niere, deshalb:
- Evtl. Mannitol: 0,2–0,5 (–1) g/kg ED, z. B. Mannit®-Lsg. 10% (1000 ml ≙ 100 g, max. 3 ml/kg/h, max. 15 ml/kg/d).
- Natriumsubstitution (▶ oben: Hyponatriämie).

■ ■ Hypertone Hyperhydratation: Serum-Na >150 mmol/l

Ät. Zunahme von mehr Salz als Wasser, z. B. Infusion hypertoner Lsg., kochsalzreiche Nahrung bei Säuglingen.

Dg. Na >150 mmol/l, Serumosmolalität >295 mosm/kg.

Th. Flüssigkeits- und Natriumrestriktion.

Ursachen von Störungen im Wasser-Elektrolyt-Haushalt

◻ Tab. 5.2.

◻ **Tab. 5.2** Störungen im Wasser-Elektrolyt-Haushalt und deren Ursachen

Ursachen	Serum			Urin			KG
	Na⁺	K⁺	Cl⁻	Na⁺	Osm.	Menge	
1. Wasser- und Elektrolytverluste[a, b]							
1.1 Iatrogen							
Ungenügende Zufuhr, Überhitzung (Inkubator)	↑	(↑)	↑	(↓)	↑	↓	↓
Ungenügende Natriumzufuhr	↓	↑	↓	↓	–	(↓)	(↓)
1.2 Gastrointestinale Verluste							
Erbrechen	(↓)	↓	↓	–	↑	↓	↓
Dyspepsie	↓–↑[a]	↓	↓–↑[h]	–	↑	↓	↓
Chloriddiarrhö[c]	(↓)	↓	↓	–	↑	↓	↓
Darmfisteln	(↓)	↓	(↓)	–	↑	↓	↓
1.3 Renale Verluste							
Tubulusinsuffizienz[d]	↓	↑	↓	↑	(↓)	↑	↓
Diabetes insipidus renalis, neurohormonalis	↑	–	↑	–	↓	↑	↓
Nebenniereninsuffizienz, adrenogenitales Syndrom, Hypoaldosteronismus[e]	↓	↑	↓	↑	↑	↑	↓
Bartter-Syndrom, Diuretika	↓	↓	↓	↑	↓	↑	↓

Elektrolyt- und Wasserhaushalt

Tab. 5.2 (Fortsetzung)

Ursachen	Serum			Urin			KG
	Na$^+$	K$^+$	Cl$^-$	Na$^+$	Osm.	Menge	
2. Wasser- und Elektrolytüberschuss							
2.1 Iatrogen							
Überhöhte Wasserzufuhr	↓	↓	↓	↓	↓	↑	↑
Überhöhte NaCl-, NaHCO$_3$-Zufuhr	↑	(↓)^h	↑^{h}	↑	↑	–	(↑)
2.2 Oligurie, Anurie							
SIADH^f	↓	–	↓	↑	↑	↓↓	↑
Herzinsuffizienz, Schock	(↓)	(↑)	(↓)	↓	↑	↓	↑
Nierenversagen^g	↓	↑	(↓)	(↓)	(↑)	↓	↑
3. Störungen, die vorwiegend Kalium betreffen							
Ungenügende Kaliumzufuhr	(↓)	↓	(↓)^h	(↑)	–	–	–
Überhöhte Kaliumzufuhr	(↑)	↑	(↑)^h	(↓)	–	–	–
(Pseudo-)Hypoaldosteronismus	↑	↓	(↑)	↓	↓	↓	↓
Azidose^h	↓	↑	(↑)^h	↑	(↑)	(↓)	(↑)
Alkalose^h	–	↓	↓	–	–	–	–
Insulin	–	↓^{h}	–	–	–	–	–
Blutaustausch, Massentransfusion^i	(↑)	↑	–	–	(↑)	(↑)	

^{a} Hypotone Dehydratation: Na$^+$-Verlust größer als H$_2$O-Verlust. Isotone Dehydratation: Na$^+$-Verlust gleich H$_2$O-Verlust. Hypertone Dehydratation: Na$^+$-Verlust kleiner als H$_2$O-Verlust.
^{b} Abnahme von Urinmenge, Anstieg der Urinosmolarität und Abnahme der Na$^+$-Ausscheidung können bei FG fehlen, sodass die Verluste besonders gravierend sind.

◘ **Tab. 5.2** (Fortsetzung)

c Autosomal-rezessiv vererbt, Chlorid-Bicarbonat-Austausch gestört, metabolische Alkalose.
d Tubulusnekrose nach Nierenversagen, gefährdet FG <1300 g.
e Hypoaldosteronismus durch NNR-Blutungen, z. B. bei Meningokokken-Sepsis.
f Relativ zur Na^+-Ausscheidung verminderte H_2O-Ausscheidung führt zu Hyponatriämie (Krämpfe) und Hypernatriurie. Form der Wasserintoxikation.
g Durch mangelnde Perfusion Na^+-Rückresorption gestört, Azidose und Hyperkaliämie.
h Hypokaliämie führt zu metabolischer Alkalose, Hyperkaliämie zu Azidose (zellulärer K^+/H^+-Austausch. Metabolische Azidose kann Hyperchlorämie, Alkalose hingegen Hypochlorämie verursachen, Gleichgewicht der Anionen).
i Kaliumaustritt aus Erythrozyten und Hypervolämie (hoher Proteingehalt des Erwachsenenblutes; u. U. Hypernatriämie bei Verwendung von Na-Heparin, aber auch ACD-Blut).

Endokarditis

Bakterielle Endokarditis (BE)

Ät. Entzündliche Veränderungen des Endokards durch Bakteriämie, oft als Komplikation bei angeborenem oder erworbenem Herzfehler oder bei vorangegangenen medizinischen Eingriffen (Verweilkatheter!). Mortalität 20–25%.
Erreger (in 85–90% pos. BK!) **der akuten Endokarditis:** S. aureus (80%), Enterobakterien, selten Pneumokokken, β-hämolysierende Streptokokken.
Erreger der subakuten Endokarditis: α-hämolysierende Streptokokken (60–80%) und Enterokokken.

Sy. **Akute Endokarditis:** Hohes Fieber, neues Herzgeräusch, schnelle Progredienz zur Herzinsuffizienz.
Subakute Endokarditis (fast nur bei bestehenden Herzfehlern): Fieber, allgemeines Krankheitsgefühl mit Müdigkeit, Gewichtsabnahme, Splenomegalie, Petechien, Blässe, Osler-Knötchen, neues Herzgeräusch (v. a. diastolisches Geräusch über der Aortenklappe).

Endokarditis

Ko. Herzinsuffizienz, embolische Komplikationen (ZNS, gastrointestinal!).

Dg. Endokarditis gesichert, wenn 2 Hauptkriterien oder 1 Hauptkriterium und 3 Nebenkriterien oder 5 Nebenkriterien erfüllt werden.

Hauptkriterien:
- 2 pos. BK mit für BE typischen Mikroorganismen: Streptococcus viridans, Streptococcus bovis, HACEK-Erreger (Haemophilus, Actinobacillus actinomycete, Cardiobacterium hominis, Eikenella, Kingella kingae), S. aureus, Enterokokken.
- 2 pos. BK mit jeweils demselben Erreger außerhalb des obigen Spektrums im Abstand von >12 h oder 3–4 aus 4 BK, die im Abstand von mind. 1 h gewonnen wurden (4 BK in 12 h, nicht nur im Fieberschub!).
- Bei Nachweis von Coxiella burnetii ist 1 pos. BK beweisend.
- Echokardiografie: Nachweis Vegetation/Abszess, Klappenaneurysma/Perforation, neue Fistel zwischen 2 Kavitäten, neues paravalvuläres Leck bei Kunstklappen.
- Neu aufgetretene Klappeninsuffizienz (durch Destruktion). Wiederholung der Echokardiografie nach 1 Wo, wenn weiterhin V. a. BE).

Nebenkriterien:
- Prädisposition (Herzfehler, Dauervenenkatheter, nach rheumatischem Fieber).
- Fieber >38°C (Leukozytose, CRP-Anstieg, BSG-Erhöhung).
- Immunphänomene: Hämaturie/Proteinurie als Hinweis auf GN, Osler-Knötchen, »Roth spots«, Rheumafaktor pos., ANA.
- Vaskuläre Phänomene: Arterielle Embolien, mykotische Aneurysmen, intrakranielle oder konjunktivale Einblutungen, septische Lungeninfarkte, Janeway-Läsionen.

Th.
- Stationäre Aufnahme, Bettruhe, Antipyretika, Hinzuziehung eines Kinderkardiologen.

- Bei Zeichen einer Herzinsuffizienz ggf. antikongestive Behandlung, bei schwerer Herzklappendestruktion muss ein Kinderherzchirurg hinzugezogen werden (Notfall!).
- Nach Abnahme von ≥3 Sets Blutkulturen (unbedingt einzuhalten) und nur bei akutem Krankheitsverlauf Beginn mit empirischer Antibiotikatherapie: Ampicillin + Gentamicin + Cefuroxim über 4–6 Wo i.v.
- Bei künstlicher Herzklappe oder Fremdkörper: Vancomycin + Gentamicin + Rifampicin.
- Gezielte Therapie nach Bekanntwerden des Antibiogramms, bei neg. BK: Weiterführen o. g. Th. (Bei gutem klin. Ansprechen Gentamicin über 2 Wo). (DGPI 2013).
- Chirurgischer Klappenersatz bei schwerer Klappendestruktion mit instabiler Herzinsuffizienz.

Rheumatische Endokarditis

▶ Gelenkschmerzen – Akutes rheumatisches Fieber.

Endokarditisprophylaxe

Geänderte Empfehlungen seit 2007: Die Empfehlung gilt nur noch für Pat. mit hohem Endokarditisrisiko:
- Pat. mit Klappenersatz (mechanische und biologische Prothesen) sowie Pat. mit rekonstruierten Klappen unter Verwendung von alloprothetischem Material in den ersten 6 Mo nach OP.
- Pat. mit stattgehabter Endokarditis.
- Zyanotische Herzfehler, die nicht oder palliativ mit einem systemisch-pulmonalen Shunt operiert worden sind.
- Operierte Herzfehler mit Implantation von Conduits (mit oder ohne Klappe) oder residuellen Defekten, d. h. turbulenter Blutströmung im Bereich von prothetischem Material.
- Alle operativ oder interventionell unter Verwendung von prothetischem Material behandelten Herzfehler in den ersten 6 Mo nach OP.

Endokarditis

- Herztransplantierte Pat., die eine kardiale Valvulopathie entwickeln.

Als Risikoprozeduren gelten:
- Alle **Zahneingriffe**, die zu Bakteriämien führen können, also alle Eingriffe, die mit Manipulationen an der Gingiva, der periapikalen Zahnregion oder mit Perforationen der oralen Mukosa einhergehen, auch Nahtentfernung, Entnahme von Biopsien und Platzierung kieferorthopädischer Bänder können dazugezählt werden.
- **Respirationstrakt**, wenn sich Pat. mit Risikokonditionen einer Tonsillektomie oder Adenektomie unterziehen. Dies gilt auch für andere Eingriffe mit Inzision der Mukosa oder Biopsieentnahme, nicht jedoch bei einer rein diagnostischen Bronchoskopie.
- Eine generelle Endokarditisprophylaxe im Rahmen von Eingriffen am GI-Trakt oder Urogenitaltrakt wird nicht mehr empfohlen! Harnwegsinfektion oder Bakteriurien durch Enterokokken sollten vor einem Eingriff eradizierend behandelt werden. Bei Eingriffen an infizierter Haut, Hautanhangsgebilden oder muskuloskelettalem Gewebe erscheint Prophylaxe sinnvoll.

Empfohlene Prophylaxe 30–60 min
- Vor **zahnärztlichen Eingriffen**:
  - Amoxicillin 50 mg/kg (max. 2 g) p.o. (Penicillin ebenfalls zulässig)
  - Falls p.o. nicht möglich: Ampicillin 50 mg/kg (max. 2 g) i.v.
  - Bei Penicillin-Unverträglichkeit oder Langzeit-Penicillin-Prophylaxe:
    Clindamycin 20 mg/kg (max. 600 mg) p.o. (alternativ: Cephalexin) oder
    Cefazolin 50 mg/kg (max .1 g) i.v. (alternativ: Clindamycin oder Ceftriaxon)
- Für indizierte Situationen bei **Eingriffen an anderen Organsystemen** ist das entsprechend zu erwartende Keimspektrum abzudecken, insbesondere Enterokokken und Staphylokokken.

Endokrinologie

Störung der ADH-Sekretion

Diabetes insipidus

Def. **Diabetes insipidus neurohormonalis:** Ausfall der ADH-Abgabe aus dem Hypophysenhinterlappen durch Trauma, Craniopharyngeom, Meningitis, OP im Hypophysenbereich, Langerhans-Zell-Histiozytose, idiopathisch.
Diabetes insipidus renalis: Renale Resistenz auf ADH, hoher ADH-Spiegel.

Sy. Polyurie, Polydipsie, trockene Haut, heller Harn. Bei Sgl. Fieber, Gewichtsabnahme, Dehydratation.

Dg. Abnahme des KG; Serum: hohe Osmolarität, Anstieg von Na, Hkt, Gesamteiweiß. BZ normal, Urin: spezifisches Gewicht <1005, im Durstversuch nicht über 1008 ansteigend; Urinosmolarität 100 mosmol, im Durstversuch nicht über 300 mosmol ansteigend; Minirintest; Bestimmung von ADH im Serum; MRT Schädel immer bei Diabetes neurohormonalis.

Th.
- Infusion oder orale Flüssigkeitsgabe, Ein/Ausfuhr-Bilanz.
- Bei zentralem Diabetes: Minirin® (DDAVP) nasal: 1–10 µg/ED alle 12–24 h nasal (100 µl =10 µg); bei i.v. Gabe: 1/10 der nasalen Dosis; bei oraler Gabe: das 20-Fache der intranasalen Dosis aufgeteilt in 3 ED.
- Bei renalem Diabetes: Hydrochlorothiazid 1–4 mg/kg/d p.o.

- **DD Polyurie und Polydipsie**

HWI, Niereninsuffizienz, Diabetes mellitus, Diabetes insipidus neurohormonalis und renalis, Hyperkalzämie, psychogene Polydipsie, AGS mit Salzverlust, Hyperparathyreoidismus, Vitamin-D-Intoxikation, primärer Hyperaldosteronismus, Hyperplasie der NNR, Conn-Syndrom.

SIADH (Schwartz-Bartter-Syndrom)

Def. Pathologische Überproduktion von ADH: Auftreten bei Meningitis, Enzephalitis, Hirnabszessen, Hirntumoren, Guillain-

Barré-Syndrom, schwerem Asthma, Verbrennungen, Zytostatika (Vincristin, Cyclophosphamid), Theophyllin.

Sy. Lethargie, Schläfrigkeit, Krämpfe, Oligurie/Anurie.

Dg. Zunahme des KG, Hyponatriämie und -kaliämie (Verdünnung), niedrige Serumosmolarität, hyperosmolarer Urin (Na-Ausscheidung im Urin trotz Hyponatriämie), ADH im Serum erhöht.

Th. Therapie des Grundleidens, Flüssigkeitsrestriktion (50% des täglichen Bedarfs), evtl. langsame Na-Zufuhr.

Erkrankungen der Schilddrüse (SD)

- **Schilddrüsenparameter**

TSH (basal sensitiv), fT4, fT3, Tg, Tg-AK, TPO-AK, TRAK.

Thyreoglobulin (Tg): Intrafollikuläres Globulin, an das die Vorstufen der SD-Hormone gebunden werden:
- Erhöht: Jodmangelstruma, M. Basedow, diffuses SD-Karzinom, Adenom, Schilddrüsenhormonsynthesestörung.
- Erniedrigt: Athyreose, Thyreotoxicosis factitia.

MAK (mikrosomale Antikörper) = **TPO-Antikörper** (Thyreoperoxidase-Antikörper):
- Normalerweise bei ca. 10% der Bevölkerung.
- Erhöht bei: Hashimoto-Thyreoiditis, M. Basedow, Autoimmun-Polyendokrinopathie.

Tg-Ak (Thyreoglobulin-Antikörper):
- Normalerweise bei ca. 10% der Bevölkerung.
- Erhöht: Hashimoto-Thyreoiditis, M. Basedow, Autoimmun-Polyendokrinopathie.

TRAK (TSH-Rezeptor-AK):
- Erhöht bei M. Basedow.

> **Vorgehen bei Verdacht auf SD-Erkrankungen**
> - **Anamnese:** (Geburtsgewicht, -länge, Kopfumfang, Icterus neonatorum prolongatum), Wachstum, Meilensteine der Entwicklung, Ernährung (goitrogene Substanzen), Jodzufuhr, Wohnort, familiäre Erkrankungen (Struma, andere Endokrinopathien), Medikamente
> - **Körperliche Untersuchung:** Körpergröße, KG, Haare, Haut, Schwitzen, Augen, MER, Zunge, Hals, SD tastbar?, Struma?, Stadien?, RR, HF
> - **Bildgebung:** Sonografie (Echomuster, Knoten, Zysten); Rö Hand
> - **SD-Parameter**
> - (Evtl. **Szintigrafie** bzw. **Suppressionsszintigrafie**)
> - (Evtl. **Feinnadelbiopsie**)

Schilddrüse beim NG

- **Hypothyreose-Screening (TSH)**
    - Häufigkeit der Hypothyreose: 1:3200.
    - Wünschenswert: Kontroll-Screening mit 4–6 LWo (z. B. sich entwickelnde SD-Unterfunktion bei Zungengrundstruma). **Cave:** Sekundäre und tertiäre Hypothyreosen werden nicht erfasst, deshalb wünschenswert zusätzlich T4-Bestimmung (1:60.000).
    - TSH-Normalwerte (ab 5. LT): 2,19 (±1,86) (–10) mU/l. Screening pos.: falls TSH-Wert ≥20 mU/l.
    - Vorgehen: TSH und fT4, fT3, Tg im Serum, Rö Knie.

Th.
- Wann? sofort, falls TSH-Screening >20 µU/ml und im Serum bestätigt.
- Womit? 12–15 µg/kg/d T4 (Thyroxin).
- Wie lange? 2 J.

- **Sonderfälle der kongenitalen Hypothyreose**

Mutter während der SS: M. Basedow
- Ohne Therapie: NG kann passagere, immunogene Hyper- oder Hypothyreose haben (Dauer: Monate).
- Mit Therapie (Propylthiouracil, Methimazol): NG kann passagere Hypothyreose aufweisen (Dauer ca. 2 Wo).

Endokrinologie

Mutter während der SS Jodexzess (z. B. jodhaltiges KM):
- Passagere Hypothyreose evtl. mit Struma.

Mutter während der SS extremer Jodmangel:
- Passagere Hypothyreose mit Struma:
  NG klin. hypothyreot, ohne tastbare Schilddrüse (sog. »nackte Trachea«) = Athyreose: Procedere: fT4, fT3, TSH, Tg, evtl. Szintigrafie (ektope Schilddrüse?), Sonografie.

■ Angeborene Schilddrüsenfunktionsstörungen, ihre Ursachen und Behandlung

TSH normal, T4 erniedrigt:
- Ursache: FG, schwere neonatale Erkrankung, angeborene Herzfehler, sekundäre Hypothyreose.
- Vorgehen: Verlauf, TSH, fT4, fT3, Tg-AK.
- Hormontherapie: Eher keine, aber Kontrolle nach 2–3 d.

TSH erhöht, T4 normal oder erniedrigt:
- Ursache: Jodkontamination, Jodmangel, Rekonvaleszenz bei schwerer neonataler Erkrankung, passagere Hypothyreose, inadäquate Hyperthyreotropinämie.
- Vorgehen: TSH, fT4, fT3, Tg, Urin-Jod.
- Hormontherapie: Falls Kontrolle pathologisch.

TSH stark erhöht, T4 erniedrigt:
- Ursache: Primäre Hypothyreose (permanent/transitorisch), Jodkontamination.
- Vorgehen: TSH, fT4, fT3, Tg, Urin-Jod, Rö Knie.
- Hormontherapie: 12–15 µg T4/kg/d.

TSH erhöht, T4 erhöht:
- Ursache: Intermittierende Jodkontamination, TSH-Rp-AK, periphere SD-Hormonresistenz.
- Vorgehen: TSH, fT4, fT3, Überprüfung: TSH-Assay, spezielle Diagnostik, Urin-Jod.
- Hormontherapie: Keine.

Hypothyreose

Ät.
- Primäre Hypothyreose – Athyreose, ektope Schilddrüse, genetisch bedingte Enzymstörungen, erworbene Störungen der Hormonsynthese (z. B. bei Jodmangel), erworbener Parenchymverlust (z. B. durch Thyreoiditis oder Bestrahlung), TSH-Rezeptorstörung der Schilddrüsenzellen.
- Sekundäre und tertiäre Hypothyreose (TSH- bzw. TRH-Mangel isoliert oder mit Ausfall weiterer hypophysärer Hormone) (idiopathisch, Tumoren, Traumata, Entzündungen etc.).
- SD-Hormonrezeptorstörung der Körperzellen.
- SD-Hormonverlust bei Eiweißverlustsyndromen.
- Interaktion der SD-Hormone mit Medikamenten (z. B. Steroide, Wachstumshormon).

Sy. **Frühsymptomatik:** Icterus prolongatus, weite hintere Fontanelle, verzögerter Fontanellenschluss, Trinkfaulheit, Muskelhypotonie, Bewegungsarmut, großes Schlafbedürfnis, Obstipation, Myxödem (gedunsenes Aussehen, teigige, verdickte Haut, Makroglossie, Leitungsschwerhörigkeit), heiseres Schreien, Nabelhernie, ausladendes Abdomen, Bradykardie.
Vollbild: Stumpfer Gesichtsausdruck, vergrößerte Zunge, weit offene Fontanelle, heisere tiefe Stimme, verzögerte Reaktionen, verzögerte Zahnung, Kleinwuchs, intellektuelle Entwicklungsverzögerung.
Kretinismus: Unbehandelte Hypothyreose mit Debilität, Kleinwuchs, Schwerhörigkeit und evtl. Struma.

Dg. fT3 u. fT4 ↓, TSH ↑. Screening-Test (▶ oben) am 3. LT: TSH ↑ (>20 µU/ml). Sonogramm der Schilddrüse. Bei V. a. Hashimoto-Thyreoiditis: TPO-AK, Tg-AK, im Sonogramm diffuse Echoarmut. Evtl. Szintigrafie. Rö Hand/Knie: Knochenalter (verzögerte Ossifikation). Hypercholesterinämie.

Th. **L-Thyroxin:** NG: 12–15 µg/kg/d, 1.–6. LMo: 7–10 µg/kg/d, 7.–24. LMo: 6–8 µg/kg/d, 3.–5. LJ: 6 µg/kg/d, 6.–12. LJ: 3–5 µg/kg/d, >12. LJ: 3 µg/kg/d in 1 ED morgens nüchtern.
Ziel: fT4 in der oberen Hälfte des Normalbereichs, TSH im Normbereich, TSH darf nicht supprimiert werden. Regel-

Endokrinologie

mäßige neurologische, entwicklungsneurologische Untersuchung, AEP, Skelettalter. Überprüfung nach 2 J: 1 Mo Auslassversuch. Schilddrüsenszintigrafie. Hormonmessung im Serum, Hörprüfung, Knochenreifung.

Hyperthyreose

Ät. Häufigste Ursache: M. Basedow (genetisch determinierte Autoimmunvorgänge), NG-Hyperthyreose bei M. Basedow der Mutter (Übertritt von TSH-Rp-AK). Autonomes Adenom oder Malignom, passagere Hyperthyreose bei bakterieller Thyreoiditis, Hyperthyreose bei Hashimoto-Thyreoiditis.

Sy. Diarrhö, Gewichtsverlust, Haarausfall, Schwitzen, feuchte Haut, Wärmegefühl, Tremor, Unruhe, Konzentrationsstörungen, Schlafstörungen, Oligomenorrhö, beschleunigtes Wachstum, systolisch hoher RR, große RR-Amplitude, Tachykardie.
Klin. Leitsymptome des M. Basedow: Merseburger-Trias: Exophthalmus, Struma, Tachykardie.

Dg. fT4 ↑, fT3 ↑, TSH ↓. SD-AK (▶ oben) bei M. Basedow pos.; Sonografie: SD bei M. Basedow vergrößert, diffus echoarm. Selten nötig: Szintigrafie (zum Ausschluss von Autonomie). EKG, RR (hohe Amplitude).

Th.
- Thyreostatika (z. B. Carbimazol: 0,5 mg/kg, Thiamazol).
- Propranolol (1 mg/kg/d) zur Kontrolle der Tachykardie.
- Bei Struma: evtl. L-Thyroxin, subtotale Thyreoidektomie.
- Augenärztliche Kontrollen bei endokriner Orbitopathie.

Thyreoiditis

■ ■ Akut

Meist bakteriell. Fieber, Entzündungszeichen pos., SD schmerzhaft, regionale LK vergrößert.

Dg. BSG beschleunigt, Leukozytose, CRP ↑. Sonografie: Echoarme Herde. Tastbefund entspricht Abszess, schmerzhafte SD. Evtl. Feinnadelbiopsie.

Th. Antibiotikum (meist Staphylokokken, Streptokokken, Pneumokokken, E. coli).

▪▪ Subakut
Meist bakteriell. Nicht eitrige (virale) Thyreoiditis de Quervain. Meist kurze Zeit nach einer Virusinfektion (Mumps-, Coxsackie-, Adenoviren). Allgemeines Krankheitsgefühl, schleichender Verlauf, SD sehr schmerzhaft bei der Palpation, regionale LK nicht vergrößert, Fieber, milde und transiente Hyperthyreose.

Dg. BSG extrem beschleunigt, keine Leukozytose. Sonografie: Konfluierende, echoarme Areale. Szintigramm: Speicherdefekte über betroffenen Arealen. Evtl. Feinnadelbiopsie.

Th. Evtl. hochdosiert Salicylate, nur in schweren Fällen Prednisolon.

Prognose Gut, heilt ohne Defekt aus.

▪▪ Chronisch-lymphozytär
Autoimmunthyreoiditis Hashimoto. Meist asymptomatischer Verlauf, Zeichen einer Funktionsstörung (Hypothyreose). Diffus vergrößerte, indolente SD mit höckriger Oberfläche und gummiartiger Konsistenz.

Dg. BSG ↑, BB normal, euthyreote oder hypothyreote Funktionslage (evtl. passagere Hyperthyreose), Tg- und TPO-AK ↑ (bei neg. AK: Erkrankung nicht ausgeschlossen). Sonografie: Diffuse Echoarmut. (Szintigrafie: Fleckiges Aktivitätsmuster als Hinweis auf diffuse kleine, kalte Bezirke.)

Prognose Relativ ungünstig mit irreversibler Schädigung des SD-Parenchyms und Ausbildung einer Hypothyreose.

Th. L-Thyroxin: Substitution (▶ oben) als Langzeittherapie. Nach Beendigung der Pubertät evtl. Auslassversuch.

Jodmangelstruma
Ät. Meist alimentärer Jodmangel.

Tab. 5.3 Einteilung der Schilddrüsengröße nach WHO

Stadium	Kennzeichen
Stadium 0	Keine Struma
Stadium I	Tastbare Struma
Stadium Ia	Bei normaler Kopfhaltung ist die Struma nicht sichtbar
Stadium Ib	Struma bei voll zurückgebeugtem Hals sichtbar oder kleiner Strumaknoten bei sonst normal großer SD
Stadium II	Struma bei normaler Kopfhaltung bereits sichtbar

DD. Selten: strumigene Noxen (z. B. Thiocyanate, Sojanahrung, weibliche Sexualhormone), angeborene Enzymstörungen, Hashimoto-Thyreoiditis, M. Basedow.

Dg. fT4 meist im unteren Normbereich, fT3 leicht erhöht; TSH basal: Bei kompensierter Struma normal bis leicht erhöht; Tg erhöht; sonografische Kontrolle (Ausdehnung; ◘ Tab. 5.3).

Th.
- Bei Struma WHO-Stadium I–II: **Jodsalz** für den Haushalt.
- **Jodid:** NG: 30 µg/kg/d; bis 2. LMo: 50 µg/d; 2. LMo–6. LJ: 100 µg/d; 6. LJ–12. LJ: 150 µg/d; >12. LJ: 200 µg/d; nach 6–12 Mo ist Verkleinerung der Schilddrüse zu erwarten.
- Bei größerer Struma und fehlendem Erfolg unter Jodid: **L-Thyroxin** (>12 J: 100–200 µg/d) bzw. Jodid + T4.

> **Konsequente Behandlung notwendig: Als Spätkomplikation können Adenome und Malignome auftreten.**

Erkrankungen der Nebenschilddrüsen

Hypoparathyreoidismus

Sy. Leitsymptom ist die Tetanie, die sich im frühen KA auch als Krampfanfälle oder Apnoen äußern kann. Evtl. Bauch-, Kopf-, Muskelschmerzen, ophthalmologische Symptome, Zahnschmelzdefekte, trophische Störungen an Haut und Haaren.

DD. **Meist:** Idiopathische Form des Hypoparathyreoidismus. **Seltener:** Kongenitaler transienter Hypoparathyreoidismus, neonataler Hypoparathyreoidismus bei mütterlichem Hyperparathyreoidismus, kongenitaler, evtl. familiärer Hypoparathyreoidismus, Hypoparathyreoidismus bei Autoimmunerkrankung oder DiGeorge-Syndrom, Pseudohypoparathyreoidismus (Brachymetakarpiesyndrom: Endorganresistenz für PTH), primäre Hypomagnesiämie mit sekundärer Hypokalzämie.

Dg. Intaktes PTH ↓, Ca ↓, Phosphat ↑, AP normal. EKG: ST- und QT-Streckenverlängerung.

Th.
- Tetanie (▶ auch Elektrolyt- und Wasserhaushalt – Hypokalzämie): Sofort 0,5 ml/kg Ca-Glukonat 10% langsam i.v. (max. 20 ml), evtl. wiederholen. Substitution von Ca initial i.v./p.o.
- 1,25 Dihydroxycholecalciferol 20–40 ng/kg/d.

> **Bei Gabe von Ca i.v.: EKG-Monitor; bei Bradykardie sofort unterbrechen. Nicht bei digitalisierten Patienten.**

- Regelmäßige Kontrollen von Ca im Serum und Urin (Ca/Kreatinin-Ratio im Urin soll <200 sein).

Wirkung des PTH: Erhöhung des Ca im Serum durch: erhöhte Resorption aus dem Darm, erhöhte Rückresorption aus der Niere, Hemmung der Phosphatreabsorption; Knochen: erhöhte Mobilisierung von Ca und Phosphat durch Aktivierung der Osteoklasten.

Hyperparathyreoidismus

Ät. **Primärer Hyperparathyreoidismus:** Sehr selten (Adenom, generalisierte Hyperplasie).
Sekundärer Hyperparathyreoidismus: Kompensatorische Erhöhung des PTH bei Hypokalzämie oder Hypophosphatämie, z. B. bei chron. Nierenerkrankungen (Serumphosphat ↑), Vitamin-D-Mangel, Malabsorptionssyndromen mit verminderter Kalziumresorption.
Tertiärer Hyperparathyreoidismus: Autonome PTH-Sekretion.

Endokrinologie

Sy. Muskelhypotonie, GI-Symptome (Erbrechen, Obstipation), Serum-Ca ↑, evtl. Symptomatik für Nierensteine mit Nierenkoliken. Rö: Osteoporose, mottenfraßähnliche Abbauzonen und Erosionen an der Kortikalis der kurzen Röhrenknochen.

Th.
- Therapie der Grundkrankheit.
- Adenomentfernung, subtotale Entfernung hyperplastischer Nebenschilddrüsen.
- Ca- und Vitamin-D-reiche Ernährung.

Erkrankungen der Nebennierenrinde

M. Addison

Ät. **Primär (ACTH ↑):** Idiopathisch, kongenitale Form, NNR-Blutung, Tbc, Autoimmunadrenalitis, Infektionen, Waterhouse-Friderichsen-Syndrom bei Meningokokken-Sepsis, Adrenoleukodystrophie, AGS.
Sekundär (ACTH ↓): Hypophysen-/Hypothalamusinsuffizienz, nach plötzlichem Absetzen einer lang dauernden hochdosierten Glukokortikoid-Therapie, Hirntumor.
Pathophysiologie: Der Cortisolmangel dominiert, evtl. Kombination mit Mineralokortikoidmangel.

Sy. Schwäche, Erbrechen, Exsikkose, Zyanose, Hypotonie, kalte Extremitäten, Hyperpigmentation (bei primärer Form), verminderte Körpertemperatur, Tachykardie, kolikartige Bauchschmerzen, Einschränkung der Nierenfunktion, Fieber.

❗ Cave
Akuter Ausfall der NNR-Hormone → Addison-Krise: Exsikkose, RR-Abfall, Schock, Bauchschmerzen, Erbrechen, Diarrhö, Hypoglykämie, Koma.

Dg. **Labor:** Na, Cl, BZ, MCV, Plasmacortisol, 17-OHP, Renin, Aldosteron ↓; K, Ca, Hkt ↑. Lymphozytose, metabolische Azidose. ACTH bei primärer NNR-Insuffizienz ↑, bei sekundärer ↓.

Th. Bei Addison-Krise:
- Schocktherapie: ▬ Hypovolämie: 0,9% NaCl 20 ml/kg über 15–30 min i.v. ▬ Hypoglykämie: Glukose 0,5 g/kg i.v. ▬ Hydrokortison 100 mg/m² sofort i.v. (oder Prednison/Prednisolon 20–50 mg/m² i.v.).
- Nach Schock: ▬ Glukose-NaCl-Infusion 1:1. ▬ Hydrokortison 100 mg/m²/d als Dauerinfusion für 24 h i.v. (oder Prednison/Prednisolon 10–50 mg/m²/d in 3 ED i.v.) bis zur Überwindung der Krise.
- Bei anhaltendem Schock müssen diese Dosen bis zum 5-Fachen gesteigert werden.

Bei Hyperkaliämie (>6 mmol/l): ▶ Elektrolyt- und Wasserhaushalt.

Bei chron. M. Addison: Orale Dauersubstitution mit
- Glukokortikoid: Hydrokortison (6–8)–10 mg/m²/d p.o. in 3 ED. (1/2 Dosis morgens, jeweils 1/4 der Dosis mittags + abends). Bei Stress muss die Dosis kurzfristig verdoppelt bis vervierfacht werden.
- Mineralokortikoid: Fludrokortison 0,02–0,1 mg/m²/d p.o. in 2–3 ED.

Adrenogenitales Syndrom

Def. Häufigste Form der **NNR-Insuffizienz mit angeborenen Enzymdefekten der Cortisolsynthese**, dadurch Cortisolmangel. Über Anstieg von ACTH und daraus resultierender NNR-Hypertrophie Androgenüberschuss (Virilisierung des äußeren Genitales, Pubertas praecox).
Bei zusätzlicher Störung der Mineralokortikoidsynthese → **Aldosteronmangel** und **Salzverlust**. Häufigster Enzymdefekt: 21-Hydroxylase-Mangel.

Einteilung
- AGS mit Salzverlustsyndrom
- Unkompliziertes AGS
- Late-onset-Form (Pseudopubertas praecox mit frühzeitiger Behaarung und beschleunigter Wachstumsrate)

Endokrinologie

Tab. 5.4 Differenzialdiagnose AGS vs. Pylorusstenose

	AGS	Pylorusstenose
Erbrechen	Ja	Ja
Diarrhö	Durchfall	Obstipation/Durchfall
Appetit	Appetitlosigkeit	Hunger
Geschlechterverhältnis	m:w 1:1	m:w 5:1
Natrium	Na ↓	Na normal bis ↓
Kalium	K ↑	K ↓
Blut-pH-Wert	Metabolische Azidose	Alkalose

- **Salzverlustkrise**
  Addison-Krise, Gewichtsverlust, Virilisierung.

DD. Differenzialdiagnose AGS vs. Pylorusstenose ◘ Tab. 5.4.

Dg. **Laboruntersuchung:**
  - Beim **Salzverlustsyndrom:** ab 2. LWo. Erbrechen, Gewichtsverlust, Durchfall, bei Mädchen immer Pseudohermaphroditismus femininus. Na ↓, K ↑, Plasma-Renin-Aktivität ↑, Na-Ausscheidung im Urin ↑.
  - Beim **21-Hydroxylase-Mangel:** 17-Hydroxyprogesteron ↑, Androstendion ↑, DHEAS ↑, Testosteron im Serum ↑. Pregnantriol ↑ bzw. Pregnantriolon im Urin ↑.
  - Beim **11-Hydroxylase-Defekt:** Tetrahydro-11-desoxycortisol (DOC) im Urin stark ↑, DOC im Serum stark ↑, arterieller Hypertonus. Sonografie der Nebennieren (Hypertrophie der NNR).

Sy. **Einfaches AGS:** Mädchen: Pseudohermaphroditismus femininus, heterosexuell: Pseudopubertas praecox. Jungen häufig unauffällig, evtl. gewisse Makrogenitosomie, vermehrte Pigmentierung, Pseudopubertas praecox.
AGS mit Salzverlust: Trinkschwäche, Hyponatriämie, Hyperkaliämie, metabolische Azidose, Erbrechen, Gewichtsabnahme, Dehydratation, Hypertonie beim 11-Hydroxylase-Mangel.

Th. Einfaches AGS:
- Lebenslänglich: Hydrokortison: 10–20 mg/m^2/d in 3 ED p.o. (1/2 der Dosis morgens, 1/4 mittags, 1/4 abends).
- Ausweis über Kortisonabhängigkeit.
- Erhöhter Kortisonbedarf in Stresssituationen (2- bis 4-fache Menge).
- Evtl. operative Korrektur des Genitales im 1. LJ.

Salzverlustsyndrom:
- NaCl-Gabe z. B. in Form von 1:1-Lsg.
- Bei bedrohlichen Fällen: 10 mg Prednisolon oder Prednison i.v. oder Rectodelt 100 mg.
- Lebenslänglich zusätzlich zu Hydrokortison: Fludrokortison: 0,05–0,1 mg/m^2/d in 2 ED p.o.

11-Hydroxylase-Defekt:
- Dexamethason 0,5 mg/m^2/d.

- **Kontrollen**
  - Kein Auftreten eines Cushing-Syndroms.
  - Na und K im Normbereich, Urinsteroide im Normbereich.
  - Normales Längenwachstum.
  - Beim 11-Hydroxylase-Mangel: Normalisierung des RR.
  - Kontrollen alle 3–6 Mo: Pregnantriol im Urin, 17-Hydroxyprogesteron im Plasma. Bei Salzverlust: PRA.
  - Sonografie NNR/Uterus/Ovarien/Hoden.

Einteilung der Salzverlustsyndrome im KA
- **Renal:** Dysplasien, obstruktive Uropathie, interstitielle Nephritis, Pyelonephritis, tubuläre Syndrome, Bartter-Syndrom, Pseudohypoaldosteronismus, Gitelman-Syndrom
- **Adrenal:** Kongenitale Hypoplasie, 21-Hydroxylase-Mangel, 18-Hydroxylase- oder Dehydrogenase-Defekt, 11-Hydroxylase-Mangel, 3-β-HSD-Mangel
- **Dienzephal:** Schwarz-Bartter-Syndrom

Cushing-Syndrom (d. h. nicht ACTH-abhängiger Hypercortisolismus, selten)

Sy. Vollmondgesicht, Stammfettsucht, Striae distensae, Hautatrophie, pathologische Glukosetoleranz, Hypertonie, Kleinwuchs, Osteoporose, Wachstumsverzögerung.

Urs. Iatrogen (Kortikoidtherapie), Tumor der NNR (Cushing-Syndrom, oft Karzinome).

Dg. BZ, Na, Bicarbonat, Cortisol, Thrombozyten, Erythrozyten, Leukozyten ↑. K, Eosinophile und Lymphozyten ↓. Cortisol im 24-h-Sammelurin ↑, Tagesprofil gestört. ACTH (↑ beim sekundären, ↓ beim primären M. Cushing). Sonografie/CT NNR, MRT Schädel.

DD. M. Cushing: Beidseitige NNR-Hyperplasie durch ACTH-Überproduktion bei HVL-Adenom (bitemporale Hemianopsie) – insgesamt häufiger als Cushing-Syndrom.

Hypopituitarismus (HVL-Insuffizienz)

Hormone des HVL: Wachstumshormon, ACTH, TSH, Gonadotropine.

Sy. Kleinwuchs, sekundäre NNR-Insuffizienz, sekundäre Hypothyreose, Pubertas tarda, Hypogonadismus.

Ät. Genetisch bedingt, Tumor, kraniale Bestrahlung.

Dg. TRH-Test, LH-RH-Test, CRF-Test. Funktionstests für die Bestimmung der Wachstumshormonreserve (z. B. Insulintoleranz-, Argininbelastungstest, Clonidin-Test, GH-RH-Test). MRT Schädel. Gesichtsfelduntersuchung.

Th. Substitution der fehlenden Hormone.

Erkrankungen der Keimdrüsen

Pubertas praecox

Def. Bei Mädchen <8 Jahre, bei Jungen <9 Jahre Auftreten von Pubertätszeichen.

■■ Pseudopubertas praecox

Sexualsteroide ↑, Gonadotropine für das entsprechende Alter supprimiert erniedrigt, LH-RH-Test neg. (präpubertär) bzw. supprimiert.
- AGS (häufigste Ursache).
- Hormonproduzierende Tumoren: Nebennierenrindentumoren (am häufigsten), ektope Tumoren, z. B. HCG-sezernierende Tumoren in Leber, Hoden, Ovar. Testis: Leydig-Zell-Tumoren selten. Ovar: Granulosa-Thekazell-Tumoren bei Mädchen am häufigsten.
- Exogene Hormonzufuhr.
- Testotoxikose.

■■ Pubertas praecox vera

Sexualsteroide ↑, Gonadotropine ↑, LH-RH-Test pos. (d. h. stimuliertes LH/stimuliertes FSH: >1).
- Idiopathisch (ca. 90% der Fälle, v. a. Mädchen 3.–4. LJ) → Ausschlussdiagnose.
- Organischer Hirnbefund (ca. 10% aller Fälle): ▬ Tumoren: Hypothalamische Gliome, Astrozytome, Ependymome, Germinome, Hamartome. ▬ Traumatische Verletzungen. ▬ Entzündungen: Meningitis, Enzephalitis.
  ▬ Sonstiges: Tuberöse Hirnsklerose, Hydrozephalus, Neurofibromatose, McCune-Albright-Syndrom.
- Hypothyreose.

Dg. Rö-Hand. LH/FSH, Testosteron oder Östradiol ↑, LH-RH-Test path. Sonografie Abdomen. MRT Hypophyse + Hypothalamus. Bei V. a. AGS: ▶ oben. Tumormarker (AFP, β-HCG, CA 15.5).

Th. Th. der Grunderkrankung.
LH-RH-Analogon zur Suppression der endogenen LH/FSH-Skretion.

Pubertas tarda

Def. Keine sekundären Geschlechtsmerkmale bei Mädchen bis 14 J, bei Jungen bis 15 J.

Ät.
- **Konstitutionelle Entwicklungsverzögerung.**
- **Hypergonadotroper Hypogonadismus** (Gonadeninsuffizienz): Testosteron/Östradiol niedrig, FSH stark ↑, LH ↑, LH-RH-Test: übermäßiger Anstieg von LH und FSH. — Mädchen: Ullrich-Turner-Syndrom. — Jungen: Klinefelter-Syndrom, Anorchie. — Sekundär nach Bestrahlung, Chemotherapie.
- **Hypogonadotroper Hypogonadismus** (Ausfall der hypophysären Gonadotropinsekretion): Testosteron/Östradiol niedrig, FSH/LH niedrig, fehlender Gonadotropinanstieg auf LH-RH. — Idiopathisch. — Tumoren (z. B. Craniopharyngeom). — Prader-Willi-Syndrom.
- **Tertiärer hypothalamischer Hypogonadismus** (hypothalamische Störung): FSH/LH niedrig, Anstieg von LH/FSH nach LH-RH-Test nur verzögert. — Hypothalamusschädigung durch Infektion, Tumor. — Kallman-Syndrom (angeborener Mangel an LH-RH, Anosmie).

Th. Jungen: Ab Knochenalter von 13 J: Testosteron.
Mädchen: Ab Knochenalter von 11–12 J: Östradiolvalerat für 1–2 Jahre, dann zyklische Östrogen-Gestagen-Therapie.

Intersexualität

Ät. **Hermaphroditismus verus:** Testis- und Ovargewebe gleichzeitig vorhanden, unabhängig vom chromosomalen Geschlecht (in 80% 46 XX).
Pseudohermaphroditismus masculinus: Chromosomales Geschlecht männlich, Phänotyp weiblich, z. B. Störung der Testosteronsynthese, testikuläre Feminisierung, Mangel an 5-α-Reduktase, Hodendysgenesie.
Pseudohermaphroditismus femininus: Chromosomales Geschlecht weiblich, Phänotyp männlich, z. B. AGS, Androgeneinwirkung diaplazentar.

Dg. Chromosomenanalyse, Hormonanalyse, Sonografie, Genitografie.

Th. Frühzeitige Geschlechtszuweisung (je nach äußerem Genitale), operative Korrektur, hormonelle Substitution.

Vitamin-D-Mangel

25 OHD <20 ng/ml.

Sy. Bei Rachitis: Wachstumsstörung, Knochenschmerzen, Müdigkeit, Muskelschmerzen, Leistungsknick, Infektanfälligkeit, starkes Schwitzen, Sitzbuckel beim Sgl.

Dg. Ca und Phosphat, AP, 25-OHD und IPTH im Serum, evtl. 24-h-Sammelurin. Rö linke Hand (Becherung der Metaphysen?).

Th. Beim Vitaminmangel: 2000–4000 IE Vitamin D und 500–1000 mg Kalzium/d für 3 Mo (dann Kontrolle).

Enzephalitis

Def. Enzephalitis: Entzündliche Erkrankung des Hirnparenchyms.
Enzephalitissyndrom: Primäre Enzephalitis mit direktem Erregerbefall des Gehirns, meist durch »neurotrope« Viren. Am häufigsten Coxsackie-A-, -B-, Echoviren, HSV 1 >2, EBV, CMV, VZV, Adenoviren, Parvovirus B19, HHV-6, HHV-7, JC-Virus, FSME. Selten: Influenza A+B, Parainfluenza, Metapneumoviren, Mumps, Masern, Röteln, Rabies, Rotaviren, HIV 1+2, Polio, Hepatitis A+C, Arboviridae (Reiseanamnese).
Sekundäre Enzephalitis: (postinfektiöse, autoimmunologische) Reaktion auf virale und bakterielle Erkrankungen (Masern, SSPE, VZV, EBV, Röteln, Pertussis, Chorea minor bei rheumatischem Fieber), Schutzimpfungen (Pertussis, Masern) u. a.
Andere Erreger einer Enzephalitis: Bakterien (Mykoplasmen, Listerien, Borrelien, Mykobakterien, Bordetella pertussis, Brucellen, Franzisella tularensis, Yersinien etc.), Pilze (Asper-

Enzephalitis

gillen, Candida, Cryptokokkus, Coccidoides, Histoplasma etc.), Parasiten (Toxoplasmen, Plasmodien, Amöben, Trypanosomen etc.).

Sy. Beginn unspezifisch (»Kind gefällt mir nicht«), Änderung des Bewusstseins, Krämpfe, Temperatur eher subfebril, evtl. Herdsymptome, spastische oder schlaffe Paresen, Hirnnervenstörungen (Pupillo-, Okulomotorik, Mimik, Seh-, Hör-, Geruchsstörungen?), Erbrechen, Hyperkinesien, Nackensteife, Pyramidenbahnzeichen, Dysmetrie, (Sitz-, Stand-, Gang-) Ataxie, Sensibilitätsstörungen, psychotische Episoden.

Dg.

> **Vor allem bei unklarer Genese ist eine stufenweise Diagnostik sinnvoll!**

Anamnese: Art und Dauer der Symptome, Begleiterkrankungen (Diarrhö), Insektenstich, Zeckenbiss (Borrelien-Infektion, FSME), Tierbiss, Reisen in Endemiegebiete (Malaria, Arbovirusinfektion: Tollwut), exanthematische Erkrankungen (Masern, Varizellen), Influenza, Polio, Herpes genitalis der Mutter während Geburt/Endschwangerschaft, Impfung, Medikamente, Vergiftung, Trauma etc. Liegt eine krankheitsbedingte oder therapeutische Immunsuppression vor?

Körperliche (neurologische) Untersuchung, einschl.: Augenhintergrund, GCS (▶ Tab. 24.8: Glasgow Coma Scale, AVPU-Score), RR, HF, Atemfrequenz.

Laboruntersuchung:
- Blutentnahme: BB mit Diff-BB, BZ, Elektrolyte, Kreatinin, Eiweiß, Albumin, Leberwerte, Cholinesterase (Alkylphosphatvergiftung, Leberstörung), CRP, BGA, Laktat, NH_3, Gerinnung mit D-Dimer, CK mit CK-MB, IgG, Procalcitonin (neg. bei viraler Infektion), BK, evtl. Blutgruppe mit Kreuzprobe.
- Spezifischer IgG/IgM-Titer im Serum (▶ oben), evtl. Direktnachweis, Restserum asservieren bei –20°C.
- Nachweis von Parasiten (▶ oben), Pilzen (▶ oben).
- Endokrinologische Analyse (Schilddrüse, Nebenniere).
- Toxikologische Untersuchung (Blut, Urin, Magensaft).

- LP nach Ausschluss von Hirndruck mit Eröffnungsdruckmessung (soll <20 cm H_2O).
- Zellzahl (oft 5–500/µl), Eiweiß (oft <120 mg/dl), Albumin, IgG, Glukose normal bis erniedrigt (normal in ca. 5% der Fälle).
- Bakteriologische Untersuchung (Gramfärbung, Antigennachweis, Kultur).
- IgG/IgM-Titer (▶ oben, v. a. Mykoplasmen).
- Bestimmung autochthoner AK-Bildung: Immunglobulin-Index: Liquor-IgG/Serum-IgG: Liquor-Albumin/Serum-Albumin >0,7.
- Antikörperspezifitätsindex (ASI): AK im Liquor × (Serum-IgG/Liquor-IgG) × spez. AK im Serum >1,5 bei chron. Virusenzephalitis.
- PCR-Nachweis für Borrelien, HSV, CMV, FSME, HIV, EBV, VZV, Adeno-, Enteroviren, Mykoplasmen, ggf. 16S-rDNA-PCR.

> **Asservierung von Liquor-/Serumproben bei −20°C für gezielte Fragestellungen im Stufendiagnostikplan.**

EEG (regionale Veränderungen, z. B. Radermecker-Komplexe bei SSPE).
MRT Schädel mit KM (spez. Verteilungsmuster der Läsionen).
Urin für Kultur, Toxikologie, Aminosäuren.
Tuberkulin-Test: z. B. Mendel-Mantoux-Test mit 0,1 ml gereinigtem Tuberkulin (2 TU PPD-RT 23) oder Interferon-γ-Release-Assay (IGRA): Vollblut-ELISA (mit einer Sensitivität von 70–90% und Spezifität von 96–99% dem Tuberkulin-Hauttest überlegen) (▶ Tbc).
EKG/Echokardiografie.

Th. Basismaßnahmen: Überwachung der Vitalparameter, ggf. Intensivstation? Infusionstherapie (genaue Bilanzierung!).
Antikonvulsive Therapie: Diazepam, Phenobarbital, Phenytoin (▶ Epilepsie).
Hirnödemprophylaxe/-therapie: Lagerung, Mannitol, Furosemid, evtl. passagere Hyperventilation, Intubation bei GCS ≤7.
Bei unbekanntem Erreger unverzüglicher Beginn mit:
- Cefotaxim 200 mg/kg/d i.v. in 2–3 ED (max. 12 g/d) oder Ceftriaxon (100 mg/kg/d in 1 ED, max. 4 g/d),

Enzephalitis

- NG und Säuglinge: Cefotaxim 150 mg/kg/d in 2–3 ED + Ampicillin 300 mg/kg/d in 3 ED i.v.
- Aciclovir: 3 × 15–20 mg/kg/d i.v. über mind. 14 d oder bis zum Erhalt des Erregers.

Bei bekanntem Erreger, z. B.:
- HSV (bereits bei Verdacht und später bei Nachweis: PCR, temporale Herde im EEG/MRT/CT): Aciclovir 45 mg/kg/d in 3 ED i.v. über 21 d (max. 2,5 g/d, **Cave:** Nierenfunktion), bei NG 60 mg/kg/d in 3 ED i.v.
- CMV: Ganciclovir 3 × 5 mg/kg/d i.v. über 21 d.
- HIV: Zidovudin 4 × 180 mg/m^2/d i.v. (max. 150 mg/ED).
- VZV: Aciclovir 45 mg/kg/d in 3 ED i.v. über 10 d.
- Influenza-A-Viren: Oseltamivir: <15 kg: 60 mg/d, 15–23 kg: 90 mg/d, 24–40 kg: 120 mg/d in 2 ED p.o. über 5 d. Zanamivir (Relenza^{TM} 5 mg/Dosis zur Inhalation): ab 7. LJ 2 × 5 mg/d per inhalationem über 5 d.
- Borrelia burgdorferi: Cefotaxim 200 mg/kg/d in 3 ED (max. 12 g/d) über 14 d i.v.
  Alternativ Ceftriaxon 1 × 50 mg/kg/d i.v. (max. 2 g/d) über 14 d.
  Alternativ: Penicillin, Doxycyclin ab 9. LJ.
- Mykoplasmen: Doxycyclin 4 mg/kg/d in 1 ED über 7 d ab 9. LJ. Evtl. Erythromycinestolat: 40–50 mg/kg/d in 2 ED, Azithromycin, Clarithromycin (Erythromycin penetriert schlecht in das ZNS, deshalb sorgfältige Nutzen-Risiko-Abwägung für Tetracycline).

DD. Enzephalopathie ohne erregerbedingte Entzündung: Reye-Syndrom, Hirntumor, Intoxikation (endogen, exogen), Stoffwechselstörung, Hirnblutung bei Gefäßmissbildung, Schlaganfall (Gefäßverschluss), Sinusvenenthrombose, hypertensive Enzephalopathie (durch intrazerebrale Vasokonstriktion mit der Folge neurologischer Symptomatik, z. B. Krampfanfälle, kortikale Blindheit, Kopfschmerzen, Übelkeit, Erbrechen, Paresen).

Epiglottitis

> **Immer Intensivstation! Letalität 5–12%.**

Verdacht bei: Fieber, Halsschmerzen, inspiratorischem Stridor, keine Hib-Impfung.

Def. Hochakutes Krankheitsbild, jederzeit plötzlicher Atemstillstand möglich. Supraglottische Entzündung (Epiglottis, aryepiglottische Falten, Vestibularfalten). Meist Haemophilus influenzae (selten Staph., Strept.). Durch Hib-Impfung sehr selten geworden (Impfung spricht gegen Epiglottitis). In der Regel KK im 2.–6. LJ, kann jedoch jedes Alter betreffen.

Sy. Vollbild: Schwerkranker Patient mit Dyspnoe und inspiratorischem Stridor (kann leise sein), Temperatur meist >39°C, häufig Halsschmerzen, Schluckschmerzen, Speichelfluss, sitzende, vornübergebeugte Haltung, selten Husten (nicht bellend!), leise, kloßige Sprache.
DD Krupp: Krupp-Kind besserer AZ, bellender Husten, meist nachts/kalte Jahreszeit!, Hib-geimpft. Aber **Cave:** Epiglottitis kann wie Krupp [▶ Krupp (akute stenosierende Laryngotracheobronchitis)] beginnen!

> **Ein »trinkendes Kind« spricht gegen Epiglottitis, für eine Laryngoskopie ist jedoch ein nüchterner Pat. sicherer → Pat. nüchtern lassen, nach letzter Nahrungsaufnahme bzw. peroralen Flüssigkeitsaufnahme fragen. Im Zweifelsfall immer Laryngoskopie auf Intensivstation.**

- **Vorgehen bei V. a. Epiglottitis**
    - Ruhe bewahren, Kind und Eltern beruhigen.
    - Keinerlei Untersuchungsmaßnahmen ohne Intubations- und Tracheotomiebereitschaft!
    - Immer sofortige Information von Intensivstation und Anästhesie und Aufnahme auf Intensivstation.
    - Sitzende Position beibehalten, Pulsoxymetrie.
    - O₂-Vorlage bei Sättigung <94% (auch im äußersten Notfall ist i. d. R. eine Maskenbeatmung möglich).

- Sämtliche invasiven Maßnahmen (Laryngoskopie, i.v.-Zugang, LP) in Inhalationsnarkose.
- Bei Atemnot sofortige Intubation durch erfahrensten Kollegen; Tubus möglichst klein (z. B. 1 Nr. kleiner als für Alter/Gewicht vorgesehen).
- Cefotaxim 100 mg/kg/d i.v. in 2–3 ED über mindestens 4 d (oder Ceftriaxon); bei Meningitis: 200 mg/kg/d über mind. 7 d.
- Umgebungsprophylaxe bei H. influenzae mit Rifampicin empfohlen für alle Haushaltsmitglieder, wenn 1 Hausbewohner <4 LJ und unvollständige Hib-Immunisierung vorliegt. Immunsupprimierte Kinder immer Prophylaxe. Für unzureichend geimpfte Kinder und Mitarbeiter in Kindereinrichtungen mit Kindern <2 LJ (und >1 LMo) nur dann, wenn der Kontakt zum Indexpatienten maximal 7 d zurücklag. KI: Schwangerschaft, Pille, Lebererkrankung.
- Rifampicin: 1 Mo–12 J: 20 mg/kg/d (max. 600 mg) in 1 ED über 4 d. >12 J: 600 mg/d in 1 ED über 4 d.
- Ist erkranktes Kind <2 J, sollte es etwa 8 Wo nach Genesung Hib-Schutzimpfung erhalten bzw. die Grundimmunisierung ergänzt werden.

Epilepsie

Def. Chron. Erkrankungen des ZNS, die unterschieden werden müssen von den viel häufigeren Gelegenheitsanfällen (▶ Enzephalitis, ▶ Fieberkrampf).

Diagnostik beim 1. epileptischen Anfall

- Anamnese mit Anfallscharakterisierung (familiäre Belastung, Medikamenteneinnahme, Hinweise für Intoxikation).
- Körperliche Untersuchung (u. a. Fieber, Entwicklungsverzögerung, Hinweis für Syndrom, Enzephalitis? RR, Zeichen für Kindesmisshandlung, Augenhintergrund).

- BB mit Diff-BB, Elektrolyte, CRP, BZ, Bilirubin, Transaminasen, Hst, Kreatinin, Gerinnung, Cholesterin, TG, BGA, Laktat, NH_3, Serumspiegel von Antiepileptika, evtl. BK.
- Bei KK und Entwicklungsretardierung weitere Stoffwechseldiagnostik: Aminosäurenanalyse, überlangkettige Fettsäuren im Plasma, Carnitin. Spezielle Enzymdiagnostik je nach Vorbefunden und Klinik.
- Urin: Organische Säuren, reduzierende Substanzen.
- Evtl. Chromosomenanalyse.
- Evtl. Sammelurin auf toxische Substanzen.
- Evtl. LP.
- EEG (z. B. fokale, multifokale Zeichen?), evtl. mit Provokation (Schlafentzug) und Schlaf-EEG.
- Sonografie Schädel, CCT bei Notfallindikation (persistierendes fokal neurologisches Defizit), ansonsten MRT Schädel (z. B. zerebrale Fehlbildung, tuberöse Hirnsklerose, Verkalkungen, Atrophie).
- Evtl. PET, SPECT zum Nachweis der Anfallslokalisation.

Elektroklinische Syndrome nach der ILAE-Epilepsieklassifikation 2010 (nach Manifestationszeitpunkt)

■■ Benigne (familiäre) Neugeborenenkrämpfe (BFNC-Syndrom)

Autosomal-dominant. Kurze tonische oder tonisch-klonische Krämpfe, die stereotyp am 2. oder 3. LT einsetzen und nach mehreren Wo spontan sistieren. Neurologische Untersuchung unauffällig. EEG unspezifisch. Mutationen in den Genen KCNQ2 (»potassium channel, voltage-gated, KQT-like subfamily, member 2, 20q13.3«) und KCNQ3 (»potassium channel, voltage-gated, KQT-like subfamily, member 3, 8q24«) wurden als Ursache der BFNC beschrieben.

Th. Gabe von Glukose, Ca bzw. Mg. Sistieren die Anfälle nach diesen Maßnahmen nicht: Vitamin B_6. Phenobarbital als Antiepileptikum der 1. Wahl. Rasches Ausschleichen, wenn die Kinder rasch anfallsfrei wurden und das EEG keine erhöhte Anfallsbereitschaft zeigt.

Epilepsie

■■ Blitz-Nick-Salaam(BNS)-Krämpfe (West-Syndrom)
2.–8. LMo. Nickanfälle, tonische Beugekrämpfe. EEG: Hypsarrhythmie. Häufig mentale Retardierung und autistische Störungen. Die symptomatische Gruppe weist verschiedene Störungen auf: Tuberöse Hirnsklerose, Hirnfehlbildung, Stoffwechselstörung, hypoxische Hirnschädigung.

Th. Vitamin B_6 hochdoisert (50–100 mg/d), Vigabatrin (Mittel der 1. Wahl bei tuberöser Hirnsklerose), Valproat, Methylprednisolon-Stoßtherapie über 3–5 d, 20 mg/kg, alternativ 2–5 mg Prednison/kg/d für 2 Wo, ACTH (Synacthen®-Depot): 15 IE/m^2 = ca. 0,6 IE/kg morgendliche ED i.m. Bei Erfolglosigkeit nach 14 d: Dosis verdoppeln. **Wichtig:** Mit Cotrimoxazol-Prophylaxe (5 mg/kg/d TMP-Anteil in 2 ED an 2–3 d der Woche) wegen Gefahr einer Pneumocystis-jirovecii-Pneumonie.

■■ Frühkindliche Epilepsien mit generalisierten tonisch-klonischen Anfällen
Beginn 1.–5. LJ.

Th. Valproat.

■■ Myoklonisch-astatische Epilepsie
1.–5. LJ. Blitzartige Anfälle mit Tonusverlust, myoklonische Anfälle mit symmetrischen Jaktationen in Schultergürtel und Armen bei gleichzeitiger Nickbewegung des Kopfes sowie kurze Absencen. Im Gegensatz zum Lennox-Gastaut-Syndrom häufig keine zerebrale Vorschädigung.

Th. Valproat, Vigabatrin, Lamotrigin, Felbamat, evtl. ACTH (▶ unten: Lennox-Gastaut-Syndrom).

■■ Lennox-Gastaut-Syndrom
2.–7. LJ. Bunte Symptomatik mit tonisch-astatischen, myoklonischen, fokalen, tonischen, tonisch-klonischen und absence-artigen Anfällen. Meistens zerebrale Vorschädigung.

Th. Valproat, Vigabatrin, Lamotrigin, Felbamat. Therapieresistenz häufig.

Absence-Epilepsie

5.–10. LJ. Kurze Bewusstseinspause. EEG: 3/s SW-Komplexe. Selten zusätzliche tonisch-klonische Anfälle.

Th. Valproat, Ethosuximid (evtl. kombiniert). 2. Wahl: Lamotrigin.

Benigne partielle Epilepsie mit zentrotemporalen Spikes (Rolando-Epilepsie)

2.–12. LJ. Häufige Epilepsieform (15% der kindlichen Epilepsien). Sensible Reizerscheinungen perioral, danach tonische/klonische Krämpfe einer Gesichtshälfte. Sprachvermögen aufgehoben. Kein Bewusstseinsverlust. Anfälle treten oft nachts auf. Sie bilden sich bis zum 16. LJ zurück.

Th. Sultiam.

Benigne partielle Epilepsie mit okzipitalen Spikes

4.–9. LJ. Sehr seltene Epilepsieform. Visuelle Anfallssymptome (visuelle Halluzinationen, Sehverlust). Postiktal migräneartige Kopfschmerzen.

Th. Sultiam.

Juvenile myoklonische Epilepsie (Impulsiv-Petit-Mal)

13.–20. LJ. Überwiegend symmetrische Myoklonien im Schultergürtel, besonders nach dem Aufwachen. Kombination mit tonischklonischen Anfällen.

Th. Valproat.

Juvenile Epilepsie mit tonisch-klonischen Anfällen

9–18. LJ. Vor allem nach dem Aufwachen (»Aufwach-Epilepsie«).

Th. Valproat.

Metabolische oder strukturell läsionale Ursachen für Epilepsie

Insbesondere **Sgl. und KK:** Epilepsien mit metabolischen Ursachen. Alle **Altersgruppen:** Strukturell läsionale Ursachen (z. B. Temporallappenepilepsie bei mesialer temporaler Sklerose). Die Anfallssymptomatik wird von der anatomischen Lokalisation der nicht immer nachweisbaren morphologischen Veränderungen bestimmt (▶ oben).

Th. Oxcarbazepin, Levetiracetam, Valproat, Lamotrigin, Topiramat, Zonisamid, Vigabatrin.

- **Anfallsklassifikation nach ILAE 2010**
  - **Generalisierte** Anfälle: tonisch-klonisch, Absence, myoklonisch, klonisch, tonisch, atonisch.
  - **Fokale** Anfälle.
  - **Nicht weiter klassifizierbar:** infantile Spasmen (»BNS-Anfälle«).

Differenzialdiagnose zu epileptischen Anfällen

- **Anoxische Anfälle:** Bei Bradykardie, Tachykardie, Herzstillstand, Blutdruckabfall.
- **Affektkrämpfe:** 4% der Kindern <5 J betroffen. Zugrunde liegend das Prinzip des Valsalva-Manövers. Die Diagnose ist i.d.R. durch die typische Anamnese zu stellen.
- **Reflexsynkopen (»blasse Affektkrämpfe«):** Manifestation meist ab 6–18 LMo, aber ausnahmsweise auch ab 1. LWo. Mit 5 LJ haben 85% der betroffenen Kinder ihre Reflexsynkopen ausgewachsen. Zugrunde liegendes Prinzip: Zerebrale Ischämie nach vagaler Asystolie. Die Diagnose ist i. d. R. durch die typische Anamnese zu stellen. Bulbusdruckversuch wegen möglicher Retinaschädigung obsolet.
- **Benigne paroxysmale Vertigo:** Auftreten meist im Alter von 1–5 J. Typische Anamnese: das Kind wird blass, gerät in Panik, versucht, sich festzuklammern oder legt sich hin. Kalorische Vestibularisprüfung oder Elektronystagmografie evtl. pathologisch. Pos. Familienanamnese (v. a. für Migräne). Spontane Rückbildung mit Ausgang der KK-Zeit.
- **Pavor nocturnus:** Auftreten zwischen 18 LMo und 5 LJ. Plötzliches Erwachen und Schreien. Nicht zu beruhigen. Scheint wach zu sein, erkennt aber niemanden und kann

sich nicht erinnern. Dauer: Minuten. Auftreten meist beim Wechsel vom tiefen zum leichten Schlaf.
- **Albträume:** Auftreten im REM-Schlaf.
- **Schlafwandeln:** Bei älteren Kindern und Jgl. Bei unvollständigem Aufwachen aus tiefen Schlafstadien. Nicht ansprechbar, keine Erinnerung.
- **Einschlafzuckungen.**
- **Narkolepsie:** Plötzliches, unwiderstehliches Schlafbedürfnis. Erweckbar.
- **Kataplexie:** Bei plötzlichem Erschrecken Verlust von Muskeltonus bei erhaltenem Bewusstsein. Meist im Einschlafen.
- **Hyperventilationssyndrom.**
- **Migräne** (▶ Kopfschmerzen).
- **Tics.**
- **Paroxysmale Choreoathetose:** Bei plötzlicher Bewegung Anfälle von dystonen Bewegungen.
- **Benigner paroxysmaler Tortikollis:** Im 1. LJ paroxysmal Tortikollis für Stunden mit Erbrechen. DD: Hirntumor.

Gelegenheitsanfälle

- Elektrolytentgleisung (z. B. Hypokalzämie, Toxikose).
- Fieber, Sepsis, Meningitis, Enzephalitis.
- Zerebrovaskuläre Ereignisse.
- Akute Enzephalopathie (z. B. Reye-Syndrom, hypertensive Krise).
- Metabolische Störung (z. B. Hypoglykämie, hereditäre Fruktoseintoleranz).
- Intoxikationen.
- Synkope (QT-Syndrom).
- Posttraumatisch nach SHT.
- Leber-, Nierenerkrankungen.

Medikamentöse Behandlung der Epilepsien

Grundsätzlich möglichst schrittweise Erhöhung der Medikamente. Medikamente, die bei Bedarf ggf. auch schnell eindosiert werden

Tab. 5.5 Medikamentenwahl nach wichtigen Epilepsie-Syndromen (Auswahl)

Epilepsie-Syndrome	Antiepileptika 1. Wahl
Idiopathisch-fokale Epilepsie (Rolando-Epilepsie)	STM
Symptomatische und kryptogene fokale Epilepsien mit elementar- und komplex-fokalen und sekundär generalisierten Grand-Mal-Anfällen	LTG, LEV, OXC, TPM, GBP, VPA
Generalisierte Epilepsien, idiopathische Absence-Epilepsien	VPA, ESM, LTG
Myoklonische Epilepsien, v. a. juvenile Myoklonusepilepsie	VPA, LTG, TPM
Besondere Epilepsie-Syndrome, West-Syndrom (BNS)	VGB, VPA, ACTH
Lennox-Gastaut-Syndrom (LGS)	VPA, LTG, TPM, RUF
Myoklonisch-astatische Epilepsie	VPA, ESM
Dravet-Syndrom	BR, TPM, VPA, STP

Nach Ernst u. Steinhoff (2009/2010).
Carbamazepin (CPZ), Clobazam (CBZ), Ethosuximid (ESM), Gabapentin (GBP), Kaliumbromid (BR), Lacosamid (LCM), Lamotrigin (LTG), Levetiracetam (LEV), Oxcarbamezin (OXC), Phenobarbital (PB), Phenytoin (PHT), Rufinamid (RUF), Stiripentol (STP), Sultiam (STM), Topiramat (TPM), Valproat (VPA), Vigabatrin (VGB), Zonisamid (ZNS).

können: Benzodiazepine, Valproat, Levetirecatam, Phenobarbital. Grundsätzlich sollte eine Monotherapie durchgeführt werden. Bei Therapieresistenz: Zunächst anderes antiepileptisches Medikament bis zum unteren therapeutischen Bereich aufdosieren, dann bisheriges Medikament langsam reduzieren. Bei Therapieresistenz Kombination von »synergistischen« Medikamenten versuchen.

Indikation zur Blutspiegeluntersuchung bei Therapieresistenz, V. a. Intoxikation, Status epilepticus, Begleitkrankheiten (Nephropathie) und Kombinationstherapie oder gleichzeitiger Behandlung mit anderen Medikamenten. Interpretationsfehler: Überbewertung des »therapeutischen Bereichs«, zeitlich nicht standardisierte Blutentnahme (am besten morgens vor Einnahme des Medikaments), Nichtbeachten des Fließgleichgewichts.

Medikamentenauswahl ◘ Tab. 5.5.

Zeitpunkt	Vorgehen
>2 min	Benzodiazepin rektal/oral/buccal/nasal
5 min	i.v.-Zugang legen
5–10 min	1. Gabe Benzodiazepin i.v. Intensivstation anmelden
10–15 min	2. Gabe Benzodiazepin i.v. Diagnose überprüfen Weiteres Medikament festlegen (Indikationen/Kontraindikationen):
15–60 min	Phenobarbital i.v. *oder* Phenytoin i.v. *oder* Valproat i.v. *oder* Levetiracetam i.v.
> 60 min	Narkoseeinleitung Midazolam DTI *oder* Propofol *oder* Thiopental

Abb. 5.1 Medikamentöse Intervention bei akuten Krampfanfällen >2 min Dauer

Akuter Krampfanfall

- **Keine Therapie bei einem einzelnen epileptischen Anfall mit Anfallsdauer von <2 min**
  - Deshalb **erste Maßnahme: Blick auf die Uhr.**
  - Weiche Kopfunterlage.
  - ABC-Richtlinien: Atemwege frei? Spontanatmung ausreichend? Kreislauf stabil? Abwarten bis zum spontanen Sistieren des Anfalls.
  - Stabile Seitenlagerung, wenn möglich.
  - Kein Zungenkeil (Verletzungsgefahr).
  - Nicht versuchen, den Pat. zu fixieren.

- **Hypoglykämie?**
  - Glukose kapillär messen oder, falls Glukosemessung unmöglich: Glukose 20% 2,5 ml/kg oder Glukose 10% 5 ml/kg i.v.

Epilepsie

■ Medikamentöse Intervention >2 min Dauer
◘ Abb. 5.1.

Ohne i.v.-Zugang:
- **Diazepam:** <15 kg: Diazepam Rectiole à 5 mg.
  — >15 kg: Diazepam Rectiole à 10 mg. — Kann einmal wiederholt werden. — Tube in komprimiertem Zustand zurückziehen, Pobacken zukneifen.
- Alternativ: **Lorazepam** = Tavor® Expidet 0,05–0,1 mg/kg sublingual. — <20 kg: 1 mg Lorazepam sublingual. — >20 kg: 2,5 mg Lorazepam sublingual.
- Alternativ: **Midazolam:** — i.v. Lsg. (am besten die 5 mg/ml-Lsg.): 0,2–0,4 mg/kg für intranasale Anwendung »mucosal atomization device« = MAD verwenden, ▶ Tab. 24.1: Analgosedierung (intranasal). — Buccolam® Lsg. zur Anwendung in der Mundhöhle. — Vorgefüllte Applikationsspritze für Zubereitungen enthält 2,5/5/7,5/10 mg Midazolam in 2 ml Lsg. — In der Klinik: 3–6 LMo: 2,5 mg; 6. LMo–1. LJ: 2,5 mg; 1. LJ–5. LJ: 5 mg; 5. LJ–10. LJ: 7,5 mg; 10. LJ–18. LJ: 10 mg.

Mit i.v. Zugang:
- **Midazolam** 0,1 mg/kg langsam (<2 mg/min) i.v. Ggf. nach 5 min wiederholen, ggf. DT 0,1–0,4 mg/kg/h (**Cave:** Atemdepression).
- Alternativ: **Lorazepam** 0,1 mg/kg langsam (<2 mg/min) i.v. Ggf. nach 5 min wiederholen, muss gekühlt gelagert werden.
- Alternativ: **Diazepam:** 0,25(–1) mg/kg/ED i.v. [= 0,04 (–0,2) ml/kg].
  Ggf. nach 5 min wiederholen.
  Kurze antiepileptische Wirkdauer, hohe Rezidivrate (nicht schneller als 2 mg/min wegen Atemdepression).
- Diazepam und Midazolam durch Flumazenil antagonisierbar: 5 μg/kg 1 × i.v., evtl. wiederholen alle 60 s bis max. 40 μg/kg (max. 2 mg), dann evtl. 2–10 μg/kg/h i.v.

i.v.-Zugang mit Blutentnahme (▶ oben):
- Glukosehaltige Infusion (ohne Labor an hypoglykämischen Krampfanfall denken!).

- Evtl. Ausgleich einer Azidose.
- Evtl. Temperatur senken.

- **Weitere diagnostische Maßnahmen (▶ Diagnostik beim 1. epileptischen Anfall)**
  - Genaue Anamnese und körperliche Untersuchung.
  - LP bei jedem febrilen Krampfanfall (insbesondere beim 1. Krampfanfall). **Cave:** Zuvor Ausschluss Hirndruck.
  - Bei V. a. Hirndruck Notfall-CCT/MRT.
  - EEG.

Status epilepticus (Intensivstation)

Def. Lebensbedrohlicher Zustand mit Krampfaktivität über >30 min, ohne dass der Pat. zu Bewusstsein kommt, oder mit dichter Folge von Anfällen und Bewusstseinstrübung im Intervall. Seltener nicht konvulsiver Status epilepticus (z. B. bei Lennox-Gastaut-Syndrom und Absence-Epilepsie) und partieller Status epilepticus (z. B. Epilepsia partialis continua Kojewnikow).

Th. Bei **Erfolglosigkeit** mit max. 2 Gaben **Benzodiazepinen nach 15–60 min:**
- **Phenytoin:** 15–20 mg/kg über 10 min, DT 0,5–1 mg/kg/min, dann (5–)10 mg/kg/d in 2 ED. **Cave:** RR-Abfall. Kontraindikation: SA- und AV-Block, Porphyrie. Kubitale Vene oder größer.
- Oder **Phenobarbital:** 15 mg/kg/ED i.v. über 10 min (<100 mg/min). Evtl. nach Wirkung nachgeben (in 30 min 5–20 mg/kg). Wiederholung bei Effekt. **Cave:** Atemdepression.
- Oder **Valproat:** 20 mg/kg i.v. (<5 mg/kg/min), besonders bei Absence-Status.
- Oder **Levetiracetam:** 20 mg/kg i.v. (<5 mg/kg/min); i.v. Dosis in mind. 100 ml lösen, über 15 min i.v. NW: akute psychiatrische Auffälligkeiten.

Epilepsie

Bei **Erfolglosigkeit und >60 min:**

- **Narkoseeinleitung, Cave:** Intubation und Beatmung erforderlich.
- Oder **Midazolam** DT 0,1–0,2 mg/kg/h.
- Oder **Thiopental:** 2–5 mg/kg als ED i.v., dann DT 2–5 (max.10) mg/kg/h.

Hirnödemtherapie bei nicht durchbrechbarem Status (Intensivstation)

- Lagerung (Oberkörperhochlagerung ca. 30°, Kopf in Mittelstellung).
- Dexamethason 1 mg/kg/d in 4 ED i.v.
- Flüssigkeitsbilanzierung, Osmotherapie mit Mannitol 0,25–0,5 g/kg ED, 3–6 ED/d, oder Furosemid 1 mg/kg ED, 4–6 ED/d i.v.
- Beatmung: Leichte Hyperventilation, ggf. Thiopental, RR stabilisieren, evtl. epidurale Messsonde.

Status epilepticus beim Neugeborenen

- Immer Intensivstation.
- Nahrung absetzen, ggf. Magen absaugen (Aspirationsgefahr).
- Nur wenn kein i.v. Zugang: 1/2 Diazepam-Rectiole à 5 mg (**Cave:** Diazepam hat kurze Wirkung, lange HWZ, bewirkt lange Atemdepression, verdrängt Bilirubin aus Albuminbindung).
- Bei Hypoglykämie 3–4 ml/kg Glukose 10%, dann DT 8–16 mg/kg/min.
- Bei Hypokalzämie 2 ml/kg Ca-Glukonat 10% über 10 min i.v.
- Bei Hypomagnesiämie 0,15 ml/kg Magnesiumsulfat 10% über 10 min i.v.
- Phenobarbital 10 mg/kg über 5 min i.v. Evtl. nach 30 min wiederholen. Erhaltungsdosis 3–5 mg/kg/d (Blutspiegelkontrollen!).

- Bei Erfolglosigkeit: Midazolam 0,1 mg/kg, evtl. 0,2–0,3 (–0,5) mg/kg i.v., alle 4–6 h wiederholen.
- Bei Erfolglosigkeit: Phenytoin: 15–20 mg/kg über 20 min (0,5–1 mg/kg/min), dann (5–) 10 mg/kg/d.
- Bei unauffälliger Anamnese und nicht offensichtlich symptomatischen Anfällen: Pyridoxin 100–300 mg i.v.; ggf. auch Pyridoxalphosphat und Folinsäure.
- Evtl. Lorazepam 0,05–0,1 mg/kg (max. 5 mg) über 1–2 min; evtl. wiederholen.

Erbrechen

Diagnostisches Vorgehen

▶ auch Bauchschmerzen.

- **Anamnese,** u. a. Art des Erbrechens (schlaff, projektil, Farbe, Geruch, Galle- oder Blutbeimengung), Zeitpunkt des ersten Auftretens (Alter), Durchfall, Appetit, Fieber, Infekt in der Familie, Zusammenhang mit Nahrungsmittelaufnahme (Nahrungsmittelanamnese, zeitlicher Zusammenhang), Medikamenteneinnahme, Vorerkrankungen. **Alarmzeichen:** Nüchternerbrechen, galliges oder blutiges Erbrechen, Gewichtsabnahme/-stillstand, Veränderung der Bewusstseinslage (vor/nach Beginn des Erbrechens).
- **Klin. Untersuchung,** u. a. Bewusstseinslage, Atmung (vertieft? Acetongeruch), Ernährungszustand, Dehydratation, eingefallenes oder geblähtes Abdomen, Peristaltik sichtbar, Druckschmerz, Darmgeräusche, Abwehrspannung, Skybala, Leber-/Milzgröße, LK-Schwellung, Inspektion Leiste/Skrotum, Pulmo (Unterlappenpneumonie), HNO, neurologische und rektale Untersuchung.
- **Urin** (Status, Mikroskopie, Glukose, Ketonkörper).
- Je nach Klinik **Labordiagnostik:** — Basislabor: BGA, BB mit Diff-BB, CRP, Elektrolyte. — Erweitertes Labor je nach Alter und Klinik. — Wenn bewusstseinsgetrübt, auffällige BGA (Azidose) oder fehlende klin. Besserung nach Rehydrierung an Stoffwechseldefekt denken: bei V. a. Stoffwechseldefekt/Bewusstseinsstörung: NH_3, Amino-

säuren im Plasma, Laktat, Acylcarnitine, Urin (Aminosäuren, organische Säuren und Orotsäure). ➡ Plasma und Urin aus Krise asservieren.
- Evtl. **Stuhldiagnostik** (▶ Diarrhö, ▶ Malabsorptionssyndrome).
- Evtl. **Sonografie Abdomen** (möglichst mit gefüllter Blase), **Rö Abdomen** in 2 Ebenen (Luftverteilung?), Rö-Kontrastuntersuchung.
- Evtl. **chirurgisches Konsil** bei V. a. Appendizitis, Peritonitis, Invagination, mechanischen Ileus, Hodentorsion etc.
- Evtl. **ÖGD** bei Bluterbrechen und chron. Erbrechen.

Differenzialdiagnosen

Beim Neugeborenen/Säugling

DD. Zum Beispiel:
- GÖR, Hiatushernie.
- Infektionen: u. a. Sepsis, Meningitis, HWI, Gastroenteritis, NEC, Otitis, Pertussis.
- Funktionelle Störungen: Überfütterung, falsche Fütterungstechnik.
- Intoxikation, Medikamente.
- Obstruktionen (galliges Erbrechen, sichtbare Peristaltik, abdominale Distension): intestinale Atresie, NEC, Malrotation/Volvulus, inkarzerierte Leistenhernie, Pylorusstenose, M. Hirschsprung, Mekoniumileus.
- Kuhmilchproteinintoleranz, Nahrungsmittelallergien.
- Neurologische Störungen/Erkrankungen: Hirnblutung, Hydrozephalus, Kernikterus, Meningitis, ZNS-Tumor, hypertensive Krise.
- Metabolische Erkrankungen: Organazidurien/Harnstoffzyklusdefekte, Niereninsuffizienz, AGS, Hypoglykämie etc.
- Hodentorsion.

▪▪ Duodenalatresie oder Ileumatresie

Galliges Erbrechen. Rö: »double-bubble-sign«: 2 luftgefüllte Blasen: Magen und prästenotisches Duodenum.

Pylorushypertrophie
Alter 3–8 LWo.

Sy. Unmittelbar nach dem Essen schwallartiges Erbrechen. Anschließend möchte das Kind sofort wieder essen, da es Hunger hat. **Cave:** Gewichtsabnahme, Dehydratation, Elektrolyte!

Dg. Trinkversuch, evtl. Pylorus als Resistenz tastbar, peristaltische Wellen. Beweisend: Sonografie Pylorus (nüchtern, bei Untersuchung Tee trinken lassen). Elektrolytbestimmung und BGA (hypochlorämische, hypokaliämische Alkalose), DD AGS (▶ Endokrinologie – Adrenogenitales Syndrom).

Th. Pyloromyotomie nach Weber-Ramstaedt nach parenteraler Rehydrierung und Elektrolytsubstitution.

Invagination
Alter v. a. 6.–12. LMo.

Def. Einstülpung eines proximalen Darmsegments in den angrenzenden distalen Darmanteil, am häufigsten im Bereich des terminalen Ileums oder der Ileozäkalklappe mit Invagination des Ileums in das Colon ascendens.

Sy. Heftige kolikartige Bauchschmerzen mit beschwerdearmen oder beschwerdefreien Intervallen, Erbrechen, Dehydratation, Fieber, blutiger Schleim im Stuhl (himbeergeleeartig), evtl. abdominaler Tumor tastbar, Schock (Schmerzattacken gehen nicht selten mit Kollapszuständen einher, bei verspäteter Diagnose progredienter Schock). **Cave:** Wechselnde und atypische Symptomatik.

Dg. Körperliche Untersuchung (tastbare Walze?). Sonografie Abdomen: Kokarde. Rö-Leeraufnahme: Spiegelbildung und distendierte prästenotische bzw. relativ luftleere Darmschlingen distal des Invaginats.

Erbrechen

Th. Zur Lösung sonografisch gesteuerter oder Rö-Kontrasteinlauf (nicht bei Schock oder Peritonitis). Ist Einlauf neg. oder kontraindiziert (Perforation), chirurgische Intervention. **Cave:** Nach >24 h Gefahr der gangränösen Peritonitis.

■ ■ M. Hirschsprung

Def. Fehlen der Ganglienzellen des Plexus myentericus und Plexus submucosus. Betroffen ist immer das Rektum, Ausdehnung nach proximal aber variabel. Fehlende Peristaltik und Engstellung in den betroffenen Abschnitten.

Sy. Meist in den ersten Lebenstagen; verspäteter Mekoniumabgang, Abdomen gebläht, schlechtes Trinkverhalten, Erbrechen. Wird die Diagnose später gestellt, liegt meist ein kurzes aganglionäres Segment vor. Kinder neigen bereits als NG zu Obstipation und Gedeihstörung.

Dg. Manometrie, Rektumsaugbiopsien, Kontrasteinlauf.

Th. OP mit Entfernung des aganglionären Anteils.

■ ■ Gastroösophagealer Reflux (GÖR)

Def. Unwillkürliches Zurückfließen von Mageninhalt in die Speiseröhre. GÖR = physiologisch, GÖR + weitere Symptome (z. B. Schmerzen, Gedeihstörung, Dysphagie) oder Ösophagitis = gastroösophageale Refluxkrankheit (GÖRK).

Ko. Gedeihstörung, Refluxösophagitis, Eisenmangelanämie, Ulzerationen im distalen Ösophagus, Aspirationen, Sodbrennen.

Dg. pH-Metrie, Gastroskopie (Ösophagitis? Kardiaschluss?), evtl. Breischluck unter Durchleuchtung.

Th. Probatorisch 2 Wo kuhmilchproteinfreie Ernährung; falls keine Besserung: weitere Diagnostik. Keine probatorische Gabe von PPI, nur nach Sicherung der Diagnose durch Endoskopie (z. B. Omeprazol, Esomeprazol).

Bei älteren Kindern

DD. Zum Beispiel:
- **Infektiös:** u. a. Gastroenteritis, Meningitis, Pyelonephritis, Otitis, Pneumonie, Appendizitis.
- **Gastrointestinal:** Akutes Abdomen, Nahrungsmittelallergie, Kuhmilchproteinintoleranz, Zöliakie, anatomische Hindernisse, Ulkus, gastroösophageale Refluxkrankheit, Invagination, DIOS (distales intestinales Obstruktionssyndrom bei CF), Volvulus, Magenentleerungsstörung, Achalasie, Bridenileus, Gastroparese, Gastroenteritis, Pankreatitis.
- **Medikamentös-toxisch:** Vergiftungen, Medikamente.
- **Metabolisch:** Diabetische Ketoazidose, Organazidurien, Harnstoffzyklusdefekte, Störung des Fettsäurestoffwechsels, Hyperkalzämie.
- **Kardial:** paroxysmale Tachykardie, Myokarditis, hypertensive Krise.
- **Zerebral:** Meningitis, Enzephalopathie, Botulismus, Tumor, Migräne, Reisekrankheit, Hydrozephalus, Hirndruckerhöhung.
- **DD blutiges Erbrechen:** Nasenbluten, Ösophagitis, Ulcus ventriculi, Ösophagusvarizen (▶ Gastrointestinale Blutung).
- **Sonstiges:** »Münchhausen by proxy«, Schwangerschaft, psychogene Ursache/Bulämie, Hodentorsion, Rumination, Anaphylaxie, zyklisches Erbrechen.

Th. Bei akuter Gastroenteritis: Symptomatische Therapie, ggf. orale Rehydratation (▶ Diarrhö – akut, ▶ Elektrolyt- und Wasserhaushalt). Die orale Rehydratation, ggf. per Sonde, ist der parenteralen Rehydratation vorzuziehen.

Therapie der zugrunde liegenden Erkrankung (Korrektur von Elektrolytentgleisungen, Säure-Basen-Haushalt). **Keine** allgemeine Empfehlung zu Antiemetika bei akuter Gastroenteritis.

Stationäre Aufnahme je nach klin. Zustand und Trinkversuch.

Ernährung gesunder Säuglinge

Stillen ist die beste Option für Mutter und Kind

- Die Zusammensetzung der MM ist an die kindlichen Bedürfnisse angepasst und liefert dem Baby die für Wachstum und gesunde Entwicklung wichtigen Nährstoffe.
- MM ist hygienisch einwandfrei und richtig temperiert, praktisch, weil immer verfügbar, und kostet nichts.
- Stillen reduziert das kindliche Risiko für akute Gastroenteritis, Otitis media, späteres atopisches Ekzem und Übergewicht.
- Stillen kann bei der Mutter die Uterusrückbildung und Gewichtsnormalisierung nach Geburt fördern und zur Risikominderung für Mamma- und Ovarialkarzinom beitragen.
- Im 1. Lebenshalbjahr sollten Sgl. möglichst gestillt werden, mind. bis zum Beginn des 5. LMo ausschließlich. Auch Teilstillen ist wertvoll. Auch nach Einführung der Beikost – spätestens mit Beginn des 2. Lebenshalbjahrs – sollten Sgl. weiter gestillt werden. Die Stilldauer bestimmen Mutter und Kind.
- Müttern sollte unmittelbar nach der Geburt Hautkontakt mit ihrem Baby ermöglicht werden. Das erste Anlegen an der Brust sollte innerhalb der ersten 2 h nach Geburt mit Unterstützung und Anleitung erfolgen.
- Die Stillhäufigkeit richtet sich nach dem Bedarf des Kindes: Zeitpunkt und Dauer bestimmt das Kind. In den ersten LWo wird die Mehrzahl der Kinder 10–12× in 24 h angelegt. In besonderen Situationen kann es notwendig sein, das Kind zu einer Stillmahlzeit zu wecken.

> **Säuglinge bekommen genügend Nahrung, wenn die wöchentliche Gewichtszunahme im 1. Halbjahr ca. 150–200 g und im 2. Halbjahr ca. 100 g beträgt.**

- Stillende Frauen sollten nicht rauchen und Alkohol meiden → Pragmatische Empfehlung für Raucherinnen: nicht mehr als 1 Zigarette nach (!) der Stillmahlzeit. Einschränkungen der Ernährung sind nicht notwendig. Bei

Medikamenteneinnahme ist Vereinbarkeit mit dem Stillen zu prüfen.

> **Alle Säuglinge brauchen im 1. LJ Nährstoffsupplemente.**

- Jeder Säugling (gestillt oder flaschenernährt) erhält: 3 × 2 mg Vitamin-K-Tr. bei den Vorsorgeuntersuchungen U1, U2 und U3 (Frühgeborene, kranke Sgl. mit ungesicherter Resorption: 100–200 µg Vitamin K i.m. oder s.c.).
- 1 Tbl./d mit 400–500 IE Vitamin D + 0,25 mg Fluorid ab der 2. LWo bis zum 2. erlebten Frühsommer (stärkere UV-Bestrahlung fördert Vitamin-D-Eigensynthese), z. B. Zymafluor D® 500/1000 Tbl., D-Fluoretten® 500/1000 Tbl., Fluor-Vigantoletten® 500/1000 Tbl. Bei hohem Fluoridgehalt >0,3 mg/l im Trinkwasser (in D selten) nur Vitamin D, kein Fluorid.

> **Nicht gestillte Kinder können sicher mit der Flasche ernährt werden.**

Flaschennahrung

- Wenn nicht oder nicht voll gestillt wird, Ersatz durch industriell hergestellte Sgl.-Nahrung. Meist wird bis zum 10. LT ca. 500–600 ml gegeben, ab der 3. LWo ca. 130–180 ml/kg/d.
- Anfangsnahrungen (»Pre«- oder »1«-Nahrungen) sind zur Fütterung von Geburt an für das gesamte 1. LJ geeignet. Sie können nach Bedarf des Kindes gefüttert werden. Folgenahrung (»2«-Nahrung) sollen frühestens mit Beginn der Beikostfütterung eingeführt werden.
- Zur Wirkung von Probiotika (milchsäurebildende Bakterien) und Präbiotika (nicht verdauliche Kohlenhydrate), die gesundheitsfördernde Effekte auf das Kind ausüben sollen, liegen widersprüchliche Ergebnisse vor. Vorteile der Zugabe von Pro- und Präbiotika zu Sgl.-Nahrungen sind derzeit nicht eindeutig gesichert.
- Sgl.-Milchnahrung soll nicht aus Milch oder anderen Rohstoffen selbst hergestellt werden.
- Nicht oder nicht voll gestillte Sgl., deren Eltern oder Geschwister von einer Allergie betroffen sind, sollten in

Ernährung gesunder Säuglinge

den ersten 6 LMo eine HA-Säuglingsnahrung (hypoallergene Nahrung) erhalten, mind. bis zum Beginn des 5. LMo. Säuglingsnahrungen auf der Basis von Sojaeiweiß, Ziegen-, Stuten- u. a. Tiermilch sind nicht zur Allergievorbeugung geeignet.

- Die bevorzugten Standardflaschennahrungen sind Säuglingsnahrungen auf Basis von Kuhmilch (Sgl.-Milchnahrungen). Soja-Säuglingsnahrung wird bei Galaktosämie und sehr seltener hereditärer Laktoseintoleranz ab Geburt eingesetzt, sie kann aus weltanschaulichen Gründen (Veganer, koschere Ernährung) und ab dem 2. Lebenshalbjahr bei Kuhmilchallergie eingesetzt werden.
- Zur Therapie einer Kuhmilchallergie werden Sgl.-Nahrungen mit starken Eiweißhydrolysaten (oder bei deren Unverträglichkeit die deutlich teureren Aminosäuremischungen) eingesetzt, die bei gegebener medizinischer Indikation rezeptiert werden können.
- Sog. »Antirefluxnahrungen« (AR) können bei Gedeihstörung durch starkes Erbrechen eingesetzt werden, bei einfachem Spucken sind sie nicht indiziert. Sog. »Heilnahrungen« sind nicht indiziert.
- Zum Schutz des Stillens haben WHO, europäisches und deutsches Recht strenge Werbebeschränkungen erlassen, die jedoch von Herstellern in Deutschland immer wieder übertreten werden und deshalb von Pädiatern konsequent verteidigt werden sollten: Keine Abgaben von Nahrungsproben/Flaschen/Werbebroschüren an Familien, keine Idealisierung oder Annäherung an das Stillen (»ähnlich wie MM«), keine Direktwerbung über Anzeigen/TV an Eltern.

- **Zubereitung der Flaschennahrung**
  - Sgl.-Milchnahrung muss immer frisch vor der Mahlzeit zubereitet werden. Zubereitete, aber nicht getrunkene Sgl.-Milchnahrung wird verworfen und nicht für die nächste Mahlzeit aufbewahrt und aufgewärmt.
  - Zur Zubereitung von Sgl.-Milchnahrung aus Pulver wird frisches Trinkwasser (Leitungswasser) verwendet. Dazu das Wasser vorher ablaufen lassen, bis kaltes Wasser aus

der Leitung fließt. Von der Verwendung von Wasserfiltern wird abgeraten. Das Wasser sollte für die Zubereitung der Säuglingsmilch auf 30–40°C erwärmt werden. Es soll kein Trinkwasser aus Bleileitungen (viele Altbauten) verwendet werden, Trinkwasser aus Hausbrunnen nur nach Prüfung der Wasserqualität → ggf. abgepacktes Wasser verwenden, das »für die Zubereitung von Säuglingsnahrung geeignet« ist.
- Flaschen und Sauger werden nach jeder Mahlzeit gründlich gespült und sorgfältig gereinigt. Gummisauger sollten gelegentlich ausgekocht werden (bei Silikonsaugern nicht erforderlich).

Beikost

- Beikost soll frühestens mit Beginn des 5. LMo und nicht später als zu Beginn des 7. LMo eingeführt werden. Auch nach der Einführung der Beikost kann und soll weiter gestillt werden.
- Als erster Brei kann ein Gemüse-Kartoffel-Fleisch-Brei gegeben werden. Zunächst kann 1 Löffel vor dem Stillen angeboten werden, die Menge kann allmählich gesteigert werden. Nicht selten muss der Brei über 8–10 d angeboten werden, bis das Kind ihn wirklich mag. Im Abstand von ca. 1 Mo kann ein Milch-Getreide-Brei und ein Getreide-Obst-Brei gegeben werden.
- Kleine Mengen Gluten (kleine Mengen Keks, Brot, Nudeln oder Getreidebrei) sollten möglichst noch während der Stillzeit eingeführt werden, da dies das Zöliakierisiko um die Hälfte reduzieren kann. Ein Meiden oder spätes Einführung von häufig allergieauslösenden Lebensmitteln (z. B. Ei, Fisch, Getreide) hat keinerlei Nutzen für die Allergieprävention und wird nicht empfohlen.
- Brei wird bei gesundem Sgl. nur mit dem Löffel gefüttert. Trinkbrei, Trinkmahlzeiten u. Ä. sollen nicht verwendet werden.
- Beikost für den Sgl. kann selbst gekocht oder fertig gekauft werden – beides hat Vorteile.

- Ab dem 10.–12. LMo kann die Ernährung des Sgl. allmählich in die KK-Kost übergehen. Das Kind kann mehr und mehr am Familienessen teilnehmen. Die Mahlzeiten sollen für das Kind nicht gesalzen werden.

Getränke im 1. Lebensjahr

- Im 1. LJ sollte keine Trinkmilch (Kuhmilch) als Getränk gegeben werden, kleine Mengen (bis 200 ml/d zur Breizubereitung) sind akzeptabel.
- Erst wenn der 3. Beikostbrei eingeführt ist, braucht das Baby zusätzliche Flüssigkeit (Trinkwasser oder ungesüßter Kräuter-/Früchtetee), bevorzugt aus Becher oder Tasse.

❗ Cave
Dauernuckeln und die »Flasche zum Einschlafen« sind unbedingt zu vermeiden, da hierdurch das Risiko für eine gestörte Zahngesundheit stark erhöht wird.

Erysipel

Def. Akute Hautinfektion mit β-hämolysierenden Streptokokken der Gruppe A, ausgehend von kleinen Verletzungen, die sich innerhalb von Stunden ausbreiten. Auslöser kann auch S. aureus sein.

Sy. Reduzierter AZ, Fieber, rasch fortschreitende, überwärmte, schmerzhafte Rötung und Schwellung. Erythem unregelmäßig, aber scharf begrenzt. Lymphangitis, Lymphadenitis. Beginn als geringgradige Läsion. Kontagiosität gering.

Dg. Leukozytose, CRP ↑, Eosinophilie, Abstrich.

DD. Phlegmone, nekrotisierende Fasziitis, Erysipeloid.

Th.
- Bei leichten Formen lokale Behandlung mit **antiseptischer Lsg.** ausreichend, z. B. Chlorhexidin- oder Octenidin-Lsg. (z. B. Octenisept® Wunddesinfektion Lsg.).

- **Antibiotikahaltige Salben** bzw. Cremes sind wirksamer als Plazebo, fördern aber Resistenzbildung.
- **Oral-Penicillin:** Penicillin V 100.000 IE/kg/d in 2–3 ED für 10 d; Jgl. + Erw.: 1,5–3 Mio. E/d in 2–3 ED (max. 6 Mio. E/d).

❗ Cave
In 20–30% bakteriologisches Versagen unter Penicillin durch: mangelnde Compliance, zu niedrige Antibiotikumkonzentration am Ort der Infektion, zu niedrige Dosierung, zunehmende Toleranz, Fehldiagnose.

❯ Aufklärung der Eltern über Dauer der Therapie. Pat. sollte nach 24–48 h beschwerdefrei sein.

Alternativen bei Therapieversagen (keine Entfieberung nach 48 h), unzureichender Compliance und/oder Penicillinresistenz:
- Cefuroximaxetil 20–30 mg/kg/d in 2 ED; Jgl. und Erw. 0,5–1 g/d in 2 ED über 10 d p.o.
- Cefaclor: 50–100 mg/kg/d in 2–3 ED; Jgl. und Erw. 1,5–4 g/d in 3 ED.

Alternativen bei Allergie gegen Penicilline und/oder Cephalosporine: Erythromycin bzw. Makrolide (Clarithromycin, Azithromycin).

Prognose
Ausgeprägte Rezidivneigung.

Exanthematische Erkrankungen

Arzneimittelexanthem

Lokalisation: Bei Kindern meist generalisiert, bei Jgl. auch lokalisiert. **Morphe:** Masernähnlich bis großfleckig, dann polyzyklisch oder konfluierend, mit kokardenförmigen zentral lividen Effloreszenzen. **Verlauf:** Je nach Auslöser innerhalb von Stunden bis wenigen Wo abklingend.

Erythema exsudativum multiforme

Ät. Akute entzündliche Reaktion der Haut oder Schleimhaut mit typischen kokardenförmigen Läsionen. Auftreten häufig 1–2 Wo nach einer Infektion. Rezidive sind häufig. Auslöser: Viren (z. B. HSV), Bakterien (z. B. Streptokokken, Mykoplasmen), Medikamente, onkologische Erkrankungen. Häufig ist keine Ursache eruierbar.

Sy. Plötzlich auftretende, kokardenförmige Effloreszenzen mit zentraler Papel oder Blase auf rundem Erythem mit 2–3 konzentrischen Ringen. Effloreszenzen können konfluieren.
Minor-Form: Befall v. a. an Handrücken und Streckseiten der Arme, rezidivieren häufig im Frühjahr und Herbst, fehlende oder schwache Blasenbildung.
Major-Form: Deutliche Beeinträchtigung des AZ, häufig Fieber. Blasen/Ulzera auch an den Schleimhäuten. Typische Hautherde mit ausgeprägter mittiger Blasenbildung.
Schwerste Verlaufsform: Stevens-Johnson-Syndrom. Abheilung nach 2–3 Wo mit Pigmentverschiebung, evtl. auch Narbenbildung.

Dg. Klinik.

Th. Behandlung der Grunderkrankung.
Leichter Befall:
- Kortikoidhaltige Creme (z. B. Hydrocortison 0,5% oder 1% Creme).
- Lokale Desinfektion z. B. Octenidin-Lsg. (z. B. Octenisept® Lsg.).
- Mundspülung z. B. Dexpanthenol (Bepanthen® Lsg. oder Glandomed® Lsg.).

Schwere Form: Stationäre Aufnahme, systemische Gabe von Glukokortikoiden, Intensivpflege.

Erythema nodosum

Sy. Akuter entzündlicher Prozess der Subkutis mit Beteiligung von Kapillaren und Knötchenbildung. Schmerzhafte, kutan-subkutan liegende, flache, rote Knoten als allergische Reaktion Typ III auf virale oder bakterielle Infektionen (z. B. Streptokokken, Meningokokken, Yersinien, Mykobakterien), Sarkoidose, M. Crohn, Colitis ulcerosa, rheumatisches Fieber, Medikamente. Knötchen treten v. a. an den Unterschenkelstreckseiten, Knien, Fußgelenken und seltener Armen auf. Effloreszenzen können sich mit der Zeit bräunlich verfärben (Abbau von Hämoglobin). Häufig Fieber, Gelenk- und Kopfschmerzen. BSG ↑, meist Leukozytose mit Linksverschiebung.

Th. Th. der Grunderkrankung, Bettruhe, kortikoidhaltige Creme (z. B. Hydrokortison 0,5% oder 1% Creme), feuchte Umschläge.

Erythema infectiosum (Ringelröteln)

Ät. Parvovirus B19.

Sy. **Exanthematische Erkrankungen: Lokalisation:** Schmetterlingsförmiges Wangenerythem mit perioraler Blässe, dann generalisiert am Stamm und Extremitäten, bevorzugt Oberarmstreck-, Unterarmbeugeseiten. **Morphe:** Bis zu münzgroße, ringförmige, teils miteinander verbundene, landkartenähnliche, juckende Figuren mit zentraler Abblassung. **Verlauf:** Oft relativ flüchtig. Typisch ist periodisches Abblassen und Neuentstehen, klingt innerhalb weniger Tage (10–12 d) ab.

Ko. Aplastische Krisen bei chron. hämolytischen Anämien, Arthritiden, während SS: Hydrops fetalis mit nachfolgendem Fruchttod → bei Kontakt zu Schwangeren: Vorstellung in der Gynäkologie zum nächstmöglichen Termin.

Th. Symptomatisch. Bei Juckreiz: Schüttelmixturen und Antihistaminika. Exanthem nicht mehr ansteckend.

Exanthema subitum (Dreitagesfieber)

Ät. HHV 6.

Sy. Meist im Alter von 6–24 LMo. Beginn oft dramatisch mit hohem Fieber (evtl. Fieberkrampf) bei fehlenden oder wenig ausgeprägten katarrhalischen Symptomen (typisch: Keine Ursache für die hohe Temperatur zu finden!). Auftreten des Exanthems mit oder kurz nach Entfieberung nach etwa 3–4 d.
Labor: Leukozytose mit Granulozytose ohne Linksverschiebung. Geht nach Beginn des Exanthems in Leukopenie mit hoher relativer Lymphozytose (bis >90%) über.
Exanthematische Erkrankungen: Lokalisation: Rumpf, dann Ausbreitung auf die Extremitäten. **Morphe:** Feinfleckig (Röteln-ähnlich), oft nur diskret gerötet. **Verlauf:** Sehr flüchtig, manchmal nur wenige Stunden (bis 3 d) sichtbar.

Th. Fiebersenkung, ausreichende Flüssigkeitszufuhr.

Kawasaki-Syndrom

▶ auch Kawasaki-Syndrom (mukokutanes Lymphknotensyndrom).
Exanthematische Erkrankungen: Lokalisation: Generalisiert, besonders intensive Rötung der Handinnenflächen, auch Fußsohlen. **Morphe:** Makulopapulös, polymorph, relativ uncharakteristisch. **Verlauf:** Andauerndes hohes Fieber, Konjunktivitis, in der 2. Krankheitswoche Schuppung an Fingern und Zehen.

Masern

▶ auch Hautausschläge und Kinderkrankheiten.
Exanthematische Erkrankungen: Lokalisation: Generalisiert, beginnend hinter den Ohren, dann zentrifugal über Stamm und Extremitäten ausbreitend, Konjunktivitis, Koplik-Flecken (weiße kalkspritzerartige Papeln auf hochroter Wangenschleimhaut). **Morphe:** Stark gerötete, etwas unregelmäßig geformte bis ca. 1 cm große auch konfluierende Makulae, selten hämorrhagisch. **Verlauf:** Zweiphasiger

Pfeiffer'sches Drüsenfieber

▶ auch Hautausschläge und Kinderkrankheiten.
Exanthematische Erkrankungen: Lokalisation: Generalisierte, meist schnelle Ausbreitung ohne charakteristischen Beginn. **Morphe:** Masern- oder rötelnähnlich. Ausgeprägte rote Flecken, gelegentlich mit lividem Zentrum, besonders bei begleitendem Arzneimittelexanthem (**Cave:** Amoxicillin). **Verlauf** (Exanthem nur bei 15%!): Oft gleichzeitig Juckreiz, oft zögerlich abklingend.

Pityriasis rosea

Ät. V. a. Virusinfektion.

Sy. **Exanthematische Erkrankungen: Lokalisation:** Bevorzugt am Stamm, beginnt mit einem größeren Primärherd (Primärmedaillon). **Morphe:** Blassrote, ovale, etwa münzgroße Herde mit randständiger, feiner Schuppenkrause, zum Zentrum abblassend. **Verlauf:** Verschwindet nach einigen Wo (6–8) spontan. Es besteht meist kein Krankheitsgefühl.

Th. Evtl. Lotio alba oder topisches Steroid. Nur bei stärkerem Juckreiz Antihistaminikum p.o.

Röteln

▶ auch Hautausschläge und Kinderkrankheiten.
Exanthematische Erkrankungen: Lokalisation: Generalisiert, im Gesicht beginnend, zentrifugale Ausbreitung über Stamm und Extremitäten. **Morphe:** Oft nur leicht gerötet, kleinfleckig makulös, ganz leicht erhaben. Einzeleffloreszenz etwa stecknadelgroß, nicht konfluierend. **Verlauf:** Begleitend nuchale LK. Exanthem verschwindet in derselben Reihenfolge, wie es auftritt.

Scharlach

▶ auch Hautausschläge und Kinderkrankheiten.
Exanthematische Erkrankungen: Lokalisation: Beginn meist zentral: Leisten-, Hals-, Schulterregion; im Gesicht bleibt die Perioralregion blass. **Morphe:** meist relativ stark gerötet, feinfleckig, rau, teilweise zu großen Flächen konfluierend, besonders in zentralen Körperregionen. **Verlauf:** Ausbreitung vom Stamm aus, nach Abklingen unterschiedlich ausgeprägte, teils groblamelläre Schuppung.

Varizellen

▶ auch Hautausschläge und Kinderkrankheiten.
Exanthematische Erkrankungen: Lokalisation: Generalisiert, auch am behaarten Kopf. **Morphe:** Kleine blassrote Flecken, die sich rasch zu Bläschen und Pusteln umwandeln. **Verlauf:** Schubweiser Verlauf, alle Stadien sind gleichzeitig zu finden (»Sternenhimmelphänomen«).

Fazialisparese

Periphere Fazialisparese

Def. Die Störung liegt im 2. motorischen Neuron oder im peripheren Verlauf des Nerven.

Sy. Lähmung der gesamten Gesichtsmuskulatur, kein Stirnrunzeln, kein Lidschluss (Lagophthalmus), herabhängender Mundwinkel auf der betroffenen Seite, Schmeckstörung in den vorderen 2/3 der Zunge. Hyperakusis durch Ausfall des N. stapedius. Sensibilitätsstörung im Bereich des Gehörgangs. Beim Schreien wird der Mund zur gesunden Seite verzogen. Beim Augenschluss wird die physiologische Augenrotation nach oben sichtbar (Bell-Phänomen).

DD.
- Infektionen (v. a. durch Borrelien, HSV, VZV, seltener CMV, Mumps-, Röteln-, Influenza B-, Coxsackie-Virus).
- Im Rahmen von entzündlichen Prozessen, z. B. bei Guillain-Barre-Syndrom, Otitis media, Mastoiditis, Meningitis, Enzephalitis, Osteomyelitis.
- Traumatische (Felsenbeinfraktur) oder geburtstraumatische Schädigung (z. B. durch Zangenverletzung).
- Tumor (leukämische Infiltration, Hirnstammtumoren, Parotistumoren).
- Angeboren (z. B. Möbius-Syndrom).
- Idiopathisch (Bell-Parese).

Dg. Anamnese (Trauma, Infekt?), Otoskopie (Herpesbläschen? Zoster oticus?), neurologische Untersuchung, Borrelienserologie. Eine atypische Klinik mit zusätzlichen Symptomen (z. B. Hypakusis, Tinnitus, sensible Ausfälle, Doppelbilder) immer zusätzliche Bildgebung (CT/MRT Schädel mit KM). Nach Ausschluss von Hirndruck (Klinik, evtl. Augenhintergrund, evtl. CT/MRT Schädel) immer Lumbalpunktion!

Th. Je nach Grunderkrankung.
- Hornhautschutz: Einsatz künstlicher Tränen, Dexpanthenol- oder Regepithel Augensalbe, nächtlicher Uhrglasverband bei unzureichendem Lidschluss.
- Geburtstraumatische Schädigung: Keine, meist Spontanheilung innerhalb einiger Wo.
- Idiopathisch: Prednisolon (Erw: 2×25 mg/d über 10 Tage), Übungsbehandlung aus psychologischen Gründen sinnvoll.
- Infektion: Borrelien: ▶ Borreliose; bei VZV oder HSV: z. B. Aciclovir 30 mg/kg/d in 3 ED i.v., bei Bakterien: ▶ Meningitis.

❶ Cave
Im Sommer und Herbst ist etwa jede 2. Fazialisparese bedingt durch Borrelien-Infektion, deshalb bei jeder Fazialisparese LP! Bei Liquorpleozytose ist Lyme-Borreliose anzunehmen und als solche zu therapieren, bis zum Beweis des Gegenteils. Auch eine borrelienbedingte monosymptomatische periphere Fazialisparese ohne meningitische Zeichen und Liquorpleozytose sollte intravenös [z. B. <9 J: Amoxicillin 50 mg/kg/d in 2–3 ED, ≥9 J: Doxycyclin 4 mg/kg/d für 14(–21) d] therapiert werden.

Zentrale Fazialisparese

Def. Die Störung liegt im 1. motorischen Neuron (Gyrus praecentralis) oder im Tractus corticonuclearis zum 2. motorischen Neuron, nicht alle Fazialisäste sind betroffen.

Sy. Stirn kann gerunzelt, Auge geschlossen werden und keine Geschmacksstörung aufgrund von gekreuzten und ungekreuzten Bahnen.

DD. Zerebrale Tumoren, Blutungen.

Dg. MRT mit KM.

Th. Je nach Grunderkrankung.

Fieber unklarer Genese (FUO)

Def. Fieber = Temperatur ≥38,5°C rektal (Standard; oral gemessene Temp. ist 0,3–0,6°C niedriger als rektal) bzw. ≥38,0°C (axillär, unterliegt starken Schwankungen).
FUO = Rektaltemperatur ≥38,5°C für ≥8 d ohne erklärbare Ursache.

Diagnostisches Vorgehen

■ Wiederholte Anamnese
Zum Beispiel:
- Exakte Fieberdokumentation.
- Begleitsymptome (z. B. Gewichtsverlust, Nachtschweiß, Müdigkeit, Schüttelfrost, Schmerzen, Übelkeit, Erbrechen, Durchfall, Hautefforeszenzen).
- Ernährungs-, Medikamentenanamnese, Exposition gegenüber Umweltgiften (Intoxikation?).
- Vorerkrankungen (z. B. Diabetes mellitus, Malignom, Immundefekt).
- OP, Interventionen, Impfungen.
- Kontakt mit Kranken bzw. Keimausscheidern (z. B. Tuberkulose).
- Kontakt mit Tieren, z. B. ▬ Ziegen, Schafe, Rinder, Schweine, selten Hunde (Brucellose). ▬ Vögel (Chlamydophila psittaci: Psittakose, Ornithose). ▬ Katzen (Bartonella henselae: Katzenkratzkrankheit). ▬ Hasen, Nager (Tularämie). ▬ Ratten (Hantavirus-Infektion: hämorrhagisches Fieber) . ▬ Ratten, Mäuse, Hunde (Leptospirose). ▬ Schafe, Rinder, Ziegen (Coxiella burnetti: Q-Fieber).
- Zeckenbiss, Insektenstich.
- Auslandsreise (z. B. Malaria) bzw. Kontakt zu Auslandsreisenden.
- Ethnische Herkunft und Familienanamnese.

■ Häufige körperliche Untersuchung
- Unbedingt achten auf: Hautläsionen (auch Finger, Zehen, Perinealregion), LK, Leber, Milz, Herz (neues oder verän-

Fieber unklarer Genese (FUO)

dertes Herzgeräusch?), Mundhöhle, Rachen, Ohren, Augen, Nasennebenhöhlen, rektale Untersuchung, Kathetereintrittsstellen etc.
- Körpermaße (Perzentilenkurve).
- Termperatur mehrmals täglich (durch Personal!) messen.

- **Laboruntersuchung**
    - BB mit Diff-BB, Blutausstrich (z. B. auch für direkten Erregernachweis bei Malaria), BSG, CRP, Elektrolyte, Nieren-, Leberwerte, Eiweiß, Albumin, LDH, Harnsäure, Immunglobuline (IgG, IgA, IgM), IL-6, TSH, Gerinnung inkl. D-Dimere, BGA. **Serum aufbewahren für Nachuntersuchungen**.
    - Je nach Klinik und strenger Indikationsstellung: Procalcitonin, Osmolalität, Auto-AK (z. B. ANA, dsDNA), C_3, C_4, RF, ASL, ACE, IgG-Subklassen, IgD, Serum-Amyloid A, Ferritin, Serumlipide, ggf. weitere immunologische Untersuchungen.

- **Mikrobiologische Untersuchungen**
    - **Blut:** 3–4 BK (evtl. Spezialnährböden), Viruskultur, AK-Nachweis (HIV, CMV, EBV, Hepatitisviren, Borrelien, Leptospiren, Brucellen, Mykoplasmen, Chlamydien, Toxoplasmen, Listerien), Antigennachweis, PCR.
    - **Urin:** Status, bakteriologische Kulturen, Viruskultur, Antigennachweis, PCR, AK-Nachweis.
    - **Stuhl:** Mikroskopie, bakteriologische Kultur, Viruskultur, Antigennachweis (Keime: ▶ Diarrhö – akut).
    - **Liquor:** Mikroskopie, Kultur, Viruskultur, Antigennachweis, PCR (Keime: ▶ Enzephalitis).
    - **Rachenabstrich** (bakteriologische Kultur): Rachenspülwasser, provoziertes Sputum (bei V. a. Tbc).
    - **Magensaft:** Bei V. a. Tbc. Morgens unmittelbar nach dem Aufwachen, um das im Schlaf verschluckte Sputum zu erhalten. 5–10 ml in einen sterilen Behälter.

- **Weitere Untersuchungen**
    - **Mendel-Mantoux-Test:** 10 Tuberkulineinheiten gereinigten Tuberkulins intrakutan bzw. IFN-γ-Release-Assay

(IGRA, z. B. Quantiferon- oder Elispot Test) mit ähnlicher Sensitivität, aber leicht erhöhter Spezifität. Entsprechend der Leitlinien wird empfohlen: bei <5 J initial ein THT und ggf. einen IGRA zur Bestätigung eines pos. THT, bei >5 J initial ein THT oder IGRA.
- **Stuhl auf Calprotectin.**
- **Spontanurin auf Katecholamine.**
- **Bildgebende Diagnostik:** Rö Thorax, Sonografie Abdomen, EKG, Echokardiografie, Szintigrafie, z. B. Knochenszintigrafie oder PET, CT (z. B. Knochen, Nasennebenhöhlen, Lunge – Suche nach abnormen LK), MRT (z. B. Abdomen, Schädel, Knochen), Rö-KM-Darstellungen.
- **Biopsie:** z. B. Pleuraerguss, Leber, Knochenmark, LK: Mikroskopie, Kultur, Histochemie, Immunologie.
- **Endoskopie:** z. B. Bronchoskopie mit bronchoalveolärer Lavage, Gastroskopie, Koloskopie, Laparoskopie.

Hauptursachen

Infektionen

40–50% als Ursache von FUO, z. B.
- **Respirationstrakt:** Sinusitis, Otitis media, Mastoiditis, Peritonsillarabszess, Bronchiektasen, Lungentuberkulose, Infektion nach Fremdkörperaspiration, Pneumonie, Mediastinitis (postop. oder postinfektiös), Lungenabszess.
- **Herz:** Endo-/Perikarditis, rheumatisches Fieber.
- **Magen-Darm-Trakt:** Appendizitis, Divertikulitis, Salmonellose, Campylobacter jejuni, Askariden, Amöben, Abszess.
- **Leber:** Hepatitis, Cholezystitis, Cholangitis, Leberabszess, subphrenischer Abszess.
- **Urogenitaltrakt:** HWI, renale oder perinephritische Abszesse, akute fokale bakterielle Nephritis (**Cave:** Wenn hämatogen, dann blander Urinbefund!), tiefe Beckenabszesse.
- **Knochen und Gelenke:** Osteomyelitis (z. B. auch Wirbelkörper oder Becken), Diszitis, Pyomyositis (z. B. Psoasabszess).

- **ZNS:** Meningitis, Enzephalitis, Hirnabszess, Poliomyelitis.
- **Sonstige Organe:** Zyklische Neutropenie, septische Thrombophlebitis, Zahnabszess, Fremdkörperinfektion.

Immunologische Erkrankungen (inkl. Autoimmun- und autoinflammatorische Erkrankungen)

15–20% als Ursache von FUO:
- Systemischer Lupus erythematodes, Sharp-Syndrom, Sklerodermie, Dermatomyositis, andere Kollagenosen (z. B. Periarteriitis nodosa).
- Hereditäre und idiopathische autoinflammatorische Fiebersyndrome: systemische Form der juvenilen idiopathischen Arthritis, FMF, TRAPS, HIDS, CAPS, FCAS 2, PFAPA (▶ Fiebersyndrome, autoinflammatorische).
- Weitere autoinflammatorische Erkrankungen: chron.-rezidivierende multifokale Osteomyelitis (CRMO).
- Vaskulitiden: M. Behçet, Kawasaki-Syndrom, Purpura-Schönlein-Henoch, Arzneimittelfieber .
- Granulomatöse Erkrankungen: M. Crohn, Hepatitis, Sarkoidose.
- Weitere immunologisch bedingte FUO-Erkrankungen: Infektionen im Rahmen von Immundefektsyndromen, zyklische Neutropenie, hämophagozytische Lymphohistiozytose (HLH), akutes rheumatisches Fieber, M. Castleman (angiofollikuläre Lymphknotenhyperplasie), Sweet-Syndrom (akute febrile neutrophile Dermatose).

Maligne Erkrankungen

5–15% als Ursache von FUO, z. B.
- Lymphome (M. Hodgkin, Non-Hodgkin-Lymphome).
- Akute Leukämien.
- Neuroblastom, Lebertumoren, Hirntumoren, Phäochromozytom, Hypernephrom, maligne Histiozytose, entzündlicher Pseudotumor (häufigster isolierter Lungentumor bei Patienten <16 J).

Seltene Ursachen und ungeklärte Diagnose

10–20% als Ursache von FUO, z. B.
- Artifiziell erzeugtes Fieber, z. B. durch Manipulation am Thermometer (Münchhausen-by-proxy-Syndrom).
- Zentrales Fieber: Hirnschädigung durch Tumor oder Blutung, metabolische Störungen, Durchblutungsstörungen, degenerative Erkrankungen, Infektionen, Schwermetallvergiftungen, endokrine Störungen.
- Arzneimittel, Salicylatintoxikation, Impfreaktion.
- Endokrine Störungen: Hyperthyreose, subakute Thyreoiditis (de Quervain), NNR-Insuffizienz, Diabetes insipidus, hypertone Dehydratation.
- Hohe Außentemperatur (z. B. bei NG).
- Hämatologische Erkrankungen: hämolytische Krisen, Transfusionsreaktion, Sichelzellkrankheit.
- Anhydrotische ektodermale Dysplasie, infantile kortikale Hyperostose, Lungenembolie, Postkardiotomiesyndrom, Bestrahlung, Leberzirrhose, M. Fabry, Hypertriglyceridämie, Hyperlipidämie, familiäre Dysautonomie.

Seltenere Infektionserreger

▪▪ EBV
▶ Hautausschläge und Kinderkrankheiten – Pfeiffer'sches Drüsenfieber (infektiöse Mononukleose) (IgG-/IgM-ELISA).

▪▪ CMV
▶ Hautausschläge und Kinderkrankheiten –
Zytomegalie (IgG-/IgM-ELISA).

▪▪ Hepatitisviren
▶ Transaminasenerhöhung (IgG-/IgM-ELISA).

▪▪ HIV
▶ HIV-Infektion.

▪▪ Salmonella typhi
▶ Diarrhö – akut (Blut-, Stuhl-, Urinkultur).

Campylobacter jejuni
▶ Diarrhö – akut (Stuhlkultur, Entzündungszeichen mäßig erhöht).

Yersinia enterocolitica
▶ Diarrhö – akut (Stuhlkultur, Serum-AK)

Yersinia pseudotuberculosis
Infektion oral. Inkubationszeit bis zu 20 d.

Sy. Führt zu einer mesenterialen Lymphadenitis, die klin. schwer von einer akuten Appendizitis zu unterscheiden ist. Es gibt auch atypische Krankheitsverläufe mit Pharyngitis, Fieber, Gliederschmerzen, fieberhaftem Durchfall. Evtl. Erythema nodosum, reaktive Arthritis.

Dg. Stuhlkultur, evtl. LK-Biopsie mit Isolation des Erregers aus mesenterialen LK, Serologie (Titeranstieg oder IgA-AK im ELISA).

Th. Symptomatisch. Cotrimoxazol nur bei septischem Bild oder Infektion außerhalb des GI-Trakts.

Shigellen
▶ Diarrhö – akut (Stuhlkultur).

Entamoeba histolytica (Amöbenruhr)
▶ Diarrhö – akut (Stuhl, Serologie).

Cryptosporidien
▶ Diarrhö – akut [Stuhl (Mikroskopie), AK].

Mykobakterien
▶ Tuberkulose.

Atypische Mykobakterien
MOTT (»mycobacteria other than tuberculosis«) oder NTM (nichttuberkulöse Mykobakterien).

Sy. Nicht selten Ursache von Erkrankung der Hals-LK bei KK. Auch Infektionen anderer Lokalisation kommen vor (z. B. Bronchien, Haut, Knochen).

Dg. Zum Beispiel Erregerisolierung aus primär sterilem Gewebe.

Th. Chirurgische Exstirpation. Falls dies nicht oder nur unvollständig möglich ist: Clarithromycin 15–30 mg/kg/d oder Azithromycin 10–12 mg/kg/d in Kombination mit Rifampicin (in Ausnahmefällen Rifabutin) und Ethambutol über 6–12 Mo. Da mit Makrolid-Monotherapie nach spätestens 12 Wo Therapiedauer Resistenzentwicklung auftritt, immer Kombinationstherapie. Eine einseitige NTM-Lymphadenitis hat auch unbehandelt in der Regel eine gute Prognose.

▪▪ Chlamydien

Chlamydia trachomatis: Infektionen der Konjunktiven, des Urogenitaltrakts, der Atemwege, selten Myokarditis, Endokarditis, Peritonitis, Pleuritis oder Arthritis.

Chlamydophila pneumoniae: Infektionen der oberen und unteren Atemwege. BSG ↑, Leukozytose fehlt meist. Segmentale Verdichtungen im Rö Thorax.

Chlamydophila psittaci: Ornithose (Psittakose) beginnt meist plötzlich mit Schüttelfrost, hohem Fieber, Kopf- und Muskelschmerzen, Exanthem. Meist Zeichen einer interstitiellen Pneumonie. Häufig Splenomegalie. Leukopenie, Linksverschiebung, mäßig beschleunigte BSG. Übertragung aerogen durch den Kot infizierter Vögel.

Dg. Antigennachweis, Serologie, PCR.

Th. Erythromycin [Erythromycin-Ethylsuccinat (30–)50 mg/kg/d in 3 ED oder Erythromycin-Estolat 30(–50) mg/kg/d in 2 ED] p.o. oder Clarithromycin 10–15 mg/kg/d in 2 ED p.o. oder Azithromycin 10 mg/kg/d in 1 ED. Therapiedauer abhängig von zugrunde liegender Infektion meist 14 d, Azithromycin 3 d.

▪▪ Borrelia burgdorferi
▶ Borreliose (Lyme-Borreliose).

Fieber unklarer Genese (FUO)

■ ■ Bartonella henselae (Katzenkratzkrankheit)

Übertragung durch Biss- und Kratzwunden junger Katzen. Inkubationszeit 3–10 d, vom Auftreten der Hautläsion bis Lymphadenitis 15–50 d.

Sy. Einseitige Lymphadenitis und kleine Hautläsion im Zuflussgebiet. Meist leichter Krankheitsverlauf, weniger als 50% haben Fieber. Evtl. Kopf- oder Gliederschmerzen, Übelkeit, Arthralgien, Exantheme, Thrombopenie, Erythema nodosum, Parotisschwellung.

Dg. PCR, IgG-, IgM-ELISA, ggf. Sonografie Abdomen bei Leber-/Milz-Befall.

Th. Wegen prognostisch günstigem Verlauf i.d.R. weder chirurgische noch Antibiotikatherapie notwendig. Bei prolongierter oder disseminierter Infektion ggf. Azithromycin (alternativ Roxithromycin oder Doxycyclin), evtl. in Kombination mit Rifampicin, für 5 d (bis Monate).

■ ■ Coxiellen (Q-Fieber)

Erreger: Coxiella burnettii. Übertragung durch Inhalation infektiösen Staubes oder direkten Kontakt zu infizierten Tieren. Inkubationszeit 8–40 d. 50% verlaufen subklinisch.

Sy. Die akute Infektion beginnt häufig mit hohem Fieber (über 1–2 Wo), Schüttelfrost, Muskelschmerzen, Stirnkopfschmerzen. Bei Lungenbeteiligung Schmerzen, trockener Husten, interstitielle Zeichnung im Rö Thorax. Häufig Hepatosplenomegalie mit pathologisch veränderten Leberwerten. Weitere Organe können betroffen sein, z. B. Myo-/Epikarditis, Meningoenzephalitis. Bei chron. Infektion persistiert der Erreger in vielen Organen (Knochen, Lunge, Leber). Am häufigsten: Q-Fieber-Endokarditis. Reaktivierung bei Immunsuppression möglich.

Dg. Serologie (IFT oder ELISA).

Th. Doxycyclin (4 mg/kg/d am 1. Tag, dann 2 mg/kg/d in 2 ED, max. 200 mg/d) für 2–3 Wo. Alternativ Ciprofloxacin, Chloramphenicol oder Erythromycin (auch bei <8 LJ in schweren Fällen Doxycyclin oder Chinolon).

■■ Rikettsien (Fleckfieber)

Übertragung durch Zecken, Läuse oder Flöhe. Inkubationszeit je nach Erreger 5–28 d.

Sy. Fieber, Kopfschmerzen, ulzerierender Primärdefekt, Enzephalitis, makulopapulöses Exanthem.

Dg. Serologie (ELISA, KBR, indirekter IFT); PCR.

Th. >9 LJ: Doxycyclin für 7 d p.o. oder i.v.. Alternativ: Bei mildem Verlauf Azithromycin oder Clarithromycin. Bei schwerem Verlauf, auch bei <9 LJ: Doxycyclin i.v.

■■ Brucellen

Brucellose = Maltafieber, Mittelmeerfieber, M. Bang. Erreger: Brucella abortus, B. melitensis, B. suis. Infektionsquelle v. a. importierte Nutztiere (Rinder, Ziegen, Schafe, Schweine). Durch Stillen übertragbar. Inkubationszeit variabel, 5 d bis 2 Mo.

Sy. Akut hohes Fieber mit Schüttelfrost, Übelkeit, Gewichtsverlust, Anorexie, Arthralgien, Koliken, Hepatosplenomegalie, Lymphadenopathie.

Ko. Eitrige Monarthritis, Orchitiden, interstitielle Nephritiden, Neurobrucellose, Endokarditis.

Dg. Kultur aus Blut, Knochenmark, Urin, Liquor, Leber, LK. PCR, IgG- und IgM-AK (ELISA).

Th. <9 LJ: TMP-SMZ 10 mg/50 mg/kg/d in 2 ED + Rifampicin 20 mg/kg/d in 1 ED p.o. für 6 Wo. Jgl. und Erw.: Doxycyclin 2–4 mg/kg/d in 2 ED (max. 200 mg) p.o. über 6 Wo + Rifampicin (600–900 mg in 1 ED) p.o. für 10–20 d.

■ ■ Leptospiren

Übertragung direkt von Tier auf Mensch oder über kontaminiertes Wasser oder Erde. Inkubationszeit 7–13 d.

Sy. **Anikterische Form (90%):** Plötzlicher Beginn mit hohem Fieber, Kopf-, Muskel-, Bauchschmerzen, Übelkeit, Erbrechen, typischen konjunktivalen Einblutungen, Kreislaufkollaps. Nach 3–7 d Symptome einer aseptischen Meningitis mit schweren Kopfschmerzen. **Ikterische Form (M. Weil):** Herzrhythmusstörungen, Ikterus, Hämorrhagie, Erhöhung der Leberwerte und Kreatinin, Gefäßkollaps.

Dg. Kultur aus Blut, Liquor (1. Krankheitswo), Urin (ab 2. Krankheitswo). PCR. Serologie: Goldstandard: Mikroskopische Agglutinationsreaktion (MAR).

Th. Intensivstation. Penicillin G 100.000 IE/kg/d (max. 1,5 Mio IE alle 6 h) in 4 ED für 7(–14) d. **Cave:** Herxheimer-Reaktion möglich. Alternativ: Cefotaxim, Ceftriaxon, Azithromycin, Doxycyclin.

■ ■ Viszerale Leishmaniose (Kala Azar)

Akzidentielle Infektion durch Vektoren (Schmetterlingsmücken). Systemische Erkrankung aufgrund mangelhafter T-Zell-vermittelter Immunantwort gegenüber Leishmanien. Typische Komplikation bei HIV-Infektion. Inkubationszeit 6 Wo bis 10 Mo (10 d bis 10 J).

Sy. Fieber ohne Periodizität, ausgeprägte Hepatosplenomegalie, generalisierte Lymphadenopathie, später Gewichtsverlust, sekundäre Infektionen (Pneumonie, Diarrhö), Blutungskomplikationen, Zeichen für eine HLH (▶ Onkologische Erkrankungen – Histiozytosen).

Dg. Anamnestisch Auslandsaufenthalt? ELISA und indirekte Immunfluoreszenz (IIF) mit einer Empfindlichkeit von nahezu 100%, bei Immundefizienten auch PCR aus peripherem Blut; Knochenmarkausstriche. Labor: BSG ↑, Trizytopenie ↑, Hypergammaglobulinämie ↑.

Th. Liposomales Amphotericin B 3 mg/kg an 4 aufeinanderfolgenden Tagen und an Tag 10 (bei Erregern aus Mittel- und Südamerika 3–4 mg/kg über 10 d).

▪▪ Kutane Leishmaniose (Orientbeule)

Benigne, selbstlimitierende Erkrankung der Haut. Infizierter Stich, Wo bis Mo später juckende, papulöse Hautefloreszenz, dann Umwandlung in ein meist scharf begrenztes Ulkus, das nach 3–18 Mo narbig abheilt.

Dg. Direkter Erregernachweis in der Biopsie, PCR.

Th. Meist spontane Remission. Bei Gesichtsbefall oder zur schnelleren Abheilung: Lokaltherapie mit Paromomycin (15%) mit Methylbenzethoniumchlorid (12%) in weißer Vaseline, periläsionale Injektionen von Antimon. ▶ s. auch aktuelle Leitlinie.

▪▪ Toxoplasma gondii

Infektion durch orale Aufnahme von Oozysten aus dem Katzenkot oder zystenhaltigem, ungenügend gebratenem Fleisch. Inkubationszeit 4–21 d.

Sy. Postnatale Infektion meist asymptomatisch, relativ häufig besteht eine Lymphadenitis. Unspezifische Zeichen sind Übelkeit, Fieber, Myalgie, Hepatosplenomegalie, makulopapulöses Exanthem. Bei immuninsuffizienten Pat. können Enzephalitis, Myokarditis, Pneumonie lebensbedrohlich sein. Pränatale Infektion führt zu Fetopathie mit der klassischen Trias Hydrozephalus, Chorioretinitis, intrazerebrale Verkalkungen. Wesentlich häufiger werden aber oligosymptomatische Formen beobachtet.

Dg. Erregernachweis aus Liquor oder Gewebe, PCR-Untersuchung, serologischer Nachweis (IgG-, IgM-, IgA-AK).

Th. Leichte Formen von postnatal erworbener Toxoplasmose: keine Therapie. Schwere Formen: Standardtherapie: Pyrimethamin (1 mg/kg/d in 1 ED, max. 25 mg/d) + Sulfadiazin [(50–)100 mg/kg/d in 2 ED] + Folinsäure (10 mg/Wo in 2 ED). Engmaschige

BB- und Leberwertkontrollen. Alternativ sind Kombinationen aus Pyrimethamin mit Clindamycin, Clarithromycin oder Azithromycin möglich. Bei akuter ZNS- oder Augeninfektion zusätzlich Prednisolon (1 mg/kg/d).

▪▪ Malaria

Erreger: Plasmodium vivax, P. ovale, P. malariae, P. falciparum. Übertragung durch Speichel der weiblichen Anopheles-Mücke oder Bluttransfusionen. Todesfälle fast nur bei Malaria tropica (P. falciparum).

Sy. Zunächst grippeähnliche Allgemeinsymptome, dann je nach Erreger typischer Fieberrhythmus. Je jünger, desto uncharakteristischer der Fieberverlauf, umso häufiger treten Durchfall und Erbrechen auf. Weitere charakteristische Zeichen sind Thrombopenie, Anämie, Hyperbilirubinämie, Hepatosplenomegalie.

Dg. Anamnestisch Aufenthalt in einem Malariagebiet; klin. Bild. Beweisend ist der Erregernachweis im »dicken Tropfen« (Färbung nach Giemsa) oder im Blutausstrich (Färbung nach Pappenheim), ggf. zusätzlich Schnelltests. Zur Beurteilung der Schwere der Erkrankung Bestimmung von BB + Diff-BB, BZ, Elektrolyte, Hst, Kreatinin, Transaminasen, Bilirubin, BGA, ggf. Laktat, Gerinnungs- und Urinstatus. Ggf. EKG und Rö Thorax.

Th. **Bei Malaria tertiana oder quartana** (ambulant) Chloroquin (initial 10 mg/kg, dann 6, 24 und evtl. 48 h später je 5 mg/kg p.o.; max. Gesamtdosis 1500 mg). Alternativ Mefloquin.
Bei unkomplizierter Malaria tropica (stationär) aus einem Gebiet ohne Chloroquin-Resistenz Chloroquin. Bei unkomplizierter Malaria tropica aus einem Gebiet mit Chloroquin-Resistenz Mefloquin ab 3. LMo und 5 kg (initial 15 mg/kg, 6–24 h später 10 mg/kg; Gesamtdosis 25 mg/kg p.o.) oder Atovaquon/Proguanil (Dosis abhängig vom KG, orale Einzelgabe jeweils an 3 d) oder Artemether/Lumefantrin (Riamet®) (Dosis abhängig vom KG, initial, nach 8 h sowie 4 weitere Dosen im 12-h-Abstand für 2 d; insgesamt 6 Dosen über 3 d). Antipyrese, Analgetika, symptomatische Therapie.

Bei komplizierter Malaria tropica: Verlegung auf Intensivstation! Chinin i.v. (**Cave:** Bei zu rascher Infusion Herzrhythmusstörungen und Hypotonie) und Clindamycin oder Doxycyclin i.v. oder p.o.

▪▪ Tularämie (Hasenpest)

Erreger Francisella tularensis. Übertragung durch Kontakt zu Hasen, blutsaugende Ektoparasiten, Wasser, Staub, Aerosole. Haupterregerreservoir sind Hasen u. a. Nager. Inkubationszeit 3–5 d (1–21 d).

Sy. Je nach Eintrittspforte der Erreger unterscheidet man eine ulzeroglanduläre, glanduläre, typhoidale, okuloglanduläre, oropharyngeale, pulmonale oder meningeale Form. Alle Formen beginnen mit plötzlich auftretendem hohem Fieber und ausgeprägtem Krankheitsgefühl.

Dg. Kultur (Eiter, Sputum, Liquor, Blut, sonstiges Gewebe), PCR, Antigen- oder AK-Nachweis.

Th. Streptomycin 30 mg/kg/d in 2 ED i.m. (max. 2 g/d) oder Gentamicin 7,5 mg/kg/d in 3 ED i.m./i.v. über mind. 10 d. Alternativ: Doxycyclin (>8 J) oder Ciprofloxacin.

▪▪ Candida-Sepsis

Als nosokomiale Infektion bei intensivtherapierten Pat.

Sy. Es gibt keine spezifischen klin. Symptome. Komplikationen durch Abszessbildung in Hirn, Niere, Leber, Milz, Auge, Knochen.

Dg. Direkter Pilznachweis (Mikroskopie, Anzüchtung), Nachweis von Serum-AK (nur Titerverlauf verwertbar) und -Ag (niedrige Sensitivität). Candida-Nachweis im Urin häufig erstes Zeichen einer Candida-Sepsis. Neg. Kulturen schließen eine Candida-Sepsis nicht aus.

Th. Bei akuter disseminierter Candidose Caspofungin, Fluconazol oder liposomales Amphotericin B (3 mg/kg/d i.v. in 1 ED). Bei Meningitis liposomales Amphotericin B (≥5 mg/kg/d) in

Kombination mit Flucytosin 100–150 mg/kg/d i.v. in 4 ED (Spiegelkontrolle!).

■ ■ Kryptokokkose

Erregerreservoir sind trockene Vogelexkremente. Inkubationszeit variabel. Es erkranken v. a. immuninsuffiziente Pat. Haupteintrittspforte v. a. über die Lunge.

Sy. **Primärstadium:** Unspezifische Symptome wie Fieber, Husten, pleuritische Beschwerden. Rö Thorax: Lokale oder diffuse Infiltrate, Rundherde oder LK-Vergrößerungen. **Sekundärstadium:** Am häufigsten Meningitis. Seltener septischer Befall von Haut, Knochen, Gelenken, Augen.

Dg. Direkter Erregernachweis (mikroskopisch oder kulturell), Kapsel-Antigen-Nachweis im Liquor, Serum, Urin oder bronchoskopisch. Bei Meningitis: Mäßig erhöhte Zellzahl (ca. 150 Leukozyten/mm^3), meist Eiweißerhöhung und Erniedrigung der Glukose im Liquor. Im CCT evtl. fokale Läsionen.

Th. Amphotericin B i.v. 1 mg/kg/d in 1 ED und Flucytosin i.v. 100(–150) mg/kg/d in 4 ED über mind. 2 Wo. Alternativ: Liposomales Amphotericin B (3–)5(–7,5) mg/kg/d i.v. Anschließend Konsolidierungstherapie mit Fluconazol 10–12 mg/kg/d in 2 ED p.o. (i.v.) für mind. 8 Wo.

Fieber (Infektion) bei Granulozytopenie

Def. **Schwere Granulozytopenie:** Neutrophile Granulozyten <500/µl oder <1000/µl mit zu erwartendem Abfall auf <500/µl in den nächsten 2 d. **Fieber:** Neu auftretende Temperatur von ≥38,5°C oder Temperatur von >38,0°C für >1 h. In etwa 50% FUO.

Ät. **Erreger:** Rund 85% aller nachgewiesenen Erreger des granulozytopenischen Pat. sind Bakterien.
- Grampos. Aerobier (Staphylokokken, Streptokokken, Enterokokken, Corynebakterien, Listerien, Clostridium difficile).

- Gramneg. Aerobier (Enterobakterien, Pseudomonas spp.), Anaerobier.
- Viren (HSV, VZV, CMV, EBV, Adenoviren).
- Pilze (Candida spp., Aspergillus spp., Kryptokokken).
- Andere (Pneumocystis jirovecii, Cryptosporidien, Toxoplasma gondii).

Risikolokalisationen:
- Mundhöhle (Stomatitis, Gingivitis): Aerobier, Anaerobier, HSV, Candida spp.
- Sinus (Sinusitis): Pseudomonaden, Aspergillus spp., Mucor.
- Ohren (Otitis, Mastoiditis): S. pneumoniae, H. influenzae, grampos./gramneg. Bakterien.
- ZNS (Meningitis, Meningoenzephalitis): Listeria monocytogenes.
- Zentraler Katheter (Bakteriämie, Zellulitis, Tunnelinfektion): S. epidermidis, S. aureus, Acinetobacter, Enterobacter cloacae, Corynebakterien, P. aeruginosa, Candida.
- Lunge (Pneumonie): Alle grampos. oder gramneg. Bakterien, Mykobakterien, Aspergillen, Candida, Kryptokokken, Histoplasmen, HSV, VZV.
- Colon ascendens/Zäkum (Typhlitis mit Verdickung der Darmwände, Peritonitis): gramneg. Bakterien (Enterobakterien, Anaerobier, Pseudomonas spp.).
- Colon descendens (pseudomembranöse Kolitis): Clostridium difficile (Toxin!).
- Perigenital-/Perianal-Bereich (Zellulitis, Abszess): Gramneg. Bakt. (Enterobakterien, Anaerobier, Pseudomas spp.), grampos. Keime (z. B. Enterokokken).
- Urogenitaltrakt (HWI): Gramneg. Aerobier (E. coli, Klebsiellen, Proteus spp., Pseudomonas spp.).

Dg. **Wichtig:** Fieber bei Granulozytopenie stellt eine Notfallsituation dar! (**Cave:** Entzündungszeichen können fehlen, z. B. Pneumonie ohne ausgeprägtes Infiltrat oder fehlendes CRP!).
- Anamnese.
- Körperliche Untersuchung: Mit besonderer Beachtung von Mundhöhle, Kathetereintrittsregion, Perianal-/Perigenitalregion.

Fieber unklarer Genese (FUO)

- Monitoring: RR (Hypotonie als Hinweis auf Sepsis)! Atmung, Puls, Termperatur.
- Labor: BB mit Diff-BB, CRP, Elektrolyte, Laktat, harnpflichtige Substanzen, Gerinnung (DIC).
- Bakteriologie vor Beginn der Therapie und im Verlauf: BK aus Katheter (bei mehrlumigen Kathetern muss BK aus jedem Lumen gewonnen werden, eine gestochene BK ist nicht generell empfohlen), bei klin. Verdacht Urinkultur, Stuhldiagnostik bei Diarrhö, Abstriche von verdächtigen Hautläsionen, evtl. Liquor, Sputum, Trachealsekret.
- Virologische Diagnostik abhängig vom klin. Bild mit: Antigennachweis (aus Blut, Liquor, Urin, Sputum), Viruskultur (»early antigen« bei CMV), PCR-Untersuchungen, serologischem AK-Nachweis (IgM, IgG: 4-facher Titeranstieg gilt als beweisend). **Cave:** Nach Gabe von Blutprodukten inkl. Immunglobulinen ist ein serologischer AK-Nachweis nicht aussagekräftig.
- Bei Bedarf: Rö Thorax, CT Thorax, Sonografie Abdomen, Rö Abdomen in 2 Ebenen, Echokardiografie, PET-CT.
- Bei pulmonalen Infekten: Tracheale Absaugung, bronchoalveoläre Lavage, offene Lungenbiopsie.

Initiale empirische Therapie bei FUO pädiatrisch-onkologischer Patienten

- **Initiale Behandlung bei Granulozytopenie**

Z. B. Piperacillin/Tazobactam i.v. <40 kg: 300(–400) mg/kg/d in 3(–4) ED, >40 kg: 3(–4) × 4 g/d (max. 16 g/d).

> Bei mehrlumigen Kathetern müssen die Antibiotika alle 12–24 h im Wechsel über alle Lumen gegeben werden.

- **Bei persistierendem Fieber nach 72–96 h und V. a. grampos. Erreger Ergänzung durch:**
    - Vancomycin: 40 mg/kg/d über mind. 1 h i.v. in 2–4 ED (Spiegel) [max. 2(–4 bei Meningitis) g/d] oder
    - Teicoplanin initial 20 mg/kg/d i.v. in 2 ED, dann 10 mg/kg/d in 1 Dosis (max. 800 mg/ED).

Cave: Vancomycin bzw. Teicoplanin sehr vorsichtig einsetzen, am besten nur gezielt nach Erregernachweis oder klin. eindeutigem Infektionsverdacht, wegen zunehmender Resistenzentwicklung (Vancomycin-resistente Enterokokken).

Ggf. statt Piperacillin/Tazobactam Carbapeneme:
- z. B. Meropenem 60 mg/kg/d i.v. in 2 ED (max. 3 g/d).

- **Bei persistierendem Fieber nach weiteren 24–48 Stunden**

Zusätzlich systemisch wirksames Antimykotikum (insbesondere bei erwarteter protrahierter Granulozytopenie), z. B.
- Caspofungin d 1: 70 mg/m^2 KOF (max. 70 mg), danach 50 mg/m^2 i.v. (max. 50 mg) oder
- liposomales Amphotericin B (1–)3 mg/kg/d in 1 ED i.v. über 2 h.

- **Optionen der Modifikation der initialen empirischen Therapie**
  - **Schwere Stomatitis:** — Nekrotisierend: + Clindamycin i.v. 40 mg/kg/d in 3 ED (max. 2,7 g/d) oder Metronidazol i.v. 30 mg/kg/d in 2–3 ED (max. 2 g/d). — Ulzerativ: + Aciclovir (HSV) 30 mg/kg/d in 3 ED i.v. (max. 2,5 g/d).
  - **Sinusitis:** + liposomales Amphotericin B hochdosiert (Aspergillose, Mucor) oder Voriconazol (Aspergillose).
  - **Retrosternaler Schmerz:** + Fluconazol (10 mg/kg/d in 1 ED, max. 800 mg/d) oder Voriconazol oder Echinocandin (Hefen), ggf. + Aciclovir (HSV).
  - **Akute Bauchschmerzen (Typhlitis):** + Metronidazol (Anaerobier), Vancomycin (Enterokokken).
  - **Perianale Infektion:** + Metronidazol, Clindamycin (Anaerobier), Vancomycin (Enterokokken).
  - **Pneumonie:** — Mykoplasmen, Chlamydien, Legionellen: + Clarithromycin p.o. oder + Azithromycin 10 mg/kg/d in 1 ED über 3–5 d p.o. (max. 1 g/d). — Aspergillose: + Voriconazol oder liposomales Amphotericin B (hochdosiert). — Pneumocystis jirovecii: + TMP-SMZ (Cotrimoxazol) 20 mg TMP/kg/d in 3–4 ED i.v. + Methylprednisolon 4 mg/kg/d i.v.; Erw. 80 mg/d i.v. (bei mittelschweren bis schweren Verläufen).

- Infektionen durch zentralvenöse Verweilkatheter:
  ▶ Zentralvenöse Verweilkatheter.

Prophylaxe von Infektionen bei Granulozytopenie

- **Allgemeine Richtlinien**
  - Aufklärung von Pat. und Eltern.
  - Gründliches Händewaschen (Hände häufigste Übertragungsquelle) und Händedesinfektion.
  - Tgl. patientennahe Flächendesinfektion; bei Hochrisikopatienten auch Fußboden tgl.
  - Keine Topfpflanzen in den Pat.-/Schlafzimmern.
  - Abgekochtes oder abgepacktes kohlensäurehaltiges Wasser, Trinkwasser nur filtriert.
  - Meiden: rohes Fleisch/Fisch/Geflügel/Wurstwaren, Speisen mit rohen Eiern, Rohmilchprodukte, unverpackte, getrocknete Gewürze, frische Nüsse, die geknackt und aus der Schale geschält werden, Softeis. Einzuhalten sind strenge Hygienemaßregeln im Umgang mit Lebensmitteln.
  - Evtl. »reverse isolation«: Pflege in Einzelzimmern mit Mundschutz, Handschuhen und Schutzkitteln.
  - »Barrier isolation«: zum Schutz vor antibiotikaresistenten Keimen, z. B. Vancomycin-resistenten Enterokokken. Pflege aller mit dem Problemkeim infizierten Pat. in einem Zimmer. Pat. dürfen das Zimmer nicht verlassen. Personal und Besucher müssen Handschuhe und eigenen Schutzkittel tragen, vor Verlassen gründliches Händewaschen und Desinfektion.

- **Antibakterielle Prophylaxe**
  - Selektive Darmdekontamination (z. B. Gentamicin, Vancomycin, Polymyxin, Colistin, TMP-SMX) nicht empfohlen.
  - Pneumocystis-jirovecii-Pneumonie-Prophylaxe: Cotrimoxazol = Trimethoprim-Sulfamethoxazol 150 mg/m^2/d TMP-Anteil (1 LMo bis 12 LJ) bzw. 160 mg/d TMP-Anteil (≥13 LJ) in 2 ED an 2–3 d/Wo für alle Pat. mit akuten Leukämien, Lymphomen, immunsuppressiver Therapie.

Alternativ: TMP 5 mg/kg/d in 2 ED an 2 d/Wo. Alternativ: Pentamidin-Inhalation 4 mg/kg >6 LJ alle 4 Wo oder Dapson 2 mg/kg/d in 1 ED (max. 100 mg/d) p.o. oder Atovaquone (30–45 mg/kg/d in 1 ED, max. 1500 mg/d) p.o.

- **Antimykotische Prophylaxe**
  - **Candidaprophylaxe:** — Orale Polyene, z. B. Amphotericin-B-Suspension. — Systemische Azolderivate, z. B. Fluconazol: 8–12 mg/kg/d als ED p.o. oder i.v. (max. 400 mg/d), **Cave:** Vermehrtes Auftreten von Candida krusei beobachtet.
  - **Aspergillose-Prophylaxe:** — Einsatz von HEPA-Filtern, Abschirmung von Umbauarbeiten in Kliniken, Entfernung von blumenerdehaltigen Töpfen. — Lokal: Amphotericin-B-Aerosol (Nasenspray), Amphotericin-B-Inhalation (1 ml Amphotericin B = 50 mg auf 10 ml Aqua, davon 2 ml zur Inhalation), empfohlen ist präventive Inhalation bei Hochrisiko-Pat. 2 ×/Wo, jedoch kein eindeutiger Nutzen nachgewiesen. — Systemisch: Chemoprophylaxe bei Hochrisiko-Patienten (z. B. ALL-Rezidiv) mittels Amphotericin B i.v. niedrig dosiert 0,1 mg/kg/d oder intermittierend 0,5 mg/kg jeden 2. Tag oder 1 mg/kg/d 2 ×/Wo (optimale Dosis bisher unbekannt). Effektivität in der SZT erwiesen, in der allgemeinen Onkologie Datenlage bezüglich niedrigdosiertem Amphotericin B, liposomalem Amphotericin B und intranasal oder inhalativ verabfolgtem konventionellem Amphotericin B unzureichend.
  Zu bevorzugen bei Pat. (ohne gefürchtete Interaktionen z. B. mit Vincristin): Voriconazol 2 × 200 mg/d (10 mg/kg/d) in 2 ED (max. 400 mg/d) p.o. oder Posaconazol: <12 J: 12 mg/kg/d in 3 ED, >12 J: 3 × 200 mg/d (max. 600 mg/d) p.o.

- **Antivirale Prophylaxe**
  - **HSV-Prophylaxe:** Zu erwägen bei ausgeprägter Mukositis für seropos. Pat. reduziert Inzidenz von herpetiformer Stomatitis. Aciclovir: 5 × 200 mg/d p.o.
  - **VZV: Bei Kontakt:** — Passive Immunisierung für VZV-seroneg. immunsupprimierte Pat. mit VZV-Immunglobu-

lin innerhalb von 24 bis spätestens 96 h nach Kontakt: Varitect® 1 ml/kg i.v. oder Varizellon® 0,2 ml/kg (max. 5 ml) i.m. — Chemoprophylaxe: Aciclovir (40–)60–80 mg/kg/d in 3–4 ED für 7 d ab dem 8. Inkubationstag, d. h. 7–9 d nach Exposition. — Aktive Impfung: Sicherer Schutz, wenig praktikabel, da häufig Voraussetzungen nicht gegeben (klin. Remission, Leukozyten >1200/µl, Unterbrechung der zytostatischen Th. 1 Wo vorher und nachher).
- **CMV:** CMV-neg. Blutprodukte, Leukozytenreduktionsfilter für Blutprodukte, ggf. Ganciclovir.

- Immunglobuline

i.v. Immunglobuline tragen nicht zur Erniedrigung der Inzidenz von Infektionen bei. Bei SZT konnte u. a. die Inzidenz verringert werden.

- Wachstumsfaktoren

G-CSF (5 µg/kg/d s.c. oder mind. 60 min i.v.) kann Neutropenie nicht verhindern, aber die Dauer der Fieberphasen und des Krankenhausaufenthalts verringern. Nicht Standard der Behandlung. Einsatz ist berechtigt in lebensbedrohlichen Zuständen oder Phasen protrahierter Granulozytopenie mit schweren infektiösen Komplikationen.

- Impfungen

Impfempfehlungen für hämatologisch-onkologische Pat. der Pädiatrie: http://www.rki.de.

Symptomatische Therapie bei Fieber

Medikamentöse Therapie:
- Paracetamol 10–15 mg/kg/ED p.o. oder als Supp., max. 60 mg/kg/d in 3–4 ED.
- Ibuprofen 7–10 mg/kg p.o. oder als Supp., max. 30 mg/kg/d in 3–4 ED. **Cave:** Kein Ibuprofen bei pädiatrisch-onkologischen Pat. → erhöht Toxizität einiger Chemotherapeutika!
- Metamizol 10 mg/kg i.v./i.m. (1 ml=500 mg).

Temperatur nach etwa 1 h nachmessen.
Reichliche **Flüssigkeitszufuhr.**

Fieberkrampf

Def. Epileptischer Gelegenheitsanfall bei Fieber ≥38,5°C im Alter 6 LMo bis 5 LJ ohne Hinweis auf eine ZNS-Infektion oder afebrilen Anfall in der Vorgeschichte.

Sy. Meist während des ersten Fieberanstiegs eines extrazerebralen Infekts. Anfallsemiologie: 80% generalisiert tonisch-klonischer Anfall, Rest fokal motorisch, automotorisch und auch hypomotorisch (Kind bewegt sich nicht, ist hypoton, oft mit Zyanose).

- **Zahlen:** — 2–5% aller Kinder im Alter von 6 Mo–5 J betroffen. — Risikofaktoren Rezidiv (ca. 30%): 1. Fieberkrampf (FK), Alter <18 LMo, pos. Familienanamnese (1.-gradig Verwandter). — Das Risiko für Entstehung einer Epilepsie beträgt bei einfachen Fieberkrämpfen 2–4,5%, bei komplizierten 10%. — Risikofaktoren: Komplizierter FK, Epilepsie-Anamnese bei Verwandten 1. Grades, vorbestehende Entwicklungsstörung, häufige Fieberkrämpfe. — Meningitis/Enzephalitis: Prävalenz bei einfachem FK: 0,9%; bei kompliziertem FK: 4,8% (dann per definitionem kein FK mehr), klin. Prädiktoren sind Dauer >30 min, fokal-neurologische Defizite, postiktale Somnolenz.
- **Komplizierter Fieberkrampf** — Dauer >15 min. — Fokaler Anfall (einseitige motorische Anfallszeichen, postiktale Parese). — Alter des Pat. <6 LMo oder >5 LJ. — Auftreten mehrerer Krämpfe innerhalb von 24 h.

Prognose Gut in ca. 95% der Fälle.

Th. Akute Therapie eines epileptischen Anfalls (▶ auch Epilepsie – Akuter Krampfanfall).
Diazepam-Rectiole:
- NG 1/2 Rectiole à 5 mg.

- <15 kg: 5 mg.
- \>15 kg: 10 mg; kann in 5 min einmal wiederholt werden!

- **Suche nach einem Infektionsherd**
  - Körperliche Untersuchung.
  - **i.v.**-Zugang je nach klin. Zustand des Pat, dabei BE (BB mit Diff-BB, CRP, Elektrolyte, BK, BZ, evtl. BGA).
  - **LP:** Indikationen: Alter <12 (18) LMo, febriler Status epilepticus, postiktale Somnolenz, fokal-neurologische Defizite, Meningismus (Liquor: ZZ, bei >5 Zellen Zytozentrifuge, Eiweiß, Glukose, Bakteriologie, Gegenstromelektrophorese, evtl. Virologie).
  - Evtl. Urinanalyse, Stix, Mikroskopie.
  - Evtl. CT/MRT Schädel zum Ausschluss organischer Ursache (bei zerebraler Vorschädigung und Halbseitenanfällen).
  - Nach Ausschluss Meningitis: **Fiebersenkung** zur Steigerung des **Wohlbefindens** des Pat.
  - Stationäre Beobachtung mind. 1 Nacht.
  - **Bei Entlassung:** Umfassende Aufklärung der Eltern über die Benignität des Ereignisses. Aufklärung, dass frühes Fiebersenken das Rezidiv **nicht** verhindert, aber zur Steigerung des Wohlbefindens des Pat. wichtig ist; Diazepam-Rectiole und Paracetamol rezeptieren: Diazepam-Rectiole bei erneutem Fieberkrampf ab einer Dauer von >3 min, die intermittierende Diazepamprophylaxe ist nur in sehr wenigen Ausnahmefällen indiziert (z. B. anamnestisch viele FK während eines Infekts, Rücksprache Neuropädiatrie) und kann dann alle 8 h prophylaktisch während der Fieberperioden gegeben werden. Eine antikonvulsive Dauertherapie ist nicht indiziert.
  - EEG-Kontrolle: nur bei kompliziertem Fieberkrampf.

Fiebersyndrome, autoinflammatorische

Def. Meist monogen vererbte Syndrome mit rekurrierenden Episoden von Fieber und inflammatorischen Organmanifestationen; überwiegend bedingt durch Störung der angeborenen

Immunität. Folge: Überproduktion von proinflammatorischen Zytokinen. I.d.R. keine hochtitrigen Auto-AK oder autoreaktive T-Zellen nachweisbar (im Gegensatz zu Autoimmunerkrankungen)!

> **❗ Cave**
> **Langzeitkomplikation: Systemische Amyloidose!**

Diagnostisches Vorgehen

- **Anamnese (Fieberfragebogen!)**
  - Krankheitsdauer ≥6 Mo? (**Fieber-/Symptomtagebuch** führen lassen!).
  - Alter bei Erstmanifestation.
  - Dauer der Attacke, Dauer der symptomfreien Intervalle.
  - Fiebertyp, Höchstwert.
  - Begleitsy. (Bauch-, Brustschmerzen? Arthralgien? Myalgien? Exanthem? HNO-Veränderungen?).
  - Schubauslösende Faktoren, z. B. Impfungen (HIDS) oder Kälteexposition (FCAS, FCAS2).
  - Ethnische Herkunft, Konsanguinität?
  - Familienanamnese.
  - Reiseanamnese.

- **Körperliche Untersuchung**
  - Gründlicher, kompletter Status (im Fieberschub und im Intervall), Perzentilen, Dysmorphiezeichen?
  - Besonders achten auf Infektionsfoci, Haut (Exanthem?), Gelenke (Arthritiden?), Rachen/Mundhöhle (Pharyngitis? Aphthen? Tonsillitis?), LK (zervikal oder generalisiert?), Augen (Konjunktivitis? periorbitales Ödem?), Organomegalie, ZNS (aseptische Meningitis?, sensorineurale Taubheit?).

- **Symptomorientierte Ausschlussdiagnostik**
  - Elektrolyte, Kreatinin, Hst, Eiweiß, Albumin, GOT, GPT, γ-GT.
  - Infektiologisch: Mikrobiologie (Rachenabstrich, BK, Urin, Stuhl, Liquor); ASL, EBV, CMV (<1. LJ); HIV, HBV, Malaria, Tbc (GT 10 oder IFN-γ-Release-Assay = IGRA).

Fiebersyndrome, autoinflammatorische

- Immunologisch: Immundefekt (BB, Diff-BB, IgG, IgA, IgM, IgE, Impf-AK), zyklische Neutropenie! (BB, Diff-BB 2 ×/Wo über 6 Wo), Autoimmunerkrankungen (ANA, dsDNA, C_3, C_4), CED (Calprotectin im Stuhl).
- Hämatoonkologisch: Neuroblastom, Phäochromozytom (Katecholamine im Urin), Leukämie, Lymphom (Blutausstrich, LDH, Harnsäure), HLH (Ferritin, TG, Cholesterin, IL-2R).
- Endokrinologisch: TSH.

- **Fiebersyndromspezifische/differenzialdiagnostische Untersuchungen im Fieberschub**
  - BB, Diff-BB, CRP, BSG, Serumamyloid A (SAA), IL-6, Procalcitonin.
  - S100A8/9, S100A12 im Serum (bei V. a. FMF, systemischer juveniler idiopathischer Arthritis).
  - Restserum.
  - Rachenabstrich (bei Tonsillitis).
  - Urinstatus, ggf. Urinkultur, BK (▶ oben: Ausschlussdiagnostik).
  - Mevalonsäure im Urin (bei V. a. HIDS).
  - Fotodokumentation von Hautläsionen.
  - Ggf. Sonografie Abdomen, Rö Thorax, EKG/Echokardiografie, MRT (mit FLAIR-Sequenzen der Cochlea und Leptomeningen bei V. a. CINCA/NOMID).

- **Fiebersyndromspezifische Untersuchungen im fieberfreien Intervall**

Cave: subklinische Inflammation!
  - BB, Diff-BB, CRP, BSG, SAA, IL-6, Procalcitonin.
  - Ggf. S100A8/9, S100A12 im Serum.
  - IgD, IgA (bei HIDS häufig ↑).
  - Restserum.
  - Proteinurie-Screening (Kreatinin, Eiweiß, Albumin, $α_1$-Mikroglobulin, IgG im Spontanurin).
  - Ophthalmologische Untersuchung (Uveitis? Optikusatrophie?).
  - Molekulargenetische Untersuchung (Diagnosesicherung).

Hereditäre autoinflammatorische Fiebersyndrome

Familiäres Mittelmeerfieber (FMF)
Genetik: Autosomal-rezessiv und autosomal-dominant. Mutation im **MEFV-Gen**; v. a. Juden, Armenier, Türken. Weltweit häufigstes Fiebersyndrom.
Schübe: 1–3 d dauernd, Fieber bis 40°C; symptomfreie Intervalle Wo bis Mo. In 60% Beginn vor dem 10. LJ.

- Sy. Fieber, schmerzhafte Polyserositis (Peritonitis, Pleuritis, Synovitis), erysipeloides Exanthem.

- Th. Lebenslang Colchicin p.o., ggf. IL-1-Blockade bei fehlendem Ansprechen trotz Compliance.

Tumornekrosefaktor-Rezeptor-1-assoziiertes periodisches Syndrom (TRAPS)
Genetik: Autosomal-dominant. Mutation im **TNFRSF1A-Gen**.
Bei jeder Ethnie vorkommend.
Schübe: >1 Wo dauernd, täglich intermittierendes Fieber; schubfreies Intervall mehrere Mo. Alter bei Beginn variabel.

- Sy. Fieber, zentrifugal wanderndes erythematöses Exanthem, begleitet von Myalgien; Augenbeteiligung, Bauchschmerzen.

- Th. Kortison; IL-1-Blockade; Etanercept.

Hyperimmunglobulinämie D und periodisches Fiebersyndrom (HIDS)
Wird auch Mevalonat-Kinase-Defizienz genannt.
Genetik: Autosomal-rezessiv. Mutation im **MVK-Gen.**
Schübe: Häufig getriggert durch Impfungen; Dauer 3–7 d; symptomfreie Intervalle Wo bis Mo; Beginn bei >90% im Säuglingsalter.

- Sy. Fieber, Schüttelfrost, v. a. zervikale Lymphadenopathie, Splenomegalie, Bauchschmerzen und makulopapulöses Exanthem.

- Th. Kortison; IL-1-Blockade; Etanercept.

Cryopyrin-assoziierte periodische Syndrome (CAPS)

Genetik: Autosomal-dominant. Mutation im **NLRP3-Gen**. CINCA/NOMID in 40–60% de novo.

Sy. Phänotypisches Kontinuum, bestehend aus dem familiären kälteassoziierten Syndrom (FCAS), Muckle-Wells-Syndrom (MWS) und CINCA bzw. NOMID (»chronic infantile neurological, cutaneous and articular syndrome« bzw. »neonatal-onset multisystem inflammatory disease«). Bei allen dreien vorkommende Symptome: Urtikaria-ähnliches Exanthem, Arthralgien, Konjunktivitis.
FCAS-Schübe: Typischerweise durch schon mäßige Kälteexposition auslösbar, Dauer ≤24 h, Verschlechterung im Tagesverlauf.
MWS-Schübe: Progressive sensorineurale Taubheit, hohes Amyloidoserisiko.
CINCA/NOMID-Schübe: Beginn schon bei NG; meist chron. Inflammation/Fieber, ZNS-Beteiligung (aseptische Meningitis, Hydrozephalus, Krampfanfälle), Augenkomplikationen (Optikusatrophie), sensorineurale Taubheit, Entwicklungsverzögerung, deformierende Arthropathie (Femur/Patella).

Th.
- Anakinra: »off-label use«.
- Canakinumab: Humaner, monoklonaler Anti-IL1β-AK (zugelassen ab 4. LJ für CAPS), 150 mg s.c. oder 2 mg/kg s.c. bei <40 kg, alle 8 Wo.
- Rilonacept: Humanes dimeres Fusionsprotein aus ligandenbindender Domäne des IL-1-Rezeptors und dem IL-1-Rezeptor-akzessorischen Protein (zugelassen ab 12. LJ für FCAS und MWS) 160 mg 1 ×/Woche.

Familiäres kälteassoziiertes Syndrom 2 (FCAS 2)

Genetik: Autosomal-dominant. Mutation im **NLRP12-Gen**.
Schübe: Durch Kälteexposition auslösbar, Dauer 2–10 d, Häufigkeit 1–3 × pro Mo; Beginn in der Kindheit.

Sy. Urtikaria-ähnliches Exanthem, sensorineurale Taubheit, Arthralgien, aphthöse Ulzera.

Th. Ggf. IL-1-Blockade.

Idiopathische autoinflammatorische Fiebersyndrome

Periodisches Fieber, aphthöse Stomatitis, Pharyngitis, Adenitis-Syndrom (PFAPA)

Genetik: Vermutlich komplex genetisch vererbt. Hereditäre autoinflammatorische Fiebersyndrome müssen ausgeschlossen werden. Häufigstes Fiebersyndrom in Deutschland bei Kindern zwischen 2 und 10 J.
Schübe: Dauer 2–5 d; alle 3–6 Wo wiederkehrend; Beginn <5. LJ.

Sy. Neben Fieber klassisch orale Aphthen, Pharyngitis, und/oder zervikale Lymphadenitis. Zusätzlich Bauchschmerzen, Übelkeit, nur selten Gelenk- oder Hauterscheinungen.

Th.
- Prednisolon (1× 1 mg/kg innerhalb von 24 h nach Fieberbeginn; **Cave:** Verkürzung der fieberfreien Intervalle in 50% der Fälle).
- Colchicin (prophylaktisch).
- Adenoid- und Tonsillektomie (kurativ).
- Ggf. IL-1-Blockade; insgesamt benigner Verlauf.

Systemische juvenile idiopathische Arthritis (SJIA)
▶ Gelenkschmerzen.

Fremdkörperaspiration

Anamnese: Plötzliche Hustenattacke nach fraglicher Aspiration, evtl. Zyanose, Atemnot. Meist Aspiration von Nüssen, Karotten, kleinen Plastikteilen.
Bei verschleppter Diagnose → Obstruktive Bronchitis, chron. Infekte der oberen Luftwege oder Husten, Hämoptyse, respiratorische Insuffizienz, Lobärpneumonie. Alter meist 1–4 J.

Dg. Auskultationsbefund meist erst nach einigen Stunden pos., meist in- und exspiratorischer Stridor.
Rö Thorax in Exspiration: Lokale Überblähung durch Ventilstenose (»air-trapping«), Verschiebung des Mediastinums,

Fremdkörperaspiration

Atelektase. **Cave:** Ein normales Rö-Bild schließt eine Aspiration nicht aus!

Th. **Wichtig:** Immer stationäre Aufnahme (bei Dyspnoe und Ateminsuffizienz auf Intensivstation). Verlegung nur mit Arztbegleitung, da Gefahr der akuten Atemwegsobstruktion oder Vagusreiz mit Bradykardie durch Hochhusten (Larynx, Karina).

- **Bei sicherer Aspiration von solidem Fremdkörper:** Nüchtern lassen, falls vertretbar mit Endoskopie bis zur Nüchternheit warten; sofortige Bronchoskopie bei akuter Ateminsuffizienz oder quellbarem Fremdkörper, Sgl. <1 J.
- **Bei Aspiration von Flüssigkeiten:** Drainagelagerung und physikalische Therapie.
- **Bei fraglicher Aspiration und gutem AZ:** Stationäre Überwachung, weitere Entscheidung (ob Bronchoskopie) nach dem dann erhobenen Befund. Versuch der Inhalation mit Sultanol 8 Tr. in 2 ml NaCl 0,9%-Lsg., nach 20 min erneut auskultieren (DD Asthma).
- **Bei sicherer, länger zurückliegender Aspiration und gutem AZ:** Planung der Bronchoskopie tagsüber, dafür nüchtern lassen. Antibiotikum i.v. (z. B. Cefuroxim 100 mg/kg/d in 3 ED i.v.) für 2–4 d und/oder Steroide erwägen. Ultima Ratio: Lobektomie, wenn Fremdkörper durch Granulationsgewebe ummauert ist, bei Abszess oder Bronchiektasenbildung.
- **Bei Aspirationspneumonie:** Antibiotikatherapie mit Clindamycin + Cefuroxim/Cefotaxim i.v.
- **Bei akuter Ateminsuffizienz:** Intensivstation. — Laryngoskopische Inspektion des Rachenraums. — Extraktionsversuch supraglottisch liegender Fremdkörper mit Magill-Zange (**Cave:** Vorsicht vor Laryngospasmus, Erbrechen, Bradykardie). — Falls Atmung weiter verlegt oder subglottischer Fremdkörper: Intubation. Fremdkörper dabei evtl. tiefer schieben, evtl. nur eine Lunge beatmen. — Kein Heimlich-Handgriff, sondern beatmen! Beim Säugling 5 Thoraxkompressionen wie bei CPR, dann beatmen. — Bronchoskopische Entfernung des Fremdkörpers: So schnell wie möglich.

Gastrointestinale Blutung

Def. Akuter oder chron. Blutverlust in das Lumen des Verdauungstrakts. **Obere GI-Blutung (OGIB)** hat den Ursprung im Verdauungstrakt oberhalb des distalen Duodenums (Treitzsch-Band), **untere GI-Blutungen** (UGIB) entstehen unterhalb.

> Die Blutverluste können erheblich sein – medizinischer Notfall (Intensivstation)! Begleitreaktionen wie Kreislaufdepression hin bis zum hypovolämischen Schock. Leichtgradige chron. Blutung kann lange unbemerkt sein und führt zu einer chron. Eisenmangelanämie!

Sy. Eine GI-Blutung kann sich neben nicht sichtbaren mit verschiedenen sichtbaren Symptomen äußern:
- **Hämatemesis:** Erbrechen von rotem oder kaffeesatzartigem (durch Einwirkung der Magensäure entsteht aus Blut kaffeesatzartiges Hämatin) Blut (OGIB).
- **Teerstuhl (Melaena):** Schwarzer, glänzender, klebriger Stuhl durch verdautes Blut (gewöhnlich OGIB, aber bei langsamer Darmpassage auch UGIB, inkl. Kolon).
- **Hämatochezie (Rektalblutung):** Frisch rotes Blut wird über den After ausgeschieden (UGIB oder schwere OGIB mit schneller Darmpassage).

Klin. Zeichen:
- OGIB>UGIB: Übelkeit, Erbrechen, Hämatemesis, epigastrische Schmerzen, Teerstühle.
- UGIB>OGIB: Durchfall, Tenesmen, Hämatochezie, evtl. Teerstühle.

Pathogenese intestinaler Blutungen

- **Mukosaläsionen:** Entzündung, Infektion, Fissuren, Ulzerationen, Polypen, Verletzungen.

- **Vaskuläre Ursachen:** Varizen, Hämorrhoiden, Angiodysplasien, Angiektasien, Hämangiome, Ischämie.
- **Koagulopathien:** Gerinnungsstörung, Thrombozytopenie, Thrombozytopathie.

Ursachen für eine obere GI-Blutung (DD) nach Häufigkeit
- **Neugeborenes**
  - Verschlucktes mütterliches Blut
  - Vitamin-K-Mangel-Blutung
  - Stressgastritis/-ulkus
  - Trauma (z. B. Magensonde)
  - Angiodysplasien
  - Gerinnungsstörung (z. B. angeboren, Infektionen, Leberversagen)
  - Kuhmilchproteinintoleranz
  - Gerinnungsfaktormangel
- **Kleinkind**
  - Stressgastritis/-ulkus
  - Peptisches Ulkus
  - Mallory-Weiss-Läsion
  - Angiodysplasien
  - Gastrointestinale Duplikaturen
  - Varizenblutung
  - Divertikel
  - Darmobstruktion
  - Akzidentelle Ingestion von Säuren/Laugen/Fremdkörpern
- **Kind/Jugendlicher**
  - Mallory-Weiss-Läsion
  - Peptisches Ulkus
  - Varizenblutung
  - Fremdkörper
  - Verätzungen
  - Vaskulitis (z. B. Purpura-Schönlein-Henoch)
  - M. Crohn
  - Darmobstruktion
  - Dielafoy-Läsion (flache Ulzera bei atypischen Gefäßen)
  - Hämobilie

> **! Cave**
> Verschlucktes Blut aus dem Nasopharynx bei z. B. Nasenbluten kann eine GI-Blutung vortäuschen. Auch muss an ein Münchhausen-Syndrom als DD gedacht werden.

Ursachen für eine untere GI-Blutung (DD) nach Häufigkeit
- **Neugeborenes**
  - Verschlucktes mütterliches Blut
  - Nekrotisierende Enterokolitis
  - Malrotation mit Volvulus
  - Gerinnungsstörung
  - M. Hirschsprung
  - Allergische Kolitis
  - Infektiöse Kolitis
  - Anorektale Fissur
- **Kleinkind**
  - M. Hirschsprung
  - Allergische Kolitis
  - Infektiöse Kolitis
  - Anorektale Fissur
  - Lymphonoduläre Hyperplasie
  - Intestinale Duplikation
  - Invagination
  - Meckel-Divertikel
- **Vorschule**
  - Infektiöse Kolitis
  - Anorektale Fissur
  - Invagination
  - Meckel-Divertikel
  - HUS
  - Purpura Schönlein Henoch
  - Juveniler Polyp
- **Schulkind**
  - Infektiöse Kolitis
  - Anorektale Fissur
  - Juveniler Polyp
  - Chron.-entzündliche Darmerkrankung
  - Hämorrhoiden
  - Ösophagusvarizenblutung bei Leberzirrhose

Cave: Nahrungsmittel bzw. Medikamente können den Stuhlgang rot färben (z. B. Ampicillin, Bismuth-Präparate, Rote Beete, Schokolade, Eisenpräparate, Nahrungsmittelfarbstoffe).

GI-Blutung – was tun?

> **Notfall – ja/nein? Ist der Patient hämodynamisch instabil? Ggf. Intensivstation!**

Dg. **Genaue Anamnese:** Alter? Art und Menge der Blutung? Dauer der Blutung? Begleitsymptomatik (Sodbrennen, Erbrechen vor GI-Blutung, Bauchschmerzen, Dysphagie, Gewichtsverlust, vermehrt Hämatome, Nasenbluten, Schwindel, Durst)? Medikamentenanamnese (NSAID, Antikoagulation)? Vorerkrankungen (Gerinnungsstörung, Lebererkrankung), Vor-OPs?

Diagnostik initial:
- Vitalparameter prüfen: RR, Puls (Tachykardie ist ein Alarmsymptom), Rekapillarisierungszeit!
- Körperliche Untersuchung: – Inspektion der Haut und Schleimhäute: Blässe? Hämatome? Petechien? Hämangiome? Teleangiektasien? Leberhautzeichen? OP-Narben? – Inspektion Nasen-Rachen-Raum: DD Nasenbluten? M. Osler-Rendu-Weber? – Rektale Untersuchung: Fissur? Hämorrhoiden? Stuhlfarbe? Blut am Fingerling (evtl. Haemoccult?)? Ursache äußerlich erkennbar? – Abdomen: Druckschmerz? Resistenz? Hepatosplenomegalie?
- Basislabor: BB, Diff-BB, Gerinnungsstatus, Kreuzblut, Leberfunktion, Serumkreatinin.
  Die Anämie ist nur bedingt wegweisend, da der Hb-Wert oft erst 6–12 h nach Blutungsbeginn abfällt und nicht zwischen akuter und chron. Anämie unterscheiden lässt.

Th. **Therapie** und **weitere Diagnostik** sind abhängig von der Grunderkrankung! Frühzeitig gastroenterologischen Hintergrund informieren und hinzuziehen.
Bei Zeichen für Hypovolämie: Transfusion (Behandlung Volumenmangel ▶ Schock).

Für die Allgemeinambulanz wichtige Therapien:
- Kuhmilchproteinallergie/allergische Kolitis des Sgl.:
  ▶ Atopische Dermatitis (Neurodermitis, atopisches Ekzem) und Nahrungsmittelallergien.
- Anorektale Fissuren bei Obstipation: ▶ Obstipation.

Gelenkschmerzen

Klinisches Procedere bei V. a. juvenile idiopathische Arthritis (JIA)

- **Anamnese:** Familienanamnese, Eigenanamnese.
- **Klin. Untersuchung.**
- **Laboruntersuchung** (angepasst an die individuelle Anamnese): ▬ BB mit Diff-BB, BSG, CRP, CK, AP, Transaminasen, Amylase, Kreatinin, Hst, Harnsäure, Gesamteiweiß, IgA, IgM, IgG, C_3, C_4, ggf. SAA, Zytokine, S100-Proteine, Urinstatus. ▬ Bei septischen Temperaturen 3 × BK im Anstieg. ▬ ASL bei V. a. streptokokken-reaktive Arthritis. ▬ ANA-Screening insbesondere bei Oligoarthritiden. Erst bei pos. Screening (z. B. ab 1:240 IE/l) exakte AK-Differenzierung anschließen bei Hinweis auf eine Kollagenose. Cardiolipin und β2-Glykoprotein-AK bei V. a. primäres oder sekundäres Antiphospholipid-AK-Syndrom. ▬ Bei schwerem JIA-Verlauf, Amyloidoseverdacht, Amyloidosesicherung, Basismedikamentbehandlung: Kreatinin-Clearance und Eiweißausscheidung im 24-h-Urin. ▬ Stuhluntersuchungen (bakteriell) nur sinnvoll bis max. 4 Wo nach Erkrankungsbeginn. ▬ Rheumafaktor sowie CCP-AK (CCP = zyklisches citrulliniertes Peptid) nur sinnvoll bei V. a. RF+ Polyarthritis. ▬ Ggf. HLA-B27. ▬ GT10, evtl. Quantiferon-Test nach Anamnese/klin. Verdacht. ▬ Gelenkpunktion (diagnostische und therapeutische Maßnahme). ▬ Zum Ausschluss einer reaktiven Arthritis AK-Bestimmung im Serum nur, soweit therapeutisch relevant (alle anderen Untersuchungen haben lediglich akademischen Wert!): Streptokokken, Borrelien, evtl. Mykoplasmen, falls noch Husten besteht.

Gelenkschmerzen

— Bei V. a. maligne Systemerkrankung: Tumorsuche. KMP bei klin. und BB-Hinweisen zum Leukämieausschluss (**Cave:** DD ALL und Oligoarthritis). KMP ggf. vor Ansetzen von Steroiden zum Ausschluss einer malignen Erkrankung, da diese Diagnose durch Steroidgabe erschwert wird.
- **Weiterführende Diagnostik:** — Sonografie, Rö zum Ausschluss knöcherner Läsionen. — Rö Thorax: Bei systemischen Verläufen, bei V. a. infantile Sarkoidose, Wegener-Granulomatose, Tbc, zum Ausschluss einer infektiösen oder malignen Erkrankung. — MRT: Nicht grundsätzlich bei JIA! Ggf. zur Beurteilung der Weichteile oder bei diagnostischen Unsicherheiten. — Augenarztkonsil mit Spaltlampe: Bei jeder Erstmanifestation oder Verdacht auf chron. Gelenkerkrankung mit Fundus bei V. a. Vaskulitis. — EKG, Echokardiografie: bei systemischen Verläufen der JIA, bei reaktiver Arthritis nach Streptokokken, bei Enthesitis-assoziierter Arthritis (EAA). — Lungenfunktion und BGA: Bei V. a. Kollagenose (restriktive, pulmonale Veränderungen), juveniler Spondarthritis mit Beteiligung des knöchernen Thorax (eingeschränkte Vitalkapazität). — EEG: bei zerebralen Auffälligkeiten, eher bei Kollagenosen, systemischen Vaskulitissyndromen. Evtl. vor Resochin-Einstellung bei pos. Anamnese für familiäres Krampfleiden. — Kapillarmikroskopie bei Kollagenosen und Vaskulitiden.

Akutes rheumatisches Fieber (ARF)

Def. Inflammatorische Systemerkrankung mit fakultativer Beteiligung von Gelenken, subkutanem Gewebe, Herz, ZNS infolge einer Infektion mit β-hämolysierenden Streptokokken der Gruppe A. Als Ursache werden Kreuzreaktivitäten zw. bakteriellen Oberflächenmolekülen und zellulären Bestandteilen diskutiert.

Sy. 2–4 Wo nach Infekt mit β-hämolysierenden Streptokokken der Gruppe A (z. B. Angina tonsillaris) Allgemeinsymptome, wie Kopf-, Bauchschmerzen, Blässe, Müdigkeit, hohes Fieber, geröteter Rachenring, Vergrößerung der zervikalen LK.

Für die Diagnose rheumatisches Fieber werden mind. 2 Hauptsymptome oder 1 Haupt- und 2 Nebensymptome gefordert (Jones-Kriterien) im Zusammenhang mit einem nachgewiesenen vorangegangenen Streptokokkeninfekt.

Hauptkriterien:
- Karditis (Pankarditis) (40–80%): Endokardbeteiligung mit: Schwere der Klappendestruktion bestimmt den Verlauf der Erkrankung: Tachykardie, Herzgeräusch, Dilatation des Herzens, Herzinsuffizienz (50%).
- Arthritis: Rötungen, Überwärmungen v. a. der großen Gelenke, schmerzhaft, flüchtig, migrierend (70%).
- Erythema anulare (= Erythema marginatum): blassrötliche, oft ringförmige, schmale Erythemstreifen v. a. am Rumpf (5%).
- Noduli rheumatici: Kleine indolente subkutane Knötchen (Rarität).
- Chorea minor als seltene Spätmanifestation nach Wo bis Mo: Müdigkeit, Muskelhypotonie, ataktische Bewegungen, Unruhe, Sprach- und Schluckstörungen (10–15%).

Nebenkriterien:
- Fieber.
- Arthralgie (Gelenkschmerzen).
- BSG und/oder CRP ↑.
- Verlängerte PQ- oder PR-Zeit im EKG.

Dg.
- Vorausgegangener Streptokokken-Infekt (bei ca. 30% unerkannt), klin. Bild.
- BB mit Diff-BB, CRP, BSG (normale BSG schließt ein rheumatisches Fieber weitgehend aus), ASL-Titer (kann falsch-pos. oder -neg. sein, deshalb evtl. zusätzlich: anti-Streptodornase, anti-Streptokokken-Hyaluronidase oder anti-Streptokokken-DNAse).
- Rachenabstrich: Streptokokken-Nachweis.
- EKG, Echokardiografie.

Th. Zunächst stationäre Aufnahme.
1. Penicillin V p.o. für 10–14 d 100.000 IE/kg/d (max. 2,4; Erw.: 3,2 Mio IE/d) in 2(–3) ED. ▪ Anschließende Re-

infektionsprophylaxe: 2 × 200.000 IE/d unabhängig vom KG. — Ohne Karditis: 5 J oder bis zum 21. LJ.
— Mit Karditis ohne bleibende Klappenschäden: 10 J oder bis zum 21. LJ. — Mit Karditis und bleibendem Klappenfehler: Mind. 10 Jahre , evtl. lebenslang. — Mit Rezidiv: Lebenslang.
Bei Penicillin-Allergie: Erythromycin 40 mg/kg/d p.o.
2. Steroide bei Karditis: Prednison oder Prednisolon 2 mg/kg/d. — Nach Erreichen einer Remission (ca. nach 2–4 Wo) langsame Reduktion. — Beendigung i. Allg. nach ca. 6 Wo (evtl. KMP vor Beginn der Therapie zum Ausschluss einer Leukämie).
3. Kardiale Therapie: Digitalis, Diuretika, Restriktion der Kochsalzzufuhr etc.
4. Chorea minor: Bettruhe, Abschirmung von äußeren Reizen, evtl. Sedierung z. B. mit Phenobarbital.

Prognose
Letalität in der Frühphase ca. 1% durch Myokarditis. Häufigste Spätfolgen: Mitralinsuffizienz (seltener Mitralstenose) und Aortenklappenfehler. Ohne Penicillin-Prophylaxe Rezidivrate >50%. Durch frühzeitige Therapie können Herzkomplikationen wesentlich vermindert werden.

Juvenile idiopathische Arthritis (JIA) (Gelenkrheuma)

Ältere Nomenklaturen: juvenile chron. Arthritis (JCA), juvenile rheumatoide Arthritis (JRA).

Ät. Unbekannt. Für jede Subguppe werden eigene genetische wie Umweltfaktoren vermutet.

Def. ■ Klassifikation nach der ILAR (International League of Associations for Rheumatology).
■ Beginn <16 J, persistierende oder rezidivierende Arthritis = Gelenkschwellung + Schmerz und/oder Funktionseinschränkung und/oder Überwärmung. Dauer mind. 6 Wo – unklare Ätiologie.

- Ausschluss anderer mit ähnlicher Symptomatik einhergehender Erkrankungen.

■ Beschreibung und Einteilung der JIA

Die Bezeichnung JIA umfasst eine heterogene Gruppe von Erkrankungen. Gemeinsames Merkmal chron. Gelenkentzündung unklarer Ursache. Einordnung in eine der **7 Subgruppen** erfolgt anhand einer Kombination von klin., laborchemischen und weiteren Charakteristika.

Systemische juvenile idiopathische Arthritis (SoJIA)

Def. Arthritis mit oder nach Fieber >2 Wo (mind. 1 × an 3 aufeinander folgenden Tagen) + mindestens 1 der Folgenden: Exanthem und/oder generalisierte Lymphadenopathie und/oder Hepato- und/oder Splenomegalie und/oder Serositis. Beginnalter: Oft KK (Gipfel 2.–5. LJ), Adult-onset-Formen kommen vor. Häufigkeit: m = w.

Sy. **Extraartikuläre Symptome:** Fieber (100%). Das Exanthem ist flüchtig, diskret erythematös-makulär, rosa–rot und betrifft Stamm und Extremitäten (95%). Hepatosplenomegalie (85%), Lymphadenopathie (70%), Polyserositis, wie Pleuritis, Perikarditis, Peritonitis (–35%), Meningismus, Myalgien.
Artikuläre Symptome: Arthritis (Beginn entweder gleichzeitig mit Auftreten der extraartikulären Symptome oder Wo/Mo später). Arthritismanifestation zu Beginn als Oligoarthritis (bis zu 4 Gelenke), im weiteren Verlauf dann oft als Polyarthritis. Im Fall der Polyarthritis symmetrische Beteiligung großer und kleiner Gelenke, auch der HWS. Zunächst Betonung der großen Gelenke, im späteren Verlauf insbesondere Gefährdung durch Destruktion von Hand- und Hüftgelenken. 40% der SoJIA-Patienten bieten während der ersten 6 Mo keine Gelenkbeteiligung.

Dg. **Labor:** I.d.R. massive entzündungsspezifische Veränderungen mit BSG-, CRP-, Leukozytenanstieg, Thrombozytose um 1 Mio., massive Erhöhungen von Serumamyloid (SAA), s-IL-1, der phagozytenspezifischen S100-Proteine (meist im 5-stelligen Bereich).

Rheumafaktor-negative Polyarthritis

Def.
- Bis 75% Mädchen, Erstmanifestation (EM) 50% vor Schulbeginn.
- Allgemeinsymptome möglich.
- Schleichender Beginn.
- Symmetrisches Muster.
- Gelenkdestruktionen.
- 5–10% Uveitis.

Sy. Symmetrische Polyarthritis, Befall sämtlicher großer und kleiner Gelenke möglich (HWS häufigste WS-Manifestation, Hüft- und Schultergelenke meist erst im Langzeitverlauf betroffen). Oft begleitet von Tenosynovitiden, insbesondere im Hohlhandbereich. Initial bei hoher klin. Krankheitsaktivität auch erhöhte Temperatur möglich.

Dg. **Labor:** Unspezifisch, fehlende, mäßige oder starke entzündungsspezifische Veränderungen. RF neg.!

Rheumafaktor-positive Polyarthritis (Polyarthritis des Erwachsenenalters mit vorgezogenem Beginn im Jugendalter)

- Bis zu 90% Mädchen.
- EM späte Kindheit bis Adoleszenz.

Sy. Symmetrische Polyarthritis, Befall sämtlicher großer und kleiner Gelenke möglich. Beteiligung der Kiefergelenke wesentlich häufiger als früher angenommen (MRT-gesichert). Rheumatische, subkutane Knötchen möglich. Die RF-pos. Polyarthritis verläuft rasch progredient und destruktiv.

Dg. **Labor:** Fehlende, mäßige, aber meist stärkere entzündungsspezifische Veränderungen. RF-pos.!

Oligoarthritis

■■ **Persistierende Oligoarthritis**

Def.
- Häufigste Form des Gelenkrheumas im KA.
- 1 bis max. 4 Gelenke betroffen, auch im Langzeitverlauf.
- EM zwischen 1/2–6 Jahre, Gipfel 2.–3. LJ, Häufigkeit: w: m = 4–5: 1.

Sy. Asymmetrische Arthritis. Oft schleichender Beginn, Kinder geben oft keine Schmerzen an, werden auffällig durch Ausweichbewegungen oder Hinken. Morgensteifigkeit, Anlaufschmerzen. Prädilektion großer Gelenke der unteren Extremitäten, auch Befall einzelner kleiner Finger- oder Zehengelenke möglich. Extraartikulär: i.d.R. keine Zeichen einer Systemerkrankung, aber in ca. 20% Uveitis (Uveitis anterior in 85%, Uveitis intermedia ca. 10%). **Cave:** Die Uveitis ist nicht schmerzhaft, nicht sichtbar und führt unbehandelt zum Visusverlust! Die Uveitis kann der Arthritis vorausgehen, gleichzeitig manifest werden oder später. Die Diagnose ist nur mit Hilfe der Spaltlampe möglich. Konsequenz: Regelmäßige Spaltlampenuntersuchungen, zu Erkrankungsbeginn alle 4 Wo.

Dg. **Labor:** Zumeist mäßige, selten ausgeprägte entzündungsspezifische Laborwertveränderungen. ANA pos. in 75–80%. Das Vorliegen von ANA ist gleichbedeutend mit einem erhöhten Risiko für Uveitis.

■■ **»Extended« Oligoarthritis**

Im Langzeitverlauf (>6 Mo, meist innerhalb der ersten 3–4 J) kommt es bei 20–50% der Pat. zum Befall von 5 und mehr Gelenken. Risikofaktoren: Befall der oberen Extremität, Arthritis an 2–4 Gelenken, hohe BSG. Befallsmuster der »extended« Oligoarthritis oft symmetrisch. Inwieweit es sich um einen Übergang in die RF-neg. JIA handelt, ist unklar.

Enthesitis-assoziierte Arthritis (EAA)

Def.
- Enthesitis und/oder Arthritis + mind. 2 der Folgenden:
  - ISG-Druckschmerz. — HLA-B 27-Nachweis.
  - Pos. Familienanamnese (1°, 2°) für HLA-B27-assoziierte Erkrankung. — Uveitis (akut, mit Konjunktivitis und Schmerzen). — Jungen >8 LJ bei EM.
- Beginnalter: Gipfel ca. 6–9 Jahre.
- Häufigkeit: m: w = 6: 1.

Sy. Meist asymmetrische Oligoarthritis. Prädilektion der Knie-, Sprung-, Zehengelenke, seltener zusätzlicher Befall von großen und kleinen Gelenken der oberen Extremitäten. Enthesiopathien in >50% der Fälle, Sehnenansatzentzündungen mit Schmerzen, vielfach die untere Extremität betreffend. Oft Lumbosakral- oder Ileosakralschmerzen. Bis zu 40% der EAA-Patienten können eine ankylosierende Spondylarthropathie entwickeln. Auch Gelenke des Schultergürtels können betroffen sein, was zu schmerzhaften Einschränkungen der Atemexkursion führen kann. Systemische Manifestationszeichen fehlen.
Akute Iridozyklitis (5–10%) mit Konjunktivitis. Kardiopulmonale Mitbeteiligung in bis zu 5% bei ankylosierender Spondarthritis beschrieben: milde Pulmonal- sowie Aorteninsuffizienzen.

Dg. Labor: Oft fehlende, mitunter mäßige entzündungsspezifische Veränderungen. HLA B 27 in 60–80 (–90)% pos.

Psoriasisarthritis

Def. Arthritis + Psoriasis (nicht zwingend zeitgleich) oder 2 der 3 Folgenden:
- Daktylitis oder
- Tüpfelnägel oder Onycholyse oder
- Psoriasis bei 1.-gradigem Verwandten.

EM mit 2 Gipfeln: Im Vorschulalter und um das 10. LJ.
Anteil der juvenilen Psoriasisarthritis an der JIA ca. 5–10%.
Beginn meist oligoartikulär, im weiteren Verlauf kommen oft mehr Gelenke hinzu.

Sy. Gelenkbefallsmuster betrifft meist das Kniegelenk, bietet aber häufig auch Strahlbefall oder Daktylitis mit Flexortenosynovitis, asymmetrische Polyarthritis. Enthesiopathien an knöchernen Insertionsstellen, Psoriasis, Tüpfelnägel, Onycholyse.

Dg. Behaarten Kopf, Haaransatz, retroaurikulär, periumbilikal, inguinal und perineal untersuchen! Auch Sonderformen der Psoriasis wie Psoriasis guttata und pustulöse wie generalisierte Formen bedenken.
Labor: Entzündungswerte können vorhanden sein, 30–60% ANA pos., RF neg.

Therapie der JIA
Lokale Anwendungen:
- Bei akut entzündeten, geschwollenen, überwärmten Gelenken 2–3 × tgl. 10 min kühlen (Eiswürfel in einer Plastiktüte, Kryogelpackungen, Quarkwickel etc.) **Cave:** Eis nicht direkt auflegen. Nicht bei Vaskulitiden.
- Bei chron. Verläufen eher Wärmepackungen, Fango. Diese sind auch bei akuten Wirbelsäulen-, Iliosakralgelenkentzündungen empfehlenswert. (Kryogelpackungen können in heißem Wasser erwärmt werden, Fango meist nur in einer Physiotherapiepraxis möglich.)

> **Faustregel für Kälte vs. Wärme: Was hilft, ist richtig. Keine Eisanwendung bei Vaskulitiden.**

- Von Beginn der Gelenkentzündung an regelmäßige Physiotherapie, nie über die Schmerzgrenze hinaus, tgl. mind. 2 × 30 min. Die Physiotherapie setzt eine ausreichende medikamentöse Schmerzunterdrückung voraus. Gelenkentlastung bedeutet z. B. bei Befall der Gelenke der unteren Extremitäten das Unterlassen von Springen, Hüpfen, Laufen langer Strecken. Radfahren und Schwimmen sind dabei empfehlenswert.
- Versorgung mit ergotherapeutischen Hilfsmitteln wie Handfunktions- und -nachtlagerungsschienen, Gipsbeinschienen zur Kniegelenksubluxationsbehandlung, Sohlenerhöhungen bei Beinlängendifferenz, Einlagen, Halskrause, Münsterpferdchen, Therapiedreirädchen, Sitzroller, Strumpfanzieher, Gehstützen, Schreibhilfen wie Stifthülsen, Essbesteckhülsen etc.

Gelenkschmerzen

Medikamentöse Therapie:
Pat.-Aufklärungsbögen über sämtliche gebräuchlichen Medikamente (NSAID, Steroide, DMARD, Immunsuppressiva, Biologicals) sind über die Homepage der Gesellschaft für Kinder- und Jugendrheumatologie (GKJR; http://www.gkjr.de) herunterzuladen.

- **Nichtsteroidale Antiphlogistika** (NSAID; Mittel der 1. Wahl): — Naproxen (HWZ 13 h): 10–15 mg/kg/d in 2 ED. — Diclofenac (HWZ 3–4 h): 2–3 mg/kg/d in 3–4 ED. — Indometacin (HWZ 3–4 h): 2–3 mg/kg/d in 3–4 ED. — Ibuprofen: 30–40 mg/kg/d in 2–3 ED.

- **Steroide, lokale Anwendung:** — Bei Uveitis in Form von Tropfen (z. B. Inflanefran® AT). — Lokale Gelenkinjektion bei JIA. Methode der Wahl bei oligoartikulären Manifestationen, insbesondere, wenn nur 1 oder 2 Gelenke betroffen sind. Bei vertretbaren Risiken wird oft eine langanhaltende Entzündungsfreiheit des Gelenks erreicht.
  Cave: Infektionen – inkl. einer nicht behandelten Borreliose, müssen ausgeschlossen sein!

- **Steroide, systemische Therapie:** — Oral: Id.R. nur bei extraartikulärer Manifestation, in der Einleitungsphase hochentzündlicher Erkrankungen, wenn Lokaltherapie und/oder NSAID nicht genügen, bevor die Basistherapie greift. Dosierung: Je nach Indikation von <0,15–2 mg/kg/d. Kurzfristige Therapien bevorzugen. Wenn möglich, Verabreichung der Gesamttagesdosis als Morgendosis. — i.v.-Pulstherapie: Meist Methylprednisolon 10 mg/kg/d (RR-Kontrollen, Magenschutz). Indikationen: MAS, schwerer Krankheitsschub v. a. bei Vaskulitiden, Kollagenosen, SoJIA, schwerer Uveitis.

- **Basismedikamente (DMARD = »disease modyfying antirheumatic drug«):** Bei gesicherter JIA und falls NSAID die Krankheitsaktivität nicht genügend lindern kann. Anwendungsdauer mind. 6 Mo. Therapieerfolg kann meist nicht vor 4–6 Mo erwartet werden. Die Therapie mit NSAID wird weitergeführt. — Sulfasalazin (häufig Einsatz bei EAA, Psoriasisarthritis): 20–40 mg/kg/d in 2–3 ED. Beginn mit 20 mg/kg/d. Überwachung: In den ersten 3 Mo 14-tägig BB, 6-wöchentlich Leberwerte, nach dem 1. Jahr Labor 3-monatlich. — Hydroxychloroquin: Anwendung bei SLE, eher

selten bei JIA, am ehesten bei ANA-pos. Oligoarthritiden. Günstigeres NW-Profil, 3–4 mg/kg/d in 1 ED. Überwachung: Alle 6 Wo Augenarzt, bei Anfallsleiden (auch in der Familie) gute Abwägung der Indikation. EEG, BB, Transaminasen vor Beginn, dann 6-wöchentlich. Sonnenschutz. Kumulativdosis berechnen bei Langzeittherapie.
— Colchizin: 0,5–2 mg/d absolut. Indikationen: FMF, manche Vaskulitiden, M. Behçet. Überwachung: Zu Beginn 4-wöchentlich BB, Leber-, Nierenwerte, Urinstatus.

- **Immunsuppressiva:** — Methotrexat: 10–15 mg/m^2/Wo 1 ×/Wo p.o., i.v., i.m. oder s.c., einschleichende Dosierung. Bevorzugt am Wochenende und vor dem Schlafengehen (→ Übelkeit). Kombination mit Folsan bei begleitenden NW und hohen Dosen. 1 Tbl. Folsan® à 5 mg am Tag nach MTX-Gabe. Überwachung: BB, Leber-, Nierenwerte. In der Einschleichphase wöchentlich, dann 3-monatlich.
— Azathioprin: 1,5–3 mg/kg/d in 2–3 ED. Überwachung: Bestimmung Thiopurinmethyltransferase (TMPT; zum Abbau notwendiges Enzym) vor Therapiebeginn. Für 8 Wo wöchentlich BB, 14-tägig Leberwerte, Lipase, Kreatinin, später 4–6-wöchentlich. — Ciclosporin: 3–4 mg/kg/d, Talspiegel bis ca. 100 ng/ml anstreben. Allenfalls Reservemedikament, z. B. bei schwerer Uveitis, SLE, Dermatomyositis, M. Behçet, Wegener-Granulomatose. Überwachung: RR, Hypertrichose, Gingivahyperplasie. BB, Kreatinin, Urinstatus, Leberwerte, Spiegelkontollen (12–14 h nach Einnahme). — Mycophenolatmofetil: 25 mg/kg/d in 2 ED (max. 2 g/d) bei SLE, insbes. Lupusnephritis, andere Ausnahmeindikationen. Überwachung: Regelmäßig BB, Leberwerte.
- **Biologika:** Z. B. TNF-Antagonisten (Etanercept, Adalimumab, Infliximab), IL-1-Blockade (Anakinra), IL-6-Antagonist (Tocilizumab), Anti-CD20-AK (B-Zell-Depletion, Rituximab): Nur nach Rücksprache mit Kinder- und Jugendrheumatologie. — Alle Pat. sollen an das Therapieregister der Gesellschaft für Kinder- und Jugendrheumatologie gemeldet werden. — Ein Ansprechen auf die Therapie ist häufig schon nach einer oder nur wenigen Injektionen sichtbar!

Systemischer Lupus erythematodes (SLE)

Ät. Multifaktoriell: Genetisch, C1q-Mangel, UV-Exposition, Viren, Stress. Es kommt zu Apoptose, Immunkomplex-, Autoantikörperbildung, Vaskulitis.

Sy. Schleichender oder akuter Beginn möglich mit variabel auftretenden Symptomen, z. B. Fieber, Müdigkeit, Gewichtsverlust, Gelenkbeteiligung, Schmetterlingserythem, glomeruläre Nephritis (GN), ZNS-Beteiligung, M. Raynaud, Thrombosen, unspezifische Exantheme (Urtikaria), Alopezie.

Dg. 4 von 11 möglichen **ACR-Kriterien** (American College of Rheumatology) müssen erfüllt sein:
1. Schmetterlingserythem im Gesicht.
2. Diskoidale Hautveränderungen: plaqueförmige Läsionen mit Rötung, Hyperkeratose, Pigmentverschiebung, Atrophie.
3. Photosensibilität.
4. Schleimhautulzera: oral oder nasopharyngeal, meist schmerzlos.
5. Arthralgien, Arthritis: mind. 2 periphere Gelenke mit Schwellung, Ergüssen.
6. Serositis: Pleuritis, Perikarditis.
7. Nierenbeteiligung: Proteinurie, Hämaturie, Zylinder (▶ Nephritisches/nephrotisches Syndrom).
8. Neurologische Beteiligung: Krampfanfälle, Psychosen.
9. Hämatologische Beteiligung: hämolytische Anämie, Leukopenie <4000/µl, Lymphopenie <1.500/µl, Thrombozytopenie <100.000/µl.
10. Immunologische Veränderungen: Anti-DNA-AK, Anti-Sm-AK, Anti-Phospholipid-AK.
11. ANA.

Th. NSAID, Methotrexat, Hydroxychloroquin, Methylprednisolon, Cyclophosphamid, Mycophenolatmofetil.

Prognose
10-Jahres-Überleben ca. 85% vor Einführung von Biologicals. Probleme sind GN, ZNS-Befall, Infektionen.

Halsschmerzen

Inzidenz
KK haben durchschnittlich 6–8 ×/J Halsschmerzen, Erw. erkältungsbedingt 2–3 ×/Jahr.

Sy. Brennen, Kratzen, Rötung im Hals, trockenes Gefühl bzw. Verschleimung, belegte Stimme, Schluckbeschwerden, Heiserkeit, Schmerzen beim Sprechen. Evtl. Allgemeinsymptome mit Husten, Atembeschwerden, Fieber, Kopfschmerzen, Gliederschmerzen, Erbrechen, Bauchschmerzen. Zervikale Lymphadenopathie. Ggf. Beläge/Stippchen.

Ät.
- Bakterien, besonders Streptokokken (klassische Angina tonsillaris, Scharlach), Diphtherie.
- Viren (EBV/Mononukleose), Coxsackie (Herpangina).
- Pilze.
- Überbeanspruchung der Stimme.
- Reizung der Atemwege (z. B. durch Rauchen, Passivrauchen, Einatmen von Chemikalien oder Staub).
- Reflux.
- Thyreoiditis (Schmerzen v. a. im vorderen Halsbereich).

Dg.
- Rachenabstrich, evtl. Streptokokken-Schnelltest.
- BE i.d.R. nicht notwendig, evtl. BB mit Diff-BB, CRP, EBV-Serologie.
- Evtl. Laryngoskopie.

Th. Antipyrese und Schmerzstillung:
- Paracetamol oder Ibuprofen.
- Ggf. lokales Anästhetikum als Lutschtbl. (**Cave:** Nur oberflächlich wirksam, nur beschwerdelindernd, keine wissenschaftlich belegte Wirksamkeit, viele Lutschpastillen erst für >12. LJ zugelassen), z. B. Benzocain (z. B. Dorithricin® Halstbl., Lutschtbl., nicht zugelassen für Sgl. und KK) oder

Benzydamin (Tantum® Verde 3 mg Lutschtbl., 6–11 J: nur unter Aufsicht).
- Ggf. Rachenspülung/Gurgeln mit Hexetidin-Lsg. (Hexoral® Lsg. 0,1%, enthält Alkohol, mit unverdünnter Lsg. spülen) oder Salviathymol® N Flüssigkeit (enthält Alkohol, 20 Tr. in Glas warmes Wasser) oder Glandomed® Lsg. (mit ca. 20 ml unverdünnter Lsg. spülen).

Antibiotikatherapie insbesondere bei kleineren Kindern bei bakterieller Infektion (▶ Angina tonsillaris), nach 2–3 Tagen sollte eine deutliche Besserung eingetreten sein. Versagen möglich bei: Zu niedriger Dosierung, zu kurzer Dauer, Einnahmefehler, Resistenz gegenüber dem AB, Virus- oder Pilzinfektion.

Hämaturie

Def.
- Makrohämaturie: Sichtbare Braun- oder Rotfärbung des Urins durch Erythrozyten.
- Mikrohämaturie: >5 Erythrozyten/µl Urin, aber keine sichtbare Rotfärbung des Urins.

⚠ Cave
Nicht jede rote oder braune Verfärbung des Urins bedeutet eine Makrohämaturie.

Ursachen einer Verfärbung des Urins können auch sein:
- Endogen: Erythrozyten, Hämoglobin, Myoglobin, Stoffwechselprodukte [Homogentisinsäure (Alkaptonurie), Porphyrine], amorphe Urate (Ziegelmehl).
- Exogen: Nahrungsmittel [Rote Beete (Betanidin), Rhabarber (Anthronderivate), Brombeeren], Lebensmittelfarbstoffe (z. B. Anilin), Medikamente (Chloroquin, Deferoxamin, Ibuprofen, Metronidazol, Nitrofurantoin, Rifampicin, Phenophthalein, Phenothiazine, Phenytoin), Bakterien (Serratia marcescens).

Dg. **Urinteststreifen** als Screeningverfahren. Basiert auf der peroxidaseähnlichen Aktivität des Hämoglobins, welche die Reaktion eines Hydroperoxids mit Tetramethylbenzidin katalysiert, was eine

grün-blaue Verfärbung des Testfelds hervorruft. Der Test unterscheidet jedoch nicht zwischen Hämoglobin in intakten Erythrozyten oder freiem Hämoglobin im Urin oder auch Myoglobin.
→ Essenziell ist die **Mikroskopie** des Urins:
- Erythrozyten in signifikanter Anzahl vorhanden?
- Morphe der Erythrozyten?
- Eumorphe Erythrozyten?
- Dysmorphe Erythroyzten bzw. Akanthozyten (= Mickey-Mouse-Erythrozyten)?

 Cave
Der Terminus »Akanthozyt« beschreibt im Urin eine andere Morphologie des Erythrozyten als im Blut.

Akanthozyten im Urin sind wie auch Erythrozytenzylinder pathognomonisch für eine glomeruläre Hämaturie.

> **Alarmzeichen bei Hämaturie**
> - Zusätzliche Proteinurie
> - Arterielle Hypertonie
> - Oligurie
> - GFR ↓
> - Petechien (Thrombozytopenie) → Hinweis auf HUS
> - Anämie → Hinweis auf HUS

Familienanamnese: Wichtig, da viele Krankheiten, die mit einer Hämaturie einhergehen, eine genetische Grundlage haben. Schwerhörigkeit, arterielle Hypertonie und Niereninsuffizienz weisen auf ein Alport-Syndrom hin. Auch bei neg. Familienanamnese ist die Urinuntersuchung aller Familienmitglieder mittels Urinteststreifen an mindestens 5 Tagen als »erweiterte Familienanamnese« hilfreich.
Wichtig und häufig: Im Rahmen jeder fieberhaften Infektion kann eine isolierte Mikrohämaturie ohne Alarmsymptome »parainfektiös« auftreten. Zu fordern ist jedoch eine Kontrolle, um eine persistierende Mikrohämaturie oder Alarmsymptome nicht zu übersehen.
Für die DD ist die Unterscheidung in glomeruläre und nichtglomeruläre Hämaturie wichtig (◘ Tab. 8.1).

Th. Therapeutischer Algorithmus ◘ Abb. 8.1.

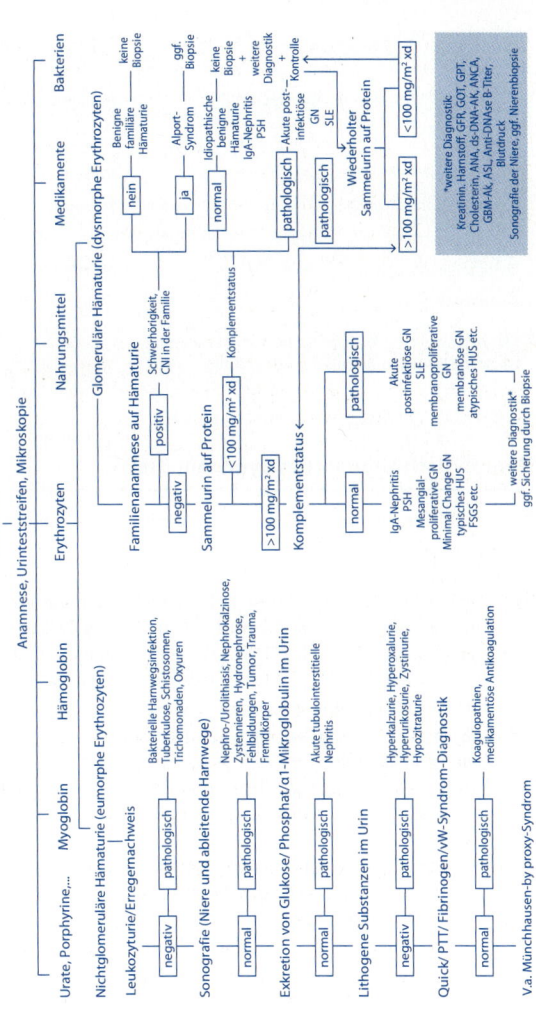

Abb. 8.1 Algorithmus Hämaturie

◘ Tab. 8.1 Unterscheidung in glomeruläre und nichtglomeruläre Hämaturie

	Glomerulär	Nichtglomerulär
Urinfarbe	(Rot)braun, cola-farben	Rosa-(hell)rot
Blutkoagel	Keine	Möglich
Erythrozytenmorphologie	Dysmorph (Akanthozyten)	Eumorph
Erythrozytenzylinder	Möglich	Keine
Erythrozytenvolumen	<50 mm^3	>50 mm^3
Proteinurie[a]	>100 mg/m^2/d	<100 mg/m^2/d

[a] Als Differenzierungsmerkmal nur bei Mikrohämaturie sinnvoll, da bei Makrohämaturie falsch-pos. Befunde für die Proteinurie.

Hämolytisch-urämisches Syndrom (HUS)

Def. Hämolytische Anämie, Thrombozytopenie und akute Niereninsuffizienz.

Ät. Die Klassifikation des HUS in die typische Form [prodromale Diarrhö, ausgelöst durch Shiga-like-Toxin-bildende enterohämorrhagische E. coli (EHEC) der Serogruppe 0157] und atypische Formen (HUS ohne vorangegangene Diarrhö) sollte nach den neuen Leitlinien zugunsten einer Einteilung, die den Trigger oder die Ursache benennt, verlassen werden.

Ätiologie bekannt:
- Infektion: — Shiga-like-Toxin-produzierende Bakterien (EHEC, Shigella, Citrobacter). — Streptococcus pneumoniae.
- Störungen der Komplementregulation: — Genetisch (quantitative oder qualitative Defizienz von Complement-Faktor H und I (CFH, CFI), CFHRP1/3, MCP, Thrombomodulin) — Erworben (Anti-Complement-Faktor H-AK)
- von-Willebrand-Protease (vWP), ADAMTS 13 (»a disintegrin and metalloproteinase with thrombospondin motifs«): — Genetisch. — Erworben (Anti-vWP-AK, autoimmun, medikamenteninduziert).

Hämolytisch-urämisches Syndrom (HUS)

- Cobalaminstoffwechselstörung.
- Quinin.

Klin. Assoziation/Ätiologie unbekannt:
- HIV.
- Malignom, Chemotherapie, Bestrahlung.
- Calcineurininhibitoren, Transplantation.
- Schwangerschaft, Pille.
- SLE.
- Glomerulopathie.

Das HUS ist die häufigste Ursache für akute Niereninsuffizienz im KA.
Altersgipfel des durch Shiga-like-Toxin-produzierende Bakterien ausgelösten HUS: (1.) 2.–6. LJ. Bei jüngeren oder älteren Kindern an atypische Formen denken, insbesondere bei HUS in der NG-Periode (**Cave:** Cobalaminstoffwechselstörungen). Die thrombotische Mikroangiopathie ist das pathomorphologische Korrelat von HUS, TTP und ähnlichen Erkrankungen.

Sy. **Ggf. Vorstadium:**
- Mit Gastroenteritis
- oder Pneumonie, Pleuraempyem, Sepsis, Meningitis
- oder kein Vorstadium.

Symptome des HUS:
- Blässe und evtl. Hauteinblutungen.
- Müdigkeit, Abgeschlagenheit.
- Hämaturie, evtl. Makrohämaturie.
- Oligurie/Anurie.
- Arterielle Hypertonie.
- Evtl. Bewusstseinstrübung, Krampfanfälle, Hemisymptomatik, Koma.

Dg.
- Hämolytische Anämie (Hb, Blutausstrich: Fragmentozyten?, Haptoglobin ↓, Retikulozyten ↑, indirektes Bilirubin ↑, LDH ↑).
- Thrombozytopenie.
- Hst, Kreatinin, Harnsäure, Cystatin C.

- Elektrolyte, Wasser- und Säure-Basen-Haushalt.
- Gerinnung (einschl. Fibrinspaltprodukte, AT).
- BZ, Laktat, Transaminasen, Lipase.
- RR-Kontrollen, EKG, Herzechokardiografie.
- Bei generalisierten oder fokalen Krämpfen: EEG, CCT/MRT.

> **Extrarenale Manifestationen (Herz, Gehirn, Pankreas etc.).**

Ätiologische Diagnostik:
- Mikrobiologie: EHEC, Shiga-like-Toxin 1 und 2 im Stuhl.
- Bei V. a. Pneumokokken-assoziiertes HUS: Nachweis des Thomsen-Friedenreich-Antigens im Blut.
- Bei HUS ohne Prodromi und/oder atypisches Alter/Verlauf: — Komplementstatus (CH50, APH50, C3, C4, C3 d, C5–9). — Komplementfaktor H und I (quantitativ). — Faktor H und CFHR-1,3 (qualitativ). — Anti-Faktor H-AK. — von-Willebrand-Faktor-spaltende Protease. — Homocystein, Methylmalonsäure, ggf. Mutationsanalyse im MMACHC (»methylmalonaciduria and homocysteinuria type C protein«).
- Ggf.: Molekulargenetische Analyse von CFH, CFI, MCP, Thrombomodulin etc.

Th. Supportiv:
- Anämie: Erythrozytenkonzentrat bei rasch fallendem Hb oder Hb<6–7 g/dl.
- Thrombozytopenie: Nur bei akuter Blutungsgefahr Thrombozytenkonzentrat, sonst kontraindiziert wegen Gefahr der Mikrothrombosierung.
- Nierenersatzverfahren in Rücksprache mit pädiatrischer Nephrologie (PD, HD, HDF, CVVHF).
- Bei zerebraler Beteiligung: Plasmapherese.
- Bei V. a. atypisches HUS: FFP-Infusion oder Plasmapherese (**Cave:** FFP-Infusion bei pneumokokken-assoziiertem HUS kontraindiziert). Ggf. Exulizumab.
- Antihypertensive Therapie.
- Antikonvulsive Therapie.
- Flüssigkeitsbilanzierung.

- Bei GCS ≤7 (▶ Tab. 24.8: Glasgow Coma Scale, AVPU-Score) oder therapierefraktären Krampfanfällen: Kontrollierte Beatmung, Hirndruckmessung, Hyperventilation.
- Therapie der Ursache, falls bekannt.

Prognose

Überleben 90%, in 20% bleibende Proteinurie und/oder arterielle Hypertonie.

Harninkontinenz, kindliche, nichtphysiologische

Def. Einnässen mind. 2 ×/Mo (ab 7 J mind. 1 ×/Mo) für die Dauer von mind. 3 Mo nach Vollendung des 5. LJ.
- **Primäre Harninkontinenz:** Kind war nie bzw. nicht länger als 6 Mo komplett trocken.
- **Sekundäre Harninkontinenz:** Erneutes Einnässen nach etwa 1/2 Jahr Trockenheit.

> **Einteilung der nichtphysiologischen Harninkontinenz nach Symptomen (in Anlehnung an Konsensusgruppe Kontinenzschulung im Kindes- und Jugendalter)**
> - Organische Harninkontinenz
> - Nichtorganische – funktionelle – Harninkontinenz
>   - Harninkontinenz nachts → monosymptomatische Enuresis nocturna (primär und sekundär)
>   - Harninkontinenz nachts mit Tagessymptomen → nicht monosymptomatische Enuresis nocturna (primär und sekundär)
>   - Harninkontinenz tagsüber → Blasendysfunktion (primär und sekundär)

Organische kindliche Harninkontinenz

Inkontinenz
- als Folge einer angeborenen Fehlbildung der Harnwege (z. B. ektoper Ureter, Blasenekstrophie, Epispadie),

- als Symptom einer meist polyurischen tubulären, glomerulären oder endokrinologischen Funktionsstörung (z. B. Diabetes insipidus, Diabetes mellitus, Tubulo- oder Glomerulopathie) meist mit nächtlichem Einnässen,
- als Ausdruck einer angeborenen oder erworbenen Innervationsstörung von Blase und/oder Sphincter urethrae (z. B. Dysraphie, sakrale Dysgenesie, Tethered Cord, spinale Tumoren, Traumata, Myelitis),
- im Rahmen von HWI.

Nichtorganische (funktionelle) Harninkontinenz

Monosymptomatische Enuresis nocturna

Def. Einnässen ausschließlich in der Nacht, keine Tagessymptomatik (unauffälliges Trink- und Miktionsprotokoll), Ausschluss einer organischen Ursache.

Epidemiologie
Es nässen noch 10–20% der 5-Jährigen nachts ein; davon werden 15%/J trocken.

Sy. Einnässen in der Nacht, Kinder meist auffällig schwer erweckbar, wachen vom Einnässen nicht auf.

Urs. Häufig Familiarität bzw. genetische Disposition, Reifungsverzögerung, Assoziation mit Teilleistungsstörungen, emotionale oder psychische Belastungssituation (bei sekundären Formen), idiopathisch.

Dg.
- **Genaue Anamnese** (z. B. anhand eines »Enuresis-Fragebogens«): Beginn, Dauer und Häufigkeit des Einnässens, Einnässen nur in der Nacht oder auch am Tag, Miktionsverhalten, Trinkverhalten (→ Trink- und Miktionsprotokoll), Stuhlanamnese (Obstipation, Stuhlschmieren, Enkopresis?), Begleit- und Vorerkrankungen, HWI, Verhaltensauffälligkeiten, Entwicklungsverzögerung, Medikation, Familienanamnese.

Harninkontinenz, kindliche

- **Körperliche Untersuchung** mit RR, Körpergewicht, -länge, Untersuchung der Genital-, Anal- und Lumbosakralregion, neurologischer Untersuchung, Beurteilung des Entwicklungsstands.
- **Urin**: Stix (Glukosurie, Proteinurie, Leukozyturie?), Mikroskopie (Leukozyturie → HWI?), Urinchemie (Osmolalität, Proteine, Elektrolyte, Glukose, Kreatinin).
- **BE** (BB, Diff-BB, BZ, Elektrolyte, Kreatinin, Hst, Osmolalität im Serum).
- **Sonografie** Nieren und ableitende Harnwege (volle Blase notwendig!). Fragen: Restharn, Auffälligkeiten der Blasenwand, Dilatation des Harntrakts, Nierengröße, -echogenität, Mark-Rinden-Differenzierung, Zysten, Steine etc.
- **Trink- und Miktionsprotokoll** (»Blasentagebuch«) über 2 Tage mit Dokumentation jeder Flüssigkeitsaufnahme (Uhrzeit, Menge) und jeder Urinausscheidung (Uhrzeit, Menge), Messung mit Messbecher. Auffälligkeiten bei der Miktion (Drangsymptomatik, Pressen/Stottern bei Miktion), Unterhose vor/nach Miktion feucht/nass.

Th.
- Aufklärung der Eltern, dass Einnässen keine böswillige Handlung des Kindes ist. Keine Bestrafung des Kindes!
- Haupttrinkmenge bis zum Mittagessen, abendliche Trinkmenge beschränken (z. B. 1 Glas zum Abendessen). Direkt vor dem Schlafengehen die Blase entleeren.
- Autogenes Training (Vorsatz: »Wenn ich einen Druck verspüre, stehe ich auf!«).
- Eigenverantwortung stärken (z. B. beim Beziehen des Bettes das Kind helfen lassen).
- Führen eines Enuresis-Kalenders, in den das Kind das Einnässen einträgt, im Rahmen eines kognitiven Therapieansatzes (setzt Leidensdruck und Bereitschaft des Kindes zur Mitarbeit voraus!), Belohnungskalender. Kalender dienen auch der Verlaufskontrolle!
- Konditionierungsbehandlung mit Klingelmatratze oder Weckapparat (setzt Leidensdruck und Bereitschaft des Kindes zur Mitarbeit voraus!). Mind. 6–8 Wo konsequent durchführen, erst dann kann der Therapieerfolg beurteilt werden.

- In Ausnahmefällen (z. B. Schulausflug): Desmopressin (nasal oder oral) nur nach Rücksprache mit dem Arzt. Keine kausale Therapie bei monosymptomatischer Enuresis nocturna!
- Ggf. psychologische Betreuung bei Belastungssituationen.

Nicht monosymptomatische Enuresis nocturna

Def. Einnässen in der Nacht mit Tagessymptomatik (auffälliges Trink- und Miktionsprotokoll), Ausschluss einer organischen Ursache.

Sy. Einnässen in der Nacht und Zeichen einer Blasendysfunktion am Tag (▶ unten).

Dg. ▶ oben (Monosymptomatische Enuresis nocturna). Zusätzlich Uroflowmetrie einschl. Beckenboden-EMG. Zystomanometrie nur selten notwendig.

Th. Zuerst die Tagessymptomatik behandeln (▶ unten). Therapie des nächtlichen Einnässens anschließen, sofern es nach Therapie der Tagessymptomatik noch persistiert.

Blasendysfunktion

Def. Isolierte Harninkontinenz am Tag, nachts trocken, Ausschluss einer organischen Ursache.

Formen
- **Überaktive Blase und Dranginkontinenz:** Imperativer Harndrang, Haltemanöver, häufige Miktionen mit kleinen Volumina
- **Miktionsaufschub:** Aufschub der Miktion unter Haltemanövern, häufig psychische Komorbiditäten/Verhaltensprobleme, niedrige Miktionsfrequenz mit hohen Volumina, im Verlauf evtl. verdickte Blasenwand und Restharn

▼

Harninkontinenz, kindliche

- **Dyskoordinierte Miktion** (Detrusor-Sphinkter-Dyskoordination): Habituelle Kontraktionen des Beckenbodens während der Miktion mit Stakkatokurve in mehreren Uroflow-Messungen mit paralleler Aktivität im Beckenboden-EMG, evtl. unterbrochener Harnstrahl, häufig Restharn, Blasenwandverdickung, häufig rezidivierende afebrile HWI
- **Andere:** Blase mit verminderter Aktivität (vormals »lazy bladder«), Lachinkontinenz, Belastungsinkontinenz, vaginaler Influx, sonstige

Sy. Symptome der Blasendysfunktion am Tag wie erhöhte (>7/d) oder verminderte (<4/d) Miktionsfrequenz, Einnässen, Drangsymptomatik bzw. imperativer Harndrang, Haltemanöver, stotternde Miktion, Einsatz der Bauchpresse, inadäquate Miktionsvolumina (adäquate Blasenkapazität = Alter in Jahren + 1 × 30 ml), Miktionsaufschub.

Urs. Vermutlich genetische Disposition, mangelnde Reifung oder oft erlerntes Fehlverhalten.

Dg. ▶ oben (Monosymptomatische Enuresis nocturna). Zusätzlich Uroflowmetrie einschl. Beckenboden-EMG. Zystomanometrie nur selten indiziert.

Th.
- Aufklärung der Eltern, dass Einnässen keine böswillige Handlung des Kindes ist. Keine Bestrafung des Kindes!
- Adäquates Miktionsverhalten: Aufsuchen der Toilette beim ersten Anzeichen von Harndrang, aufrechte Sitzposition mit 90° angewinkelten Beinen (ggf. mit Schemel), vollständige Blasenentleerung.
- Blasentraining: Regelmäßig über den Tag verteilt trinken und alle 2 h die Toilette aufsuchen.
- Stuhlregulierung bzw. Behandlung einer Obstipation.
- Bei dyskoordinierter Miktion (Detrusor-Sphinkter-Dyskoordination): Biofeedback-Therapie.
- Bei überaktiver Blase und Dranginkontinenz ggf. Anticholinergika (jeweils einschleichend starten!): ▬ z. B.

Propiverinhydrochlorid (Mictonetten®), zugelassen ab 5 J, bei neurogener Detrusorhyperaktivität ab 1 J; 0,8 mg/kg/d in 2 ED. Therapiedauer mind. 6 Wo, bei Erfolg für 3–4 Mo fortsetzen. — Oder Oxybutynin (Dridase®), zugelassen ab 5 J; beginnend mit 2 × 2,5 mg/d p.o., max. 0,3–0,4 mg/kg/d (=15 mg/d in 3 ED).

- Führen eines Kalenders, in den das Kind das Einnässen einträgt, im Rahmen eines kognitiven Therapieansatzes (setzt Leidensdruck und Bereitschaft des Kindes zur Mitarbeit voraus!), Belohnungskalender. Kalender dienen auch der Verlaufskontrolle!
- Ggf. psychologische Betreuung.

Harnwegsinfektion

Def. Durch Mikroorganismen bedingte Infektion des Harntrakts. Je nach Lokalisation und Symptomen Unterscheidung verschiedener Formen.

Einteilung der Harnwegsinfektion (HWI)
- **Nach der Lokalisation:**
  - Zystitis: Infektion auf die Blase und Harnröhre beschränkt, i.d.R. kein Fieber, schmerzhafter, gehäufter Harndrang, erneutes Einnässen; Leukozyten und Bakterien im Urin
  - Pyelonephritis: Infektion mit Beteiligung von Harnleiter, Nierenbecken oder Nierenparenchym, meist Fieber >38,5°C, deutliche Beeinträchtigung des AZ, Flankenschmerzen oder Klopfschmerz im Nierenlager, sonografisch vergrößerte Nieren, verdicktes Pyelon; Leukozytenzylinder im Nativurin, Entzündungsparameter ↑ (CRP >2 mg/dl, Leukozytose und Linksverschiebung, BSG >25 mm/h)
  - Urosepsis: Pos. BK, meist Sgl. (20% der fieberhaften HWI im Sgl.-Alter), deutlich reduz. AZ

▼

- **Nach Symptomen:**
  - Afebrile HWI: HWI ohne Fieber
  - Fieberhafte HWI: HWI mit Fieber
  - Asymptomatische HWI: Nachweis einer signifikanten Leukozyturie und Bakteriurie ohne körperliche Symptomatik
  - Komplizierte HWI: Bei Fehlbildungen von Niere und/oder Harntrakt, Harnabflussbehinderung, VUR, Urolithiasis, neurogener Blasenentleerungsstörung, Immundefizienz, Niereninsuffizienz, Z. n. Nierentransplantation

❗ Cave
Ausschließlicher Nachweis von Bakterien in der Mikroskopie oder Kultur ohne Leukozyturie und ohne Symptome ist eine asymptomatische Bakteriurie und keine HWI! Keine Therapie erforderlich.

❯ Da eine klinische Unterscheidung zwischen Zystitis und Pyelonephritis u. U. nicht immer ganz einfach und Fieber das Hauptsymptom einer Pyelonephritis ist, wird nachfolgend zwischen febrilen Harnwegsinfektionen (Pyelonephritis) und afebrilen Harnwegsinfektionen unterschieden.

Epidemiologie
7% aller Mädchen und 2% aller Jungen bis 6 J entwickeln mind. 1 HWI, bei Sgl. Jungenwendigkeit, danach Mädchen wesentlich häufiger betroffen (9: 1). Bei ca. 30% der Kinder mit HWI besteht ein VUR.

Erreger
Am häufigsten E. coli, seltener Proteus, Enterokokken, Klebsiellen. Bei Fehlbildungen häufig Pseudomonas aeruginosa. Unter antibakterieller Prophylaxe auch Enterobakterien, Pseudomonaden, Staphylokokken, Hämophilus influenzae oder Streptokokken der Gruppe B.

Risikofaktoren

VUR, Harntraktdilatation (z. B. bei Ureterabgangsstenose oder terminaler Ureterstenose), Blasenentleerungsstörung bzw. Harninkontinenz, Obstipation, Z. n. Nierentransplantation, Missverhältnis zwischen Virulenz der Keime und wirtsspezifischen Abwehrmechanismen.

Sy. **NG:** Häufig unspezifisch, Trinkschwäche, fahles oder ikterisches Hautkolorit, ZNS-Symptome, Erbrechen, stinkender/trüber Urin. Berührungsempfindlichkeit (Pyelonephritis, Urosepsis). Fieber kann fehlen!

Sgl.: Häufig unspezifisch, akut mit Fieber, Erbrechen, Durchfall oder chron. mit Gedeihstörung, Trinkschwäche.

KK, ältere Kinder: Pollakisurie, Polyurie, Algurie, Dysurie, Einnässen, Fieber, oft auch nur Bauchschmerzen, Flankenschmerzen (meist erst ab 4–5 J), manchmal asymptomatisch.

Dg. Klin. Symptome + Entzündungsreaktion im Urin (Leukozyturie) + signifikante Bakteriurie.

Das **diagnostische Vorgehen** umfasst Folgendes:

Anamnese: Neben der Akutanamnese auch nach vorangegangenen HWI und diagnostizierten Harntraktfehlbildungen fragen, Familienanamnese.

Körperliche Untersuchung einschl. Genitalinspektion (Phimose, Hypospadie, Labiensynechie, Vulvitis, Balanitis?). Ausschluss lumbosakraler Auffälligkeiten als Hinweis auf Blasenentleerungsstörung, insbesondere bei rezidivierenden HWI auch neurologische Untersuchung, Messung des arteriellen RR.

Blutentnahme: BB, Diff-BB, CRP, Kreatinin, Hst, Elektrolyte, BSG, ggf. BK (immer bei NG und jungen Sgl.), ggf. Gerinnung, ggf. Procalcitonin.

Uringewinnung:

- **Kinder mit Blasenkontrolle:** Mittelstrahlurin: Möglichst langes Intervall zur letzten Miktion, vor Miktion Reinigung der Glans penis bzw. der Labien, Auffangen der mittleren Urinportion in einem sterilen Gefäß.
- **Sgl. und Kleinkinder** ohne willkürliche Blasenentleerung:
  - **Beutelurin:** Nach Reinigung des Genitales mit sauberem Wasser. Bei pathologischer Leukozyturie stets Bestätigungs-

test (Katheterurin oder Blasenpunktion) notwendig. Bei V. a. fieberhafte HWI am besten gleich Gewinnung eines sauberen Urins, spart Zeit! — **Suprapubische Blasenpunktion:** Anamnestischer Ausschluss einer (familiären) Hämophilie. Nach sonografischem Nachweis der Blasenfüllung gründliche Hautdesinfektion, Punktion in der Medianlinie ca. 1–2 cm oberhalb der Symphyse unter Aspiration. Punktionswinkel 20° zur Senkrechten. Eine ungewollte Darmpunktion verursacht kaum Probleme, in 2% Makrohämaturie. — **Steriler transurethraler Einmalkatheterismus:** Alternative zur Blasenpunktion bei Mädchen, bei Jungen wg. der Gefahr einer Harnröhrenverletzung vermeiden. — **»Clean catch urine«:** Sauberes Auffangen des Urins beim miktionierenden Sgl. Gute Alternative zur Blasenpunktion, aber aufgrund des u. U. hohen Zeitaufwands oft nicht durchführbar.

> Bei jeder fieberhaften oder komplizierten HWI ist die Gewinnung eines sauberen Urins (Mittelstrahl-, Blasenpunktions-, Katheterurins oder »clean catch urine«) obligat!

Urinuntersuchung:
- **Teststreifenuntersuchung:** Leukozyturie? Hämaturie? Immer nur als Screening, bei V. a. HWI immer auch Urinmikroskopie (▶ unten). Nitritnachweis mit hoher Spezifität.
- **Urinmikroskopie** (in Fuchs-Rosenthal-Zählkammer). Beurteilung von Leukozyten (pro µl) für die Diagnose einer HWI (◘ Tab. 8.2). **Cave:** Leukozyturie ist allein nicht beweisend für eine HWI. Sterile Leukozyturie z. B. auch bei hochfieberhafter Infektion anderer Lokalisation, körperlicher Anstrengung oder bei Urolithiasis.
- **Urinkultur:** Obligat bei jeder HWI; Bestimmung von Keimzahl (Beurteilung ◘ Tab. 8.3) und Resistogramm. **Cave:** Signifikante Keimzahl ist kein absolutes Kriterium für die Diagnose einer HWI (z. B. bei langsamem Wachstum der Keime in der Kultur oder hoher Miktionsfrequenz mit dann wenigen Keimen im Urin). Kulturen können in bis zu 25% falsch-pos. sein. Hinweise für Kontamination: niedrige Keimzahl, Mischkulturen mit 3 und mehr Keimen, abnorme Keime.

Tab. 8.2 Beurteilung von Leukozyten für die Diagnose einer HWI

	Normal	Verdächtig	Pathologisch
Mädchen + Jungen <3 J	≤20 Leukozyten/µl	20–50 Leukozyten/µl	>50 Leukozyten/µl
MS-Urin von Jungen >3 J			>10 Leukozyten/µl

Tab. 8.3 Beurteilung des Urinkulturergebnisses

Bakterien in der Urinkultur (Keimzahl/ml)	Normal	Verdächtig	Pathologisch
Spontan- und Mittelstrahlurin	$<10^4$	$10^4–10^5$	$>10^5$
Katheterurin	$<10^3$	$10^3–10^4$	$>10^4$
Punktionsurin	Steril		Jedes Keimwachstum

- **Urinsediment:** Leukozytenzylinder als Nachweis einer Pyelonephritis.

Sonografie der Nieren und Harnwege: Bei jeder 1. HWI mit Restharnbestimmung (altersabhängig), zeitnah, bei jeder fieberhaften HWI innerhalb von 2 Tagen nach Diagnosestellung.

Th.
- Kalkulierte antibakterielle Therapie bei symptomatischer HWI, insbesondere bei fieberhafter HWI, so früh wie möglich (◘ Tab. 8.4; ◘ Tab. 8.5). **Cave:** Nierennarben.
- Großzügige Flüssigkeitszufuhr (2000 ml/m²/d).
- Nach Erhalt der Urinkultur in Dauer und Medikation ggf. anpassen (**Cave:** sterile Leukozyturie). Applikationsform ist abhängig von Alter und Schwere der Erkrankung (◘ Tab. 8.4).
- Jede Urosepsis i.v. therapieren.
- Bei asymptomatischer HWI ohne begleitende Auffälligkeiten mit normaler bildgebender Diagnostik kann unter Steigerung der Trinkmenge abgewartet werden.

Harnwegsinfektion

Tab. 8.4 Kalkulierte Initialtherapie bei fieberhafter HWI (jede Urosepsis i.v.!)

Alter/Indikation	NG, Sgl. bis 6 Mo + Sgl. 6–12 Mo in reduziertem AZ	Sgl. 6–12 Mo in gutem AZ und ältere Kinder	Komplizierte HWI (Fehlbildungen/Anomalien von Niere und Harntrakt, Niereninsuffizienz, Z. n. NTX)
Applikationsart	i.v.	Oral	i.v.
Therapiedauer	NG 7–14 d i.v., dann oral, insgesamt 14–21 d Sgl. bis mind. 2 d nach Entfieberung i.v., dann oral, insgesamt 10–14 d	(7–)10 d, Sgl. 10–14 d	Mind. 7 d i.v., dann ggf. oral, insgesamt 10–14 d
Antibiotikum	Neonaten: Ampicillin + Cefotaxim, ggf. Ceftazidim oder Piperacillin/Tazobactam bei V.a. Pseudomonas i.v. Sgl: Piperacillin/Tazobactam i.v. (alt. Ampicillin + Ceftazidim) i.v.	Cephalosporin der 3. Generation (z. B. Cefixim) oder Amoxicillin/Clavulansäure	Amoxicillin/Clavulansäure i.v. (alt. Ampicillin + Ceftazidim). Bei V.a. ESBL (z. B. Kolonisation): Meropenem i.v.

Dosierung i.v.:
- Ampicillin 100–200 mg/kg/d i.v. in 3 ED (Jgl. 3–6 g/d)
- Tobramycin/Gentamycin 5 mg/kg/d i.v. in 1 ED (max. 0,4 g/d)
- Ceftazidim 100–150 mg/kg/d i.v. in 2–3 ED (Jgl. 2–6 g/d)

Dosierung oral:
- Cefixim 8–12 mg/kg/d p.o. in 1–2 ED (Jgl. 0,4 g/d)
- Cefpodoximproxetil 8–10 mg/kg/d p.o. in 2 ED (Jgl. 0,4 g/d)
- Ceftibuten 9 mg/kg/d p.o. in 1–2 ED (Jgl. 0,4 g/d)

Tab. 8.5 Kalkulierte Initialtherapie bei afebriler unkomplizierter HWI (Therapiedauer 3–5 d)

Wirkstoff	Dosierung
Cefixim	8–12 mg/kg/d p.o. in 1–2 ED (ab 3 Mo), Jgl. 0,4 g/d
Cefaclor	50 (–100) mg/kg/d p.o. in 2–3 ED
Cefuroximaxetil	20–30 mg/kg/d p.o. in 2 ED (ab 3 Mo)
Cefpodoximproxetil	8–10 mg/kg/d p.o. in 2 ED, Jgl. 0,4 g/d
Amoxicillin + Clavulansäure	37,5–75 mg/kg/d (Amoxicillin-Anteil) p.o. in 3 ED
Nitrofurantoin	3–5 mg/kg/d p.o. in 2 ED (bei Kindern >12 Wo)

Beachte: Eine Initialtherapie mit Trimethoprim ist aufgrund zunehmender Resistenzen von E. coli nicht mehr zu empfehlen!

- **Therapieüberwachung:** Alle Kinder sollten nach 48–72 h entfiebert und der Urin nach 3–5(7) d normalisiert sein. Grundsätzlich ist die Therapie dem Ergebnis der Urinkultur einschließlich des Resistogramms anzupassen!

Antibakterielle Reinfektionsprophylaxe
- **Indikation:** — Alle NG/Sgl. mind. bis zur Miktionszysturethrografie (MCU) und/oder dem Ausschluss einer eine Prophylaxe erfordernde Harnabflussbehinderung. — Alle Kinder mit rezidivierenden fieberhaften HWI (mind. 6 Mo) oder sonografischen Auffälligkeiten (mind. bis zum Abschluss der radiologischen/nuklearmedizinischen Diagnostik). — Rezidivierende Zystitiden (für 3–6 Mo, bei Miktionsstörung ggf. auch bis zu deren erfolgreicher Therapie). — Bei Nachweis von Infektsteinen bis zu deren Elimination.
- **Durchführung:** — Mit **einem** Antibiotikum (Tab. 8.6). — Etwa 1/4 der therapeutischen Dosis als abendliche Einmalgabe nach letzter Miktion. — Erregerspektrum einschl. Resistenzlage vorangegangener Infektionen beachten.

Harnwegsinfektion

Tab. 8.6 Medikamente zur antibakteriellen Reinfektionsprophylaxe

Wirkstoff	Dosierung
Cefaclor	10 mg/kg/d (bei NG und jungen Sgl.)
Nitrofurantoin	1 mg/kg/d (ab 12 LWo)
Trimethoprim	1(–2) mg/kg/d (bevorzugt bei männlichen Sgl. ab >6 Wo)
Cefixim	2–3 mg/kg/d (ab 3 Mo)
Cefuroximaxetil	5 mg/kg/d (ab 3 Mo)

- **Weitere Diagnostik**

MCU:
- Indikationen: Bei jeder 1. fieberhaften HWI im Sgl.-Alter, bei jeder 1. fieberhaften HWI <4–5 J bei Jungen, bei jeder 1. fieberhaften HWI <4–5 J mit sonografischen Auffälligkeiten (NBKS-Dilatation, insbesondere Zunahme nach Miktion, Megaureter, Narben, »kleine« Nieren) oder familiärer Belastung für VUR, bei 2 und mehr fieberhaften HWI <4–5 J, bei Kindern >4–5 J individuelle Indikationsstellung, ebenso bei rezidivierenden afebrilen HWI.
- Immer unter periinterventioneller antibakterieller Therapie beginnend am Morgen des Untersuchungstags bis zum Abend des Folgetags.
- Durchführung i.d.R. 8–14 d nach Entfieberung bzw. Ausheilung der HWI.

Uroflowmetrie und Beckenboden-EMG:
- Indikationen: Bei rezidivierenden HWI (meist Zystitiden), Restharn, auffälligem Miktionsverhalten (▶ auch Harninkontinenz, kindliche, nicht-physiologische).
- Immer vorher Trink- und Miktionsprotokoll.

MAG3-Szintigrafie, DMSA-Scan, i.v.-Pyelografie, MR-Urografie, Zystomanometrie: Nach individueller Indikationsstellung in Zusammenarbeit mit den Kindernephrologen.

Hautausschläge und Kinderkrankheiten

Hand-Fuß-Mund-Erkrankung

Ät. Infektion mit Coxsackie-Virus A. **Inkubationszeit:** 3–5 d (hochkontagiös!).

Sy. Halsschmerzen, oberflächliche Ulzerationen am weichen Gaumen, Zunge, Zahnleisten. Makulopapulöses Exanthem an den Händen und Füßen, kann vesikulös werden. Fieber (evtl. Fieberkrampf), evtl. Kopf- und Bauchschmerzen.

Th.
- Erkrankung ist harmlos, klingt nach spätestens 1 Wo ab.
- Symptomatisch: Spülen des Mundes mit warmem Wasser.
- Paracetamol bei Fieber.
- Achten auf ausreichende Flüssigkeitszufuhr.

Impetigo contagiosa

Ät. Infektion mit β-hämolysierenden Streptokokken der Gruppe A oder Staphylokokken, evtl. auch mit gramneg. Enterobakterien, H. influenzae, anaerober Mischinfektion.
Inkubationszeit: 2–5 d (hochkontagiös!).

Sy. Beginn mit lokalisiertem Erythem, auf dem sich kleine Bläschen entwickeln, die aufbrechen und durch trockenes Exsudat krustig (honiggelb oder hämorrhagisch) überdeckt werden. Juckreiz führt zu Kratzen → Infektion kann auf andere Körperteile übertragen werden. Evtl. Fieber.

Th.
- Bei solitären Herden antiseptische oder antibiotische Lokaltherapie, z. B. Octenisept® Lsg., Linolasept Creme, Fucidine® Creme, Aureomycin® Salbe, Altago® 1% Creme.
- Bei ausgedehnten Fällen: Systemische Antibiotikumgabe notwendig, z. B. Cefuroximaxetil: 20–30 mg/kg/d in 2 ED (max. 1 g/d) über 7 d p.o.
- Bei Unverträglichkeit: Clarithromycin 15–20 mg/kg/d in 2 ED oder Azithromycin 10 mg/kg/d in 1 ED über 3–5 d.

- Bei schwerem Verlauf: z. B. Cefuroxim 100 mg/kg/d in 2–3 ED i.v.

DD
- **Impetigo bullosa:** Grobblasige Form, wird durch S. aureus verursacht. Blasen können am ganzen Körper auftreten, platzen leicht. Kinder wirken schwer krank. Kann zu einer Dermatitis exfoliativa neonatorum (Ritter von Rittershain, staphylogenes Lyell-Syndrom) führen (seltenes, auf die ersten LWo beschränktes Krankheitsbild). Therapie: Lokaltherapie + systemische Gabe eines staphylokokkenwirksamen Antibiotikums (▶ Impetigo contagiosa).
- **Tinea corporis:** Eher randbetontes, schuppendes Erythem, häufig mit Pusteln im Randbereich. Ursache: Microsporum audouinii. Diagnostik: Wood-Licht → schwach-grüne Effloreszenz, mikroskopischer, kultureller (langwierig), direkter (PCR-gestützter) Nachweis. Therapie: Topisch (z. B. Clotrimazol, Miconazol, Ciclopirox Creme); systemisch (Griseofulvin 20 mg/kg/d für 8–12 Wo, Einnahme mit den Mahlzeiten).
- **Herpes labialis/facialis:** Gruppierte Bläschen, eher brennend als juckend.
- **Atopisches Ekzem** (▶ Atopische Dermatitis und Nahrungsmittelallergien).

Masern

Ät. Tröpfcheninfektion (Niesen/Husten) oder, sehr selten, aerogen oder durch indirekten Kontakt mit Gegenständen oder Flächen, die mit Nasen-Rachen-Sekreten oder Urin eines Erkrankten kontaminiert sind. Inapparente Verläufe kommen nicht vor.
Inkubationszeit: 8–14 d (bei passiv Geimpften bis 28 d).
Ansteckungsgefahr: Vom 5. d der Inkubationszeit (3–5 d vor Ausbruch des Exanthems) bis 4 d nach Beginn des Exanthems.

Sy.
- Prodromalstadium mit Fieber, Husten, Schnupfen, Konjunktivitis, Lymphadenopathie, Koplik-Flecken (weiße kalkspritzerartige Papeln auf hochroter Wangenschleimhaut).

- Nach etwa 4 d erneuter Fieberanstieg und Beginn des typischen, makulopapulösen, hochroten Exanthems hinter den Ohren, das sich in 1–2 d über den ganzen Körper ausbreitet.
- Nach 2–3 d Entfieberung und Abblassen des Exanthems. Häufig generalisierte LK-Schwellung.

Dg. Klinisch. Evtl. serologischer Nachweis spezifischer IgM-AK.

Ko. Bakterielle Superinfektion: Otitis media, Pneumonie. Reaktivierung einer Tuberkulose (Tuberkulinprobe wird häufig neg.). Enzephalitis (1: 1000; 1–15 d nach Beginn des Exanthems; Liquor: lymphozytäre Pleozytose, Zeichen für Schrankenstörung, keine spezifische AK-Bildung). Subakute sklerosierende Panenzephalitis (SSPE; 1: 1 Mio.; nach Latenz von 6–8 J).

Th. Symptomatisch.

Prophylaxe

Masern-Impfung nach den STIKO-Empfehlungen im 11.–14. LMo + 2. Impfung 4 Wo später zwischen 15. und 23. LMo (führt in >95% zur Serokonversion).

Inkubationsimpfung: Impfung eines nicht immunen Pat. kann bis zu 72 h nach Maserninkubation erwogen werden. Bei verminderter körpereigener Abwehr oder chron. Erkrankung: Prophylaxe auch mit 0,5 ml Standard-Ig/kg i.m. oder 1–2 ml/kg eines normalen i.v. Präparates innerhalb von 3 d möglich. Impfschutz durch passive Immunisierung hält ca. 3 Wo an. Impfschutz nach aktiver Impfung frühestens nach 3 Mo.

Isolierung des Pat.: Standardisolierung von Beginn des katarrhalischen Stadiums bis zum 4. Tag des Exanthems. Wiederzulassung zu Schulen oder anderen Gemeinschaftseinrichtungen nach Abklingen der klin. Symptome. Zulassung von Ansteckungsverdächtigen: Erw. sofort; Kinder nach früher überstandener Krankheit oder mit Impfschutz sofort; sonst nach 2 Wo.

> **Meldepflichtig, auch bei Verdacht.**

Masernkontakt in der Schwangerschaft: Keine Maßnahmen erforderlich. Vorstellung in der Gynäkologie. Erkrankung der Schwangeren kann zu einer erhöhten Rate an Fehl- und Frühgeburten führen.

DD. Röteln, Scharlach, Exanthema subitum, Toxoplasmose, Enterovirusinfektionen, infektiöse Mononukleose, Arzneimittelexanthem, Adenovirusinfektionen, Dengue-Fieber.

Miliaria

Ät. Schweißretention im distalen Schweißdrüsengang (zu warm bekleidet, fieberhafte Infekte, unter dichten Verbänden) führt v. a. am Stamm zum Auftreten von disseminierten, stecknadelkopfgroßen, wasserhellen Bläschen oder roten Papeln. Häufig in den ersten LWo.

Th. Klingt unter lockerer Kleidung und Pinselung, z. B. mit Lotio alba, ab.

DD.
- **Milien:** Bei fast allen NG auf der Nase nachweisbar. Kleinste mit Hornmaterial gefüllte Zysten, von Talgdrüsen ausgehend. Verschwindet i.d.R. spontan. Evtl. Entfernung mittels Eierpinzette.
- **Epstein-Perlen:** In der Mittellinie an der Grenze zwischen weichem und hartem Gaumen. Bei 60–70% der NG, bilden sich spontan zurück.

Mollusca contagiosa (Dellwarzen)

Ät. DNA-Virus der Pockengruppe.

Sy. Kleine, rundliche, zentral eingedellte Papeln mit weißlichem Inhalt. Können zahlreich auftreten, v. a. im Gesicht und am Stamm.
Risikofaktoren: Atopisches Ekzem, Immundefizienz.

Th. Anritzen mit steriler Nadel. Auf Druck entleert sich eine breiige bis krümelige, weißliche, infektiöse (!) Masse, die nicht aus

Talg, sondern aus mit DNA-Viren-infizierten, abgestorbenen Epithelzellen besteht. Alternativ: Eierpinzette oder scharfer Löffel. Narbenlose Abheilung. Vor- und Nachdesinfektion wichtig. Spontanheilung ist möglich. Alternativ: InfectoDell® Lsg. (= Kaliumhydroxid; 10 ml) zum Auftragen auf die Haut 2 × tgl. sparsam nur auf die Läsionen auftragen (Absetzen bei Auftreten von Entzündungen).

Mumps

Ät. Mumpsvirus wird durch Tröpfchen, direkten Kontakt mit Speichel oder über speichelkontaminierte Gegenstände von apparent oder inapparent Erkrankten übertragen. 30–40% der Infektionen verlaufen inapparent.
Inkubationszeit: 12–25 d (∅ 17 d).
Infektiosität: Das Virus kann von etwa 6 d vor bis 9 d nach Beginn der Klinik aus dem Speichel isoliert werden, die größte Infektiosität besteht ab 48 h vor und während der Dauer der Parotitis. Das Virus kann aus dem Urin bis 14 d nach Auftreten der klin. Symptome isoliert werden.

Sy. Prodromalstadium mit Fieber, Krankheitsgefühl, dann Auftreten einer ein- oder doppelseitigen, schmerzhaften Parotisschwellung für 3–5 d. Glandula submandibularis, Glandula sublingualis können mitbefallen sein. Häufig subklin. Mitbeteiligung des ZNS (ca. 10% klin. bedeutsam).

Dg. Klinik, AK-Titer (auch im Liquor nachweisbar), direkter Antigennachweis mittels PCR, Erhöhung der Amylase.

Th. Symptomatisch.

Ko. Orchitis (ca. 20% der Männer über 15 J, selten Infertilität), Oophoritis, Pankreatitis, selten Taubheit, Keratitis, Uveitis, Optikusneuritis, Retinitis, Thyreoiditis, Nephritis, Myokarditis, Arthritis, Meningoenzephalitis (1–3%, Dauerschäden in 50%).

Hautausschläge und Kinderkrankheiten

Prophylaxe
Aktive Impfung mit MMR im 11.–14. LMo + 2. Impfung 4 Wo später (15.–23. LMo; führt in >95% zur Serokonversion).
Wirksamkeit einer **passiven Immunisierung** mit Immunglobulin bisher nicht nachgewiesen. Ein spezielles Mumps-Immunglobulin gibt es nicht.
Expositionsimpfung: Bei Personen, die noch kein Mumps hatten und bisher nicht geimpft sind, wird unmittelbar nach Exposition aktive Immunisierung mit Lebendimpfstoff empfohlen. Die Impfung kann aber Ausbruch der Erkrankung nicht verhindern.
Isolierung des Pat.: Standardisolierung für 9 d nach Auftreten der Parotitis. Wiederzulassung zu Schulen oder sonstigen Einrichtungen nach Abklingen der klin. Symptome, frühestens nach 9 d (USA 5 d). Zulassung von Ansteckungsverdächtigen: Bei bestehendem Impfschutz, nach postexpositioneller Schutzimpfung oder nach früher durchgemachter Erkrankung sofort, sonst nach 18 d.
Desinfektion: Scheuerwischdesinfektion von Gegenständen und Flächen, die mit Speichel kontaminiert wurden.
Mumpskontakt in der Schwangerschaft: Keine Maßnahmen erforderlich. Vorstellung in der Gynäkologie. Erkrankung der Schwangeren ungefährlich für das NG.

- DD. Eitrige Parotitis, zervikale oder präaurikuläre Lymphadenitis, Steine im Parotisausführungsgang.

Pertussis (Keuchhusten)

- Ät. Erreger: Bordetella pertussis.
  Inkubationszeit: 7–10 (–30) d. Tröpfcheninfektion (3 m Streukreis).
  Kontagionsindex: Bis zu 90%. Ansteckungsgefahr beginnt am Ende der Inkubationszeit und klingt während des Endes des Stadium convulsivum ab.

> **Verlauf**
> - Stadium catarrhale (1–2 Wo): Rhinitis, Konjunktivitis, Husten, mäßiges Fieber. In diesem Stadium ist die Ansteckungsgefahr am größten.
> - Stadium convulsivum (4–6 Wo): Meist ohne Fieber, typische Hustenanfälle, die nach tiefer Inspiration zu Stakkatohusten, rot-blauer Gesichtsfarbe führen, mit juchzendem Inspirium enden, evtl. Herauswürgen von glasigem Sputum; evtl. Konjunktivalblutungen. Husten häufig nachts.
> - Stadium decrementi (2–4 Wo): Nachlassen der Hustenattacken.

Ko. Pneumonie, Bronchiektasen, Otitis media, Enzephalopathie. Sgl. haben statt Hustenanfällen Apnoeanfälle, deshalb bei V. a. Pertussis immer stationäre Aufnahme mit Monitorkontrolle.

Dg. Oft erst klin. im Stadium convulsivum. Erregeranzüchtung (mittels tiefem pernasalem Abstrich oder Absaugen auf Spezial-Agar-Platten) im Stadium catarrhale und frühem Stadium convulsivum. Bei jedem unklaren Husten von mehr als 7 d versuchen. Schneller und sensitiver: B.-pertussis-PCR! Serologie mit Nachweis spezifischer IgA-, IgM- und IgG-AK frühestens am Übergang zum Stadium convulsivum. Leukozytose mit relativer Lymphozytose (tritt erst am Ende des infektiösen katarrhalischen Stadiums auf, bei 20–80% im Stadium convulsivum).

Th.
- Erythromycin (z. B. Erythromycin-Estolat 40 mg/kg/d in 2 ED × 14 d p.o.): Bei Beginn in der Inkubationsphase kann Erkrankung unterdrückt, bei Gabe im Stadium catarrhale, frühen Stadium convulsivum gemildert werden. AB-Gabe im Stadium convulsivum ist nur bei Sekundärinfektion oder zur Abkürzung der Erregerausscheidung sinnvoll.
- Neuere Makrolide (Clarithromycin, Azithromycin, Roxithromycin) in Studien ähnlich wirksam, aber besser verträglich als Erythromycin. Sgl. <6 Wo: Azithromycin.
- Alternative: Cotrimoxazol 6–8 mg TMP/kg/d in 2 ED p.o.

- Symptomatisch (Fiebersenkung, feuchte, frische Luft, reichlich Flüssigkeit, evtl. Mukolytika, β-Adrenergika, inhalative Steroide).

Prophylaxe

Aktive Immunisierung mit azellulärem Impfstoff (Schutzrate 80–90%, gute Verträglichkeit, nach STIKO empfohlene Impfung): Ab 2. LMo 3 Impfungen im Abstand von 4 Wo und Auffrischung zwischen 11.–14. LMo, mit 5–6 J und zwischen 9 und 17 J. Impfschutz hält 3–12 J an. Erst nach der 3. Impfung (>7. LMo) relativer Impfschutz. Erstrebenswert: Wiederimpfung von Erw. alle 10 J zusammen mit Td (▶ Impfungen).

Isolierung des Pat.: 5–7 d mit Therapie, 4–6 Wo ohne Therapie, bei engem Kontakt: Chemoprophylaxe (Therapie ▶ oben) sinnvoll. Geimpfte Kontaktpersonen sollten vorsichtshalber Chemoprophylaxe erhalten, wenn sich in der Umgebung besonders gefährdete Personen aufhalten. Bei fraglichem oder flüchtigem Kontakt sollte die exponierte Person mind. 3 Wo hinsichtlich Auftreten von respiratorischen Symptomen überwacht werden.

Ausschluss von Kontaktpersonen von Gemeinschaftseinrichtungen ist nicht erforderlich, solange kein Husten auftritt.

Pertussiskontakt in der Schwangerschaft: Keine Maßnahmen erforderlich, Vorstellung in der Gynäkologie. Erkrankung der Schwangeren ungefährlich für das NG.

Pfeiffer'sches Drüsenfieber (infektiöse Mononukleose)

Ät. Epstein-Barr-Viren (EBV) infizieren zunächst lymphoepitheliales Gewebe im Rachenraum (lytische Infektion), dann werden B-Lymphozyten im Blut infiziert und immortalisiert. Diese werden durch zytotoxische T-Zellen eliminiert und kontrolliert. EBV persistiert in B-Zellen und kann in Phasen starker Immunsuppression zum Ausbrechen von schwerer Lymphoproliferation führen. Erregerreservoir ist nur der Mensch. Übertragung erfolgt meist durch direkten Kontakt über Nasen-Rachen-Raum (»kissing disease«), seltener durch Bluttransfusionen. Bei KK häufig klin. inapparent. Durchseuchungsgrad bei Erw. fast 100%.

Inkubationszeit: 10–50 d.
Ansteckungsfähigkeit: Nicht genau bekannt, die meisten Pat. scheiden das Virus aus dem Nasen-Rachen-Raum kontinuierlich oder intermittierend bis ca. 3 Mo nach dem Auftreten der Symptome aus.

Sy. Fieber, Pharyngitis, Tonsillitis, Lymphadenopathie, Splenomegalie, Transaminasenanstieg, Hepatomegalie, Lymphozytose, Exanthem. Selten Karditis, Neuritis, Polyneuritis, Pneumonie, Hepatitis mit Ikterus. Burkitt-Tumor in stark mit Malaria durchseuchten Gebieten Afrikas.

DD. M. Hodgkin, Non-Hodgkin-Lymphom, Leukämie, Typhus, Brucellose, Diphtherie, Hepatitis verursacht durch andere hepatotrope Viren, Röteln, Scharlach, Allergie, Virusmeningitiden u. a.

Dg. Leukozytose, atypische Lymphozytose (mononukläre Reizformen).
Virusserologie (VCA = Viruskapsidantigen):
- Akute Infektion: Anti-VCA-IgG noch neg. oder (schon) pos., Anti-VCA-IgM pos., Anti-EBNA neg., »anti-early antigen« pos. oder neg.
- Vor längerer Zeit durchgemachte Infektion: Anti-VCA-IgG pos., Anti-VCA-IgM neg., Anti-EBNA pos., »anti-early antigen« neg.

Th. Symptomatisch. Aciclovir ist unwirksam. Rituximab bei EBV-induzierter Lymphoproliferation.

Prophylaxe
Isolierung der Erkrankten nicht notwendig. Auch für Kontaktpersonen gibt es keine speziellen Maßnahmen.
Scheuerwischdesinfektion von Gegenständen und Flächen, die mit Nasen-Rachen-Sekret von Erkrankten kontaminiert sind.
EBV-Kontakt in der Schwangerschaft: Keine Maßnahmen erforderlich, Vorstellung in der Gynäkologie. Erkrankung der Schwangeren ungefährlich für das NG.

Ko. Meningoenzephalitis, Guillain-Barré-Syndrom, Milzruptur (→ Sportverbot über 3 Wo), Hepatitis, Lymphome, Anämie, Thrombozytopenie, Neutropenie, Myo-, Perikarditis, Ampicillin-induziertes Exanthem, Urtikaria, Nephritis.

Röteln

Ät. Rötelnvirus, Reservoir: Mensch. Übertragung durch Tröpfcheninfektion aus dem Nasen-Rachen-Raum.
Inkubationszeit: 14–21 d, i. Allg. 16–18 d.
Ansteckungsfähigkeit: Von ca. 7 d vor bis 7 d nach dem Auftreten des Exanthems. Sgl. mit kongenitalen Röteln scheiden das Virus bis >2 J aus.

Sy. Etwa 2 d katarrhalische Prodromi. Fieber, feines makulöses oder makulopapulöses Exanthem (beginnend im Gesicht), Konjunktivitis, Leukopenie, LK-Schwellung, v. a. retroaurikulär und subokzipital, Splenomegalie (ca. 50%). Transiente Arthralgien oder Arthritiden (v. a. Erw.), selten Enzephalitis. Etwa die Hälfte der Infektionen verläuft inapparent. Charakteristisch sind Manifestationen nur mit feinem Exanthem für 1–3 d, mit LK-Schwellung okzipital und retroaurikulär, allenfalls geringe Temperaturerhöhung. Kongenitale Röteln (Infektion im 1. Trimenon der SS, in 20–30% später): Katarakt, Taubheit, Mikrozephalie, Hepatosplenomegalie mit Ikterus, Thrombozytopenie, angeborene Herzfehler, v. a. offener Ductus Botalli.

Dg.
- Klinik.
- Serologie: Nachweis von Röteln IgM- und IgG-AK (ELISA).
- Konnatale Röteln beim NG: Nachweis des Virus → PCR aus dem Rachenspülwasser, Urin, Liquor, Blut. Nachweis von Röteln-IgM-AK bzw. Persistenz von Röteln-IgG-AK >6 Mo.

Th. Symptomatisch. Konnatal erworbene Röteln: Lange Betreuung und Th. nötig.

Prophylaxe

Immunisierung: MMR-Impfung zwischen 11.–14. LMo, Wiederimpfung 15.–23. LMo (Lebendimpfstoff). Nach 2 MMR-Impfungen ist eine weitere monovalente Röteln-Impfung nicht mehr nötig. Serokonversion in 98%. Kontraindikation: Schwangerschaft. Wird eine junge Frau geimpft, muss sichergestellt werden, dass sie in den folgenden 3 Mo nicht schwanger wird. Kongenitale Röteln können durch Verabreichung von Röteln-Immunglobulin (in Deutschland nicht mehr erhältlich) nicht sicher verhütet werden.

Isolierung der Pat. bis 7 d nach dem Auftreten des Exanthems. Bei Ausscheidung des Virus dürfen nur Personen mit Röteln-AK das Kind pflegen. Wiederzulassung zu Schulen von Ansteckungsverdächtigen sofort.

Desinfektion: Händewaschen, Händedesinfektion, Einmalhandschuhe, Scheuerwischdesinfektion von Gegenständen und Flächen, die mit Nasen-Rachen-Sekret, Stuhl, Urin, Konjunktivalsekreten kontaminiert wurden.

Vorgehen bei Exposition Schwangerer: Sind Röteln IgG-AK vorhanden, besteht kein erhöhtes Infektionsrisiko. War der AK-Titer neg., Kontrolle in etwa 4 Wo. Bei Infektion im 1. Trimenon: Überweisung in die Gynäkologie.

DD. Masern, Scharlach, Exanthema subitum, infektiöse Mononukleose, Allergie, Mykoplasmeninfektion, andere Virusinfektionen, v. a. Enteroviren, Adenoviren. Bei kongenitalen Röteln: Kongenitale Zytomegalie, Syphilis, Toxoplasmose.

Scharlach

Ät. Systemische Reaktion, hervorgerufen durch β-hämolysierende Streptokokken der Gruppe A, die eines der 3 oder 4 erythrogenen Exotoxine bilden.
Inkubationszeit: 2–4 d.

Sy.
- Akuter Beginn mit hohem Fieber, Erbrechen, Halsschmerzen, Abgeschlagenheit, Gelenkschmerzen.
- Bei Racheninspektion: Angina mit düsterroter Verfärbung, fleckigem Enanthem der Mundschleimhaut, evtl. pseudo-

- membranösen, hellweißen Fibrinbelägen auf den Tonsillen. Regionäre LK-Schwellung.
- Innerhalb von 12–48 h Auftreten des Exanthems (feinfleckige, stecknadelgroße, raue, intensiv gerötete Effloreszenzen), beginnend in der Supraklavikulargegend, Axilla, Schenkelbeuge. Breitet sich von dort über den Körper und Extremitäten aus, wobei Streckseiten und distale Partien bevorzugt sind. Gesicht bleibt frei, periorale Blässe.
- Charakteristische Schuppung beginnt kleieförmig im Gesicht, Höhepunkt nach 3 Wo.
- Zunge: Anfangs weißlicher Belag, am 3–4. d Himbeer-/Erdbeerzunge.
- Abblassen des Exanthems und der Symptome nach 8–10 d.

Dg. Rachenabstrich (Streptokokken-Schnelltest). Evtl. BB (Leukozytose mit Linksverschiebung), CRP, BK. Evtl. Anti-Streptolysin-, Anti-Hyaluronidase-, Anti-Streptokinase-, Anti-StreptoDNAse-Titer im Serum.

Th.
- Symptomatisch (u. a. Fiebersenkung) und Oral-Penicillin 100.000 IE/kg/d in 2–4 ED für 10 d (max. 3 Mio IE/d).
- Falls keine Entfieberung nach 48 h oder als alternative Primärtherapie: Oral-Cephalosporin.
- Bei Allergie auf Penicillin: Makrolide.

Prophylaxe
Isolation kann nach 24 h antibiotischer Therapie aufgehoben werden, dann Zulassung zu Gemeinschaftseinrichtungen wieder möglich.

Scharlachkontakt in der Schwangerschaft: Keine Maßnahmen erforderlich, Erkrankung der Schwangeren keine Auswirkung auf das NG.

Ko. Otitis media, Pneumonie, Sepsis, Meningitis, toxische Myokardschädigung. Spätkomplikationen: rheumatisches Fieber (▶ Gelenkschmerzen – Akutes rheumatisches Fieber), GN [▶ Nephritisches/nephrotisches Syndrom – Akute postinfektiöse Glomerulonephritis (Poststreptokokken-GN)].

> Etwa 20% der Menschen sind gesunde Streptokokken-Träger, sind aber selten Krankheitsüberträger. Bei asymptomatischen Kontaktpersonen wird kein Rachenabstrich oder antibiotische Prophylaxe durchgeführt! Kein Kontrollabstrich nach Therapieabschluss.

Varizellen (Windpocken)

Ät. Kontaktinfektion oder Tröpfcheninfektion mit hochkontagiösem Varicella-zoster-Virus (VZV). Exposition, wenn Kontakt intensiv (»Gesicht zu Gesicht«), länger (mehrere Minuten) besteht. Immuninkompetente Personen können leichter infiziert werden. Seroprävalenz 95% bis zum 16. LJ, auch inapparente Infektionen sind möglich. Bei Pat. mit T-Zell-Defekt oder immunsuppressiver Therapie (z. B. Steroide) → lebensbedrohlicher Verlauf möglich.
Inkubationszeit: 10–21 d.
Infektiosität: 1 d vor Ausbruch der Erkrankung bis etwa 5 d nach Auftreten der letzten Effloreszenzen (entspricht etwa dem Zeitpunkt der Krustenbildung), bei Immunsupprimierten auch länger.

Sy. Plötzlich schubweise auftretende, kleine, blassrote Flecken an Haut, Schleimhäuten und behaartem Kopf, die sich rasch in Bläschen und Pusteln umwandeln. Starker Juckreiz. Alle Stadien sind gleichzeitig zu finden (»Sternenhimmelphänomen«). Dabei Fieber, starkes Krankheitsgefühl.

Dg. Klin. Bild, evtl. Serologie (IgM), PCR.

Th.
- Paracetamol oder Ibuprofen gegen Fieber (kein ASS wegen Gefahr eines Reye-Syndroms).
- Gegen Juckreiz: Tannosynt® Lotio oder Creme (100 g) oder Anaesthesulf-Lotio® (wirken lokal austrocknend), evtl. Fenistil® Tr.
- Bei konnatalen Varizellen, FG, immunsupprimierten Pat. oder Pat. mit T-Zell-Defekten innerhalb von 24(–72) h: i.v.: Aciclovir 30(–45) mg/kg/d in 3 ED (max. 2,5 g/d) für

7–10 d oder p.o.: 60–80 mg/kg/d (max. 4 × 800 mg/d) in 4 ED für 7–10 d.
- Bei bakterieller Superinfektion: z. B. Cefuroxim p.o./i.v.

Expositionsprophylaxe

Nach Gabe von Hyperimmunglobulin sollten alle exponierten und empfänglichen Pat. vom 8. bis zum 28. d isoliert werden. Varicella-zoster-Immunglobulin innerhalb von 96 h nach Expositionsbeginn für: seroneg. Pat. mit Immundefizienz, Pat., die länger als 8 d nach Kontakt stationär gehalten werden müssen und nicht isoliert werden können, NG von VZV-IgG-neg. Müttern, schwangere Frauen. Alternative: Aciclovir 40–80 mg/kg/d p.o. für 5–7 d ab Tag 7–9 nach Exposition.

Varizellenkontakt in der Schwangerschaft: Vorstellung in der Gynäkologie zum nächstmöglichen Termin. Erkrankung der Schwangeren je nach Zeitpunkt → Embryopathie.

Zoster (Gürtelrose)

VZV persistiert in den sensorischen Spinalganglien. Bei Reaktivierung entsteht eine Neuritis mit dem typ. Exanthem in mehreren Dermatomen. Übertragung nur bei Kontakt mit virushaltiger Bläschenflüssigkeit. Isolierung bei abgedeckten Läsionen nicht erforderlich; nur erforderlich bei möglichem Kontakt zu abwehrgeschwächten Personen. Vorgehen: ▶ oben, Varizellen (Windpocken).

Warzen (Viruspapillome)

Ät. Humane Papillomaviren.

> **Subtypen**
> - Plane juvenile Warzen (Verrucae planae juveniles): Gruppierte, wenig erhabene, hautfarbene Papeln v. a. im Gesicht und am Handrücken
> - Gewöhnliche Warzen (Verrucae vulgares): Prominent, breitbasig oder fadenförmig mit stark zerklüfteter Verhornung
>
> ▼

- Fußsohlen- oder Dornwarzen (Verrucae plantares): Überragen das Hautniveau nicht, imponieren als eingelassene, dornartige Hyperkeratosen

Th.
- Abwartende Haltung, wegen Spontanheilung.
- Ätzbehandlung (z. B. mit Verrumal®-Lsg. oder Guttaplast, nach 2 d abtragen, wiederholen; oder Warzensalbe infectopharm NRF11.31®).
- Bei planen Warzen: Evtl. Vitamin-A-Säure als Schälmittel (z. B. Airol® Creme), chirurgische Entfernung mit scharfem Löffel oder flüssigem Stickstoff.

Zytomegalie (CMV)

Ät. Zytomegalievirus, ein Virus der Herpesgruppe.
Reservoir: Personen mit inapparenten Infektionen, v. a. gesunde kindliche Virusausscheider. 55% aller Personen >25 LJ haben AK-Titer gegen das Virus, ca. 1% aller NG sind Virusausscheider. Das Virus persistiert nach inapparenten, primären Infektionen in Speicheldrüsen, Nieren und Leukozyten. Ausscheidung oft monate- bis jahrelang durch Speichel und Urin, seltener Oropharynx, Zervixsekrete und Muttermilch.
Übertragung: Kongenitale, diaplazentare Infektion durch mütterliche Virämie. Infektion des NG v. a. durch infektiöse Zervixsekrete oder Muttermilch. Infektion im höheren Lebensalter durch direkten oder indirekten Kontakt mit infizierten Personen. Kann durch Samenflüssigkeit, Blut übertragen werden. Auch durch Blutprodukte, Transplantate.
Inkubationszeit: Nach Organtransplantation 1–4 Mo, durch Bluttransfusion 3–12 Wo, durch infektiöse Körpersekrete 4–8 Wo.
Ansteckungsfähigkeit: Nicht genau bekannt: Kinder mit kongenitaler Zytomegalie können Virus im Urin wenigstens 4 J, im Speichel mehrere Mo ausscheiden.

Sy. **Kongenitale Zytomegalie:** Die meisten Kinder bleiben asymptomatisch; sonst: Mikrozephalie, Hepatosplenomegalie, Thrombozytopenie, Purpura, hämolytische Anämie, Ikterus, intrazerebrale Verkalkungen, geistige Retardierung, Chorioretinitis, Taubheit, zerebrale Schäden.
Immunkompetente Pat.: Meist keine Symptome, evtl. Müdigkeit, Kopfschmerzen, Hepatosplenomegalie, Tonsillitis, Lymphadenopathie.
Immuninkompetente Pat.: Hepatitis, interstitielle Pneumonie, Hepatosplenomegalie, Fieber, LK-Vergrößerung, Retinitis, Meningoenzephalitis, therapierefraktäre Gastroenteritis.

Dg.
- Nur klin. Symptomatik in Verbindung mit Erregernachweis ergibt Diagnose einer CMV-Erkrankung!
- »CMV-early-antigen-« und PCR-Nachweis aus Blut, Urin, Sputum, BAL etc.
- IgM-AK, 4-facher Anstieg des IgG-Titers im Serum.

Th. **Kongenitale Zytomegalie:** Versuch mit Ganciclovir 2–6 mg/kg/d i.v. in 2 ED für 6 Wo (fakultativ, nicht obligatorisch). Nebenwirkungen: Knochenmarkdepression, Leber-, Nierenfunktionsstörung.
Immunkompetenter Pat.: Symptomatisch.
Immuninkompetenter Pat.: Ganciclovir 10 mg/kg/d i.v. in 2 ED über 14–21 d, dann 5 mg/kg/d i.v. in 1 ED/d, gleichzeitig evtl. (CMV-Hyper-)Immunglobuline i.v. (nur nach SZT Kombination mit Ig der Monotherapie Ganciclovir überlegen).
Bei Resistenz: Evtl. Foscarnet.
Weder Wirksamkeit noch Dosierung des oral verfügbaren »prodrug« Valganciclovir sind derzeit bei Kindern etabliert.

Prophylaxe
Desinfektion: Händedesinfektion. Scheuerwischdesinfektion von Gegenständen und Flächen, die mit Sekreten oder Exkrementen kontaminiert sind.
Keine Isolierung für CMV-Ausscheider. Kindergarten oder Schulbesuch möglich! Nach Umgang allerdings sorgfältige Händedesinfektion.

Keine aktive Impfung vorhanden. Passive Immunisierung mit (CMV-Hyper-)Immunglobulin i.v. alle 7–21 d (100–200 mg/kg), Aciclovir hochdosiert 500 mg/m^2/d im 3 ED und CMV-neg. Blutprodukte für CMV-neg. Pat (z. B. bei SZT).

CMV-Kontakt in der Schwangerschaft: Keine Maßnahmen erforderlich. Vorstellung in der Gynäkologie. Erkrankung der Schwangeren je nach Zeitpunkt → Fehlbildungen des NG.

DD. Infektiöse Mononukleose, Toxoplasmose, Malignome. Bei NG: Kongenitale Röteln, Herpesvirusinfektionen, Toxoplasmose, Syphilis, Sepsis.

Herzfehler

Ät. Häufigste kongenitale Fehlbildung des Menschen, Inzidenz: 7–8/1000 Lebendgeborene. Wiederholungsrisiko nach einem betroffenen Kind 2–6-fach erhöht. Die meisten Kinder erreichen durch die medizinische Versorgung das Erw.-Alter (ca. 85%).

Sy. Herzgeräusch, ggf. Leistungsschwäche, ggf. Zyanose, ggf. RR-Differenz oben/unten, Herzinsuffizienzzeichen.

Ko. Fixierte pulmonale Hypertonie (z. B. Eisenmenger-Reaktion bei Links-rechts-Shunt), Synkope (z. B. zunehmende Klappenstenose, sekundäre Herzrhythmusstörungen), plötzlicher Herztod (z. B. Subaortenstenose und Leistungssport, postop. Fallot-Pat.).

Dg. Klin. Untersuchung, Auskultation, Herzinsuffizienzzeichen [Trinkschwäche, Schwitzen, Unruhe, Gedeihstörung (Perzentilenverlauf?), Tachypnoe, Tachykardie, Hepatomegalie, Ödeme, schwache Pulse]?, RR (rechter Arm + Bein!), EKG, Echokardiografie, Rö Thorax (bei symptomatischen Pat.), bei Unklarheiten auch diagnostischer Herzkatheter.

DD. Funktionelle Herzgeräusche: Frühsystolisches Geräusch, am lautesten über 2.–4. ICR links parasternal. Keine pathologische Herzsituation! Leise = maximal 1–2/6 Lautstärke. Häufigkeit um 70% im KA, 1. Häufigkeitsgipfel 2.–4. LJ, 2. Häufigkeitsgipfel 10.–14. LJ. In Rückenlage sind die Geräusche lauter, aufgesetzt sowie unter Belastung und inspiratorisch sind sie leiser. Am häufigsten:

- **Still-Geräusch**, z. B. Sehnenfaden, früh- bis mesosystolisches Geräusch, nie holosystolisch! P. m. 3./4. ICR links parasternal (musikalisch, leise!).
- **Juveniles Pulmonalsystolikum:** Früh- bis mesosystolisches Geräusch, nie holosystolisch! P. m. 2. ICR links parasternal (weich, leise!).

Bei diesen Geräuschen findet sich keine Fortleitung in die Karotiden!

Th. Je nach kardiologischer Diagnose kontrolliertes Zuwarten, Herzchirurgie oder interventionelle Herzkathetertherapie.
- **Basisherzinsuffizienztherapie:** Hydrochlorothiazid 1–1,5 mg/kg/d in 2 ED, und Spironolacton 2 mg/kg/d (▶ Herzinsuffizienz).
- **Erweiterte Herzinsuffizienztherapie:** + ACE Hemmer: Enalapril 0,1 mg/kg/d in 2 ED, ggf. alle 2 Wo steigern bis 0,3 mg/kg/d.
- **Bei Dekompensationen:** Ggf. + Furosemid/Torasemid 0,1–1 mg/kg/d p.o. in 3–4 ED (Torasemid wird p.o. 5-fach besser resorbiert als Furosemid).
- **Bei Notfallsituationen:** Ggf. symptomatische i.v. akute Herzinsuffizienztherapie (▶ Herzinsuffizienz).
- **Bei NG/Sgl.:** Ggf. spezifische Therapieerweiterung (▶ unten: Kritische Herzfehler des Neugeborenen).

Azyanotische Herzfehler

Ventrikelseptumdefekt (VSD)

Etwa 25–30% der angeborenen Vitien, häufigster Herzfehler.

Ät. **Lage des Defekts:** Perimembranös 70% (nahe der Aortenklappe, nahe der Trikuspidalklappe), muskulär 12%, Einlassdefekt (»AV«) 8%, juxtaarteriell 8%, Kombination mehrerer Defekte 2%.

Hämodynamik: Links-rechts-Shunt, linkes Herz mit Zeichen der Volumenbelastung. Bei größeren Defekten pulmonale Druckerhöhung mit Rechtsherzhypertrophie.

Größe des Defekts:

- **Kleiner Defekt (<3 mm, M. Roger):** Keine Belastungszeichen, Herzkammern unauffällig, relativ lautes Systolikum, meso- bis holosystolisch, P. m. 3./4. ICR links parasternal. In ca. 30% Spontanverschluss im 1.–3. LJ.
- **Mittelgroßer Defekt (3–7 mm):** Keine/leichte pulmonale Druckerhöhung, Linksherzvolumenbelastung! Belastungsdyspnoe, gehäufte pulmonale Infekte oder keine klin. Zeichen. Vergrößertes Herz im Rö Thorax, vermehrte Lungengefäßzeichnung. Evtl. leichtes präkordiales Schwirren, holosystolisches Geräusch, P. m. 3./4. ICR links parasternal. Spontanverkleinerung und Spontanverschluss sind möglich.
- **Großer Defekt (>7 mm):** Pulmonale Hypertonie, rechtsventrikuläre Hypertrophie, Schwitzen, Tachydyspnoe, gehäufte pulmonale Infekte, kardiale Dystrophie. Vergrößertes Herz im Rö Thorax, vermehrte Lungengefäßzeichnung, präkordiales Schwirren, holosystolisches Geräusch, P. m. 3./4. ICR links parasternal, leises Diastolikum (relative Mitralklappenstenose).

Th.
- **Kleiner VSD:** Keine Therapie.
- **Mittelgroßer Defekt:** Ggf. Basisherzinsuffizienztherapie, bei relevanter Volumenbelastung des Herzens ggf. katheterinterventioneller oder operativer Verschluss. **Cave:** Bei perimembranösen und juxtaarteriellen Defekten stellt die Entwicklung einer Aortenklappeninsuffizienz eine Verschlussindikation dar!
- **Großer VSD:** Erweiterte Herzinsuffizienztherapie, evtl. Energiedichte der Nahrung erhöhen, op. Verschluss im 3.–6. LMo, bei anatomisch ungünstigen Defekten ggf. pulmonalarterielles Bändchen und Verschluss zu einem späteren Zeitpunkt.

Persistierender Ductus arteriosus Botalli (PDA)

Etwa 8–10%.

Herzfehler

Ät. Verschluss normalerweise innerhalb weniger Stunden oder Tage nach Geburt. Nach dem 3. LMo ist mit Spontanverschluss kaum noch zu rechnen.

Sy. Pulsus celer et altus, beim NG/Sgl. Leistenpulse tasten. Systolisch-diastolisches Maschinengeräusch 2. ICR parasternal links, beim NG evtl. nur ein Systolikum. Volumenbelastung des linken Herzens. Großer Ductus: pulmonale Hypertonie.

Th.
- Ein relevanter Ductus sollte im 1. LJ verschlossen werden, ein kleiner nur mäßig hämodynamisch relevanter Ductus bis zur Einschulung. Chirurgische Ligatur und Durchtrennung des Ductus. Ab ca. 4 kg Verschluss im Katheterlabor mittels »plug« oder Spirale.
- Bei FG: Indometacin 1. ED 0,2 mg/kg ED p.o., i.m. oder i.v., dann 0,1 mg/kg nach 8 h und 16 h, alternativ Ibuprofen.

Vorhofseptumdefekt (ASD)

Etwa 8–10%. Gefahr des pulmonalen Hochdrucks erst im 3.–4. Lebensjahrzehnt.

Ät.
- ASD II (= Septum-secundum-Defekt): 75% aller ASD, zentral im Septum!
- ASD I (= Septum-primum-Defekt): 15% aller ASD, AV-Klappen-nah gelegen und praktisch immer mit einem »cleft« im anterioren Mitralsegel kombiniert, Mitralinsuffizienz meist vorhanden.
- Sinus-venosus-Defekt: 9% aller ASD, an der oberen oder unteren Hohlvene gelegen, meist mit Lungenvenenfehlmündung.
- Koronarsinusdefekt: 1% aller ASD, auch »unroofed« Koronarsinus genannt.

Sy. Volumenbelastung des rechten Herzens; betrifft rechten Vorhof und rechten Ventrikel. Im EKG mit Rechtsbelastung (Rechtsschenkelblock, Rechtstyp). Spindelförmiges Systolikum mit P. m. im 2. ICR links parasternal. Herzgeräusch entsteht an der Pulmonalklappe (nicht ASD, nicht Aortenklappe!). Atemunabhängig gespaltener 2. Herzton bei relevantem ASD.

Ko. Gehäufte bronchopulmonale Infekte, Gedeihstörung, eingeschränkte Belastbarkeit, paradoxe Embolie (älteres Kind, Erw.-Alter), Herzrhythmusstörungen (Erw.-Alter). Pulmonale Hypertonie – Eisenmenger-Reaktion (Erw.-Alter >40 LJ.), Lebenserwartung um 10–30 LJ reduziert.

Th. Verschluss im Herzkatheterlabor mit einer Doppelschirmprothese ab ca. 12 kg vor Einschulung oder bei älteren Pat. nach Diagnose. OP bei symptomatischen kleinen Kindern oder sehr großen Defekten. Bei Sgl. und KK ggf. durch Basisherzinsuffizienztherapie Zeit gewinnen.

Partieller oder kompletter atrioventrikulärer Septumdefekt (AVSD)

Etwa 2–4%.

Ät. ASD I mit septumnahem Inlet-VSD, Missbildung der AV-Klappen (v. a. Mitralinsuffizienz durch »cleft«). Häufig bei Trisomie 21.

Sy. Häufig Herzinsuffizienzzeichen, bei komplettem AVSD: Pulmonale Hypertonie, frühzeitige Neigung zum fixierten Hochdruck.

Th. Basisherzinsuffizienztherapie, ggf. erweiterte Herzinsuffizienztherapie, frühzeitige OP meist schon im Alter von 4–6 Mo nötig. Der partielle AVSD wird meist im 2.–3. LJ operiert.

Aorten(klappen)stenose

Etwa 5–8%.

Ät. Lokalisation valvulär, subvalvulär, supravalvulär möglich. Valvuläre Stenosen haben meist eine verklebte Kommissur und können bikuspidal sein. Isolierte supravalvuläre Stenosen sind meist mit einem Williams-Beuren-Syndrom assoziiert. Subvalvuläre Stenosen können eine Form der hypertrophen Kardiomyopathie sein, finden sich sonst meist bei komplexeren Herzfehlern, spielen aber selten als isolierte Form eine Rolle bei der Diskussion um den plötzlichen Herztod von Leistungssportlern.

Sy. Bei hochgradiger Stenose: Herzinsuffizienz, Tachydyspnoe, marmorierte Haut, schlecht tastbare Pulse, niedriger RR, frühsystolischer Ejektion-Klick (Aortenöffnungston), spindelförmiges Systolikum im 2. ICR rechts parasternal mit Fortleitung in die Karotiden, deutlicher Herzspitzenstoß. Zunehmende Repolarisationsstörungen im EKG sind als Alarmsignal zu werten. Bei Belastung Gefahr des plötzlichen Herztods durch Herzrhythmusstörungen.

Th. Außer bei manifester Herzinsuffizienz i.d.R. keine medikamentöse Therapie. Op. Kommissurotomie oder Ballondilatation bei günstiger Klappenmorphologie (bei Druckgradienten >70 mm Hg in der Echokardiografie, >50–60 mm Hg im Herzkatheter).
Therapie kann auch indiziert sein bei Ventrikelfunktionsstörung und EKG-Veränderungen. Klappenersatz bei zusätzlich höhergradiger Aorteninsuffizienz.

❗ Cave
Kein Vereinssport/Leistungssport, bei Gradienten >40 mm Hg auch kein benoteter Schulsport.

Supravalvuläre Stenose: Op. Versorgung.
Subvalvuläre Stenose: Op. Therapie bei einem Gradienten >40 mm Hg. Bei einigen Fällen einer Septumhypertrophie bei älteren Kindern mit hypertropher Kardiomyopathie kann eine Alkoholembolisation von Septalästen der Koronarien erwogen werden. Bei sonst unauffälligem Herz mit niedrigeren Gradienten 6-monatige Kontrollen, insbesondere bei Sportlern auch bei geringen Ruhegradienten von 15–25 mmHg. Hier sollte regelmäßig eine Ergometrie zum Ausschluss einer Koronarinsuffizienz unter Belastung durchgeführt werden.

Aortenisthmusstenose
Etwa 5–8%.

Ät. **Präduktal** (ca. 25%): Häufigste Ursache des Herzversagens bei azyanotischen NG (infantile Form). Versorgung der unteren Körperhälfte über einen offenen Ductus Botalli. Rechts-links-Shunt, pulmonale Hypertonie, Rechtsherzbelastung. Nach Verschluss des Ductus keine Pulse an den unteren Extremitäten tastbar, akute Herzinsuffizienz. **Postduktal** (ca. 75%): Kann schon mit akuter Herzinsuffizienz im Sgl.-Alter auftreten. Manchmal unbemerkt (Erw.-Form). Ductus Botalli verschlossen, Blutversorgung der unteren Körperhälfte über Kollateralen.

Sy. RR-Differenz zwischen rechtem Arm (!) und unterer Körperhälfte. Hypertonie der oberen Körperhälfte. Abgeschwächte Pulse an den unteren Extremitäten! Rippenusuren im Rö beim älteren Kind. Systolikum, oft am Rücken hörbar.

Dg. Jenseits des Sgl.-Alters ist das MRT zur Diagnosestellung und Therapieentscheidung die Untersuchung der 1. Wahl.

Th. Nur bei manifester Herzinsuffizienz medikamentöse Therapie. Alsbaldige op. oder interventionelle Therapie. Chirurgisch als Resektion mit End-zu-End-Anastomose, im Sgl.-Alter bei längerstreckigen Stenosen ggf. »Subclavian-flap-OP«. Bei umschriebenen Stenosen kann jenseits des 7. LMo eine Ballonangioplastie durchgeführt werden. Bei älteren Kindern ggf. definitive Therapie mit einem großen Stent.

Pulmonalklappenstenose
Etwa 5–10%.

Ät. Valvulär (90%), subvalvulär, supravalvulär (Williams-Beuren Syndrom?). Schweregrad leicht: systolischer Druckgradient <40 mm Hg, mittelgradig: 40–70 mm Hg, schwer: >70 mm Hg.

Sy. In Ruhe unauffällig, evtl. leichte Zyanose; unter Belastung Tachypnoe, Blässe, Synkope, Zyanose bei Rechts-links-Shunt über ASD. Lautes, raues Systolikum im 2. ICR links parasternal mit Fortleitung zum Hals, linker Axilla und Rücken. 2. HT gespalten. Fühlbares systolisches Schwirren über dem 2. ICR links.

Th. Primäre Therapie heute als Ballondilatation bei Druckgradienten >50 mmHg in der Echokardiografie, OP bei dysplastischer Klappe. Bei subvalvulären Stenosen i.d.R. op. Therapie.

Zyanotische Vitien

Fallot-Tetralogie

Etwa 5–10%.

Ät. Rotationsanomalie der Aorta mit dextroanteponierter Position. Obstruktion der rechtsventrikulären Ausflussbahn (kombinierte Pulmonalstenose), großer, hochsitzender VSD mit über dem Septum reitender Aorta, rechtsventrikuläre Hypertrophie. In 30% rechter Aortenbogen, gehäuft chromosomale Deletion 22q11 (DiGeorge, CATCH-22).

Sy. Zyanose (bei geringer Pulmonalstenose keine Zyanose mit VSD-Hämodynamik: »Pink«-Fallot). Im Lauf des Lebens immer Zunahme der Zyanose mit Entwicklung von Polyglobulie, Eisenmangelanämie, Trommelschlägelfingern und Uhrglasnägeln.

Ko. Hypoxämische Anfälle mit Zyanose, Blässe, **Bewusstseinstrübung**, Muskelhypotonie oder Krämpfe. **Laktatanstieg** in der BGA. Als Herzgeräusch imponiert die Pulmonalstenose. Die Anfälle treten häufig aus dem Schlaf heraus auf, aber auch z. B. nach dem Trinken (körperliche Belastung!).

Th. Ausreichende Flüssigkeitszufuhr, keine Diuretika und kein Digitalis! Zur Prophylaxe von hypoxämischen Anfällen: Propranolol 1–2(–4) mg/kg/d p.o. in 3–4 ED. Eisengabe bei Anämie. Op. Versorgung mit 3–6 LMo. Jeder nachgewiesene hypoxämische Anfall stellt i.d.R. die Indikation zur OP dar. Bei adäquater Anatomie Korrektur-OP mit VSD-Verschluss und Behebung der Pulmonalstenose. Bei kleinen Pulmonalgefäßen ggf. zunächst eine aortopulmonale Shunt-Verbindung (z. B. modifizierter Blalock-Taussig-Shunt).

Th.
- **Bei hypoxämischem Anfall:** Schreiendes Kind beruhigen. O_2-Gabe, Pressen der Knie an die Brust (falls toleriert). Morphin zur Sedierung: 0,1 mg/kg s.c., i.m., i.v.
- Volumenzufuhr: 10 ml/kg, z. B. NaCl 0,9% Lsg. oder Humanalbumin; wenn ohne Erfolg: wiederholen.
- β-Blocker: Propranolol 0,05–0,1 mg/kg über 10 min i.v. Alternativ: Esmolol DTI 50–200 µgkg/min.
- **Bei nicht zu durchbrechendem Anfall:** Tiefe Sedierung/Narkose und Intubation/Beatmung, Gabe von Noradrenalin 0,1 µg/kg/min DT, Notfall-OP organisieren.
- Azidose korrigiert sich meist spontan, sonst Gabe von Na-Bicarbonat.

Transposition der großen Gefäße (TGA)

Etwa 3–7%.

Ät. Aorta aus rechtem, Pulmonalarterie aus linkem Ventrikel. **Cave:** Zum Überleben ASD oder VSD notwendig!

Dg. Echo-Dopplersonografie.

Sy. Kurz nach Geburt zunehmende Zyanose.

Th. Bei schlechter O_2-Sättigung Erhalt des Ductus arteriosus Botalli durch Prostaglandin E_1 (▶ unten, Kritische Herzfehler des Neugeborenen). Evtl. Schaffung eines ASD durch Herzkatheter (Ballon-Atrioseptostomie nach Rashkind), frühe OP (arterielle Switch-OP).

Kritische Herzfehler des Neugeborenen

> **Kritische Herzfehler erfordern eine umgehende adäquate Versorgung der Kinder nach der Geburt, um eine erhöhte Morbidität oder den Tod zu vermeiden.**

Def. I.d.R. ist ein offener Ductus arteriosus Botalli notwendig, um, je nach Herzfehler, die systemische oder pulmonale Blutzirkulation zu gewährleisten. Bei pränatal bekannter Diagnose ist

Herzfehler

das entsprechende Behandlungskonzept aus dem kinderkardiologischen Konsil durchzuführen. Bei nicht bekannter Diagnose und V. a. kritischen Herzfehler ist in jedem Fall der Start einer Prostaglandin-Dauerinfusion gerechtfertigt. Ein Kinderkardiologe sollte umgehend kontaktiert werden.

Ät. **PDA nötig für System-HZV (»cardiac output«):** Kritische Aortenstenose, kritische Aortenisthmusstenose/-atresie, hypoplastisches Linksherzsyndrom, totale Lungenvenenfehlmündung (TAPVC) mit Obstruktion des Sammelgefäßes (PDA evtl. für System-HZV).

PDA nötig für pulmonales HZV (O_2-Aufnahme!): Kritische Pulmonalstenose, Pulmonalatresie mit intaktem Ventrikelseptum (IVS), Fallot mit hochgradiger Pulmonalstenose/Pulmonalatresie mit VSD, Trikuspidalatresie mit Pulmonalstenose/-atresie (TAT Typ a/b), sonstige univentrikuläre Situationen (UVH) mit hochgradiger Pulmonalstenose oder Pulmonalatresie, Epstein-Anomalie bis zum Abfall der Lungenwiderstände, Transposition der großen Arterien (TGA), um durch linksatriale Druckerhöhung den Links-rechts-Shunt auf Vorhofebene zu erhöhen (**Cave:** PFO/ASD muss groß genug sein, ggf. Ballonatrioseptostomie = Rashkind-Manöver!).

Dg. Ein postduktales Sättigungs-Screening am 1. LT mit einem **Pulsoxymeter am Fuß** erlaubt die Diagnose duktusabhängiger Herzfehler auch bei noch asymptomatischen NG. Eine **Sättigung von <95%** sollte zur ärztlichen Untersuchung führen. Finden sich Zeichen eines angeborenen Herzfehlers (persistierende verstärkte präkordiale Aktivität, pathologischer 2. HT, V. a. organisches Geräusch, schlechte oder fehlende periphere Pulse, Herzinsuffizienzzeichen, Rhythmusstörungen) und zeigt eine Wiederholungsmessung erneut erniedrigte Werte, sollte eine **Echokardiografe** durchgeführt werden. Bei Werten <90% ist auf jeden Fall eine Echokardiografie indiziert.

Die Sensitivität des Tests liegt bei >99%! Die pos. Vorhersage liegt nur bei 63%, weil auch Kinder mit Persistenz einer pulmonalen Hypertension erfasst werden. Allerdings benötigen auch diese ggf. eine spezifische Therapie und Nachkontrolle. Die zusätzliche **Messung der Sättigung der oberen Körper-**

◻ **Tab. 8.7** Management der duktusabhängigen pulmonalen Stenose und der duktusabhängigen Systemperfusion

Behandlung	Duktusabhängige pulmonale Perfusion – Zyanose	Duktusabhängige Systemperfusion – kardiogener Schock
Beatmung	Bei SO_2 <70%, p_aO_2 <30 mm Hg	Bei relevanter Azidose
Bicarbonat	Bei metabolischer Azidose	Bei metabolischer Azidose, keine Alkalose (pH-Wert nicht >7,4)
Diuretika	Nur wenn nötig	Ja (Furosemid)
Erythrozytenkonzentrat	Bei Anämie auf Hkt >45%	Bei Anämie auf Hkt >45%
Inotropie		Bei myokardialer Insuffizienz
Nachlast	Ggf. Erhöhung (Noradrenalin)	Ggf. Senkung (Nitroprussid)
PEEP	Nein	Ja (bis 10 cm H_2O)
PGE_1	Ja (Leitparameter p_aO_2)	Ja (Leitparameter Laktat)
Sauerstoff (O_2)	Ja	Nein

Mod. nach Bradley et al. (2001).

hälfte liefert dem Kinderkardiologen zusätzliche Informationen.

Hilfreich ist auch die **RR-Messung** an rechtem Arm und einem Bein.

Th.
- Bei V. a. kritischen Herzfehler Therapiebeginn mit Prostaglandin E_1 i.v. bis zur endgültigen Diagnosestellung durch einen Kinderkardiologen: Prostaglandin E_1 (PGE_1) 50–100 ng/kg/min als DTI (= 3–6 µg/kg/h).

> **Faustregel zum Aufziehen im Notfall:** 1 Amp. Alprostadil (Minprog®, 500 µg) auf 50 ml mit NaCl 0,9% verdünnen. Laufgeschwindigkeit [ml/h] = KG des Pat. [kg] × 0,6 (entspricht 100 ng/kg/min = 6 µg/kg/h).

Herzinsuffizienz

> **! Cave**
> In 10–20% Apnoen, meist Intubation und Beatmung erforderlich, RR-Abfall.

- Nach PDA-Wiedereröffnung: Reduktion auf 10–20 ng/kg/min (= 0,6–1,2 µg/kg/h).
- Bei klin. schlechtem Zustand des Kindes Intubation und Beatmung. Falls nötig, Katecholamine und Diuretika und Nachlastsenkung (◘ Tab. 8.7).
- Sobald das Kind stabil ist, sollte die Verlegung zur Kinderkardiologie/Kinderkardiochirurgie durchgeführt werden.

Herzinsuffizienz

Def. Ungleichgewicht zwischen Herzzeitvolumen (HZV) und erforderlicher Versorgung der Organe aufgrund einer kardialen Erkrankung.

Ät. Herzfehler mit Shunt, Obstruktionen (Klappen, Aortenisthmusstenose), Pendelvolumen (Klappeninsuffizienz), Kardiomyopathien, Herzrhythmusstörungen, Infektionen (Myokarditis, Endokarditis, Perikarditis, Pneumonie, Sepsis), Koronarischämie, Anämie.

Sy.
- Rechtsherzinsuffizienz: Einflussstauung, Venenstauung, Ödeme, Aszites, Hepatosplenomegalie, Gewichtszunahme.
- Linksherzinsuffizienz: Dyspnoe, Zyanose, Lungenödem.
- Akut: Fahle Hautfarbe, kühle Peripherie, Tachypnoe, arterielle Hypotonie.
- Chronisch: Tachykardie, Tachypnoe, Husten, Trinkschwäche, Gedeihstörung, verringerte körperliche Belastbarkeit.

Dg.
- Auskultation: Galopprhythmus, flacher Puls, RR-Messung: arterielle Hypotonie.
- Echokardiografie: Herabgesetzte Kontraktilität und Ejektionsfraktion, Bestimmung von Herzfehlern, Beurteilung der Herzklappen, pulmonale Hypertonie?

- EKG: Links- und/oder Rechtsherzbelastungszeichen, Erregungsrückbildungsstörungen, Hypertrophiezeichen, Rhythmusstörungen.
- Rö Thorax: Kardiomegalie, Lungengefäßzeichnung, Herzschatten, Lungenödem.
- Labor: Myokardläsionsparameter (CK, CK-MB, Troponin I), BNP (pro-BNP), Transaminasen, Nierenretentionsparameter, BB, Laktat, BGA.

Th. **Kausal:** Rhythmusstörungen: Bradykardie (Atropin-Bolus i.v. 0,02 mg/kg; Orciprenalin-DTI 0,1 µg/kg/min; transvenöses passageres Pacing, epikardiale oder transvenöse Schrittmacherimplantation), Tachykardie (Kammerflimmern: Defibrillation mit 4 J/kg und Kammerflattern sowie SVT: Kardioversion 0,5–1,0 J/kg, EKG-Trigger an!). (▶ Herzrhythmusstörungen.)
Ductus-abhängiges Vitium: Prostaglandin-DTI 1,0 µg/kg/h (▶ Herzfehler – Kritische Herzfehler des Neugeborenen).
Symptomatisch:
- Akut: ▬ Therapie der Grunderkrankung, Flüssigkeitsrestriktion, Bilanzierung, evtl. Azidoseausgleich, Ca-Substitution bei Hypokalzämie. ▬ Vorlasterhöhung: Volumen 2–5 ml/kg, bei Verschlechterung der Kreislaufparameter Volumenzufuhr stoppen und Beginn mit Vorlastsenkung: Diuretika (Furosemid i.v. 0,5–1,0 mg/kg). ▬ Nachlastsenkung (nur bei stabilem RR): Na-Niprussid einschleichend, Beginn mit 0,25–0,5 µg/kg/min in Kombination mit Na-Thiosulfat 10 µg/kg/min pro 1 µg/kg/min Na-Niprussid. ▬ Positiv-inotrope Medikation: Dobutamin 5–10(–15) µg/kg/min, Dopamin 3 µg/kg/min, Adrenalin 0,01–0,1 µg/kg/min (steigern je nach Kreislaufparameter). ▬ Phosphodiesterasehemmer: Milrinon 0,25 µg/kg/min (unter Beachtung des RR steigern bis 1,0 µg/kg/min, Nachlastsenkung + Steigerung der Inotropie!). ▬ EK-Transfusion langsam bei Anämie. ▬ Sedierung bei Unruhe mit Phenobarbital bis hin zur Narkose (Intubation und Sedierung mit Midazolam-DTI und Morphin-DTI, evtl. Relaxierung).
- Chronisch: ▬ Bettruhe, Monitorüberwachung, Bilanzierung. ▬ Basisherzinsuffizienztherapie mit Spironolacton und Hydrochlorothiazid je 2 mg/kg/d in 2 ED p.o., ggf. in

Kombination mit Furosemid (p.o./i.v., 1–3 mg/kg/d in 2–4 ED), oder Torasemid 1–3 mg/kg/d in 2–4 ED p.o. (wird 5-fach besser resorbiert als Furosemid). ▬ Erweiterte Herzinsuffizienztherapie mit Nachlastsenkung mit ACE-Hemmer bei guter Nierenfunktion und Nierenparametern im Normbereich (z. B. Enalapril einschleichen mit Testdosis absolut 1 × 0,05 mg p.o., dann vorsichtig steigern bis 0,1 mg/kg/d in 2 ED; bei Jgl. Ramipril >50 kg 2 × 2,5 mg/d, >75 kg bis 2 × 5 mg/d p.o.). ▬ Digitalisierung (z. B. mit Lenoxin®-Liquidum mit Digoxin-Zieltalspiegel 0,5–0,8 ng/ml, z. B. 0,1 ml/kg in 2 ED, 1. Spiegelkontrolle nach 5 d. **Cave:** KI bei Bradykardie, AV-Block und WPW-Syndrom; Kardiomyopathie. ▬ β-Blocker erwägen (Metoprolol, Carvedilol nach eingehender kinderkardiologischer Untersuchung, Einschleichen über 2 Wo auf kinderkardiologischer Station!).

Herzrhythmusstörungen

Klinische Asystolie (Pulslosigkeit)

Th. Reanimation [▶ Reanimation (nach ERC-Leitlinien 2010)]:
- Herzdruckmassage (15: 2), Monitor, O_2-Gabe, i.v.-Zugang.
- Suprarenin 0,01 mg/kg alle 3–5 min i.v. (ggf. intraossär), evtl. auch intratracheal 0,01–0,1 mg/kg.
- Reversible Ursachen abklären: Hypovolämie, Hypoxie, Azidose, Hypoglykämie, Hypo-/Hyperkaliämie, Hypothermie, Spannungspneumothorax, Perikardtamponade, Vergiftung, Lungenembolie, Herzinfarkt.

Kammerflimmern oder -flattern:
- Defibrillation 4 J/kg, max. 10 J/kg (bis Erw.-Dosierung 200–360 J).
- Bei frustraner Defibrillation Amiodaron 5 mg/kg i.v. erwägen und erneute Defibrillation (wenn kein Amiodaron verfügbar: Lidocain 2% 1 mg/kg i.v. als Alternative).

Extreme Bradykardie

Ät. Pharyngeale Manipulation, erhöhter intrakranieller Druck, arterielle Hypertonie, abdominelle Ursachen, erhöhter Augeninnendruck, Hypoglykämie, Hypothermie, Hypoxie, Azidose, Hyperkalzämie, Medikamentenintoxikation (z. B. Digitalis, β-Blocker, Steroide), Z. n. Herz-OP, Sinusknotendysfunktion, Erregungsleitungsstörungen (AV-Block).

Th. Bei kardiorespiratorischer Beeinträchtigung (Symptome: arterielle Hypotension, Vigilanzminderung, Schock):
- Atemwege sichern, O_2-Gabe, Monitorüberwachung (Rhythmus, RR, pO_2), i.v.-Zugang, evtl. 12-Kanal-EKG, wenn verfügbar.
- Reanimation bei HF <60/min und instabilem Kreislauf: Adrenalin 0,01 mg/kg i.v., Atropin 0,02 mg/kg bei erhöhtem Vagotonus oder AV-Block I. Grades (min. Atropin-Dosis absolut 0,1 mg, max. Atropin-Dosis absolut 0,5 mg).
- Externes, transösophageales oder transvenöses Pacing erwägen (rechtzeitig Kinderkardiologen hinzuziehen!).
- Behandlung der evtl. bekannten Ursachen.

Schmalkomplextachykardien (QRS-Komplex <0,09 s, Jugendliche <0,12 s), »supraventrikuläre Tachykardie« (SVT)

Def. Ursprung liegt oberhalb des His-Bündels. Anfallsartige, plötzliche Erhöhung der Herzfrequenz auf 180–300/min für Minuten bis Tage, Abgrenzung zu Sinustachykardie.

Ät.
- Idiopathisch, kardiale (Karditis, Kardiomyopathien, Z. n. Herz-OP) oder extrakardiale Ursache (Elektrolytstörungen, Infektionen, Intoxikation).
- Mit Einschluss des AV-Knotens: AVRT = AV-Reentry-Tachykardien (offene oder verborgene Präexzitation z. B. WPW-Syndrom), PJRT = permanente junktionale Reentry-Tachykardie, AVNRT = AV-Knoten-Reentry-Tachykardie.

Herzrhythmusstörungen

- Ohne Einschluss des AV-Knotens: Reentry (Sinusknoten-Reentry, intraatrialer Reentry, Vorhofflattern/Vorhofflimmern), fokal (atrial, junktional). Sonderformen: Inappropriate Sinustachykardie, posturales orthostatisches Tachykardiesyndrom (POTS).

Sy. Sgl.: Blässe, Zyanose, Unruhe, Irritabilität, vermehrtes Schwitzen. KK: Übelkeit, Erbrechen, Bauchschmerzen. Kinder: Stenokardien, Palpitationen. Herzinsuffizienzzeichen bei längerem Bestehen der Tachykardie.

Th. **Bei hämodynamisch stabilem Pat.:**
- EKG-Monitoring, 12-Kanal-EKG-Ableitung unter Therapie, ständige Evaluierung der Kreislaufparameter und der Vigilanz, Defibrillator muss zur Verfügung stehen.
- Vagale Stimulation (Valsalva-Manöver, Eiswasser trinken, Pressen, Eisbeutel auf das Gesicht legen).
- Medikamentöse Konversion mit Adenosin i.v. 0,1 mg/kg (max. 6 mg) schnell spritzen mit NaCl 0,9% nachspülen (EKG während Konversionsversuch ableiten), evtl. wiederholen mit Adenosin 0,2 mg/kg bis max. 0,3 mg/kg (sehr kurze HWZ; seltene Komplikationen: Bronchuskonstriktion, Kammerflimmern).
- Adenosin kann eine atriale Arrhythmie wie Vorhofflattern, -flimmern oder ektope atriale Tachykardie demaskieren.

Bei hämodynamisch instabilem Pat. oder erfolgloser medikamentöser Kardioversion (Intensivstation):
- Elektrische (synchronisierte, EKG-getriggerte) Kardioversion in Sedierung (z. B. Midazolam und Esketamin/Ketamin) mit 0,5–1,0 J/kg, evtl. steigern bis 2 J/kg.
- Wenn nach 2 Kardioversionen keine Konversion zu erreichen ist: Beginn mit Amiodaron 5 mg/kg i.v. über 30–60 min als Kurzinfusion vor 3. Konversion.
- Bei frustraner Kardioversion Kontakt mit Rhythmologie/Kinderrhythmologie aufnehmen, um Therapie ggf. zu erweitern (z. B. durch Ajmalin).
- Rezidivprophylaxe: z. B. Metoprolol, Propafenon, Digitalis, Amiodaron.

- Langzeittherapie nach erfolgreicher Konversion nach Rücksprache mit Kinderkardiologen erwägen, evtl. ist eine Ablation im Rahmen einer elektrophysiologischen Untersuchung indiziert.

Wolff-Parkinson-White-Syndrom (WPW)

Def. Präexzitation (offen: d. h. δ-Welle sichtbar) in Kombination mit Auftreten von Tachykardien.
EKG: Verkürzte PQ-Zeit, δ-Welle sichtbar, Tachykardie mit schlanken QRS-Komplexen (orthodrome Leitung über das Bündel) und Tachykardie mit breiten Kammerkomplexen (antidrome Leitung) möglich.

   Cave
Beim Auftreten von Vorhofflimmern besteht die Gefahr von Kammerflimmern.

Risikoeinschätzung: Ergometrie, evtl. elektrophysiologische Untersuchung (EPU), Langzeit-EKG-Ableitung.

Th. Digitalis kontraindiziert. Therapie wie bei der SVT (▶ oben).

Breitkomplextachykardien

Def. Ursprung distal des His-Bündels, AV-Dissoziation.
- Unterscheidung monomorphe und polymorphe ventrikuläre Tachykardien.
- Unterscheidung anhaltende VT (>30 s) und nichtanhaltende VT (<30 s).

Ät. Selten im KA, kardiale Grunderkrankung ausschließen (Myokarditis, Tumor, Kardiomyopathie, Herzfehler, Elektrolyt-Imbalance, Ischämien, Ionenkanalerkrankungen, Intoxikationen, z. B. mit Digitalis, Antiarrhythmika Klasse IA oder III, trizyklischen Antidepressiva).
Bei Breitkomplextachykardie mit regelmäßigen QRS-Komplexen muss Unterscheidung erfolgen:
- SVT mit vorbestehendem Schenkelblock,

- SVT mit funktionellem Schenkelblock (tachykardieinduziert),
- antidrome AVRT.

Bis zum Beweis des Gegenteils muss eine Breitkomplextachykardie wie eine VT behandelt werden.

Th. **Allgemein:** BGA nach Astrup und Elektrolytbestimmung.
Hämodynamisch stabiler Pat.:
- Adenosin 0,1–0,3 mg/kg i.v.
- Bei ausbleibendem Erfolg: Kardioversion.
- Medikamentöse Therapie: Amiodaron (KI bei Long-QT-Syndrom), Ajmalin, Verapamil (nur bei Kindern >1 Jahr), Esmolol bei katecholaminerger polymorpher ventrikulärer Tachykardie, Phenytoin bei digitalisinduzierter VT.

Hämodynamisch instabiler Patient:
- Reanimation.
- Defibrillation (4 J/kg).
- Medikamentös: Amiodaron (außer bei Long-QT-Syndrom; ▶ u.).

Long-QT-Syndrom (polymorphe Breitkomplextachykardie)

Def. EKG: Tachykardie: »torsade de pointes« (VT mit wechselnden und wiederkehrenden QRS-Komplexen), im Ruhe-EKG verlängertes QTc-Intervall (Richtwert: QTc >0,45 s).

Ät. Verlängertes zelluläres Aktionspotenzial durch:
- vererbte Mutationen in Genen, die myokardiale Ionenkanäle kodieren,
- repolarisationsverlängernde Medikamente, die über eine Blockade von Kaliumkanälen zu einer QT-Verlängerung führen.

Sy. Palpitationen, Schwindel, Synkopen, plötzlicher Herztod.

Th. Defibrillation und Magnesium i.v. 25–50 mg/kg (max. 2 g) über ca. 30 min i.v., Phenytoin, Isoproterenol, Pacing. Amiodaron ist kontraindiziert.

Prophylaxe
Meidung repolarisationsverzögernder Medikamente (http://www.torsades.org), Mg- und K-Substitution (hochnormale Werte laborchemisch), medikamentöse Prophylaxe mit β-Blocker (z. B. Metoprolol), ggf. Schrittmachertherapie und ICD-Implantation.

Vorhofflattern

Def. Intraatrialer Reentry-Mechanismus mit Vorhoffrequenzen von 250–300/min, bei NG bis 450/min, Kammerfrequenz meist niedriger und variiert je nach Überleitungsverhältnis (am häufigsten 2: 1, seltener 3: 1 oder 1: 1).

Ät. Idiopathisch, Z. n. Herz-OP, chron. Überdehnung der Vorhöfe (Kardiomyopathien, Mitralklappenfehler).

Dg. EKG: Vorhofflattern: neg. sägezahnartig konfigurierte Flatterwellen in den Ableitungen II, III und aVF, Frequenzen von 250–450/min, meist 2: 1- oder 3: 1-Überleitung. Evtl. zum Demaskieren Adenosin 0,1–0,3 mg/kg i.v. als Bolus geben.

Th. **Hämodynamisch stabiler Pat.** (TEE zum Ausschluss von intraatrialen Thromben durchführen): Medikamentöse Konversion mit Antiarrhythmika der Klasse Ic (Propafenon, Flecainid, Zugabe von Digitalis oder β-Blocker erforderlich, um eine hochfrequente Überleitung auf die Kammern zu verhindern) oder der Klasse III (Amiodaron, Sotalol); bei eingeschränkter Ventrikelfunktion Amiodaron bevorzugen, zur Frequenzkontrolle kann ein β-Blocker eingesetzt werden, z. B. Esmolol als $β_1$-selektiver Blocker mit kurzer HWZ (7–10 min).
Hämodynamisch instabiler Pat.: Elektrische, getriggerte Kardioversion (0,5–1,0 J/kg oder ösophageale Überstimulation).

Rezidivprophylaxe: Antiarrhythmika der Klasse Ic (in Kombination mit Digitalis oder β-Blocker) oder III, EPU mit Ablation erwägen.

Vorhofflattern im NG-Alter ohne Herzvitium: Kardioversion. Bei erneutem Auftreten: Digitalis und Sotalol für gewisse Zeit (Digitalis für max. 6 Mo).

Vorhofflimmern

Def. Intraatrialer Reentry-Mechanismus mit Vorhoffrequenzen von 400–700/min.

Ät. Idiopathisch, Z. n. Herz-OP, chron. Überdehnung der Vorhöfe (Kardiomyopathien, Mitralklappenfehler).

Dg. Flimmerwellen meist in den Ableitungen V_1, III und aVF sichtbar, Arrhythmia absoluta der Kammeraktion.

Th. **Hämodynamisch stabiler Patient:** Amiodaron bei Herzvitien, Pat. ohne Herzvitium Antiarrhythmika der Klasse Ic möglich (Propafenon, Flecainid). Letzteres in Kombination mit Digitalis oder β-Blocker; Antikoagulation mit Heparin; **vor** medikamentöser Therapie TEE zum Ausschluss von intraatrialen Thromben.

Hämodynamisch instabiler Patient: Notfallmäßige elektrische Kardioversion mit 0,5–1,0 J/kg (nur im Notfall ohne zuvor durchgeführtes TEE).

Rezidivprophylaxe: Digitalis oder Antiarrhythmika der Klasse II (β-Blocker) oder der Klasse III (Amiodaron, Sotalol).

Bradykarde Rhythmusstörungen

Ät. Sick-Sinus-Syndrom, atrioventrikulärer Block (AV-Block).

Sick-Sinus-Syndrom

Def. Intermittierender oder dauerhafter Ausfall der Erregung aus dem Sinusknoten. Nach einer Pause springt ein anderes Erregungsbildungszentrum im Bereich der Vorhöfe oder des AV-Knotens ein.

Sy. Bradykardien, Tachykardien, Herzklopfen, Dyspnoe, Schwindel, Synkopen.

Th. **Bei Auftreten von Synkopen:** Schrittmacherimplantation.
Im Akutfall: Atropin 0,02 mg/kg i.v., Orciprenalin, externes Pacing erwägen, transvenöser Schrittmacher.

Atrioventrikulärer Block (AV-Block)

Def. Störung der atrioventrikulären Überleitung von verzögerter bis zur kompletten Blockierung.

Dg. **AV-Block I. Grades:** Verzögerte Erregungsleitung, jeder atriale Impuls wird mit einem verlängerten PQ-Intervall auf die Kammer übergeleitet.
AV-Block II. Grades:
- Typ I (Wenckebach): Zunahme des PQ-Intervalls von Schlag zu Schlag, bis eine Überleitung auf die Kammer ausfällt; es entsteht eine ventrikuläre Pause, die kürzer als ein doppeltes PP-Intervall ist.
- Typ II (Mobitz): Intermittierender und plötzlicher kompletter AV-Block nach einem oder mehreren Impulsen, kann in 2:1- oder 3:1-Block resultieren.

AV-Block III. Grades: Vollständige Dissoziation von Vorhof- und Kammerkontraktion, keine Beziehung zwischen P-Wellen und QRS-Komplexen; QRS-Komplexe oft schenkelblockartig verbreitert (Ersatzrhythmus aus den Ventrikeln).

Th.
- AV-Block I. und II. Grades (Wenckebach): Keine Therapie, leitungsverzögernde Medikamente absetzen.
- AV-Block II. Grades (Mobitz): SM-Implantation bei Symptomen.
- AV-Block III. Grades: ▶ Reanimation (nach ERC-Leitlinien 2010) bei extremer Bradykardie.

Extrasystolie

Def. **Supraventrikuläre Extrasystole (SVES):** Vorzeitige Herzaktion aus einem Zentrum oberhalb des His-Bündels (vorzeitig einfallende, deformierte P-Welle mit unterschiedlichen Überleitungseigenschaften auf die Kammer, im EKG ist die postextrasystolische Pause nicht kompensiert).
Ventrikuläre Extrasystole (VES): Das Reizbildungszentrum liegt im oder unter dem His-Bündel (vorzeitiger Einfall eines Kammerkomplexes mit schenkelblockartiger Verbreiterung, im EKG ist die postextrasystolische Pause kompensiert).
Unterschiedliches Auftreten beider Arten von Extrasystolen:
- Isoliert.
- Als Bigeminus (1 Normalschlag – 1 Extrasystole – 1 Normalschlag etc.).
- Als Trigeminus (2 Normalschläge – 1 Extrasystole – 2 Normalschläge etc.).
- Als Couplet (2 aufeinander folgende Extrasystolen).
- Als Triplet (3 aufeinander folgende Extrasystolen).
- >3 aufeinander folgende Extrasystolen entsprechen einer Tachykardie.

Sy. Meist asymptomatisch, evtl. Gefühl des Herzstolperns, in seltenen Fällen Entwicklung einer Herzinsuffizienz.

Dg. Elektrolyte, Schilddrüsenparameter, Echokardiografie, Langzeit-EKG-Untersuchung, Ergometrie.

Th. Bei asymptomatischem Kind nicht notwendig. Eine Behandlung ist nur notwendig im Rahmen einer Grunderkrankung, z. B. Myokarditis oder Herzinsuffizienz. Evtl. β-Blocker, Amiodaron, bei starker klin. oder myokardialer Beeinträchtigung: EPU (= elektrophysiologische Untersuchung) mit Ablationstherapie.

HIV-Infektion

Ät. In Europa und Nordamerika fast nur Retrovirus HIV 1. Im KA meist vertikale (transplazentare oder perinatale) Infektion. Bei Durchführung einer Transmissionsprophylaxe gemäß den Deutsch-Österreichischen Leitlinien (mütterliche HAART, primäre Sectio, postnatale AZT-Prophylaxe für das Kind und Stillverzicht) konnte die Übertragungsrate auf ca. 1% gesenkt werden. Inzwischen wird bei einer HI-Viruslast <50 Kopien/ml und stabiler CD4-Zellzahl auch die Spontanentbindung angeboten. Seltener: Übertragung horizontal über Blutprodukte, infizierte Nadeln bei Drogenkonsum oder über sexuellen Kontakt.

Mittlere Inkubationszeit (ohne Therapie): Nach vertikaler Infektion ca. 2–3 J. 20–30% erkranken im 1. LJ, die übrigen häufig erst im Schulalter. Nach horizontaler Infektion ca. 8–10 J. Am ehesten abhängig von der Geschwindigkeit des Abfalls der CD4-pos. Zellen und dem »viral load«.

Einteilung mit der CDC-Klassifikation

Nach klinischer Symptomatik

A – Milde Symptome: z. B. Lymphadenopathie, Hepatosplenomegalie, Dermatitis, rezidivierende Infektionen der oberen Luftwege.

B – Mäßig schwere Symptome: z. B. Fieber >1 Mo, schwere bakterielle Infektionen, Mundsoor >2 Mo (bei älteren Kindern >6 Mo), CMV-Infektion, HSV-Stomatitis (>2 Schübe/J), disseminierte Varizellen, Herpes zoster (>2 Schübe an >1 Dermatom), lymphoide interstitielle Pneumonie, Toxoplasmose vor dem 2. LMo, Panzytopenie, Kardiomyopathie, Durchfälle, Hepatitis.

C – Aids-definierende Erkrankungen (<13 J): z. B. schwere bakterielle Infektionen (gewöhnliche Bakterien, Tuberkulose, atypische Mykobakterien), Pilzinfektionen (Candidose, Kryptokokkose, Histoplasmose), Virusinfektionen (HSV-bedingte Ulzera, EBV-bedingte lymphoide interstitielle Pneumonie, CMV-Retinitis oder -Gastroenteritis, Enzephalopathie), Parasiten (Pneumocystis-jirovecii-Pneumonie, ZNS-Toxoplasmose, Kryptosporidien), maligne Tumoren.

HIV-Infektion

Tab. 8.8 Einteilung der HIV-Infektion nach immunologischen Kategorien

Immunologische Kategorie	0–11 Monate [CD4/µl] (CD4 in%)	1–5 Jahre [CD4/µl] (CD4 in%)	>5 Jahre [CD4/µl] (CD4 in%)
Kein Immundefekt	>1500 (>25)	>1000 (>25)	>500 (>25)
Mäßiger Immundefekt	750–1500 (15–25)	500–1000 (15–25)	200–500 (15–25)
Schwerer Immundefekt	<750 (<15)	<500 (<15)	<200 (<15)

Nach immunologischen Kategorien nach altersabhängigen CD4-positiven Zellzahlen

Tab. 8.8.

Dg.
- Horizontale Übertragung: AK-Test (ELISA + Western Blot).
- Vertikale Übertragung: Es werden diaplazentar HIV-AK übertragen, die bis zum 24. LMo persistieren können, deshalb hier mit Serologie kein Infektionsnachweis.
- HIV-DNA mittels PCR (qualitativ) oder HIV-RNA (quantitativ). Nach dem 24. LMo wiederholter Nachweis von HIV-AK mittels ELISA und Western Blot.
- Hinweisend: CD4-Lymphopenie, CD4/CD8-Umkehr, Hyperimmunglobulinämie.
- Kontrollen bei vertikaler Exposition: HIV-PCR: 7.–14. LT, 4. LWo, 3.–4. LMo (zu diesem Zeitpunkt ist bei neg. HIV-PCR eine Infektion fast 100%ig ausgeschlossen). HIV-AK (ELISA + Western Blot): 24. LMo (Abschlussuntersuchung).
- Bei pos. HIV-PCR: Kontrolle von HIV-DNA und RNA (»viral load«), Lymphozytendifferenzierung.
- HIV-infiziertes Kind: Kontrolle »viral load«, Lymphozytendifferenzierung, Medikamentenspiegel, BB, klin. Chemie (entsprechend Klinik und Therapie) mind. alle 3 Mo.

Th. **Indikation:**
- Alle Sgl. (≤12 LMo) unabhängig von CD4-Zellzahl und Viruslast.

- Kinder >12 LMo in Analogie zu Erw. bei symptomatischer Infektion, bei asymptomatischen Pat. je nach CD4-Zellzahl und »viral load«.

Schnelle Resistenzentwicklung, deshalb Kombination (HAART = hochaktive antiretrovirale Therapie) aus 2 Nukleosidanaloga (NRTI) und einem Protease-Inhibitor (PI) oder einem nicht nukleosidischen Reverse-Transkriptase-Inhibitor (NNRTI). Im Folgenden sind die wichtigsten in der Pädiatrie verwendeten Anti-HIV-Medikamente aufgeführt:
- Nukleosidanaloga (NRTI): Zidovudin, Retrovir®: 2 × 180 mg/m^2/d, oder Lamivudin, Epivir®: 2 × 4 mg/kg/d, oder Abacavir, Ziagen®: 2 × 8 mg/kg/d, oder Emtricitabine, Emtriva®: 1 × 6 mg/kg/d.
- Proteasehemmer (PI): Lopinavir, Kaletra®: 2 × 230–300 mg/m^2/d, oder Fosamprenavir, Telzir®: 2 × 25–32 mg/kg/d, oder Ritonavir, Norvir®: 2 × 50–75 mg/m^2/d nur noch als Booster-Medikament für andere PI.
- Nicht nukleosidische Reverse-Transkriptase-Inhibitoren (NNRTI): Nevirapin, Viramune®: Einschleichen über 14 d: 1 × 150–200 mg/m^2, dann 2 × 150–200 mg/m^2, oder Efavirenz, Sustiva®: 10–15 mg/kg in 1 ED, abhängig vom Alter.

Wichtigste Nebenwirkungen: BB-Veränderungen, Hypersensitivitätsreaktion (Abacavir, zuvor HLA-B5701 testen), Diarrhö und Hyperlipidämie (v. a. PI), Exanthem (NNRTI), Lebertoxizität (Nevirapin), ZNS-Komplikationen (Albträume, Agressivität, Konzentrationsstörungen, v. a. bei Efavirenz) (▶ auch http://www.kinder-aids.de; http://www.pentatrials.org).

Pneumocystis-jirovecii-Prophylaxe (bei schwerem Immundefekt): Cotrimoxazol (150 mg/m^2/d an 3 aufeinanderfolgenden Tagen/Wo) p.o.

Impfungen: Gemäß STIKO-Empfehlungen mit Ausnahme MMR/VZV, diese nur bei CD4-Zellzahl ≥25%. Keine BCG-Impfung.

Hordeolum (Gerstenkorn)

Def. Akute Infektion der außen gelegenen Zeis-Talgdrüsen oder Moll-Schweißdrüsen (Hordeolum externum) oder der inneren Meibom-Talgdrüsen (Hordeolum internum) meist mit S. aureus.

Sy. Zunächst diffuse, dann mehr umschriebene, schmerzhafte Rötung und Schwellung der Lider und angrenzenden Bindehaut mit Druckschmerz. Im fortgeschrittenen Stadium gelblicher Eiterhof, Schwellung der regionären LK, evtl. Fieber.

DD **Chalazion (Hagelkorn):** Schmerzlose, chron. granulomatöse Entzündung der Meibom-Drüsen durch Sekretstau durch Verstopfung der Tränenausführungsgänge. Therapie: op. Entfernung.
Dellwarzen am Auge (Molluscum contagiosum): Stecknadelkopfgroße, weiße, rötliche oder hautfarbene Knötchen mit einer Delle in der Mitte, die eine kleine Öffnung aufweisen kann. Treten multipel auf. Infektion durch Molluscum-contagiosum-Virus. Therapie: Abtragung mit dem scharfen Löffel oder Ausdrücken.

Th.
- Keine Berührung, Hände desinfizieren (Erreger übertragbar).
- Meist spontane Eröffnung des Abszesses.
- Trockene Wärme (Rotlicht): schnelleres Abklingen der Entzündung.
- Antiseptische Salben z. B. Bibrocathol (Posiformin® 2% Augensalbe).
- Evtl. antibiotische Salbe, z. B.: Ecolicin Augensalbe (= Erythromycin), Aureomycin® Augensalbe (= Chlortetracyclin), Floxal® Augensalbe (= Ofloxacin; für Kinder nicht zugelassen), Polyspectran® Salbe (= Polymyxin, Neomycin, Bacitracin), Gentamycin oder Refobacin® Augensalbe (= Gentamicin).
- Vorstellung bei Augenarzt bei starker Schwellung, Schmerzzunahme, keiner spontanen Entleerung → Inzision.

Ko. Lidabszess, Orbitalphlegmone (systemische AB-Therapie nötig), Thrombose.

Hypertonie

Normwerte: ▶ Tab. 24.5: Blutdruck. (▶ auch SK2-Leitlinie: Arterielle Hypertonie im Kindesalter).

Def.: 3 unabhängig voneinander gemessene Blutdruckwerte über der 95. an Geschlecht, Alter und Körperlänge adaptierten RR-Perzentile. Bestätigung durch 24-h-RR-Messung (Goldstandard).
RR-Messung: Immer mit Oberarm-Manschette, die mind. 2/3 der Oberarm-Länge umfasst. Messungen mit Handgelenkgeräten für Kinder nicht geeignet. In Ruhe (mind. 5 min sitzen) und immer am rechten Oberarm in Herzhöhe. Erhöhte Werte nach 5–10 min nachmessen.
24-h-RR: Gerät anlegen und Grenzwerte hinterlegen. Patient muss Protokoll führen über Aktivität am Tag und ab wann er schlafen gegangen ist. Adäquate Nachtabsenkung für diastolischen und systolischen RR muss mind. 10–15% betragen.

Ät.
- Medikamente.
- Renal: HUS, Glomerulonephritis, Purpura Schönlein-Henoch, Niereninsuffizienz, Nierenarterienstenose, renoparenchymatöser Hypertonus.
- Endokrin: Cushing-Syndrom, Hyperthyreose, Phäochromozytom, Conn-Syndrom, Hyperaldosteronismus, Hyperparathyreoidismus, Neuroblastom.
- Neurogen: Enzephalitis, Contusio cerebri, Hirntumoren.
- Kardiovaskulär: Aortenisthmusstenose (Hypertonie an den Armen), Mid-aortic-Syndrom.
- Essenzielle Hypertonie (**immer** Ausschlussdiagnose, eher bei Jugendlichen, oft vergesellschaftet mit metabolischem Syndrom).

Dg. Anamnese: Meist asymptomatisch, Beschwerden wie Schwindel, Kopfschmerzen, Sehstörungen, Übelkeit, Flush, Epistaxis. Medikamente (z. B. Kortikosteroide? Calcineurininhibitoren?, NSAR?), Grunderkrankungen (z. B. nephrotisches Syndrom, chron. Nierenerkrankung, HWI, metabol. Syndrom, Diabetes), Familienanamnese.

Hypertonie

Abklärung:

- RR-Messung an allen 4 Extremitäten.
- Sonografie Nieren und Nebennieren einschließlich Dopplersonografie der Nierenarterien: Nierendysplasie, Raumforderung, Zysten, Narben, Hinweis auf Nierenarterienstenose, Ausschluss Nierenvenenthrombose.
- Labor: Elektrolyte, BZ, Krea, Harnstoff, Harnsäure, Cystatin C, AP, LDH, iPTH, TSH, fT3, fT4, Cortisol, Renin, Aldosteron.
- Urin: Katecholamine im Spontanurin, quantitative Urinchemie (Elektrolyte, Proteine).
- Echokardiografie/EKG: Aortenisthmusstenose, LV-Hypertrophie, Pumpfunktion, Hypertrophiezeichen im EKG.
- Augenarzt: Fundoskopie z. A. Fundus hypertonicus.
- Bei einseitiger Nierendysplasie, pyelonephritischer Schrumpfniere: DMSA-Szintigrafie zur Bestimmung der Rest(-partial)funktion, bei Restfunktion<10% einseitige Nephrektomie (meist kausale Therapie).

> **❗ Cave**
> Je jünger das Kind, umso wahrscheinlicher lässt sich eine Ursache finden (sekundäre Hypertonie) und es liegt keine essentielle Hypertonie vor. Meist renale Ursache, endokrine Ursache selten.

Empfehlungen bei arterieller Hypertonie

- Ggf. Gewichtsreduktion, Ausdauersport, reduzierte Salzzufuhr.
- Verordnung: Vollautomatisches (bis 3 J), sonst teilautomatisches RR-Messgerät mit Oberarmmanschette (Größe angeben). Diagnose Hypertonie muss aufs Rezept.
- Tgl. mind 2 × RR messen und dokumentieren, erhöhte Werte nach 5–10 min nachmessen, 95. RR-Perzentile festlegen und Pat. mitgeben, Protokollbögen im Ambulanzordner.
- Notfalltherapie/Bedarfsmedikation aufschreiben: z. B. Nifedipin 1 mg = 1 Tr., 1–3 Tr. p.o. (nach Alter) bei RR >10 mmHg >95. Perzentile (= hypertensive Krise).
- Bei Erstdiagnose und mind. 1 × pro Jahr: Augenarzt (Fundus hypertonicus?), Echokardiografie/EKG (Hypertrophiezeichen, LV-Hypertrophie, Pumpfunktion), Langzeit-RR.

Th. **Sofern möglich kausal.** Bei milder Hypertonie ohne Grundkrankheit ggf. bis zu 6 Mo unter nichtmedikamentösen Maßnahmen abwarten. Start mit Pharmakotherapie unverzüglich bei RR >10 mmHg über 95. Perzentile.

Medikamentöse Therapie: Start mit Monotherapie, ggf. 2-fach- oder 3-fach-Therapie bis gute RR-Einstellung erreicht (◘ Abb. 8.2, ◘ Tab. 8.9). Volle antihypertensive Wirkung erst nach 2–3 Wo erreicht. Medikamente ausdosieren, dann erst Therapie erweitern. Bei Kombinationstherapie Medikamente so wählen, dass Gegenregulation verhindert wird. Bei der Medikamentenauswahl Grunderkrankungen und KI berücksichtigen. Ziel-RR <90. Perzentile, bei chron. Nierenerkrankung 50.–75. RR-Perzentile.

Indikationen, KI, häufige NW:

ACE-Hemmer/Angiotensin-I-Rezeptor-Antagonisten: Besonders geeignet bei proteinurischer Nephropathie und Diabetes mellitus wg. antiproteinurischer, nephroprotektiver Wirkung. Bei Sgl. besser Captopril wg. kürzerer HWZ und Steuerbarkeit. **KI**: starke Nierenfunktionseinschränkung, Gravidität. **NW**: allergische Reaktionen, Hyperkaliämie, Nierenfunktionseinschränkung, Husten. **Cave**: Bei allen Dehydratationszuständen pausieren wg. Gefahr des akuten prärenalen Nierenversagens.

Ca-Antagonisten: Besonders geeignet bei eingeschränkter Nierenfunktion wegen hepatischer Metabolisierung. **KI**: Gingivahyperplasie (z. B. bei gleichzeitiger Ciclosporin-A-Therapie). **NW**: Reflextachykardie, Kopfschmerzen, Müdigkeit, Schwindel, Übelkeit/Erbrechen, Flushsymptomatik, Gingivahyperplasie.

Diuretika: Besonders geeignet bei Volumen- und Salzretention (z. B. nephrotisches Syndrom). **KI:** bei niedriger GFR nicht mehr wirksam, keine Kaliumsparer bei chron. Niereninsuffizienz (CNI). Als Monotherapie nicht gut geeignet wg. starker Sympathikusgegenregulation. **NW**: Elektrolytverluste, verminderte Glukosetoleranz, Innenohrschwerhörigkeit bei Furosemid.

β-Blocker: Besser selektive β-Blocker wie Atenolol und Metoprolol. **KI**: Asthma bronchiale. Restriktiv bei pathologische Glukosetoleranz, Diabetes, Dyslipidämie. **NW**: Bradykardie, Anstieg der Triglyceride, Abfall des HDL-Cholesterins, Müdigkeit, Schwindel, Übelkeit, Erbrechen, eingeschränkte körperliche Leistungsfähigkeit.

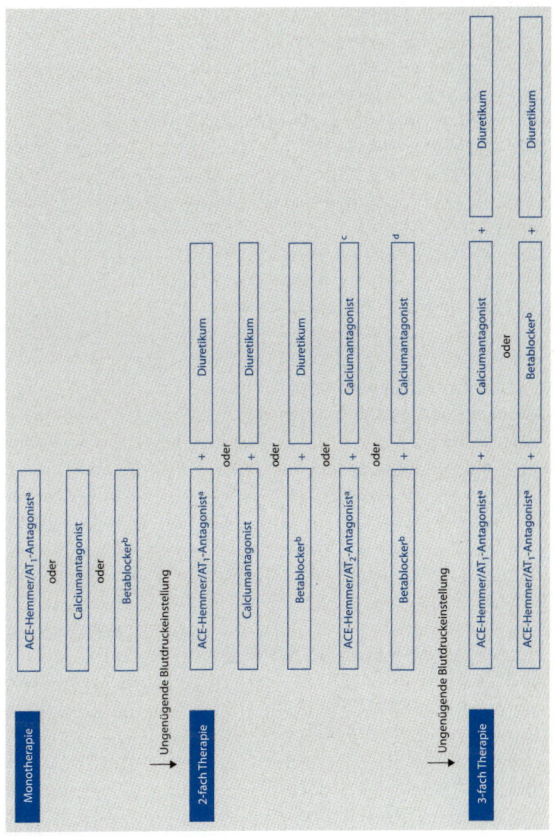

Abb. 8.2 Stufenschema der Therapie der arteriellen Hypertonie. (Anmerkungen: *a* empfohlen bei CNI und Diabetes mellitus; *b* nicht empfohlen bei Asthma bronchiale, Diabetes mellitus und Hyperlipidämie; *c* empfohlen bei Diabetes mellitus und Hyperlipidämie; *d* häufige Anwendung bei Patienten mit terminaler Niereninsuffizienz. (Aus Thumfart et al. 2008)

Tab. 8.9 Dosierungsempfehlungen oraler Antihypertensiva für Kinder laut deutscher Fachinformation (Stand 07/2013, nach Hager et al. 2013)

Wirkstoff	Altersgruppe/ Gewichtsklasse	Einzel- dosierung	Dosierungs- intervall	Applika- tionsart	Max. Tagesdosis	Empfehlung für Pat. <18 J u. wichtige Kommentare
ACE-Hemmstoffe						
Captopril	0–12 Mo	0,15 mg/kg	3×/d	Oral	Keine max. Tagesdosis angegeben	Ja Beginn unter sorgfältiger medizinischer Überwachung
	12 Mo – 18 J	0,3 mg/kg	3×/d	Oral	Dosis u. Dosierungsintervall sollten individuell an das Ansprechen angepasst werden	
Enalapril	6–18 J, von 20–49 kg	2,5 mg	1×/d	Oral	20 mg	Ja
	6–18 J, ab 50 kg	5 mg	1×/d	Oral	40 mg	Nicht bei Sgl. u. Pat. mit GFR <30 ml/min/1,73 m²
Fosinopril	*(ab 50 kg)*	*(5–10 mg)*	*(1×/d)*	*(Oral)*	*(10 mg)*	Nein
Lisinopril	6–16 J und 20 bis <50 kg	2,5 mg	1×/d	Oral	20 mg	Ja
	6–16 J und >50 kg	5 mg	1×/d	Oral	40 mg	Cave bei ↓ Nierenfunktion
Ramipril	–	–	–	–	–	Nein
AT1-Rezeptor-Antagonisten						
Candesartan	*(1–18 J)*	*(0,2–0,4 mg/kg)*	*(1×/d)*	*(Oral)*	*(0,4 mg/kg oder 32 mg)*	Nein

Hypertonie

Losartan	6–16 J und 20–50 kg	0,7 mg/kg	1×/d	Oral	25–50 mg	Ja
	6–16 J und >50 kg	50 mg	1×/d	Oral	100 mg bzw. 1,4 mg/kg	Nicht bei ↓ Leberfunktion o. GFR <30 ml/min/1,73 m²
Olmesartan	*(6–18 J und 20–35 kg)*	*10–20 mg*	*1×/d*	*Oral*	–	Nein
	(6–18 J und >35 kg)	*20–40 mg*	*1×/d*	*Oral*	–	
Valsartan	6–18 J und <35 kg	40 mg	1×/d	Oral	80 mg	Ja
	6–18 J und 35 bis <80 kg	80 mg	1×/d	Oral	160 mg	KI bei schwerer Leberinsuffizienz, nicht bei GFR <30 ml/min/1,73 m²
	6–18 J und 80–160 kg	80 mg	1×/d	Oral	320 mg	
Kalziumkanalblocker						
Amlopidin	6–17 J	2,5 mg	1×/d	Oral	5 mg	Ja
Nifepidin	–	–	–	–	–	Nein
β-Rezeptorenblocker						
Atenolol	–	–	–	–	–	Nein
Bisoprolol	–	–	–	–	–	Nein
Carvedilol	–	–	–	–	–	Nein
Nebivolol	–	–	–	–	–	Nein

Tab. 8.9 (Fortsetzung)

Wirkstoff	Altersgruppe/Gewichtsklasse	Einzeldosierung	Dosierungsintervall	Applikationsart	Max. Tagesdosis	Empfehlung für Pat. <18 J u. wichtige Kommentare
Metoprololsuccinat	Ab 6 J	0,95 mg/kg	1×/d	Oral	47,5 mg	Ja
Propranolol	–	–	–	–	–	Nein
Diuretika						
Hydrochlorothiazid	–	–	–	–	–	Nein
Furosemid	Unbegrenzt	1–2 mg/kg	1×/d	Oral	40 mg	Ja
Torasemid	Ab 12 J	2,5 mg	1×/d	Oral	5 mg	Ja
Spironolacton	–	–	–	–	–	Nein
Eplerenon	–	–	–	–	–	Nein
α1-Rezeptorenblocker						
Doxazosin	–	–	–	–	–	Nein
Prazosin	12–18 J	0,5 mg	2–3×/d	Oral	20 mg	Ja Cave: nach 1. Dosis sollte Pat. einige h liegen

Urapidil	-	-	-	-	Nein
Zentrale α2-adrenerge Agonisten					
Clonidin	12–18 J, ab 50 kg	75 µg	2–3x/d	Oral	900 µg	Ja
Reninantagonisten					
Aliskiren	-	-	-	-	Nein
Vasodilatatoren					
Isosorbiddinitrat	-	-	-	-	Nein
Minoxidil	12 Mo – 12 J	0,1 mg/kg	1–2x/d	Oral	50 mg	Ja
	12–18 J	5 mg	1–2x/d	Oral	100 mg	Nur bei schwerer Hypertonie bei Versagen anderer Therapien zusammen mit Diuretika

Substanznamen in Fett sind Antihypertensiva der ersten Wahl.
Kursiv: Abweichende Dosierungen der US-Zulassung (FDA); bei fehlender Zulassung handelt es sich um einen off-label use in Deutschland.

Hypertensiver Notfall (Notfall!)

Def. **Hypertensive Krise:** stark erhöhter RR ohne akute Organschädigung.
Hypertensiver Notfall: stark erhöhter RR mit begleitender Symptomatik (zerebral, kardial oder renal).
- <7 Jahre: RR >170/110 mmHg.
- >7 Jahre: RR >180/120 mmHg.
- Jgl.: RR >200/120 mmHg.

Sy. Palpitationen, Nasenbluten, Unwohlsein, Übelkeit/Erbrechen, Kopfschmerzen, Schwindel, plötzliche Bewusstseins- und Sehstörungen, Paresen, Thoraxschmerzen oder Dyspnoe als Zeichen einer kardialen Dekompensation.

Th. Intensivüberwachung, kontinuierliche RR-Messung.
- Nifedipin (Kalziumantagonist):
  s.l.: 0,2–0,5 bis max. 1 mg/kg/ED (1 Tr.=1 mg), evtl. wiederholen nach 15–30 min.
  i.v.: 0,5–1 (bis max. 4) µg/kg als Bolus, dann 0,2–0,5–1 µg/kg/min oder
- Urapidil (α_1-Rezeptorblocker): Beginn mit 3,5 mg/kg/h i.v., Erhalt: 0,2–1 mg/kg/h i.v.
- Bei Überwässerung Furosemid 1–2 mg/kg i.v. als ED.

Hypoglykämie

Def.
- FG (2 h postnatal): BZ <30 mg/d, dann: <40 mg/dl.
- Ältere Kinder: <50 mg/dl.

Ät.
- Vermindertes Angebot: SGA, Malabsorption, iatrogen, Lebererkrankungen, geringe Glykogenreserven.
- Vermehrter Verbrauch: Sepsis, Insulinüberdosierung, Hyperinsulinismus (Kind einer diabetischen Mutter), maternale Medikamente (z. B. β-Mimetika, Sulfonamide, Thiazide), Katabolismus, Asphyxie, Hypothermie, Nesidioblastose, Inselzelladenom, leuzinsensible Hypoglykämie, zyanotische Herzvitien.

Hypoglykämie

- Mangel an BZ-steigernden Hormonen: Wachstumshormon-, ACTH-, Glukagonmangel, Nebennierenrindeninsuffizienz.
- Störungen im Kohlenhydratstoffwechsel: z. B. Glykogenosen, Galaktosämie, Fruktoseintoleranz, Glukoneogenesestörungen.
- Störungen im Aminosäurenstoffwechsel: z. B. Harnstoffzyklusdefekte, Ahornsirupkrankheit, Methylmalonazidämie.
- Störungen im Fettstoffwechsel: z. B. (mittel-, langkettige) Acyl-CoA-Dehydrogenase-Mangel, Carnitinmangel.
- Ketotische Hypoglykämie.
- ZNS-Störungen: Enzephalitis, SHT.
- Idiopathisch.

Sy. **Vegetative Symptome:** Zittern, Hungergefühl, Trinkschwäche bei Sgl., Hyperexzitabilität, blasse, schweißige Haut, Tachykardie, Tachypnoe/Apnoe, Hypotonie, Übelkeit.
ZNS-Symptome: Gesteigerte Reflexe, Sehstörungen, Ataxie, Lethargie, zerebrale Krämpfe, Koma.

Dg.
- Zuerst Diagnostik, dann Therapie!
- Anamnese: u. a. Alter, Begleitsymptomatik, nüchtern- oder postprandiale Symptome, Länge der möglichen Nüchternphasen, SIDS-Ereignis in der Familie.
- Körperliche Untersuchung: u. a. Hepatomegalie, Kleinwuchs, Ikterus.
- BZ: Engmaschige Kontrollen (Tagesprofil; **Cave:** Abnahme präprandial und mindestens 1 × postprandial).
- Urin: Reduzierende Substanzen, Ketostix.
- Aminosäuren im Plasma und Urin.
- Organische Säuren im Urin.
- Laboruntersuchung: — Laktat im Serum, BGA, Elektrolyte, Harnsäure, TG, Cholesterin, CK. — Freie Fettsäuren, Ketonkörper (3-Hydroxybutyrat), Insulin, C-Peptid in der Phase der Hypoglykämie, Glukagon. — Carnitin (frei und acyliert), Differenzierung der Acylcarnitine. — Cortisol, ACTH, Wachstumshormon, T3, T4, TSH.
- Gezielte Enzymbestimmung aus Erythrozyten, Leukozyten, Fibroblasten, Leber.

Weitere Differenzierung zum diagnostischen Vorgehen

- Ketonkörper im Plasma erhöht
  - Glykogenosen Typ III, IV, VI, 0
  - Störung der Glukoneogenese
  - Hormonelle Störung
  - Ketotische Hypoglykämie
  - Organazidopathien
- Ketonkörper im Plasma erniedrigt
  - Glykogenose Typ I
  - Fettsäure-Oxidationsdefekt, Carnitinmangel
  - Hyperinsulinismus
  - Postprandiale Hypoglykämie
- Laktat erhöht
  - Glukoneogenesestörung
  - Glykogenose Typ I, III
  - Organazidopathien
  - Atmungskettendefekte
- Laktat niedrig
  - Glykogenosen (außer Typ I, III)
  - Ketotische Hypoglykämie
  - Hormonelle Störungen
- Freie Fettsäuren erhöht
  - Fettsäureoxidationsdefekt
  - Carnitinmangel
  - Störung der Glukoneogenese
- Freie Fettsäuren erniedrigt
  - Hyperinsulinismus

Ketotische Hypoglykämie: Häufigste Form der Hypoglykämie im KA. Ketonkörper während Hypoglykämie erhöht, Hypoglykämien nach kurzer Nüchternphase, Alanin im Plasma erniedrigt. Durch Alanininfusion rascher Anstieg des BZ.

Kohlenhydratstoffwechselstörung (▶ Stoffwechselstörungen – Kohlenhydratstoffwechsel), z. B.:

- **Glukoneogenesestörung** (z. B. Fruktose-1,6-Bisphosphatase-Mangel): Ketonkörper im Plasma erhöht, Laktat im Serum erhöht, gezielte Enzymbestimmung.

- **Glykogenose Typ I** (von Gierke): Ketonkörper normal, Laktat erhöht, Hypoglykämie nach kurzen Nüchternphasen, TG erhöht, Harnsäure erhöht, Hepatomegalie, Puppengesicht, Kleinwuchs, Glukose-6-Phosphatase-Aktivität in Lebergewebe vermindert.

> **Kontakt mit Labor vor Biopsie wegen Differenzierung Typ Ia–d.**

- **Galaktosämie:** Hepatomegalie, Ikterus und lebensbedrohliches Leberversagen im NG-Alter. Im Gefolge Leberzirrhose, Katarakt, geistige Retardierung. Galaktose-1-Phosphat in Erythrozyten erhöht, Galaktosurie, Nachweis reduzierender Substanzen im Urin, Galaktose-1-Phosphat-Uridyltransferase in Erythrozyten fehlend.
- **Hereditäre Fruktoseintoleranz:** Postprandiale Hypoglykämie, Ikterus, Hepatomegalie, Durchfälle, Krampfanfälle, Abneigung gegen Obst und Süßigkeiten. Reduzierende Substanzen im Urin pos. Mutationsanalyse. Mangel an Fruktose-1-Phosphat-Aldolase B.

Fettstoffwechselstörung (▶ Stoffwechselstörungen – Fettstoffwechsel), z. B.:
- **Fettsäureoxidationsdefekt:** Meist kein Ketonkörpernachweis. Infolge kataboler Zustände Erbrechen, Koma, z. B. mittel-, langkettiger Acyl-CoA-Dehydrogenase-Mangel.
- **Carnitinmangel** (meist sekundär): Carnitin ist Transporteur langkettiger Fettsäuren in die Mitochondrien. Akute Schübe wie Fettsäureoxidationsdefekte mit Reye-ähnlichem Bild, metabolischer Azidose, meist fehlendem Ketonkörpernachweis.

Aminosäurenstoffwechselstörung (▶ Stoffwechselstörungen – Eiweißstoffwechsel), z. B:
- **Ahornsirupkrankheit:** Schwere metabolische Azidose und Ketose, keine klin. Besserung bei Korrektur der Hypoglykämie. Valin, Isoleucin, Leucin im Plasma erhöht.
- **Harnstoffzyklusdefekte:** Hyperammoniämie, Bestimmung der Aminosäuren im Plasma und Urin und der Orotsäure im Urin, Enzymbestimmung aus Lebergewebe.

- **Organoazidopathien** (z. B. Methylmalonazidämie): Trinkschwäche, Erbrechen, Gedeihstörung, Muskelhypotonie, Koma. Laktatazidämie, Hyperammoniämie, Ketonurie. Bestimmung organischer Säuren im Urin und Aminosäuren in Plasma und Urin. Enzymbestimmung in Fibroblasten.

Hormonelle Störung, z. B.:
- **Ketonkörper erniedrigt oder erhöht.** Begleitsymptomatik, schwere Hypoglykämien nach kurzer Nüchternphase, Hormonbestimmung (Wachstumshormon, ACTH, fT3/fT4/TSH, Cortisol).
- **Hyperinsulinismus:** Hoher Glukosebedarf, Insulin >10 mU/l, C-Peptid erhöht. Pathologisch ist: Verhältnis von Insulin/Glukose >0,4 [mU/l zu mg/dl]. Ketonkörper im Plasma erniedrigt, Laktat normal, niedrige freie Fettsäuren.

Th. **Wichtig:** Ist zwischen diabetischem oder hypoglykämischem Koma nicht zu unterscheiden, im Zweifelsfall immer: Glukose-Gabe!
Bei leichteren Formen: Dextro Energen oder Dextropur® in Tee, Apfel, Banane, Flüssigtraubenzucker.
Asymptomatisch: Infusion von Glukose 10% 8 mg/kg/min.
Symptomatisch:
- Glukose 10% 4 ml/kg als Bolus i.v. oder
- Glukose 20% 2 ml/kg als Bolus i.v. oder
- Glukose 50% 1 ml/kg als Bolus i.v., in eine großkalibrige Vene.
- Anschließend Infusion von Glukose 10% mit 8 mg/kg/min.
- Evtl. Glukagon 50 µg/kg (max.1 mg) i.v., s.c., i.m. (1 IE=1 mg). Indikation: Glukose i.v. nicht möglich. BZ-Anstieg von durchschnittlich 50 mg/dl nach 15 min, hält etwa 30–60 min an, 10–50 µg/kg/h als Dauerinfusion.

Falls erfolglos:
- Diazoxid: 5–15 mg/kg/d in 2–3 ED p.o., Therapieversuch über mind. 5 d (hemmt die Insulinausschüttung und aktiviert die Glykogenolyse durch Hemmung der 3,5-AMP-Phosphodiesterase).

- Meist wird eine Kombination mit Hydrochlorothiazid empfohlen (2 mg/kg/d p.o.). Nebenwirkungen: Na- und Wasserretention, Hypertrichose, Hyperurikämie, IgG-Erniedrigung, Neutropenie, Thrombozytopenie.
- Prednison 2 mg/kg/48 h in 1 ED (nach Abnahme von Plasmainsulin, Cortisol, NNR-Steroiden).
- Partielle Pankreatektomie bei Nesidioblastose/Inselzelladenom.

Ikterus – Neugeborenenikterus

Def. In den allermeisten Fällen vorübergehende physiologische Erscheinung durch Gleichgewichtsverschiebung zwischen **vermehrtem Anfall** und **vermindertem Abbau** von Bilirubin in Richtung eines erhöhten unkonjugierten Bilirubins:

- **Vermehrter Anfall:** Vermehrter Abbau von fetalem Hb, Polyglobulie, Resorption extravasalen Blutes (Kephalhämatom), Alloimmunhämolyse, Hämolyse durch Defizienz von Erythrozyten-Strukturproteinen (Kugelzellenanämie) oder erythrozytären zytoplasmatischen Enzymen (G6PDH-Mangel), Infektionen, enterohepatischer Kreislauf bei verminderter Nahrungsaufnahme (enterale Dekonjugierung).
- **Verminderter Abbau:** Hauptursache ist physiologisch verminderte Aktivität der UDP-Glucuronyltransferase (sehr selten genetisch fixiert = Crigler-Najjar). Alle Formen der Hypothyreose, Galaktosämie, Aminosäurenstoffwechselerkrankungen.

Die Häufigkeit des Phänomens legt einen physiologischen Nutzen nahe (indirektes Bilirubin könnte als Radikalfänger fungieren und den oxidativen Stress vermindern). Problem: Die physiologische Form kann in die pathologische Form übergehen, ohne dass spezifische Ursachen auszumachen sind. In Einzelfällen: **Bilirubinenzephalopathie** (Trinkschwäche → Lethargie → Stupor → Opisthotonus → Krampfanfälle → Koma) und Residualzustand eines Kernikterus (Dystonie, Athetose, mentale Retardierung, Hörverlust). Anstieg von direktem Bilirubin führt nicht zu einer Enzephalopathie, weist aber auf ein intra- oder posthepatisches Problem und muss abgeklärt werden.

Ikterus – Neugeborenenikterus

Orientierung

Physiologischer Ikterus: Zwischen 3. und 8. LT max. 17 mg/dl.
Pathologisch: Im Nabelschnurblut >6 mg/dl, in den ersten 36 h >12 mg/dl (Icterus praecox), danach >20 mg/dl (Icterus gravis), prolongiert >14 d (Icterus prolongatus), direktes Bilirubin >2 mg/dl oder >15% des Gesamtbilirubins (GSB) nach 14 d.

- **Vorgehen**

Screening (klin. Erfassung des Symptoms Ikterus) erfolgt in den ersten Lebenstagen durch medizinisches Personal (Arzt, Pflegepersonal, Hebamme).

> Besondere Vorsicht, wenn bei ambulanter oder Hausgeburt evtl. vor dem Wochenende dieses Screening nicht stattfindet.

Anamnestische Hinweise auf erhöhte Behandlungswahrscheinlichkeit:

- V. a. Alloimmunhämolyse: Mütterliche Blutgruppe 0 oder Rh-neg. oder Nachweis irregulärer AK, dir. Coombs-Test im Nabelschnurblut pos.
- Hinweisend auf G6PD-Mangel: pos. Familienanamnese, Herkunft südöstlicher Mittelmeerraum, Afrika, mittlerer und ferner Osten.
- Weitere Risikofaktoren: Phototherapie oder Austauschtransfusion bei Elternteil oder Geschwisterkind, Gestationsalter <38 SSW.
- Aggravierende Begleitphänomene: Schlechter AZ, neurologische Symptome (auch Trinkschwäche, Lethargie), Hypoxie, Azidose, Hypalbuminämie, Hypoglykämie, Hypothermie, Sepsis.

Die Indikation zur Bestimmung von Bilirubin ist durch die Leitlinien der AWMF Nr. 024/007 vorgegeben, die hier wiedergegeben sind. Dabei wird zw. der nichtinvasiven transkutanen Messung (TcB) und der blutigen Gesamtbilirubinmessung ohne Abzug von direktem Bilirubin (GSB) unterschieden (◘ Abb. 9.1, ◘ Tab. 9.1). Die TcB-Messung ist nicht überall verfügbar und nur bei Werten bis zu 16 mg/dl vergleichbar. Nach Phototherapie kann sie nicht mehr angewandt werden.

Ikterus – Neugeborenenikterus

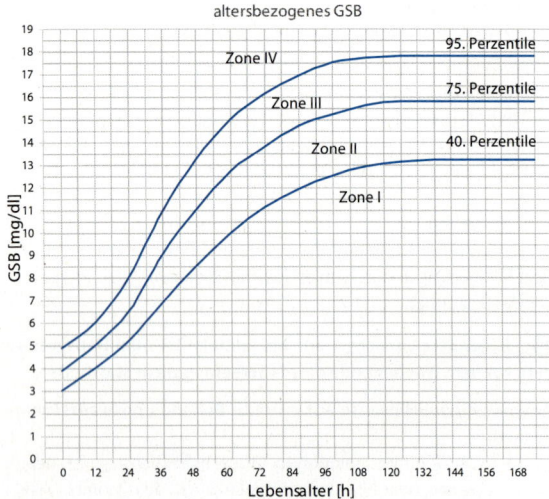

Abb. 9.1 Gesamtbilirubinmessung (GSB) in Relation zum Lebensalter

Tab. 9.1 Diagnostisches Vorgehen in Abhängigkeit von der klinischen Situation

Klinische Situation	Diagnostisches Vorgehen
Ikterus in den ersten 24 h	GSB, BB mit Retikulozyten, Blutgruppe, Rhesusfaktor, Coombs-Test
Ikterus jenseits der 24. Lebensstunde	Bestimmung des TcB. Beurteilung des Wertes im lebensalterbezogenen Nomogramm (Abb. 9.1)
TcB/GSB über Phototherapiegrenze	GSB, direkter Coombs-Test, BB mit Retikulozyten, kindliche Blutgruppe[a]
TcB über 95. Perzentile (Zone IV)	GSB, direkter Coombs-Test, Wiederholung nach 12 h/6 h[b]
TcB zw. 75. und 90. Perzentile (Zone III)	Wiederholung der Messung nach 24 h/12 h[b]

Tab. 9.1 (Fortsetzung)

Klinische Situation	Diagnostisches Vorgehen
TcB zw. 40. und 75. Perzentile (Zone II)	Kontrolltermin nach 48 h/24 h[b]. Ab einem Alter von 5 d und bei spontanem Rückgang des Ikterus kann i.d.R. auf weitere Kontrollen verzichtet werden.
TcB < 40. Perzentile (Zone 1)	Klin. Kontrolle nach 72 h/48 h[b]

[a] Falls es keine weiteren Verdachtsmomente für eine Infektion gibt, kann auf die Bestimmung von Infektionsparametern und dir. Bilirubin zunächst verzichtet werden. Bei Herkunft von mindestens einem Elternteil aus dem südlichen oder südöstlichen Mittelmeerraum, Afrika, mittleren und fernen Osten Bestimmung der G6PD-Aktivität erwägen.
[b] Bei NG mit einem Gestationsalter <38 LWo oder bei pos. Coombs-Test oder bei G6PD-Mangel gelten die kürzeren Zeitintervalle.

Interventionen

Therapeutische Interventionen zielen darauf ab, einen gefährlichen Bilirubinanstieg zu vermeiden bzw. gefährliche Bilirubinkonzentrationen zu senken. Diagnostische Zusatzuntersuchungen können Hinweise auf die zu erwartende Dynamik des Anstiegs oder auf eine zugrunde liegende andere Erkrankung liefern.

▪ Therapeutische Interventionen

Unterbrechung des enterohepatischen Kreislaufs: Damit glucuronierte Bilirubinmetabolite enteral ausgeschieden werden und nicht wieder dekonjugiert werden, muss das NG zügig enteral durch häufige Mahlzeiten aufgebaut werden. Grundsätzlich ist Stillen zu bevorzugen. Kontraproduktiv ist Zufüttern von Tee, Glukose oder Wasser sowie das »Wässern« mit i.v.-Lsg., da der enterohepatische Kreislauf dadurch eher stabilisiert wird.

Phototherapie:
- **Technik:** Spezielle Phototherapielampe. Kind liegt nackt mit möglichst kleiner Windel im Inkubator oder Wärmebett, sichere Augenabdeckung. Nach 3–4 h wenden. Therapiepause zum Stillen.
- **Intensivierte Therapie:** Beidseitige Phototherapie durch zusätzliches Biliblanket® von unten, seitliche Auskleidung mit Alufolie.

- **Nebenwirkungen:** Trennung von der Mutter, Verminderung des Stillverhaltens, Temperaturerhöhung, Flüssigkeitsverlust (bis zu 20% zusätzlich), sehr selten Purpura und bullöse Hautveränderungen.
- **Kontraindikation:** Kongenitale erythropoetische Porphyrie.

Grenzen der Phototherapie
- Unkomplizierte Fälle >72 h, >38 SSW, keine Hämolyse: 20 mg/dl.
- FG: Grenze = aktuelles Gestationsalter in Wochen minus 20.
- Bei pos. Coombs-Test: 20 mg/dl minus 2 mg/dl.
- <72 h: Absenkung der Grenze von 20 mg/dl um 2 mg/dl pro Tag.

Immunglobuline: Nur bei Alloimmunhämolyse mit pos. Coombs-Test wirksam. Die Hämolyse von AK-beladenen Erythrozyten durch unspezifische Blockade von Fc-Rezeptoren des RES wird vermindert. Nur bei sehr hohem Bilirubin indiziert. Die Notwendigkeit zur Austauschtransfusion kann wahrscheinlich gesenkt werden. In Einzelfällen wurde nekrotisierende Enterokolitis beschrieben.

Austauschtransfusion: Ultima Ratio
- Bei ausbleibendem Bilirubinabfall trotz intensivierter Phototherapie bei GSB-Werten zwischen 25 und 30 mg/dl.
- Bei GSB-Werten von 10 mg/dl über der jeweiligen Phototherapiegrenze.
- Bei Zeichen der fortschreitenden akuten Bilirubinenzephalopathie.

■ Diagnostische Interventionen

Ein unkomplizierter NG-Ikterus muss nicht weiter abgeklärt werden, allerdings sollte Folgendes überprüft werden (**Stufe 1**):
- Direkter Coombs-Test bei GSB 2 mg/dl unter der Phototherapiegrenze, um bei Alloimmunhämolyse frühzeitig Phototherapie zu indizieren. Es muss an eine später auftretende Anämie gedacht werden.
- An hereditäre Formen denken (Familienanamnese, Erythrozytenmorphologie).
- NG-Screening überprüfen (Hypothyreose, Galaktosämie).

Bei prolongiertem therapiebedürftigem Ikterus oder Icterus prolongatus **(Stufe 2)**:
- Direktes Bilirubin; falls pos. → Cholestaseabklärung.
- Alle Hypothyreoseformen ausschließen.

Stufe 3 (seltene Ursachen):
- Endokrin: Hypopituitarismus, Nebennierenrindeninsuffizienz.
- Stoffwechsel: Aminosäurenstoffwechsel, Crigler-Najjar, Meulengracht, Lucey-Driscoll.

»Muttermilchikterus«

Diese Bezeichnung ist irreführend und sollte vermieden werden. Muttermilchernährung kann einen zusätzlichen Beitrag zur Erhöhung des Bilirubingleichgewichts liefern. Das darf nicht dazu führen, Muttermilchernährung als pathologischen Faktor anzusehen. Zu unterscheiden ist:

Frühe Form in der ersten LWo: Durch unzureichende Milchzufuhr kann es in den ersten Tagen zu einem Persistieren des enterohepatischen Kreislaufs und dadurch zum Bilirubinanstieg kommen. Therapie der Wahl durch Intensivierung des Stillens mit vielen kleinen Mahlzeiten bzw. Phototherapie nach Schema. Nur in hartnäckigen Fällen und bei unzureichender Muttermilchmenge und protrahierter Phototherapiepflichtigkeit sollte an eine Zufütterung von Formula gedacht werden.

Späte Form: Die Ursache ist noch nicht abschließend geklärt. Entscheidend ist es, andere Ursachen auszuschließen. Pausieren oder Absetzen der Muttermilchernährung ist nicht zu empfehlen. Nur in Einzelfällen ist kurzzeitiges Pausieren sinnvoll, um exzessive Kontrolluntersuchungen abzuschließen. Dabei wird die Milch für einige Mahlzeiten abgepumpt und durch Formula ersetzt.

Immundefekte

Diagnostik bei V. a. Immundefekt

Folgende **Warnzeichen** sollten den Verdacht auf einen Immundefekt wecken:
>2 Pneumonien oder Sinusitiden/J, >8 Otitiden/J, schwere Infektionen wie Osteomyelitis, Meningitis, Sepsis, Mundsoor >1. LJ, Erkrankungen durch fakultativ pathogene Erreger (atypische Mykobakterien), unklare Hautausschläge bei Sgl. an Händen und Füßen (Graftvs.-host-Disease), wiederkehrende tiefe Haut- oder Organabszesse, >2 Mo Antibiotikatherapie ohne Effekt, Anamnese mit Primärem-Immundefekt-Pat. in der Familie, Komplikationen nach Lebendimpfungen, Gedeihstörung.

- **Basisdiagnostik**

Ausführliche Anamnese, Infektionskalender, Stammbaum, klinische Untersuchung: Wenn daraus Verdacht auf Immundefekt:
1. BB mit Diff-BB, IgG, IgA, IgM, IgE, Impf-AK (v. a. Tetanus, Diphtherie).
2. Ausschluss anderer Ursachen für eine Schwäche der Immunabwehr: CF, hämatoonkologische Erkrankungen, allergische Erkrankungen usw.
3. T- und B-Lymphozyten quantitativ im Blut.
4. Weiterführende Diagnostik in Absprache mit einem spezialisierten Immundefektzentrum.

Primäre (angeborene) Immundefekte

Vorwiegende B-Zell-Defekte

- Transitorische Hypogammaglobulinämie des Sgl.: Serum-IgG ↓, spezifische AK vorhanden.
- Kongenitale Agammaglobulinämie (Typ M. Bruton): X-chromosomal rezessiv. IgA, IgM nicht nachweisbar, IgG in Spuren. Viele Pat. entwickeln chron. Lungenerkrankungen.
- »Common variable immunodeficiency« (CVID): Verminderung von IgG, meist auch IgA, IgM, Manifestation jenseits des 2. LJ, fehlende Isoagglutinine oder Impf-AK.

Immundefekte

- Selektiver IgA-Mangel (häufigster Immundefekt): Serum-IgA ↓, sekretorisches IgA fehlt. Häufig asymptomatisch. Neigung zu chron. Durchfällen, Allergien, HNO-Infekten, Autoimmunerkrankungen.
- IgG-Subklassendefekt: z. T. asymptomatisch, z. T. rezidivierende Otitiden, Sinusitiden, Pneumonien; mit oder ohne IgA-Mangel.

Sy. Rezidivierende, v. a. bakterielle Infekte (v. a. H. influenzae, S. pneumoniae, Meningokokken, S. aureus).

Th. Evtl. regelmäßige Substitution von **Immunglobulinen:**
- i.v.: ca. alle 4 Wo 0,4–0,8 g/kg eines 7S-Immunglobulins (z. B. Kiovig®, Octagam®, Intratect®, Gamunex® etc.).
  Cave: Bei IgA-Mangel kann es zu schweren allergischen Reaktionen kommen wegen möglicher AK-Reaktion gegen mittransfundiertes IgA.
- s.c.: 1–3 ×/Wo Selbstapplikation zu Hause mit subkutanem Katheter und Pumpe (nach entsprechender Schulung).

Vorwiegende T-Zell-Defekte

Z. B. DiGeorge-Syndrom: Quantitativer T-Zell-Defekt, der sich häufig bis zum Ende des 1. LJ bessert, Thymushypo-/-aplasie, typische Fazies, Hypokalzämie, Herzfehler; Ätiologie: Deletion 22q11.2.

Kombinierte B-/T-Zell-Defekte

■■ Schwerer kombinierter Immundefekt (SCID)

Def. Fehlen immunkompetenter B- und T-Zellen, Hypoplasie aller lymphatischen Organe.

Ät. Unterschiedliche genetische Ursachen, die die Entwicklung oder Funktion von B- und T- (und NK-) Zellen stark beeinträchtigen.

Sy. Häufig unauffällige Neonatalperiode (Warnsignal: Lymphopenie!), dann rezidivierende Infektionen mit Viren (Herpesviren), Pilzen (Candida, Kryptokokken, Aspergillen), Protozoen

(Pneumocystis jirovecii, Kryptosporidien), Bakterien (Mykobakterien, Listerien). Gedeihstörung. Lebensgefährliche Erkrankung nach Lebendimpfungen.

Th. SZT oder Gentherapie (experimentell) oder Enzymersatztherapie (nur bei ADA-Mangel).

■ ■ **Wiskott-Aldrich-Syndrom (X-chromosomal-rezessiv)**
Sy. Thrombozytopenie (zu kleine Thrombozyten), Ekzem, rezidivierende Infektionen, Autoimmunerkrankungen, Lymphome. Milde Varianten können auch nur Thrombozytopenie haben!

Th. SZT.

Granulozytendefekte
■ ■ **Kongenitale Granulozytopenien**
- Schwere kongenitale Neutropenie: Granulozyten <500/µl, autosomal-rezessiv, Reifungsstopp bei den Promyelozyten.
- Zyklische Neutropenie: Periodische Granulozytopenie ca. alle 2–6 Wo für ca. 3–6 d.
- Shwachman-Syndrom: Exokrine Pankreasinsuffizienz, Gedeihstörung, Wachstumsverzögerung, Innenohrschwerhörigkeit.

Sy. Insbesondere schwere bakterielle Infektionen (z. B. mit S. aureus).

Th. Gezielte antibiotische Therapie, G-CSF, evtl. SZT.

■ ■ **Kongenitale Granulozytopathien**
Chronische Granulomatose (CGD)
Sy. Intrazelluläre Keime, wie S. aureus, Klebsiellen, Pseudomonas, Proteus, Aspergillus können aufgrund der defekten Superoxidbildung nicht abgetötet werden. Es kommt zu den typischen Abszessen und Granulomen.

Th. Antibiotische und antimykotische Prophylaxe, SZT.

Komplementdefekte

C1-Esterase-Inhibitormangel (angioneurotisches Ödem).
C2-Defekt (schwere bakterielle Infektionen).

Sy. Häufig Anfälligkeit gegenüber Pneumokokken und Meningokokken.

Sekundäre Immundefektsyndrome

B-Zell-System: Hypoproteinämie (renaler oder enteraler Verlust, Unterernährung), Splenektomie, Verbrennungen etc.
T-Zell-System: Zytostatika, Steroide, Immunsuppressiva, Aids, Virusinfektionen, Chylothorax etc.

Impfungen

Allgemein

STIKO-Empfehlungen sind medizinischer Standard; Unterlassung einer von der STIKO empfohlenen Impfung kann wegen Nichterfüllen des medizinischen Standards einen juristisch relevanten Tatbestand bedeuten.

■ Aufklärung der Eltern

Aufklärung (mündlich oder schriftlich) über die zu verhütende Krankheit und den Nutzen der Impfung, die Kontraindikationen, Durchführung der Impfung, den Beginn und die Dauer des Impfschutzes, das Verhalten nach der Impfung, mögliche unerwünschte Nebenwirkungen und Impfkomplikationen sowie die Notwendigkeit und die Termine von Folge- und Auffrischimpfungen (schriftliche Aufklärungsbögen z. B. bei http://www.forum-impfen.de, http://www.dgk.de).

■ Kontraindikationen
- Akute, behandlungsbedürftige Erkrankungen (nicht der banale Infekt!); Fieber>38,5°C.

- Klin. signifikante Allergien gegen Bestandteile des Impfstoffs (z. B. gegen Neomycin, Streptomycin, Hühnereiweiß, hier: Gelbfieber- und Influenzaimpfstoff).

- **Lebendimpfungen (MMR und Varizellen) und Immundefekt**
  - Im Zweifel Rücksprache mit einem Infektiologen/Immunologen.
  - Keine Impfung bei T-Zell-Defekten sowie unter Chemotherapie. Impfung bei onkologischen Patienten ab ca. 6–9 Mo nach Ende der Chemotherapie, wenn Lymphozytenzahl >1500/µl.
  - HIV, VZV: CD4 >25% der Gesamtlymphozytenzahl.
  - MMR: Absolute CD4-Zahl >200 (>5 LJ), >500 (1–5 LJ), >750 (<1 LJ).
  - Steroiddosen <2 mg/kg stellen keine definitive Kontraindikation dar; bei hochdosierter Steroidtherapie (>2 mg/kg) >14 d: Impfung frühestens 1 Mo nach Ende der Therapie.

- **Frühgeborene**

Impfungen bei FG allgemein wie bei allen anderen Kindern.
FG <28 SSW: 1. Impfung während stationären Aufenthaltes mit 3 d Überwachung; eine stationäre Überwachung für Folgeimpfung ist nicht nötig, kann aber erwogen werden, wenn im Rahmen der 1. Impfung Apnoen, Bradykardien und Sauerstoffsättigungsabfälle beobachtet wurden.

- **Unvollständiger Impfstatus und Impflücken**

> Jede Impfung zählt, d. h. auch bei längeren Intervallen zwischen den einzelnen Impfungen muss eine Grundimmunisierung nicht neu begonnen werden. Die ausstehenden Impfungen werden angeschlossen. Allgemein nimmt der Schutz mit der Anzahl der Impfungen zu.

Wegen besonderer Gefährdung im frühen KA muss es Ziel sein, unter Beachtung der Mindestabstände zwischen den Impfungen möglichst frühzeitig, d. h. bis Ende des 15. LMo, die empfohlenen Impfungen durchzuführen. Noch vor Schuleintritt ist für einen vollständigen Impfschutz zu sorgen, und spätestens bis zum vollendeten 18. LJ sind bei Jgl. versäumte Impfungen nachzuholen.

Impfungen

Nachzuholende Impfungen zeitversetzt zu STIKO-Impfplan mit einigen Ausnahmen (▶ unten: Die einzelnen Impfungen):
- Ab 4. LJ nur DTaP-IPV/Hib zugelassen.
- TDap-IPV-(Hep B)/(Hib): bis 4. LJ 5 Dosen (0–1–2 Mo → >6 Mo + 5.–6. LJ (2 Jahre Abstand zur vorherigen Impfung).
- Tdap-IPV: ab 5. LJ 4 Dosen (0–1–6 Mo + 2 J + 10 J).
- Pneumokokkenkonjugat: Beginn ab 7. LM, nur 2 Dosen nötig! 1. Dosis 7.–11. LM, 2. Dosis im 2. LJ (mind. 8 Wo Abstand); 1. Dosis 2. LJ → 2. Dosis 2 Monate später.
- Hep-B-Einzelimpfstoff: 3 Dosen (Abstand 0–1–6 Mo).
- IPV-Einzelimpfstoff: Je nach Hersteller 2–3 Dosen mit 1–2 Mo Abstand.

- **Unbekannter Impfstatus**

> **Es zählen alle dokumentierten (!) Impfungen.**

MMR-, Polio-, TdaP- und (bis zum 5. LJ) Hib-Impfungen können gefahrlos gegeben werden. Ab dem 6. LJ Td. Im Zweifelsfall können spezifische AK bestimmt werden. Tetanus- bzw. Diphtherie-AK von >0,1 IE/ml bedeuten einen sicheren Schutz; Schutzwirkung über Hib-AK (<0,1) und Pneumokokken-AK (je nach Test) nicht eindeutig zu definieren. Bei Pertussis liefern Titer keine Aussage über Impfschutz.

- **Durchführung der Impfung**
  - Kleinlumige Nadel (Luer 18). Die Impfkanüle darf nicht mit Impfstoff benetzt sein (→ Zunahme der lokalen Impfreaktion!).
  - Im Säuglingsalter: Anterolateraler Oberschenkel (mittlere Höhe), alternativ: M. deltoideus. ≥12. LMo: generell M. deltoideus.
  - Evtl. 2–3 Injektionen simultan durchführen.
  - Bei Blutungsneigung: Impfstoffe subkutan applizieren (▶ Fachinformation).

- **Mögliche Impfreaktionen**
  - Lokalreaktionen (Rötung, Schwellung, Schmerzhaftigkeit) i. Allg. innerhalb von 72 h nach der Impfung.

- Systemische Reaktionen (Fieber, Appetitlosigkeit, Schläfrigkeit, Unruhe, Erbrechen). Zwischen 7. und 12. Tag nach Masern- und Varizellen-Impfung können leichte masern-/varizellenähnliche Symptome und Exantheme auftreten.
- Selten: Kreislaufschwäche, Apathie, anhaltendes Schreien, Fieberkrampf.
- Es besteht eine namentliche Meldepflicht an das Gesundheitsamt, wenn nach einer Impfung auftretende Krankheitserscheinungen in einem ursächlichen Zusammenhang mit der Impfung stehen könnten und über das übliche Ausmaß einer Impfreaktion hinausgehen (z. B. Fieber>39,5°C, lokale Schwellung großer Teile eines Oberschenkels, Komplikation) → Formular über www.pei.de.

- **Impfdokumentation**
  - Patientenkurve und Arztbrief bei stationären Patienten.
  - Impfpass.
  - Zukünftige Impfungen im Impfpass mit Bleistift eintragen.

- **Verfügbare Regelimpfstoffe (Einzel- und Kombinationsprodukte)**

D, T, TD/Td, TD/TdaP, TDaP-Hib, aP, IPV, Td-IPV, TD/TdaP-IPV, TDaP-IPV-Hib, TDaP-IPV-Hib-HB, Hib, Hib-HB, HB, Pneumokokken, HPV, Masern, Mumps, Röteln, VZV, Masern-Mumps, MMR, MMR-VZV, MenC, Rotaviren.

Impfkalender für Säuglinge, Kinder und Jugendliche

Tab. 9.2.

Die einzelnen Impfungen

Diphtherie, Tetanus

Nebenwirkungen: Gering. Es kann zu lokaler Immunkomplexbildung mit lokal begrenzten Entzündungsreaktionen kommen. Der Impfschutz sollte alle 10 J aufgefrischt werden, ab dem 5./6. LJ werden Td-Impfstoffe verwendet. Im Verletzungsfall sollte bei unbekanntem

Impfungen

Impfstatus oder nur 0–1 durchgeführten Tetanus-Impfungen mit DT oder Td (evtl. TdaP) geimpft werden, zusätzlich Gabe von Tetanusimmunglobulin bei größeren, verschmutzten Wunden. Bei 2 durchgeführten Impfungen nur DT bzw. Td; bei 3 oder mehr Impfungen vor <10 J (<5 J große/schmutzige Wunden) muss keine Impfung erfolgen. Auffrischimpfung i.d.R. zusammen mit Pertussis.

■ ■ FSME-Impfung

Indikationsimpfung. FSME-Erkrankungen bei Kindern verlaufen i. Allg. leichter als beim Erw., vorwiegend unter dem Bild einer Meningitis, seltener unter dem Bild einer Enzephalitis. Impfung nach Zeckenbiss: Keine Wirksamkeit nachgewiesen. Totimpfstoff 0,5 ml i.m. Indikation: Leben oder Reisen in FSME-Endemiegebiete (Süddeutschland, Österreich, Ost- und Südeuropa). Impfung von Kindern <3 J besonders sorgfältige Indikationsstellung. 3 Impfungen (0, 1 Mo, 9 Mo, Schutz ab 14 d nach der 2. Impfung) oder 4 Impfungen (0, 7 d, 21 d, 1 J, Schutz ab 14 d nach der 2. Impfung). Auffrischimpfungen alle 5 J (▸ auch Insekten – Frühsommermeningoenzephalitis).

■ ■ Hepatitis A

Totimpfstoff, Impfdosis 0,5 ml ab dem 12. LMo (ab 15 J. 1,0 ml) i.m. Schutzwirkung >90%. Indikation: Bei Reisen in Länder mit niedrigem Hygienestandard. Es genügt eine Impfung vor der Abreise. Zuverlässiger Impfschutz besteht nach spätestens 1 Mo. Auffrischimpfung nach frühestens 6 Mo, dann ca. alle 5–10 J.

■ ■ Hepatitis B

Bei gefährdeten Personen Auffrischimpfungen etwa alle 10 J nach Titerkontrolle (Titer <100 IE/l → Impfung). 4–8 Wo nach Impfung Titerkontrolle; bei Titer >100 IE/l ca. 10 J Schutz. Die Impfung wird gut vertragen.

■ ■ Haemophilus influenzae Typ b (Hib)

Nach dem 11. LMo ist eine einmalige Hib-Impfung ausreichend. Ab dem 6. LJ ist eine Hib-Impfung nur in Ausnahmefällen indiziert (z. B. Asplenie). Die Impfung hilft nur gegen den häufigsten, invasiven Hi-Typ; andere Typen: a, c, d, e, f, nicht typisierbar.

Tab. 9.2 Impfkalender (Standardimpfungen) für Säuglinge, Kinder und Jugendliche. (Mod. nach RKI 2013)

Impfung	6 Wochen	2 Monate[a]	3 Monate[a]	4 Monate[a]	11-14 Monate[a]	15-23 Monate[a]	2-4 Jahre[a]	5-6 Jahre[a]	9-11 Jahre[a]	12-17 Jahre[a]
Tetanus (T)*		G1	G2	G3	G4	N	N	A1	A2	
Diphterie (D/d)*[b]		G1	G2	G3	G4	N	N	A1	A2	
Pertussis (aP/ap)*		G1	G2	G3	G4	N	N	A1	A2	
Haemophilus influenzae Typ b (Hib)*		G1	G2[c]	G3	G4	N	N			
Poliomyelitis (IPV)*		G1	G2[c]	G3	G4	N	N	N	A1	
Hepatitis B (HB)*[d]		G1	G2[c]	G3	G4	N	N	N	N	N
Pneumokokken**		G1	G2	G3	G4	N				
Rotaviren[e]	G1	G2	(G3)	(G3)						
Meningokokken					G1 (ab 12 Monaten)[f]		N	N	N	N

		G1	G2	N	N	N
Masern, Mumps, Röteln (MMR)***						
Varizellen***		G1	G2	N	N	N
Humanes Papillomavirus (HPV)****						G1–G3

Erläuterungen:
A Auffrischimpfung, G Grundimmunisierung, N Nachholimpfung.

ᵃ Zu diesen Zeitpunkten soll der Impfstatus unbedingt überprüft und ggf. vervollständigt werden.

ᵇ Ab einem Alter von 5–6 J. wird zur Auffrischung ein Impfstoff mit reduziertem Diphtherietoxoid-Gehalt (d) verwendet.

ᶜ Bei monovalenter Anwendung bzw. bei Kombinationsimpfstoffen ohne Pertussiskomponente kann diese Dosis entfallen.

ᵈ Besonderheiten bei postexpositioneller Hepatitis-B-Prophylaxe bei Neugeborenen.

ᵉ Je nach verwendetem Impfstoff 2–3 Dosen im Abstand von mind. 4 Wo.

ᶠ Zur Möglichkeit der Koadministration von Impfstoffen sind die Fachinformationen zu beachten.

* Abstände zwischen den Impfungen und der Grundimmunisierung mind. 4 Wo; Abstand zwischen vorletzter und letzter Impfung der Grundimmunisierung mind. 6 Mo.

** Generelle Impfung gegen Pneumokokken für Sgl. und KK bis zum vollendeten 2. LJ mit einem Pneumokokken-Konjugatimpfstoff.

*** Mindestabstand zwischen den Impfungen 4–6 Wo.

**** Grundimmunisierung mit 3 Dosen für alle Mädchen im Alter von 12–17 J, jeweils im Abstand von 2 + 6 Mo nach Erstinjektion.

■ ■ Influenza

Ab dem 6. LMo (jährlich vorzugsweise im Herbst) für alle Kinder mit chron. Lungen-, Herz-, Nieren-, Kreislauf- und Stoffwechselerkrankungen sowie erworbenen/angeborenen Immundefekten mit T-/B-Zell-Restfunktion; ggf. werden Kontaktpersonen geimpft. <3 LJ halbe Impfdosis.

■ ■ Masern, Mumps, Röteln (MMR)

Falls eine Unterbringung in Kindereinrichtungen geplant ist, kann zwischen dem 9. und 12. LMo geimpft werden; die 2. Impfung sollte dann möglichst 4 Wo später erfolgen. Es besteht keine Altersbegrenzung für eine MMR-Impfung. Impfung eines nichtimmunen Pat. kann bis zu 72 h nach Maserninkubation erwogen werden. Nach durchschnittlich 7 d (6–10 d) kann es zu mitigierten Masern kommen (3–5%) mit Exanthem und Temperaturerhöhung, evtl. Rötung der Injektionsstelle. Impfmasern sind nicht ansteckend. 1–3 Wo später kann ein mildes rötelnähnliches Exanthem und Arthralgie auftreten. Eine Parotisschwellung kann in 1% der Fälle 21 d nach Injektion auftreten.

■ ■ Meningokokken

Regelimpfung momentan nur gegen Gruppe C im 2. LJ (MenC). Indikationsimpfung einmalig mit 4-valenten (A, C, W135 und Y) Konjugat- oder Polysaccharidimpfstoff für Risikopersonen (Immundefekte mit T- und/oder B-zellulärer Restfunktion, Komplement-/Properdindefekte, Hypogammaglobulinämie, Asplenie sowie enge Kontaktpersonen von Erkrankten mit nachgewiesenem impfpräventablem Typ zusätzlich zur antibiotischen Prophylaxe). 4-valenter Konjugatimpfstoff (Zulassung: ab 11 LJ; USA ab 2 LJ) ist dem 4-valenten Polysaccharidimpfstoff vorzuziehen.

■ ■ Pertussis

So früh wie möglich impfen. Bei nötiger Auffrischimpfung kann TdaP auch gegeben werden, wenn letzte Td <5 J. Es gibt Ganzkeim- oder azelluläre Impfstoffe. Der azelluläre Impfstoff führt im Gegensatz zum Ganzkeimimpfstoff zu weniger Lokal- und Fieberreaktionen und wird praktisch nicht mehr verwendet. Das Nachholen und Vervollständigen der Pertussisimmunisierung wird bis zum 5. LJ empfohlen. Generell gibt es aber keine Altersbegrenzung für Pertussis-Impfungen. Dauer des Impfschutzes 3 bis max. 12 J. Seltene Komplikation 1–12 h nach Impfung: hypotone-hyporesponsive Episode.

■ ■ Pneumokokken

Deckt nur die häufigsten Pneumokokken-Serotypen (ca. 100) ab. In den letzten Jahren ist es zu Serotypenverschiebungen gekommen. Es gibt momentan einen 10- und 13-valenten Konjugatimpfstoff; während Ersterer zusätzlich breiteren Schutz vor Otitis media bietet (wegen Trägerprotein), deckt Letzterer mehr Serotypen ab. Gefährdeten KK im Alter von 2–5 LJ wird eine Indikationsimpfung mit Pneumokokken-Konjugatimpfstoff empfohlen. Ein Polysaccharidimpfstoff kann alle 3 J ab dem 2. LJ gegeben werden. Im Vergleich zu Konjugatimpfstoffen ist ein zusätzlicher Nutzen durch eine Impfung mit 23-valentem Polysaccharidimpfstoff nicht zu erwarten.

■ ■ Polio

Auffrischimpfung nur bei engem Kontakt mit Personen aus oder Reisen in Regionen mit erhöhtem Risiko nötig.

■ ■ Rotavirus

Wirksamkeit des Impfstoffs sehr gut belegt bei guter Verträglichkeit. Schluckimpfung mit einem Lebendimpfstoff ab 6. LWo mit 2 (Rotarix®) bzw. 3 Dosen (RotaTeq®) in einem Mindestabstand von 4 Wo. Möglicherweise gering erhöhtes Risiko für Darminvagination, deshalb Empfehlung der STIKO, bis spätestens zu einem Alter von 12 Wo zu beginnen.

■ ■ Tollwut

Totimpfstoff 1,0 ml i.m.; Schutzwirkung >99%. Indikation: Präexpositionell vor Reisen in Länder mit hoher Tollwutinzidenz (z. B. Indien) mit Impfungen zu den Tagen 0, 1, 48, 96 oder 1, 7, 21 mit Auffrischungen nach 1 J bei anhaltender Exposition. Postexpositionell: 1×-Gabe von 20 IE Tollwutimmunglobulin/kg und simultan Beginn der aktiven Immunisierung mit insgesamt 6 Dosen (Tag 0, 3, 7, 14, 30, 90).

■ ■ Tuberkulose

Empfehlung der WHO: BCG-Impfung nur in Populationen, deren Infektionsrisiko für Tuberkulose >0,1% liegt. Ein Impfstoff ist allerdings in Deutschland nicht mehr für diese Indikation zugelassen.

■ ■ Varizellen

Impfvarizellen bei 3–5%; weniger ansteckend. Indikation: Ungeimpfte 9–17-jährige Jgl. ohne Varizellen-Anamnese; seroneg. Pat. vor geplanter immunsuppressiver Therapie oder Organtransplantation. Bei ungeimpften Personen mit neg. Varizellen-Anamnese und Kontakt zu Risikopersonen ist eine postexpositionelle Impfung innerhalb von 5 d nach Exposition empfohlen.

Infekt der oberen Luftwege

Def. Kinder im Vorschulalter haben durchschnittlich 6–8 Atemwegsinfekte/J. Bei >8 Atemwegsinfekten/J im Säuglingsalter und >5/J im Schulkindalter ist eine gezielte Diagnostik notwendig.

Sy. Rhinitis mit weißlichem Sekret, Husten, Fieber.

Th.
- Zur Verflüssigung von Sekret: — Inhalation: ca. 10 g Kochsalz auf 1 l Wasser als häusliche »Stamm-Lsg.«; **Cave:** Verbrühung! Daher bei sehr kleinen Kindern über Pari mit 0,9% NaCl oder Kamillendampf bei nasaler Schleimhautschwellung. — p.o. z. B. Acetylcystein (Einnahme zu den Mahlzeiten!) oder Ambroxol.
- Da die Hemmung des Hustenreflexes bei gesteigerter Sekretbildung unerwünscht ist, sollten Hustensedativa zurückhaltend verschrieben werden (Einsatz z. B. bei trockenem Reizhusten, insbesondere nachts), z. B. Pentoxyverin, Noscapin, Codein.
- Nasentropfen nachts, auch antitussiv wirksam bei rhinopharyngealer Hypersekretion (nur wenige Tage verwenden, da sonst Schleimhautaustrocknung und Zilienschädigung).
- Unspezifisch zur Schleimhautpflege und Sekretverflüssigung mit NaCl: z. B. Emser® Nasentr./Nasenspray oder Olynth® salin® Tr. oder Dosierspray.
- Bei Fieber (>39°C): Paracetamol oder Ibuprofen (Supp. oder Saft), <3 Mon. zuerst Ursachendiagnostik bzw. stationäre Aufnahme! Dosierung: ▶ Schmerzmedikamente oder ▶ Medikamentenliste.

- Ausreichende Flüssigkeitszufuhr.
- Antibiotikatherapie bei bakterieller Superinfektion (▶ Pneumonie).

Infusion (parenterale Ernährung)

Normale Verluste

- Perspiratio insensibilis: Sgl. ca. 40 ml/kg/d; Kind ca. 20 ml/kg/d.
- Renale Verluste: FG/NG ca. 3–4 ml/kg/h, Sgl. ca. 2 ml/kg/h, älteres Kind ca. 1–1,5 ml/kg/h.
- Intestinale Verluste: 5–10 ml/kg/d.
- Perspiratio sensibilis (Schwitzen): Normalerweise zu vernachlässigen, bei Fieber, pro °C >37,5°C: 5–10 ml/kg/d Verlust.

Aufbau der parenteralen Ernährung

- Zunächst Behebung vitaler Gefährdungen (z. B. Schock; ▶ Schock).
- Korrektur des Wasser-, Elektrolyt- und Säure-Basen-Haushalts [▶ Tab. 24.6: Blutgasanalyse (BGA) und ▶ Elektrolyt- und Wasserhaushalt].
- Zu Beginn der parenteralen Ernährung Dosierungen schrittweise erhöhen, um z. B. Hyperglykämien zu vermeiden.
- Kontinuierliche Infusion, um überhöhte Nährstoffkonzentrationen und Flüssigkeitsbelastungen zu vermeiden.
- Zur Infusionszusammensetzung wird zunächst der Bedarf an Glukose, Aminosäuren, Fett und Zusätzen berechnet und dem Kalorienbedarf angeglichen. Der Restbedarf an Flüssigkeit wird mit Glukose-NaCl-Lsg. (1:1, 2:1) oder Aqua dest. gedeckt.

> Trägerlösungen der Medikamente müssen bei der Infusionszusammensetzung mit einberechnet werden.

Tab. 9.3 Richtwerte des normalen Flüssigkeitsbedarfs nach Alter und Gewicht (nach den Guidelines on Paediatric Parenteral Nutrition of ESPGHAN and ESPEN supported by ESPR; Koletzko et al. 2005)

Alter	Flüssigkeitsbedarf
Reifgeborene ab 2. LMo	120–150 (180) ml/kg/d
1–2 J	80–120 (150) ml/kg/d
3–5 J	80–100 ml/kg/d
6–12 J	60–80 ml/kg/d
13–18 J	50–70 ml/kg/d

- Voraussetzung für eine parenterale Ernährung sind ein venöser Zugang und ein gutes Stoffwechselmonitoring.
- Max. Kaliumkonzentration bei Gabe über Infusomat: 20 mmol/l.
- Filter: — Terminale Filter verwenden (auf die Größe achten!). — Lipidemulsion Größe 1,2 µm. — Wässrige Lsg. »Bakterienfilter« 0,2 µm.
- Bei Langzeit-TPN: Wenn möglich keine Blutentnahme aus Hickman-Katheter.
- Bei Heim-PE und täglicher Nutzung des Katheters: Abstöpseln mit NaCl 0,9%.

Festlegung der Infusionsmenge

Als Richtwerte des **normalen Flüssigkeitsbedarf**s gelten die in ◘ Tab. 9.3 genannten Werte.

> Faustregel: 100 ml/kg/d für KG <10 kg; + 50 ml/kg/d für KG 10–20 kg; + 20 ml/kg/d für KG >20 kg.

Erhaltungsinfusion: Gilt für kranke Kinder ohne Dehydratation oder Überwässerung und ohne pathologische weitergehende Verluste (z. B. Diabetes insipidus, Gastroenteritis, Drainagen), wenn mehr als 50% des täglichen Flüssigkeitsbedarfs i.v. gegeben werden müssen. Gilt nicht für NG. Menge: 60–70% des normalen Bedarfs.

Infusion (parenterale Ernährung)

Tab. 9.4 Zusammensetzung der Infusionslösung

Erkrankung	Alter	Infusions-Lsg.
– Alle akuten schweren respiratorischen Erkrankungen (z. B. Pneumonie, Bronchiolitis) – Alle akuten neurologischen Erkrankungen (z. B. Enzephalitis, Meningitis, Krampfanfall) – Post-op. – Gastroenteritis – Alle schmerzhaften Erkrankungen – Bei Medikation mit ADH-erhöhenden Substanzen (z. B. Vincristin, Carbamazepin) – Wenn initiales Serum-Na <138 mmol/l	<1 Jahr	NaCl 0,9% + Glukose 5%
	>1 Jahr	NaCl 0,9% oder Ringer-Laktat
– Andere Erkrankungen	<1 Jahr	2:1 Lsg.
	>1 Jahr	1:1 Lsg.
	Jgl.	NaCl 0,9% + Glukose 5%

Tab. 9.5 Zusammensetzung wichtiger Infusionslösungen

		Na [mmol/l]	Cl [mmol/l]	Indikation
NaCl 0,9%		154	154	Schock
NaCl 0,3%, Glukose 5% (2:1)	(1/3 isoton)	51	51	Säugling
NaCl 0,45%, Glukose 2,5% (1:1)	(1/2 isoton)	77	77	Kleinkind, Schulkind oder Wässerung

»Wässerung«: 1:1 oder Lösung mit höherer Tonizität. KI: renale Erkrankung, Herzinsuffizienz.

Verwendete Lösungen:
- 0–1 J → 2:1 Lsg.
- >1 J →1:1 Lsg. mit 5% Glukose.
- Jgl. → NaCl 0,9% mit 5% Glukose.

Bei Erkrankung mit hohem Risiko einer erhöhten ADH-Sekretion sollten nur isotone Lösungenen gegeben werden.

Bei Kindern <1 J sollte immer eine Lsg. mit zusätzlich 5% Glukose gegeben werden (Tab. 9.4, Tab. 9.5).

> **Monitoring jeder Infusionstherapie**
> - Bilanz nach 6–8 h (zumindest Urinvolumenbestimmung durch Pflegende).
> - Na im Serum 6–8 h nach Beginn der Infusion, bei Na-Abfall >2 mmol/l auf isotone Lsg. umstellen.
> - Bei Anurie: Nur Ersatz der Perspiratio und Urinausscheidung (z. B. 20 oder 40 ml/kg/d, kein K zusetzen).
> - Zusätzliche Flüssigkeit bei: Fieber, Diarrhö, Erbrechen, Polyurie.
> - Bei Heizstrahler oder Phototherapie: +50%.
> - Eingeschränkte Flüssigkeitszufuhr bei: Leber-, Nieren- und/oder kardialem Versagen.

Kalorienbedarf

Als Richtwerte des normalen Kalorienbedarfs gelten die in Tab. 9.6 genannten Werte.

Zunahme des Körpergewichts

- 1.–3. LMo: 800–900 g/Mo.
- 4.–6. LMo: 600–700 g/Mo.
- 7.–9. LMo: 400–500 g/Mo.
- 10.–12. LMo: 300 g/Mo.

Verdopplung des Geburtsgewichts mit 6 Mo (7,5±1,5 kg), Verdreifachung mit 1 J (10±1,5 kg).
Gewichtskontrolle während der ersten 3–4 Mo wöchentlich bei kranken Kindern, dann 1 ×/Mo.
Vergleich mit den Perzentilen notwendig.

Def.
- Untergewicht: BMI <10. Perzentile (alters- und geschlechtsspezifisch) (BMI = Körpergewicht/Körpergröße^2 [kg/m^2]).
- Übergewicht: BMI >90. Perzentile.
- Adipositas: BMI >97. Perzentile.

Tab. 9.6 Richtwerte des normalen Kalorienbedarfs nach Alter und Gewicht

Alter	Kalorienbedarf
Frühgeborene	110–120 kcal/kg/d
0–1 J	90–100 kcal/kg/d
1–7 J	75–90 kcal/kg/d
7–12 J	60–75 kcal/kg/d
12–18 J	30–60 kcal/kg/d

Tab. 9.7 Richtwerte des normalen Bedarfs an Kohlenhydraten nach Alter und Gewicht

Alter	Bedarf an Kohlenhydraten	
6.–24. LMo	ca. 10(–12) g/kg/d	Entsprechend: 6,9(–8,3) mg/kg/min; in Ausnahmefällen auch bis 18 g/kg/d
2.–5. LJ	ca. 8(–14) g/kg/d	Entsprechend: 5,5(–9,7) mg/kg/min
5.–14. LJ	ca. 6(–10) g/kg/d	Entsprechend: 4,2(–6,9) mg/kg/min

Kohlenhydrate (KH)

- Glukose sollte 60–75% der »Nicht-Eiweiß-Kalorienzufuhr« ausmachen. Als Richtwerte der Glukosezufuhr gelten die in ◘ Tab. 9.7 genannten Werte.
- Beginn mit 4–5 mg/kg/min, wenn nicht p.o.
- Kritisch kranke Kinder: Meist nicht mehr als ca. 5 mg/kg/min Glukosezufuhr.
- Verwendet werden nur Lsg. mit Glukose als Kohlenhydrat, z. B. Glukose 50% (1 ml = 0,5 g Glukose = ca. 2 kcal).
- Glukosekonzentration in der Infusion über einen peripheren Zugang sollte <10%, über einen zentralen Katheter <25% sein.
- Glukose soll langsam gesteigert werden, um die nötige Insulinausschüttung zu ermöglichen (Vermeidung von Hyperglykämien) und langsam ausgeschlichen werden (Vermeidung von Hypoglykämien). Bei pos. Nachweis von Glukose im Urin oder Anstieg der Glukose im Serum

Tab. 9.8 Richtwerte des normalen Bedarfs an Aminosäuren nach Alter und Gewicht

Alter	Untergrenze g/kg/d (verhindert neg. Stickstoffbilanz)	Steigerung auf g/kg/d
Frühgeborene	1,5	4,0
Reifgeborene	1,5	3,0
1. LMo bis 3. LJ	1,0	2,5
3.–12. LJ	1,0	2,0 (3,0 bei kritisch Kranken)
Jugendliche	1,0	2,0

>150 mg/dl muss die Glukosezufuhr reduziert oder Insulin dazugegeben werden. Dabei kann die anabole Wirkung von Insulin ausgenutzt werden.

Aminosäuren

- Tab. 9.8.
    - Pädiatrische Aminosäuren-Lsg. werden als Standard-Lsg. für Kinder bis ins Vorschulalter empfohlen, Aminosäuren-Lsg. für Erw. ab dem Schulalter.
    - Eine hyperchlorämische, metabolische Azidose oder Hyperammoniämie können bei zu hoher Zufuhr auftreten → Zufuhr reduzieren.

Lipide

- Beginn mit 0,5–1 g/kg/d möglich. Steigerung um 1 g/kg/d. Aber: Keine Evidenz für Verbesserung der Fetttoleranz bei gradueller Steigerung der Zufuhr. Normwerte des Bedarfs in Tab. 9.9.
- Es werden 20%ige Lsg. verwendet (z. B. Clinoleic® 20%; Lipofundin MCT® 20%). Bei Langzeit-TPN: An Fischöl (z. B. SMOFlipid®) denken: verringert TPN-assoziierte Cholestase.
- Gabe möglichst körpernah über ein Rücklaufventil über 18–24 h.
- Nicht mit Heparin + Ca mischen.

◘ Tab. 9.9 Richtwerte des normalen Lipidbedarfs nach Alter und Gewicht

Alter	Lipidbedarf
Frühgeborene/reife Neugeborene	2–3(–4) g/kg/d
1.–2. LJ	2–3 g/kg/d
3.–14. LJ	1–2 (max. 3) g/kg/d
	Min. Zufuhr 0,1 g/kg (Kinder) bis 0,25 g/kg (Frühgeborene/Neugeborene) Linolsäure/d (unterschiedlichen Linolsäuregehalt der Lipidemulsionen beachten!)

❶ Cave
Kontraindikationen für den Einsatz von Fett sind: Schock, Hypertriglyceridämie, Sepsis in der Akutphase. Vorsicht bei Leberfunktionsstörung, Thrombopenie, Gerinnungsstörung, Hyperbilirubinämie, Hyperlipidämie.

- Kontrollen erfolgen mit Bestimmung der TG unter laufender Infusion (TG <400 mg/dl bei Kindern; <250 mg/dl bei Sgl. und Cholesterin <200 mg/dl).

Spurenelemente
- Bedarf an Spurenelementen unterliegt großen Schwankungen abhängig von Grunderkrankung und Alter des Pat.
- Zufuhr erst, wenn parenterale Ernährung >4 Wo (Voraussetzung: normaler Ernährungszustand, Ausnahme: Zink). Frühzeitige Zugabe von Zink kann gerade bei onkologischen Pat. mit z. B. therapiebedingten Schleimhautproblemen wichtig sein.
- Bei dauernder, parenteraler Ernährung (>4 Wo) reicht endogene Carnitinproduktion nicht aus, sodass ein Carnitinmangel entstehen kann.

- **Präparate**

Peditrace®: 1 ml/kg in Träger-Lsg., max. 15 ml/d (enthält kein Eisen).
Zink: 60–120 µg/kg/d (= 1–2 µmol/kg/d): z. B. Unizink®: 0,1–0,2 ml/kg/d.

Tab. 9.10 Bedarf an Natrium und Kalium nach Alter

Elektrolyte	Säuglinge	Kinder >1 Jahr
Na$^+$ [mmol/kg/d]	2,0–3,0	1,0–3,0
K$^+$ [mmol/kg/d]	1,0–3,0	1,0–3,0

Nach Koletzko et al. (2005).

Tab. 9.11 Bedarf an Kalzium, Phosphat und Magnesium nach Alter

Alter	Ca [mmol/kg/d]	Ph [mmol/kg/d]	Mg [mmol/kg/d]
0–6 Mo	0,8	0,5	0,2
7–12 Mo	0,5	0,5	0,2
1–13 J	0,2	0,2	0,1
14–18 J	0,2	0,2	0,1

Carnitin: 20–35 mg/kg/ED (max. 1 g) alle 8 h p.o./i.v. (= 60–100 mg/kg/d).

Elektrolyte

Den Bedarf an Natrium und Kalium nach Alter zeigt ◘ Tab. 9.10.

- Ca-Phosphat kann ausfallen. Na-Glycerophosphat vermindert das Risiko. Löslichkeit abhängig von übriger Infusions-Lsg. Standardinfusionen unter Verwendung von Na-Glycerophosphat i.d.R. kein Problem.
- Na-Glycerophosphat enthält 2 mmol Na$^+$ pro mmol Phosphat.
- Ca kann bei Paravasaten Hautnekrosen verursachen!
- Bedarf an Kalzium, Phosphat und Magnesium nach Alter in ◘ Tab. 9.11.

- **Präparate**

Ca: Ca-Glukonat 10% (1 ml = 0,23 mmol).
Mg: Magnesiocard® Injektions-Lsg. (1 ml = 0,3 mmol).
Phosphat: Glycerophosphat-Na (1 ml = 1 mmol).
Phosphat und Ca sollten im Verhältnis 1:1 substituiert werden (Ausnahme: 0–6 LMo).

Vitamine

- Bei jeder parenteralen Ernährung Zusatz von Vitaminen!
- Keine Evidenz zur optimalen Dosierung und Infusionsbedingungen bei Kindern.
- Wasser- und lipidlösliche Vitamine in Lipidemulsion zur Steigerung der Stabilität. Bei rein wässriger Lsg. Lichtschutz empfohlen.

Präparate

Soluvit® N: 1,0 ml/kg/d, max. 10 ml/d (= 1 Amp) in Infusion (enthält nur wasserlösliche Vitamine). Derzeit nur für Erw. und ab 11 J zugelassen.

Vitalipid® Infant Emulsion: 10 ml/d (= 1 Amp); bei FG/NG <2,5 kg: 4 ml/d. Kann nur mit Fett gemischt werden. Enthält Vitamin K.

Applikationstechniken

Falls parenterale Ernährung über periphere Venen gegeben wird, sollte die Osmolarität der Lsg. <800 mosm/l sein. **Cave:** Durch Antibiotika, Heparin, hochprozentige Glukose- oder Aminosäuren-Lsg. kann leicht eine Phlebitis entstehen. Fett kann problemlos gegeben werden. Zentrale Zugänge, z. B. in Form von lang liegenden Broviac-, Hickman- oder Portkathetern, sind für eine längerfristige, parenterale Ernährung unumgänglich. Auf Lokalinfektionen, Kathetersepsis und thromboembolische Komplikationen achten. Zusatz von Heparin zur Thromboseprophylaxe ist bei sorgfältiger Handhabung der Venenkatheter nicht nötig (**Cave:** Heparin ist inkompatibel mit zahlreichen Infusionszusätzen).

Komplikationen und Überwachung der parenteralen Ernährung

Komplikationen einer parenteralen Ernährung sind z. B.: Hyper- oder Hypoglykämien, Hypertriglyceridämien, übermäßige Harnstoffbelastung, Leberverfettung durch exzessive Kohlenhydratzufuhr, vermehrter O_2-Verbrauch und CO_2-Produktion, Elektrolytentgleisungen, Überwässerung, hyperchlorämische Azidose, hyperosmolares nichtketotisches Koma, Laktatazidose, bei Langzeit-TPN Cholestase. Am häufigsten tritt ein Anstieg der Leberenzyme auf, der nach Absetzen der parenteralen Ernährung reversibel ist. Zur Erkennung entsprechender Nebenwirkungen sind regelmäßige Kontrollen notwendig. Wann und welche Kontrollen durchgeführt werden sollten, hängt von der jeweiligen Situation des Pat. ab.

> ### Zusammenfassung der wichtigsten Parameter
> **Klin. Kontrollen:** Allgemeinbefinden (Durst, Übelkeit, Erbrechen), Atmung, Hämodynamik (RR, HF), Leber (Größe und Beschaffenheit, sonografische Kontrollen), KG, Flüssigkeitsbilanz, Körpertemperatur, Beurteilung der Magen-Darm-Funktion, Stuhlbeurteilung.
>
> **Labor** (Monitoring TPN):
> - BB mit Retikulozyten.
> - BGA, BZ.
> - Na, K, Cl, Ca, Ph, Mg, Cu, Selen, Zink.
> - Transaminasen, Bilirubin, γ-GT, AP, TG, Carnitinstatus.
> - Gesamteiweiß, Kreatinin, Hst.
> - Gerinnung.
> - Eisenstatus.
> - Schilddrüsenparameter.
> - Elektrolyte im Urin (Na, K, Ca, Ph).
> - Vitamin A, D, E, Folsäure, Vitamin B_{12} (z. B. alle 6 Mo).
>
> **Sonografe:**
> - Abdomen 1 ×/J (Beurteilung von Leber, Milz, Niere und Gallenblase).
> - UKG zur Beurteilung der Katheterspitze.
>
> **Röntgen:**
> - Evtl. Beurteilung der Skelettreifung.
> - Evtl. Knochendichte.

 Cave
Parenteral nutrition-associated cholestasis (PNAC): Komplikation bei langfristiger PE. Häufige Indikation für LTX. Mortalität bis zu 40%.

Insekten

Wanzen (Cimex lectularis)

Sy. Erzeugen durch ihren Biss urtikarielle Reaktionen auf der nachts unbedeckten Haut.

Th. Evtl. lokal mit z. B. Fenistil® Gel gegen Juckreiz, Raumentwesung.

Flöhe (Pulex)

Sy. Verursachen durch ihren Biss juckende Erytheme mit zentraler Blutung.

Th. Evtl. lokal mit z. B. Fenistil® Gel gegen Juckreiz, Raumentwesung.

Mückenstiche

Sy. Juckende Seropapeln.

Bremsenstiche

Sy. Urtikarielle Reaktionen.

Bienen, Wespen, Hornissen, Hummeln

Sy. Können hochgradige Rötung und Schwellung verursachen, insbes. an der Mundschleimhaut. Dann: Notfall, stationäre Aufnahme!

Th. ▶ Allergische Erkrankungen. Bei infiziertem Stich ggf. lokale AB (z. B. Fucidine® Creme/Salbe), ggf. Cephalexin oral.

Zecken

- **Sy.** Verursachen kaum Symptome, häufig Zufallsbefund, da beim Biss auch anästhesierende Substanzen in die Wunde abgegeben werden.

- **Th.** Entfernen der Zecke.

- **Ko.** Übertragung von Viren (Frühsommermeningoenzephalitis-Virus s. unten) und Borrelia burgdorferi (▶ Borreliose).

Frühsommermeningoenzephalitis

Erreger: FSME-Virus (aus der Familie der Flaviviridae).
Überträger: Zecken (Ixodes ricinus). Infizierte Zecke bleibt lebenslang Trägerin. Für Infektion im Menschen ist die Dauer des Anhaftens nicht ausschlaggebend. Risikogebiete: Fast ganz Baden-Württemberg, Bayern mit Ausnahme von München, Augsburg und Umgebung.
Verlauf: Nach Inkubationszeit von 3–14 d grippeähnliche Symptome bei 30% der Infizierten. Symptomfreies Intervall von 1–20 d, dann bei 10–30% der vorher Erkrankten Meningitis (60%), Meningoenzephalitis (30%), Meningoenzephalomyelitis (10%). Im KA leichte Verläufe, Defektheilungen sehr selten.

- **Dg.** IgG, IgM (ELISA) im Serum und Liquor (IgM im Serum bereits wenige Tage nach Beginn der Erkrankung nachweisbar). PCR im Liquor und Serum meist zu Beginn der neurologischen Symptome schon wieder neg., deswegen nicht hilfreich. Im Liquor Zellzahlerhöhung, häufig zu Beginn granulozytär.

- **Th.** Symptomatische Behandlung.

Prophylaxe

Aktive Impfung für alle Personen mit kurzem oder längerem Aufenthalt in Risikogebieten empfohlen. Impfung bei <3 LJ: Besonders sorgfältige Indikationsstellung. 3 Impfungen (0, 1 Mo und 9 Mo, Schutz ab 14 d nach der 2. Impfung) oder 4 Impfungen (0, 7 d, 21 d,

1 J, Schutz ab 14 d nach der 2. Impfung). Auffrischimpfungen alle 5 J. FSME-Immun® Junior (bis 15 LJ) oder Encepur® Kdr.

Pedikulose (Läuse)

Sy. Starker Juckreiz bei nur 20% der Betroffenen. Diagnose wird auch zufällig gestellt durch Entdeckung von an Haaren klebenden Eiern bzw. Nissen. Durch Kratzen ekzemartige Veränderungen. Vergrößerung der regionären LK. Sekundärinfektionen führen zu Pyodermien und Lymphadenopathie. Meist Pediculosis capitis, seltener Pediculosis pubis. Übertragung von Mensch zu Mensch.

Th.
- Permethrin 0,5% (z. B. Infectopedicul® Lsg.) als Shampoo einmalig für 30–45 min, Wiederholung nach 8 d. Alternativ Substanzen mit physikalischem Wirkprinzip: Dimeticon (z. B. Jacutin Pedicul Fluid® 10 min Einwirkzeit, ggf. wiederholen nach 10 d, jedes Alter).
- Auskämmen der Nissen, da die Behandlung nicht sicher ovozid ist.
- Waschen der Bettwäsche >60°C wahrscheinlich nicht notwendig.
- Kein Schulbesuch, erst nach mindestens einmaliger Behandlung! Alle Kontaktpersonen mituntersuchen und ggf. behandeln.
- Behandlung des Läuseekzems mit milden steroidhaltigen Externa.

Scabies (Krätze)

Ät. Weibliche Krätzmilbe, die Gänge in die Hornhaut gräbt und dort ihre Eier ablegt. Am Ende der Gänge erkennt man das 0,3–0,5 mm große Milbenweibchen als dunklen Punkt. Aus den Eiern schlüpfen Larven, die zur Hautoberfläche wandern und dort neue Gänge graben. Übertragung direkt von Mensch zu Mensch oder seltener indirekt über Bettwäsche, Wolldecken, Unterwäsche etc.

Sy. Nach ca. 1–3 Wo papulovesikuläre, ekzemartige Veränderungen, die wegen Juckreiz (bes. nachts) häufig aufgekratzt werden. Oberflächliche Milbengänge sichtbar. Auftreten am gesamten Körper möglich, bevorzugt jedoch an Händen, Füßen, Körperfalten. Typisch ist Befall der Interdigitalräume, Achseln oder Leistenbeugen. Bei guter Hygiene auch »gepflegte« Skabies mit wenig Effloreszenzen, aber ebenso starkem Juckreiz.

Dg. Ausgraben einer Milbe aus dem Milbengang mit einer spitzen Nadel, Auflegen auf einen Objektträger mit Deckglas, Mikroskopie oder Auflichtmikroskopie.

Th. Antiskabiöse Therapie:
- 1. Wahl: Permethrin 5% 1× für 8–12 h auftragen: >2 J ganzer Körper mit Aussparung von Gesicht und Kopf. 3 Mo bis 2 J: Auch Gesicht unter Aussparung der Augen und des Leckbereichs um den Mund. Ablecken der Hände evtl. durch Handschuhe verhindern. Dann abwaschen. Evtl. nach 14 d wiederholen. Bei <3 LMo Verdünnung auf 2,5%.
- Alternativen: Benzylbenzoat oder Crotamiton.

Allgemeinmaßnahmen:
- Vor Behandlung: Bad mit Seifen zur Entfettung der Haut. Behandler sollte Handschuhe tragen.
- Therapie bei Sgl. stationär, bei <3 LJ auch die Kopfhaut mit behandeln.
- Frische Körper- und Bettwäsche und tgl. Gegenstände mit engem Körperkontakt bei 60°C waschen oder 4 d trocken lagern.
- Antihistaminikum gegen Juckreiz, z. B. Fenistil® Tr.
- Mitbehandlung potenziell miterkrankter Familienangehöriger.
- Antiekzematöse Begleit- und Nachbehandlung evtl. sinnvoll (z. B. mit Dermatop® Creme).
- Vermeidung von Hautkontakt mit Erkranktem, Kontaktpersonen untersuchen.

Kawasaki-Syndrom (mukokutanes Lymphknotensyndrom)

Ät. Unklar. Generalisierte Vaskulitis der Venolen und Arteriolen. Letalität 1–1,5%. Alter: 80% <5 LJ. Zur Diagnosestellung des kompletten Kawasaki-Syndroms gehören 5–6 Hauptsymptome (▶ Übersicht) oder 4 Hauptsymptome bei gleichzeitigem Nachweis von Aneurysmen. Beim inkompletten Kawasaki-Syndrom (tritt v. a. im Sgl.- und KK-Alter auf) fehlen mehrere Hauptsymptome, es kommt jedoch zu Aneurysmenbildung der Koronarien.

Kawasaki-Syndrom

- **Hauptsymptome** (mindestens 5 müssen vorhanden sein):
  - Zervikal-LK: Schmerzhafte, nichteitrige Schwellung (ist ein Frühsymptom, verschwindet schnell wieder).
  - Septische Temperatur: >5 d anhaltend, kein Ansprechen auf Antibiotika, Kind erscheint krank, oft missgestimmt, müde.
  - Augen: Meist doppelseitige Konjunktivitis mit verstärkter Gefäßinjektion.
  - Mund und Rachen: Trockene, rissige Lippen, diffuse Rötung der Rachenschleimhaut, Erdbeerzunge.
  - Extremitäten: Meist fleckige Rötung der Hand- und Fußsohlen, teilweise verbunden mit indurativem Hand- und Fußrückenödem, großlaminäre Schuppung der Fingerspitzen.
  - Stamm: Meist scarlatiformes, polymorphes Exanthem, breitet sich von den Extremitäten zum Stamm aus.
- **Begleitsymptome:**
  - Weitere Befunde: Myokarditis, Perikarditis, Vaskulitis mit Erweiterung der Koronararterien, Herzgeräusche, Galopprhythmus, EKG-Veränderungen.

▼

> Diarrhö, Gelenkbeteiligung, Proteinurie, Leukozyturie, aseptische Meningitis, Ikterus, Gallenblasenempyem.
> - Labor: Leukozytose mit ausgeprägter Linksverschiebung, leichte Anämie, starke Erhöhung der BSG, CRP pos., α2-Globulin ↑, ASL neg., Thrombozyten können ansteigen. Amylase, GOT ↑. Fast immer hohes IgE.

Sy. Die Erkrankung verläuft in 3 Phasen:
- **Akutphase über 7–14 d:** Symptome ▶ Übersicht.
  Cave: Schon frühzeitig Koronarerweiterung möglich.
- **Subakute Phase (2.–3. Wo):** Fieber, Exanthem und LK-Schwellung bilden sich zurück. Konjunktivitis, Appetitlosigkeit bleiben bestehen. Es tritt Schuppung der Finger-/Zehenspitzen auf. Thrombozytenwerte steigen bis über 1 Mio./µl. Kritische Phase für die Ausbildung von Aneurysmen.
- **Rekonvaleszenz:** Klin. Zeichen bilden sich zurück. BSG normalisiert sich (ca. 6–10 Wo nach Beginn).

❗ **Cave**
Atypische Verläufe sind möglich, deshalb bei Verdacht: Frühzeitige Echokardiografie, keine Therapieverzögerung!

Dg. Ausschluss Infektionen (Abstriche, BK, Urin, Stuhl, Serologie, Virologie). Komplette EBV-Serologie und Hepatitis-Suchprogramm (Korrelation vermutet), IgE. EKG und Herzechokardiografie (Koronarien) in der Akutphase wöchentlich oder häufiger; evtl. Koronarangiografie bei Koronaraneurysmen.

Th.
- Ziel: **Vermeidung von Aneurysmen.** Entscheidend ist ein frühzeitiger Therapiebeginn! Bei Beginn erst nach der 2. Krankheitswoche entwickeln 65% der Pat. Aneurysmen, d. h. die Therapie ist hier relativ wirkungslos.
- Einmalige Gabe von **Immunglobulinen** mit intaktem Fc-Segment 2 g/kg über 6–8 h (z. B. Kiovig®, Octagam®, Intratect®, Gamunex® etc.) möglichst binnen 10 d nach Erkrankungsbeginn, aber Therapieversuch auch bis 3 Wo indiziert.

- Zusätzlich **Acetylsalicylsäure** 30–40 (–100) mg/kg/d in 4 ED (ggf. Spiegelkontrollen nach 5 d: 0,7–2,0 mmol/l oder 150–300 µg/ml) bis zur Entfieberung, dann 3–5 mg/kg/d in 1 ED (zur Thrombozytenaggregationshemmung) über mind. 6 Wo, bis Aneurysmen echokardiografisch ausgeschlossen sind. Fortführung als Dauertherapie bei vorhandenen Aneurysmen, dabei regelmäßige echokardiografische Kontrollen in Abständen von 3–6 Mo. ASS immer bis zur Normalisierung aller Entzündungsparameter und vollständigen Rückbildung der Koronardilatation, in manchen Fällen mehrjährige/lebenslange Therapie.
- Alternative bei erfolgloser Ig-Therapie: **Steroide** (z. B. Methylprednisolon 2 mg/kg/d über 3–4 Wo, dann ausschleichen; **Cave:** Thromboserisiko ↑) + Salicylate nach o. g. Dosisempfehlung.
- Bei Herzinfarkt: Sofortige **Lysetherapie**.

Kindesmisshandlung (»battered child syndrome«)

Def. Nach Definition Unterscheidung in 4 Gruppen
- Körperliche Misshandlung.
- Emotionale und körperliche Vernachlässigung.
- Emotionale Vernachlässigung.
- Sexueller Missbrauch (2% von Befragten wurden zu Geschlechtsverkehr gezwungen!).

Münchhausen-by-proxy-Syndrom

Seltene Form der Misshandlung, bei dem Symptome oder Laborbefunde vorgetäuscht und entsprechende Untersuchungen und Therapien veranlasst werden.

Vorgehen bei V. a. Kindesmisshandlung

Der Algorithmus bei Kindesmisshandlung beinhaltet **4 essenzielle Schritte:**

Kindesmisshandlung (»battered child syndrome«)

Verdacht schöpfen

> Diskrepanz zwischen der Schwere der nachgewiesenen Läsion und den bagatellisierenden, anamnestischen Angaben.

- Vage, unklare, missverständliche oder wechselnde Erklärungen für Verletzungen.
- Inadäquater Unfallmechanismus.
- Verzögerte ärztliche Konsultation.
- Entdecken vorher nicht angegebener, zusätzlicher Verletzungen.
- Häufiger Wechsel der medizinischen Betreuung bei Verletzungen.
- Verletzungsmuster, das nicht mit der Anamnese zu vereinbaren ist.
- Auftreten von mehreren Verletzungen unterschiedlichen Alters.
- Hinweise von Dritten oder dem Kind selbst auf Misshandlung.
- Untypische Verletzungslokalisationen (z. B. Ohren, Kieferwinkel, Wange, Mundinneres, Hals, Nacken, Unterarme ventral, Schultern, Oberarme symmetrisch, Handrücken, Thorax, Sternum, Rücken, Gesäß, Genitale, Oberschenkel dorsal; auch ▶ Übersicht).
- Strumpfförmige oder handschuhförmige Verbrühungen.
- Zeichen der Vernachlässigung oder Unterernährung.
- Kinder wirken ängstlich und verschüchtert, schreckhaft.

Verdächtige Verletzungen
- Schlagspuren in Form von multiplen, oft streifenförmigen, parallel nebeneinander liegenden Hämatomen.
- Periostschwellungen bzw. subperiostale Blutungen und Epiphysenlösungen, die oft Ursache von Pseudoparesen sind.
- Rundliche Verbrennungen nach Ausdrücken von Zigaretten.
- Multiple Skelettveränderungen in unterschiedlichen Heilungsstadien.

▼

Kindesmisshandlung

- Etwa 2/3 der im Sgl.-Alter nachgewiesenen subduralen Hämatome sind Folge von Kindesmisshandlung. Entstehen auch durch brüskes Schütteln (»Peitschenschlagverletzung«). Das Schütteln kann außerdem eine sog. DAI (»diffuse axonal injury«) verursachen.
- Bei Traumatisierung des Abdomens evtl. Darmverletzungen, Mesenterialeinrisse, Nierenkontusionen.

Stationäre Aufnahme, ggf. Inobhutnahme
- Bei jedem Verdacht sollte eine stationäre Aufnahme erfolgen.
- Typischerweise stimmen die Eltern dieser zu.
- Bei Verweigerung und bestehendem Verdacht oder auf Bitten des Kindes oder Jgl. erfolgt die stationäre Aufnahme unter Inobhutnahme gem. § 42 KJHG (SGB VIII).

Weiterführende Diagnostik
- Genaue Anamnese und körperliche Untersuchung mit Foto-/Videodokumentation.
- Bei V. a. sexuellen Missbrauch sofortige gynäkologische Untersuchung.
- Laboruntersuchung mit Gerinnungsdiagnostik.
- Fundoskopie durch Ophthalmologen (retinale Blutungen).
- Bis zum 2. LJ Durchführung eines Skelettstatus bestehend aus: Schädel a.-p. und seitlich, Thorax a.-p. im Liegen/ knöcherner Hemithorax bds. (Schrägaufnahmen), Wirbelsäule seitlich, Abdomen/Becken a.-p., beide Arme und beide Beine a.-p., beide Hände und Füße p.-a., und evtl. zusätzliche Zielaufnahmen (→ Rücksprache mit dem Radiologen).
- Bei Pat. jenseits des 2. LJ kann statt eines Skelettstatus auch eine Skelettszintigrafie durchgeführt und eine gezielte Rö-Diagnostik angeschlossen werden. In Zukunft wird wahrscheinlich die Ganzkörper-MRT mit STIR-Sequenzen die Skelettszintigrafie als Screening-Methode ablösen.
- Spezifische Frakturen bei der Kindsmisshandlung sind: Absprengung der Metaphysenkanten der langen Röhren-

Tab. 10.1 Charakteristika von Knochenschmerzen

	Typisches Alter	Allgemeinzustand	Schmerzcharakter
Maligner Knochentumor	2. Lebensdekade	Je nach Stadium gut bis reduziert	Initial intermittierend und belastungsabhängig bzw. nächtlich, später Dauerschmerz
Leukämie	<10 Jahre	Reduziert	Diffus, wandernd, nächtlich
Bakterielle Osteomyelitis	50% <5 J	Reduziert	Lokalisiert
Nichtbakterielle Osteitis	7–12 J	Gut	Lokalisiert
Schmerzverstärkung	2. Lebensdekade	Gut	Lokalisiert oder ubiquitär
Wachsstumsschmerzen	Vorschulalter	Gut	Bilateral, intermittierend, gleichbleibend, abendlich

knochen (sog. »corner fractures«), hintere und laterale Rippenfrakturen, Sternumfraktur, Skapulafraktur, Dornfortsatzfrakturen, Mandibulafrakturen, Fingerfrakturen beim Säugling.
- Sonografie Abdomen bei V. a. stumpfes Bauchtrauma.
- Sonografie, CT, MRT des Schädels bei Kopfverletzungen und/oder retinalen Einblutungen.

Langzeithilfe frühzeitig einleiten
- Falls vorhanden, Kontakt mit der Kinderschutzgruppe.
- Einschalten der Behörden: Kontakt mit dem Jugendamt und Polizei (Kriminalkommissariat).

> 2/3 der Kinder sind jünger als 9 LMo. Hohe Dunkelzifferzahl.

Fieber	Zusätzliche Symptome	Labor
Evtl. bei Ewing-Sarkom	Abhängig von Lokalisation, evtl. B-Symptomatik	Ewing-Sarkom, ggf. Entzündungszeichen, Anämie, Leukozytose, NSE ↑
Häufig	B-Symptomatik, Hepatosplenomegalie, ggf. Blutungsneigung	Blutbildauffälligkeiten, evtl. Entzündungszeichen, LDH ↑
Ja	Je nach Lokalisation Bauchschmerzen, Hyperlordose	Entzündungszeichen (BSG!), Leukozytose
Nein	Palmoplantare Pustulose, chron. entzündliche Darmerkrankung	Oft leichte Entzündungszeichen
Nein	Schlafstörungen, Reizdarmsyndrom, Kopfschmerzen, Müdigkeit	Unauffällig
Nein	Nein	Unauffällig

Knochenschmerzen

Ursachen:
- Entzündlich (bakterielle Osteomyelitis, nichtbakterielle Osteitis = NBO).
- Traumatisch (Fraktur aufgrund von Trauma oder Misshandlung, Epiphyseolyse etc.).
- Schmerzverstärkungssyndrome.
- Maligne (Leukämie, primärer Knochentumor, Metastase, Langerhans-Zell-Histiozytose).
- Idiopathisch (Wachstumsschmerzen).
- Endokrinologisch (z. B. Osteoporose, Hypophosphatasie).

Dg.
- Anamnese: Generalisiert/lokalisiert, einseitig/symmetrisch, andauernd/intermittierend, tagsüber/nachts, morgens/abends, in Ruhe/bei Bewegung. Schonhaltung? Fieber? B-Symptomatik?
- Klin. Untersuchung.

- Labor: BB, Diff-BB, CRP, BSG, AP, LDH, CK, Ca, Phosphat, BK, Restserum.
- Rö (evtl. in 2 Ebenen).
- Je nach Verdachtsdiagnose: MRT (evtl. Ganzkörper), FDG-PET/CT, ggf. Skelettszintigrafie, Biopsie.

Übersicht in ◘ Tab. 10.1.

Chronisch rekurrierende Osteomyelitis (CRMO), nicht bakterielle Osteitis (NBO)

- Ausschlussdiagnose!
- Guter AZ, fokale Schmerzen. Evtl. assoziierte inflammatorische Erkrankungen, z. B. inverse Form der Psoriasis.
- Labor: BB, Diff-BB meist ohne pathologischen Befund, CRP, BSG normal bis leicht erhöht.
- BK und Biopsat steril.
- Radiologisch: Osteolytische und/oder sklerotische Knochenläsion. **Cave:** Wirbelkörperbefall.

Th. NSAID, evtl. Bisphosphonate.

Wachstumsschmerzen

- 5.–7. LJ.
- Intermittierende, bilaterale Schmerzen ohne Intensitätszunahme.
- Muskelpartien der unteren Extremität mit Aussparung der Gelenke.
- Schmerzen treten gegen Abend auf und sind am nächsten Morgen verschwunden.
- Gangbild unauffällig, sportliche Aktivitäten.
- Laboruntersuchungen und Rö-Bild ohne pathologischen Befund.

Chronische Schmerzen und Schmerzverstärkungssyndrome

- Komplex regional oder generalisiert. Häufig assoziiert mit Traumen, chron. Erkrankungen oder psychischen Belastungen.
- Weibliches Geschlecht, >10 LJ.
- Bewältigungsstrategien, frühere Schmerzerfahrung, sozialer Stress, Nachahmen von chron. Schmerzverhalten.
- Multimodales Behandlungskonzept.

Koma

Def. **Apathie:** Teilnahmslosigkeit, allgemein sensorische und motorische Verlangsamung, aber noch voll orientiert.
Somnolenz: Starke Schläfrigkeit, jederzeit erweckbar.
Stupor: Reaktion nur auf starke (Schmerz-)Reize.
Koma: Keine Reaktion auf externe Reize, Schutzreflexe fehlen.

> **Bei Stupor und Koma: sofortige Aufnahme auf Intensivstation.**

Sofortdiagnostik und Therapie

- Versorgung nach ABCD-Regeln [▶ Reanimation (nach ERC-Leitlinien 2010)].
- Fokale Zeichen: Anisokorie, Hemisymptomatik? (Notfall-CCT).
- Hirndruckzeichen: Lichtstarre Pupille/n, Strecksynergismen, tonische Armbeugung + Beinstreckung bilateral → Notfall! Hirndrucktherapie + CCT.
- BZ? Sofortige Glukose bei Hypoglykämie (2 ml/kg 20% Glukose).
- Toxikologische Anamnese mit Opiaten: Naloxon 0,1 mg/kg i.v.
- Krampfzeichen: Benzodiazepin oral/rectal/i.v.

Diagnostik, z. B.

- Neurologische Untersuchung mit GCS: Augen, verbale Antwort, Motorik (Intubation bei GCS ≤7; ▶ Tab. 24.8: Glasgow Coma Scale, AVPU-Score), Augenmotilität: Pupillenreaktion, Skelettmotorik: Paresen, MER, Pyramidenbahnzeichen, meningitische Zeichen? (Fieber), Krampfen?
- Haut: z. B. Rekapillarisierung, Turgor, Verletzungen, Blutungen, Zyanose, Ikterus
- Geruch: z. B. Aceton (diabetisches Koma), Foetor hepaticus, Harngeruch (urämisches Koma), Alkohol etc.
- Augenhintergrund
- Labor (je nach Verdacht einschränken):
    - BB mit Diff-BB, Elektrolyte, BZ, BGA, Transaminasen, Bilirubin, Gerinnung, Albumin, NH3, Hst, Kreatinin, Osmolarität, Laktat, CK
    - Urinstatus (Ketonurie?)
    - Schilddrüsenwerte, Cortisol
    - Infektion (evtl. Abstriche, BK, Liquor, Urin)
    - Toxikologische Untersuchung (Blut, Urin, Magensaft)
    - Stoffwechsel: Aminosäureanalyse und Acyl-Carnitine im Serum, organische Säuren im Urin (Urin/Plasma asservieren)
- Apparative Untersuchungen: CCT, MRT Schädel, Sonografie Schädel (Sgl.), EEG.

Differenzialdiagnosen

▪▪ Diabetisches Koma
▶ Diabetes mellitus.

Sy. Kußmaul-Atmung, Abdominalschmerzen (bis akutes Abdomen), Acetongeruch der Atemluft, trockene Haut, Exsikkose. Tachykardie, Hypotonie, Reflexabschwächung, Polyurie, Polydipsie, Gewichtsabnahme, Heißhunger.

Dg. BZ, metabolische Azidose (hohe Anionenlücke). Viel seltener hyperosmolares Koma ohne Azidose (bei Typ II). Nachweis von Ketonkörper und Glukose im Urin.

Hypoglykämisches Koma
▶ Hypoglykämie.

Sy. Blasse, schweißige Haut, Tachykardie, Hypotonie, gesteigerte Reflexe, zerebraler Krampfanfall.

Dg. BZ, Elektrolyte (Addison?), evtl. Cortisol, Schilddrüsenwerte.

Trauma

⚠ Cave
»Battered child syndrome« bedenken (▶ Kindesmisshandlung).

Sy. Äußere Verletzungen, fokale neurologische Zeichen.

Dg. Notfall-CT des Schädels, weitere Verletzungen?

Postiktal
▶ Epilepsie.

Ät. Epilepsie, symptomatischer Krampfanfall.

Dg. Evtl. Notfall-CT des Schädels, wenn fokale Zeichen und 1. derartiger Krampfanfall. Evtl. Prolactin messen.

Elektrolytentgleisung
▶ Elektrolyt- und Wasserhaushalt.

Ät. z. B. Hypernatriämie, Hyponatriämie.

Dg. Elektrolyte im Serum.

Infektion: Meningitis, Enzephalitis, Sepsis
▶ Meningitis, ▶ Enzephalitis, ▶ Sepsis.

Ät. Diverse bakterielle Erreger, aber immer auch an HSV denken (Fieber + fokale Zeichen: Aciclovir!).

Dg. LP nach Ausschluss Hirndruck (meist durch CCT) und ausreichender Thrombozytenzahl. Kulturen.

Schock
▶ Schock.

Ät. Sepsis, Anaphylaxie, Blutung etc.

Sy. Periphere Perfusion (Rekapillarisierungszeit), Tachykardie, RR (fällt spät).

Hirndruck

Ät. Tumor, Malfunktion ventrikuloperitonealer Shunt, Meningoenzephalitis.

Sy. Evtl. fokale Zeichen, Nüchternerbrechen, Kopfschmerzen, Wesensveränderung.

Dg. Notfall-CCT, seitlich Rö Schädel und Sonographie Abdomen bei Shunt-Dysfunktion.

Intoxikation
▶ Vergiftung.

Ät. Alkohol, Opiate, Designerdrogen, Ciclosporin A, Medikamentenüberdosierung (Opioide, Sedativa).

Sy. Foetor, Miosis (Opiate/Opioide, Benzodiazepine).

Dg. Toxikologisches Labor.

Hypertensive Krise
▶ Hypertonie.

Ät. Renal, Phäochromozytom, Ciclosporin, etc.

Sy. Evtl. fokale Zeichen, Krampfanfall.

Dg. Hst, Kreatinin, Elektrolyte, Urinstatus. Katecholamine im Urin bei V. a. Phäochromozytom. Sonografie Nieren + Doppler.

Stoffwechselstörungen
▶ Stoffwechselstörungen.

Ät. Diverse, z. B. Mitochondriopathie, Betaoxidationsstörung, Harnstoffzyklusdefekte, Organazidurien, Aminoazidopathien.

Sy. Erbrechen, Muskeltonusveränderungen, Krampfanfälle.

Dg. BZ, BGA, Ammoniak, Laktat im Serum, Ketonkörper im Urin, Aminosäurenanalyse, organische Säuren im Urin, Acyl-Carnitine im Serum.

Zerebrovaskuläre Insulte

Ät. Sinusvenenthrombose (bei Dehydratation, Thrombophilie), Schlaganfall (selten Koma), HUS/TTP.

Dg. Gerinnung, D-Dimere, Thrombozyten, Thrombophiliediagnostik, Fragmentozyten bei HUS-Verdacht.

Dg. CCT/MRT mit KM.

Hepatisches Koma
▶ Leberversagen.

Sy. Tachypnoe, Hyperirritabilität (initial), Asterixis, evtl. Hepatomegalie, Ikterus, Aszites, Zeichen einer vorbestehenden Lebererkrankung (z. B. Spider-Nävi, Palmarerythem).

Dg. BZ, Leberwerte, Bilirubin, Ammoniak, Gerinnung (+Faktor V), Laktat, Cholinesterase, Elektrolyte, Albumin, Kreatinin, Hst, Virologie.
Paracetamol-Spiegel bei V. a. Intoxikation.

Urämisches Koma
▶ Niereninsuffizienz.

Sy. Foetor, Blutdruckerhöhung, periphere Ödeme, Lungenödem. Hypertensive Krise mit Krampfanfall.

Dg. Kreatinin, Hst, Elektrolyte, Urinstatus + Sammelurin.

Hypophysäres Koma
▶ Endokrinologie.

Sy.
- TSH-Mangel: Bradykardie, Hypothermie, Hypoventilation, trockene, pastöse Haut, struppige Haare.
- ACTH-Mangel: Hypotonie, Hypoglykämie, Exsikkose.
- Gonadotropinmangel: Spärliche Körperbehaarung, evtl. Testesatrophie.
- MSH-Mangel: Blasse, alabasterartige Haut.

Ät. TSH, ACTH, FSH/LH, BZ, Elektrolyte.

Addison-Krise
▶ Endokrinologie.

Sy. Erbrechen, Exsikkose, Zyanose, Hypotonie, kalte Haut, Hyperpigmentation, Hypoglykämie (Heißhunger), Tachykardie. Kolikartige Bauchschmerzen, Einschränkung der Nierenfunktion.

Dg. Na, K, Cl, BZ, Plasmacortisol, Ca, Hkt ↑, Azotämie, metabolische Azidose.

Thyreotoxische Krise
Sy. Warme Haut, Tachykardie, Fieber, Schwirren über der Schilddrüse, Erbrechen, Durchfall, Gewichtsabnahme, große RR-Amplitude, Exsikkose (Schwitzen), Oligurie.

Dg. T3, T4, AP, harnpflichtige Substanzen ↑. Na, Cholesterin ↓.

Hypothyreotisches Koma (Myxödem)
Sy. Häufig Struma und Makroglossie, pastöse Haut, prallelastisches Ödem, Bradykardie, Hypothermie, Perikarderguss.

Dg. T3, T4, Na, K ↓.

DD. Enzephalopathisches Bild bei Invagination, katatones Bild bei psychiatrischen Erkrankungen.

Konjunktivitis

Sy. Hyperämie, evtl. subkonjunktivale Blutung (Pneumokokken), evtl. Lidschwellung oder Verklebung der Augenlider, Juckreiz, Fotophobie, Brennen.

Ät. **Viren** (v. a. Adenoviren): Conjunctivitis epidemica – sehr ansteckende Viruserkrankung, zunächst einseitiger Befall, wenige Tage später Befall des 2. Auges; akute folliculäre Bindehautreizung, deutliches Ödem, z. T. ausgeprägte Blutungen. Verlauf über 1–3 Wo. Bei 1/4 der Pat. zusätzlich Keratitis. Übertragung über Schmierinfektion; Inkubationszeit 2 d bis 2 Wo.
Bakterien: v. a. S. aureus, Pneumokokken, H. influenzae.
Chlamydien: Schwimmbadkonjunktivitis, Chlamydia trachomatis, häufigste Ursache bei NG, häufigste Form der einseitigen, infektiösen Konjunktivitis, zunächst ein-, dann beidseitige eitrige Konjunktivitis mit deutlichen Lidödemen.
Allergisch-hyperämisch: Juckend, beidseitig.
Toxisch.

Th.
- **Bakterielle Konjunktivitis:** Abstrich vor Therapiebeginn. Meist selbstlimitierend, AT beschleunigen Abheilung signifikant, 4–6 × tgl., evtl. zur Nacht Augensalbe, z. B. Ecolicin® (= Erythromycin + Colistin), Gentamicin oder Refobacin® (= Gentamicin).
- **Chlamydien:** Erythromycin oder Azithromycin p.o., evtl zusätzlich Azithromycin AT 4 ×/d (z. B. Azyter® AT).
- **Conjunctivis epidemica:** Symptommilderung, evtl. Tränenersatzmittel in Form von Augengel, kühlende Kompressen.
- **Allergische Konjunktivitis:** Kühlende Kompressen auf das Auge. ▶ Allergische Erkrankungen.

> **Bei Applikation von Augentropfen häufige Gabe notwendig, z. B. alle 2–3 h.**

Kopfschmerzen

Diagnostisches Vorgehen

- **Ziel:** Klin. eindeutige Unterscheidung zwischen primären und sekundären Kopfschmerzen (KS). Für die primären KS pragmatisch unterscheiden zwischen ▬ Migräne, ▬ Spannungskopfschmerz und ▬ Kopfschmerzen vom Mischtyp.
- **Provokations- und Triggerfaktoren** identifizieren, individuell beraten, akute und prophylaktische Therapie festlegen, Spontanverlauf oder Therapieverlauf überprüfen.
- **Anamnese:** Schmerzlokalisation (bei primären KS typisch frontal; bei <12 LJ ist auch die Migräne bilateral > unilateral), Schmerzintensität (0–10 VAS), Schmerzcharakter, Schmerzfrequenz (pro Mo), Schmerzbeginn, Schmerzmodulation → Wodurch besser, wodurch schlechter [typisch: Treppensteigen, (leichte) körperliche Aktivität intensiviert Migräne, nicht Spannungs-KS], Begleitsymptomatik (Blässe, Übelkeit, Erbrechen), Familienanamnese (Migräne), persönliche Anamnese für »childhood periodic syndromes« (▶ unten), KS-Tagebuch.
- **Untersuchung mit Neurologie:** (Meningismus), NAP, Vornüberbeugen (Sinusitis), Kopfgelenke- und HWS-Beweglichkeit, Nacken-Schulter-Muskeln (Palpation von muskulären Triggerpunkten ▶ unten), Masseter bds. (Inspektion: »abgeschliffene« Zähne durch Bruxismus), Augenhintergrund.
- **Augenarzt:** ▬ Akut: Hirndruck (Papillenprominenz, Pseudotumor cerebri), **Cave:** »Normaler« Augenhintergrund ist kein sicherer Ausschluss von Hirndruck.
  ▬ Chronisch: KS durch Fehlsichtigkeit/Refraktionsanomalien/Augendruck.
- **HNO-Arzt:** ▬ Akut: Sinusitis, Mastoiditis, Otitis.
  ▬ Chronisch: Sinusitis, chron. Infektionen.
- **Orthopäde:** Akut: Steilstellung der HWS/BWS/LWS, Kopfgelenke, muskuläre Triggerpunkte, Skoliose; Beinlängendifferenz; Beckenschiefstand.

- **Zahnarzt** (Mund-Kiefer-Orthopädie): Bruxismus (= nächtliches Zähneknirschen), Mandibulargelenk.

> Bei Kopfschmerzen plus neurologischer (z. B. Parese) oder psychischer Symptomatik (z. B. Wesens-, Verhaltens-, Aktivitätsänderung): Ausschluss intrakranieller Pathologie/Raumforderung mit MRT (>CT), spezielle Sequenzen mit Radiologen abstimmen.

- **Kopfumfang.**
- **Blutdruck.**
- **Basislabor:** Bei fehlenden »red flags« (▶ unten) entbehrlich: BB, Diff-BB, CRP, BZ.
- **Bei Indikation:** MRT, LP (Druckmessung), Infektiologie/Serologie (Borrelien), EEG und Schlaf-EEG, Doppler-/Duplexsonografie, Herzechokardiografie (offenes Foramen ovale?), Rö Schädel (Nahtsynostosen, Fraktur), erweiterte Labordiagnostik entsprechend Arbeitshypothese.

Primäre Kopfschmerzen

Spannungskopfschmerzen

Suggestiver Terminus, kein schlüssiges Konzept, was das eigentlich ist!
Charakteristika: KS wie »Reifen um den Kopf«, frontal, bds., drückend, eher langsam über den Tag zunehmend, Schmerz nicht maximal (<6 VAS). Aktivitäten nicht unterbrochen, Ablenkung möglich, keine Übelkeit, kein Erbrechen, keine Intensivierung durch (leichte) körperliche Aktivität, kein Ruhebedürfnis, nicht Fotophobie und Phonophobie während einer KS-Episode. Schwankung der Häufigkeiten ohne eindeutige Progredienz (Gesamtdauer der Schmerzen 30 min bis 7 d, bis chron., tgl.).

Migräne

Zentrale Hypersensitivität: zervikotrigeminal, trigeminovaskulär, summarisch mangelnde Hemmung = zentrale Dishabituation = besondere Reizsensitivität.
Charakteristika: KS pochend, hämmernd, pulsierend; bilateral > unilateral, frontal, attackenartig (eindeutiger Beginn, eindeutiges

Ende), (eher) morgens, Übelkeit (seltener tatsächlich Erbrechen), Intensivierung durch (leichte) körperliche Anstrengung (Treppensteigen), ausgeprägtes oder imperatives Ruhe- und Schlafbedürfnis, Foto- und (oder) Phonophobie. Unterbrechung der Aktivitäten.
Ablauf: Prodromi (Heißhunger, Blässe, Stimmungsänderung), Aura (Flimmerskotom, »trance-like« u. a.), starker KS mit Übelkeit und Schwindel (>6 VAS), Ruhe und Schlaf, Remission (Gesamtdauer einer Attacke: 2–4 h bis 3 d).
Familienanamnese: Pos., Eigenanamnese pos. für die sog »childhood periodic syndromes«: benigner paroxysmaler Schwindel, rezidivierende paroxysmale abdominale Beschwerden (abdominale Migräne), zyklisches Erbrechen, Alice-in-Wonderland-Syndrom, benigne transiente Tortikollis des KK u. a.
Klin.-diagnostische Differenzierung: Migräne ohne Aura, Migräne mit Aura, KS mit oder ohne muskuläre Verspannungen (Triggerpunkte: häufig involvierte Muskeln: Mm. trapezii, splenii, semispinales, sternocleidomastoidei, masseteren, temporales).
Komplikationen und Sonderformen einer Migräne für die Systeme: Sprache, Sensibilität, Motorik/Paresen [hemiplegisch, auch familiär (FHM): Genetik CACNA1A, AFP1A2, SCN1A], Augenmuskeln (ophthalmoplegisch), retinal, konfusionell (Angst, Trance, Derealisationserlebnisse), vestibulär (Schwindel, Tinnitus, Hörminderung), febril, traumatisch (Bagatelltrauma induziert Migräne), chron., Status migrainosus (>72 h).

Kopfschmerzen vom Mischtyp

Charakteristika: Sowohl vom Spannungskopfschmerz als auch von der Migräne (>30% in pädiatrischen KS-Kollektiven).

> Es gibt insgesamt mehr als 240 verschiedene KS-Diagnosen, jenseits der Akutversorgung diagnostische Genauigkeit anstreben (▶ www.dmkg.de; Leitlinien).

Th. Multimodale Therapie: Medikamente und Psychologie.
   Allgemein:
   - Meiden oder Reduktion und Therapie der identifizierten auslösenden Faktoren: Aufklärung und Beratung; Themen: Schlafhygiene und Schlafmangel, Rückzugsmöglichkeiten, Alkohol, Koffein (Kaffee, Energy-Drinks), Rauchen, Flüssigkeit, Bewegung, Stress- und Stressempfinden (Migräne:

mit Beginn oder nach Beendigung von Stress – Schulferien, Wochenende – Spannungs-KS: während Stress), Muskelverspannungen (muskuläre Triggerpunkte) der Hals- und Nackenmuskulatur (gilt für beide primären KS-Formen, aber für die Migräne mehr als für den Spannungs-KS). Geeigneter Sport sind Ausdauersportarten wie Jogging, Radfahren etc.
- Psychische Faktoren, z. B. Mobbing, familiäre Probleme, irregulärer Schulbesuch: Professionelle psychologische (kinder- und jugendpsychiatrische) Exploration und Therapie.
- Nichtpharmakotherapeutische und psychologische Verfahren mit belegter Wirksamkeit (60–100%): Verhaltensmedizinische Programme, Edukation, Tagebücher, autogenes Training, progressive Muskelrelaxation nach Jacobson, Schlafhygiene, Biofeedback-Verfahren, triggerpunktspezifische Physiotherapie.
- Verfahren mit kontrovers diskutierter Wirksamkeit: Akupunktur, Ernährungsumstellung (oligoantigene Diät), Transkutan elektrische Nervenstimulation (TENS), Homöopathie, Hypnose, Sporttherapie, Verschluss eines offenen Foramen ovale, Botulinumtoxin, unspezifische manualtherapeutische und physiotherapeutische Verfahren.
- Pharmakotherapie als Stufenschema: Kann pragmatisch für die primären KS-Formen gelten.

> **Grundsätzlich gilt: Bei Spannungs-KS Medikamente zurückhaltend, während der KS-Episoden eher »spät«, i.d.R. keine Prophylaxe. Bei Migräne: Medikamente früh (!), hoch dosiert (!), Prophylaxe mit strenger Indikationsstellung.**

Medikamentöse Therapie:
- Selbstmedikation: Pfefferminzöl zum Einreiben auf Stirn/Schläfe und schmerzhafte Muskeln.
- Ibuprofen: 10–15(–20) mg/kg/ED.
- Paracetamol: 10–15(–20) mg/kg/ED.
- Acetylsalicylsäure (ASS): (>12 J) 10–15 mg/kg/ED.
- Metamizol: 10–20 mg/kg/ED.
- Flupirtin: 2–3 mg/kg/ED.

- Akutherapie der Migräne: ▬ Triptane (zugelassen ab 12 J): Sumatriptan: 10–20 mg/ED intranasal.
Nach Studienlage ist Sumatriptan intransal das bestwirksamste Triptan.
- Migräne mit Schwindel/Übelkeit: ▬ Domperidon: 1 Tr/kg, max. 30 Tr/ED. ▬ Dimenhydrinat: 1–2 mg/kg/ED.
- Medikamentöse Prophylaxe der Migräne (wenn >2–3 Anfälle/Wo): ▬ Mg-Aspartat: 400 mg/d (200–600 mg/d), z. B. Magnesiocard® 7,5 mmol (= 182 mg Mg) Brausetbl.
▬ β-Blocker: Metoprolol 0,5–2 mg/kg/ED, max. 160 mg/d; Propranolol: 2 mg/kg/d. ▬ Ca-Antagonisten: Flunarizin <40 kg 5 mg/ED abends; >40 kg 10 mg/ED abends. ▬ ASS: 2–3 mg/kg/d. ▬ Antidepressiva: Amitriptilin: 0,1–0,5 (–1) mg/kg/d einschleichend. ▬ Antikonvulsiva: Valproinat 10–15 (–30) mg/kg/d; Topiramat 1(–3) mg/kg/d (max. 100 mg/d).

Sekundäre Kopfschmerzen

»Red flags« für sekundäre KS

- Leistungsabfall in der Schule, Verhaltensänderung.
- Nächtliches Erwachen aufgrund der Schmerzen (DD Migräne).
- Perzentilenkreuzendes Kopfumfangs- oder Längenwachstum.
- Epileptische Anfälle.
- KS immer nachts oder bei intrakranieller Drucksteigerung (Husten, Defäkation).
- Morgendliches Nüchternerbrechen.
- Vorangegangenes SHT.
- Zunehmender Schmerz.
- Symptomwandel chron. KS.
- Okzipitale KS.

Kopfschmerzen

Intrakranielle Ursache (Auswahl)

- Hirntumor (▶ onkologische Erkrankungen).
- Pseudotumor cerebri (Hirndruck, Stauungspapille, KS).
- Infektion: Meningitis, Enzephalitis, Abszess (Reiseanamnese?).
- Sinusvenenthrombose (fluktuierende Klinik).
- Arterielle Thrombose (Beginn akut mit Paresen, Krampfanfälle).
- a.v.-Malformationen (Komplikationen: Ruptur, Blutung).
- Intrakranielles Aneurysma (Subarachnoidalblutung).
- Subdurales Hämatom (meist Blutung aus Brückenvenen, meist nach Contusio cerebri, erneute klin. Verschlechterung nach initialer Besserung, i.d.R. >24–72 h nach dem Trauma).
- Epilepsie (postiktal).
- Chiari-Malformation (Lageabhängigkeit).

Extrakraniell bedingte Kopfschmerzen (Auswahl)

- Augen (Refraktionsanomalien, Strabismus, Augendruck etc.).
- Sinusitis.
- Otitis media.
- Zahnschmerzen.
- Knochen (Osteomyelitis).

Bei Allgemeinerkrankungen (Auswahl)

- Unspezifische und spezifische virale und bakterielle Infektionserkrankungen.
- Arterielle Hypertonie.
- Hyoglykämie.
- Intoxikation (Alkohol, Rauschgifte, Benzin, Blei, Nikotin etc.).
- Hyperkapnie, z. B. bei CF.
- Bei fast allen Erkrankungen als Begleitsymptom [**Cave:** Beginnende (auch maligne) Systemerkrankungen].

Psychogene Kopfschmerzen (funktionell, somatoform; Auswahl)

- In akuten oder chron. Konfliktsituationen, Mobbing.
- Bei Misshandlung/Missbrauch.
- Als »gemachte« Störung (Simulation, Schulvermeidungsverhalten).
- Depression (unterdiagnostiziert).

Krupp (akute stenosierende Laryngotracheobronchitis)

Ät. Akute Schwellung der subglottischen Schleimhaut infolge einer Infektion v. a. durch Parainfluenza-, Influenza-, RS- oder Adenoviren. Alter meist 6 LMo bis 3 LJ.

Sy. Symptome treten vorwiegend nachts auf mit bellendem Husten und inspiratorischem Stridor (oft nur bei Aufregung). Meist guter AZ, evtl. Fieber. Oft in Kombination mit Infekt der oberen Luftwege (Rhinitis). Sprache kann heiser sein. Es besteht kein Speichelfluss.

> **Maßnahmen**
> - Klin. Untersuchung auf ein Minimum zur Diagnosestellung beschränken!
> - Keine Blutabnahme nötig.
> - Racheninspektion nur auf Intensivstation (wegen Gefahr des reflektorischen Herzstillstands).
> - Bei schwerem Verlauf: Stationäre Beobachtung mit Monitor-/Pulsoxymetriekontrolle.

Th.
- Evtl. sofortige Aufnahme auf Intensivstation.
- Beruhigung des Kindes und der Eltern.
- Bei allen Pat.: Prednison, z. B. Rectodelt® 100 mg Zäpfchen, oder Prednisolon, z. B. Klismacort® 100 mg Rektalkapsel. Wenn orale Therapie machbar: Dexamethason 0,15 mg/kg p.o. (bis zu 0,6 mg/kg oder insgesamt 10 mg

p.o.), z. B. InfectoDexaKrupp® Saft 2 mg/5 ml (1 ml ≙ 0,4 mg Dexamethason); **Cave:** Als Rezept höhere Therapiekosten als Rectodelt® Supp.
- Frischluft, angefeuchtete, kühle Luft.
- Überwachung am Monitor/Pulsoxymeter.
- Entlassung mit z. B. Rectodelt® 100 Zäpfchen.

Weitere Therapie je nach Schweregrad:
- **Bei mäßigem Schweregrad:** — Husten, Stridor, Dyspnoe nur bei Aufregung: — Rectodelt® Supp. 100 mg.
- **Bei mittlerem Schweregrad:** — Husten, Stridor in Ruhe, keine Zyanose, Aufnahme auf Intensivstation erwägen. — Rectodelt® Supp. + O_2 per Trichter + Suprarenin/Adrenalin 5 ml 1: 1000 mit O_2 p.i.
- **Bei schwerer Symptomatik:** — Stridor, Atemnot in Ruhe, Zyanose, Blässe, schlechter AZ. — Aufnahme auf Intensivstation unbedingt notwendig! — Therapie ▶ oben + evtl. erneute Suprarenin-Inhalation. — Beatmung fast nie erforderlich. Falls doch: Tubus ohne Cuff um 0,5 mm I.D. kleiner als altersentsprechend. — Extubation, wenn Tubusleck hörbar. — **Wichtig:** Sedierung (Unruhe kann latente Hypoxie bedeuten).

DD. (▶ auch unter Stridor) Epiglottitis, Uvulitis, bakterielle Tracheitis, paratonsillärer Abszess, Fremdkörper, paravertebraler Abszess, angioneurotisches Ödem, Asthma, Allergien, Insektenstich in die Zunge.

Labiensynechie, Hymenalatresie, Vulvovaginitis

Hymenalatresie

Def. Fehlende spontane Perforation des Hymens präpartal.

Ät. Unbekannt.

Sy. Hämatokolpos, vorgewölbtes Hymen.

Th. Inzision in Analgosedierung.

Labiensynechie

Def. Verklebung der Labia minora, ausgehend von hinterer Kommissur.

Ät. Entzündungen oder kleine Verletzungen.

Sy. Meist beschwerdefrei, gelegentlich Urinansammlung, Entzündungen.

Th. Lokale Applikation östrogenhaltiger Salben (z. B. Ovestin® 1 mg Creme). Bei ausbleibender Lösung oder hartnäckigen Beschwerden: In Lokalanästhesie (z. B. mit EMLA® Creme/Pflaster) Lösung mit Knopfsonde.

Vulvovaginitis

Def. Entzündung der Vulva und Vagina.

Ät. Bei NG und Sgl. meist im Rahmen einer Soorinfektion oder Windeldermatitis. Im KA meist eine unspezifische Entzündung mit einer Mischflora aus Haut- und Darmbakterien. Mögliche Auslöser: Insuffiziente Hygiene, HWI, antibiotische Behandlung aufgrund anderer Infektionen, Allergien oder physikochemische Manipulation. Selten auch Fremdkörper. Es sollte je nach Anamnese, klin. Befund und evtl. spezifischer Infektion an einen sexuellen Missbrauch gedacht werden.

Sy. Rötung, Schwellung, Juckreiz (Kratzspuren) im Bereich der Vulva. Es kommt zu Brennen und vaginalem Ausfluss.

Dg. Abstrich, Urinstatus/-bakteriologie.

Th.
- Bei einer unspezifischen Entzündung ist meist eine lokale Behandlung ausreichend. — Sitzbäder z. B. mit Kamillosan® Wund- und Heilbad Lsg. — Bei Soorinfektion: z. B. Miconazol Creme. — Bei bakterieller Infektion z. B. Metronidazol Creme.
- Spezifische Entzündungen werden entsprechend erregerspezifisch sowie nach Antibiogramm behandelt.
- Hygieneschulung.
- Evtl. Vaginoskopie bei V. a. Fremdkörper.

Leberversagen

Def. **Leberversagen:** Schwere Leberfunktionsstörung und progressive neurologische Veränderungen.
Akutes Leberversagen: Schwere Beeinträchtigung der Leberfunktion innerhalb von 8 Wo ohne vorhergehende Lebererkrankung.

- **Funktionen der Leber**
  - Aufnahme, Verarbeitung, Produktion, Abbau und Abgabe verschiedenster Stoffe.
  - Inaktivierung, Entgiftung (z. B. Medikamente).
  - Speicher für Glykogen, Vitamine (A, D, E, K, B_{12}), Aminosäuren, Eisen, u. a.
  - Gleichmäßige Versorgung des Körpers mit Kohlenhydraten, Proteinen, Lipiden (Verdauung, Metabolismus).

- Kohlenhydrate: Glykolyse/Zitratzyklus, Glukoneogenese, Glykogen.
- Lipide: TG, Cholesterin (Steroide, Gallensäuren).
- Proteine: Synthese von Albumin, Haptoglobin, α1-Antitrypsin, Transferrin, AFP, Gerinnungsfaktoren.
- Aminosäurenabbau (Ammoniak, Hst).

■ Ursachen eines Leberversagens

Akut:
- **Infektiös:** Hepatitis B, D, selten A, C oder E, EBV, CMV, Adeno-, Echo-, Herpesviren, VZV, HIV, Leptospiren, Toxoplasmen, Parvoviren B19, HHV6.
- **Toxisch:** Gifte (Amantadin, andere pflanzliche Gifte/Kräuter, Tetrachlorkohlenstoff, Alkohol, Kupfer, Blei, Eisen). Medikamente (z. B. Paracetamol, Halothan, Isoniacid, Primaquin, Valproat).
- **Stoffwechselbedingt (metabolisch):** Fruktoseintoleranz, Tyrosinämie, Galaktosämie, Niemann-Pick Typ C, CDG, Mitochondriopathien, α$_1$-Antitrypsin-Mangel, M. Wilson, Reye-Syndrom.
- **Ischämisch:** »venoocclusive disease«, Budd-Chiari-Syndrom, Sepsis/Schock, Herz-Kreislauf-Versagen (z. B. nach Geburtsasphyxie), Myokarditis.
- **(Allo-)immun bedingt:** Autoimmunhepatitis, neonatale Hämochromatose, hämophagozytische Lymphohistiozytose.

Chronisch:
- **Leberzirrhose** mit Dekompensation, z. B. bei chron. Hepatitis, chron. Cholestase (Gallengangatresie), α$_1$-Antitrypsin-Mangel u. a.

Sy. **Klin. Bild** bei Leberversagen: Körperliche Schwäche, Müdigkeit, Fieber, Erbrechen, Ikterus, Hyperventilation, Tremor (typisch: »flapping tremor« = Asterixis), vergrößerter Bauchumfang (Aszites, Organomegalie), Hämatome, Palmarerythem, Foetor hepatis (tritt erst spät auf). **Neurologische Auffälligkeiten (sehr variabel):** Hyperaktivität, Lethargie, Gähnen, Sprachveränderungen, intellektuelle Verschlechterung, gestei-

Leberversagen

gerte Sehnenreflexe, pos. Babinski-Reflex, Apathie, Stupor, Atemstillstand.

Dg.
- **Genaue Anamnese** und körperliche Untersuchung (Augenhintergrund).
- **Labor:** BB mit Diff-BB, Blutgruppe, Elektrolyte, BZ, Albumin, Hst, Kreatinin, Cholesterin, TG, Bilirubin gesamt und konjugiert, GOT, GPT, γ-GT, AP, GLDH, LDH, LAP, Ammoniak, Amylase, BGA, Gerinnung einschließlich AT, D-Dimere und Fibrinogen-Monomere, Faktor V, Immunglobuline, Ferritin, Transferrin, Eisen, Kupfer, Coeruloplasmin, Elektrophorese, $α_1$-Antitrypsin, AFP, Laktat im Verlauf, fettlösliche Vitamine, Zink.
- **Weiterführende Diagnostik:** Serologie: Hepatitissuchprogramm, CMV, EBV, VZV, HHV6, Parvovirus B19, Adeno-, Coxsackie-, ECHO-, Rötelnviren. Toxikologie: Sammelurin (6 h reichen aus): Paracetamol, Drogen-Screening, hepatotoxische Substanzen einschl. chlorierte Kohlenwasserstoffe, Kupfer (Cave: Kupfer wird auch aus den zugrunde gehenden Hepatozyten freigesetzt und deshalb vermehrt in den Urin ausgeschieden). Stoffwechsel: Aminosäuren im Plasma, organische Säuren und reduzierende Substanzen im Urin. Weiterführende Stoffwechseldiagnostik nach Indikation. Bei Kombination von Hämolyse und Leberversagen an M. Wilson denken! Bakteriologie: BK, Urin, Stuhl. Sonografie Abdomen (Dopplersonografie der Lebergefäße, Aszites). Rö Thorax (Lungenödem?). EKG, Echokardiografie. Bei Bewusstseinsstörung: EEG, Sonografie/CT/MRT Schädel. Bei V. a. Hirndruck: ICP-Messung. Leberbiopsie wünschenswert, aber häufig wegen schlechter Gerinnungssituation nicht durchführbar.

Ko.
- Enzephalopathie (bei jedem fulminanten Leberversagen) durch verminderte Synthese neuroregulatorischer Substanzen (GABA) oder verminderte Elimination neurotoxischer Stoffe (Ammoniak, Aminosäuren, Fettsäuren etc.). Schweregrade Tab. 11.1.

Tab. 11.1 Hepatische Enzephalopathie

Grad	Kennzeichen
I	Verlangsamung
II	Verwirrtheit, inadäquates Verhalten, schläfrig
III	Nur durch Schmerzreize erweckbar, desorientiert, Hyperreflexie
IV	Bewusstlosigkeit, keine Reaktion auf Schmerzreize

- Hirnödem (in 30–40% der schweren Fälle, bei 40% Todesursache, selten Stauungspapille).
- Nierenversagen durch vermindertes intravasales Volumen, hepatorenales Syndrom (70% der Fälle).
- Blutungen durch verminderte Synthese von Gerinnungs- und Fibrinolysefaktoren, häufig Thrombopenie, DIC (bei ca. 70%, 30% davon letal, v. a. gastrointestinal).
- Elektrolytentgleisungen: z. B. Hyponatriämie (Überwässerung), Hypokaliämie (verminderte Zufuhr, Erbrechen), Hyperkaliämie (Leberzellzerfall), respiratorische Alkalose (Hyperventilation), metabolische Alkalose (Diuretika, Hypokaliämie), metabolische Azidose (Laktat, freie Fettsäuren).
- Hypoglykämie (verminderte Glukoneogenese, Glykolyse, Glykogenreserven).
- Kreislaufkomplikationen: Arterielle Hypotension, Tachykardie, Herzstillstand. Häufig kein Ansprechen auf Flüssigkeitsgabe oder Katecholamine.
- Infektionen (Sepsis, Pneumonie, Pyelonephritis, Peritonitis), v. a. durch Staphylokokken, Streptokokken, Pneumokokken, gramneg. Keime.
- Hypoxie, Hypoventilation bei zunehmendem Koma, Lungenödem oder intrapulmonalen Shunts.

Prognose
Vollständige Restitutio möglich. Akutes Leberversagen kann aber (mit relativ hoher Wahrscheinlichkeit) in Zirrhose münden. Mortalität im Stadium IV (Tab. 11.1): 80% ohne LTX!

Leberversagen

Kriterien des King's College zur Abschätzung einer ungünstigen Prognose bzw. der Indikation für LTX bei akutem Leberversagen ▶ Übersicht.

> **Kriterien des King's College (London) zur Progneseabschätzung**
> - Bei Paracetamol-Intoxikation:
>   - Arterieller pH <7,30
>   - PTT >100 s
>   - Kreatinin >3,4 mg/dl
> - Bei sonstigem Leberversagen:
>   - Prothrombin Zeit >100 s oder INR >6,7
>   oder
>   - 3 der folgenden Kriterien (unabhängig vom Grad der Enzephalopathie):
>   - Ungünstige Ätiologie (seroneg. Hepatitis oder medikamentös induziert)
>   - Alter <10 J oder >40 J
>   - Akute oder subakute Kategorien
>   - Serum-Bilirubin >300 µmol/l (17,6 mg/dl)
>   - Prothrombinzeit >50 s oder INR >3,5

> ❱ Absinken des Serum-Phosphats im Verlauf = pos. prognostischer Wert für Leberregeneration bei akutem Leberversagen.

Th. **Wichtig:** Es ist wichtig, für eine ruhige Umgebung zu sorgen, um eine Steigerung des Hirndrucks zu vermeiden!

Klin. Überwachung bei fulminantem Leberversagen:
- Engmaschiges Monitoring mit Herz-Kreislauf-Überwachung, neurologisches Monitoring.
- Kreislaufparameter (Puls, RR, Atmung), KG, Bauchumfang, Leber-, Milzgröße, Einfuhr-Ausfuhr-Bilanzierung, GCS (Grad 1–4; ▶ Koma und ▶ Tab. 24.8: Glasgow Coma Scale, AVPU-Score) (evtl. stündlich), Hirndruckmonitoring.

- Labor: BB, Elektrolyte, Leberwerte, Kreatinin, Hst, Gerinnung einschl. Faktor V, Ammoniak, BGA, BZ, CRP, Cholesterin, TG, evtl. BK.
- EEG, Augenhintergrund, Rö Thorax.

Therapeutische Maßnahmen bei fulminantem Leberversagen:
- Zentraler Venenkatheter, Blasenkatheter, Magenablaufsonde.
- Bis Erhalt der ersten Laborwerte: Infusion mit Glukose 10% 50 ml/kg/d + 1 mmol/kg/d NaCl + 2 mmol/kg/d KCl.
- Vermeidung eines Hirnödems und Hypoglykämie (Ziel-BZ: 40–60 mg/dl):
  Flüssigkeitsreduktion i.v. (60–70% des Erhaltungsbedarfs, 30–50 ml/kg/d).
- Eiweißrestriktion: 0,8–1 g/kg/d (BCAA: verzweigtkettige AS). **Cave:** Eiweißzufuhr nicht ganz absetzen!
- Glukosezufuhr unter engmaschiger BZ-Kontrolle.
- Elektrolytsubstitution nach Werten.
- Fettlösliche Vitamine, insbesondere parenterale Vitamin-K-Substitution.
- Ggf. Antibiotikaprophylaxe.
- Darmdekontamination mit Rifaximin.
- Lactulose 0,3–0,4 ml/kg 3–4 ×/d oral (Sonde) oder rektal verdünnt auf 10 ml 0,9% NaCl.
- Magensäureblockade mit Protonenpumpeninhibitoren (PPI).
- Nur bei akuter Blutung Substitution von Gerinnungsfaktoren, um die Leberfunktion beurteilen zu können.
- Bei neonataler Hämochromatose: Austausch des 2-fachen Blutvolumens und Gabe von IgG (1 g/kg) zur Elimination bzw. Neutralisierung von Allo-Antikörper gegen kindliches Lebergewebe. Ggf. Wiederholung der IgG-Gabe.
- Hirnödem: Mannitol 1–2 g/kg i.v. alle 2–6 h, Versuch mit Dexamethason: 0,5 mg/kg i.v.
- Sofortige Anmeldung zur LTX bei V. a. M. Wilson, bei unklarer Virushepatitis, Hepatitis B, Knollenblätterpilzintoxikation.
- Zur Abschätzung der Prognose ▶ oben (Übersicht Kriterien des King's College).

Leukämien

> Nach Beschluss des Gemeinsamen Bundesausschusses über die Vereinbarung zur Kinderonkologie müssen Kinder und Jgl. ≤17 LJ mit hämatoonkologischen Krankheiten für die stationäre Versorgung in einem pädiatrisch-hämoonkologischen Zentrum behandelt werden!

Akute lymphatische Leukämie (ALL)

Rund 80% der Leukämien im KA.

Sy. Kurze Anamnese über meist wenige Wo, evtl. Zeichen einer Panzytopenie mit Blässe/Müdigkeit (Anämie), Fieber (Neutropenie), Blutungszeichen mit Hämatomen, Petechien, seltener Schleimhautblutungen (Thrombopenie). Zeichen der Organinfiltration mit Hepatomegalie, Splenomegalie [pathologisch vergrößert, wenn >2 cm unter Rippenbogen palpabel – **Cave:** Je jünger das Kind, desto häufiger ist die Milz auch physiologisch tastbar (bei 15–30% der NG, 10% aller Kinder, 2–5% der Jgl.)], LK-Schwellung. Knochenschmerzen. Selten Kopfschmerzen, Meningismuszeichen, Hirnnervenparesen (ZNS-Infiltration). Sehr selten schmerzlose Hodenschwellung. Tachypnoe/Dyspnoe/Einflussstauung durch Mediastinaltumor.

DD. Infektionen mit EBV, CMV, andere Erreger, rheumatische Erkrankungen, Autoimmunthrombopenie (ITP), schwere aplastische Anämie (SAA), myelodysplastisches Syndrom (MDS), Knochenmarkinfiltration durch andere maligne Erkrankungen (z. B. Neuroblastom).

Dg.
- BB mit Diff-BB, Blutausstrich, Retikulozyten.
- Elektrolyte mit Na, K, Cl, Ca, Mg, Phosphat, Leber- und Nierenwerte, Harnsäure, CRP, LDH, Gesamt-Eiweiß, BZ, Gerinnung mit Quick-Wert, PTT, Fibrinogen, AT, INR.
- Blutgruppe, evtl. mit Kreuzprobe für Erythrozyten-, evtl. Thrombozytenkonzentrat (CMV neg., Parvovirus B19 neg., bestrahlt, leukozytendepletiert).

- KMP [immer, wenn 2 der 3 Blutzellreihen (Erythrozyten, Leukozyten, Thrombozyten) pathologisch verändert sind]: Zytomorphologie, Immunphänotypisierung (am häufigsten Vorläufer-B-Zelle: c-ALL), Zytogenetik, Molekulargenetik, Etablierung eines MRD-Markers (MRD = »minimal residual disease«) in den entsprechenden Studienzentren.
- Rö Thorax (Mediastinaltumor bei 5–10%, v. a. bei T-ALL; DD T-Zell-Lymphom, pneumonische Infiltrate).
- Sonografie Abdomen (LK-Beteiligung, Leber-, Milzinfiltrate, Niereninfiltration).
- Sonografie beider Hoden bei schmerzloser Hodenvergrößerung, im Zweifelsfall Biopsie.
- EKG, Echokardiogramm.
- Nach Ermessen und klin. Symptomatik EEG, ggf. CT/MRT Schädel mit KM.
- Bei Diagnosestellung: Virustiter (Masern, Mumps, Röteln, VZV, HSV, EBV, CMV, HHV6, Parvovirus B19, HIV 1+2, HBV, HCV, HAV).
- Thrombophiliescreening (▶ unter Thrombosen).
- LP (immer mit Zytozentrifuge), evtl. gleichzeitig Gabe von Chemotherapie intrathekal; 1. Punktion durch einen erfahrenen Onkologen. Bei initial sehr hoher Leukozytenzahl (z. B. >100.000/µl) LP um einige Tage verschieben.
- Evtl. Schwangerschaftstest, Spermienasservierung (▶ auch http://www.fertiprotekt.de = Netzwerk für fertilitätsprotektive Maßnahmen bei Chemo- und Strahlentherapie).

Wichtiger extramedullärer Befall

ZNS-Befall (4% der Pat., fast nur bei T-ALL oder >25.000/µl Leukozyten).

Sy. Bedingt durch erhöhten intrakraniellen Druck: Erbrechen, Kopfschmerzen, Müdigkeit, Krämpfe, Koma. Sehstörung, Hemi-, Paraparese, Hirnnervenlähmung, hypothalamisches Syndrom (Hyperphagie), Diabetes insipidus.

Dg. ZNS-Befall
- Fraglich → nichttraumatische LP mit Leukozyten <5/µl im Liquor, aber Blasten im Zytospin.

Leukämien

- Sicher → nichttraumatische LP mit Leukozyten ≥5/µl im Liquor und Blasten im Zytospin.

Hodenbefall (in ca. 25% okkult: hier keine Maßnahmen erforderlich, selten).

Sy. Schmerzlose Hodenschwellung.

Dg. Sonografie beider Hoden, evtl. Biopsie.

Therapie bei primärer Aufnahme

> **Immer durchführen wegen Gefahr des Tumorlysesyndroms!**

- i.v. Zugang mit Blutentnahme (▶ oben), evtl. Kreuzprobe für 1(–2) Erythrozytenkonzentrate.
- Wässerung mit 3000 ml/m^2/d 1:1 Lsg. [▶ Infusion (parenterale Ernährung)], eine Alkalisierung des Urins ist nicht notwendig.
- Initial keine K-Zugabe (abhängig von K-Werten und dem zu erwartenden Zellzerfall).
- Allopurinol 10 mg/kg/d in 2–3 ED p.o. oder i.v. (zur Prophylaxe der Hyperurikämie). Bei sehr hoher Tumormasse (Leukozyten >100/nl und/oder großem Mediastinaltumor) sowie bei hohen Harnsäurewerten: Rasburicase 0,2 mg/kg/d über 30 min i.v. in 1 ED (keine Alkalisierung notwendig).
- Hb <7–8 g%: Erythrozytenkonzentrat, bestrahlt mit 25–30 Gy, CMV-neg., wenn möglich Parvovirus B19-neg., leukozytendepletiert (▶ Medikamentenliste – Erythrozytenkonzentrat).

⚠ Cave
Bei sehr hohen Leukozytenzahlen kann ein Erythrozytenkonzentrat die Leukostase verstärken, ebenfalls Knochenschmerzen, deshalb Hb z. B. auf Ziel 8 g% anheben [ml EK: (Ziel-Hb minus aktuelles Hb) × 3 × kg)] und wenn möglich vor Transfusion eine chemotherapeutische Zytoreduktion anstreben.

Thrombozyten <10.000–20.000/µl: Thrombozytenkonzentrat (bestrahlt, CMV-neg., evtl. Parvovirus B19-neg., leukozytendepletiert (▶ Medikamentenliste – Thrombozytenkonzentrat).

> **Klare Indikation für Thrombozytenkonzentrat bei manifesten Blutungen, relative Indikation bei zunehmenden und ausgeprägten Hautblutungen sowie Sickerblutungen. Bei Thrombozyten <10/nl ist mit klin. relevanten Blutungen zu rechnen.**

- Bei Fieber ≥38,5°C: BK und Beginn mit z. B. Piperacillin/Tazobactam <40 kg: 300(–400) mg/kg/d in 3(–4) ED, >40 kg: 3(–4) × 4 g/d (max. 16 g/d). Evtl. Wahl der Antibiotika nach bestehenden Infektionsherden richten.
- Vorbereitung zur Hickman- oder Portanlage (wenn AZ stabil).
- Beginn der Pneumocystis-jirovecii-Prophylaxe: z. B. 5 mg/kg/d TMP-Anteil in 2 ED an 2 (–3)d/Wo. Alternativ: Pentamidin-Inhalation 4 mg/kg >6 LJ alle 4 Wo z. B. bei Long-QT-Syndrom und nicht möglicher TMP-Gabe.
- Bei Pat. mit initial hoher Zellzahl, speziell bei Kindern mit B-ALL, T-Zell-Leukämie und/oder großem Mediastinaltumor, kann es zu einem raschen Zerfall der Tumorzellen kommen, bei dem nicht nur Harnsäure, sondern auch große Mengen Phosphat und Kalium freigesetzt werden. Gleichzeitig kann es dabei zu Hypokalzämie kommen.

! Cave
Tumorlysesyndrom!

Th.
- Gabe von Rasburicase (▶ oben). Frühzeitig Wässerung erhöhen, evtl. muss eine Dialyse durchgeführt werden. Bei sehr hohen Leukozyten (>300/nl) ist zur Reduktion der Zellen eine Austauschtransfusion indiziert. Deshalb: Regelmäßige Laborkontrollen (BB, Elektrolyte mit Ca und Phosphat, Harnsäure, Hst, Kreatinin, evtl. Gerinnung) je nach Blutwerten und AZ des Kindes alle 4–8–12–24 h.
- Beginn mit der Chemotherapievorphase (Kortison oder Daunorubicin) nach den in Deutschland etablierten Non-B-ALL-Therapieprotokollen (BFM- oder COALL-Studie, ▶ http://www.kinderkrebsinfo.de) bei stabilem AZ, adäquaten Nieren- und Tumorlyseparametern (K, Harnsäure, Phosphat, Ca) und ausgeglichener Ein- und Ausfuhr. Die B-ALL wird nach dem B-NHL-Protokoll (▶ http://www.kinderkrebsinfo.de) behandelt.

Prognose
Ereignisfreies Überleben nach 5 J für alle Pat: ca. 80–90%.

Akute myeloische Leukämie (AML)

Etwa 16% der Kinder und Jgl. mit Leukämien. Aufgrund der Intensität der AML-Therapie sollte die Therapie von Kindern mit AML ausschließlich in erfahrenen pädiatrisch-onkologischen Zentren durchgeführt werden.

Sy.+Dg.
▶ Akute lymphatische Leukämie (▶ oben). Selten zusätzlich Befall der Gingiva, Orbita, Haut.

- **Hyperleukozytose**
    - **Risiken:** Blutungen, Leukostase, Tumorlysesyndrom.
    - **Symptome:** Petechien/Blutungen, Dyspnoe/Tachypnoe, Nierenversagen, Ataxie/Nystagmus, Sprachstörungen, zerebrale Krampfanfälle, Visusverschlechterung, Priapismus.
    - **Maßnahmen:** Überwachung der Vitalparameter (Intensivüberwachung).
    - **Diagnostik:** BB/Morphologie, Elektrolyte, Nierenwerte, Harnsäure, Gerinnungsparameter, BGA, Rö Thorax.
    - **Tumorlysesyndromprophylaxe:** Hydrierung, Gabe von Rasburicase (▶ o.).
    - **Blasteneliminiation:** Austauschtransfusion. Bei klin. Symptomen eines Leukostasesyndroms Einleitung einer »vorsichtigen« zytostatischen Chemotherapie (z. B. Hydroxyurea, Cytarabin, Thioguanin). Nach Reduktion der Blasten <50.000/µl sollte die Induktionstherapie begonnen werden.

- **Leukostase**
    - Als Komplikation einer Hyperleukozytose mit Beteiligung von Lunge, ZNS, Nieren, resultierend in Tumorlysesyndrom und Blutungen.
    - AML FAB M3 schon bei >10.000 Leukozyten/µl gehäuft fatale Blutungen und DIC.

- Schwere Leukostasesyndrome durch Störungen der Rheologie mit konsekutivem ARDS oder Hirninfarkten/Blutungen.
- Bei monoblastären Leukämien (AML FAB M4/M5) mit Blastenkonzentrationen >100.000 Leukozyten/µl.
- Bei myeloblastären Leukämien (FAB M1/M2) Zunahme dieser Komplikation erst bei >150.000 Leukozyten/µl.
- **Symptomatik der Leukostase:** Pulmonale Insuffizienz mit Tachypnoe/Dyspnoe, Zyanose, diffuse interstitielle Infiltrate. ZNS: Stupor, Sprachstörungen, Ataxie, Nystagmus. Augen: Visusverschlechterung, Doppelbilder, Papillenödem. Priapismus.
- **Therapie:** Austauschtransfusion empfohlen: — Bei einer Zellzahl von >200.000/µl. — Bei monoblastären Leukämien bereits bei Leukozytenwerten >100.000/µl.

- **Maßnahmen bei Hyperleukozytose und Blutungsgefahr**
  - Regelmäßige Kontrolle von BB, Elektrolyten (+ Ca, Phosphat), Hst, Kreatinin, pO_2, pCO_2, Harnsäure, Gerinnung einschließl. Fibrinogen, AT.
  - Intensivüberwachung.
  - Hydrierung mit exakter Bilanzierung, zunächst kaliumfrei, bei ungenügender Ausscheidung Furosemid 1–10 mg/kg/d, bei zunehmender Hyperphosphatämie Flüssigkeitszufuhr erhöhen.
  - Rasburicase 0,2 mg/kg/d über 30 min i.v. in 1 ED (dann keine Alkalisierung des Urins).
  - Bei Hyperkaliämie ggf. Resonium, Glucose-Insulin-Infusion, Ca^{++}-Gaben (▶ Elektrolyt- und Wasserhaushalt).
  - Kein sofortiger Ausgleich der Anämie (Hb <8 g/dl lassen). Es sollte nicht über ein Hb von 7–8 g/dl auftransfundiert werden.
  - Ggf. Austauschtransfusion/Leukapherese.
  - »Fresh-frozen plasma« (20–30 ml/kg) bei Störung der plasmatischen Gerinnung.
  - Substitution von Thrombozyten – Thrombozytenkonzentrat indiziert <20.000/µl. Während Austauschtransfusionen und der initialen Zytoreduktion sollten die Thrombozytenwerte >60.000/µl gehalten werden.

- Bei Leukozyten >50.000/µl oder erheblichen Organvergrößerungen: Vortherapie mit 6-Thioguanin (40 mg/m^2/d p.o.) und Cytarabin (40 mg/m^2/d s.c. oder i.v.). Zusätzlich evtl. Hydroxyurea 2 × 20 mg/kg/d. Wenn nach 3 d keine Blastenreduktion → sofortiger Beginn mit Induktion, bei weiter bestehender Blutungsgefahr evtl. in modifizierter Form, d. h. mit halber L-DNR-Dosis. Insgesamt sollte die Dauer der Vorphase 7 d nicht übersteigen. **Cave:** Nicht sofort Anthracycline einsetzen!
- Diagnostische LP erst nach Blastenreduktion.
- Pilzprophylaxe p.o. bei stabilem AZ beginnen, z. B. mit Voriconazol oder Posaconazol.

Th. Nach dem AML-BFM-Protokoll (▶ unter http://www.kinderkrebsinfo.de).

Prognose
Ereignisfreies Überleben nach 5 J für alle Pat.: ca. 60–70%.

Lymphadenopathie

Ät. ▶ AWMF-Leitlinie Nr. 025/020. Auswahl:
- Infektionen: — Bakterien: Häufige bakterielle Infektionen: Strepto-, Staphylokokken, nichttuberkulöse Mykobakteriosen (MOTT), Tuberkulose (v. a. LK-Tuberkulose), Bartonellosen (Katzenkratzkrankheit), Lues, Brucellose, Borrelien, Yersinien (Lymphadenitis mesenterialis), Tularämie (Hasenpest; selten), zervikale Aktinomykose, Chlamydien. — Viren: EBV, CMV oder HSV; HIV, Masern-, Rötelnvirus (auch nach Impfungen); reaktiv bei anderen Virusinfektionen (z. B. der oberen Luftwege). — Pilze: Histoplasmose, Blastomykose, Kokzidiomykose. — Parasiten: Toxoplasmose, Leishmaniose, Trypanosomen, Mikrofilarien.
- Maligne Erkrankungen: Leukämie, Non-Hodgkin-Lymphom, Hodgkin-Lymphom.
- Lymphoproliferative Erkrankungen: PTLD (»posttransplant lymphoproliferative disease«), M. Castleman.

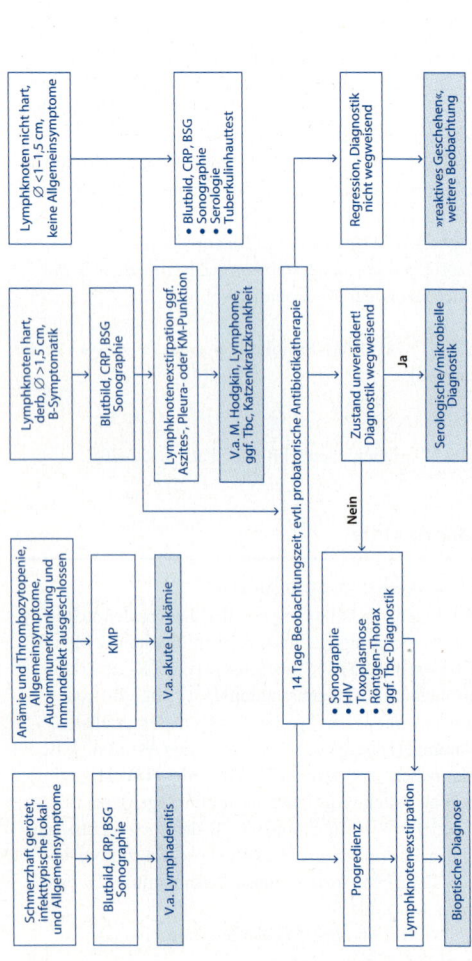

Abb. 11.1 Algorithmus zur Abklärung Lymphadenopathie. [AWMF-Leitlinien-Register Nr. 025/020 der Gesellschaft für Pädiatrische Onkologie und Hämatologie; http://www.awmf.org/uploads/tx_szleitlinien/025-020.pdf. (Nach Ladwig 2004, mit frdl. Genehmigung)]

Lymphadenopathie

- Immunologische Erkrankungen: Hämophagozytische Lymphohistiozytosen (HLH), Langerhans-Zell-Histiozytosen (LCH), Rosai-Dorfman-Syndrom (Sinushistiozytose mit massiver Lymphadenopathie, SHML), Kawasaki-Syndrom, Autoimmunerkrankungen (z. B. SLE, juvenile idiopathische Arthritis), periodische Fiebersyndrome, Sarkoidose, Immundefekte [z. B. autoimmunlymphoproliferatives Syndrom (ALPS) als Folge eines FSA-Defekts].
- Stoffwechselerkrankungen: Speicherkrankheiten, rt-Lipoproteinmangel.
- Medikamente: z. B. Phenytoin, Hydralazin, Procainamid, Isoniazid, Allopurinol, Dapsone.

Dg. Schrittweises Vorgehen (◘ Abb. 11.1):

Anamnese:
- Alterstypische LK? – Größe: <1 cm (Kieferwinkel <1,5–2 cm), meist weiche, verschiebliche LK, meist keine Schmerzen, keine Entzündungsreaktion, typ. Lokalisationen (zervikal). KK und frühes Schulkindalter.
- Pathologische LK-Schwellung. Progredienz der LK-Schwellung?
- Gibt es Hinweise für eine infektiöse Ursache, z. B. lokale Eintrittspforten (Tonsillen, Kratzspuren bei allergischem Exanthem, andere offene Hautstellen), Kinderkrankheit, Schmerzen, lokales Erythem?
- Gibt es klin. Zusatzbefunde? (▶ unten).
- Besteht der V. a. maligne Ursache?
- Lage? (z. B. ein supraklavikulärer LK ist malignomverdächtig)

Klinische Untersuchungsbefunde: Hinweise für eine systemische Erkrankung?

Weiterführende Diagnostik:
- BB mit Diff-BB, CRP.
- Sonografie LK (vermehrte Durchblutung bzw. Einschmelzung hinweisend für infektiöse Ursache; aufgehobene LK-Grundstruktur hinweisend auf maligne Erkrankung).

Erweiterte Diagnostik:
- BSG, LDH, Harnsäure, Kreatinin (Ausschluss maligne Erkrankung).
- Evtl. Virusserologie für CMV, EBV.
- Bei anamnestischen bzw. klin. Hinweisen: Gezielte Serologie für Borrelien, Hepatitis, HIV, Tuberkulintestung (γ-Interferon-Release Assays: QuantiFERON-TB oder T-SPOT.TB; Tuberkulinhauttest), Toxoplasmose.
- Ggf. Rö Thorax (z. B. bei pos. Tbc-Immundiagnostik).
- Sonografie Abdomen.

LK-Entfernung in toto zu histologischen, immunhistologischen und mikrobiologischen (Anzüchtung, PCR) Untersuchungen:
- Die Diagnose kann mit o. g. Diagnostik nicht gesichert werden.
- Ungewöhnliche Ursache wie z. B. seltene Infektionen oder eine Sarkoidose.
- Progredienz der LK-Schwellungen trotz antibiotischer Therapie.

Staging-Untersuchungen bei dringendem V. a. maligne Erkrankung: Überweisung in ein spezialisiertes Zentrum, um Wiederholungsuntersuchungen zu vermeiden. Bei V. a. Non-Hodgkin-Lymphome sollte initial eine Diagnosefindung durch KMP, Pleura- oder Aszitespunktion vor der op. LK-Entfernung erfolgen.

> **Wegweisende klinische Zusatzbefunde bei LK-Vergrößerungen**
> - Pustel im Drainagegebiet der vergrößerten LK, charakteristische Hauterscheinungen → Katzenkratzkrankheit, bakterielle Lymphangitis
> - Charakteristische Hauterscheinungen → SLE, Dermatomyositis, Pilzinfektion
> - Rezidivierende Hautinfektionen → Immundefekt, Hyper-IgE-Syndrom
> - Exanthem, Lippenrhagaden, Fieber, Konjunktivitis → Kawasaki-Syndrom
> ▼

- Anamnese und atopische Dermatitis → Allergien
- Anamnese und Erythema migrans → Lyme-Borreliose
- Gelenkschwellungen, Knochen-/Weichteilschmerzen → Leukämie, rheumatische Erkrankungen
- Enteritis und Gelenkschwellungen → Yersinia enterocolitica
- Massive Lymphknotenschwellungen → Lymphoproliferative Erkrankungen, Sinushistiozytose mit massiver Lymphadenopathie (SHML)
- Splenomegalie und neurologische Symptome → Speicherkrankheiten
- Vergrößerte, gelbgraue Tonsillen → M. Tangier

(Aus AWMF-Leitlinien-Register Nr. 025/020)

Tab. 11.2 Unterscheidungskriterien benigner und maligner Lymphknotenschwellungen. (Mod. nach AWMF-Leitlinien-Register Nr. 025/020)

	Benigne	Maligne
Lokalisation	Zervikal, inguinal: ventral des M. sternocleidomastoideus	Supraklavikulär, axillär, zervikal: dorsal des M. sternocleidomastoideus
Größe	Meist <1 cm (1,5–2 cm Kieferwinkel)	>2 cm (2,5 cm Kieferwinkel)
Allgemeinsymptome	Unterschiedlich	Unterschiedlich
Schmerz	Ja, unverbindlich	Nein
Konsistenz der LK	Weich	Unterschiedlich, oft derb
Verschieblichkeit der LK	Ja	Unterschiedlich, meist schlecht
Verlauf der LK-Schwellung	Langsam	Unterschiedlich, meist progredient

Unterscheidungskriterien benigner und maligner Lymphknotenschwellungen (Tab. 11.2):

Bei **malignen Erkrankungen** ist neben histologischen und immunhistologischen Untersuchungen auch die Asservierung von vitalem

Tab. 11.3 Aufbereitung und Versendung des Biopsiematerials. (Mod. nach AWMF-Leitlinien-Register Nr. 025/020)

Untersuchung		Probenaufbereitung
Zytomorphologie	Biopsie	Tupfpräparate
	Knochenmark	Ausstriche
	Ergüsse	Zytozentrifugenpräparat
Histologie	Biopsie	Fixierung in Formalin 10%-ig
Immunhistochemie	Biopsie	Schockgefroren in flüssigem Stickstoff
Immunphänotypisierung vitaler Tumorzellen, Molekulargenetik, Zytogenetik	Biopsie	In Kulturmedium
	Knochenmark und/oder Punktatflüssigkeit	Mit Heparinzusatz
	Lymphknoten	Schüttelwasser

Tumorgewebe für zytogenetische und molekularbiologische Untersuchungen wie auch für die Etablierung von Zelllinien wünschenswert für eine exakte Klassifizierung und Therapie maligner Lymphome (Tab. 11.3).

Malabsorptionssyndrome

Def. **Maldigestion:** Störung der enteralen enzymatischen Aufspaltung von Nahrungsbestandteilen zu absorptionsfähigen Molekülen, geht meist mit Malabsorption einher.

Malabsorption: Mangelnde epitheliale Aufnahme von Nahrungsbestandteilen aus dem Darmlumen durch Verlust an resorptiver Oberfläche, angeborene Defekte membranständiger Enzyme bzw. Transporter oder durch Störung der intestinalen Blut- bzw. Lymphzirkulation.

Dg. **Allgemeine Diagnostik:** ▶ Bauchschmerzen. Zusätzlich: Fettlösliche Vitamine (A, D, E), Vitamin B_{12}, Folsäure, Zink, Selen.

Stuhluntersuchungen bei V. a. Malabsorption: Stuhl-pH, reduzierende Substanzen, Fett im Stuhl (NIRA), evtl. Elastase, evtl. $α_1$-Antitrypsin (bei V. a. intestinalen Eiweißverlust).

Zöliakie

Ät. Alter: Manifestation in jedem Alter möglich, kann auch asymptomatisch bleiben.

Pathogenese: Nach Konsum getreidehaltiger Nahrung (Weizen, Roggen, Dinkel, Gerste) kommt es infolge einer Unverträglichkeit auf Gluten und verwandter Prolamine zu einer Zottenatrophie der Dünndarmmukosa und damit zu Malabsorption und Maldigestion.

Erhöhtes Risiko für Zöliakie: Verwandte 1. Grades, Diabetes mellitus Typ 1, selektiver IgA-Mangel, Autoimmunerkrankungen von Schilddrüse, Leber oder Gallenwegen, Dermatitis herpetiformis Duhring, Trisomie 21, Ullrich-Turner-Syndrom, Wlliams-Beuren-Syndrom.

Sy. Gedeihstörung, Inappetenz, Neigung zu Erbrechen, ausladendes Abdomen, Meteorismus, übelriechende, massige Stühle, Durchfälle, Steatorrhö, Tabaksbeutelgesäß, Eisenmangelanämie, Muskelhypotonie, hypoproteinämische Ödeme.
Folgesymptome: Kleinwuchs, Pubertas tarda, Osteoporose, Gerinnungsstörungen, Hepatopathie mit Transaminasenerhöhung, Infertilität, Frühgeburtlichkeit, SGA-Kinder, erhöhtes Risiko für intestinale Lymphome.

Dg.
- Nachgewiesene Glutenexposition mit typischer Klinik.
- Eisenmangelanämie, Hypalbuminämie, Hypokalzämie.
- Erhöhte AK gegen Gewebstransglutaminase (tTG-IgA), Endomysium (EMA-IgA) bei IgA-kompetenten Personen (Bestimmung des Gesamt-IgA-Spiegels), bei IgA-Mangel Bestimmung von EMA-IgG.
- Testung auf HLA-DQ2/-DQ8 (hohe Sensitivität, aber bei 30–40% der Bevölkerung pos., nur 5% davon haben Zöliakie).

> **Goldstandard: Endoskopische Duodenalbiopsie (Zottenatrophie, intraepitheliale Lymphozyten, Kryptenhyperplasie).**

- Biopsie nicht notwendig (ESPGHAN-Empfehlung 2011): Kinder oder Jgl. mit verdächtigen intestinalen Symptomen, pos. tTG-IgA (>10-fach über dem Grenzwert) und pos. EMA, Vorliegen von HLA-DQ2/-DQ8; Aufklärung und Einverständnis der Eltern.

Th.
- Lebenslange glutenfreie Ernährung: Ersatz von Weizen, Roggen, Gerste, Dinkel durch Mais, Reis, Hirse, Buchweizen.
- Diätberatung durch Ernährungsfachkraft, Hilfe auch bei der Deutschen Zöliakiegesellschaft (DZG).

Kuhmilchproteinintoleranz (KMPI)

Ät. Primär konstitutionell (meist innerhalb der ersten 6 LMo, auch bei gestillten Kindern, deren Mütter sich u. a. mit Milch ernähren) oder sekundär nach Gastroenteritis.

Pathogenese: Unreife immunologische Barriere (sekretorisches IgA) führt zur lokalen Sensibilisierung der Mukosa gegenüber artfremden Proteinen.

Sy. Gastroenteropathie mit Gewichtsabnahme und Malabsorption, allergischer Kolitis mit blutigen Durchfällen, Motilitätsstörung mit Erbrechen, schweren Koliken, chron. Obstipation. An der Haut Verschlechterung einer atopischen Dermatitis, Urtikaria. V. a. IgE-vermittelte allergische Reaktion Typ I bei Symptomen wie Exanthem, Bronchospasmus, Anaphylaxie.

Dg.
- Anamnese.
- Diagnostische Eliminationsdiät mit einer therapeutischen Nahrung (Sofortreaktion 3–5 d, atopische Dermatitis 1–2 Wo, GI-Symptome 2–4 Wo). Bei gestillten Kindern zunächst kuhmilchfreie Diät der Mutter.
- Beweisend: Rezidiv nach standardisierter oraler Provokation unter ärztlicher Überwachung (keine Provokation bei Anaphylaxie oder klarer Sofortreaktion mit Nachweis von spezifischem IgE).
- Evtl. Eosinophilie, erhöhtes Gesamt-IgE, pos. RAST oder Prick-Test (als Hinweis für eine allergische Komponente, zur Diagnose einer KMPI aber nicht zwingend notwendig).
- Re-Evaluation nach 6–18 Mo unter kuhmilchfreier Ernährung: Erneute Provokation mit Kuhmilch (90% Toleranzentwicklung bis zum Schulalter).

Th. Elimination des Allergens aus der Nahrung, kuhmilchfreie Ersatzpräparate, entweder extensiv hydrolysierte Formula (wie Alfaré®, Althera®, Aptamil Pregomin® oder Aptamil Pepti®) oder Aminosäure-Formula (z. B. Neocate®, Aptamil Pregomin® AS), keine Verwendung von Sojamilchen im 1. Lebenshalbjahr (**Cave:** Ca-Versorgung). Ab 4.–6. LMo Einführung von kuhmilchfreier Beikost.

Prophylaxe
Bei pos. Familienanamnese (Allergien) möglichst ausschließliches Stillen bis zum 6. LMo.

Postenteritisches Syndrom (= protrahierte Diarrhö >14 d nach akuter Gastroenteritis)

Ät. Schädigung der Schleimhaut durch vorausgegangene Infektion, osmotische Diarrhö durch sekundäre KH-Malabsorption, evtl. transiente Kuhmilchproteinunverträglichkeit.

Sy. Wässrige Durchfälle, Blähungen, kein Fieber, kein Erbrechen, relativ guter AZ.

Th. Meiden von laktose- und fruktosehaltigen NM, evtl. kuhmilchproteinfreie Ernährung.

Prophylaxe
Zügige orale Rehydrierung bei akuter Gastroenteritis (bei i.v. Rehydrierung erhöhtes Risiko eines postenteritischen Syndroms!).

Laktoseintoleranz

Ät. Durch angeborenen (häufig adulte Hypolaktasie, extrem selten kongenitaler Laktasemangel) oder erworbenen (Infektion, Zöliakie, CED, NM-Allergie, Kurzdarmsyndrom) Laktasemangel.
Pathogenese: Bakterielle Zersetzung der nicht resorbierten Laktose, dadurch Bildung von Säuren und Gas. Diarrhö durch osmotische Wirkung der Laktose, dadurch sekundär Protein- und Fettmalabsorption.

Sy. Wässrig-saure Stühle, Blähungen, Gedeihstörung, z. T. kolikartige Bauchschmerzen.

Dg. Saurer Stuhl-pH, vermehrte reduzierende Substanzen im Stuhl, pathologischer H_2-Laktoseatemtest, evtl. Genotypisierung.

Th. Meiden von Laktose (laktosefreie Milch und Milchprodukte), geringe Mengen werden meist vertragen, evtl. Zufuhr von Laktasepräparaten. Auf Ca-Versorgung achten.

Seltenere Ursachen

- **Fruktosemalabsorption:** Bauchschmerzen, Meteorismus und Diarrhö nach Fruktosegenuss.
- **Saccharase-Isomaltase-Mangel:** Sofortige Diarrhö nach Ingestion von Saccharose oder Stärke.
- **Glukose-Galaktose-Malabsorption:** Schwere, wässrig-saure Durchfälle bereits in der NG-Periode.
- **Acrodermatitis enteropathica:** Absorptionsdefekt für Zink mit Hautveränderungen, Alopezie, Diarrhö, Depressionen.
- **Menkes-Syndrom:** Gestörte Absorption von Kupfer mit Spastik, brüchigem Haar, progressiver Retardierung.
- **Sonstige:** Lamblieninfektion, Kurzdarmsyndrom, intestinale Lymphangiektasie, Medikamente (z. B. Missbrauch von Laxanzien), Thyreotoxikose, Nebennierenerkrankungen.

Meningitis

Def. **Meningitis:** Hirnhautentzündung.
Enzephalitis: Entzündung des ZNS (▶ Enzephalitis).
Beide können viral oder bakteriell verursacht sein.

Bakterielle Meningitis

Ät.
- Hämatogen (über Atemwege, GI-Trakt): — NG: v. a. B-Streptokokken (GBS-Screening bei der Mutter), E. coli, Listerien. — Ältere Kinder: H. influenzae Typ B > Meningokokken > Pneumokokken (Teilschutz durch Impfungen!).
- Per continuitatem (Otitis media, Sinusitis): Pneumokokken, P. aeruginosa, Staphylokokken, H. influenzae.
- Liquorfistel: Staphylokokken.
- Shunt-Systeme/Cochleaimplantate: Staphylokokken, H. influenzae.

374   Meningitis

Dg. **Klin. Hinweise auf Meningitis oder Enzephalitis:** Kind <2 LJ: »Kind gefällt mir nicht«, Fieber, Hypothermie, Hypoglykämie (NG), Kopfschmerzen, Erbrechen, Somnolenz, Nackensteifigkeit (fehlt bei NG), gespannte Fontanelle, Apnoen, Krampfanfälle, keine Entfieberung oder Besserung des AZ auf Fieberzäpfchen, AZ schlechter als objektiver Befund, Petechien, geblähtes Abdomen, Berührungsempfindlichkeit, Stauungspapille fehlt, Hirnnervenausfälle, SIADH. Klin. Unterscheidung zwischen viraler Enzephalitis und bakterieller Meningitis oft schwer. Seltene Erreger: Pilze, Parasiten (▶ Enzephalitis).

Anamnese: Fokus, Kontakt zu kranken Kindern, bekannter Immundefekt (primär, iatrogen), Asplenie, Herzfehler, VP-Shunt, Implantate (Cochlea, Klappen, Gelenke etc.).

Untersuchungen:
- BB mit Diff-BB, BGA, BZ, Procalcitonin (insbes. bei NG), Elektrolyte, Kreatinin, Eiweiß, Albumin, Leberwerte, Cholinesterase (Leberstörung), CRP, Laktat, Gerinnung mit D-Dimer, BK, Urinkultur (Laboruntersuchung ◘ Tab. 12.1).
- GCS (▶ Tab. 24.8: Glasgow Coma Scale, AVPU-Score): <12 → Rücksprache Intensivstation, ≤7 → Intubation.
- Fokussuche HNO, Mund-Kiefer-Region, Gesicht (parameningealer Entzündungsherd, Abszess).
- Vor LP Ausschluss von Hirndruck (Raumforderung im ZNS?) durch Beurteilung des Augenhintergrunds oder (Notfall-)CT oder Sonografie Schädel.
- LP nach Ausschluss von Hirndruck mit Eröffnungsdruckmessung (Soll: <20 cm H_2O). Bestimmung von: Zellzahl, Zytologie, Eiweiß, Albumin, IgG, Glukose, Gram-Färbung, Bakteriologie, Latexagglutination, ggf. 16S-rDNA-PCR.

Th. **Vor Erregernachweis:**
- NG und Sgl. bis 6 LWo: ▬ Cefotaxim 150 mg/kg/d in (2–)3 ED i.v. + Ampicillin 300 mg/kg/d in (2–)3 ED i.v. ▬ Bei unklarem Erreger weiter über mind. 14 d.
- Sgl. >6 LWo und Kinder: ▬ Cefotaxim 200 mg/kg/d in 2(–3) ED (max. 12 g/d) i.v. oder Ceftriaxon. ▬ Bei unklarem Erreger: Cefotaxim über 7–10 d.

Meningitis

◻ Tab. 12.1 Typischer Liquorbefund bei Meningitis

	Bakteriell	Viral
Zellzahl/mm^3	0 bis viele 1000	0 bis einige 1000
Zelldifferenzierung	Granulozyten	Lymphozyten
Glukose in Liquor und Blut	<30 mg/dl, <2/3 des BZ	≥2/3 des BZ
Eiweißgehalt des Liquors	≥100 mg/dl	<100 mg/dl
Bakteriologische Kultur	Erreger	Neg.
Methylenblau- und Gramfärbung	Bakterien	Neg.
BB	Linksverschiebung	Stadienabhängig
CRP im Serum	>5 mg/dl	<5 mg/dl
BK	50% pos.	Neg.
Gerinnungsstatus	Evtl. Zeichen für DIC	Normal

Nach Kultur- oder Antigennachweis:

- Bei NG und Sgl. <6 LWo [Therapie über mind. 14(–21) d i.v.] z. B.: ▬ B-Streptokokken: Penicillin G (500.000 IE/kg/d in 4 ED) oder Ampicillin + Gentamicin/Tobramycin (▶ oben). ▬ E. coli, Klebsiellen, Proteus, H. influenzae, Pneumokokken: Cefotaxim + Tobramycin (▶ oben) über 21 d. ▬ Listerien: Ampicillin + Tobramycin (▶ oben). ▬ Pseudomonas: Ceftazidim (150–200 mg/kg/d in 2–3 ED) + Tobramycin (▶ oben). ▬ Staphylokokken: Vancomycin 60 mg/kg/d in 2–3 ED (max. 2 g/d) (+ Tobramycin). ▬ Anaerobier: Metronidazol.
Cave: Wegen Toxizität muss der Einsatz von Aminoglykosiden individuell entschieden werden.
- Bei Sgl. >6 LWo und Kindern z. B.: ▬ H. influenzae: Weiter mit Cefotaxim oder Ceftriaxon über 7–10 d. ▬ Pneumokokken: Weiter mit Cefotaxim oder Ceftriaxon über 7–10 d (bei V. a. Resistenz – in Deutschland bisher selten – ggf. + Vancomycin oder Rifampicin). ▬ Meningokokken: Weiter mit Cefotaxim oder Ceftriaxon über 4–7 d.

Pflege/Basismaßnahmen:
- Monitoring Herz-Kreislauf, Atmung, RR.
- Regelmäßig GCS und Pupillomotorikkontrolle.
- Isolierung für 24 (–48) h empfohlen.
- Flach liegen nach traumatischer LP, Aspirationsgefahr bei bewusstlosem Kind.
- Erfassung und Therapie von Krampfanfällen.
- Keine Überwässerung (Hyponatriämie!, SIADH möglich, deshalb bei stabilem Kreislauf Einschränkung der Flüssigkeitszufuhr auf 80% des normalen Bedarfs).
- Bilanzierung der Urinausscheidung.
- Intubation und Beatmung bei GCS ≤7 (▶ Koma, ▶ Tab. 24.8: Glasgow Coma Scale, AVPU-Score).

Kontinuierliche Therapiekontrolle:
- Klinik (Hydrozephalus? Erguss? Abszess?).
- LP 12–48 h nach Therapiebeginn indiziert bei zweifelhaftem und ungewöhnlichem Initialbefund, bei Nachweis von resistenten Keimen, bei klinischer Verschlechterung, nur in Ausnahmefällen zur Beurteilung der Effizienz der Therapie. Immer bei NG mit gramneg. Enterobacteriaceae insbes. E. coli bis zum Beweis der Liquorsterilität.
- CRP im Serum.
- Keine routinemäßige Abschlusspunktion.
- Gehörprüfung nach 4 Wo, evtl. auch später.
- Ggf. MRT im Verlauf, EEG.

Prophylaxe

Hib-Impfung 6–8 Wo nach Ende der Therapie, sonst Impfprävention (Pneumokokken, Meningokokken).

Chemoprophylaxe für Personen mit intensivem Kontakt bis zu max. 7 d vor Ausbruch der Erkrankung zu Pat. mit H.-influenzae- oder Meningokokken-Meningitis empfohlen mit:
- Rifampicin: 20 mg/kg/d in 2 ED p.o. (max. 600 mg/d bei HiB, max. 1200 mg/d bei Meningokokken), Sgl. im 1. LMo: 10 mg/kg/d für 2 d 30–60 Min vor Mahlzeit. KI: Schwangerschaft, Ikterus, Pille.

- Alternativen zu Rifampicin bei Meningokokken: — Ceftriaxon: <15 J: 150 mg i.m. (1 ×), Erw.: 250 mg i.m. (1 ×) oder — Ciprofloxacin: nur Erw.: 500 mg p.o. (1 ×).

DD. Tuberkulöse Meningitis, Hirnabszess, Enzephalopathien (Reye-Syndrom, Toxic-shock-Syndrom), Epilepsie, Intoxikationen, metabolische Erkrankungen, akuter Hirndruck (Infarkt, Tumor, Pseudotumor cerebri, Hydrozephalus, Sinusvenenthrombose).

Virusmeningitis

Ät. Symptome gleichen einer bakteriellen Meningitis (▶ oben). Der Verlauf ist gutartig. Schwere Krankheitsverläufe sind Zeichen einer Enzephalitis. Am häufigsten Echo-, Coxsackie-, Mumpsviren. Meist aber keine Ursache eruierbar.

❶ Cave
Neuroborreliose kann ebenfalls das Bild einer viralen Meningitis vortäuschen, deshalb immer Suche nach spezifischen Borrelien-AK im Liquor und im Zweifelsfall Kontroll-LP nach etwa 10–14 d [▶ Borreliose (Lyme-Borreliose)].

Dg., Th.
Zur Diagnostik und Therapie: ▶ Enzephalitis.

Meteorismus, Kolik (Dreimonatskolik)

Meteorismus

Ät. Vermehrtes Schlucken von Luft (Aerophagie) oder vermehrte Gasbildung durch v. a. unverdaute Kohlenhydrate, z. B. bei Motilitätsstörungen, Kohlenhydratmaldigestion und -malabsorption, hoher Sorbitkonsum (Kaugummi, Birnensaft etc.), Zöliakie, Kurzdarmsyndrom, CF, bakterielle Fehlbesiedlung, NM-Allergien, Reizdarmsyndrom, Obstipation.

Sy. Bauchschmerzen, aufgetriebenes Abdomen, hypersonorer Klopfschall, Völlegefühl, Flatulenz.

Dg.
- Anamnese (Fütterungsabstände und -verhalten bei Sgl., Ernährung, vorausgegangene OP), Durchfälle, Stuhlverhalten (voluminöse, breiige oder stark stinkende Stühle als Zeichen der Maldigestion/-absorption).
- Körperliche Untersuchung einschließlich rektaler Untersuchung, Peristaltik (Aganglionosen, Stenosen), Resistenz im linken Unter- und Mittelbauch (bei Obstipation).
- H_2-Atemtest (Laktose- und Fruktosemalabsorption, bakterielle Fehlbesiedlung).
- Ausschluss anderer zugrunde liegender Erkrankungen (▶ Malabsorptionssyndrome – Zöliakie), zusätzlich Pankreasinsuffizienz (Elastase im Stuhl), CED, portale Hypertension, Gallensäureverlust.

Th. Ursache behandeln, symptomatisch.
Sgl.: Lochgröße des Saugers optimieren, Abstände zwischen Mahlzeiten möglichst >2 h, gut aufstoßen lassen, Kräutertees (Kümmel, Fenchel, Anis), Bauchmassage.
Ältere Kinder: Die Therapie richtet sich nach der Ursache des Meteorismus, z. B. Ernährungsumstellung, Obstipationsbehandlung, Darmdekontamination.
Simeticon: Keine Evidenz bei Säuglingskoliken.

> **Immer auch an organische Ursachen denken! Deshalb Kind sorgfältig untersuchen (Ausschluss von z. B. akutem Abdomen).**

Kolik (Dreimonatskolik)

Sy. Beginn meist in den ersten 1–2 LWo bis etwa zum 3.–4. LMo. Kinder schreien über einige Stunden und schlucken dabei Luft (Meteorismus ist Folge, nicht Ursache des Schreiens), ziehen die Beine an, Auftreten meist am Nachmittag oder Abend. Lassen sich häufig durch Schaukeln oder Tragen beruhigen.

Ät. Unklar, multifaktoriell. Evtl. unreifes Nervensystem mit hochregulierten Afferenzen, hohe Motilinspiegel, Überstimulation und Überfütterung, kein Unterschied zwischen gestillten und nicht gestillten Kindern, emotionale Probleme in der Familie, Tabakrauchexposition.

Ko. Risiko für Schütteltrauma.

Dg. Genaue Anamnese (auch Ernährung), psychosoziale Belastungsfaktoren, Rauchen in Gegenwart des Kindes; Temperatur, Gewicht, körperliche Untersuchung, Urin.

Th.
- Bauch massieren.
- Gabe von Kräutertees (Kümmel, Fenchel).
- Keine ständigen Nahrungsumstellungen, nicht wegen Koliken abstillen. Bei V. a. Kuhmilchallergie: Versuch mit kuhmilchproteinfreier Therapieformula (extensives Hydrolysat, ggf. Aminosäureformula).
- Regelmäßiger Tagesablauf, Überstimulation vermeiden, Mutter entlasten.
- Aufklärung, dass das Kind gesund ist und Koliken ungefährlich und selbstlimitierend sind.
- Auf Risiko des »Schüttelns« aufmerksam machen.
- Flyer der DGKJ mitgeben (http://www.dgkj.de).

DD. Analfissur, inkarzerierte Hernie, Hodentorsion, Kuhmilchproteinallergie bei Flaschennahrung, Harnwegsinfektionen.

Multiple Sklerose (Encephalomyelitis disseminata)

Def. Chron., in Schüben verlaufende Erkrankung mit Demyelinisierung der weißen Substanz von Gehirn und Rückenmark. In 5% Erkrankungsbeginn vor dem 16. LJ. Ursache nicht geklärt, vermutlich Autoimmunerkrankung gegen Myelinantigene. Beginn oft periventrikulär, Ersatz durch narbiges Gewebe.
Verlauf: Schubförmig mit kompletter Remission, schubförmig mit inkompletter Remission, chron. progredient ohne Remission.

Sy. Da die Entmarkungsherde das gesamte ZNS befallen können, können die Symptome vielfältig sein. Frühsymptome sind: Sehstörungen (Neuritis nervi optici), Augenmuskelparesen (Doppelbilder, Nystagmus, Retrobulbärneuritis, temporale Abblassung der Papille), Sensibilitätsstörungen (Hyp- oder

Multiple Sklerose (Encephalomyelitis disseminata)

Parästhesien, Erlöschen der Bauchhautreflexe). Im Verlauf Auftreten von z. B. Hirnnervenstörung, Kopfschmerzen, Erbrechen, Schwindel, Muskelschwäche, Ataxie, Dysmetrie, gestörter Feinmotorik, Blasen- und Mastdarm-Störung, psychischen Störungen.

Dg.
- **BE** mit Immunglobulinen, Auto-Antikörpertiter (insbes. ANA, anti-dsDNA), Virusserologie, Borrelien, evtl. Stoffwechsel-Screening (lysosomale Enzyme, VLCFA, Phytansäure, vakuolisierte Lymphozyten) zum Ausschluss neurometabolischer Störungen (Mitochondriopathien, Organazidopathien, Harnstoffzyklusdefekten) und Leukodystrophien (Adrenoleukodystrophie, metachromatische Leukodystrophie).
- **LP:** klarer Liquor, Pleozytose (meist <25 Ly/mm^3), Eiweiß normal oder erhöht (<80 mg%), Nachweis einer intrathekalen IgG-Synthese (Liquor-IgG-Index) und oligoklonaler Banden in 60%, Schrankenstörung.
- **Urin:** Stoffwechselscreening (metachromatische Substanzen, organische Säuren) zum Ausschluss von Stoffwechselerkrankung.
- **MRT:** Schädel und Wirbelsäule mit KM.
- **Augenarzt:** Visus- und Augenmotilitätsprüfung, Perimetrie, Fundoskopie, Farbsehtest.
- **Evozierte Potenziale** zum Nachweis klinisch inapperenter Leitungsverzögerungen durch demyelinisierende Herde im Bereich der Sehbahn (VEP), Hörbahn (AEP), lemniskalen Afferenz (SSEP), Tractus corticospinalis (MEP).
- **EEG:** Allgemeinveränderungen, Verlangsamungsherde, epilepsietypische Potenziale?
- **Sonografie Abdomen:** Blasenentleerungsstörung?
- Die Diagnose wird nach Ausschluss anderer neurologischer Erkrankungen nach dem **Kriterienkatalog** nach McDonald gestellt (▶ AWMF-Leitlinie 022/014: Multiple Sklerose im Kindesalter).

Th.
- Keine kausale Therapie bekannt.
- Im akuten Schub hochdosiert Glukokortikoide i.v. (Methylprednisolon 20 mg/kg/d, Maximaldosis 1 g/d über 3 d).

- Bei häufigen Schüben individuelle Entscheidung zu einer Langzeittherapie z. B. mit β-Interferon, Glatirameracetat, Azathioprin, Immunglobulinen.
- **Symptomatische Therapie:** Vermeidung von Belastungssituationen, psychosoziale Unterstützung, Physiotherapie, Ergotherapie, Einmalkatheterisieren, regelmäßig Nachsorgetermine, Behandlung orthopädischer Folgeprobleme, bei spastischer Bewegungsstörung evtl. orale, intrathekale oder lokale Behandlung mit tonusreduzierenden Medikamenten (Baclofen, Botulinumtoxin A).

Myokarditis

Ät. Entzündung des Myokards, die mit Ödem, Gefügedilatation und sekundärer Nekrose der Myozyten einhergeht. Man unterscheidet die **akute Myokarditis**, die in einigen Fällen fulminant verlaufen kann, eine **chronische Myokarditis** mit persistierendem Virusgenom oder als autoimmunologisch vermittelte Form und das mögliche **Endstadium**, die postinflammatorische dilatative Kardiomyopathie. Sie kommt in allen Altersgruppen selten vor. Bei Kindern, die einen plötzlichen Tod erleiden, wurde in 16–21 % der Fälle eine Myokarditis autoptisch gesichert. Eine genetische Prädisposition wird bei der autoimmunologischen Form vermutet.

Häufigste kardiotrope Viren: Coxsackie-A-/-B-, Parvo-B19-, Entero-, Adenoviren, aber auch CMV und Herpesviren sowie Bakterien (Streptokokken, Meningokokken, Borrelien, Brucellen u. a.), Parasiten (Toxoplasmen), Pilze.

Sy. Aus klin. Sicht gibt es keine sicheren Zeichen einer Myokarditis. Neben allgemeinen Entzündungszeichen finden sich evtl. Zeichen einer rasch progredienten Herzinsuffizienz mit reduziertem AZ, Tachykardie, Atemnot, Blässe/Zyanose, retrosternale Schmerzen, Hepatosplenomegalie und Herzrhythmusstörungen. Im chron. Stadium uncharakteristische Symptomatik wie Abgeschlagenheit, Leistungsminderung, Appetitstörungen und Gewichtsabnahme. Evtl. bestehen die Symptome einer begleitenden Perikarditis.

Myokarditis

Dg.
- Synopse aus klin. Symptomen (▶ oben) und apparativen Befunden zur Bestätigung oder weitestmöglichem Ausschluss einer Myokarditis.
- Labor: Entzündungsdiagnostik, CK, CK-MB, Troponin I/T, BNP.
- EKG: Herzrhythmusstörungen (VES, VT!), Erregungsrückbildungsstörungen, Überleitungsstörungen (obligate Untersuchung auch im Verlauf), ggf. 24 h-EKG.
- Rö Thorax: Normales Rö-Bild bis Herzvergrößerung bei Herzinsuffizienz.
- Echokardiografie: Beurteilung der myokardialen Funktion inital und im Verlauf (obligate Untersuchung), zusätzliche Information: Perikarditis, Mitralklappeninsuffizienz?
- MRT: Zeigt das Ödem bei akuter Myokarditis.
- Herzkatheter: Indiziert bei chron. Stadium einer Myokarditis. Endomyokardbiopsie zur histologischen, immunologischen und auf den Nachweis von Virusgenom gerichteten Untersuchung, um ggf. eine gerichtete Therapie einzuleiten (obligate Untersuchung).

Th.
- Bettruhe mit obligatem Monitoring während der Akutphase mit Inflammation und Troponinerhöhung (10–14 d).
- Kinderkardiologen hinzuziehen! Bei deutlicher Herzinsuffizienz und/oder höhergradigen Herzrhythmusstörungen: Verlegung auf die kinderkardiologische (Intensiv-)Station.
- Plötzlicher Herztod in der akuten Phase jederzeit möglich (AV-Block, VT, Kammerflimmern).
- Allgemeine Herzinsuffizienztherapie (Diuretika, ACE-Hemmer und Aldosteronantagonisten; **Cave:** Katecholamine lösen evtl. VT aus).
- Ggf. Antiarrhythmika bei hohem Anteil polymorpher VES oder Nachweis von VT.
- Ggf. hochdosierte Immunglobuline (2 g/kg i.v. über 24 h, führt möglicherweise zu einer schnelleren Funktionsverbesserung des Herzens).
- Keine Steroide ohne Kenntnis der Pathogenese! Virusreplikation wird u. U. begünstigt!

Myokarditis

- Chron. Verlauf: Bei Nachweis von Virusgenom kann Interferon erwogen werden.
- Bei Immunpathogenese: Prednisolon und Azathioprin.
- Bei foudroyantem Verlauf trotz maximaler Herzinsuffizienztherapie ist der Einsatz von Assistsystemen als »bridge to recovery« indiziert: Rechtzeitige Kontaktaufnahme mit Kinderkardiologie und Verlegung ins operative Zentrum!

Prognose, Nachsorge

Ausheilung möglich auch bei initial schwerem Pumpversagen! Die chron. Verlaufsformen verlangen eine intensive kinderkardiologische Begleitung der Pat., wobei im Stadium der dilatativen Kardiomyopathie Schulbesuch und angepasste Berufsausbildung möglich sein können. Bei völliger Normalisierung der Herzfunktion und der Entzündungswerte innerhalb von 4 Wo sollten kardiologische Nachuntersuchungen nach 3 und 6 Mo erfolgen.

Bei einer chron. Myokarditis besteht ebenfalls Wettkampfverbot, im Training erlaubt sind lediglich Sportarten mit niedriger statischer und dynamischer Beanspruchung sowie in Abhängigkeit vom klin. Befund (Fehlen höhergradiger Rhythmusstörungen im Belastungs-EKG auf niedrigen Belastungsstufen und im Langzeit-EKG während des Trainings) niedrig-intensive Ausdauersportarten wie Radfahren (auch Ergometer), lockeres Laufen oder Walking bzw. schnelles Gehen sowie leichte Kraftausdauerübungen im Rahmen eines gesundheitssportlichen Trainings.

> Nach einer akuten Myokarditis gilt ein Sportverbot für mindestens ca. 3 Mo bzw. ein Wettkampfverbot für ca. 6 Mo (keine Herzrhythmusstörungen bei ergometrischer Ausbelastung).

Nadelstichverletzungen

Nadelstichverletzung (berufliche Exposition)

Infektionsrisiko (bei sicher infizierter Nadel): 0,3%.

> **Maßnahmen bei Nadelstichverletzungen**
> 1. Blutung durch Pressen für 1–2 min anregen.
> 2. Wunde spreizen und für 3 min mit alkoholischem Desinfektionsmittel (z. B. Betaseptic®) desinfizieren.
> 3. Entscheidung über systemische, medikamentöse Postexpositionsprophylaxe.
> 4. Unfalldokumentation (D-Arzt/Betriebsarzt).
> 5. Erster HIV-AK-Test, Hepatitisserologie.
> 6. Hepatitis-B-Impfschutz erfragen, ggf. HB-Aktiv-/Passivimpfung.

Postexpositionelle Prophylaxe (PEP) der HIV-Infektion

- **Indikation**

Eine PEP wird **empfohlen** bei:
- Perkutaner Verletzung mit Injektionsnadel oder anderer Hohlraumnadel (tiefe Verletzung, meist Schnittverletzung, sichtbares Blut, Nadel nach intravenöser Injektion).
- Oberflächlicher Verletzung, falls Indexpatient Aids oder eine hohe HI-Viruskonzentration hat.

Eine PEP **kann angeboten** werden bei:
- Oberflächlicher Verletzung.
- Kontakt von Schleimhaut oder verletzter/geschädigter Haut mit Flüssigkeiten mit hoher Viruskonzentration.

Eine PEP wird **nicht empfohlen** bei:
- Perkutanem Kontakt mit anderen Körperflüssigkeiten als Blut (z. B. Urin und Speichel).

◘ **Tab. 13.1** Empfohlene Basis- und Kontrolluntersuchungen bei HIV-Postexpositionsprophylaxe

	Indexperson	Exponierte Person Ausgangsuntersuchung	2 Wo	4 Wo	6 Wo	3 Mo	6 Mo
HIV-AK	X	X			X	X	X	(X)
HBs-Ag	X	X				X[a]	X[a]	X[a]
HCV-Ak	X	X				X[a]	X[a]	X[a]
Weitere STD	X[a]	X[a]	X[a]	X[a]			
Ärztliche Untersuchung		X	X	X	X		
Medikamentenanamnese	X[c]	X[d]	X[d]	X[d]			
BB		X	X				
Transaminasen/AP/γ-GT		X	X			X[b]	X[b]
Kreatinin/Hst		X	X				
BZ		X	X		X		

STD = »sexually transmitted disease«.
[a] Falls indiziert/falls Exposition vorlag.
[b] Kontrollen, falls gleichzeitig eine HCV-Exposition vorlag.
[c] Behandlungsanamnese mit antiretroviralen Medikamenten (Abschätzung der Resistenzsituation).
[d] Einnahme anderer Medikamente? (Cave Wechselwirkungen!) Verträglichkeit der PEP?

- Kontakt von intakter Haut mit Blut (auch bei hoher Viruskonzentration).
- Haut- oder Schleimhautkontakt mit Körperflüssigkeiten wie Urin und Speichel.

Durchführung

Beginn einer HIV-PEP so früh wie möglich (innerhalb von 24 h, am besten innerhalb von 2 h). Liegen >72 h zwischen Exposition und möglichem Prophylaxebeginn, kann die PEP nicht mehr empfohlen werden.

Standardprophylaxe für 4 Wo:

Tenofovir + Emtricitabin	+	Lopinavir/Ritonavir
(Truvada® 1 × 300/200 mg)	+	(Kaletra® 2 × 400/100 mg)

Bei Schwangeren oder unklarem Schwangerschaftsstatus:

Zidovudin + Lamivudin	+	Lopinavir/Ritonavir
(Combivir® 2 × 300/150 mg)	+	(Kaletra® 2 × 400/100 mg)

Empfohlene Basis- und Kontrolluntersuchungen bei HIV-Postexpositionsprophylaxe ◘ Tab. 13.1.

Stich durch eine Nadel, z. B. auf einem Spielplatz

- Blutentnahme mit Hepatitisserologie, HIV-AK.
- Impfung mit Hepatitis B simultan sofort, dann nach Plan (falls kein ausreichender Schutz bisher), Tetanusschutz überprüfen, ggf. Simultanimpfung.
- Erneute HIV-Serologie in 6 Wo und in 3 Mo.
- HIV-PEP nur, falls Eltern trotz Aufklärung über das geringe Risiko (bisher keine Infektion in Deutschland durch Fixernadeln vom Spielplatz) darauf bestehen (Epivir® 4 mg/kg 2 ×/d + Retrovir® 180 mg/m² 2 ×/d + Kaletra® 230–300 mg/m² 2 ×/d für 4 Wo).

Nephritisches/nephrotisches Syndrom

Nephritisches Syndrom

Def. Schmerzlose Mikro-/Makrohämaturie, leichte bis mittelgradige Proteinurie und Zylindrurie. Fakultativ: Arterieller Hypertonus, glomeruläre Filtrationsrate ↓, Salz- und Wasserelimination ↓, Ödeme.

Nephritisches/nephrotisches Syndrom

- Erythrozyturie: >5 Erythrozyten/µl, im Sediment: Akanthozyten (= dysmorphe Erythrozyten bei glomerulärer Ursache).
- Proteinurie: >100 mg/m² 24 h oder >30 mg/dl.
- Zylindrurie: >1/20 Gesichtsfelder.
- Oligurie: <300 ml/m²/24 h.
- Hypertonus: >95. RR-Perzentile für Alter, Geschlecht und Größe (▶ Tab. 24.5: Blutdruck).

- **Proteinquantifizierung im Urin**
  - Semiquantitativ mittels Urinteststreifen.

❗ Cave
Diese Teststreifen messen fast ausschließlich Albumin, und so entgehen niedermolekulare Eiweiße dem Nachweis. Ein neg. Urinteststreifen schließt eine Proteinurie nicht aus. Jeder pos. Nachweis von Protein im Urinteststreifen ist zu kontrollieren.

- Als Quotient: Protein/g Kreatinin.
- Sammelurin.
- **Definition Proteinurie:** — Keine Proteinurie: <100 mg/m²/d. — Kleine Proteinurie: 100–1000 mg/m²/d. — Große Proteinurie: >1000 mg/m²/d (bzw. 40 mg/m²/h).

Dg.
- **Labor:** BB, Diff-BB, BSG, CRP, BK, BGA, Elektrolyte, Kreatinin, Hst, Cystatin C, Gesamteiweiß, Albumin, Transaminasen, ASL, Anti-DNAse B, C3, C4, ANA, ds-DNA, ANCA.
- Rachenabstrich.
- Urinstatus, Urinsediment, Urinkultur, Sammelurin.
- Sonografie Niere.

Akute postinfektiöse Glomerulonephritis (Poststreptokokken-GN)

Ät. 6–14 d nach Racheninfektion, ca. 3 (–6)Wo nach Hautinfektion mit β-hämolysierenden Streptokokken der Gruppe A, seltener Staphylokokken u. a. Bakterien oder Viren, kommt es an den Mesangien unter Komplementverbrauch zu subepithelialen Ablagerungen von Immunkomplexen (»humps«). Es entsteht eine diffuse endokapilläre, exsudativ-proliferative GN.

Sy.
- **Kardinalsymptome:** Hämaturie, Proteinurie, Erythrozytenzylinder im Urin.
- Evtl. sterile Leukozyturie. Je nach Schweregrad: Oligurie, Ödeme.
- Allgemeinsymptome: Leichtes Fieber, Nierenschmerzen, Blässe, Appetitlosigkeit, evtl. Erbrechen, Kopfschmerzen. Arterieller Hypertonus bei 50–70%, evtl. hypertensive Krise, kardiovaskuläre Symptome durch Wasser- und Salzretention. Proteinurie und Hämaturie kann über Mo persistieren. In 20% asymptomatisch, nur mit Mikrohämaturie und leichter Proteinurie.

Dg. Labor: Pathognomonisch sind ein erhöhter ASL-Titer und anti-DNAse-B-Titer bei erniedrigtem C3-Spiegel. BSG, Kreatinin, Hst ↑. Anämie, leichte Leukozytose. Evtl. Nachweis von Streptokokken im Rachen-/Hautabstrich. Nierenbiopsie in Abhängigkeit des klin. Verlaufs (bei rapid-progressiver GN sofort).

Th.
- Penicillin 60.000 IE/kg/d in 3 ED p.o. für 10 d oder Cephalosporin für 7 d. Dauerprophylaxe nicht indiziert.
- Therapie bei Hypertonus (▶ Hypertonie) oder bei Niereninsuffizienz (▶ Niereninsuffizienz).
- Stationäre Aufnahme und Bettruhe bei kardiovaskulärer Symptomatik.

Prognose
Heilung in 90% in 6–8 Wo.

IgA-Nephritis

Ät. Meist nach Infekten der oberen Luftwege Ablagerung von IgA-haltigen Immunkomplexen im Mesangium der Glomeruluskapillaren. Beginn meist im Schulalter.

Sy. Intermittierende schmerzlose Makrohämaturie, RR-Erhöhung, Niereninsuffizienz, nephrotisches Syndrom.

Dg. Labor: IgA-Erhöhung i. S. (20%). Gesicherte Diagnose nur durch Nierenbiopsie: Nachweis von IgA-Depots im Mesangium der Glomeruli. C3 normal.

Th. Symptomatisch. ACE-Hemmer bei Proteinurie. Bei rapid-progressivem Verlauf Plasmapherese, Methylprednisolonstöße, Cyclophosphamid, Prednison.

Prognose
Unbehandelt 30% terminale Niereninsuffizienz nach 20 J; spontane Remission in 25%; RPGN-Verlauf (= rapid progressive GN) 4%; chron. Verlaufsform überwiegt.

Purpura Schönlein-Henoch-Nephritis

Ät. Immunkomplexnephritis mit mesangialen IgA- und C3-Ablagerungen im Rahmen einer systemischen Vaskulitis.

Sy. Petechiale Hautblutungen, abdominale Koliken, symmetrische Arthritis. Beginn meist 1–2 Wo nach einem Infekt. Nierenbeteiligung bei ca. 20–60% i.d.R. wenige d bis Wo nach Purpura-Beginn, selten >2 Mo.

Dg. Labor: Erythrozyturie, Proteinurie, C3 normal, IgA i. S. ↑ (50%), BB, Gerinnung unauffällig. Nierenbiopsie und Therapie in Abhängigkeit des Verlaufs.

Th. Ibuprofen, Prednisolon 2 mg/kg/d nur bei GI-Symptomen.

Prognose
Meist Abheilung innerhalb von 4–6 Wo. Rezidive möglich. 5–10% terminale Niereninsuffizienz.

Rapid progressive GN

Ät. Verlaufsform verschiedener akuter GN mit raschem Nierenfunktionsverlust (Kreatinin ↑), großer Proteinurie und Hypertonie (Poststreptokokken-GN, SLE, Purpura Schönlein-Henoch, idiopathisch) mit extrakapillärer Proliferation an der Innenseite der Bowman-Kapsel (>50% der Glomeruli; Halbmonde). Lineare Anordnung von IgG und C3.

Sy. Nephritisches oder nephrotisches Syndrom. Rasche Progredienz zur Niereninsuffizienz.

Dg. Sofortige Nierenbiopsie.

Th. Plasmapherese, Immunsuppression (Cyclophosphamid, Methylprednisolon, Prednison, MMF).

Prognose
Schlecht, ohne Therapie sind 80% nach 1 J dialysepflichtig.

GN bei Lupus erythematodes (SLE)

Ät. Systemische Immunkomplexerkrankung mit Gewichtsverlust, Fieber, Panzytopenie, Arthritis, mit Beteiligung von Herz, Lunge, Haut, Nierenbeteiligung bei 80% der SLE-Patienten.

Sy. Fieber, Gewichtsverlust, schmetterlingsförmiges Erythem über den Wangen, symmetrische Arthritis, häufig Perikarditis, Hämaturie, Proteinurie [▶ Gelenkschmerzen – Systemischer Lupus erythematodes (SLE) und ISN-Klassifikation der Nierenbiopsie (ISN = International Society of Nephrology)].

Dg. **Labor:** AK gegen Doppelstrang-DNA, ANA. BSG ↑, C3, C4 ↓. ANA in 95% pos., Panzytopenie.

Nierenbiopsie.

Th. Therapieempfehlung der GPN (Gesellschaft für Pädiatrische Nephrologie) richtet sich nach Histologie und klin. Verlaufsform. Plasmapherese, Methylprednisolon, Prednison, Cyclophosphamid, MMF.

Prognose
10-J-Überleben 80%, 10–20% der Kinder mit Lupusnephritis sind nach 10 J dialysepflichtig.

Familiäre GN (hereditäre Nephropathie)

■■ Benigne familiäre Hämaturie (Syndrom der dünnen Basalmembran)

Autosomal-dominant vererbt.

Dg. Isolierte Mikrohämaturie bei mehreren Familienmitgliedern ohne Innenohrschwerhörigkeit und Niereninsuffizienz.

Th. Keine.

Prognose
Lebenslange Hämaturie ohne Einschränkung der Nierenfunktion.

■■ Alport-Syndrom

X-chromosomal (80%), autosomal-rezessiv (10–20%), autosomal-dominant vererbt.

Ät. Strukturelle Störung der Kollagen-IV-Fibrillen der Basalmembran.

Sy. Mikro- mit intermittierender Makrohämaturie, Proteinurie. Später Innenohrschwerhörigkeit, selten Augenveränderungen (Lentikonus). Im Verlauf chron. progrediente Niereninsuffizienz.

Dg. Molekulargenetik (COL4A5, A3, A4), Nierenbiopsie, Audiogramm, augenärztliche Untersuchung.

Th. Keine spezifische Therapie. ACE-Hemmer.

Prognose
Ungünstig.

Membranöse GN

Ät. Sehr selten. Tritt u. a. im Rahmen von SLE, chron. Hepatitis und medikamentös induziert auf (Penicillamin, NSAID, anti-TNF). Diffuse Verdickung der Basalmembran, perlschnurartige Immunkomplexablagerung aus IgG und C3. Beginn meist erst im jungen Erw.-Alter.

Sy. Meist als nephrotisches Syndrom.

Dg. Nierenbiopsie.

Th. Abhängig von der Symptomatik, evtl. wie nephrotisches Syndrom (▶ unten).

Prognose
40% komplette Remission, 40% stabiler Verlauf, 20% dialysepflichtig.

Membranoproliferative GN (MPGN Typ I–III)

Ät. Genese unklar. Ablagerung von Immunkomplexen in der Basalmembran mit chron. Proliferation der Mesangiumzellen (Doppelkontur). Beginn meist im späten Schul- oder frühen Erw.-Alter.

Sy. Mikrohämaturie, Proteinurie, eingeschränkte Nierenfunktion, Hypertonie. Häufig Entwicklung eines nephrotischen Syndroms.

Dg. **Labor:** C3 im Serum stark erniedrigt (C4 normal), C3-Nephritis-Faktor bei MPGN Typ II mit Komplementsystemdefekt (Faktor-H-Mutation).

Nierenbiopsie: Elektronenmikroskopischer Nachweis von Komplement enthaltenden »dense deposits« bei Typ II.

Th. In Abhängigkeit der Histologie und Komplementdiagnostik.

Prognose
Ohne Therapie 50% terminale Niereninsuffizienz, mit Therapie 61–84% nach 10 J gute Nierenfunktion.

Goodpasture-Syndrom

Ät. Immunkomplexerkrankung, AK-Bildung gegen glomeruläre Basalmembran und pulmonale Alveolen. Verlauf als RPGN möglich.

Sy. Hämoptyse, Hämaturie, Proteinurie, Niereninsuffizienz.

Dg. Labor: Anämie, Anti-Basalmembran-AK pos. Nierenbiopsie.

Th. Immunsuppression: Methylprednisolon, Cyclophosphamid, Prednison. Plasmapherese.

Prognose
Besserung durch aggressive Immunsuppression. Tod meist durch Lungenblutung.

Nephritisches Syndrom bei Infekten, immunoinflammatorischen und vaskulitischen Erkrankungen

Beispielsweise Hepatitis B, Shunt-Nephritis, Malaria, bakterielle Endokarditis, Periarteriitis nodosa, Wegener-Granulomatose (ANCA-Ak), Dermatomyositis, Sklerodermie, rheumatoide Arthritis, HUS, thrombotisch thrombozytopenische Purpura.

Nephrotisches Syndrom

Def. Große Proteinurie >1 g/m^2/d, Hypalbuminämie <2,5 g/dl, generalisierte Ödeme. Sekundäre Hyperlipidämie: Cholesterin >300 mg/dl, TG ↑.

Ät. Im 1. LJ meist genetisch bedingt (Mutationen im Nephrin-, Podocin-, WT1-Gen) oder bei syndromaler Erkrankung. Nach dem 1. LJ am häufigsten idiopathisch, wobei die Ursache in 90% eine »minimal change GN« (90%) bzw. eine fokal-segmentale Glomerulosklerose (10%) ist. Als idiopathisch wird das nephrotische Syndrom ohne extrarenale Manifestation bezeichnet (90%), als sekundär (10%) bei z. B. Purpura Schönlein-Henoch, Lupus erythematodes, Infektionen (Hepatitis B, C, HIV, CMV), vaskulären Erkrankungen (HUS), paraneoplastisch (Lymphom), medikamentös, toxisch induziert.

Sy. Ödeme, Aszites, Pleuraerguss, Perikarderguss. Rasche Gewichtszunahme. Abnahme der Urinausscheidung, Infektanfälligkeit durch Immunglobulinverlust (Peritonitis, Pneumokokken), Thromboseneigung. Kopfschmerzen (Sinusvenenthrombose?), Müdigkeit, Appetitlosigkeit, Erbrechen, Durchfälle. Meist normotensiv. Hypovolämiebedingte niedrige Blutdruckwerte möglich.

Pathophysiologie: Pathologisch erhöhte Permeabilität der glomerulären Filtrationsbarriere aufgrund eines genetisch bedingten Podozyten- (Nephrin, Podocin, CD2AP, TRPC6, ACTN4, WT1-Mutation) oder Basalmembran-Defekts (Laminin), bzw. erworbene Störung des glomerulären Filters. Proteinurie – Hypoproteinämie – erniedrigter onkotischer Druck – vermindertes Plasmavolumen – erhöhtes ADH, RAAS (=Renin-Angiotensin-Aldosteron-System) – erhöhte Na-Rückresorption – Ödeme durch Na/Wasser-Retention.

Dg. **Labor:** Hypalbuminämie. TG + Cholesterin ↑. Serumelektrophorese: Albumin + Immunglobulin ↓, α_2- + β-Fraktion ↑. Häufig: Fibrinogen ↑, Mangel an AT. Urin: Große glomeruläre Proteinurie (>1 g/m²/d), hyaline Zylinder, evtl. Leukozyten, Mikrohämaturie.

Nierenbiopsie bei Erstmanifestation <1 J und >10 J, syndromaler Erkrankung, Nierenfunktionseinschränkung, Makrohämaturie, Komplementverbrauch und Steroidresistenz.

Histologische Einteilung:
- »Minimal change« Glomerulonephritis: v. a. bei KK (Durchschnittsalter 3 J) mit starker Ödembildung, steroidsensibel (= gutes Ansprechen auf Prednison), Fehlen nephritischer Zeichen, selten Niereninsuffizienz.
- Fokal-segmentale Glomerulosklerose (FSGS): Häufiger bei älteren Kindern (Durchschnittsalter 6 J), Steroidresistenz (80%), nephritische Zeichen (Mikro-/Makrohämaturie, arterielle Hypertonie), häufig progredient bis zur Niereninsuffizienz.
- Membranöse GN (MPGN): Selten.

Th.
- Stationäre Aufnahme bei Erstmanifestation.
- Salzarme Diät bei Ödemen. Flüssigkeitsrestriktion auf 70% bei stark ausgeprägten Ödemen. Evtl. Diuretika (Hydrochlorothiazid, Furosemid), **Cave:** Thromboseneigung.

Nephritisches/nephrotisches Syndrom

Evtl. Infusion von Humanalbumin 20% 2–5 ml/kg bei massiven Ödemen über 4 h mit anschließender Furosemid-Gabe (1 mg/kg i.v.).

- **Standardtherapie** des nephrotischen Syndroms: Prednison p.o. (initial 60 mg/m^2/d für 6 Wo in 3 ED, dann 40 mg/m^2/48 h in 1 ED am Morgen über weitere 6 Wo; Steroidresistenz bei fehlendem Ansprechen nach 4 Wo).
- **Rezidivtherapie:** 60 mg/m^2/d, bis der Urin 3 d eiweißfrei (neg. oder Spureiweiß im Albustix®), dann 40 mg/m^2/48 h in 1 ED morgens für 4 Wo.
- Frühzeitige antibiotische Therapie bei Infektionen (**Cave:** Pneumokokken, gramneg. Erreger). Varicella-zoster-IgG-Gabe bei nichtimmunisierten Kindern bei VZV-Kontakt. TMP-Prophylaxe zur Vermeidung einer Pneumocystis jirovecii Pneumonie.
- Antihypertensive Therapie (▶ Hypertonie).
- Antikoagulanzien bei thromboembolischen Komplikationen (Heparin).

Prognose

Bei Steroidsensiblität gute Prognose, ca. 30% Heilung nach dem 1. Schub. 2/3 der Patienten haben Rezidive über mehrere Jahre. 1/3 heilt auch nach der Pubertät nicht aus. Selten eingeschränkte Nierenfunktion. Bei Steroidresistenz: Verbesserung durch aggressive Immunsuppression bei erworbener FSGS (Methylprednisolon, Ciclosporin). Genetische Formen profitieren i.d.R. nicht von einer immunsuppressiven Behandlung. Entwicklung einer terminalen Niereninsuffizienz, Transplantation.

Rezidiv

Def.
- Proteinurie >1 g/m^2/d (bzw. Albustix® 3+) an 3 aufeinanderfolgenden Tagen im ersten Morgenurin.
- Häufig rezidivierend: ≥2 Rezidive innerhalb von 6 Mo nach Erstmanifestation oder ≥4 Rezidive innerhalb 1 J.

Th.
- **Steroidabhängig:** Rezidiv bereits unter alternierender Therapie oder innerhalb von 14 d nach Absetzen von Prednison.

- Einsatz von Zytostatika: z. B. Cyclophosphamid 1 × 2 mg/kg/d p.o. für 3 Mo oder von MMF 1200 mg/m^2/d in 2 ED p.o. für 2–3 J oder von Ciclosporin A 5 mg/kg/d in 2 ED p.o.
- **Steroidresistent:** Kein Ansprechen auf Steroide nach 4 Wo Prednison 60 mg/m^2/d.
- In Abhängigkeit von der Histologie (Nierenbiopsie). Bei FSGS: Methylprednisolonstöße, Ciclosporin A, MMF.

Neugeborene

Def. Definitionen (alphabetisch):
Eutrophe NG (AGA = »appropriate for gestational age«): Geburtsgewicht 10.–90. Perzentile der populationsspezifischen intrauterinen Wachstumskurven.
Extrem untergewichtige NG (ELBW = »extremely low birth weight infant«): <1000 g unabhängig vom Gestationsalter.
Frühgeborene: Gestationsalter <259 d (<37. vollendete SSW = 36+6 Wo).
Gestationsalter: Dauer der Schwangerschaft berechnet vom 1. Tag der letzten Regelblutung bis Geburt des Kindes.
Hypertrophe NG (LGA = »large for gestational age«): Geburtsgewicht bezogen auf die Tragzeit >90. Perzentile.
Hypotrophe NG (SGA = »small for gestational age«): Geburtsgewicht bezogen auf die Tragzeit <10. Perzentile.
Lebendgeborenes: Mind. 1 Vitalitätszeichen: Herzschlag oder Nabelschnurpulsationen oder Atmung.
Neugeborenenperiode: Geburt bis 28 d nach Geburt; frühe NG-Periode: 1.–7. LT; späte NG-Periode: 8.–28. LT.
Perinatalperiode: Periode zwischen 24. SSW und 7. Tag nach der Geburt.
Reife NG: Gestationsalter 259–293 d (vollendete 37.–41. SSW = 37+0 bis 42+0 Wo).
Sehr untergewichtige NG (VLBW = »very low birth weight infant«): <1500 g unabhängig vom Gestationsalter.
Totgeborenes: Vitalitätszeichen fehlen.
Untergewichtige NG (LBW = »low birth weight infant«): <2500 g unabhängig vom Gestationsalter.
Übertragene NG: Gestationsalter >293 d (>42. SSW).

Geburtsbedingte Verletzungen

Caput succedaneum (Geburtsgeschwulst): Blutig-seröses Ödem des subkutanen Gewebes, überschreitet Schädelnähte. Spontanheilung in wenigen Tagen.
Kephalhämatom: Blutung zwischen Knochen und Periost durch Abscherung des Periosts bei Geburt. Immer auf Schädelnähte begrenzt. Spontanheilung nach Wo bis Mo.
Hämatom am M. sternocleidomastoideus: Meist bei Beckenendlage. Tastbare Verhärtung. Führt im Verlauf von Wo zur Kopfschiefhaltung. **Therapie:** Meist spontane Heilung. Evtl. Physiotherapie.
Klavikulafraktur: Schwellung und Krepitation (Klaviertastenphänomen), häufig Schonhaltung des Arms, pathologischer Moro-Reflex.
Therapie: Heilung ohne Therapie, Lagerung auf der gesunden Seite.
Obere Plexuslähmung Typ Erb-Duchenne: Schädigung der Nerven C5 und C6 mit Adduktion, Innenrotation des Oberarms, Pronation des Unterarms, Streckung im Ellbogengelenk. Bei Mitbeteiligung von C4: Zwerchfelllähmung. **Therapie:** Lagerung in Mittelstellung, nach 2–3 Wo konsequente Physiotherapie, evtl. neurochirurgische Behandlung. Spezialsprechstunde.
Untere Plexuslähmung Typ Klumpke: Betroffen sind C7, C8, Th1. Finger und Handgelenk können nicht bewegt werden, Pfötchenstellung der Finger, Greifreflex fehlt. Evtl. Horner-Syndrom (Miosis, Ptosis, Enophthalmus ipsilateral) bei Mitbeteiligung des Ramus communicans (Th1). **Therapie:** ▶ oben.
Fazialisparese: Meist durch Kompression der peripheren Äste (z. B. bei Zangengeburt). Beim Schreien wird der Mund zur gesunden Seite verzogen. In Ruhe fehlender Lidschluss und fehlende Nasolabialfalte auf der erkrankten Seite. **Therapie:** Keine, Rückbildung innerhalb einiger Wo. (▶ Fazialisparese).

Erkrankung durch mangelhafte Anpassung

M. haemorrhagicus neonatorum: Erhöhte Blutungsneigung durch Vitamin-K-Mangel. Am 2.–3. LT mit Haut- und Schleimhautblutungen. Hirnblutungen möglich.
Hyperbilirubinämie (▶ Ikterus – Neugeborenenikterus).

M. haemolyticus neonatorum:
- **Rh-Erythroblastose:** Mutter Rh-neg. mit IgG-AK (nach Sensibilisierung) gegen Rh-Faktor D, Kind Rh-pos. **Symptome:** Hämolyse, Anämie (Hb <14 g%), extramedulläre Blutbildung, Erythroblasten ↑, Hypalbuminämie, Hydrops fetalis, Thrombopenie, Icterus gravis, Hypoglykämie, Azidose. **Diagnose:** Blutgruppe von Mutter und Kind, BB, direkter Coombs-Test beim Kind pos., Bilirubin ↑. **Therapie:** Transfusion 0 Rh-neg. Erythrozytenkonzentrat (falls notwendig), Therapie der Hyperbilirubinämie, evtl. Austauschtransfusion, Immunglobuline (▶ Ikterus – Neugeborenenikterus).
- **AB0-Inkompatibilität:** 20–25% aller Schwangerschaften. Inkomplette AK können bereits bei der ersten Schwangerschaft durch Bindung an Albumin die Plazenta überschreiten und zu Hämolyse führen. Klinik milder als bei Rh-Inkompatibilität.

Neugeborenenanämie: Hb <14 g% (Hkt <43%) durch Blutverlust, verminderte Bildung, Hämolyse (Hb >14 g% ist physiologisch beim Reifgeborenen zwischen 4. und 6. LMo!). **Symptome:** Tachykardie, Tachypnoe, Blässe, Apnoen, O_2-Bedarf, kühle Extremitäten, akzidentelles Herzgeräusch. **Therapie:** Je nach Ursache. Evtl. Erythrozytenkonzentrat.

Polyglobulie: Hkt >65% z. B. durch maternofetale Transfusion, SGA, Trisomie 21, AGS. **Symptome:** Hyperviskositätssyndrom: Zyanose, zerebrale Anfälle, NEC, RDS, Lethargie, Hyperbilirubinämie, PFC. **Therapie:** Hämodilution.

Infektionen

Kongenitale Infektionen: Verdächtig, wenn SGA und zusätzlich 2–3 weitere Symptome, wie: verdächtige Screening-Untersuchung einer Schwangeren, Hepatosplenomegalie, LK-Schwellung, Augenbefall (Chorioretinitis, Katarakt etc.), Mikrozephalie, Krampfanfälle, Hydrozephalus, Schwerhörigkeit, Thrombozytopenie, Pneumonie.

Th. Zum Beispiel bei:

Toxoplasmose: Pyrimethamin 1 mg/kg/d + Sulfadiazin 100 mg/kg/d × 4 Wo. Prednisolon 2 mg/kg/d p.o. bei Enzephalitis oder Augenbefall bis zum Abklingen der floriden Infektion. Folinsäure 5 mg 2 ×/Wo. Gesamt 3–4 Zyklen während des 1. LJ.
Röteln: Symptomatisch.
CMV: Ganciclovir 10 mg/kg/d i.v. in 2 ED × 2 Wo, dann 5 mg/kg/d in 1 ED an 3 d/Wo für 4 Wo.
HSV: Aciclovir 30 mg/kg/d i.v. in 3 ED, mind. 10 d.
VZV: Aciclovir 30 mg/kg/d i.v. in 3 ED, mind. 10 d.
Hepatitis A: Symptomatisch.
Hepatitis B: Passive und aktive Impfung sofort.
Hepatitis C: Symptomatisch; Interferon α, Ribavirin.
Parvovirus B19: Symptomatisch, Bluttransfusion bei Anämie.
Nabelinfektion (Omphalitis): Meist Staphylokokken, B-Streptokokken, aber auch gramneg. Keime. Rötung, schmieriger Belag periumbilikal. Lokal antibiotisch und systemische Sepsistherapie (Cefuroxim + Ampicillin). **Cave:** Nässende Läsion kann Urachusfistel oder offener Ductus omphaloentericus sein!

Niereninsuffizienz

Def. Urinausscheidung:
- Oligurie: <300 ml/m²/d (<0,5 ml/kg/h).
- Polyurie: >1500 ml/m²/d.
- Anurie: <50 ml/m²/d oder <1 ml/kg/d.
- Hämaturie: >5 Erythrozyten/μl.
- Leukozyturie: >20 Leukozyten/μl.
- Pathologische Proteinurie: >100 mg/m²/d.
- Große Proteinurie: >1 g/m²/d.
- Spezifisches Gewicht des Urins (Gewicht der gelösten Teilchen): 1001–1040.
- Osmolarität (Anteil der gelösten Teilchen): 50–1200 mosm/l.

Differenzialdiagnosen

■■ Hämaturie

Glomeruläre Erkrankungen, HWI (▶ Harnwegsinfektion), Fehlbildungen (z. B. polyzystische Nieren, Hydronephrose), Wilms-Tumor (▶ Onkologische Erkrankungen), Hämangiom, Trauma, Fremdkörper, Nierensteine, Nierenvenenthrombose, Thrombozytopenie, Koagulopathie (Hämophilie), Sichelzellkrankheit, interstitielle Nephritis (z. B. durch Ampicillin, Cephalosporin), transient während Infektion, idiopathische Hyperkalziurie, hämorrhagische Zystitis (z. B. durch Cyclophosphamid).

■■ Proteinurie (Albustix® pos.)

Isolierte Proteinurie: Bei körperlicher Belastung, fieberhaftem Infekt, Exsikkose, Herzinsuffizienz, Stress, orthostatischer Proteinurie. Pyelonephritis, Zystenniere, Hydronephrose, Fanconi-Syndrom. Glomeruläre Erkrankungen mit nephritischen oder nephrotischen Zeichen (▶ Nephritisches/nephrotisches Syndrom – Nephritisches Syndrom).

■■ Bakteriurie

Nicht jede Bakteriurie ist eine Infektion (▶ Harnwegsinfektion)!

■■ Polyurie

Diabetes mellitus, Diabetes insipidus, psychogene Polydipsie, polyurische Phase des akuten oder chron. Nierenversagens, renale Glukosurie, renal tubuläre Azidose, Hypokaliämie, primärer Hyperaldosteronismus, HWI, Hyperkalzämie, hohe Trinkmenge, Fanconi-Syndrom.

■■ Glukosurie

Metabolische Erkrankung (z. B. Diabetes mellitus, Pankreatitis, Cushing-Syndrom), toxische Ursache (z. B. Schwermetalle wie Blei, Coffein, Morphin), nephrogen bedingt (z. B. renale Glukosurie, Fanconi-Syndrom). Selten: Nach Krampfanfällen, im Rahmen von ZNS-Infektionen oder anderen fieberhaften Infektionen.

Akutes Nierenversagen

Def. Plötzliche Unfähigkeit der Nieren, entweder ausreichende Mengen von Urin oder Urin mit der erforderlichen Zusammensetzung auszuscheiden, um den Organismus im homöostatischen Gleichgewicht zu halten.
Folgen: Ansteigen der harnpflichtigen Substanzen, Exsikkose, Ödeme, Herzinsuffizienz, Lungenödem, Hypertonie, Krampfanfälle, urämische Enzephalopathie, gastrointestinale Blutungen, Infektionen.

Dg. Wesentliche Bestandteile der Diagnose:
- **Zeichen des akuten Nierenversagens:** Anstieg des Serumkreatinins bei mind. 50%iger Abnahme der Nierenfunktion, kann oligurisch/anurisch, normurisch oder polyurisch sein.
- **Anamnese:** Einnahme nephrotoxischer Substanzen, Sepsis, Trauma, OP, GN, Schock, Blutung. Flüssigkeitsaufnahme in den letzten Tagen.
- **Labor:** Zunehmende Hyperkaliämie, Hyponatriämie, Azidose, Hyperphosphatämie, ansteigender Hst, Kreatinin, Harnsäure. Anämie.

Gestörte Nierendurchblutung (= prärenal)
Häufig, mündet unbehandelt in akute Tubulusnekrose.

Ät. Exsikkose, Schock, schwere Infektion, Salzverlust, Hämolyse, Verbrennung, schweres Trauma (Crush-Syndrom), OP, Intoxikation, Herzinsuffizienz (kardiorenales Syndrom). Verminderung des Blutvolumens führt zu verminderter Nierendurchblutung und damit zu reduzierter GFR und zum Anstieg von Aldosteron und Vasopressin (ADH) → erhöhte tubuläre Rückresorption von Na und Wasser.

Th. Je nach Ursache Gabe von Flüssigkeit, Plasma (Albumin 5%) oder Blut, evtl. Gabe von Dopamin in Nierendosis (4 µg/kg/min). Falls darunter keine Urinproduktion: V. a. intrarenale Störung. Ggf. Hämofiltration.

Akute Nierenerkrankung (= intrarenal)

Ät. 2 Hauptmechanismen:
- Nierenschädigung durch Toxine oder Minderdurchblutung. Diese Form ist meist reversibel; auf die Oligurie folgt dann eine Polyurie.
- Nierenschädigung als Folge von GN, HUS, Nierenvenenthrombose, akuter Tubulusnekrose (z. B. durch Hämolyse), Rhabdomyolyse (nach Trauma, Verbrennung, Koma).

Th.
- Überwässerung vermeiden, sonst entstehen pulmonale, kardiovaskuläre und zerebrale Komplikationen. Das KG darf auf keinen Fall zunehmen. Furosemid 2 mg/kg/ED i.v.
- Die **Flüssigkeitszufuhr** richtet sich nach: ▬ der am Vortag ausgeschiedenen Urinmenge, ▬ plus extrarenalen Verlusten (300 ml/m^2/d = 20–40 ml/kg/d), ▬ plus evtl. Verlusten durch Erbrechen, Diarrhö, Fieber u. a. ▬ minus stille Wasserzufuhr bei Beatmung.
- Möglichst Deckung des Kalorienbedarfs (hochprozentige Glukose- und AS-Lsg.) über zentralen Katheter. Diät.
- Bilanzierung der Elektrolyte: ▬ Hyperkaliämie (▶ Elektrolyt- und Wasserhaushalt). ▬ Hypokalzämie (Tetanie: Gabe von Ca 10% 0,25–0,5 ml/kg/ED i.v., max. 20 ml).
- Ausgleich einer Azidose [▶ Tab. 24.6: Blutgasanalyse (BGA)].
- Frühzeitige Infektionstherapie (Antibiotika in Nierendosis!).
- Therapie des arteriellen Hypertonus (▶ Hypertonie).
- Krämpfe (z. B. Diazepam 0,25–0,5 mg/kg/ED i.v.; ▶ Epilepsie).
- Herzinsuffizienz (Dobutamin, Dopamin, Digitalis, Furosemid etc.; ▶ Herzinsuffizienz).
- Anämie: Erythrozytengabe (▶ Medikamentenliste – Erythrozytenkonzentrat).
- Bei raschem Anstieg von Kalium, schwerer Azidose, ZNS-Symptomatik, Wasserintoxikation: Peritonealdialyse oder Hämodialyse.

Unterscheidung prärenal vs. renal ◘ Tab. 13.2.

◘Tab. 13.2 Unterscheidung prärenal vs. renal

	Prärenal	Renal
Verhältnis Urinosmolalität/Plasmaosmolalität	Urinosmolalität > Plasmaosmolalität	Urinosmolalität ≤ Plasmaosmolalität
Urin-Na	<10 mval/l	>20 mval/l
Verhältnis Urin-/Plasma-Kreatinin	>14:1	<14:1
Spezifisches Gewicht	>1020	<1010
	Exsikkose, Hypovolämie	Ödeme

Obstruktive Uropathie (= postrenal)
Selten.

Ät. Beispielsweise Obstruktion der Harnleiter, akute Harnverhaltung durch Steine, Tumor etc.

Chronisches Nierenversagen

Def. Irreversible Erhöhung von Kreatinin bzw. Erniedrigung der Kreatinin-Clearance (<90 ml/min/1,73 m^2; altersabhängige Normalwerte) v. a. durch Harnwegsmissbildungen oder hereditäre Nephropathien, aber auch nach HUS oder GN.

Klinische und metabolische Veränderungen bei Urämie
- Ggf. zunächst Polyurie/Polydipsie, später Abnahme der Urinausscheidung.
- Hyperkaliämie (durch verminderte GFR, Azidose).
- Azidose.
- Anämie (Erythropoetinmangel, Hämolyse, Blutung etc.).
- Sekundärer Hyperparathyreoidismus.
- Renaler Kleinwuchs (Endorganresistenz gegen Wachstumshormon).
- Blutungsneigung durch Thrombopenie und -pathie.
- Infektionsneigung (Störung der zellulären Immunität).
- Farbveränderung der Haut durch Urochromablagerung.

- Foetor uraemicus.
- Renale Osteopathie durch Hyperphosphatämie, Hypokalzämie, sekundären Hyperparathyreoidismus, verminderte Synthese von 1,25-Dihydroxicholecalciferol.
- Urämische Herzinsuffizienz als Folge der Überwässerung, Hypertension, Perikarditis.
- Neurologische Symptome: Konfusion, Apathie, Lethargie, Stupor, Krämpfe durch direkte Toxizität urämischer Substanzen.
- GI-Blutung (durch erhöhte Säureproduktion).
- Hypertriglyceridämie (verminderte Lipoproteinlipaseaktivität).
- Gestörte Glukosetoleranz (durch Insulinresistenz der Gewebe).

Th.
- Diät: — Hochkalorisch (Kaloriensupplemente). — Eiweißbeschränkung auf 0,8–1,5 (–2) g/kg/d (altersabhängig). — Phosphat-, K-, Na-Reduktion, letztendlich individueller Wasser- und Elektrolytersatz. — Substitution wasserlöslicher Vitamine, Ca, Zink und Eisen.
- Therapie der Hyperkaliämie (▶ Elektrolyt- und Wasserhaushalt).
- Azidosebehandlung [▶ Tab. 24.6: Blutgasanalyse (BGA)]: mit Natriumbicarbonat p.o.
- Hypertonie (▶ Hypertonie): Salzrestriktion, symptomatische medikamentöse Therapie.
- Osteopathie: Kalziumcarbonat oder Komplexbildner gegen Hyperphosphatämie. Basissubstitution: Gabe von 25-Hydroxy-Vitamin D. Evtl. zusätzlich aktiviertes Vitamin D_3 (Rocaltrol® 0,25–0,5 µg/d nach Normalisierung des PO_4-Wertes) bei sekundärem Hyperparathyreoidismus, Kalziumersatz.
- Anämie: Gabe von Erythropoetin. Eisensubstitution. Erythrozytenkonzentrat nur bei Hb <4 g%: 10 ml/kg; bei Hb 4–6 g% nur bei klin. Symptomatik.
- Kleinwuchs: Wachstumshormontherapie.
- Peritonealdialyse/Hämodialyse ab GFR <10–15 ml/min/1,73 m^2.
- Nierentransplantation.

Obstipation

Def. Stuhlretention infolge unvollständiger Stuhlentleerung.
Chron. Obstipation: Bei Symptomatik >2 Mo. Nach Rom-III-Kriterien müssen mind. 2 der folgenden Symptome erfüllt sein: <3 Stuhlentleerungen/Wo, >1 ×/Wo mit Stuhlschmieren, Stuhlmassen im Rektum oder Abdomen tastbar, gelegentliche Entleerung großer Stuhlmassen, Rückhaltemanöver, schmerzhafter oder harter Stuhlgang.

Sy. Bauchschmerzen, Schmerzen bei der Stuhlentleerung, oft großkalibriger Stuhl, meist hart, unwillkürlicher Stuhlabgang (Überlaufinkontinenz, Enkopresis), Analfissuren, perianale Entzündungen, Blutauflagerungen auf dem Stuhl, Enuresis, Übelkeit, Erbrechen, Blähungen, ausladendes Abdomen, Inappetenz, Abgeschlagenheit, Gedeihstörung. Die Stuhlfrequenz (normal 1–2 ×/d bis 3 ×/Wo, bei gestillten Sgl. von 5–6 ×/d bis 1 × alle 14 d) kann, muss aber nicht vermindert sein.

Ursachen der Obstipation

Funktionell (idiopathisch): Keine Ursache eruierbar.
Exogene Störfaktoren: Bestimmte Situationen (Irritation beim Sauberwerden, Änderung des Tagesrhythmus, Immobilisation nach Trauma), Anal- oder Perianalveränderungen (Fissuren, Rhagaden), Ernährung (ballaststoffarme Ernährung, geringe Flüssigkeitsaufnahme, Nahrungsumstellung beim Sgl. von MM auf Formelnahrung), Medikamente (z. B. Opioide, Antikonvulsiva), psychogen, einschl. sexueller Missbrauch.
Kolorektale Erkrankungen: M. Hirschsprung, andere Dysganglionosen (z. B. Hypoganglionose, Hyperganglionose), chron.-intestinale Pseudoobstruktion (CIPO, sehr selten), Fehlbildungen (nach anterior verlagerter Anus, Analstenose, Analatresie), Stenosen (postoperativ, im Rahmen von entzündlichen Erkrankungen).

Allgemeinerkrankungen: Hypothyreose, Hyperparathyreoidismus, Störungen im Elektrolyt- und Wasserhaushalt (Niereninsuffizienz, Hypokaliämie, Hyperkalzämie), zerebrale Erkrankungen, Rückenmarkläsionen (z. B. Spina bifida, MMC), Neuropathien (Diabetes mellitus), Myopathien mit Beteiligung der glatten Muskulatur, Kollagenosen (z. B. Sklerodermie), Motilitätsstörung bei verschiedenen Grundkrankheiten (z. B. Zöliakie, CF, Kuhmilchproteinunverträglichkeit, Anorexie).

Diagnostisches Vorgehen

■ Basisdiagnostik

Anamnese: Zeitpunkt Mekoniumabgang (70% innerhalb von 12 h, normal bis 48 h), Stuhlverhalten während Stillen und später, Art, Beginn, Dauer und situativer Bezug der Beschwerden, Verhalten bei Defäkationsdrang (z. B. Rückhaltemanöver), Stuhlanamnese, evtl. Stuhlprotokoll, Stuhlschmieren, Einkoten größerer Stuhlmengen, Ernährungsanamnese, Appetitverlust, Bauchschmerzen, Enuresis, HWI, Familien- und psychosoziale Anamnese, bisherige durchgeführte Diagnostik und Therapie.

Klin. Befund: Gewichts- und Wachstumskurve, körperliche, einschl. neurologischer Untersuchung, Stuhlwalze im linken Unterbauch tastbar, perianale Inspektion, rektal-digitale Untersuchung (bei Angst und Abwehr des Kindes jedoch nur in Sedierung, z. B. mit Midazolam).

■ Erweiterte Basisdiagnostik

Indiziert bei V. a. auf Grunderkrankung.
Labor: Kreatinin, K, Ca, Phosphat, TSH/fT4, Zöliakie-Serologie (Gesamt-IgA und humane Anti-t-TG- oder Anti-Endomysium-IgA).
Urinuntersuchung.
Weitere Untersuchungen bei Hinweisen auf eine Grundkrankheit (»red flags«): Beginn der Symptomatik unmittelbar nach der Geburt oder innerhalb der ersten LWo, Mekoniumabgang >48 h, Bleistiftstühle, Schwäche in den Beinen, motorische Entwicklungsverzögerung, gebläht Abdomen mit Erbrechen, zusätzliche Gedeihstörung, Hinweise auf Kindesvernachlässigung.

> **Bei funktioneller Obstipation ist bei typischer Anamnese i. d. R. keine weitere Diagnostik notwendig!**

▪ Apparative Diagnostik

Durchführung durch Kindergastroenterologen; indiziert bei V. a. auf kolorektale oder neurogene Erkrankung.

Anorektale Manometrie: Bei V. a. M. Hirschsprung (fehlende Relaxation des M. sphincter internus bei rektaler Dehnung).

Rektumbiopsie: Bei V. a. M. Hirschsprung mit enzymhistochemischer Untersuchung (Fehlen von Ganglienzellen, Acetylcholinesterasereaktion ↑) und Hämatoxylin-Eosin-Färbung zum Ausschluss einer entzündlichen Erkrankung.

Kolonkontrasteinlauf: Bei V. a. M. Hirschsprung ohne vorherige Darmreinigung (**Cave:** falsch-neg. Befunde mit fehlendem Kalibersprung, z. B. bei totaler Kolonaganglionose, bei ultrakurzem Segment), bei V. a. auf Stenosen, bei CIPO (= chron. intestinale Pseudoobstruktion), Zeichen eines Ileus oder Subileus zum Ausschluss einer mechanischen Obstruktion.

Rektoskopie oder Sigmoidoskopie: bei V.a. auf entzündlichen Prozess, erworbene Stenose etc.

▪ Fakultative Untersuchungen

Durchführung durch Kindergastroenterologen; zur Ergänzung bei bestimmten Fragestellungen.

Sonografie: Bei V. a. begleitende Fehlbildungen, besonders der Nieren und ableitenden Harnwege; Restharnbestimmung; Nachweis von Stuhlansammlungen, Darmwanddicken- und Darmweitenbestimmung.

Rö. Abdomen (Übersichtsaufnahme).

Defäkographie: Bei V. a. mechanische Obstruktion nach OP im Enddarmbereich.

Bestimmung der Kolontransitzeit: zur Überprüfung des Therapieerfolgs bei CIPO, zur Verifizierung einer Obstipation bei V. a. auf Münchhausen-Syndrom, zur Unterscheidung einer retentiven von einer nichtretentiven Enkopresis.

Ganzwandbiopsien: Bei V. a. CIPO, Hypo-/Aganglionose (wenn ein Abdominaleingriff aus anderer Indikation notwendig ist, z. B. bei Anlage eines künstlichen Darmausgangs).

MRT: bei V. a. spinale Prozesse.

Therapeutisches Vorgehen

- **Kausale Therapie**

Beseitigung der Ursache.

- **Symptomatische Behandlung**

Ziel: Vollständige und regelmäßige Stuhlentleerung. Kriterien dafür sind: Tägliches Absetzen eines nicht zu harten Stuhls oder zumindest jeden 2. d, kein Defäkationsschmerz, kein unwillkürlicher Stuhlabgang bei Kindern >3 J, Beschwerdefreiheit.

> Bei funktioneller Obstipation stützt sich die Therapie auf 4 Säulen: Aufklärung, Desimpaktion der vorhandenen Stuhlmassen, Prävention einer erneuten Stuhlimpaktion und Nachsorge.

- **Allgemeine Maßnahmen**

Aufklärung: Über Ursache und Entstehung einer Obstipation unter Verwendung eines kindgerechten Darmschemas, Abbau von Schuldzuweisungen.

Ernährung: Ballaststoffreiche Kost (v. a. Vollkornprodukte), adäquate Flüssigkeitszufuhr, unterstützende Maßnahmen wie z. B. früh nüchtern 1 Glas Orangensaft. Bei Kindern mit bereits dilatiertem Sigma, Neuropathie oder Myopathie kann sich eine faserreiche Kost neg. auf die Symptomatik auswirken.

Toilettentraining bei Kindern >2–3 LJ: Anhalten zum regelmäßigen Toilettengang (für 5 min nach den Hauptmahlzeiten, um den »gastrokolischen Reflex« zu nutzen), bei jungen Kindern auf Abstützen der Füße und geeigneten Toilettensitz achten, um durch Abflachen des anorektalen Winkels die Entleerung zu erleichtern. Schulkinder sollten ein Stuhlprotokoll führen.

Empfehlung von **regelmäßiger körperlicher Aktivität**.

- **Medikamentöse Maßnahmen**

Initiale Darmentleerung:
- Von oral (KK und Schulkinder): Polyethylenglykol (PEG) 1,5 g/kg/d über 3–4 d, dann Dosisreduktion.
- Von rektal (v. a. initial, oder bei akuter Obstipation):
  – Sgl.: Glycerin-Suppositorien, Mikroklist. – Ältere Kinder: Sorbit-Klysmen. **Cave:** Salinische, phosphathaltige Klysmen sind bei KK, psychomotorisch retardierten oder

nierenkranken Kindern wg. Gefahr einer Hyperphosphatämie und Hypokalzämie streng kontraindiziert.

Bei Fissuren oder Rhagaden mit Defäkationsschmerz: Granulationsfördernde Externa (z. B. Mirfulan® Salbe), evtl. mit Lokalanästhetikum.

Prävention einer erneuten Stuhlimpaktion bei chron. Verlauf: Therapie über Wo bis Mo mit langsamem Ausschleichen: PEG 3350–4000 (Macrogol): 0,2–0,8 g/kg/d. Für Kinder ≥2 J ist bisher nur Movicol junior aromafrei® zugelassen. Studien bei Sgl. haben jedoch keine Sicherheitsbedenken ergeben. Alternativ: Laktulose 1–2 ml/kg/d, bei Sgl. zugelassen. Mittel der 2. Wahl: Paraffinum subliquidum 1–2 ml/kg/d. Die Substanzen sind weniger wirksam und haben mehr NW (z. B. Bauchschmerzen durch Meteorismus bei Laktulose) als Macrogol. Paraffinum subliquidum darf wegen der Aspirationsgefahr nicht bei KK <2 J, behinderten Kindern oder Refluxkrankheit verabreicht werden. Dosis und Therapiedauer sollten sich am Therapieziel orientieren.

CO_2-freisetzende Supp. (z. B. Lecicarbon®) können bei älteren Kindern und Jgl. zu einer verbesserten Wahrnehmung des Stuhldrangs führen.

- **Interventionelle Maßnahmen**

Bei psychischen Faktoren: Begleitende psychotherapeutische Betreuung.

- **Chirurgische Therapiemaßnahmen**
  - Bei M. Hirschsprung, anorektaler Fehlbildung, stenosierenden Prozessen.
  - Bei CIPO mit Ileus: op. Entlastung und Anlage eines Anus praeter.

- **Primäre und sekundäre Prävention**
  - Ernährungsberatung.
  - Frühzeitige konsequente Therapie bei Obstipation, dabei Meidung psychischer Traumatisierung.
  - Regelmäßige und langfristige Kontrolle des Verlaufs (Stuhlprotokoll!) bei chron. Obstipation, um die Compliance zu verbessern und den Therapieerfolg langfristig zu

gewährleisten, um psychosoziale Folgen für das Kind und organische Spätschäden im KA (Megalisierung des Rektosigmoids) und im Erw.-Alter (z. B. Divertikulose, Divertikulitis, Schäden durch Laxanzienabusus) zu vermeiden.
- Vermeidung nicht indizierter chirurgischer Eingriffe (Sphinktermyotomien, Sphinktermyektomien oder anale Dilatationen sowie Sigmaresektion) bei funktioneller chron. Obstipation und Dysganglionosen.

Onkologische Erkrankungen

Auflistung nach Häufigkeit.

Akute lymphatische Leukämie, akute myeloische Leukämie

▶ Leukämie – Akute lymphatische Leukämie (ALL) und ▶ Akute myeloische Leukämie (AML). Überweisung immer sofort an ein kinderonkologisches Zentrum. ▶ auch unter http://www.kinderkrebsinfo.de.

Hirntumoren

Def. Nach Leukämien zweithäufigste Tumorart.

- **Einteilung (Tumorentitäten)**
  - **Astrozytische Tumoren** (30–35% – Astrozytom, anaplastisches Astrozytom, Glioblastoma multiforme).
  - **Embryonale Tumoren** (15–20% – Medulloblastom, primitiver neuroektodermaler Tumor).
  - **Ependymale Tumoren** (10–15% – Ependymom, anaplastisches Ependymom).
  - **Keimzelltumoren** (3–5%).

Die meisten Tumoren im KA liegen in der Nähe des Liquorsystems, deshalb häufiges Erstsymptom: Hirndruckzeichen.

- **Klassifikation (Lokalisationen)**
  - **Infratentorielle Tumoren** (52%): Kleinhirn, IV. Ventrikel [Medulloblastome/PNET (primitiver neuroektodermaler Tumor), Astrozytome, Ependymome], Hirnstamm, Pons (Astrozytome, Glioblastome, diffus intrinsisches Ponsgliom).
  - **Supratentorielle Tumoren** (45%): Chiasma-Sella-Bereich (Optikusgliome, Kraniopharyngeome), Mittelhirn, Corpus pineale, III. Ventrikel, Zwischenhirn (Pinealistumoren, Astrozytome, Ependymome, PNET, Keimzelltumoren), Großhirnhemisphären (Astrozytome, Glioblastome, Ependymome, Oligodendrogliome).
  - **Intraspinale Tumoren** (3%): Primär extraspinale Tumoren (Neuroblastome, Rhabdomyosarkome, Ewing-Sarkome), primär intraspinale Tumoren (Sarkome, Astrozytome, Glioblastome, Ependymome, PNET).

Dg.
- Klinik: — Unspezifische Fernsymptome durch intrakranielle Drucksteigerung: Kopfschmerzen (35–41%), (Nüchtern-)Erbrechen (12–26%), Nackensteife, Wesensveränderung (10%), zunehmende Bewusstseinsstörung, Funktionsstörung des kaudalen Hirnstamms bis zu zentralen Atmungs- und Kreislaufregulationsstörungen. — Lokalsymptome: Je nach Sitz des Tumors. **Cave:** Gerade bei fokal beginnendem Krampfanfall immer V. a. Hirntumor.
- Augenhintergrundspiegelung (**Cave:** Normaler Augenhintergrund schließt Hirndruck nicht aus!).
- Notfall-CCT mit KM (Sensitivität >90%) oder – wenn möglich – Sonografie.
- MRT Schädel (mit KM): Immer zur genauen Lokalisation.
- Histologie: Wenn möglich, totale Entfernung des Tumors anstreben, sonst Biopsie (Materialasservierung zu evtl. molekulargenetischen Untersuchung).
- Während OP: Liquorentnahme mit Zytologie.
- Tumormarker: AFP, β-HCG (Serum, Liquor) (Keimzelltumoren).
- Suche nach Abtropfmetastasen: MRT Wirbelsäule mit KM.

- **Einteilung nach der WHO-Klassifikation**
  - **Grad I:** Tumoren mit niedrigem Proliferationspotenzial, guter Abgrenzung, Möglichkeit einer Heilung nach alleiniger OP.
  - **Grad II:** Langsam, aber infiltrativ wachsend, erhebliche postoperative Rezidivneigung, Progressionstendenz hin zu höheren Malignitätsgraden.
  - **Grad III:** Invasiv wachsend, histologische Merkmale der Anaplasie, hohe Rezidivraten.
  - **Grad IV:** Hochgradige Malignität, sehr kurze Entwicklungsdauer, rapid invasives Wachstum; die Tumoren rezidivieren trotz multimodaler Therapiekonzepte nahezu ausnahmslos.

Th. Je nach Histologie mit OP (wenn möglich immer Entfernung in toto), postop. kranialer oder kraniospinaler Bestrahlung, Chemotherapie. Bei Kinder <4 J möglichst keine Bestrahlung.

Prognose
5 J ereignisfreies Überleben bei Astrozytomen: ca. 70%, bei Medulloblastomen (ohne Metastasen und Resttumor) ca. 70–80%, bei Ependymomen (ohne Metastasen und Resttumor): ca. 70%.

Non-Hodgkin-Lymphome

Def. Meist hochgradig maligne Proliferation lymphatischer Zellen. Im Unterschied zur ALL ist das Knochenmark mit <25% infiltriert. Schnelle Therapie nötig. Vorwiegend 3 Tumorarten:
- Lymphoblastisches Lymphom (entartet ist eine Vorläufer B- oder T-Zelle).
- Reifes B-Zell-Lymphom (Primärtumor vorwiegend abdominal, entartet ist eine reife B-Zelle).
- Großzellig anaplastisches Lymphom (ALCL).

Cave: Gerade bei B-NHL große Gefahr des Tumorlysesyndroms (▶ Leukämie).

Onkologische Erkrankungen

Sy. Je nach Sitz des Tumors. Schmerzlose Resistenz tastbar oder Symptome durch Druck des Tumors auf andere Organe (z. B. Dyspnoe durch Mediastinaltumor).

Dg.
- Labor: ▶ Leukämie. Wichtig: LDH = Marker für Zellumsatz.
- Biopsie aus Primärtumor, LK, Pleuraerguss, Aszites und/oder Knochenmark: Histologische, zytochemische, immunologische und zytogenetische Untersuchungen, Tumortupfpräparat, Materialasservierung zu evtl. molekular-/zytogenetischen Untersuchung (▶ Lymphadenopathie).
- Staging-Untersuchungen: Sonografie Abdomen, MRT Abdomen mit KM, Rö Thorax p.-a., CT-Thorax mit KM, KMP, LP, FDG-PET/CT.

- **Stadieneinteilung**
    - **Stadium I:** Befall einer LK-Gruppe oder isolierter Tumor ohne lokale Ausbreitung.
    - **Stadium II:** Befall von mehreren nodalen und/oder extranodalen Regionen auf der gleichen Seite des Zwerchfells, abdominaler Tumor.
    - **Stadium III:** Befall auf beiden Seiten des Zwerchfells und alle intrathorakalen Tumoren, alle ausgedehnten nichtresektablen abdominalen Manifestationen, Epiduralbefall, multilokulärer Knochenbefall.
    - **Stadium IV:** Knochenmark- (5–<25%) und/oder ZNS-Befall.

Th. Mit Chemotherapie, selten OP.

Prognose
5 J ereignisfreies Überleben: ca. 80–90%.

M. Hodgkin

Def. Maligne Erkrankung vorwiegend des lymphatischen Gewebes unbekannter Ätiologie. Tritt selten vor dem 3. LJ auf, mit langsam zunehmender Inzidenz mit Häufigkeitsgipfel im Erw.-Alter. Meist lange Anamnesezeit. Charakteristisch: Einkernige

(Hodgkin-Zellen) und/oder mehrkernige Tumorzellen (Reed-Sternberg-Zellen) in einem entzündlich granulomatösen Begleitinfiltrat.

- **Histologische Klassifikation**

Noduläres lymphozytenprädominantes und klassisches Hodgkin-Lymphom mit 4 Subtypen.

Sy. Meist lange Anamnese über einige Mo, schmerzlose LK-Schwellung; B-Symptome: Nachtschweiß (1 × Wäschewechsel/Nacht reicht aus), Gewichtsabnahme (>10%/6 Mo), Fieber. Zusätzliche Symptome evtl. Hepatosplenomegalie, Juckreiz, Lymphopenie, Thrombopenie, Anämie, häufig zellulärer Immundefekt.

Dg.
- Dokumentation aller tastbaren LK; verdächtig: 1–2,5 cm, befallen: >2–2,5 cm (▶ auch Lymphadenopathie).
- Labor: BB mit Diff-BB, BSG (wichtig für Stadieneinteilung), LDH, CRP, Eisen ↓, Ferritin und Kupfer ↑ (alle Laborveränderungen unspezifisch).
- Ggf. Sonografie fraglich befallener LK-Stationen.
- LK-Biopsie mit Histologie, Tumortupfpräparat, Materialasservierung zur evtl. molekular- und zytogenetischen Untersuchung (▶ Lymphadenopathie).
- Staging-Untersuchungen: Sonografie Abdomen, MRT/CT Abdomen mit KM, Rö Thorax p.-a., CT Thorax mit KM, Sonografie Hals, MRT/CT Hals mit KM, FDG-PET/CT.
- Knochenstanzbiopsien an 1–2 Stellen bei Stadium >IIA.
- Skelettszintigrafie: Nur wenn V. a. Skelettbefall.

- **Stadieneinteilung**
  - **Stadium I:** Befall einer LK-Gruppe (I) oder eines extralymphatischen Organs/Bezirks (IE).
  - **Stadium II:** Befall von ≥2 LK-Regionen auf der gleichen Seite des Zwerchfells (II) oder lokalisierter Befall eines extralymphatischen Organs/Bezirks und seines regionären LK mit oder ohne Befall anderer LK-Regionen auf der gleichen Seite des Zwerchfells (IIE).
  - **Stadium III:** Befall von LK-Regionen auf beiden Seiten des Zwerchfells (III), ggf. zusätzlich lokalisierter Befall eines

extralymphatischen Organs/Bezirks (IIIE) oder gleichzeitiger Befall der Milz (IIIS) oder gleichzeitiger Befall von beidem (IIIE+S).
- **Stadium IV:** Disseminierter Befall einzelner oder mehrerer extralymphatischer Organe mit oder ohne gleichzeitigen LK-Befall; oder isolierter Befall eines extralymphatischen Organs mit Befall nicht-regionärer LK (IVE).

B-Symptome:
- **A** = Fehlen definierter Allgemeinsymptome.
- **B** = Unerklärlicher Gewichtsverlust von >10% in den letzten 6 Mo und/oder unerklärtes persistierendes oder rekurrierendes Fieber mit Temperaturen >38°C und/oder starker Nachtschweiß (schon pos. bei 1 × Umziehen in einer Nacht).

Th. Mit Chemotherapie und evtl. Bestrahlung nach dem Hodgkin-Protokoll.

Prognose
5-J-Überleben ca.: Stadium I: 100%, IIA: 98%, IIB: 96%; IIIA: 95%, IIIB: 84%; IV: 100%.

❗ Cave
Eine lokalisierte, schmerzlose LK-Schwellung ist immer verdächtig! Falls bei V. a. bakterielle Infektion eine antibiotische Therapie (z. B. Cefuroxim p.o.) nach einigen Tagen zu keiner Besserung führt und eine Ursache nicht eruierbar ist → Biopsie und histologische Klärung.

Neuroblastom

Def. Vom Nebennierenmark oder Grenzstrang ausgehender maligner, embryonaler Tumor.

- **Klassifikation**

Neuroblastom (NB), Ganglioneuroblastom, Ganglioneurom.

Primärtumor: Rund 50% Nebenniere, ca. 25–30% abdominaler Grenzstrang, ca. 15–20% thorakaler oder zervikaler Grenzstrang.

Frühe Metastasierung: In Knochenmark (80–90%), Knochen (50–70%), lokoregionäre LK, ZNS (bis zu 10%), Lunge (bis zu 5%).

Sy. **Lokalsymptome** abhängig vom Sitz des Tumors (z. B. Querschnittssymptomatik bei Sanduhrgeschwulst, Horner-Trias bei Sitz in der oberen Thoraxapertur, Brillenhämatom bei Orbitametastase, vorgewölbtes Abdomen bei abdominalem Tumor). **Allgemeinsymptome** v. a. bei metastasiertem Neuroblastom u. a. Schmerzen (33%; z. B. Knochenschmerzen bei Knochen- oder Knochenmarkinfiltration), reduzierter AZ, Fieber (26%), Gewichtsverlust (12%), Blässe, arterieller Hypertonus. Evtl. auch keine Symptome (ca. 20%).

Dg.
- BE mit NSE, LDH, Ferritin, BB mit Diff-BB.
- Katecholamine im Spontanurin (Vanillinmandelsäure, Homovanillinmandelsäure). Urinmenge ≥15 ml (Mischungsverhältnis: 15 ml Urin mit 0,3 ml Salzsäure 20–25%) und evtl. im Serum (**Cave:** In ca. 20% keine Katecholaminausschüttung).
- MIBG-Szintigrafie (MIBG = Meta-Jod-Benzyl-Guanidin): Die Substanz reichert sich spezifisch in adrenergem Gewebe an → wichtig zur Diagnostik und Metastasensuche (**Cave:** In ca. 20% keine Anreicherung → dann FDG-PET/CT).
- Weitere Staging-Untersuchungen: Sonografie Abdomen, MRT Abdomen mit KM (Nebenniere?), Rö Thorax, CT Thorax mit KM (Lungenmetastasen?), KMP an 4 Stellen (Rosetten? GD2-AK-Untersuchung), Knochenszintigrafie bei pos. Anreicherung im Knochen in MIBG-Szintigrafie, evtl. FDG-PET/CT.
- Biopsie mit Histologie und Bestimmung des Onkogens N-myc und 1p-Deletion, deshalb bei OP Materialasservierung zur molekulargenetischen Untersuchung.

- **Einteilung nach Evans**
  - **Stadium 1:** Lokalisierter Tumor mit makroskopisch kompletter Entfernung (mit oder ohne mikroskopischem Rest).

- **Stadium 2:** Lokalisierter Tumor mit makroskopisch inkompletter Entfernung: ▬ A: Lymphknoten ipsilateral ohne Tumorbefall. ▬ B: LK ipsilateral mit Tumorbefall.
- **Stadium 3:** Nicht resektabler Tumor.
- **Stadium 4:** Dissemination in Fern-LK, Knochen, Knochenmark, Leber, Haut und/oder andere Organe.
- **Stadium 4S:** Lokalisierter Primärtumor bei Sgl. im 1. LJ mit Dissemination in Haut, Leber, und/oder Knochenmark (<10%).

Th.
- Stadium IV mit Chemotherapie, evtl. MIBG-Therapie, mit Hochdosis-Chemotherapie und autologem Stammzell-Rescue, evtl. Lokalbestrahlung.
- Bei Sgl. mit N-myc-neg. Tumor und keinen lebensbedrohlichen Sy. Beobachtung, häufig Spontaninvolution.

Prognose

5 J ereignisfreies Überleben ca.: Stadium I: 99%, Stadium II: 93%, Stadium III: 80%, Stadium IV: 31%, Stadium IVS: 80%.

Weichteilsarkom

Def. Umfasst eine Vielzahl von histologischen Entitäten mit unterschiedlichem biologischem Verhalten. Hierzu zählen u. a.:
- Rhabdomyosarkom (RMS, embryonal, alveolär) – 54%,
- extraossäres Ewing-Sarkom (EES)/peripherer neuroektodermaler Tumor (pPNET) – 11%,
- Synovialsarkom (SS) – 7%,
- maligner peripherer Nervenscheidentumor (MPNST), Neurofibrosarkom (NFS), malignes Schwannom – 4%,
- Fibrosarkom (FS) – 2%,
- Leiomyosarkom (LMS) – 2%,
- undifferenziertes Sarkom (UDS) – 2%).

Gemeinsam haben diese die **Abstammung von mesenchymalen Stammzellen** mit unterschiedlicher Differenzierung und das Vorkommen in den Weichteilen des Körpers. Frühe Metastasierung in Lunge, Leber, Knochenmark, Knochen.

Faktoren für die Risikostratifizierung: Exakter Sitz des Tumors (Lokalisation), Begrenzung auf das Ausgangsorgan (T-Status), LK-Status (N-Status), Metastasierung (M-Status), Histologie (histologischer Subtyp), postchirurgisches Stadium (IRS-Grouping-System I–III), Patientenalter (≤ oder >10 J), Tumorgröße (∅ ≤ oder >5 cm).

Sy. Abhängig von Lokalisation und Ausdehnung, z. B. Exophthalmus (bei Sitz in der Orbita), Wangenschwellung (bei Sitz im Kopf-Hals-Bereich), Schwellung und Bewegungseinschränkung (bei Sitz in den Extremitäten), Dysurie, Obstipation, abdominale Schwellung (bei Sitz retroperitoneal).

Dg.
- Klin. Untersuchung: Achten auf 3 Kriterien: Weichteilschwellung unklarer Genese, verdächtig feste Konsistenz, Adhäsion an tiefe Schichten.
- Sonografie und MRT mit KM zur Darstellung des Primärtumors.
- Endgültige Diagnose nur durch Biopsie und histologische Untersuchung. Primäre Tumorresektion nur, wenn radikale Resektion ohne Verstümmelung möglich ist. Materialasservierung zu evtl. molekulargenetischen Untersuchung.
- Staging-Untersuchungen: Sonografie Abdomen, MRT Abdomen mit KM, Rö Thorax, CT Thorax mit KM, KMP an 2 Stellen, evtl. LP bei Sitz parameningeal, Skelettszintigrafie, evtl. Ganzkörper-STIR-MRT, FDG-PET/CT zur Metastasensuche.

- **Einteilung (postchirurgisches Stadium)**
  - **Stadium I:** Lokaltumor vollständig resezierbar.
  - **Stadium II:** Nach OP mikroskopischer Resttumor.
  - **Stadium III:** Unvollständig resezierbar.
  - **Stadium IV:** Disseminierte Metastasierung.

Th. Mit präop. Chemotherapie, OP, postop. Chemotherapie, evtl. lokaler Bestrahlung.

Prognose
5 J ereignisfreies Überleben: ca. 60–70%.

Nephroblastom (Wilms-Tumor)

Def. Von der Niere ausgehender, embryonaler, maligner Tumor. In 10% mit anderen Fehlbildungen assoziiert (z. B. Hemihypertrophie, Wiedemann-Beckwith-Syndrom, WAGR-Syndrom). Typischerweise im 2. bis 3. LJ. In 5% bilaterale Tumoren. Bei 40% Nachweis einer Nephroblastomatose (multifokale oder diffuse nephrogene Reste in einer oder beiden Nieren, persistierendes abnormales embryonales Nierengewebe jenseits der 36. Gestationswoche, potenzielle Vorstufe des Wilms-Tumors). Metastasierung in Lunge, Leber, Knochen; Klarzelltyp auch in das ZNS.

Sy. Asymptomatische tumoröse Raumforderung (62%), Hämaturie (15%), Vorsorgeuntersuchung (10%).

Dg. **Cave:** Keine Biopsie! Der Tumor darf nicht rupturieren, deshalb vorsichtige abdominale Untersuchung.
- Laborparameter (BB, Chemie, Urin, Urin auf Katecholamine zum Ausschluss eines Neuroblastoms).
- Sonografie Abdomen (**Cave:** Kontralaterale Niere kann befallen sein = Stadium V; ▶ unten), MRT Abdomen mit KM (kontralaterale Niere: Nephroblastomatoseherde?), evtl. auch CT Abdomen mit KM.
- Staging-Untersuchungen: Rö Thorax, CT Thorax mit KM.
- Fakultativ: MIBG-, Skelettszintigrafie, MRT/CT ZNS.
- Feinnadelbiopsie bei ungewöhnlichen Befunden (nur nach interdisziplinärer Abstimmung).

- **Stadieneinteilung (erst postoperativ und durch Histologie möglich)**
    - **Stadium I:** Tumor auf die Niere beschränkt.
    - **Stadium II:** Tumor überschreitet die Niere, jedoch vollständige Entfernung.
    - **Stadium III:** Tumor überschreitet die Niere, keine vollständige op. Entfernung.
    - **Stadium IV:** Fernmetastasen.
    - **Stadium V:** Bilateraler Tumor.

Th. Mit präop. Chemotherapie, Tumornephrektomie (mit Entfernung lokaler LK): Dann je nach Histologie und Stadium Entscheidung über weitere Chemotherapie (evtl. zusätzliche Bestrahlung).

Prognose
Gesamtüberleben: ca. 98%, rezidivfreies Überleben: ca. 88%.

Osteosarkom

Def. Häufigster Knochentumor mit Alterspräferenz in der 2. Lebensdekade. Zellen bilden direkt Knochen oder Osteoid. Der Primärtumor entsteht meist in der Metaphyse eines langen Röhrenknochens, besonders in der Knieregion. Manifeste (10–20%) bzw. okkulte (ca. 80%) Metastasen in erster Linie in Lunge, in zweiter Linie im Skelett.

Sy. I.d.R. zunächst zunehmende, oft als belastungsabhängig empfundene Schmerzen der betroffenen Region. Meist erst später lokale Schwellung, u. U. auch Bewegungseinschränkung im benachbarten Gelenk. Bei einigen Pat. stellt eine pathologische Fraktur das erste Symptom dar. Allgemeinsymptome fehlen meist und deuten, falls vorhanden, auf eine fortgeschrittene Metastasierung.

Dg.
- Labor: LDH- (40%) und AP-Erhöhung (30%) gelten als prognostisch ungünstig.
- Rö lokal in 2 Ebenen: Unscharfe Randbildung, osteosklerotische und osteolytische Veränderungen, durch periostale Knochenneubildung erscheint Periost und Kortex abgehoben mit Codman-Dreieck und Sunburst-Phänomen (charakteristische Spiculae-Bildung), charakteristischer Weichgewebstumor.
- MRT mit KM (lokale Ausdehnung) der Primärtumorregion → Untersuchung des gesamten befallenen Kompartiments notwendig.
- Biopsie des Primärtumors mit Materialasservierung zu evtl. molekulargenetischen Untersuchung (**Cave:** Obsolet

sind Biopsie ohne interdisziplinäre Abstimmung, Biopsie ohne hinreichende lokale Bildgebung, Exzisionsbiopsie).
- Staging-Untersuchungen: Rö Thorax in 1 Ebene, CT-Thorax mit KM, Skelettszintigrafie, FDG- PET/CT, evtl. Ganzkörper-STIR-MRT.

Th. Mit präop. Chemotherapie, operativer Entfernung des Primärtumors mit weiten Resektionsgrenzen, operativer Entfernung evtl. vorhandener Metastasen, Polychemotherapie postop. Die vollständige op. Tumorentfernung (aller Tumoren) ist obligat. Bei scheinbar unilateralem Lungenbefall sollte i.d.R. eine bilaterale Exploration mit Palpation beider Lungen erfolgen. Nicht selten finden sich so mehr Metastasen. Postop. Chemotherapie je nach histologischem Ansprechen (= Regressionsgrade nach Salzer-Kuntschik) auf präop. Chemotherapie.

Prognose
5 J ereignisfreies Überleben: ca. 60%–70%.

Ewing-Sarkom

Def. Zweithäufigster Knochentumor mit Prädilektionsalter 2. Dekade. Embryonaler Tumor. In ca. 85% Translokation t(11;22)(q24;q12) und molekulares Äquivalent einer EWS-FLI1-Genfusion nachweisbar (der Nachweis gilt als Beweis). Dazu gehören: Klassisches Ewing-Sarkom, atypisches Ewing-Sarkom, peripherer maligner neuroektodermaler Tumor (pPNET), Askin-Tumor der Thoraxwand.
Am häufigsten im Becken (26%), dann Diaphysen langer Röhrenknochen [z. B. Femur (20%), Tibia (10%), Fibula (8%)], flache Knochen [z. B. Rippen (10%), Wirbelkörper (6%)]. 5% als reine Weichteilsarkome (= extraossäres Ewing-Sarkom). 20–30% der Pat. bei Diagnose Fernmetastasen, meist Lunge und/oder Skelett. Ohne systemische Behandlung >80% Fernmetastasen.

Sy. Schmerzen, Schwellung, Funktionsverlust, Fieber (bei ca. 30%), BB-Veränderungen.

422 Onkologische Erkrankungen

Dg.
- Labor: Leukozytose, Anämie. BSG, LDH, Ferritin, CRP ↑ (unspezifisch).
- Primärtumor: Rö lokal in 2 Ebenen (pathologische, zwiebelschalenartige Abhebung des Periosts), MRT mit KM (lokale Ausdehnung).
- Biopsie des Primärtumors mit Materialasservierung zur molekulargenetischen Untersuchung. (**Cave:** Obsolet sind Biopsie ohne interdisziplinäre Abstimmung, Biopsie ohne hinreichende lokale Bildgebung, Exzisionsbiopsie).
- Staging-Untersuchungen: Rö Thorax, CT-Thorax mit KM, FDG-PET/CT, Skelettszintigrafie, evtl. Ganzkörper-STIR-MRT, KMP an 2 Stellen.

Th. Mit präop. Chemotherapie, OP, postop. Chemotherapie, evtl. prä- oder postop. Bestrahlung. Evtl. Hochdosis-Chemotherapie mit autologem Stammzell-Rescue.

Prognose
5 J ereignisfreies Überleben: ca. 60–70%, 5-J-Überleben ohne Metastasen: ca. 70%, mit Lungenmetastasen: ca. 40%, mit Knochen(mark)metastasen: ca. 25%.

Keimzelltumoren

Def. Von Keimblättern ausgehende, embryonale, benigne oder maligne Mischtumoren. Erhöhte Tumorinzidenz im maldeszendierten Hoden. Sitz des Primärtumors: Ovar (29%), Steißbein (19%), Hoden (17%), ZNS (21%), Mediastinum (4%), andere (10%).

■ Histologische Einteilung
Germinom = Seminom = Dysgerminom, Dottersacktumor (= endodermaler Sinustumor), embryonales Karzinom, Choriokarzinom, Teratom (Gradeinteilung nach Gonzales-Crussi: immatur, matur, Dermoidzyste, monodermal), gemischte Keimzelltumoren.

Sy. Abhängig von der Lokalisation: z. B. schmerzlose Hodenschwellung, Bauchschmerzen (Ovarialtumoren), Husten, Dyspnoe

Onkologische Erkrankungen

(intrathorakaler Sitz), Schwellung am Steißbein, Hirndruckzeichen (intrakranieller Sitz).

Dg.
- Sonografie und MRT (mit KM) des Primärtumors.
- Tumormarker: AFP, β-HCG (**Cave:** Altersabhängige Werte, Normalwerte schließen einen Keimzelltumor nicht aus).
- Staging-Untersuchungen: Rö Thorax, CT-Thorax (mit KM), FDG-PET/CT, evtl. Skelettszintigrafie, evtl. Ganzkörper-STIR-MRT.
- Zur Sicherung der Diagnose evtl. Biopsie notwendig, evtl. gleich Entfernung (**Wichtig:** Materialasservierung zur molekular-/zytogenetischen Untersuchung).

Th. OP, evtl. Chemotherapie, evtl. Bestrahlung.

Prognose
5 J ereignisfreies Überleben: ca. 80–90%.

❗ Cave
Steißbeinteratome sind bei Geburt benigne, nach dem 6. LMo meist maligne → rasche op. Entfernung nach Geburt (durch erfahrene Operateure)!

Hepatoblastom

Def. Häufigster maligner, embryonaler Tumor der Leber. Metastasierung in Lunge.

Sy.
- Meist Zufallsbefund, evtl. vorgewölbtes Abdomen.
- Anamnese: Tastbarer Tumor, Fieber, Störung des Ess- und Trinkverhaltens, Pubertas praecox, Thrombozytose?

Dg.
- Diagnose gesichert bei: Tumor in der Leber + AFP >1000 ng/ml und >3-Faches der Altersnorm + Alter 6 Mo bis 3 J, deshalb:
- Labor: AFP (in 80–90% erhöht) (**Cave:** Altersabhängige Werte, erst ab ca. 6. Mo <15 ng/ml), β-HCG (in 20% erhöht).
- Sonografie Abdomen, MRT (evtl. zusätzlich CT) Abdomen mit KM.

- Staging-Untersuchungen: Rö Thorax, CT-Thorax mit KM, wenn möglich: FDG-PET/CT.

Th. Präop. Chemotherapie mit dem Ziel einer radikalen Tumorentfernung, postop. Chemotherapie.

Prognose
Standardrisiko: 3 J ereignisfreies Überleben: ca. 90%. Hochrisiko: 3 J ereignisfreies Überleben: ca. 65%. Heilbar nur Kinder, bei denen der Tumor komplett operativ entfernt werden kann.

DD. Hepatozelluläres Karzinom (im KA sehr selten).

Histiozytosen

Def. Reaktive Proliferation und/oder Akkumulation dendritischer Zellen (phänotypisch übereinstimmend mit Langerhans-Zellen der Haut), bilden zusammen mit anderen Zellen (Lymphozyten, Plasmazellen, Eosinophilen, Fibroblasten) charakteristische Infiltrate. Interzellulärer Kommunikationsdefekt zwischen T-Zellen und Langerhans-Zellen mit Zytokin-Imbalance.

Klasse I: Erkrankungen der dendritischen Zelle

Langerhans-Zell-Histiozytose (LCH), juveniles Xanthogranulom, solitäres Histiozytom, sekundäre dendritische Zellproliferationen.

■ Einteilung der LCH

Single-Systembefall: Knochen oder Haut/Schleimhaut oder Lunge oder LK oder ZNS. Der Befall kann unilokulär oder multilokulär sein.

Multi-Systembefall: ≥2 Organsysteme (mit oder ohne Funktionsstörung).

Niedrigrisiko-Pat. ohne Risikoorganbeteiligung bzw. **Risiko-Pat.** mit Beteiligung von Risikoorganen (= Leber oder Milz oder Knochenmark).

Onkologische Erkrankungen

Dg.
- Labor: BB mit Diff-BB, Leber-, Nierenwerte, Blutgerinnung, Hormonwerte (z. B. bei Diabetes insipidus).
- Radiologische Untersuchungen: Rö Thorax, evtl. CT-Thorax, Lungenfunktionsprüfung, FDG-PET/CT, evtl. STIR-MRT, MRT befallener Bezirke mit KM.
- Biopsie (elektronenmikroskopischer Nachweis von Birbeck-Granula, immunhistologischer Nachweis des CD1a-Antigens auf der Zelloberfläche).

Th. Evtl. OP, evtl. Bestrahlung, evtl. Chemotherapie.

Prognose
Single-Systembefall: Ereignisfreies Überleben: ca. 100% (minimale Therapie wegen extrem guter Prognose), Niedrigrisiko-Pat.: Ereignisfreies Überleben: ca. 80–85%. Risiko-Pat.: Ereignisfreies Überleben: ca. 60%.

Klasse II: Erkrankungen der ordinären Histiozyten/Makrophagen

Hämophagozytische Lymphohistiozytose (HLH; primär: familiär, sporadisch; sekundär: infektassoziiert, tumorassoziiert, andere), Sinushistiozytose mit massiver Lymphadenopathie (Rosai-Dorfman), multizentrische Retikulozytose.

Dg. **Diagnostische Kriterien einer HLH:** Familiäre Erkrankung/bekannter genetischer Defekt oder klin. und Laborkriterien (5/8 gefordert):
- Fieber.
- Splenomegalie.
- Zytopenie ≥2 Zellreihen (Hb <9 g%, <10 g% bei <4 LWo; Thrombozyten <100.000/µl; Neutrophile <1000/µl).
- TG ≥3 mmol/l und/oder Fibrinogen ≤1,5 g/l.
- Ferritin ≥500 ng/ml.
- sCD25 ≥2400 IE/ml.
- Verminderte oder fehlende NK-Zellaktivität.
- Hämophagozytose in Knochenmark, Liquor oder LK.

Th. Evtl. Steroide, evtl. Chemotherapie, evtl. allogene SZT.

Orbitalphlegmone/periorbitale Zellulitis

Sy. Meist von der Umgebung (Nasennebenhöhlen, Zähnen, Tränensack) ausgehende eitrige Infektion des Orbitalgewebes mit allgemeinem Krankheitsgefühl, erhöhter Temperatur, Schwellung der Lider; teilweise livide Verfärbung, Exophthalmus mit Schmerzen und zunehmender Bewegungseinschränkung. Am Augenhintergrund evtl. Stauungszeichen, gelegentlich Neuritis n. optici.
Labor: Entzündungsparameter ↑ (Leukozytose, Linksverschiebung, CRP- und BSG-Erhöhung).

Th.
- Immer stat. Aufnahme.
- Bei Meningismus: LP.
- Antibiotische Therapie je nach Ausmaß mit: – z. B. Cefuroxim 100 mg/kg/d in 3 ED oder Ceftriaxon 50 mg/kg/d in 1 ED i.v. als Monotherapie oder – Cefotaxim 200 mg/kg/d in 3 ED i.v. (Meningitisdosierung; LP vorher) + Clindamycin 40 mg/kg/d in 3 ED i.v.
- Symptomatische Therapie (Fiebersenkung).
- Augenärztliche Untersuchung.
- Evtl. HNO-Konsil.
- Evtl. Schnittbildgebung, z. B. CT (Eröffnung der Nasennebenhöhlen?).

Ko. Thrombophlebitis der Orbitalvenen, septische Sinus-cavernosus-Thrombose, Meningitis, Erblindung durch Sehnervschädigung.

DD. Allergische Lidschwellung (auch nach Insektenstich): Höchstens rosa verfärbt, indolent, ggf. Juckreiz; afebril.

Osteomyelitis/septische Arthritis

Ät. **Erreger** v. a. S. aureus, Streptokokken der Gruppe A. Seltener: H. influenzae (KK), P. aeruginosa (immundefiziente Pat.), gramneg. Erreger, Anaerobier (z. B. Zahnbereich), Salmonellen (Sichelzellkrankheit). Eintrittspforte meist Haut.

Osteomyelitis/septische Arthritis

Ausbreitung: Betroffen sind v. a. die Metaphysen langer Röhrenknochen (z. B. distaler Femur, proximale Tibia, Fußknochen, Humerus). Entstehung hämatogen mit Bildung einer Markphlegmone, die sich über Havers-Kanäle ausbreitet und zum subperiostalen Abszess führen kann. Übergang in chron. Osteomyelitis mit Bildung von Kortikalissequester durch Gefäßthrombosierung möglich. Bei ca. 10% mehr als nur ein Osteomyelitisherd.

Sy. Beginn mit plötzlich hohem Fieber. Schmerzen, Schwellung, Rötung, Überwärmung, Bewegungseinschränkung der entsprechenden Extremität. Schwellung der regionären LK. Bei Salmonellenosteomyelitis und Sgl. (▶ unten) häufig blander Verlauf.

Dg.
- Labor: Leukozytose (bei ca. 40%), Linksverschiebung (immer), CRP ↑, BSG (Sturzsenkung). Unbedingt: mehrfache BK (Erreger lässt sich in 40–50% isolieren).
- Sonografie (Weichteilödem, Abszess, Gelenkerguss).
- MRT (Markraumödem), CT (Beurteilung von Knochenstrukturen).
- Rö: Initial Weichteilödem (→ Sonografie), erst nach 2–3 Wo ossäre Veränderung erkennbar. Bei rechtzeitiger Therapie kann das Röntgenbild stumm bleiben.
- Biopsie zum Keimnachweis (Kultur in 60–70% pos.) und falls maligne Erkrankung nicht sicher ausgeschlossen werden kann.

Th.
- Antibiotische Therapie i.v. für 2–3 Wo bzw. bis Normalisierung der BSG: — z. B. Cefuroxim 150–200 mg/kg/d in 3 ED i.v. als Monotherapie. — Bei Cephalosporinallergie oder als Alternative zur oralen Weiterbehandlung: Clindamycin oder Levofloxacin oder Moxifloxacin.
- Antipyrese, Analgetika.
- Ruhigstellung nur bei Schmerzen (bis zu 7 d), dann Mobilisierung und (passive) Belastung der Extremität.
- Nach Isolierung eines Erregers: Nach Antibiogramm.
- Orale Therapie nur, wenn deutliche klin. Besserung, Erreger bekannt ist und Komplikationen ausgeschlossen sind. Dabei engmaschige Kontrollen.

- Operative Entlastung bei Abszessen, Fisteln, Sequester, eitriger Arthritis, Fieber >3 d. Spüldrainagen. Immobilisierung.

Prognose
Heilung bei >80%.

Ko. Einbruch in die Gelenkhöhle mit Destruktion des Gelenks bzw. Ankylose. Sequesterbildung, Knochendeformierungen.

Säuglingsosteomyelitis

Ät. Befall der Epiphysen und Gelenke (v. a. Schulter-, Hüft-, Kniegelenk, Oberkiefer, Zähne) mit relativ schnellem Einbruch in die Gelenkhöhle und umgebendes Weichteilgewebe. Klin. meist nur auffallende Bewegungsarmut der Extremität. Erreger v. a. S. aureus, Streptokokken der Gruppe B, H. influenzae. Insbesondere bei Befall des Hüftgelenks Defektheilung mit Fehlstellung möglich.

Nichtbakterielle (rheumatische) Osteomyelitis (NBO)

Ät. Am ehesten autoinflammatorische Genese, genetische Grundlage wird angenommen. Betrifft i.d.R. gesunde Kinder jenseits des Sgl.-Alters und Jgl. (Ausnahme: Sehr seltene syndromale Erkrankung rheumatischer Ursache mit assoziierter Osteitis). Kein Auslöser bekannt, kein vorangegangener Infekt, keine Verletzung.

Sy. Guter AZ, keine lokale Rötung. Schwellung und Überwärmung möglich. Rund 30% monofokale Manifestation, oft mehrere Läsionen, vielfach rekurrierender oder chron. Verlauf. Akute transiente Formen werden beobachtet (entsprechend reaktiver Arthritis). Häufig Wirbelkörperbefall. In etwa 20% assoziierte Hautsymptome: palmoplantare Pustulose, Psoriasis. Assoziation mit chron.-entzündlichen Darmerkrankungen in ca. 8%.

Dg. Labor: Keine spezifischen Labormarker, BB unauffällig, keine Linksverschiebung, Entzündungszeichen oft leicht bis mäßig erhöht. BK und Biopsien neg., histologisch unspezifische Entzündung/Fibrose/Sklerose. Ausschlussdiagnose. Tuberkulintest.

Bildgebung: Wie bakterielle Osteomyelitis (▶ oben), radiologisch nicht zu unterscheiden. Skelettszintigrafie oder Ganzkörper-MRT zur Detektion klin. stummer Läsionen.

Th.
- Symptomatisch. NSAID, z. B. Ibuprofen 30 mg/kg/d in 3 ED p.o.
- Bei Therapieresistenz kurzfristig Steroidgaben.
- Ruhigstellung nur bei stärksten Beschwerden oder Wirbelkörperbefall.
- Bei aktiven Wirbelkörperläsionen oder schwerem Verlauf Therapie mit Pamidronat.

Prognose
Erkrankungsdauer zwischen wenigen Wo und vielen J. Im Mittel 2–3 Erkrankungsschübe, ca. 80% Restitutio.

Ko. Wirbelkörpereinbrüche, Vertebra plana, hyperostotische Knochenläsionen.

DD. Bakterielle Osteomyelitis, Osteoidosteom, benigne und maligne Knochentumoren, Leukämie, Langerhans-Zell-Histiozytose, Hypophosphatasie.

Otitis externa, Otitis media

Otitis externa

Sy. Schmerzhafte Schwellung des Gehörgangs mit Rötung, Juckreiz, pos. Tragusdruckschmerz, feuchter Aspekt des Gehörgangs, weißliche Sekretion. Trommelfell unauffällig.

Ät. Bakterien (P. aeruginosa, Streptokokken, Staphylokokken, Enterobakterien), Pilze (Candida, Aspergillus), Viren (HSV, VZV), auch sekundär nach Trommelfellperforation, Allergien, Fremdkörper, Mazeration, Trauma, als Begleiterscheinung der seborrhoischen Dermatitis oder Ekzem.

Th. Nach Lokalbefund (▶ auch unten):
- Panotile® Cipro 1,0 mg/0,5 ml Ohrentr. (Ciprofloxacin) oder Polyspectran® Tr. (Polymyxin, Neomycin, Bacitracin: Antibiotikatherapie).
- Bei lokaler Ausbreitung, Beteiligung des Trommelfells oder Fieber: Amoxicillin p.o. (▶ Otitis media).
- Bei starken Schmerzen: Ibuprofen.

> **Kein Schwimmen, kein Shampoo (äußerer Gehörgang sollte trocken bleiben), keine Watte ins Ohr.**

Lokaltherapeutika bei Ohrerkrankungen:
- Antibiotika: Zu empfehlen Gazestreifen mit antibakterieller oder antimykotischer Medikation in den Gehörgang einlegen, z. B. Aureomycin® oder Polyspectran® oder Gentamicin Salbe.
- Kortikosteroide (Ekzem, Neurodermitis, Pruritus), z. B. Decoderm® Creme/Paste/Salbe/Tinktur.
- Antibiotika und Kortikosteroide z. B. Decoderm® comp Salbe/Creme (Gentamicin, Fluprednlden).
- Antimykotika (Einzelstoffe und Kombinationen), z. B. Canesten® (Clotrimazol) Creme oder Daktar® 2% Creme (Miconazol).

Otitis media

Sy. Ohrenschmerzen (i.d.R. bei bakterieller Genese beidseitig, bei viraler Genese einseitig), Greifen nach dem Ohr, Fieber. Bei älteren Kindern sind die Symptome weniger stark ausgeprägt, Fieber kann fehlen. Rötung, vermehrte Gefäßinjektion, Trübung und/oder Vorwölbung des Trommelfells; i. Allg. pos. Tragusdruckschmerz. Otorrhö bei Ruptur. Meist in Folge eines Infekts der oberen Luftwege.

Otitis externa, Otitis media

Ät.
- Häufig durch Fortleitung aus dem Nasen-Rachen-Raum.
- Viren (Rhino-, RS-, Parainfluenza-, Influenza-, Adenoviren).
- Stärkere Entzündungszeichen durch Bakterien (Pneumokokken, H. influenzae, Streptokokken, Staphylokokken).
- Chron. Otitis media (P. aeruginosa, S. aureus, Proteus, Enterobakterien).

Th.
- Die Selbstheilungsrate beträgt 60–80%. Trotzdem werden alle Kinder <6 LMo mit Otitis media antibiotisch behandelt. AB-Therapie bei 6–23 LMo nur bei sicherer Diagnose (= akuter Beginn mit Nachweis eines Mittelohrergusses/Otorrhö und Zeichen einer Mittelohrentzündung), bei ≥24 LMo bei schwerer akuter Otitis media mit ausgeprägten Ohrenschmerzen und Fieber ≥39,0°C in den vorangehenden 24 h. Falls nur symptomatische Therapie, müssen Pat. nach 48–72 h nachuntersucht werden. Alternativ: Rezept mitgeben, bei ausbleibender Besserung nach 48 h einlösen.
- Paracetamol/Ibuprofen Supp./Tbl./Saft gegen Fieber und Schmerzen.
- Nasentropfen/Nasenspray (nur wenige Tage verwenden, da sonst Schleimhautaustrocknung und Zilienschädigung auftritt).
- Unspezifisch zur Schleimhautpflege und Sekretverflüssigung: mit NaCl (z. B. Emser® Nasentr. oder Olynth® salin® Tr).
- Antibiotikum, z. B. Amoxicillin 50 mg/kg/d in 2–3 ED p.o. (Mittel der Wahl). Bei schwerem Verlauf über 10 d, bei >2 J über 7 d, bei >6 J über 5–7 d.
- Falls nach 48–72 h keine deutliche Besserung: Umsetzen auf z. B. Cefuroximaxetil 30 mg/kg/d in 2 ED für jeweils 7 d p.o.
- Bei Penicillin-/Cephalosporin-Allergie: Clindamycin oder eingeschränkt Makrolide (Azithromycin).
- Bei vermuteter schlechter Compliance: z. B. Ceftriaxon 50 mg/kg/d in 1 ED i.v. über 3 d.
- Evtl. Ohrentropfen (kein gesicherter Effekt, nur bei intaktem Trommelfell, keine Watte ins Ohr), z. B. Otalgan®

Ohrentr (schmerzstillend + antiphlogistisch), Panotile® Cipro Ohrentropfen (auch antibiotisch wirksam).
- Bei chron. Otitis media: Mitbehandlung durch HNO-Arzt.

Ko. Perforation des Trommelfells, Erguss, Mastoiditis, Meningitis, Hirnabszess, Fazialisparese, Labyrinthitis, Reaktion auf Medikamente (z. B. Penicillin-Allergie).

Sero- oder Mukotympanon

Sy. Kein Fieber, keine Schmerzen, evtl. Ohrensausen, Schwindel, dumpfes Ohr, vermindertes Hörvermögen, Trommelfell blande. Entwickelt sich i.d.R. nach akuter Otitis media (bei 40% nach 1 Mo nachweisbar, bei 10% nach 3 Mo).

Dg. Tympanometrie.

Th. Hohe Spontanheilungsrate (75–95%). **Wichtig:** Gute Belüftung des Mittelohrs (mit z. B. Aufblasen eines Luftballons, Valsalva-Versuch), Paukenröhrchen und/oder Adenotomie bei chron. Erguss (>3 Mo) und Schallleitungsstörung (>30 dB).

> **Entfernen des Ohrschmalzes: Lokale Instillation von warmem Olivenöl oder Natriumbicarbonat, dann Ausspülen mit warmem Wasser (evtl. Cerumenex® N Tr.).**

PEG (perkutane endoskopische Gastrostomie)

- **Indikationen**
    - Mechanisch bedingte Dysphagie (z. B. Tumor, Vernarbungen nach Verätzungen, Verletzungen oder OP im Gesichts- und Kopfbereich).
    - Neurogene Dysphagie mit Gefahr der Aspiration.
    - Dystrophie unterschiedlicher Entität (Anorexie, Stoffwechselstörung).

- **(Relative) Kontraindikationen**
    - Abdominale Vor-OP (z. B. Z. n. NEC, Laparotomie nach Ileus).
    - Fehlende Diaphanoskopie (z. B. aufgrund erheblicher Skoliose).
    - Aszites.
    - Peritoneale Dialyse.
    - Gastroösophagealer Reflux (GÖR).

- **Präoperative Maßnahmen**
    - Abklärung eines GÖR und einer Magenentleerungsstörung mittels Breischluck/oberer MDP. Falls sich GÖR bestätigt, ist die Anlage einer PEG nicht sinnvoll, und es muss insbesondere bei Kindern mit neurologischer Grunderkrankung mit der Gefahr von Aspirationen eine Jejunalsonde offen-chirurgisch angelegt werden.
    - Routinelabor einschließlich Gerinnung.
    - Antibiotische Prophylaxe mit Cefuroxim/Cefotaxim i.d.R. als »single shot«.

- **Technik der PEG-Anlage**
    - Gastroskopie in Vollnarkose, Blähen des Magens mit Luft.
    - Schnitt in die Bauchhaut, Einführen einer Kanüle in den Magen.

- Gastroskopisch Durchzug eines über die Kanüle eingeführten Fadens.
- Anknoten der Ernährungssonde an den Faden und Durchzug der Ernährungssonde über den Ösophagus und Hautschnitt.
- Platte im Magen und Gegenplatte von außen müssen eng verbunden sein, sodass sich innerhalb der nächsten Wo ein dichter Kanal zwischen Magenwand und Bauchdecke bildet.
- Bei kleinen Sgl. kann eine offenchirurgische Anlage notwendig sein.

Postoperative Maßnahmen
- In den ersten 3 d postop. feste Fixierung der Gegenplatte an die Bauchdecke.
- Ab dem 3. postop. Tag tgl. Drehung und Lockerung der PEG-Sonde, um ein Einwachsen in die Magenwand zu verhindern. Anderenfalls ist eine endoskopische Entfernung später nicht mehr möglich.
- In den ersten 2–3 postop. Wo tgl. Verbandwechsel mit Desinfektion, später nur bei Bedarf. Baden ist ≥14 d postop. möglich.
- Nach ca. 2–3 Wo postop. Fixierung der Sonde mit einem Spielraum von 0,5–1 cm in der äußeren Halteplatte auf einer Schlitzkompresse.
- Antazide Therapie nicht notwendig. Bekommt der Pat. präop. PPI → Weitergabe postop.

Pflege
- Nach Abschluss der Wundheilung sollte der PEG-Kanal narbig abgeheilt sein.
- Im Rahmen der tgl. Pflege kurze Lockerung und Reinigung der PEG mit Wasser. Octenisept® sollte nicht tgl. verwendet werden, da es selbst zu Reizungen führt.
- Bei Entzündungen an der PEG-Eintrittsstelle gründliche Reinigung mit Wasser und Desinfektion, z. B. mit Octenisept®. Lokale Applikation von Betaisadona® Salbe oder Fucidine® Salbe.
- Ein aufgetretenes, z. T. nässendes Stomagranulom kann verätzt werden.

PEG

- **Kostaufbau**
  - Am Anlagetag sollten die Pat. nüchtern bleiben.
  - 24 (mind. 12) h nach Anlage kann mit Tee über die PEG in einer dem Alter adäquaten Menge begonnen werden.
  - Wurden 3 Gaben Tee gut toleriert, kann mit dem Kostaufbau mittels hochkalorischer Sondennahrung begonnen werden.
  - Stets auf eine korrekte Lage der Fixierungsplatte (ausreichender Anpressdruck) achten.
  - Die Sondenkost wird in Bolusgaben direkt aus der Hand oder über Ernährungspumpen verabreicht.
  - Der größte Vorteil gegenüber Duodenal-/Jejunalsonden liegt bei der PEG darin, dass die physiologische Reservoirfunktion des Magens nicht ausgeschaltet wird. Die Nahrung wird i.d.R. in Form von Bolusgaben vergleichbar mit der normalen Nahrungsaufnahme verabreicht. Bei Duodenal-/Jejunalsonden muss eine Dauersondierung über 20–24 h erfolgen.

- **Medikamente über die PEG**
  - Feste Medikamente müssen entweder gemörsert oder in Flüssigkeit aufgelöst und ausreichend verdünnt appliziert werden.
  - Bei Omeprazol dürfen die Mikropellets nicht gemörsert werden. Geeignet ist Antra mups®.
  - Bei Antikonvulsiva auf ausreichende Verdünnung mit Wasser oder Tee achten.
  - Nach Verabreichung von Medikamenten und Beendigung der Sondengabe stets mit Tee oder Wasser nachspülen. Die Menge richtet sich nach dem Flüssigkeitsbedarf des Pat.
  - Bei Verschluss der PEG: Lösung der Verklebung, z. B. mit Cola oder Arginin (i.v.-Lösung). Mit kleinen Volumina (1-, 2- oder 5-ml-Spritzen) und hohem Druck schrittweise versuchen, die Verstopfung aufzulösen.

- **Komplikationen**

Insgesamt selten bei PEG-Anlage, laut Literatur aber insbes. bei pädiatrischen Pat. Raten von bis zu 25% beschrieben.
Hauptkomplikation ist die Kolonperforation durch zu geringe Insufflation von Luft in den Magen und somit eine nicht ausreichende

Kaudalverlagerung des Querkolons (gastrokolische Fistel). Diese Kinder fallen durch heftige, therapierefraktäre Durchfälle auf und müssen i. d. R. chirurgisch saniert werden.

Verletzung anderer Bauchorgane (Aorta, Pankreas, Leber, Gallenblase, Milz, Herz) bei der PEG-Anlage oder Peritonitis aufgrund zu geringen Anpressdrucks der Gegenplatte möglich.

Bei rezidivierendem Erbrechen und präop. nicht nachgewiesenem GÖR kann es zur Aspiration von Nahrung (Aspirationspneumonie) kommen. Evtl. Legen einer Duodenalsonde über die PEG unter gastroskopischer oder radiologischer Kontrolle.

Bei Abriss der PEG unverzüglich Einlage eines Platzhalters in Form entweder einer Flow-Care-Sonde oder eines blockbaren Blasenkatheters. Dies gilt auch für dislozierte Jejunalsonden. Hier wird dann aber eine Magensonde in der entsprechenden Größe verwendet. Hierfür sollten Hegar-Stifte und Gleitmittel bereitstehen.

■ Entfernung

Ist die Entfernung der PEG möglich, so kann bei älteren Kindern die PEG-Sonde auf Hautniveau abgeschnitten werden. Der Gegenteller kann entweder über eine Gastroskopie endoskopisch geborgen werden oder gelangt Via naturalis nach außen.

I.d.R wird die Entfernung der PEG wie auch der Wechsel gastroskopisch kontrolliert, um die schwerwiegende Komplikation eines Ileus durch die PEG-Halteplatte zu verhindern.

Nach etwa 3 Mo kann die PEG unter endoskopischer Bergung der Platte in eine Flow-Care-Sonde umgewandelt werden, die problemlos von außen – i.d.R. auch ohne Sedierung – gewechselt werden kann.

■ Nachteile

Für PEG-Wechsel ist immer eine **Endoskopie in Vollnarkose** nötig. Routinemäßige Intervalle für den Wechsel der PEG-Sonde sind nicht notwendig. Nach mind. 3 Mo kann die PEG-Sonde in einen sog. Button umgewandelt werden.

Phimose, Balanitis, Retentio testis, akutes Skrotum

Phimose

Def. Verengung des Präputiums, die ein Zurückstreifen über die Glans penis verhindert. In den ersten Lebensjahren physiologisch.

Ät. Idiopathisch. Entzündlich oder traumatisch. Lichen sclerosus et atrophicans.

Sy. Ballonierung des Präputiums mit gelegentlichem Nachträufeln. Rezidivierende Entzündungen. Schmerzen bei Erektion.

Th. Topische Steroide des Präputiums mit Betamethason-haltiger Salbe 0,1% (z. B. Betnesol®-V Salbe 0,1) für 4–6 Wo. Bei anhaltender Symptomatik (10%) Zirkumzision.

Paraphimose

Def. Enges Präputium, nach Retraktion hinter Sulcus coronarius nicht wieder reponierbar.

Ät. Zunehmende Schwellung der Glans penis, zusätzlich Minderdurchblutung des distal gelegenen Vorhautblatts mit Ödem.

Sy. Schmerzen! Bei längerer Dauer Ulzeration sowie Nekrose der Glans möglich.

Th. **Notfall!** Manuelle Reposition mit Peniswurzelblock/Analgosedierung, ggf. Spaltung des Schnürrings. Nach Abheilung definitive Zirkumzision.

Balanitis

Def. Entzündung der Glans (Balanitis) und zusätzlich des Präputiums (Balanoposthitis).

Ät. Meist akute bakterielle Infektion aufgrund von Phimose, Vorhautverklebungen oder forciertem Zurückstreifen des noch engen Präputiums.

Sy. Rötung, Schwellung und Schmerzen im Bereich der Vorhaut und Eichel, evtl. eitriger Ausfluss, selten Übergreifen der Infektion auf den Penisschaft.

Th. I.d.R. ist lokale Behandlung ausreichend. Umschläge mit Kochsalz-Lsg., Sitzbäder mit Kamillezusatz, antibiotische Salbe, z. B. Aminoglykosid-Augensalbe (suffiziente Applikation in den Präputialsack möglich): Tobramaxin® oder Refobacin® oder Fucidine® Salbe. Nur bei klin. Zeichen einer Penisschaftphlegmone ist eine i.v. Antibiotikatherapie notwendig. Bei klin. Befund einer Phimose sollte im Verlauf eine kinderchirurgische Vorstellung erfolgen.

Hypospadie

Def. Proximal ventral dystope Harnröhrenmündung.

Ät. Hemmungsfehlbildung 1. Trimenon.

Sy. Dystoper Meatus bis skrotal/perineal, ventrale Penisschaftdeviation, dorsale Präputiumschürze. Bei zunehmendem Schweregrad Penisschaftverkürzung.

Th. Ein-/zweizeitige op. Korrektur zwischen 9–12. LMo.

Epispadie

Def. Proximal dorsal dystope Harnröhrenmündung.

Ät. Hemmungsfehlbildung 1. Trimenon.

Sy. Dystoper Meatus bis Peniswurzel, Übergang zu Blasenekstrophiekomplex, mit zunehmendem Schweregrad Harninkontinenz.

Th. Op. Korrektur, je nach Schweregrad individuell und komplex, ggf. mehrzeitig ab 2. LMo.

Hydrozele

Def. Peritonealflüssigkeit in Proc. vaginalis und Hodenhüllen (ggf. kommunizierend).

Ät. Ausbleibende Verklebung des Proc. vaginalis. Bei NG physiologisch.

Sy. Schwellung, ansonsten symptomlos. Keine Schädigung des Hodens zu erwarten.

Th. Op. ab 2. LJ, bei massivem Befund/Vergrößerung ggf. früher.

Varikozele

Def. Dilatierte, varizenartige Veränderungen des Plexus pampiniformis (Krampfaderbruch).

Ät. Retrograder venöser Blutfluss in der V. testicularis.

Sy. Schwellung, ansonsten meist symptomlos ggf. unspezifisches Ziehen in der Leiste. Schädigung des Hodens auf längere Sicht und bei zunehmendem Schweregrad fraglich möglich.

Th. Op. (z. B. laparoskopische Durchtrennung der Vasa spermatica) zurückhaltend und nur bei Klinik bzw. massivem Befund.

Retentio testis

- Hodenhochstand (Maldescensus testis):
- Retentio testis: Hoden liegt an beliebiger Stelle entlang des physiologischen Deszensus in der Urogenitalrinne: Retentio testis abdominalis, Retentio testis inguinalis.
- Hodenektopie: Der Hoden geht einen falschen Weg während des Deszensus und kommt meist epifaszial inguinal, seltener perineal, suprapubisch, penil oder in der anderen Skrotalhälfte zu liegen. Die Ursache liegt in einer groben Fehlinsertion des Gubernaculum testis. Die häufigste Form, die inguinal-epifasziale Ektopie (ca. 70%) kann palpatorisch mit dem Leistenhoden verwechselt werden. Daneben finden sich penile (an der Peniswurzel), femorale, transversale und perineale Ektopien.
- **Kryptorchismus:** Nicht palpabler Hoden (Retentio testis abdominalis oder Hodenaplasie).
- **Gleithoden – Pendelhoden:** Bei einem Gleithoden gelingt die manuelle Position eines inguinal oder präskrotal gelegenen Hodens in das Skrotum. Nach dem Loslassen gleitet der Hoden allerdings sofort in seine Ausgangsposition zurück. Bei einem Pendelhoden dagegen wechselt die Hodenposition spontan zwischen inguinal/präskrotal und skrotal je nach Anspannung des M. cremaster. Der Pendelhoden ist im Unterschied zum Gleithoden nicht behandlungsbedürftig.
- **Sekundäre Hodenaszension – sekundärer Hodenhochstand:** Retraktion des primär im Skrotalfach lokalisierten Hodens aufgrund eines inadäquaten Längenwachstums oder wegen retinierender fibröser Anteile des Funiculus spermaticus.

Ät. Multifaktoriell (Störung des Lig. diaphragmaticum, N. genitofemoralis, Deszensus des Nebenhodens, Gubernaculum testis, Processus vaginalis) als Folge einer intrauterinen Insuffizienz der Hypothalamus-Hypophysen-Gonaden-Achse (Endokrinopathie). Genetisch bei Sydromen.

Sy. Leeres Skrotum, dystoper Hoden.

Phimose, Balanitis, Retentio testis

Dg. Klin. Untersuchung mit Inspektion und bimanueller Palpation, ggf. wiederholt. Bds.: pädiatrisch-endokrinologisches Konsil (Inhibin-B-Test oder HCG-Stimulationstest, LH-RH etc.). Ausnahme: Bildgebende Untersuchungsverfahren. Laparoskopie zur Diagnostik wie auch Therapie heute Mittel der Wahl.

Th.
- Sollte bis Ende des 1. LJ beendet sein. <6 LMo: Abwarten des spontanen Descensus. Dann mit >6 LMo: präop. Hormontherapie: LH-RH 3 × 400 µg/d (3 ×/d ein Sprühstoß von 200 µg/Nasenloch) über 4 Wo appliziert mit anschließender β-HCG-Kur 1 × 500 IE/Wo über 3 Wo.
- Bei ausbleibendem Descensus op. Therapie vor Abschluss des 1. LJ. Tastbarer Hoden: Orchidopexie nach Funikulolyse. Nicht tastbarer Hoden: Laparoskopie mit Fowler-Stephens-I bei Bauchhoden oder Entfernen eines Rudiments. 6 Mo später Fowler-Stephens-II (Orchidopexie) offen oder laparoskopisch.

Akutes Skrotum

Def. Rötung, Schmerz und Schwellung einer oder beider Skrotalhälften.

Ät. Hodentorsion, Hydatidentorsion, Epididymitis, Orchitis, Leistenhernie (inkarzeriert), Hydrozele (eingeblutet), Trauma/Insektenstich, Tumor, sog. idiopathisches Skrotalödem.

Sy. Schwellung, Rötung, Schmerz, ggf. Erbrechen. Klin. atypische hohe und quere Hodenlage bei aufgehobenem Kremasterreflex (Hodentorsion).

Dg. Notfall! Hodentorsion darf nicht übersehen werden. Nach spätestens 6 h ist mit Organverlust zu rechnen. Klin. Untersuchung. Zusätzlich Doppler-Sonografie der Hoden durch erfahrenen Untersucher. Im Zweifel op. explorative Hodenfreilegung.

Pneumonie

Sy. **NG:** Blande bis foudroyant: Blässe, Zyanose, Apnoe, Tachypnoe (>2 Mo: AF >60/min), interkostale Einziehungen, Tachykardie, geblähtes Abdomen, kühle Extremitäten, evtl. Fieber, Vigilanzminderung, septisches Bild.
Sgl.: Husten, Fieber, Zyanose, Dyspnoe (Nasenflügeln, interkostale Einziehungen, Stöhnen), Tachykardie, Tachypnoe (2–11 Mo: AF >50/min), feinblasige Rasselgeräusche.
Ältere Kinder: Fieber, Husten, Brust- oder Bauchschmerzen, Tachypnoe (1–5 J: AF >40/min, >5 J: AF >20/min), Zyanose, Dyspnoe (Einziehungen, Nasenflügeln, Stöhnen), abgeschwächtes Atemgeräusch, Bronchialatmen, feinblasige, ohrnahe Rasselgeräusche.

Dg. **Bei ambulant erworbener Pneumonie (»community-acquired pneumonia«; CAP):**
- Pulsoxymetrie (bei allen Kindern mit Tachydyspnoe).
- Auszählen der Atemfrequenz.
- Rö Thorax.
- Virusdiagnostik (Influenzaviren, RSV) aus dem Atemwegssekret während der Saison.
- BB mit Diff-BB, BGA, Elektrolyte, CRP, Kreatinin, Harnstoff, GPT, ggf. Procalcitonin, ggf. BSG, BK (DD: bakteriell: Leukozytose mit Linksverschiebung, CRP ↑; atypisch/viral: eher Leukopenie mit Lymphozytose, CRP normal).
- Schwerer Verlauf: — Kultur: Rachenabstrich, Sputum; zusätzlich BK zum Nachweis eines bakteriellen Erregers; PCR-Untersuchung des Rachenspülwassers oder Sputums, z. B. H. influenzae, Pneumokokken, Chlamydien, Mykoplasmen, Legionellen; RSV, Influenzaviren. — Ggf. Antigen aus Urin bei V. a. Legionellen. — Bei Pleuraerguss: Punktion (evtl. Pleuradrainage) → Glukose, Protein, LDH,

Th. Je nach Differenzialdiagnose. In jedem Fall OP bei V. a. Hodentorsion innerhalb 6 h. Entzündliche Veränderungen systemisch antibiotisch.

Laktat, BGA. Hinweis auf bakterielle Genese: Granulozytose, hoher Protein-, niedriger Glukosegehalt.

Im Krankenhaus erworbene Pneumonie (»hospital-acquired pneumonia«; HAP) zusätzlich:
- Bei nosokomialen Pneumonien, immunsupprimierten Pat., Aspirationspneumonie: evtl. Bronchoskopie.
- Bronchoalveoläre Lavage (Grampräparat, Differenzialzytologie, Kultur, Virusdiagnostik).

Erreger:
- **CAP:** Meist virale Genese. Häufigste bakterielle Erreger sind Streptococcus pneumoniae, seltener: nicht typisierbare H. influenzae, M. catharralis, S. aureus (v. a. bei Pleuraempyem und Abszedierungen), atypische Erreger wie Mycoplasma pneumoniae (häufigste Erreger im Schulalter), Chlamydophila pneumoniae, Legionella pneumophila u. a.
- **Je nach Alter:** ▬ NG: B-Streptokokken, Enterobakterien (E. coli, Klebsiellen), S. aureus, S. epidermidis, P. aeruginosa, Viren (RSV, Adeno-, Rhino-, Parainfluenzaviren, CMV, HSV, VZV). ▬ ≤2. LJ: Pneumokokken, H. influenzae, Streptokokken, S. aureus, Chlamydia trachomatis (v. a. bis 6. LMo, ohne Fieber und Rasselgeräusche), Viren (RSV, Adeno-, Influenza-, Parainfluenzaviren). ▬ KK: Streptokokken, Pneumokokken, H. influenzae, meist Viren (RSV, Boca-, Influenza-, Parainfluenza-, Adenoviren). ▬ Schulkinder: Pneumokokken, Mykoplasmen, Streptokokken, H. influenzae, Viren.
- **Nosokomial erworben:** Enterobakterien (Klebsiellen, E. coli), S. aureus, S. epidermidis, P. aeruginosa, Viren, Candida albicans, Aspergillus.
- **Leukopenisches/immunsupprimiertes Kind:** ▬ Lokalisiertes Infiltrat: Grampos. oder -neg. Keime, Legionellen, Candida albicans, Aspergillen, Viren (HSV) (DD: Atelektase, Tumor, Bestrahlungsfolge, Medikamente). ▬ Diffuses Infiltrat: Zusätzlich zu oben: HSV, CMV, RSV, Adenovirus, Pneumocystis jirovecii.
- **Aspirationspneumonie:** Anaerobier der Mundhöhle, Streptokokken der Gruppe A, S. aureus.

Rö Thorax zur Diagnose:
- Virusinfekt: Perihiläre, interstitielle Zeichnungsvermehrung, selten Pleuraerguss.
- Pneumokokken: Lappen- oder Segmentpneumonie, öfters Begleitpleuritis mit Erguss.
- Streptokokken: Bronchopneumonie mit streifigen Verschattungen, evtl. Pleuraerguss.
- H. influenzae: (Lobär- oder) Bronchopneumonie meist Unterlappen, Erguss bei ca. 30%.
- Staphylokokken: Bronchopneumonie, Abszessbildung, Kavernen, Pleuraerguss.
- Mykoplasmen: Interstitielle Zeichnung und Hilusschwellung.
- Chlamydien: Interstitielles und vermehrt perihiläres Muster.
- Pneumocystis jirovecii: Diffuse feingranuläre Zeichnung, Mikroatelektasen.
- Candida albicans: Feinfleckige bis streifige Verdichtungen, perihiläre Verdichtungen, selten Pleuraerguss.
- Aspiration: Fleckige Infiltrationen neben überblähten Lungenabschnitten.

Rö Thorax im Verlauf:
- Falls keine Besserung nach 3–5 d.
- Bei schwerem Verlauf nach (4–)6–8 Wo.
- Falls Atemwegssymptome persistieren.

Th. Kriterien für eine ambulante Betreuung: Milde Infektion der tiefen Atemwege (Tachypnoe ohne Dyspnoe bei guter SO_2, ausreichende Trinkmenge, Temp. <39°C) mit klin. Hinweisen auf eine Virusinfektion (Bronchitis, Giemen, Pharyngitis, Konjunktivitis, Exanthem) müssen nicht primär antibiotisch behandelt werden.
- Wiedervorstellung nach 24 h (beim Kinderarzt).
- Antipyretika (z. B. Ibuprofen) und ausreichend Flüssigkeit.
- Eltern über Zeichen der respiratorischen Verschlechterung aufklären.

Kriterien für eine Krankenhausaufnahme: Alter <6 Mo, Atemnot, Apnoen, reduzierter AZ, Dehydratation/Trinkverweigerung, Rekapillarisierungszeit >2 s, AF >70/min (Sgl.) oder >50/min, SO_2 ≤92% bei Raumluft/Zyanose, pleuritische Schmerzen/Pleuraerguss, Komorbidität (z. B. Vitium cordis, BPD, CF, Immundefekt), unsichere Compliance, kein Ansprechen auf orale Anbehandlung.

Kriterien der Intensivüberwachung: SpO_2 ≤92% trotz 4 l O_2-Gabe, schwere Tachydyspnoe, ansteigendes pCO_2, Kreislaufinstabilität/Schock, ausgedehnte Verschattung/Pleuraerguss im Röntgen.

Allgemeine Maßnahmen auf Station:

- Sauerstoffgabe bei Tachydyspnoe oder SpO_2 <94.
- Inhalationstherapie (mit 0,9–5,85% NaCl, ggf. Betamimetika).
- Flüssigkeitszufuhr (**Cave:** SIADH).
- Physiotherapie.
- Nasenatmung freihalten (Nasentropfen, möglichst keine Magensonde).
- ggf. Antipyrese, keine Mukolytika (Nutzen unbewiesen, Ausnahme CF).

Antibiotische Therapie: Bakterielle Pneumonien, die mit einem wirksamen Antibiotikum in ausreichender Dosierung behandelt werden, sprechen zu 94% innerhalb von 48 h an (Entfieberung, AZ-Verbesserung). Ansonsten ist an der Diagnose zu zweifeln. Ggf. müssen Ko. ausgeschlossen werden, z. B. Empyem (Rö Thorax oder CT Thorax). BB und BGA-Kontrollen nur bei klinischer Verschlechterung.

- Bei NG (≤1 Mo): stationäre Behandlung über 7–10 d.
  — Cefotaxim 150 mg/kg/d in 3 ED i.v. + Ampicillin 150 mg/kg/d in 3 ED i.v. — Alternative: Piperacillin/Tazobactam.
- Bei CAP und Sgl. 4. LWo – 3. LMo: stationäre Behandlung.
  — Cefuroxim 100–150 mg/kg/d in 3 ED i.v. — Alternative: Ampicillin/Sulbactam oder Cefotaxim/Ceftriaxon i.v.
- Bei CAP und >3. LMo: — i.v.: Ampicillin 200 mg/kg/d in 3 ED (max. 12 g/d) — Alternative: Cefotaxim oder Ceftriaxon oder Cefuroxim oder Ciprofloxacin i.v.
  — p.o.: Amoxicillin 80–100 mg/kg/d in 3 ED (max. 3 g/d). — Alternative: Amoxicillin/Clavulansäure (7:1) oder Cefuroxim oder Ciprofloxacin p.o.

- Atypische Pneumonie über mind. 10 d (Azithromycin nur über 5 d): ▬ Azithromycin: 10 mg/kg/d in 1 ED (max. 0,5 g/d). ▬ Alternative: Doxycyclin i.v./p.o. (ab 9 J), Clarithromycin i.v./p.o., Erythromycin p.o.
- Nosokomial inkl. VAP (»ventilator-associated pneumonia«): ▬ Piperacillin/Tazobactam 200–300 mg/kg/d in 3 ED i.v. ▬ Alternative: Ceftazidim oder Meropenem bei V. a. E. Cloacae/ESBL, Linezolid bei V. a. MRSA.
- Aspirationspneumonie: ▬ Piperacillin/Tazobactam 300 mg/kg/d in 3 ED i.v. ▬ Alternative: Cephalosporin Gr. 2/3 + Metronidazol/Clindamycin.
- Abszedierende Pneumonie über mind. 7 d i.v., insgesamt 21 d: ▬ Cefuroxim 100–150 mg/kg/d in 3 ED i.v. ▬ Alternative: Cefotaxim + Clindamycin.
- Ältere, neurologisch kompromittierte Kinder: ▬ Moxifloxacin 400 mg i.v. über 1 h i.v. oder p.o. einmalig. ▬ Alternative: Ciprofloxacin 20–30 mg/kg/d in 2 ED i.v. oder p.o.
- Leukopenisches/immunsupprimiertes Kind über mind. 14 d: ▬ Piperacillin/Tazobactam <40 kg: 300(–400) mg/kg/d in 3(–4) ED; >40 kg: 3(–4) × 4 g/d (max. 16 g/d). ▬ Alternative: Meropenem. ▬ Evtl. zusätzlich: Vancomycin, Caspofungin oder liposomales Amphotericin B (Ambisome®), Azithromycin p.o., Ciprofloxacin oder Moxifloxacin.

> **Immer Ansprechen auf die Behandlung bewusst registrieren. Falls es ausbleibt: Fehldiagnose (Fremdkörper, u. Ä.), inkomplette antibiotische Abdeckung (Erregersuche!), Komplikationen (Erguss, Abszess) bedenken.**

Follow-up Rö wie oben beschrieben!

Reanimation (nach ERC-Leitlinien 2010)

- Zumeist respiratorische, selten zirkulatorische Ursache (Schock) mit hypoxischer Bradykardie und Asystolie.
- Kollaps aus voller Gesundheit, Z. n. Elektrounfall, Z. n. Herz-OP → V. a. primär kardiale Ursache → schnellstmögliche Defibrillation.
- Modifizierter Algorithmus der ERC-Leitlinien 2010 (◘ Abb. 16.1).
- Vorgehen nach dem ABC-Algorithmus.

Basisreanimation (»Paediatric Basic Life Support«)

Atemwege freimachen (A)
- Bei Sgl.: Kopf in Neutralposition/nicht überstrecken (evtl. Unterpolsterung der Schultern zur Stabilisierung), Kinn anheben.
- Bei Kindern: Kopf leicht überstrecken (je älter, desto mehr überstrecken), Kinn anheben oder Esmach-Handgriff.
- Sichtbaren Fremdkörper entfernen, ggf. Mundraum absaugen.
- Ausreichende Spontanatmung (sicherstes Zeichen: sichtbare Thoraxexkursion am entkleideten Oberkörper)?
- Falls keine Spontanatmung oder Schnappatmung oder Unsicherheit: Sofortiger Beginn mit 5 × Maskenbeatmung.
- Ggf. Freihalten der Atemwege durch nasopharyngeale Wendl-Tuben oder orophyayngeale Guedel-Tuben (wenn bewusstlos, Größe: von Schneidezähnen bis Kieferwinkel).

Beatmung (B)
- Mund-zu-Mund- (>1. LJ) oder Mund-zu-Mund-und-Nase-Beatmung (<1. LJ).

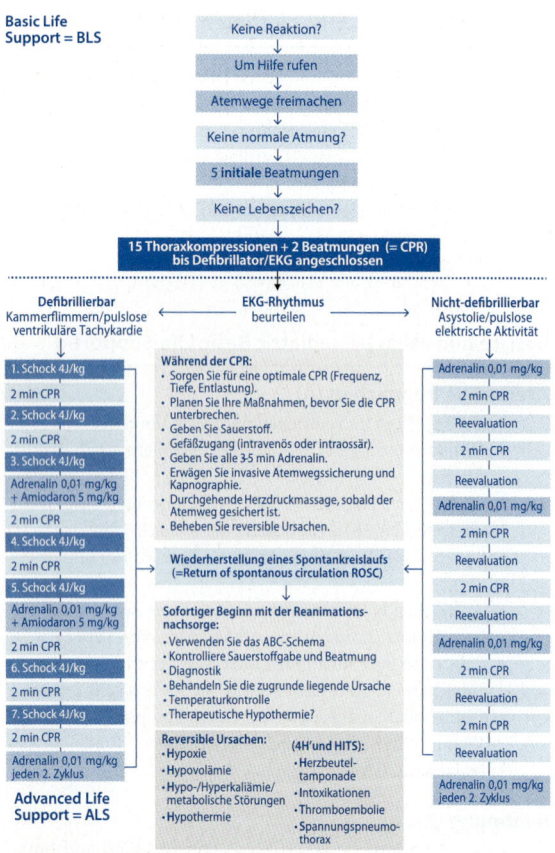

◘ **Abb. 16.1** Algorithmus pädiatrische Reanimation: Basic Life Support (BLS) und Advanced Life Support (ALS). (Nach ERC 2010, aus Nicolai u. Hoffmann 2014, Hoffmann et al. 2011)

- Maskenbeatmung (C-E-Griff ohne Kompression der Weichteile) mittels Beatmungsbeutel mit Reservoir und Ventilen oder Kuhn-System über möglichst dicht sitzende Maske.
- Ziel: Thorax muss sich heben!
- 5 initiale Beatmungen (Inspirationsdauer 1–1,5 s)!
- Bei Problemen mit Maskenbeatmung: Repositionierung des Kopfes, 2-Personen-Technik (eine Person hält Maske mit 2 Händen, eine zweite Person komprimiert den Beutel).
- Auf Lebenszeichen wie Husten, Würgen oder Bewegungen achten. Wenn nicht vorhanden: Direkt weiter mit Herzdruckmassage.

Herzdruckmassage (C)

- Indikation zur Herzdruckmassage bei Fehlen von Lebenszeichen.
- Puls auch von Profis innerhalb von max. 10 s schwierig zu identifizieren.
- Fakultativ möglich (<1. LJ: A. brachialis+A. femoralis, >1. LJ: A. carotis communis+A. femoralis).

Durchführung der Herzdruckmassage
- Druckpunkt: Untere Sternumhälfte ca. 1 Querfinger über Proc. xiphoideus.
- Sgl.: Thoraxumgreifende Technik (Zangengriff)/2-Finger-Technik.
- Ansonsten: Handballen-Technik.
- Frequenz: 100–120/min (= ca. 2/s).
- Drucktiefe: Je nach Alter 4 (Sgl.) bis 5 cm (>1. LJ).
- Auf vollständige Entlastung des Thorax achten.
- Unterbrechungen der Herzdruckmassage minimieren!
- Kein Druck auf die Rippen des Kindes, sondern auf das Sternum.
- Häufiger Wechsel bei Herzdruckmassge, um Übermüdung mit insuffizienter Kompression zu vermeiden.
- Lautes Zählen zur Koordination der Herzdruckmassagen.
- Verhältnis: 15 × Herzdruckmassage: 2 Beatmungen.

Häufigste Fehler:

- Zu später Reanimationsbeginn: Keine Schmerzreaktion → ABC!
- Zu langsame Frequenz der Thoraxkompressionen.
- Zu häufige Unterbrechungen der Thoraxkompressionen.
- Desorganisation durch fehlende »Kommandoübernahme«.
- Kompression der Halsweichteile mit den Fingern bei der Maskenbeatmung.

Erweiterte Reanimationsmaßnahmen

Rhythmusanalyse

- Monitoring mittels EKG-Monitor und SaO_2, sobald verfügbar.
- Asystolie/pulslose elektrische Aktivität (häufig): Suprarenin 0,01 mg/kg (Notfallrezept: 1 ml Suprarenin + 9 ml NaCl 0,9%: 0,1 ml/kg/ED), danach sofort 2 min Basisreanimation, alle 2 min Reevaluation, jeden 2. Zyklus (= alle 3–5min) Suprarenin 0,01 mg/kg.
- Kammerflimmern/pulslose ventrikuläre Tachykardie: Frühzeitige Defibrillation mit 4 J/kg, danach sofort 2 min Basisreanimation, nach Reevaluation 2. Schock mit 4 J/kg, nach 3. und 5. Schock Suprarenin 0,01 mg/kg und Amiodaron 5 mg/kg im Bolus.

Defibrillation

- Selbstklebende Elektroden oder Gel-Pads bevorzugen.
- Herzdruckmassage bis zum Laden des Defibrillators fortführen, max. Unterbrechung der Herzdruckmassage für 5 s.
- Energiedosis 4 J/kg (mono- oder biphasisch).
- Positionierung der Paddles in anterolateraler Position (unterhalb rechter Klavikula und linker Axilla), falls Paddles zu groß.

Zugang und Medikamente

Max. 1 min bis zum erfolgreichen Zugang.

> **Zumeist ist die direkte Anlage eines intraossären (i.o.) Zugangs notwendig! Bei i.o.-Zugang nach jeder Medikamentengabe mit 3–10 ml NaCl 0,9% nachspülen.**

- **Adrenalin:** 1 mg ad 10 ml NaCl 0,9% verdünnen → 0,1 ml/kg/ED = 0,01 mg/kg.
- **Amiodaron:** 5 mg/kg als Bolus bei Kammerflimmern/pulsloser ventrikulärer Tachykardie.
- **Atropin:** Kein Medikament der kardiopulmonalen Reanimation, bei vagal bedingter Bradykardie 0,02 mg/kg = 0,04 ml/kg (mind. 0,1 mg!).
- **Natriumbicarbonat:** Nicht routinemäßig! Nur bei prolongierter Reanimation und nachgewiesener metabolischer Azidose erwägen.
- **Vasopressin/Terlipressin:** Ultima Ratio bei Adrenalinrefraktären Reanimationsbemühungen.

Erweitertes Atemwegsmanagement

- Falls Maskenbeatmung schwierig und Intubation nicht möglich: Atemwegsalternativen anwenden: Larynxmaske, Larynxtubus (bei größeren Kindern).
- **Notfallintubation** = Orale Intubation (einfacher, schneller, möglichst mit passendem Führungsstab).
- Unter Reanimation höchstmögliche Sauerstoffkonzentration verwenden (wenn möglich 100%). Nach Wiedererlangen eines Spontankreislaufs F_iO_2 soweit reduzieren, dass Ziel-Sättigungswerte von 94–98% erreicht werden (Ausnahme: Rauchgasinhalation, schwere Anämie).

> **Nach Intubation keine Synchronisierung von Herzdruckmassagen und Beatmung notwendig.**

- Überprüfung der Tubuslage mittels Kapnografie oder CO_2-Detektor (kein CO_2 → Fehlintubation oder Kreislaufstillstand).
- Sichere Fixierung des Tubus und regelmäßige Überprüfung der Tubuslage.
- Korrekte Beatmung = sichtbare Thoraxexkursionen.
- Legen einer Magenablaufsonde nach Intubation.

- V. a. (Spannungs-)Pneumothorax: »Blinde« Pleuradrainage mit grauem 16-G-Abbocath im 2. ICR medioklavikulär am oberen Rippenrand.

Postreanimationsbehandlung

- Hypothermiebehandlung erwägen (Datenlage für Kinder jenseits NG bisher unklar, bei beobachtetem Kollaps oder persistierendem Koma nach erfolgreicher Reanimation strenge, individuelle Indikationsstellung).
- Keine aktive Wiedererwärmung von hypothermem Kind nach Wiedererlangen eines Spontankreislaufs (Ausnahme: Körpertemperatur <32°C).

Schädel-Hirn-Trauma (SHT)

Def. In Folge einer Gewalteinwirkung Funktionsstörung und/oder Verletzung des Gehirns mit möglicher Prellung oder Verletzung der Kopfschwarte, des knöchernen Schädels, der Gefäße, des Hirngewebes und/oder der Dura. Letalität 0,5%, bei schwerem SHT ca. 14%. Beschleunigungs-, Rotations- oder Verzögerungstraumen führen zu »Coup-« (Stoßherd durch Anprall) und »Contre-Coup-Herden« (Gegenstoß, gegenüberliegender Rindenprellungsherd). ▶ auch AWMF Leitlinie 024/018: SHT im Kindesalter.

Einteilung und Sy.

Leichtes SHT (Grad I, Commotio cerebri) mit <4 d Bewusstseinsstörung: Gehirnerschütterung ohne oder mit nur geringen morphologischen Veränderungen des Gehirns. GCS 13–15. Sy: Benommenheit bis kurzzeitige Bewustlosigkeit, retrograde Amnesie, Übelkeit, Erbrechen, Kopfschmerzen, Schwindel, Doppelbilder, Schwerhörigkeit. Prognose sehr gut.

Mittelschweres SHT (Grad II, Contusio cerebri) mit <3 Wo Bewusstseinsstörung: Hirnprellung mit morphologischer Gewebsschädigung (Rindenprellungsherde). GCS 9–12.

Schweres SHT (Grad III, Contusio cerebri) mit >3 Wo Bewusstseinsstörung. GCS <9. Sy: Primäre Bewustlosigkeit (Koma, GCS <9), neurologische Herdsymptome, bei Schädelbasisfraktur: Blut-/Liquoraustritt aus Nase, Ohren, Monokel- oder Brillenhämatom. Gefahr einer intrakraniellen Drucksteigerung mit Minderperfusion von Gehirngewebe und Gefahr der Einklemmung. Zeichen einer lebensbedrohlichen Verschlechterung beim bewusstseinsgestörten Kind: Pupillenerweiterung, gestörte Pupillenreaktion auf Licht, Paresen, Beuge- und Strecksynergismen, Bradykardie und Atemstillstand. Prognose: häufig letal oder neurologische Residualsymptome.

Compressio cerebri: Hirnquetschung, -kompression durch Blutungen.
Geschlossenes SHT: Ohne Schädelöffnung.
Offenes SHT: Mit Verletzung der Dura mater.

Dg.
- Anamnese (was ist passiert?)
- Neurologische Untersuchung: GCS, Pupillenstatus, Schmerzreaktion, evtl. Neurostatus auf Stunden maskiert.
- Ophthalmologische Untersuchung: Stauungspapille, Blutungen.
- CCT-Indikation großzügig stellen (immer bei bewusstlosem Kind, auch bei erheblichem Trauma).
- Bei Sgl.: Sonografie des Schädels (Mittellinienverlagerung, Blutung). **Cave:** eine unauffällige Sonografie schließt eine kalottennahe Blutung nicht aus oder kann Veränderungen in der hinteren Schädelgrube nicht ausreichend erfassen.
- Ggf. Röntgen bei Frakturverdacht.
- DD: Koma (▶ Koma).

Th. **Wichtig:** Um sekundäre Läsionen zu begrenzen, schnelle Therapieeinleitung notwendig. Uhrzeit dokumentieren.
- **Leichtes SHT:** Stationäre Überwachung mit regelmäßiger Kontrolle von Kreislauf, Atmung, Pupillenreaktion (= GCS) während der ersten 24–48 h.
- **Schweres SHT:** Sicherung der Vitalparameter (Kreislaufstabilisierung), RR im Normbereich halten, evtl. Volumen, Adrenergika erforderlich. GCS <9: Intubation. Hirndruckmessung (mit ICP-Monitoring) und daraus kontinuierliche Bestimmung des Hirnperfusionsdrucks (Differenz des mittleren arteriellen RR und des mittleren ICP): nicht <40 mm Hg und nicht >70 mm Hg. Achsengerechte Lagerung beim Transport, da evtl. zusätzliche Verletzung der Wirbelsäule. Kurzzeitige Senkung des ICP mit Hyperventilation, Mannitol möglich. Extrem hohe ICP-Werte können mit Oberkörperhochlagerung auf 30° beeinflusst werden. Analgosedierung bei Unruhezuständen mit Ziel verbesserte Beatmung.
- **Offene Schädelverletzungen** steril abdecken.
- **Ggf. chirurgische Intervention** (z. B. Hebung einer Kalottenimpression, absoluter Notfall bei raumfordernder intrakranieller Verletzung).

Tab. 17.1 Analgetische Dosierung von Paracetamol. Diese Dosierungen zur Analgesie sind höher als die derzeit offiziell empfohlenen zur Antipyrese*. Die Tageshöchstdosis sollte nur für max. 48 h verabreicht werden.

Applikation	Alter	Dosis		
p.o.	≤6 Mo	20 mg/kg/ED	alle 8 h	max. 60 mg/kg/d
	≤1 J	30 mg/kg/ED	alle 6 h	max. 60 mg/kg/d
	>1 J	30 mg/kg/ED	alle 6 h	max. 75 mg/kg/d
	>6 J	30 mg/kg/ED	alle 6 h	max. 90 mg/kg/d (max. 4 g/d)
rektal	≤6 Mo	30 mg/kg/ED	alle 8 h	max. 60 mg/kg/d
	≤1 J	35 mg/kg/ED	alle 6–8 h	max. 60 mg/kg/d
	>1 J	45 mg/kg/ED	alle 6 h	max. 75 mg/kg/d
	>6 J	45 mg/kg/ED	alle 6 h	max. 90 mg/kg/d (max. 4 g/d)
i.v.	≤10 kg	7,5 mg/kg/ED	alle 6 h	max. 30 mg/kg/d
	>10 kg	15 mg/kg/ED	alle 6 h	max. 60 mg/kg/d (max. 3 g/d)

* Heintzke (2008).

Schmerzmedikamente

Leichte Schmerzen (periphere Analgetika)

Paracetamol (z. B. Ben-u-ron®)

Die in Tab. 17.1 dargestellte Dosierung zur **Analgesie** ist höher als die derzeit offiziell empfohlene zur **Antipyrese**. Die Tageshöchstdosis sollte nur für max. 48 h verabreicht werden.

Wirkung (nach etwa 30–60 min): Antipyretisch, analgetisch.

Vorteil: Niedriges Therapierisiko, keine Blutungsgefahr, Wirkung schwächer als die anderen peripheren Analgetika.

Bei Überdosierung: Hepatotoxizität, Bauchschmerzen, Erbrechen, Enzephalopathie (bei Dehydratation und schweren renalen/hepatischen Begleiterkrankungen erhöhtes Risiko).

Beispiel: Paracetamol Tbl./Supp. 125/250/500/1000 mg, Saft 5 ml= 200 mg.

Ibuprofen (z. B. Nurofen®)

≥3 Mo; 10 mg/kg p.o. oder rektal alle 6–8 h.
Wirkung: Antipyretisch, analgetisch, antiphlogistisch nach 30–60 min.
NW: Selten Bronchospasmus, GI-Symptome, Thrombozytenaggregationshemmung.
Beispiel: Ibuprofen Tbl. 200/400/600/800 mg, Supp 60/125 mg, Saft 2% oder 4%: 5 ml=100/200 mg.

Diclofenac (z. B. Voltaren®)

>1 J (<15 J »off label«); 1 mg/kg p.o. oder rektal alle 6–8 h.
Wirkung: Antipyretisch, analgetisch, antiphlogistisch nach 20–30 min.
NW: GI-Symptome, selten schwere NW der NSAID.
Beispiel: Diclofenac Tbl. 12,5/25/50 mg, Supp 25/50/100 mg, Retardkapseln 75/100 mg.

Metamizol (Novalgin®)

≥3 Mo; 10–15 mg/kg i.v./p.o./rektal alle 6 h.
Wirkung: Antipyretisch, analgetisch, spasmolytisch, antiphlogistisch.
Vorteil: Gute Magenverträglichkeit, keine Interaktion mit der Blutgerinnung, gute Spasmolyse.
NW: Arterielle Hypotension bei i.v. Bolusgaben, sehr selten Agranulozytose oder allergische Reaktion.
Beispiel: Metamizol Tr. 1 Tr. = 25 mg, Tbl. 500 mg, Supp. 300/1000 mg.

Mäßige Schmerzen

Evtl. in Kombination mit schwachen oder starken Analgetika.

Tramadol (z. B. Tramal®) (kein BtM-Rezept)

Dosierung ◻ Tab. 17.2.
Vorteil: Geringe kardiozirkulatorische und respiratorische Beeinflussung.

Schmerzmedikamente

Tab. 17.2 Dosierung Tramadol

Applikationsart		Dosierung	
p.o.	unretardiert	1 mg/kg/ED (max. 50 mg)	alle 4 h
	retardiert	2 mg/kg/ED (max. 100 mg)	alle 8 h
i.v.	Dauertropf	0,25 mg/kg/h (max. 10 mg/h)	z. B. 100 mg in 40 ml NaCl 0,9%: 1 ml=2,5 mg

NW: Übelkeit, Erbrechen, Schwindel, Schwitzen (v. a. bei Bolusgaben i.v.).
Beispiel: Tramadol unretardiert Tr.: 20 Tr. = 50 mg oder Tbl. 50 mg, retardiert: Tbl.50/100/150/200 mg, i.v. 1 ml = 50 mg.

Tilidin mit Naloxon (z. B. Valoron®N) (kein BtM-Rezept)

Dosierung ◘ Tab. 17.3.
Vorteil: Besonders geeignet für schwer mehrfach behinderte Kinder mit zerebralen Krampfleiden.
NW: Benommenheit, Müdigkeit, Durchfall; enthält 11,9% Ethanol.
Beispiel: Tilidin mit Naloxon unretardiert Tr.: 1 Tr = 2,5 mg, retardiert Tbl. 50/4,100/8,150/12,200/16 mg.

Schwere Schmerzen

Morphin (BtM-Rezept)

Startdosis ◘ Tab. 17.4. Dosisverhältnis i.v.: p.o. = 1: 3.
NW: Obstipation, Übelkeit, Erbrechen, Juckreiz, Harnretention, Atemdepression, bronchiale Konstriktion.

Tab. 17.3 Dosierung Tilidin mit Naloxon

Applikationsart		Dosierung	
p.o.	unretardiert	1 mg/kg/ED (max. 50 mg)	alle 4 h
	retardiert	2 mg/kg/ED (max. 100 mg)	alle 8 h

Tab. 17.4 Startdosis Morphin

Applikationsart		Dosierung	
p.o.	unretardiert	0,2 mg/kg/ED (max. 5 mg)	alle 4 h
	retardiert	0,4 mg/kg/ED (max. 10 mg)	alle 8 h
i.v.	Bolus	0,05 mg/kg/ED (max. 3 mg)	alle 4 h
	Dauertropf	0,02 mg/kg/h (max. 0,5 mg/h)	

Tab. 17.5 Dosierung Piritramid

Applikationsart		Dosierung	
i.v.	Bolus	0,05–0,1 mg/kg/ED	alle 4 h
	Dauertropf	0,03 mg/kg/h	auf der Intensivstation
	PCA	Bolus 0,02 mg (max. 2 mg),	»lock out« 10 min, 4-h-Maximum 0,3 mg/kg (max. 25 mg)

Wirkungseintritt: p.o. unretardiert 30–60 min, retardiert 3–4 h; i.v. 30 min.
Beispiel: Morphin unretardiert Tr. (0,5/2%): 16 Tr = 5/20 mg, retardiert Retardgranulat 20/30/60/100/200 mg, i.v. 1 ml = 10/20 mg.

Piritramid (Dipidolor®) (BtM-Rezept)

Dosierung zur postop. Analgesie ◘ Tab. 17.5.
NW: Atemdepression, Hemmung der gastrointestinalen Motilität, Venenreizung.
Nachteil: Wegen sauren pH-Werts nicht mit anderen Medikamenten mischbar.
Wirkungseintritt: i.v. 7 min.

Pethidin (Dolantin®) (BtM-Rezept)

Dosierung ◘ Tab. 17.6.
Nachteil: Kurze Wirkdauer, Tachykardie, Atemdepression, Akkumulation bei Niereninsuffizienz.
Beispiel: p.o. Tr. zum Einnehmen: 1 ml = ca. 21 Tr. = 50 mg.

Tab. 17.6 Dosierung Pethidin

Applikationsart		Dosierung	
p.o.		1 mg/kg/ED	alle 4–6 h
i.v.	Bolus	0,5–1 mg/kg/ED	alle 3 h
	Dauertropf	0,1–0,3 mg/kg/h	

Fentanyl (BtM-Rezept)

Dosierung ◘ Tab. 17.7.
NW: Thoraxrigidität, Atemdepression, Herzfrequenz- und RR-Abfall, Hemmung der gastrointestinalen Motilität, Erbrechen.
Wirkeintritt: i.v. 1–5 min, Wirkdauer: i.v. 15–30 min.
Indikation: Wird v. a. bei schmerzhaften Eingriffen, in der Anästhesie und auf der Intensivstation eingesetzt.

Hydromorphon (BtM-Rezept)

Dosierung ◘ Tab. 17.8.
Indikation: Bei nicht tolerabler NW mit Morphin, bei Niereninsuffizienz besser steuerbar als Morphin. 1,3 mg Hydromorphonhydrochlorid ≙ 10 mg oral gegebenes Morphinsulfat. Äquianalgetische Dosis: 1,5 mg i.v. ≙ 4,5 mg p.o.
KI: Atemdepression, schwere chron. obstruktive Atemwegserkrankung, Koma, akutes Abdomen, paralytischer Ileus. Dosisreduktion: bei Leber- und Nierenfunktionsstörungen.
NW: Unruhe, Myoklonien, Krampfanfälle, Überempfindlichkeitsreaktionen, Tremor, Parästhesie, Angst, Somnolenz, Hyperalgesie,

Tab. 17.7 Dosierung Fentanyl

Applikationsart		Dosierung	
i.v.	Bolus	0,5–1 µg/kg/ED	alle 4 h
	Dauertropf	0,5–1 µg/kg/h	
sonstig	bukkal	10–20 µg/kg/ED	
	transdermal		nur bei stabiler Schmerzsituation und Mindestmorphinbedarf von 30 mg/d

Tab. 17.8 Dosierung Hydromorphon

Applikationsart		Dosierung (Startdosis)	
i.v.	Bolus	0,01 mg/kg/ED (max. 0,5 mg/ED)	alle 3 h
	Dauertropf	5-(8) µg/kg/h (max. 0,2 mg/h)	
p.o.	unretardiert	0,03 mg/kg/ED (max. 1,3 mg/ED)	alle 4 h
	retardiert	0,06 mg/kg/ED (max. 4 mg/ED)	alle 8 h

Sehstörungen, Tachykardie, Bauchschmerzen, Pankreas- + Leberenzyme ↑, paralytischer Ileus.
Beispiel: Hydromorphon (Palladon®) retard 2 mg/4 mg/8 mg/16 mg/24 mg Retardkps., Palladon® 1,3 mg/2,6 mg Hartkps.

Eventuell in Kombination mit anderen Medikamenten

Koanalgetika

- Butylscopolamin bei **kolikartigen, viszeralen Schmerzen**.
- Medikamente zur **Sedierung und Anxiolyse**, z. B.
  — Lorazepam p.o. 0,02–0,06 mg/kg/ED (max. 2 mg/ED) alle 8–24 h. — Midazolam p.o./rektal 0,4 mg/kg/ED.
- Bei **Nervenkompression und Ödem** evtl. Therapie mit Dexamethason.

Adjuvanzien

Bei Übelkeit und Erbrechen:
- Dimenhydrinat: i.v. oder rektal 1–2 mg/kg/ED alle 6–8 h.
- Ondansetron: i.v./p.o. 0,1–02 mg/kg (max. 8 mg) alle 6–8 h.
- Domperidon: p.o. 0,3 mg/kg/ED = 1 Tr./kg (max. 33 Tr./ED) alle 6–8 h.
- Promethazin: p.o. /i.v. 0,2–0,5 mg/kg/ED alle 6 h.

Bei Juckreiz:
- Dimetindenmaleat p.o. 0,02–0,1 mg/kg/ED (max. 2 mg/ED) alle 8 h; i.v. 0,05–0,1 mg/kg/ED alle 6–8 h.

Bei Obstipation:
- Macrogol p.o. 0,5–1 g/kg/d in 2–3 ED.
- Laktulose p.o. <3. LJ: 3 × 2–5 ml/d, >3. LJ: 3 × 5–10 ml/d.
- Natriumpicosulfat (Laxoberal®) p.o. >4. LJ: 4–8 Tr./d, >12. LJ: 10 bis max. 18 Tr./d.

Bei neuropathischen Schmerzen:
- Antikonvulsiva: Gabapentin (schrittweise innerhalb von 3–7 d aufdosieren auf 15–30 mg/kg/d p.o. in 3 ED (max. 60 mg/kg/d, max. 3600 mg/d), Pregabalin, Carbamazepin.
- Neuroleptika: Levopromazin, Haloperidol.
- Trizyklische Antidepressiva: Amitriptylin (0,2 mg/kg/d p.o. abends, steigern über 2–3 Wo alle 2–3 d um ¼ der Dosis; Ziel: 1 mg/kg/d oder geringst wirksame Dosis).

Unerwünschte Wirkung von Opioiden

Früh: Übelkeit, Erbrechen, Singultus, Schläfrigkeit, Schwindel, Verwirrtheit, Desorientiertheit, Halluzinationen, Pruritus.
Anhaltend: Spastische Obstipation, Verzögerung der Magenentleerung durch Pyloruskonstriktion, Miktionsstörungen, Kontraktion der Gallenblasenmuskulatur und des Sphincter oddi, Übelkeit, Erbrechen, Singultus, Dösigkeit, Schwitzen.
Akuter Harnverhalt: Einmalkatheterisierung mit transurethralem Blasenkatheter.
Spät: Depression.
Überdosierung: Miosis, Koma, Atemdepression, Zyanose ohne Atemnot, Atemstillstand, schlaffer Muskeltonus, Areflexie, RR-Abfall, Bradykardie.

Antidot

Naloxon (0,01–) 0,1(–1) mg/kg/ED (max. 2 mg) einmalig i.v., i.m., s.c. oder intratracheal, dann DT mit 0,01 mg/kg/h (nach Wirkung anpassen). Häufige Dosen notwendig, da Opioide meist länger wirken.
Beispiel: Naloxon 0,4 mg/ml Injektions-Lsg. (1 Amp = 0,4 mg).

Schock

Ursachen
- **Hypovolämie:** Trauma (v. a. Milzruptur), Gastroenteritis mit Dehydratation (Erbrechen, Durchfall), Verbrennung/Verbrühung, GI-Blutung, Ketoazidose, Hitzschlag
- **Septischer Schock:** Meningokokkensepsis, gramneg. Sepsis (NG, Late-onset-Formen der NG-Sepsis bis Ende des 3. LMo), Staphylokokken-Schock-Syndrom
- **Distributiver Schock:** Anaphylaxie
- **Kardiogener Schock:** Kardiomyopathie, Myokarditis, Rhythmusstörung, angeborener Herzfehler, selten: Spannungspneumothorax, Perikardtamponade

> In den ersten LWo bei beginnender Schocksymptomatik immer auch an Dekompensation eines bisher unbekannten angeborenen Herzfehlers denken!

Sy. **Bewusstsein:** Irritabilität, Agitiertheit, Lethargie, Koma.
Atmung: Tachypnoe, erhöhte Atemarbeit, Apnoen, feuchte RG.
Kreislauf: Tachykardie, schwache Pulse, zentralisiert.
Haut: Blässe, Fieber, Hypothermie, verlängerte Rekapillarisierungszeit.

Dg.
- Kapillarfüllung (= »Rekap-Zeit«) am Stamm/Stirn >3 s. Warm-kalt-Grenze an Extremitäten.
- Tachykardie, $S_aO_2 \downarrow$, RR $\downarrow$.
- Bewusstseinsminderung, Koma.

⚠ Cave
Sgl./KK haben trotz schwerer Schocksituation häufig noch normale systolische RR-Werte (lange Kompensation) → Rekap-Zeit über Stirn/Sternum als spezifischen und sehr frühzeitigen Schockparameter.

Schock

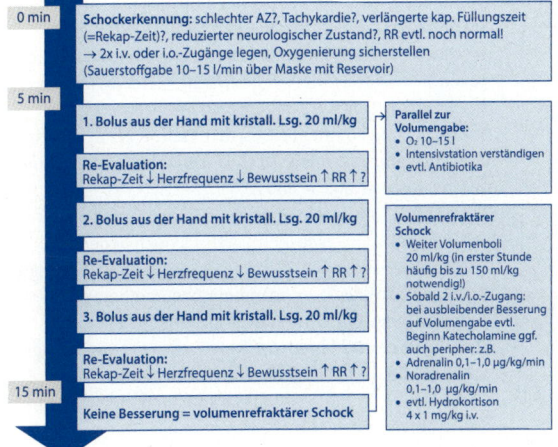

Abb. 17.1 Algorithmus zum Vorgehen bei Schock im Kindesalter. (Mod. nach Nicolai u. Hoffmann 2014)

Th.
- Sauerstoff, ggf. Maskenbeatmung.
- Initiale Schocktherapie unabhängig von Ursache → Ablaufschema ◘ Abb. 17.1.

> Entscheidend ist die rasche Korrektur der intravasalen Hypovolämie!

- **Schocklagerung.**
- **Rasch i.v.-Zugang,** evtl. intraossär.
- **Volumengabe:** ▬ Kristalloide, isotone Lsg., z. B. NaCl 0,9%, Ringer-Lsg. o. Ä. Menge: 20 ml/kg als Bolus (mit 50 ml Perfusorspritze »aus der Hand«); evtl. auch mehrfach wiederholen, bis 60–100–150 ml/kg/h. ▬ Ziel: 3 × 20 ml/kg i.v./i.o. innerhalb der ersten 15 min. ▬ Nach jedem Flüssigkeitsbolus: Reevaluation.
- **Erfolgsmonitoring:** ▬ Rekap-Zeit ↓. ▬ Herzfrequenz ↓. ▬ Kältegrenze wandert in Richtung distal. ▬ Neurostatus besser. ▬ S_aO_2 besser. ▬ Blutdruck ↑.

- Wenn nach Volumenloading noch nicht stabil → **Intensivstation** verständigen. — Noradrenalin (= Arterenol): 0,1–1,0 µg/kg/min (besonders wenn peripher warm; eher selten!). — Adrenalin (= Suprarenin): 0,1–1 µg/kg/min. — Hydrokortison 4 × 1 mg/kg erwägen, wenn Schock volumen- und adrenergikaresistent ist und keine andere Ursache dafür erkennbar ist (DD z. B. Spannungspneumothorax, Myokarditis, ▶ unten).
- Wenn unter Volumenloading keine Stabilisierung oder Verschlechterung (= Rekap-Zeit ↑, HF ↑): **Auch bedenken:** — Kardiogener Schock (Hepatomegalie, feuchte RG Lunge, gestaute Halsvenen). — Spannungspneumothorax (einseitiges Atemgeräusch, gestaute Halsvenen).
- **Parallel dazu überlegen:** — Respiration: O_2, Beatmung → nach klin. Indikation, aber eher früh (Indikationen: S_aO_2-Abfälle, Koma). — Bei Narkoseeinleitung vorzugsweise Ketamin 2 mg/kg oder S-Ketamin 1 mg/kg i.v. anwenden. — BZ messen, ggf. Hypoglykämie behandeln.

Einzelne Schockformen

Meningokokkensepsis

Sy. **Entscheidend:**
- Frühdiagnose = Infektionszeichen (Fieber in der Anamnese)
- + Kreislaufbeeinträchtigung (Verwirrtheit, Kapillarfüllungszeit am Stamm >3 s, Tachykardie, RR-Abfall spät)
- + Exanthem/Petechien (Kind ausziehen! Anfangs oft kleine, etwas bläuliche Flecken, die, z. B. mit einem Wasserglas, nicht wegdrückbar sind).

Th.
- Volumenloading! Oft sehr große Volumenmengen erforderlich! i.v., ggf i.o. Zugang.
- Therapie ▶ oben bzw. ◻ Abb. 17.1.

Antibiotika so früh wie möglich → aber Volumengabe auf keinen Fall verzögern!

- Cefotaxim 200 mg/kg/d i.v. in 3 ED bis 2-4 × 2 g/d über 4-7 Tage.
- Hydrokortison 4 × 1 mg/kg/d bei resistentem Schock oder Hinweis für adrenale Insuffizienz erwägen.
- Indexpat. mit einer invasiven Meningokokkeninfektion müssen für die ersten 24 h nach Beginn einer wirksamen AB-Therapie isoliert werden.

Besonderheit: Expositionsprophylaxe für Personal bei engem Kontakt mit Körperflüssigkeiten, z. B. akzidentell auf Schleimhäute verbracht oder Stichverletzung:
- Rifampicin 20 mg/kg/d (max. 1200 mg/d) in 2 ED für 2 d oder
- ggf. Ciprofloxacin (ab 18 J: 1 × 10 mg/kg/d bis max. 1 × 500 mg p.o.) oder
- ggf. (z. B. bei Schwangeren) Ceftriaxon (>12 J: 1 × 250 mg i.m., <12 J: 1 × 125 mg i.m. oder i.v.).

Meldepflicht nach Infektionsschutzgesetz (IfSG) beachten!

Sonstiger septischer Schock

Sy.
- Klin. Bild wie bei Meningokokkensepsis, aber ohne Exanthem, z. B. Urosepsis bei unerkannter Harnwegsfehlbildung eines Sgl.
- Schwerste Pneumonie.
- Vorerkrankungen wie Immundefekte, Sichelzellkrankheit, Chemotherapie etc.
- NG in den ersten Wochen nach Geburt: Späte Sepsisformen bekannt!

> **Bei allen Sgl. in den ersten 3 LMo mit Fieber muss eine Late-onset-NG-Sepsis ausgeschlossen werden!**

DD. An Malaria denken (nach Auslandsaufenthalt)!

Th. Therapie ▶ oben bzw. ◻ Abb. 17.1.

Dehydratation

- Meist nach Gastroeneteritis (Durchfall, Erbrechen) und mangelnder Flüssigkeitsaufnahme.

Tab. 17.9 Ausmaß der Dehydratation und die entsprechenden klin. Zeichen

Klinische Zeichen der Dehydratation	Dehydratation [% KG]
Erhöhte Herzfrequenz, trockene Schleimhäute, kaum Tränenfluss	5% (Säuglinge) bzw. 3% (bei Adoleszenten)
Reduzierter Hautturgor, Oligurie, halonierte Augen, eingesunkene Fontanelle	10% (Säuglinge) bzw. 6% (bei Adoleszenten)
Schockzeichen (= Rekap-Zeit >3 s, Tachykardie, reduzierter Bewusstseinszustand)	15% (Säuglinge) bzw. 9% (bei Adoleszenten)

- Ketoazidose (auch Diabetes-mellitus-Erstmanifestation im 1. LJ möglich): Polyurie, Polydipsie, Gewichtsverlust, Kußmaul-Atmung.

Th. Therapie ▶ oben bzw. ◘ Abb. 17.1.

Sonstige Schockursachen

- Vitium cordis: Alle duktusabhängigen Vitien werden in den ersten LWo klin. symptomatisch im Sinne einer Schocksymptomatik.
- Anaphylaxie: Begleitsymptome wie Urtikaria, pulmonale Obstruktion, Larynxödem mit inspiratorischem Stridor?
- Myokarditis, Kardiomyopathie.
- Supraventrikuläre Tachykardie (SVT) als Schockursache selten! Wird von Kindern meist lange toleriert.
- Hypertone Krise mit akuter linksventrikulärer Insuffizienz.
- Thyreotoxische Krise.
- Phäochromozytom.
- Akute Hypervolämie bei HUS.
- Addison-Krise.
- Staphylokokkentoxin = STSS.

Schönlein-Henoch-Syndrom (= Purpura Schönlein-Henoch)

Def. Diese häufigste systemische Vaskulitis im Kindesalter ist meist selbstlimitierend und betrifft i.d.R. Kinder zwischen 3 und 15 J. Die Erkrankung kann in Schüben verlaufen (1/3 der Fälle).

Ät. Nach Infekt v. a. der oberen Luftwege (Influenza A, Streptokokken), nach Einnahme bestimmter Medikamente, Impfungen oder nach Insektenstichen kommt es zu Ablagerung von Immunkomplexen an den Gefäßen mit fibrinoider Degeneration bzw. Nekrose der Gefäßwände und granulozytärer Infiltration.

Sy.
- Palpable Purpura der Haut mit petechialen Einblutungen ohne Thrombopenie, symmetrisch v. a. an den Streckseiten der Extremitäten und am Gesäß.
- Zum Teil kolikartige Bauchschmerzen durch Vaskulitis der Mesenterialgefäße, evtl. Diarrhö, Erbrechen, Hämatemesis, Invagination (3,5% der Patienten mit Bauchschmerzen → sonografische Kontrolle!), Melaena.
- Ödeme an Händen, Füßen, Gesicht, Skrotum.
- Schönlein-Henoch-Nephritis (20–50%) bestimmt die Prognose (Makrohämaturie, Proteinurie).
- Arthritis mit periartikulärem, schmerzhaftem Ödem, i.d.R. transitorisch im Bereich der Ellbogen, Hand-, Knie- und Sprunggelenke.
- Befall des Nervensystems in Form von Verhaltensstörung, Kopfschmerzen, Meningismus, Krämpfen, Paresen, selten Uveitis.

Dg.
- BB (je nach Auslöser Leukozytose, Thrombozyten normal, ggf. normochrome Anämie wegen okkulter Blutungen), Gerinnung normal, C_3 und C_4 normal, BSG oft ↑, IgA oft ↑.
- Urinanalyse (Proteinurie, Hämaturie als Hinweis für Nephropathie).
- Stuhl auf okkultes Blut (meist pos.).
- Engmaschige Untersuchung (Ileus, Invagination – Sonografie).

- Bei Nierenbeteiligung: Sonografische Kontrolle der Nieren und ableitenden Harnwege.

Th.
- Meist ambulante Betreuung möglich.
- Bettruhe im akuten Schub.
- Schmerztherapie: Paracetamol, aber auch Ibuprofen, Naproxen möglich (**Cave**: Vorsicht bei aktiver Blutung).
- Bei Nieren- und Darmbeteiligung stationäre Aufnahme.
- Flüssigkeitsgabe.
- Steroide bei abdominaler Symptomatik zur Therapie und Invaginationsprophylaxe (z. B. Prednison 1–2 mg/kg/d oral).
- Keine Evidenz für Steroide zur Vermeidung renaler Komplikationen, ggf. aber Versuch in schweren Fällen mit schnell progredientem Nierenversagen.

Prognose
In 1–2% progrediente Niereninsuffizienz, sonst gut. Dauer der initialen Episode meist 1 Mo. In 2/3 der Fälle keine Rezidive.

Nachsorge
1–2 Mo wöchentlich Urinanalyse und RR, dann (2-)monatlich für 1 Jahr.

Schwindel

Dg. Anamnese:
- Art, akut/chronisch, Dauer, Auslöser/Verstärkung (Kopfdrehung, Kopflagerung, Husten/Pressen/laute Töne, Identifikation sozialer oder Umgebungssituationen).
- Begleitsymptome: Fieber, Hörminderung, Otalgie, Oszillopsien, Hirnstamm-/Kleinhirnsymptome, Kopfschmerzen, Stand-, Gangunsicherheit.

Körperliche Untersuchung: Mit Temperatur, RR, Otoskopie (!), neurologische/neuroophthalmologische Untersuchung unter besonderer Beachtung der Okulomotorik (Blickfolge, Nystagmus ggf. mit Frenzel-Brille), Koordination, Stand- und Gangfunktionen.

Schwindel

Kopfdrehtest: Prüfung peripher-vestibuläre Funktion (zuverlässig ab ca. 1,5–2 LJ). Durchführung: Rasche passive Kopfdrehung ca. 20° nach links und rechts, Kind soll gleichzeitig ein Ziel (Untersucher) fixieren. Bei normalem vestibulookulärem Reflex (VOR) keine Einstellbewegungen. Ein pathologisches Ergebnis deutet auf peripher-vestibuläre Funktionsstörung (Seite mit Einstellbewegung gibt Seite der Funktionsstörung an).

Drehstuhl- oder kalorische Testung der horizontalen Bogengänge: Letztere nur bei intaktem reizlosem Trommelfell!

Audiogramm: Immer bei Hörstörung!

Blutentnahme: Mit BB, Diff-BB, CRP, BZ, BSG, Elektrolyte.

EKG.

Konsil: Schwindelambulanz (Neurologie/Neuropädiatrie). Weitere neurologische Zeichen → Neurologie/Neuropädiatrie. Hörstörungen → HNO. Visusstörung → Augenheilkunde.

Weiterführende Diagnostik (je nach Begleitsymptomatik): LP, EEG, Schädel-MRT, CT Felsenbein, autoimmune Diagnostik, Fettstoffwechsel-, Blutgerinnungs- und Schilddrüsenparameter.

Th. Basismaßnahmen, -therapie:
- Aufklärung.
- Schwindelkalender führen.
- Bei Übelkeit/Erbrechen: z. B. Dimenhydrinat 1–2 mg/kg (evtl. alle 6 h wiederholen).
  Suppositorium: ▬ 6–15 kg: 40 mg 1/d, 15–25 kg: 40 mg 2–3 ×/d. ▬ 6–14 J: 70 mg 2–3 ×/d, >14 J: 150 mg 1–2 ×/d.

Differenzialdiagnosen

- **Dauer des Schwindels**
  - **Sekunden bis Minuten:** Benigner paroxysmaler Schwindel des Kindesalters (Migränevorläufer bei Kindern bis zu 5 J = »childhood periodic syndromes«), bei Lagerung (BPLS = benigner paroxysmaler Lagerungsschwindel), orthostatischer Schwindel (Schellong-Test), Vestibularisparoxysmie, epileptische Aura/vestibuläre Epilepsie → EEG.

- **Minuten bis Stunden:** Vestibuläre Migräne (mit oder ohne Kopfschmerzen, ▶ Kopfschmerzen).
- **Stunden bis Tage:** Neuritis vestibularis.

Akuter Schwindel (<4 Wo) mit Hörstörung
- Fieber, Mittelohrentzündung: Labyrinthitis; **Cave:** Meningismus → LP.
- Vorausgehendes Trauma: Perilymphfistel, Kontusion → CT, Fisteltest: Nystagmus bei Valsalva oder Tragusdruck.
- Medikamentöse Therapie (Aminoglykoside, Diuretika, ASS): Toxisch.
- Ohrdruck: M. Menière.
- Kurze Attacken (Sekunden bis Minuten): Vestibularisparoxysmie.
- Okulomotorikstörungen, weitere neurologische Zeichen, z. B. Ataxie: Zentraler Schwindel → MRT.
- Iritis, Uveitis: Autoimmun, z. B. Cogan-Syndrom.

Akuter Schwindel (<4 Wo) ohne Hörstörung
- Vorausgehendes Trauma: Perilymphfistel, Kontusion → CT, Fisteltest.
- Lageänderung (Kopf 45° zum gesunden Ohr) löst in Sekunden Schwindel mit Nystagmus aus (bei Wiederholung ermüdbar): Benigner peripherer Lagerungsschwindel (BPLS). Therapie: Befreiungsmanöver nach Semont oder Epley.
- Schwindel bei Valsalva-Manöver oder lauten Geräuschen: Perilymphfistel → Fisteltest, CT, Konsil HNO.
- Okulomotorikstörungen, Ataxie: Zentraler Schwindel → MRT.

Chronischer Schwindel (>4 Wo) mit Hörstörung
- Okulomotorikstörungen, weitere neurologische Zeichen: Zentraler Schwindel → MRT.
- Bilaterale Vestibulopathie (Benommenheit, Gleichgewichtsstörung, besonders bei Dunkelheit/unebenem Boden): Toxisch, z. B. durch Aminoglykoside, Diuretika, ASS.
- Vestibularisschwannom → Audiogramm, MRT.
- Innenohrfehlbildungen → CT, MRT.

■■ Chronischer Schwindel (>4 Wo) ohne Hörstörung

- Begleitende Psychopathologie, Angst, situative Auslöser: Psychosomatischer Schwindel.
- Bilaterale Vestibulopathie: Durch bakterielle Meningitis, Labyrinthitis, hereditär, autoimmun → Kopfdrehtest, kalorische Testung.
- Okulomotorikstörungen/weitere neurologische Zeichen: Zentraler Schwindel → MRT.

Sepsis

Def. **Infektion:** Mikroorganismen im Körper führen zu einer Entzündungsreaktion einzelner oder mehrerer Organe.
Bakteriämie: Vermehrungsfähige Bakterien im Blut ohne Krankheitserscheinungen. Nach Zähneputzen, Defäkation, trachealem Absaugen, Endoskopie u.v.a.
Sepsis: Systemische Entzündungsreaktion (SIRS) auf eine Infektion mit Veränderung der Körpertemperatur, Tachykardie, Tachypnoe, Leukozytose/Leukopenie und Linksverschiebung (>10% Stabkernige).
Septischer Schock: Sepsis mit arterieller Hypotonie trotz ausreichender Volumensubstitution (40 ml/kg/h) und Perfusionsstörung, die zu metabolischer Azidose (BE <–5 mval/l), Laktatazidose (> 4-fach der Norm), Oligurie (<0,5 ml/kg/h), Rekap-Zeit >5 s, Kern-Peripherie-Temperaturdifferenz >3°C führt.
Erreger: Dies können grampos. und gramneg. Bakterien, Viren, Pilze, Parasiten sein. Die Freisetzung von Endo- (gramneg. Erreger) oder Exotoxinen (grampos. Erreger) führt über Mediatoren (TNF, Interleukine etc.) zu peripherer Vasodilatation, Capillary-leak-Syndrom und Störung der O_2-Aufnahme und -Abgabe im Gewebe. Im pulmonalen Kreislauf kommt es durch Vasokonstriktion und Mikrothromben zu einer Erhöhung des arteriellen Drucks.

> **Stadien des septischen Schocks**
>
> I. **»Warme« Phase, hyperdyname Phase:**
>   Verminderung des peripheren Widerstands, HZV ↑ als Kompensationsmechanismus, Steigerung der RR-Amplitude, niedrige arteriovenöse O_2-Differenz, Hyperventilation, evtl. respiratorische Alkalose, warme, evtl. rötliche Extremitäten, wach bis verwirrter Zustand, verminderte Urinproduktion
> II. **Hypodyname, hypozirkulatorische Phase:**
>   Reduzierte Mikrozirkulation, Engstellung der Kapillaren, Hypoxämie, Laktatazidose, intravasale Gerinnung mit Verbrauchskoagulopathie, Sequestration des Blutes in Kapillaren, reduzierter venöser Rückstrom, HZV ↓ (unzureichende Myokardfunktion), kleine RR-Amplitude, Hypotonie, hohe arteriovenöse O_2-Differenz, kühle Extremitäten, blass-zyanotische Haut, Bewusstseinstrübung, Koma, Oligurie
> III. **Irreversibler Schock mit Multiorganversagen:**
>   Wie bei II, aber bleibende Gefäßschäden

Sy. Hyper-, Hypothermie, Schüttelfrost, schlechter AZ, grau-blasses Hautkolorit, Tachykardie (bei Sgl. auch Bradykardie), Tachypnoe (auch Apnoen), Petechien, später arterielle Hypotonie, verminderte Urinproduktion, kühle Akren, Rekapillarisierungszeit >3 s, Bewusstseinsstörung, Koma.

Dg. BB mit Diff-BB, CRP, Elektrolyte, BZ, Laktat, Kreatinin, Hst, GOT, GPT, Bilirubin, LDH, Gerinnung, BGA. Suche nach dem Sepsisherd: BK, Abstriche, LP, Urin, Trachealsekret etc. Evtl. Sonografie, Rö, CT, MRT.

Th. **Bei septischem Schock** (Intensivstation?):

> **Entscheidend ist: Sofortige Korrektur der intravasalen Hypovolämie!**

- NaCl 0,9% (Humanalbumin 5%): 20 ml/kg als Bolus aus der Hand i.v., evtl. mehrfach wiederholen, oft bis 100–150 (–200) ml/kg/h erforderlich. Abhängig von Perfusion (Rekapillarisierungszeit normal <3 s), RR, ZVD. **Cave:**

Sepsis

Gefahr des Lungenödems durch allgemeines Capillary-leak-Syndrom.
- Rasch Antibiotikum i.v.: z. B. Piperacillin/Tazobactam oder Meropenem im Bolus i.v.. Bei Sgl: Cefotaxim 150 mg/kg/d in 3 ED + Ampicillin 150 mg/kg/d in 3 ED i.v.
- Evtl. Antimykotikum, antivirale Therapie.
- Bluttransfusion nur bei Anämie. FFP (10 ml/kg), AT (30–40 IE/kg i.v.) bei DIC. Thrombozytenkonzentrat bei Blutung und Werten <60.000/µl.
- Beseitigung der Infektionsquelle.
- O_2-Gabe.
- Senkung von Fieber (z. B. Paracetamol). **Cave:** Metamizol (Novalgin®) bewirkt periphere Vasodilatation!
- Korrektur der Azidose (umstritten), Elektrolyte, BZ normalisieren.
- Katecholamine bei Zeichen einer Myokardinsuffizienz:
  — Dobutamin: 5–15 µg/kg/min (erst nach ausreichender Volumenzufuhr, da periphere Vasodilatation). — Noradrenalin: 0,05–1(–5) µg/kg/min (hebt systemischen Gefäßwiderstand), nur zentralvenös. — Adrenalin: 0,01–2(–5) µg/kg/min (Steigerung von HF, RR, HZV), nur zentralvenös. — Dopamin: 2–5 µg/kg/min (gering inotrope Wirkung, verbessert Nierendurchblutung, α-Stimulation und RR-Anhebung ab ca. 10–15 µg/kg/min), nur zentralvenös. — Evtl. Kombination von Katecholaminen mit Phosphodiesterasehemmer (Milrinon): 0,25–0,75 µ/kg/min bei schlechter Ventrikelfunktion und eher hohem peripherem Widerstand.
- Kortikosteroide: Umstritten. Hydrokortison in Stressdosis, wenn Risiko für NNR-Inuffizienz oder katecholaminrefraktärer Schock vorliegen.
- Immunglobuline sind wohl eher nicht wirksam, außer Pentaglobin® bei V. a. auf gramneg. Sepsis.
- Gabe von G-CSF bei Granulozytopenie.
- Intubation, Beatmung.
- **Monitoring mit:** EKG, Pulsoxymetrie, ZVD, RR, Blasenkatheter (Urinproduktion: normal 1–2 ml/kg/h), Temperatur.
- Nach Sepsisform zu vermutende Keime und die daraus ableitbaren Empfehlungen für die **initiale Antibiotikatherapie**

▶ Normwerte, Handlungsalgorithmen: Antibiotikum: wann, welches?

Sichelzellkrankheit

Ät. Autosomal-rezessiv erbliche Hämoglobinopathie. Ursächlich ist eine Mutation in der β-Kette des Hämoglobins (Glutaminsäure → Valin), zugrunde liegt das pathologische Hämoglobin S (HbS) als homozygote Sichelzellkrankheit (HbSS) oder als compound-heterozygote Form bei der Sichelzell-β-Thalassämie (HbSβ$^+$Thal, HbSβ^{0}Thal) und den HbSC-, HbSD-, HbSOArab- und HbSLepore-Erkrankungen. HbS polymerisiert bei Deoxygenierung (Dehydrierung) und führt zu Sichelung der Erythrozyten. Es entstehen Vasookklusionen als Grundlage von Schmerzkrisen, akuten und chron. Organschädigungen, funktioneller Asplenie mit ausgeprägter Infektionsneigung und chron. Hämolyse; HbF ist wichtiger prognostischer Faktor (HbF <10%: höheres Risiko für ZNS-Infarkt, HbF >20%: weniger Schmerzkrisen). Heterozygote Überträger (HbS <50%) erkranken nicht.

Sy. ▶ auch AWMF-Leitlinie 025/016.

Akut:
- **Vasookklusionen/Sequestration:** – Rezidivierende Schmerzkrisen: Bei KK in den peripheren Knochen (Hand-Fuß-Syndrom), bei älteren Kindern im rumpfnahen Skelett. Spontan oder durch Dehydrierung, Infekte, Unterkühlung und Alkohol. Die Schmerzen werden als vernichtend empfunden. – Akutes Thoraxsyndrom (ATS): Thoraxschmerzen, Fieber, Husten, Tachypnoe, Hypoxie, neue röntgenologische Verschattungen. Häufigste letal verlaufende Komplikation nach dem Kleinkindalter. – Milzsequestrationskrise (MS): Rasche Milzvergrößerung (Versacken großer Blutmengen in den Milzsinus), evtl. abdominale Schmerzen, Schock, Hb-Abfall, Retikulozytose. MS-Risiko für HbSS durch Autosplenektomie nach dem 6. LJ minimal (Ausnahme: hoher HbF-Anteil, koexistierende α-Thalassämie). Bei

Sichelzellkrankheit

allen anderen Pat. muss bis ins Erw.-Alter mit MS-Krisen gerechnet werden. Mit Pneumokokkensepsis häufigste letale Komplikation im SG- und KK-Alter. **Wichtig:** Sofortige Transfusion ist die lebensrettende Maßnahme bei großer MS (Hb-Abfall >3 g/dl). Rezidivneigung mit zunehmendem Schweregrad. — ZNS-Infarkte: Infarkte durch Verschluss großer Arterien, transitorisch-ischämische Attacke (TIA), Krampfanfälle, Hörsturz, Vertigo und Myelitis sowie kognitive Defizite durch silente Infarkte. — Paralytischer Ileus: Abdominale diffuse Schmerzen, spärliche oder fehlende Peristaltik sowie aufgeweitete Darmschlingen in der Abdomenübersicht durch Verschluss von Mesenterialgefäßen. DD: Milzsequestration, Infarkte der Wirbelsäule, Gallensteine, Leberinfarkte/-sequestration. — Priapismus: Ab dem Schulalter.

- Infektionsneigung: — Pneumokokkensepsis/-meningitis: Ausgeprägte Infektionsneigung durch funktionelle Asplenie bei HbSS-Patienten bereits Ende des 1. LJ. — Osteomyelitis: Anhaltende umschriebene Knochenschmerzen, hohes Fieber, CRP-Anstieg, Schwellung und Rötung.
- Andere: Aplastische Krise bei Parvovirus-B19-Infektion.

Chronisch:
- Hämolytische Anämie: — Normozytär: HbSS, HbSD, HbSOArab (Hb 5–9 g/dl). — Mikrozytär: HbSβ^+-Thalassämie, HbSβ^0-Thalassämie, HbSC, HbSLepore, HbSS mit α-Thalassämie.
- Nierenbeteiligung: Zunächst schmerzlose Makrohämaturie, ab Erw.-Alter chron. Niereninsuffizienz (Mikrohämaturie).
- Proliferative Retinopathie.

> **Diagnostik und Therapie sollten in einem pädiatrisch-hämatologischen Zentrum durchgeführt werden.**

Dg. **Nachweisdiagnostik** (in Deutschland kein Neonatalscreening).
- Hinweise: Risikoländer (Zentralafrika, Südosten Türkei, Sizilien, Griechenland, Libanon, mittlerer Osten), hämolytische Anämie ± Schmerzkrisen, Ikterus, Schocksymptomatik mit Splenomegalie.

- BB (Anämie, Retikulozytose, evtl. Leukozytose, Thrombozytose) mit Ausstrich (Sichelzellen, Targetzellen, Poikolozytose, evtl. Howell-Jolly-Körperchen).
- Hb-Analyse und Hb-Löslichkeitstest zum Nachweis von HbS. Molekulargenetik ist nicht erforderlich.
- Familienuntersuchung und genetische Beratung.
- Neugeborenenscreening bei Risikogruppen, pränatale Diagnostik, falls Eltern Träger sind.

Akut:
- Vitalparameter, körperliche Untersuchung: Splenomegalie? Milzsequestrationskrise?
- Blutentnahme: Anämie (Hb-Abfall?), Leukozytose, Thrombozytose, Hämolyse, BK.
- Bildgebende Verfahren: Rö Thorax bei Hinweis auf ATS, Abdomenübersicht bei abdominaler Symptomatlk, Sonografie bei V. a. Osteomyelitis, ggf. Punktion.

Th. ▶ auch: Leitfaden für die Betreuung von Sichelzellpatienten, http://www.uniklinik-duesseldorf.de.

Akut:
- **Schmerztherapie:** Ausreichende Flüssigkeitszufuhr (nach Möglichkeit oral, bei i.v. Gabe maximal 1–1,5 × Erhaltungsbedarf, max. 1,5 l/m^2). Analgetika bei leichten Schmerzen (Paracetamol, Metamizol, Ibuprofen), mäßig starken Schmerzen (Tramadol) und starken Schmerzen (Morphin); Pat. mit stärksten Schmerzen benötigen i.d.R. Opioide und zusätzlich peripher wirkende Analgetika. Engmaschige Überwachung.
- **O$_2$-Gabe** bei erniedrigtem S$_a$O$_2$.
- **Transfusionen:** Schmerzkrisen und die chron. Anämie benötigen keine Transfusionen. Einmalige Transfusionen (ggf. wiederholte Gabe) bei großer MS-Krise, ATS und aplastischer Krise. Partielle Austauschtransfusion bei akutem Organversagen (rasch progredientes ATS, Symptome einer ZNS-Beteiligung, nach ZNS-Infarkt, Mesenterialinfarkt) und selten bei nicht zu beherrschenden Schmerzkrisen.

- **Antimikrobielle Therapie:** Antibiotika müssen wirksam sein gg. S. pneumoniae, H. influenzae und evtl. gg. Salmonellen. Bei Fieber unklarer Ursache und alle Kinder <5 J (auch bei gutem AZ) und alle >5 J, die krank wirken: Ampicillin oder Cefotaxim i.v. Bei ATS: Cephalosporin + Makrolid. Bei Meningitis ohne Erreger: Cefotaxim (200 mg/kg/d) oder Ceftriaxon i.v. Bei V. a. Osteomyelitis: Ampicillin + Oxacillin bzw. Clindamycin. Bei V. a. Salmonellen-Osteomyelitis: Ciprofloxacin. Bei abdominalen Symptomen: Ampicillin + Metronidazol. **Cave:** Salmonellensepsis bei Sichelzell-Pat.: Mortalität ca. 25%. An Mykoplasmen bei ATS denken.
- **Mesenterialinfarkte:** Konservative Therapie.
- **Priapismus:** Effortil oder Methylenblau, selten auch Epinephrin als intrakavernöse Injektionen.

Kurativ: Allogene SZT bei schweren Verläufen.

Prophylaktisch:
- Penicillin-Prophylaxe mit Penicillin V ab dem 3. LMo bis Erw.-Alter (ab 3. LMo: 2 × 125.000 IE/d, ab 3. LJ: 2 × 250.000 IE/d, ab 10. LJ: 2 × 500.000 IE/d). Bei Penicillin-Unverträglichkeit Erythromycin.
- Pneumokokkenimpfung: Alle Kinder sollten Konjugatimpfstoff (z. B. Prevenar13® oder Synflorix®) und Polysaccharidimpfstoff (z. B. Pneumovax®, zugelassen ab 2. LJ, kann mit Einverständnis der Eltern vor 2. LJ geimpft werden) erhalten.
- Jährliche Influenza-Impfung.
- Weitere Impfungen nach STIKO.
- Allgemeine Maßnahmen: Regelmäßige Milzpalpation bei Sgl. und KK durch Eltern, ausreichende Flüssigkeitszufuhr, Vermeidung von Unterkühlung, Alkohol und Rauchen.
- Chron. Transfusionsprogramm (mit Chelattherapie) nach ZNS-Ereignis.
- Transkranielle Doppler-Sonografie (TCDS): Erhöhte Flussgeschwindigkeiten sind mit erhöhtem ZNS-Infarktrisiko verbunden; chron. Transfusionstherapie zur Prophylaxe ist bisher keine allgemeine Therapieempfehlung.

- Hydroxycarbamid bei häufigen schweren Schmerzkrisen, rezidivierendem ATS und schwerer Anämie (<6 g/dl) unter strenger Indikationsstellung.
- Chirurgische Eingriffe: präop. EK-Gabe vor längeren Eingriffen, ausreichende Flüssigkeitszufuhr, keine Unterkühlung, ununterbrochene gute Oxygenierung, postop. frühe Mobilisierung und Atemgymnastik.

Operativ:
- Splenektomie nach einer großen oder >2 kleinen Milzsequestrationen sowie bei Hypersplenismus.
- Cholezystektomie.
- Schenkelhalsbohrung bei frühem Stadium der Hüftkopfnekrose.

SIDS (Sudden Infant Death Syndrome)/ALTE (Apparent Life-Threatening Event)

Def. **SIDS = »Sudden Infant Death Syndrome«**: Plötzlicher Tod eines Sgl., dessen Ursache nach Prüfung der Krankengeschichte, einer vollständigen Autopsie und der Untersuchung des Auffindeorts ungeklärt bleibt (Ausschlussdiagnose). Häufigste Todesursache des Sgl.-Alters (Inzidenz <1‰). 90% vor dem 6. LMo. Häufung in den Wintermonaten.

Risiko erhöht bei: Schlafen in Bauchlage, falscher Schlafumgebung (weiche Unterlage, überheizter Raum, Schlafen im Elternbett, kein Schlafsack), Frühgeburtlichkeit und/oder SGA (3–4 ×), Mutter <20 J, SIDS-Sibling (5–6 ×), Rauchen/Drogeneinnahme der Mutter, keine Vorsorgeuntersuchungen in der SS.

ALTE = »Apparent Life-Threatening Event« »Near-Missed SIDS«: Beschreibung eines für den Beobachter zutiefst erschreckenden Ereignisses mit einem oder mehreren folgender Zeichen: Apnoe, nach Luft ringen, Muskelhypotonie (selten auch steifer Sgl.), Zyanose, Blässe (selten auch Plethora). Die Beobachter glauben, dass das Kind ohne Mund-zu-Mund-Beatmung und/oder heftigste Stimulation verstorben wäre.

Pathologische Apnoe = Apnoe-Bradykardie-Hypoxämie-

Syndrom: Atempause (≥20 s), begleitet von Hypoxämie (Zyanose, Blässe, Hypotonie) und/oder Bradykardie.

Apnoe der Frühgeborenen: Pathologische Apnoe bei periodischem Atmungsmuster, Ausdruck einer physiologischen Unreife der Atmungskontrolle und -mechanik. Sistiert i.d.R. bis zum Reifealter von 43 Wo.

Dg. Bei V. a. ALTE, SIDS, SIDS-Sibling:

Anamneseerhebung: Detaillierte Schilderung des Ereignisses (u. a. Vigilanzzustand, Atmung, Hautfarbe, Muskeltonus, Dauer), der getroffenen Maßnahmen (z. B. Stimulation, Mund-zu-Mund-Beatmung), Befragung zu SS und Geburt (Alter der Mutter, Nikotin-, Alkohol-, Drogenabusus, Komplikationen, soziale Verhältnisse), den vorangegangenen Stunden (z. B. letzte Mahlzeit, Trinkschwierigkeiten, Erbrechen, psychosoziale Belastung, Medikamentengabe, akzidentelle Intoxikation, starkes Schwitzen, Krankheitssymptome, abnormes Gewichtsverhalten).

Klin. Status, einschl. entwicklungsneurologischer Beurteilung, Körpermaße mit Perzentilen, Dysmorphien, Verletzungen.

Monitoring am Herzmonitor und Pulsoxymetrie für ca. 24 h.

Im Akutfall (ALTE, SIDS) sofort vor Glukosezufuhr: BZ, β-Hydroxybutyrat, mittelkettige Fettsäuren.

Bei Z. n. ALTE:
- BB mit Diff-BB, CRP, BGA, BZ, Elektrolyte, Hst, Kreatinin, Leberwerte (GOT, GPT), Immunglobuline, Ammoniak, Laktat, BK, evtl. Toxikologie.
- Urin: Status, Kultur, Ketonkörper, organische Säuren, Aminosäuren.
- Rö Thorax, EKG, EEG, Ultraschall Schädel.
- Evtl. LP (Meningitis?).

Abhängig von Anamnese und Befunden zusätzlich:
- Virologische Untersuchungen (z. B. RSV, CMV).
- Phenyl-Propionat-Belastung (Ausschluss MCAD-Defekt).
- 17-OH-Progesteron (Ausschluss AGS).
- Laktat/Kreatinin im Urin, Laktat in Liquor und Blut (Ausschluss mitochondriale Zytopathie).

- Polysomnografie (bei V. a. obstruktive Apnoen).
- Echokardiografie (Kardiomyopathie? Vitium?), Langzeit-EKG (Arrhythmie?).
- Bronchoskopie (Tracheo-/Laryngomalazie? Bronchusstenosen?).
- pH-Metrie/Ösophagusbreischluck (bei V. a. GÖR).
- Rö-Skelett, Skelettszintigrafie, Augenhintergrund (bei V. a. Misshandlung).
- MRT Schädel (Hirntumor?).

Im Todesfall:
- Polizei und Rechtsmedizin verständigen.
- Todesschein immer mit »ungeklärte Todesursache« ausstellen, anschließend immer Obduktion.
- Gespräch mit den Eltern (Erklärung, warum Polizei/Rechtsmedizin nötig – nicht, weil sie »tatverdächtig« sind, sondern um Todesursache und ggf. Wiederholungsrisiko für Geschwisterkinder zu klären).
- BK, Asservieren von Plasma, Urin, Liquor.
- Hinweis auf Selbsthilfegruppen (z. B. Verwaiste Eltern e. V.).

Heimmonitoring:
- Bisher konnte kein präventiver Effekt bezüglich SIDS nachgewiesen werden. Eltern müssen darüber aufgeklärt werden, dass ein Monitor keinen therapeutischen Effekt hat!
- Indikation (bislang keine eindeutigen Richtlinien): Persistierendes Apnoe-Bradykardie-Hypoxämie-Syndrom, Z. n. ALTE.
- Grunderkrankungen mit möglicher Ateminsuffizienz: Angeborene Atemwegsanomalien z. B. DiGeorge-Syndrom, chron. Lungenerkrankungen (z. B. BPD), neurologische Grunderkrankungen (z. B. Epilepsien), Stoffwechselerkrankungen.
- Schulung der Eltern im Umgang mit dem Monitor (durch Mitarbeiter der Firmen, die den Monitor anbieten) und Elternschulung in Reanimationsmaßnahmen (durch Arzt), Aufklärung über SIDS-Präventionsmaßnahmen.
- Regelmäßige Anbindung an eine Monitorsprechstunde zum Auslesen und Bewerten der Alarme (z. B. alle 6 Wo),

ggf. weiterführende Diagnostik je nach Befund (z. B. EEG, Langzeit-EKG), Anpassung der Monitorgrenzen nur nach ärztlicher Absprache.
- Für das Absetzen existieren – wie auch für die Indikation – keine festen Regeln: ▬ Reifealter von 43 Wo ohne relevantes Ereignis in den Aufzeichnungen. ▬ Ohne Grunderkrankungen max. bis Ende 1. LJ, bei Fehlen relevanter Alarme nach Möglichkeit früher. ▬ Entscheidung stark abhängig von der Angst der Eltern, v. a. nach ALTE/bei SIDS-Sibling.

Stoffwechselstörungen

Sy. Folgende Symptome können hinweisend sein für eine metabolische Erkrankung: Erbrechen, Gedeihstörung, Hepatosplenomegalie, Ikterus, Hypoglykämie, muskuläre Hypotonie, Entwicklungsretardierung, Krampfanfälle, Apnoen, Koma, auffallender Körpergeruch, metabolische Azidose, Kardiomyopathie, ungeklärte Todesfälle von Sgl. und KK in der Familienanamnese.

Dg.
- Anamnese mit Familienanamnese.
- Körperliche Untersuchung: Hepatosplenomegalie, Kleinwuchs, Gedeihstörung, neurologische Auffälligkeiten (Hypotonie, Ataxie), psychomotorische Entwicklungsretardierung, Regression, Skelettveränderungen.
- Labor: BB, Elektrolyte, GOT, GPT, GLDH, Bilirubin, LDH, Hst, Harnsäure, BZ, BGA, Ammoniak (immer gekühlt abnehmen), Laktat (immer 1. Röhrchen, ungestaute Abnahme), TG, Cholesterin, Gerinnung. Asservierung von 2 ml Serum, 2 ml EDTA-Blut, 1 ml Na-Fluorid-Plasma, Neugeborenenscreening-Karte. Erweiterte Diagnostik: Aminosäuren (EDTA-Plasma), freie Fettsäuren und Ketonkörper (B-Hydroxybutyrat, Na-Fluorid-Plasma), freies Carnitin/Acylcarnitine (Li-Heparinat, NG-Screening-Karte).
- Urin: pH-Wert, Glukose, Eiweiß, Phosphat. Asservierung von 5 ml Urin. Erweiterte Diagnostik: Reduzierende Substanzen, Ketonkörper, Aminosäuren, organische Säuren

(ggf. Orotsäure). Weitere gezielte Diagnostik bei den ▶ unten aufgeführten Erkrankungen.
- Augenärztliche Untersuchung (evtl. mit Spaltlampe).
- Evtl. LP (Glukose, Aminosäuren, Neurotransmitter etc.).
- Evtl. EEG, NLG.
- Evtl. MRT Schädel.
- Evtl. Rö Thorax.
- Evtl. EKG, Echokardiografie.
- Evtl. Sonografie Abdomen (Leber/Niere).
- Evtl. KMP (Speicherzellen).
- Gezielte Enzymbestimmung aus Erythrozyten, Leukozyten, Fibroblasten oder anderem Biopsiematerial (z. B. Leber).

DD **Hyperammonämie (NH_3 >200 μmol/l):**
- Angeboren: Harnstoffzyklusdefekte, Organazidurien, Fettsäureoxidationsstörung.
- Erworben: Transitorische Hyperammonämie des NG, Leberinsuffizienz, Infektionen mit Urease-pos. Bakterien, Chemotherapie (Asparaginase), Reye-Syndrom, Valproat-Therapie.

Laktatazidose (Laktat >3 mmol/l):
- Primäre Laktatazidose: Störungen in Pyruvatstoffwechsel, Glukoneogenese, Zitratzyklus, Atmungskettendefekte (Mitochondriopathien).
- Sekundäre Laktatazidose: Ischämie, Hypoxie, Anämie, Schock, Z. n. Reanimation, angeborenes Herzvitium, Leberversagen, Sepsis, zerebraler Krampfanfall, AGS.

Kohlenhydratstoffwechsel

Diabetes mellitus
▶ dort.

Hypoglykämie
▶ dort.

Galaktosämie

Enzymdefekt: Galaktose-1-Phosphat-Uridyltransferase (GALT).
Speichersubstanz: Galaktose-1-Phosphat in Nieren, Leber, Darm, Gehirn. Galaktitol in Augenlinsen.

Sy. Wenige Tage nach Beginn der Milchfütterung: Erbrechen, Diarrhö, Hepatosplenomegalie, Ikterus, Hypoglykämie, Krämpfe, Koma, Sepsis. Fulminantes Leber- und Nierenversagen binnen weniger Tage möglich. Protrahierte Verläufe mit Leberzirrhose, Katarakt, mentaler Retardierung.

Dg. Bestandteil des erweiterten NG-Screenings (Filterpapierkarte 36–72 h nach der Geburt; halbquantitative Bestimmung von GALT mittels Beutler-Test, Bestimmung der Galaktosekonzentration)! Nachweis reduzierender Substanzen im Urin (Clinitest®). Hypoglykämie, Transaminasen-, Bilirubinanstieg. Tubulopathie: Hyperaminoazidurie, Albuminurie, Glukosurie, Bicarbonatverlust.
Spezifische Diagnostik: Quantitative Bestimmung von GALT, Galaktose-1-Phosphat in Erythrozyten erhöht, Galaktitol im Urin, Mutationsanalyse.

Th. Laktosefreie, galaktosearme Diät (Säuglingsmilch auf Sojabasis z. B. Humana SL; Elementardiäten z. B. Neocate®).

> **Die sehr viel häufigere Duarte-Variante (GALT-Aktivität >25%) ist nicht behandlungsbedürftig!**

Prognose

Normale körperliche und geistige Entwicklung möglich. Bei vielen Kindern jedoch trotz frühzeitiger Diagnosestellung und Therapiebeginn Teilleistungsstörungen bis hin zu erheblichen neurologischen und intellektuellen Defiziten (Sprachentwicklungsverzögerung, Ataxie, Tremor). Bei Mädchen häufig hypergonadotroper Hypogonadismus.

Hereditäre Fruktoseintoleranz

Enzymdefekt: Fruktose-1-Phosphat-Aldolase. **Speichersubstanz:** Fruktose-1-Phosphat in Leber, Niere, Darm.

Sy. Nach Fütterung saccharosehaltiger Nahrung Hypoglykämie (Zittern, Schwitzen, Erbrechen, Unruhe, Krämpfe, Koma), Ikterus, Hepatomegalie. Abneigung gegen Obst und Süßigkeiten. Kariesfreie Zähne. Renal-tubuläre Schädigung.

Dg. Postprandiale (!) Hypoglykämie, Transaminasen + Bilirubin ↑, Hypophosphatämie. Reduzierende Substanzen im Urin pos. (Clinitest®). Enzymaktivitätsbestimmung in Leber oder Dünndarmmukosa. Mutationsanalyse. Der i.v. Fruktosebelastungstest ist aufgrund der Gefahr akuter schwerer Hypoglykämien heute nahezu obsolet.

Th. Fruktosefreie Ernährung bis Symptomfreiheit, dann max. 1 g/d Fruktose. Vitaminsubstitution!

Prognose
Gut.

Glykogenose

Bei den Glykogenosen handelt es sich um Störungen des Glykogenstoffwechsels, die zu einer pathologischen Speicherung von Glykogen bzw. einer pathologischen Glykogenstruktur führen. Man unterscheidet vorwiegend hepatische und vorwiegend muskuläre Formen. Bei den hepatischen Formen stehen Hypoglykämie und Hepatomegalie im Vordergrund, bei den muskulären Formen Muskelschwäche und Kardiomyopathie.

■■ Typ I (Gierke)

Enzymdefekt: Glucose-6-Phosphatase in Leber, Niere, Dünndarm.
Speichersubstanz: Glucose-6-Phosphat in Leber, Nieren. Glykogenspeicherung in Leber, Niere, Thrombozyten, Dünndarmschleimhaut.

Sy. Leber-, Nierenvergrößerung, Puppengesicht. Hypoglykämien nach kurzer Nahrungskarenz mit Krämpfanfällen. Evtl. Thrombozytopenie mit Blutungsneigung. Infektneigung bei Granulozytopenie (Typ Ib). Wachstumsretardierung mit proportioniertem Kleinwuchs.

Dg. Schwere Hypoglykämien, Laktatazidose ohne Ketonkörpererhöhung, Hyperlipidämie durch Hypertriglyceridämie, Hyperurikämie. Glukose-6-Phosphatase in der Leber vermindert. Mutationsanalyse.

Th. Alle 3–4 h Zufuhr von Kohlenhydraten (Sgl. 8–9 mg/kg/min, ältere Kinder 3–5 mg/kg/min), Anreicherung der Nahrung mit Stärke mit roher Maisstärke (Mondamin®). Nachts nasogastrale Dauersondierung (Maltodextrin, Dextroneonat®) oder Maisstärke alle 5–6 h (etwa 2 g/kg). Ggf. ACE-Hemmer, Vitamin D etc. symptomatisch. Vermeidung von Fruktose und Laktose.

Prognose
Altersentsprechende mentale Entwicklung bei suffizienter Therapie. Hepatozelluläre Adenome und Karzinome im Erw.-Alter möglich. Tubulopathie, Osteoporose.

■ ■ Typ II (Pompe)
Enzymdefekt: Saure α-Glukosidase. **Speichersubstanz:** Normal strukturiertes Glykogen in Leber, Herz-, Skelettmuskulatur und anderen Organen.

Sy. **Frühinfantile** Form: Ausgeprägte Muskelhypotonie (»floppy infant«), Hyporeflexie, Makroglossie, Trinkschwäche, ausgeprägte Kardiomegalie, mäßige Hepatomegalie. Altersentsprechende mentale Entwicklung. Tod durch periphere Atemlähmung und Herzversagen im 1. LJ. **Spätinfantile** Form: Kinder erreichen das KK-Alter. **Adulte** Form: Muskelhypotonie ohne wesentliche Herzbeteiligung.

Dg. Enzymaktivitätsmessung in Lymphozyten oder Trockenblut, Nachweis des hohen Glykogengehalts und der typischen glykogengefüllten Lysosomen im Zytosol bzw. Sarkoplasma in Leber, Muskel, Lymphozyten, Fibroblasten. Mutationsanalyse.

Th. Enzymersatztherapie (ERT) verfügbar. Supportive Therapie.

Primäre Laktatazidosen

Enzymdefekte: Störungen in Pyruvatstoffwechsel, Glukoneogenese, Zitratzyklus, Atmungskettendefekte (Mitochondriopathien).

- **Sy.** **Neonatale** Form mit uncharakteristischen, neurologischen Symptomen und Azidose. **Chron.** Form mit Ataxie, psychomotorischer Retardierung, Krampfanfällen.

- **Dg.** Laktat, BGA, Elektrolyte, BZ, Ketonkörper, Aminosäuren im Plasma, Laktat-Kreatinin-Ratio im Urin. Ausschluss sekundäre Laktatazidose (Ammoniak, freies Carnitin und Acylcarnitine im Plasma, organische Säuren im Urin). Gezielte Enzymdiagnostik. Muskelbiopsie.

- **Th.** Vorsichtige Kohlenhydratzufuhr (Beginn mit 6 mg/kg/min). Entsprechend der Grunderkrankung.

Eiweißstoffwechsel

Phenylketonurie (PKU)

Enzymdefekt: Phenylalaninhydroxylase. **Speichersubstanz:** Phenylalanin.

- **Sy.** Unbehandelt schwere psychomotorische Retardierung, Krampfanfälle. Helle Haut, blonde Haare, blaue Iris, Ekzemneigung, mäuseartiger Geruch von Urin und Schweiß.

- **Dg.** Bestandteil des erweiterten NG-Screenings (Filterpapierkarte 36–72 h nach Geburt; Bestimmung von Phenylalanin und Tyrosin mittels Tandem-MS). Erhöhung von Phenylalanin >2 mg/dl (120 µmol/l). Ausschluss Tetrahydrobiopterin(BH_4)-Stoffwechselstörung (atypische PKU).

- **Th.** Lebensbegleitende phenylalaninarme Diät und Aminosäurensupplementation. Angestrebte Phenylalaninkonzentrationen altersabhängig: 0,7–4 mg/dl in den ersten 10 LJ; 11.–16. LJ: 0,7–15 mg/dl; >16. LJ: <20 mg/dl. Kofaktortherapie (BH_4 = Kuvan®) bei BH_4-sensitiven Formen.

Prognose
Bei guter Compliance und raschem Therapiebeginn (<1 LMo) normale psychomotorische Entwicklung.

Atypische PKU
Defekt: Störungen der Synthese und Bereitstellung von Tetrahydrobiopterin (BH_4). **Speichersubstanz:** Phenylalanin, Mangel an Dopamin und Serotonin.

Sy. Muskuläre Hypotonie, fehlende Kopfkontrolle, Schluckschwierigkeiten, Hypersalivation, Krämpfe, psychomotorische Retardierung. Typisch: Stammhypotonie bei Hypertonie der Extremitäten, Choreoathetose (Ähnlichkeit zu M. Parkinson).

Dg. Bestimmung von Neopterin und Biopterin im Urin, Aktivität der Dihydropteridin-Reduktase in Erythrozyten, oraler BH_4-Belastungstest (20 mg/kg).

Th. Gabe von L-DOPA/Carbidopa, 5-Hydroxytryptophan. Kuvan® (= BH_4) 5–10 mg/kg/d. Phenylaninarme Diät nur bei Dihydropteridin-Reduktase-Mangel.

Prognose
Residualsymptome trotz früh einsetzender Therapie möglich.

Tyrosinämie Typ I (hepatorenale Tyrosinämie)
Enzymdefekt: Fumarylacetoacetat-Hydrolase. **Speichersubstanz:** Fumarylacetoacetat und Succinylaceton.

Sy. Progrediente Leberzellschädigung mit Hepatomegalie, Ikterus, Erbrechen, Ödemen, Aszites, Koagulopathie. Rasches Fortschreiten zu akutem Leberversagen. Renal-tubuläre Dysfunktion mit sekundärem Fanconi-Syndrom mit Glukosurie, Hyperaminoazidurie, Phosphaturie, renaler Rachitis. Hypoglykämie.

Dg. Hypoglykämie. Transaminasen, Bilirubin, AFP, Tyrosin +Methionin i. S. ↑. Gerinnungsparameter. Im Urin Nachweis von Succinylaceton. Enzymaktivitätsmessung in Leber und Fibroblasten. Mutationsanalyse.

Th. Orfadin® (NTBC) 1–2 mg/kg. Prinzip: Hemmung der 4-OH-Phenylpyruvatdioxigenase, dadurch keine Bildung von Succinylaceton. Tyrosin-, phenylalanin- und methioninarme Diät und Aminosäurensupplementation. Frühzeitiger Therapiebeginn (<1 J) entscheidend für die Entstehung eines hepatozellulären Karzinoms. LTX.

Homozystinurie

Enzymdefekt: β-Cystathioninsynthetase. **Speichersubstanz:** Homocystein (Folge: Endothelschädigung), Methionin.

Sy. Marfanoider Habitus, Linsenluxation, Myopie, Glaukom, Trichterbrust, Skoliose, Arachnodaktylie, dysproportionierter Hochwuchs. Verhaltensauffälligkeiten, psychomotorische Entwicklungsretardierung, Arteriosklerose, Thromboembolien.

Dg. Homocystein + Methionin im Plasma ↑. Zystin ↓. Enzymaktivitätsmessung in Fibroblasten. Mutationsanalyse.

Th. Vitamin B_6 hochdosiert (100–600 mg/d), Folsäure (5–10 mg/d), Betain (150–250 mg/kg/d), Vitamin B_{12}, Thrombozytenaggregationshemmer (ASS). Methioninarme Diät mit Aminosäurensupplementation.

Ahornsirupkrankheit (»Maple Sirup Urin Disease«, MSUD)

Enzymdefekt: α-Ketosäuren-Dehydrogenase-Komplex der verzweigtkettigen Aminosäuren. **Speichersubstanz:** Valin, Isoleucin, Leucin und ihre α-Ketosäuren.

Sy. Schnell progrediente neurologische Symptome (mit Erbrechen, Apathie, Opisthotonus, Krämpfe, Koma, Hirnödem), süßlich-würziger Geruch der Körpersekrete (»Maggi«).

Dg. Bestandteil des erweiterten NG-Screenings (Filterpapierkarte 36–72 h nach Geburt; Bestimmung von Valin, Leucin/Isoleucin mittels Tandem-MS). Hypoglykämie, schwere metabolische Azidose. Valin, Isoleucin, Leucin im Plasma ↑. Alanin ↓. Nachweis von α-Keto-Isokapronsäure im Urin. Pos. Dinitrophenylhydrazinprobe.

Th. **Stoffwechselnotfall!** Kontaktaufnahme mit Stoffwechselzentrum und rasche Verlegung dringend erforderlich! Sofortige Unterbrechung der Proteinzufuhr. Anabolisierung. Ggf. Hämofiltration oder Hämodialyse (abhängig von der klin. Symptomatik). Dann lebensbegleitend eiweißarme Diät mit Aminosäurensupplementation. Vermeidung von Katabolie!

Organoazidurien

Enzymdefekte: z. B. Glutarazidurie Typ I (GAI), Isovalerianazidämie (IVA), Methylmalonazidurie, Propionazidämie.

Sy. Trinkschwäche, Erbrechen, Gedeihstörung, Muskelhypotonie, Lethargie, Koma, dystone Krisen (GAI).

Dg. GAI und IVA sind Bestandteil des erweiterten NG-Screenings (Filterpapierkarte 36–72 h nach Geburt; Bestimmung der spezifischen Acylcarnitine mittels Tandem-MS). Hyperammonämie, Laktatazidose, Hypoglykämie, Ketonurie, sekundäre Glycinerhöhung. Organische Säuren im Urin. Carnitin und Acylcarnitine im Plasma. Enzymaktivitätsbestimmung aus Fibroblasten. Mutationanalyse.

Th. **In der akuten Krise:** Unterbrechung/Verringerung der Proteinzufuhr. Anabolisierung. L-Carnitin. Ggf. Hämodialyse oder Hämofiltration. **Dauertherapie:** Proteinarme Diät mit Aminosäurensupplementation. L-Carnitin. Vermeidung von Katabolie!

Nonketotische Hyperglycinämie

Enzymdefekt: Glycinspaltender Multienzymkomplex (Glycin-Cleavage-System). **Speichersubstanz:** Glycin.

Sy. Beginn meist in den ersten LT mit Trinkschwäche, Apnoen, muskulärer Hypotonie, therapieresistenten Krampfanfällen, Koma. Schwere psychomotorische Retardierung.

Dg. Erhöhtes Glycin in Plasma, Liquor, Urin. Liquor/Plasma-Quotient diagnostisch beweisend. Ausschluss organischer Azidurien (ketotische Hyperglycinämie), obligat. Enzymaktivitätsbestimmung in Lebergewebe.

Th. Natriumbenzoat (250–750 mg/kg/d), Dextromethorphan (5–20 mg/kg/d), ggf. Ketamin, Imipramin, Midazolam.

Zystinose
Enzymdefekt: Lysosomale Zystin-Transporter. **Speichersubstanz:** Zystin.

Sy. Ab 3.–6. LMo. Gedeihstörung, Kleinwuchs, Erbrechen, sekundäres Fanconi-Syndrom (Polydipsie, Polyurie, Dehydratation). Hypophosphatämische Rachitis. Auffallend hellblondes Haar. Konjunktivale Zystinkristalleinschlüsse, Photophobie.

Dg. Zystin in Leukozyten. Spaltlampenuntersuchung der Cornea.

Th. Zysteamin (Cystagon®) 50 mg/kg/d und Cysteamin Augentr. Frühzeitiger Therapiebeginn (<1 J) ist essenziell für den Erhalt der Nierenfunktion. Symptomatisch: Elektrolyte, Vitamin D, Phosphat. Flüssigkeit. Bei fortschreitender Niereninsuffizienz: Dialyse (Peritoneal-, Hämodialyse), Nierentransplantation.

Störungen des Harnstoffzyklus
Enzymdefekte: N-Acetylglutamatsynthetase (NAGS), Carbamylphosphatsynthetase (CPS), Ornithincarbamoyltransferase (OCT), Argininosuccinatsynthetase (AS): Zitrullinämie, Argininosuccinat-Lyase (AL): Argininobernsteinsäure-Krankheit, Arginase: Argininämie. **Speichersubstanz:** Ammoniak (Glutamin).

Sy. **Kardinalsymptome:** Erbrechen, unklare Bewusstseinsstörungen, intermittierende neurologische Symptomatik.

Stoffwechselstörungen

Neonatale Manifestation: Trinkunlust, Erbrechen, Hyperpnoe, muskuläre Hypotonie, Hyperreflexie, Tremor, Krämpfe, Koma. **Bei älteren Kindern:** Neurologische Symptome in katabolen Situationen (Infekten) oder nach erhöhter Eiweißbelastung. Erbrechen, Hypotonie, Bewusstseinstrübung, Ataxie. Aversion gegen proteinhaltige NM.

Dg. Ammoniak i. S. ↑. Hst meist ↓. BGA (charakteristisch: respiratorische Alkalose! Bei Azidose V. a. Organazidurie als Ursache der Hyperammonämie). Aminosäuren im Plasma (charakteristisch: Glutamin ↑, Arginin ↓). Orotsäure im Urin ↑ (außer CPS und NAGS). Molekulargenetik ersetzt heute meist Enzymatik in Lebergewebe. Zur Abgrenzung Hyperammonämie anderer Genese: Bestimmung Carnitin und Acylcarnitine im Plasma, organische Säuren im Urin.

❗ Cave
Die Hyperammonämie stellt einen lebensbedrohlichen Stoffwechselnotfall dar! Sofortige Kontaktaufnahme mit Stoffwechselzentrum und Verlegung dringend erforderlich!

Th. **Sofortmaßnahmen** bis zur Verlegung: Proteinzufuhr unterbrechen. Anabolisierung einleiten. Infusion von Glukose (10–15 mg/kg/min), ggf. Insulin, beginnend mit 0,1 IE/kg. Arginin 2 mmol/kg (»loading dose« über 90 min, dann kontinuierlich). Na-Benzoat 250–350 mg/kg (»loading dose« über 90 min, dann kontinuierlich). Forcierte Diurese. Hämodialyse.

Langzeittherapie: Streng proteinarme Diät mit Aminosäurensupplementation (essenzielle Aminosäuren). Arginin-Substitution (Aufrechterhaltung Harnstoffzyklusresidualaktivität). Alternative Stickstoffelimination mittels Na-Benzoat, Phenylbutyrat. Vermeidung von Katabolie!

Fettstoffwechsel

Störung der β-Oxidation von Fettsäuren

Enzymdefekte: VLCAD (»very long chain« Acyl-CoA-Dehydrogenase), LCHAD (»long chain« 3-Hydroxyacyl-CoA-Dehydrogenase)/mTFP (mitochondriales trifunktionelles Protein), MCAD (»medium-chain« Acyl-CoA-Dehydrogenase).

Sy. Im Rahmen kataboler Stoffwechselsituationen krisenhaftes Auftreten mit Hepatopathie, Myopathie und Kardiomyopathie (VLCAD, LCHAD), Erbrechen, Lethargie, Koma, Krampfanfällen. Reye-Syndrom. Bei LCHAD häufig HELLP-Syndrom der Mutter während der SS. Neonatale Akutverläufe bei LCHAD und VLCAD möglich.

Dg. Bestandteil des erweiterten NG-Screenings (Filterpapierkarte 36–72 h nach Geburt; Bestimmung der spezifischen Acylcarnitine mittels Tandem-MS). Charakteristisch in der Krise: Non-ketotische Hypoglykämie. Milde Hyperammonämie. Laktatazidose. Nachweis von Dicarbonsäuren und spezifischen Glycinkonjugaten im Urin. Enzymaktivitätsbestimmung in Fibroblasten. Mutationsanalyse.

Th. Vermeidung protrahierter Fastenperioden durch regelmäßige Mahlzeiten. Bei Infekten mit Nahrungsverweigerung Glukose i.v. (6–8 mg/kg/min). Bei LCHAD und VLCAD: Fettarme Diät mit Substitution von MCT-Fetten. Kein Fett, kein Carnitin i.v.!

Apolipoprotein-B-Mangel

Enzymdefekt: Fehlen von Apolipoprotein B (Fettresorptionsstörung).

Sy. Steatorrhö, Diarrhö, Muskelhypotonie, Hyporeflexie, distale Sensibilitätsstörungen, Ataxie, Nystagmus, Wachstumsretardierung, Retinitis pigmentosa. Progrediente spinozerebelläre Degeneration ab ca. 10. LJ.

Dg. LDL und VLDL extrem erniedrigt, Chylomikronen fehlen, klares Serum. Akanthozyten im Blutausstrich. Starke TG-Speicherung der Darmschleimhaut.

Th. Fettarme, MCT-angereicherte Diät. Hohe Dosen an Vitamin A, D, E, K.

Apolipoprotein-A-Mangel (Tangier-Krankheit)

Enzymdefekt: Fehlen von Apolipoprotein A bzw. Lecithin-Cholesterin-Acyl-Transferase, deshalb gestörte HDL-Bildung.

Sy. Hepatomegalie, große, gelbliche Tonsillen, periphere Neuropathie, Corneatrübung, LK-Schwellung, frühe Koronarsklerose.

Dg. HDL stark erniergit, Cholesterin niedrig, VLDL normal, TG normal bis hoch.

Th. Keine kausale Therapie bekannt. Fettreduktion.

Familiärer Lipoproteinlipasemangel (Typ I nach Fredrickson)

Enzymdefekt: Lipoproteinlipase oder Kofaktor Apolipoprotein CII.

Sy. Symptombeginn im Schulalter: Bauchschmerzen, Hepatomegalie, rezidivierende Pankreatitiden, eruptive Xanthome.

Dg. Chylomikronen und TG im Nüchternserum ↑. Milchiges Serum. HDL + LDL ↓. Enzymbestimmung im Plasma.

Th. Reduktion der natürlichen Fettzufuhr auf 12–25 g/d, Ergänzung von MCT-Fetten, Substitution von Vitamin A, D, E, K. Mono- und Disaccharide vermeiden.

Familiäre Hypercholesterinämie (Typ II nach Fredrickson)

Enzymdefekt: LDL-Rezeptordefekt (autosomal-dominant).

Sy. Heterozygote Form (sehr häufig; 1:500) im KA asymptomatisch. Jedoch frühe Gefäßschäden und erhöhtes Risiko für Herzinfarkte. Homozygote Form (sehr selten): Xanthome oft schon bei Geburt. Arcus lipoides corneae und Xanthelasmen immer vorhanden. Infarkte bereits im KA, meist Tod vor dem 30. LJ.

Dg. Familienanamnese (pos. für Herzinfarkt, Apoplex, Hypercholesterinämie). Hypercholesterinämie, LDL, VLDL stark erhöht. Kompletten Lipidstatus erheben. Sekundäre Ursache ausschließen (Leber, Niere, Schilddrüse etc.). Sonografie Karotiden und A. abdominalis (Intimadicke?).

Th. Fett- und cholesterinarme Diät (kann Cholesterin um 10–15% senken). Statine (Pravastatin ab 8 J zugelassen; 10–40 mg), Ezetimib (ab 10 J zugelassen; 10 mg), evtl. Cholestyramin (2. Wahl). Bei homozygoter Form Lipidapherese oder LTX.

Familiäre kombinierte Hyperlipidämie
Enzymdefekt: Häufigste autosomal-dominant vererbte Störung des Lipoproteinstoffwechsels (1:250).

Sy. Atheroskleroserisiko erheblich ↑.

Dg. Cholesterin und TG ↑, LDL und VLDL ↑.

Th. Fett- und cholesterinarme Diät. Bei nicht ausreichendem Erfolg medikamentöse Therapie (▶ oben), evtl. zusätzlich Fibrate.

Familiäre Hypertriglyceridämie (Typ IV nach Fredrickson)
Enzymdefekt: Häufige autosomal-dominant vererbte Störung des Lipoproteinstoffwechsels (1:500).

Sy. Meist Adipositas oder metabolisches Syndrom. Atheroskleroserisiko mäßig ↑.

Dg. TG + VLDL ↑.

Th. Gewichtsreduktion, fett- und cholesterinarme Diät. Evtl. Fibrate.

Speicherkrankheiten

Heteroglykanosen
- Mukopolysaccharidosen (MPS)

Typ I-H: M. Pfaundler-Hurler. **Typ I-S:** M. Scheie. **Typ II:** M. Hunter. **Typ III:** M. Sanfilippo. **Typ IV:** M. Morquio, **Typ VI:** M. Maroteaux-Lamy. **Typ VII:** M. Sly.

▪ ▪ Schwerste Form: MPS Typ I-H (Pfaundler-Hurler)

Enzymdefekt: α-L-Iduronidase. **Speichersubstanz:** Saure Mukopolysaccharide in Knochen (Dysostosis multiplex), viszeralem (Hepatosplenomegalie) und neuralem Gewebe (mentale Retardierung).

Sy. Bei Geburt unauffällig. Im Lauf des 1. LJ zunehmende teigig verdickte Haut, großer Kopf, struppige Haare, wulstige Augenbrauen, vergröberte Gesichtszüge, wulstige Lippen, große Zunge. Hepatosplenomegalie. Häufige Infekte der oberen Luftwege. Leisten- und Nabelhernien. Zunehmende Kyphoskoliose, Gelenkversteifungen, Wachstumsretardierung (Zwergwuchs). Progredienter geistiger Abbau, Demenz, Seh- (Hornhauttrübung) und Hörschwäche. Tod um das 10. LJ durch kardiale Insuffizienz oder pulmonale Infekte.

Dg. Bei V. a. Mukopolysaccharidose Bestimmung der Mukopolysaccharide (Glukosaminoglykane) im Urin, Rö (Dysostosis mulitplex? Thorax, Handwurzelknochen, Wirbelsäule, ggf. Becken), HNO, Augenarzt. Enzymaktivitätsbestimmung in Lymphozyten (MPS I + VI auch im Trockenblut). Mutationsanalyse.

Th. ERT für MPS I, II und VI verfügbar. Supportive Therapie.

▪ Oligosaccharidosen
▪ ▪ Mannosidose

Enzymdefekt: α-Mannosidose.

Sy. Grobe Gesichtszüge, altersgemäße Körpergröße. Häufig Makrozephalie, Schwerhörigkeit, Hepatomegalie. Entwicklungsverzögerung.

Dg. Enzymdefekt nachweisbar in Leukozyten, Fibroblasten, Serum. Mannosehaltige Oligosaccharide im Urin.

Prognose
Relativ gut.

■ ■ Fukosidose
Enzymdefekt: α-L-Fukosidase. **Speichersubstanz:** Fukosidosehaltige Glykosphingolipide.

Sy. **Typ A (infantile Form):** Schwere Entwicklungsverzögerung, Tetraspastik, grobe Gesichtszüge, Tod vor dem 10. LJ. **Typ B (juvenile Form):** Langsamerer Krankheitsverlauf.

Dg. Neuraminsäure, fukosehaltige Oligosaccharide im Urin. Enzymdefekt im Serum, Leukozyten, Fibroblasten nachweisbar.

■ ■ Sialidose
Enzymdefekt: α-Neuraminidase.

Sy. Unterschiedlicher Krankheitsverlauf: Schwere Entwicklungsverzögerung, Hepatosplenomegalie, Gesichts- und Skelettveränderungen, kirschroter Fleck am Augenhintergrund.

Dg. Neuraminsäurehaltige Oligosaccharide im Urin. Enzymdefekt in Leukozyten, Fibroblasten nachweisbar.

Prognose
Unterschiedlich: Tod im 1. LJ bei Typ A bis Symptomatik erst im Erw.-Alter (Typ D).

■ Mukolipidosen (als Beispiel: Typ II)
Enzymdefekt: Phosphortransferase.

Sy. Frühsymptome eines M. Hurler, starke Entwicklungsretardierung, Demenz.

Dg. Enzymbestimmung aus Leukozyten, Fibroblasten, Serum. Sialyloligosaccharide im Urin ↑.

Prognose
Tod im KK-Alter.

Sphingolipidosen

Kennzeichen: Neurodegenerative Symptome, Hepatosplenomegalie, ophthalmologische Symptome, Skelettveränderungen.

■ ■ GM$_1$-Gangliosidose

Enzymdefekt: β-Galaktosidase. **Speichersubstanz:** GM$_1$-Gangliosid in Nervenzellen.

Sy. **Infantile, generalisierte Form:** In den ersten LWo Trinkschwäche, Muskelhypotonie, Schreckhaftigkeit, BNS-Krämpfe, Hepatosplenomegalie, kirschroter Makulafleck (50%), Skelettveränderungen (ca. 50%). Tod im 2. LJ. **Juvenile Form** (ab 6.–24. LMo): Geringe Hepatosplenomegalie.

Dg. Fehlende Enzymaktivität in Leukozyten, Fibroblasten, Biopsaten. Pränatale Diagnostik möglich.

■ ■ GM$_2$-Gangliosidose Typ I (Tay-Sachs-Krankheit)

Enzymdefekt: Hexosaminidase A. **Speichersubstanz:** GM$_2$-Gangliosid in Nervenzellen.

Sy. Bei Geburt unauffällig. Klin. Bild ähnlich wie bei GM$_1$-Gangliosidose außer Hepatosplenomegalie. Makrozephalie, Muskelhypotonie, kirschroter Makulafleck. Früher Entwicklungsstillstand, Krampfanfälle, amaurotische Idiotie. Tod bis zum 3. LJ.

Dg. Enzymdefekt in Serum, Leukozyten, Fibroblasten. Pränatale Diagnostik möglich.

■ ■ M. Fabry

Enzymdefekt: α-Galaktosidase. **Speichersubstanz:** Ceramidtrihexosid.

Sy. Beginn im 5.–10. LJ. Teleangiektasien, schmerzhafte Parästhesien an Händen und Füßen, Hornhauttrübung (Corea verticillata), GI-Symptome, glomeruläre Proteinurie, später Kardiomyopathie und Niereninsuffizienz. Tod vor Enzymersatztherapie meist 3. oder 4. Dekade.

Dg. Enzymaktivität in Lymphozyten (auch in Trockenblut möglich), Ceramidtrihexosid-Ausscheidung im Urin. Mutationsanalyse.

Th. ERT verfügbar.

■ ■ M. Gaucher

Enzymdefekt: β-Glukosidase. **Speichersubstanz:** Glucosylceramid.

Sy. **Chron. (Typ I) Form:** Massive Splenomegalie, Hypersplenismus, Knochenschmerzen, aseptische Knochennekrosen, Lungeninfiltrate, Nervensystem i.d.R. nicht betroffen. **Infantile (akute, Typ II) Form:** Beginn um 3. LMo. Zunehmende Hepatosplenomegalie, ZNS-Befall mit Schluckstörungen, Strabismus, Opisthotonus, Trismus, Tetraspastik, kirschroter Makulafleck, Dezerebration. Tod im 1.–2. LJ. **Juvenile (Typ III) Form:** Unterschiedliche Verläufe.

Dg. »Gaucher«-Zellen im Knochenmark. Chitotriosidase i. S. ↑. β-Glukosidaseaktivität in Lymphozyten, Fibroblasten, Biopsiematerial. Mutationsanalyse.

Th. ERT verfügbar. Bei Hypersplenismus Splenektomie. SZT.

■ ■ M. Niemann-Pick

Enzymdefekt: Sphingomyelinase. **Speichersubstanz:** Sphingomyelin und Cholesterin in den Lysosomen von Knochenmark, Leber, Milz und Gehirn.

Sy. **Typ A (infantile, neuronopathische Form):** Im Alter von 3–4 LMo beginnende Trinkschwäche, Muskelhypotonie, myoklonische Anfälle, Hepatosplenomegalie, kirschroter Fleck am Augenhintergrund (50%), Entwicklungsverzögerung, Opisthotonus. Tod vor dem 4. LJ. **Typ B (chron.-viszerale Form):** Viszerale Symptome wie bei Typ A. Keine ZNS-Beteiligung, normale Lebenserwartung.

Dg. Schaumzellen im Knochenmark und LK. Aktivitätsminderung des Enzyms in Leukozyten und Fibroblasten.

■ ■ Metachromatische Leukodystrophie

Enzymdefekt: Cerebrosidsulfatase (Arylsulfatase-A). **Speichersubstanz:** Sulfatid. Demyelinisierung des zentralen und peripheren Nervensystems.

Sy. **Frühinfantile Form:** Beginnend im Sgl.- oder frühen KK-Alter. Muskelhypotonie, Hyporeflexie, Ataxie, später Tetraspastik, Bulbärparalyse, Optikusatrophie, Dezerebrationsstarre. **Spätinfantile Form:** Beginn im KK-Alter. Ataxie, Pyramidenbahnzeichen, Verhaltensstörungen, Demenz. Tod nach 5–10 J. **Juvenile Form:** Beginn im Schulalter. Schulschwierigkeiten, Verhaltensstörungen. Motorische Störungen und Demenz erst nach Jahren. Tod nach 12–15 J.

Dg. Arylsulfatase-A-Mangel in Leukozyten, Fibroblasten. Zeichen der Demyelinisierung im CT/MRT. NLG ↓. Liquoreiweiß ↑.

■ ■ Globoidzellenleukodystrophie (M. Krabbe)

Enzymdefekt: Galaktosylceramid-β-Galaktosidase. **Speichersubstanz:** Galaktosyl-Sphingosin in den Schwann-Zellen peripherer Markscheiden und Gliazellen des Gehirns.

Sy. Beginn in den ersten LMo mit Irritabilität, Muskelhypotonie. Später Rigidität, Spastik, Ataxie, Opisthotonushaltung, BNS-Anfälle, bulbäre Symptome, geistiger Abbau. Tod im 1. und 2. LJ.

Dg. Nachweis des Enzymdefekts und Galaktosyl-Sphingosin in Leukozyten, Fibroblasten, Nervengewebe. NLG verlängert, Liquoreiweiß ↑. Mutationsanalyse.

Peroxisomale Erkrankungen

Zellweger-Syndrom (zerebrohepatorenales Syndrom)

Enzymdefekt: Peroxisomale Biogenese gestört.

Sy. Typische Fazies mit flachem Gesicht, weiten Schädelnähten, tiefer Nasenwurzel, tiefstehenden Ohren, Hypertelorismus.

Zerebrale Symptome mit Muskelhypotonie, Krampfanfällen, psychomotorischer Entwicklungsretardierung, Hörstörung, Differenzierungsstörung des Gehirns. Hepatorenale Symptome: Zystennieren, Leberzirrhose. Nebennierenatrophie, Skelettveränderungen. Tod im frühen Sgl.-Alter.

Dg. Überlangkettige Fettsäuren im Plasma oder Fibroblasten ↑. Plasmalogenbiosynsthese und Katalaselatenz in Fibroblasten pathologisch. Fehlende Peroxisomen (elektronenmikroskopischer Befund) in Fibroblasten. Mutationsanalyse. Pränatale Diagnostik möglich.

Refsum-Syndrom

Enzymdefekt: Phytansäure-α-Hydroxylase. **Speichersubstanz:** Phytansäure.

Sy. **Adulte Form:** Hepatomegalie, Retinitis pigmentosa, fortschreitende Sehschwäche, Nachtblindheit, periphere Neuropathie, zerebelläre Ataxie, Taubheit, ichthyosiforme Hautveränderungen. **Infantile Form:** Leichtere Verlaufsform.

Dg. Phytansäure im Serum ↑. Liquoreiweiß ↑. NLG verlängert. Elektroretinogramm pathologisch. Enzymdefektnachweis in Fibroblasten. Pränatale Diagnostik möglich.

X-chromosomal vererbte Adrenoleukodystrophie (ALD)

Enzymdefekt: Störung des Abbaus überlangkettiger Fettsäuren. **Speichersubstanz:** Überlangkettige Fettsäuren.

Sy. Verschiedene Verlaufsformen. Häufigste Verlaufsform CCALD (»childhood cerebral« ALD): Ab 3.–4. LJ Verhaltensauffälligkeiten, Optikusatrophie, Hörverlust, Sprachstörungen, Demyelinisierung, spastische Tetraparese, Krämpfe. NNR-Insuffizienz (Hyponatriämie, Hyperkaliämie, Hyperpigmentation) vor, zeitgleich oder nach dem Beginn neurologischer Symptome möglich! Tod 6 Mo bis 10 J nach Symptombeginn.

Dg. Überlangkettige Fettsäuren im Plasma, Erythrozyten, Fibroblasten. MRT: periventrikuläre Demyelinisierung. Mutationsanalyse.

Th. Evtl. SZT (frühzeitig; bei fortgeschrittener neurologischer Symptomatik nicht mehr sinnvoll!).

Stomatitis aphthosa (Gingivostomatitis)

Ät. Meist Primärinfektion mit HSV-1 im Alter von 10 Mo bis 3 J. Ansteckung meist über den Speichel infizierter Personen durch gemeinsame Benutzung von Besteck u. Ä. oder durch körperlichen Kontakt. Inkubationszeit wenige Tage.

Sy. Akute, fieber- und schmerzhafte Schwellung der gesamten Mundhöhlenschleimhaut mit zahlreichen Bläschen und Aphthen unter Freibleiben der Gaumenmandeln. Typischer Foetor ex ore. Starker Speichelfluss. Regionäre LK geschwollen. Abheilung innerhalb 10–20 d.

Dg. Klin. Bild.

Th.
- Symptomatisch mit Mundspülungen, z. B. mit ▬ warmem Wasser. ▬ Glandomed® Lsg. (mit ca. 20 ml unverdünnter Lsg. spülen). ▬ Hexetidin, z. B. Hexoral® Lsg. 0,1% Mundspülung (mit unverdünnter Lsg. spülen, enthält Alkohol). ▬ Benzydamin, z. B. Tantum Verde® Lsg. (enthält Ethanol) 2 × tgl. morgens und abends und nach den Mahlzeiten mit 15 ml (1 Essl.) 20–30 s lang gurgeln bzw. in der Mundhöhle spülen. Häufigere Anwendung (bis zu 5 ×/d) bei starken Schmerzen sind unbedenklich. Gebrauchsfertige Lsg. ▬ Salviathymol® N Flüssigkeit (enthält Alkohol, 20 Tr. in Glas warmes Wasser).
- Ausreichende Flüssigkeitszufuhr muss gewährleistet sein, am besten gekühlte Getränke (Kamillentee, klares Wasser). Bei Flüssigkeitsdefizit und KG-Abnahme: Stationäre Aufnahme.

- Ggf. frühzeitig Aciclovir (75 mg/kg/d p.o. in 5 ED für 7 d); kann in Einzelfällen die Ausheilung beschleunigen, wird jedoch nicht für alle erkrankten Kinder empfohlen (**Cave:** Niere!).
- Evtl. Fiebersenkung, z. B. mit Paracetamol.
- Speisen am besten gekühlt, ungeeignet sind scharfe, heiße oder saure Nahrungsmittel. Geeignet sind z. B. Eiscreme, Pudding oder Joghurt, Nudeln, Reis, Milch- oder Gemüsebrei.

❗ Cave
Mit ausgeprägter Stomatitis aphthosa kein Kindergarten- oder Schulbesuch.

DD. Auftreten von einzelnen oder mehreren, 1–10 mm großen, leicht gelb oder grauen **Aphthen** (mit rötlichem Hof), die überall an der Mundschleimhaut (auch Tonsillen) erscheinen können und deren Ursache letztendlich unbekannt ist. Eine psychische Komponente scheint eine Rolle zu spielen. Evtl. auch nach Trauma, NM, Medikamenten. Hauptkriterium bei SLE. Treten rezidivierend auf. Allgemeinsymptome sind selten. Alter der Pat.: 10–40 J.

Habituelle Aphthen sind äußerst schmerzhafte, nichtinfektiöse, entzündliche Erkrankung der Mundschleimhaut, die häufig rezidiviert.

Stridor

Def. Ohne Stethoskop hörbares Atemgeräusch, das durch eine Obstruktion der Atemwege auftritt. Bei extrathorakaler Obstruktion: inspiratorisches, bei intrathorakaler Obstruktion: exspiratorisches Geräusch.

Stridor

Vorgehen (Intensivstation?)
- Spateluntersuchung nur unter Intubationsbereitschaft (Gefahr der respiratorischen Insuffizienz und Bradykardie durch Vagusreiz).
- Aufrechte Körperhaltung erleichtert Atmung.
- Jedes Kind mit Stridor in Ruhe muss stationär aufgenommen werden!
- Diagnostik bei chron. Stridor mit Rö Thorax, evtl. Breischluck.
- Bronchoskopie.
- Herzechokardiografie.
- Evtl. laterale Hartstrahlaufnahme der Trachea.

DD **Akuter Stridor:**
- Krupp (▶ Krupp).
- Epiglottitis (▶ Epiglottitis), selten.
- Bakterielle Tracheitis (▶ unten).
- Laryngitis (▶ Halsschmerzen).
- Fremdkörperaspiration (▶ Fremdkörperaspiration).
- Entzündungen der oberen Luftwege durch Inhalation von Dämpfen, Reizstoffen (mind. 12 h Nachbeobachtung! ▶ Vergiftung).
- Nach Extubation.
- Diphtherie (▶ Angina tonsillaris – DD Tonsillitis), Tetanus.
- Allergisch bedingtes Schleimhautödem, Insektenstich in die Zunge (▶ Allergische Erkrankungen).
- Angioneurotisches Ödem.
- Retropharyngealabszess, Tonsillitis (Uvulitis).
- Hypokalzämie (▶ Elektrolyt- und Wasserhaushalt).

Chronischer Stridor:
- Mediastinaltumor.
- Angeboren: Zysten, Hämangiom, Tumoren, Mikrolarynx, Laryngo- (angeborene Weichheit der Knorpelstruktur des Kehlkopfes), Tracheo-, Bronchomalazie, Gefäßmissbildungen (Truncus brachiocephalicus, doppelter Aortenbogen, Pulmonalisschlinge).

- Stimmbandlähmung (bei bds. Befall: Tracheotomie, häufig bei Myelozele, Hydrozephalus, Zerebralschaden).
- Glottische und subglottische Stenosen, Tracheastenosen (z. B. nach Langzeitintubation, Therapie: evtl. Krikoidspaltung, Tracheostoma, op. Korrektur ab 4. LJ), Larynxpapillome.

Bakterielle Tracheitis

Ät. Meist H. influenzae, S. aureus.

Sy. Klin. Bild häufig wie bei Krupp (akute stenosierende Laryngotracheobronchitis; ▶ Krupp). Pat. wirken aber krank. Es besteht ein bitonaler Husten (= tracheale Ursache). Bei Laryngoskopie evtl. Stippchen unterhalb der Stimmbänder mit Schleimhautödem erkennbar.

Th. Kombination mit Amoxicillin/Clavulansäure oder Cefotaxim oder Ceftriaxon + mit Clindamycin i.v., Sauerstoff, evtl. Intubation, evtl. Inhalation mit DNAse (Pulmozyme®).

Synkope

Def. Kurzzeitiger (30–60 s, max. 5 min), i.d.R. spontan reversibler Bewusstseinsverlust ohne Folgeschäden. Häufigkeit: ca. 15% aller Kinder und Jgl. bis zum 18. LJ. 2 Häufigkeitsgipfel: im KK-Alter (2–5% aller Kinder zwischen 6 Mo und 4 J erleiden Reflexsynkopen, »pallid breath holding spells«) und mit 9–15 J.

Ät.
- Neurogene Synkopen: Vasovagale Synkope (Reflexsynkope), neurogene orthostatische Hypotension, posturales Tachykardiesyndrom (POTS).
- Kardiogene Synkopen: Herzrhythmusstörungen, angeborene Herzfehler, Kardiomyopathien, Myokarditis, pulmonale Hypertonie, kardiale Tumoren.
- Synkopen durch Hypokapnie.
- Synkopen durch Valsalva-Manöver.

Synkope

- Nicht synkopale Anfälle: Neurologisch (migräneassoziiert, epileptischer Anfall, zerebrale Blutung oder Ischämie, akutes Vestibularsyndrom, Hirndruck, Enzephalitis, Tumoren), psychogen (Panikkattacken, Depression, Konversionssyndrome), systemisch-metabolisch (endokrinologisch, Elektrolytschwankungen, Intoxikation).

Dg. Warnzeichen:
- Fehlende Prodromi.
- Synkope während oder kurz nach körperlicher Belastung.
- Synkope als Reaktion auf äußere Reize.
- Synkope im Liegen.
- Thoraxschmerzen.
- Palpitationen.
- Positive Familienanamnese für plötzlichen Herztod, Herzrhythmusstörungen, Kardiomyopathie oder unklare Todesursache in jungem Alter.
- Bekanntes Herzvitium.

Basisdiagnostik:
- Anamnese (Tab. 17.10), insbesondere Familien- und Fremdanamnese.
- Körperliche Untersuchung, Schellong-Test (gute Screening-Methode mit Sensitivität 31%, Spezifität 98%. **Cave:** Ein unauffälliger Schellong-Test schließt bei verdächtiger Anamnese eine neural vermittelte Synkope nicht aus).
- Ruhe-12-Kanal-EKG: Reizleitungsstörungen, Hypertrophiezeichen, Repolarisationsstörungen (Long-QT-Syndrom, Brugada-Syndrom), Präexzitationssyndrome.

Fakultativ:
- Kipptisch-Untersuchung (ab ca. 7 J): bei rezidivierenden, ungeklärten Synkopen, bei rezidivierenden Synkopen mit Krampfanfällen und unauffälliger neurologischer Diagnostik, bei ungeklärten Synkopen mit Verletzungen oder hoher Verletzungsgefahr.
- LZ-EKG, Echokardiografie, Event-Recorder, Ergometrie, Langzeit-RR, elektrophysiologische Untersuchung, Ösophagus-EKG.

Tab. 17.10 Kennzeichen verschiedener Formen von Synkopen und nicht synkopaler Anfälle

	Neurogene Synkope	Herzrhythmusstörung	Krampfanfall
Prodromi	Kurze Prodromi: Übelkeit, Blässe, Schwindelgefühl, Schwitzen	Prodromi: Herzrasen, Brustschmerzen (aber auch ohne Prodromi)	Prä- oder postiktal: Kopfschmerzen
Beginn	Beginnt nach dem Fallen	Beginnt im Stehen	Beginnt im Stehen
Bewusstsein	Bewusstlosigkeit normalerweise <1–2 min (maximal 5 min)	Variable Dauer	Anfall i.d.R. <5 min, postiktaler Schlaf i.d.R. >5 min
Inkontinenz	Selten Inkontinenz	Selten Inkontinenz	Häufiger Inkontinenz
Zungenbiss	Kein Zungenbiss	Kein Zungenbiss	Häufiger Zungenbiss bei generalisiertem, tonisch-klonischem Krampfgeschehen
Orientiertheit	Wenig Verwirrtheit nach dem Anfall, aber häufig Müdigkeit	Keine Verwirrtheit	Häufig prolongierte Verwirrtheit, längere Reorientierungsphase

- Neurologische Diagnostik (EEG, MRT).
- Psychiatrische Abklärung.

Th. Neurogene Synkope:
- **Konservative Therapie:** Kalt-warm-Duschen, regelmäßiger Ausdauersport (Joggen, Radfahren, Wandern, Nordic Walking), ausreichende Flüssigkeitsaufnahme (»bis der Urin klar ist«), ausreichende Kochsalzzufuhr (ca. 7 g/d), koffeinhaltige Getränke, Vermeidung von Situationen mit längerem Stehen, große Hitze, Menschenansammlungen etc., Steh-Training (Pat. lehnt sich mit dem Rücken an die

Wand und simuliert damit die orthostatische Belastung, Dauer wird von anfänglich 5 min täglich konsekutiv verlängert), bei Auftreten von Prodromi isometrische Übungen (Hände greifen ineinander und ziehen nach außen, Beine überkreuzen, Wippen auf den Zehenspitzen, Hockstellung).
- **Medikamentöse Therapie:** — Midodrin (z. B. 3 × 2,5 mg/d, ab 12 J) zur Erhöhung des Gefäßtonus. — Fludrokortison (z. B. 0,1 mg/d) zur Erhöhung des Intravasalvolumens. — Serotoninwiederaufnahmehemmer bei Komorbidität mit Depressionen oder Angststörungen. β-Blocker sind nicht wirksamer als Placebo.
- Eine **Schrittmachertherapie** wird auch bei nachgewiesener kardioinhibitorischer Synkope kontrovers diskutiert.
- **Therapiedauer** mehrere Jahre!

Kardiogene Synkope: Implantation von Schrittmacher und Defibrillator bei entsprechender Indikation.

Prognose
Kardial bedingte Synkopen weisen eine hohe Mortalität auf. Die neurogene Synkope hat hingegen eine exzellente Prognose: ca. 70% der Pat. sind nach einem Beobachtungszeitraum von 20 Mo rezidivfrei.

Thoraxschmerzen

Vorkommen: Einseitig/beidseitig, atemabhängig/atemunabhängig, akut/chron., in Ruhe/bei Belastung, febril/abfebril, nahrungsabhängig.

Schmerzen im Bereich: Brustkorb, Lunge und Pleura, Ösophagus, Herz und Perikard, knöcherner Thorax, muskuloskeletal, psychogen.

Sy. Akute Ursachen/Symptome:
- Thoraxtrauma: z. B. Rippenprellung.
- Pneumothorax: Plötzlich Atemnot, Tachypnoe, Dyspnoe, ipsilateraler Schulterschmerz, Tachykardie, Zyanose. **Cave:** Beim kleinen Pneumothorax können klin. Zeichen auch fehlen.
- Lungenembolie: Dyspnoe, Husten, Thoraxschmerz, oft aber auch asymptomatisch.
- Asthmaanfall: Dyspnoe, Obstruktion, retrosternaler Schmerz.

Nicht akute Ursachen/Symptome:
- Pleuritis: Pleurareiben, atemabhängiger Schmerz.
- Pneumonie: Atemabhängiger Schmerz, Fieber.
- Pleurodynie: Schmerzen nach Virusinfekt.
- Skoliose: Insbesondere abendlicher Spannungsschmerz.
- Tumoren, Myokarditis/Perikarditis: Intermittierend auftretende retrosternale Schmerzen.
- Herzrhythmusstörungen, Koronarwandaneurysma bei Kawasaki-Syndrom: Herzschmerzen.
- Ösophagitis: Schmerzen beim Schlucken, Schmerzausstrahlung in den Rücken.
- Reflux: Nächtlicher Husten, retrosternaler Schmerz, »Brennen«, Gedeihstörung.
- Vertebrale Schmerzen, spinale Prozesse/Tumoren: Dauerschmerz, neurologische Auffälligkeiten wie Sensibilitätsstörungen, Lähmungserscheinungen.
- Herpes zoster.

I. Schmid mit Mitarbeitern des Dr. von Haunerschen Kinderspitals (Hrsg.), *Ambulanzmanual Pädiatrie von A–Z*, DOI 10.1007/978-3-642-41893-8_18,
© Springer-Verlag Berlin Heidelberg 2014

Thoraxschmerzen

Dg. **Anamnese:** Frage nach Aktualität des Ereignisses, Zusammenhang mit Trauma, Dauer des Schmerzes, Frage nach Schmerzcharakter (dumpf, bohrend, stechend etc.), Lokalisation des Schmerzes, zeitlicher Zusammenhang mit Nahrungsaufnahme oder Belastung. Besteht gleichzeitig Dyspnoe, Fieber? Sind kardiologische Erkrankungen bekannt? Ist z. B. eine Varizelleninfektion vorausgegangen? Hauterscheinungen, insbesondere Herpes zoster?

Körperliche Untersuchung: Zeichen einer chron. Herz-/Lungenerkrankung (Trommelschlägelfinger, Uhrglasnägel), Thoraxform, Skoliose, Körperhaltung, Schonhaltung, Auskultation (abgeschwächtes, aufgehobenes Atemgeräusch, Knistern, Pleurareiben, Obstruktion), Perkussion zur Bestimmung der Verschieblichkeit der Lungengrenzen. Bestehen schmerzhafte Druckpunkte am Thorax, Prellmarken, Zeichen eines Herpes zoster, Rhythmusstörungen, pathologische Herzgeräusche? Soorbefall bei Soorösophagitis.

Technische Untersuchungen:
- Rö Thorax (z. A. Pneumothorax, Pleuropneumonie, Thoraxtrauma, Thoraxdeformität), CT mit KM (z. A. Lungenembolie, raumfordernder Prozess).
- EKG (z. A. Herzrhythmusstörungen), falls vorhanden auch Langzeit-EKG, ggf. Echokardiografie (z. A. von Myokarditis, Perikarditis, Klappenfehler – am häufigsten Mitralklappenprolaps).
- BB, CRP, BSG, Elektrolyte, ggf. CK, CK-MB, Troponin T, Serologie (Adeno-, CMV-, Coxsackie-Viren), bei Soorösophagitis ggf. HIV-Serologie.
- ÖGD/pH-Metrie (z.A Reflux, Soorösophagitis, Gastritis).

Orthopädisches Konsil (Skoliose/Thoraxdeformitäten).
Psychosomatische Ursachen/psychologisches Konsil (bei älteren Kindern häufig psychogene Ursache, meist bei Familien mit chron. Schmerzzuständen oder Herzschmerzen in der Familie).

Th. Behandlung der jeweils zugrunde liegenden Erkrankung.

> Bei akut auftretenden Thoraxschmerzen zügig Rö Thorax, um lebensbedrohliche Zustände wie Pneumothorax und Thoraxtrauma auszuschließen! Im 2. Schritt kardiologische, infektiologische Diagnostik.

Thrombosen

Sy.
- Periphere venöse Thrombosen: Klinik mit Schwellung, Schmerzen, ggf. Überwärmung, Rötung.
- Nierenvenenthrombose: Hämaturie, Schwellung.
- Zerebrale venöse Thrombosen/Sinusvenenthrombose: Kopfschmerzen, Hirndruckzeichen, neurologische Ausfälle, Visusverlust, Krampfanfall.
- Arterielle Thrombosen: Minderdurchblutete, kühle, livide Extremität, Schmerzen. Pulsdefizit, S_aO_2 ↓. Sonderfall: Lungenembolie (bei akutem Verlauf immer Lyse, immer Intensivstation!).
- Schlaganfall: Zerebrale Ischämie mit/ohne Begleitblutung. Sonderfall Basilaristhrombose (sofortiges neurochirurgisches Konsil).

Risikofaktoren
- **Wichtigste angeborene Störungen:**
  - APC-Resistenz (hereditäre Resistenz gegen aktiviertes Protein C): Ursache ist Mutation des FV (Faktor V-Leiden)
  - Prothrombin-Mutation (= Faktor-II-Mutation)
  - Mangel an Protein C, Protein S, Antithrombin
  - Antiphospholipid-AK-Syndrom
  - Erhöhtes Nüchtern-Homocystein
  - Dysfibrinogenämie, Dysplasminogenämie
  - Konstant erhöhter Faktor VIII
  - CDG-Syndrom (Carbohydrate-Deficient-Glycoprotein-Syndrom). Bedingt defekte Glykosilierung vieler Glykoproteine, z. B. von AT, Protein C und anderer Gerinnungsfaktoren. Diagnose: z. B. IEF von Transferrin)

▼

- **Wichtigste erworbene Störungen:**
  - Zentralvenöser Katheter
  - Immobilisation (Gips, OP)
  - Kinder diabetischer Mütter
  - Kinder mit hyperosmolarer Dehydratation
  - Nephrotisches Syndrom (AT-Mangel, Fibrinogen + Faktor VIII ↑)
  - Zyanotische Herzfehler
  - Medikamente (z. B. Asparaginase, Pille)
  - Infektionen (z. B. Mykoplasmenpneumonie, Otitis), Sepsis
  - Colitis ulcerosa, M. Crohn, andere entzündliche Erkrankungen
  - Erworbenes Antiphospholipid-AK-Syndrom

Dg. **Bildgebung:** Dopplersonografie, MR-Angiografie, Phlebografie, Angiografie, CT, bei Lungenembolie ggf. Szintigrafie.
Labor: BB (Hb? Thrombozyten?), Quick-Wert, PTT, Fibrinogen, AT, D-Dimere. Ggf. Protein C, da substituierbar. Im Verlauf vollständiges Thrombophiliescreening (▶ Übersicht; angeborene Risikofaktoren).

Th. **Venöse Thrombosen:** i.d.R. Heparinisierung.
- Bei Unklarheit/Begleitblutung zunächst i.v.-Heparinisierung (unfraktioniertes Heparin): Vollheparinisierung: Bolus 50 IE/kg Heparin i.v. über 10 min, dann Erhaltungsdosis 20–30 IE/kg/h Heparin bei <1 LJ, 20–25 IE/kg/h bei >1 LJ (= 300–500–800 IE/kg/d).
Ziel-PTT je nach klin. Situation/Begleitblutung 50–60–85 s, bis zu 4 ×/d kontrollieren! AT bei mind. 60–80% halten.
Wirkdauer: i.v. Heparin etwa 4 h vor Eingriffen ausstellen (falls nicht anders vorgesehen).
- Rasch Umstellung auf niedermolekulares Heparin, z. B. Enoxaparin oder Dalteparin (**Cave:** Unterschrift der Eltern, da keine explizite Zulassung im KA): Erwünschter Anti-Xa-Spiegel 4 h nach der 2.–3. Gabe (>3 J) bzw 2 h nach der 2–3.

Gabe (<3 J): 0,4–0,8(–1,0) IE/ml (therapeutisch), 0,2–0,4 IE/ml (prophylaktisch), Monitoring erforderlich!
Dosisanpassung bei zu niedrigen/zu hohen Anti-Xa-Spiegeln um etwa 10–25%/Gabe, Kontrolle 4 h nach der ersten geänderten Gabe, bei <3 J nach 2 h.
NG benötigen oft hohe Dosis.
- Dauer je nach Thrombose bis zu 1 J → individuelle, vom Verlauf und Risikofaktoren abhängige Entscheidung.
- Wirkdauer: Letzte Gabe (12–)24 h vor geplantem Eingriff (ggf. Überbrückung mit i.v. Heparin).
- Ggf. Umstellung auf oralen Vitamin-K-Antagonisten. Ziel-INR je nach Thrombose und Risiko. **Cave:** Lange Wirkdauer, rechtzeitige Umstellung vor Eingriffen auf s.c./i.v. Heparin.

Arterielle Thrombosen:
- Ggf. Kontaktaufnahme Gefäßchirurgie.
- Ggf. Lyse mit rtPA, sonst Heparinisierung.
- Im Verlauf zusätzlich oder allein Thrombozytenaggregationshemmung mit ASS (3–5 mg/kg/d p.o., max. 100 mg/d).
- Lyse (nur auf Intensivstation) bei frischen (wenige Tage alten) arteriellen Thrombosen, akuter zerebraler Ischämie oder in weiteren Ausnahmefällen, z. B. beidseitiger Nierenvenenthrombose. Lyse kontraindiziert bei Endokarditis, relativ bei Tumoren, FG. Insgesamt hohes Blutungsrisiko, Aufklärung der Eltern.
- Alteplase (= rtPA): ▬ Systemisch: Bolus 0,1–0,2 mg/kg über 2 min, dann 0,5–1–2–2,4 mg/kg/d. ▬ Lokal: 0,5 mg/kg über 1 h, evtl. wiederholen, oder 0,2 mg/kg/h i.v., i.a. für 6–12 h (wenn kein Erfolg → länger).
- Fibrinogen >100 mg/dl halten (→ evtl. FFP), bei niedrigem Plasminogen → evtl. FFP.
- Zusätzlich Heparin: 100–200 IE/kg/d, wenn PTT nicht >50 → AT (Spiegel >80% halten).
- Dauer der Lyse: max. 6(–10) d, regelmäßig Indikation prüfen.

Primärprophylaxe z. B. bei Immobilisation:
- Prophylaxe bei Jgl. (Pubertätszeichen ab Tanner II, Adipositas) wie bei Erw., z. B. Enoxaparin 1 × 1 mg/kg/d s.c.
- Ansonsten bei Immobilisation nur in Ausnahmesituationen (z. B. Herzfehler, Z. n. Thrombose, bekannte Thrombophilie).
- Immer individuell entscheiden.

Thrombozytopenie

Def. Thrombozytopenie (TP) = Thrombozytenzahl <150 G/l bzw. <150.000/µl.
Durchschnittliche Lebenszeit der Thrombozyten: 7–10 d, durchschnittliche Größe: 7–10 fl.

DD. Gesteigerte Thrombozytendestruktion:
- Immunologische Ursachen: ▬ Akute Immunthrombozytopenie (ITP) (▶ s. unten). ▬ Medikamenteninduzierte Thrombozytopenie (z. B. Antikonvulsiva, Heparin, Penicillin). ▬ Infektionsinduzierte Thrombozytopenie (z. B. EBV, CMV, HIV, kongenitale Röteln). ▬ Autoimmun- oder lymphoproliferative Erkrankungen (z. B. SLE, Non-Hodgkin-Lymphome). ▬ Neonatale Immunthrombozytopenie (Alloimmun-/Autoimmun-TP).
- Nichtimmunologische Ursachen: ▬ HUS [▶ Hämolytisch-urämisches Syndrom (HUS)]. ▬ Thrombotisch thrombozytopenische Purpura (TTP). ▬ Katheter. ▬ Hypersplenismus.
- Kombinierte Thrombozyten- und Fibrinogenverbrauchssyndrome: ▬ Disseminierte intravasale Gerinnung (DIC) (→ Blutungszeichen). ▬ Kasabach-Merritt Syndrom.

Verminderte oder ineffektive Thrombozytenproduktion:
- Kongenitale oder hereditäre Störungen: ▬ TAR-Syndrom (Thrombozytopenie und Aplasie des Radius). ▬ Fanconi-Anämie (▶ Anämie). ▬ Dyskeratosis congenita. ▬ Bernard-Soulier-Syndrom (Riesenthrombozyten bei Membrandefekt, verlängerte Blutungszeit). ▬ Wiskott-

Aldrich-Syndrom (Ekzem, rezidivierende Infektionen, Mikrothrombozytopenie). — May-Hegglin-Anomalie, Fechtner-Syndrom (Mutation des MYH9-Gens, Makrothrombozytopenie). — Von-Willebrand-Syndrom Typ IIB (▶ Blutungsneigung).
- Metabolische Störungen, z. B.: — Methylmalonazidurie.
- Erworbene Störungen: — Aplastische Anämie (▶ Anämie). — Knochenmarkinfiltrative Prozesse (z. B. Leukämie, maligne Erkrankung mit Knochenmarkbeteiligung). — Infektionen (mit zeitweiliger Knochenmarksuppression). — Medikamenten- oder strahleninduziert. — Nutritive Mangelzustände (Folsäure, Vitamin B_{12}).

EDTA-bedingte Pseudothrombopenie.

Dg. **Anamnese:** Beginn, Dauer, Blutungszeichen, Schleimhautblutungen (Petechien, Hämaturie, Hämatochezie/Melaena), Medikamenteneinnahme, Anzeichen für systemische Erkrankung, Infektion/Erkrankung in der Vorgeschichte, Ernährung, Familienanamnese für Blutungsneigung.
Körperliche Untersuchung: Art und Lokalisation der Blutungssymptomatik, Lymphadenopathie, Splenomegalie, Hepatomegalie, Infektionszeichen, Dysmorphiezeichen, Skelettanomalien, weitere Hautbefunde.
Labor: Diff-BB mit Blutausstrich (immer notwendig): Thrombozytenzahl, -größe, maligne Zellen, Fragmentozyten, Veränderungen an Erythrozyten und Leukozyten.
Weitere Diagnostik je nach Befund des Blutausstrichs und weiterer klin. Symptome (z. B. KMP, spezielle Gerinnungsdiagnostik, AK-Suchteste).

Akute Immunthrombozytopenie (ITP)

Ät. Häufigste hämorrhagische Diathese im KA, meist nach einer Virusinfektion. Bildung von (Auto-)AK gegen Thrombozyten, vorzeitige Elimination der Thrombozyten im RES/in der Milz. 1–3% als Erstmanifestation einer systemischen Autoimmunerkrankung.

Thrombozytopenie

Sy. Typische Vorgeschichte: Plötzliches Auftreten von Hämatomen und Petechien bei einem Kind in ausgezeichnetem AZ. Altersgipfel 2–4 LJ. Etwa 20–35% zusätzlich Schleimhautblutungen (meist Nase bzw. Gingiva, seltener Hämaturie, Menorrhagie, Darmblutungen).

Dg. Ausschlussdiagnose!
- Körperliche Untersuchung.
- BB mit Diff-BB, Beurteilung des Blutausstrichs (Plättchengröße, atypische Verteilung der Leukozyten, Morphologie), Gerinnung.
- Isolierte Thrombopenie (Zählung im Mikroskop, da Geräte bei Thrombozyten <20.000/µl unzuverlässig sind; große Thrombozyten werden nicht mitgezählt).

Folgende Untersuchungen sind nicht routinemäßig notwendig, sondern nur bei unklarem klin. Bild oder Verlauf >(6–)12 Mo: KMP, ANA, Nachweis von plättchen-antigenspezifischen AK, HIV-AK, bildgebende Diagnostik.

Th.
- Die Erkrankung ist **i.d.R. selbstlimitierend** und bedarf nur in seltenen Fällen einer medikamentösen Therapie. Die Blutungsneigung entspricht nicht der Thrombozytenzahl, da die bei der ITP vorhandenen sehr großen Thrombozyten eine ihrem Volumen entsprechende Funktion haben. Nach 6 Wo haben 60%, nach 6 Mo 80%, nach 12 Mo 90% der Kinder wieder normale Thrombozyten. Gefahr einer Hirnblutung bei ITP <0,1%.
- **Aufklärung der Eltern und Pat.:** Blutungsfördernde Medikamente (wie NSAID, ASS) und körperliche Aktivitäten, die zu Schädelverletzungen führen können, sind zu vermeiden. Betreuung in den meisten Fällen ambulant, Kindergarten- und Schulbesuch mit o. g. Einschränkungen erlaubt. Auf häufige Blutkontrollen kann verzichtet werden (es sollen Blutungen behandelt werden, nicht die Thrombozytenzahl).

> **Therapieentscheidung nach Ausmaß der Blutungsneigung ohne Berücksichtigung der Thrombozytenzahl**
> - **Leicht:** Petechien, Hämatome, keine Schleimhautblutung.
>   – Keine Therapie, nur klin. Überwachung, Aufklärung.
> - **Moderat:** Schleimhautblutung, sistiert spontan oder auf Druck.
>   – Meist keine Therapie, evtl. bei subjektiv beeinträchtigender Blutung.
>   – Prednison/Prednisolon: 2 mg/kg/d für 3–4 d p.o.
>   **Cave:** Gabe von Steroiden erst nach sicherem Ausschluss einer Leukämie!
> - **Schwer:** Anhaltende Schleimhautblutung.
>   – Prednison/Prednisolon 4 mg/kg/d in 3 ED für 4 d p.o./i.v. oder
>   – Dexamethason 0,7 mg/kg/d in 3 ED für 4 d p.o./i.v. oder
>   – Immunglobuline 0,8 g/kg/d in 1 ED über 4–24 h, evtl. 0,25–0,4 g/kg/d für 2 d (Nachbeobachtung 1 h).
> - **Lebensbedrohlich:** Nachgewiesene intrakranielle oder sonstige innere Blutung.
>   – Immunglobuline 0,8 g/kg/d +
>   – Methylprednisolon 30 mg/kg i.v. über 30 min +
>   – zusätzlich Thrombozytenkonzentrat +
>   – evtl. OP (z. B. Kraniotomie).

> Notfallausweis.

Chronische Immunthrombozytopenie (ITP)

Def. Persistierende isolierte Thrombozytopenie (<150 G/l bzw. <150.000/µl) bei sonst gesunden Kindern >12 Mo nach Diagnose der ITP bei Ausschluss Thrombozytopenien anderer Genese. Nach akuter ITP haben nach 6 Mo etwa noch 10–20% der Kinder eine Thrombozytopenie, nach 12 Mo etwa 5–10%; Remissionen sind jederzeit möglich. Meist milder Verlauf ohne Notwendigkeit einer medikamentösen Therapie und häufiger Laborkontrollen.

Thrombozytopenie

Sy.
- Leicht (>90% der Pat.): Evtl. Petechien/Hämatome. Bei interkurrenten Infekten ab und zu leichte Schleimhautblutung.
- Schwer (<10%): Fast ständig beeinträchtigende Blutungsneigung.
- Lebensbedrohliche Blutung.

Dg. Ausschlussdiagnose! Nach Ausschluss von Thrombozytopenien anderer Genese, insbesondere einer TTP und eines SLE bei der Erstdiagnose der akuten ITP, ist keine weitere Diagnostik notwendig. Die Thrombozytopenie kann erstes und alleiniges Zeichen eines SLE sein, ihm auch über viele Jahre vorausgehen. Die Plättchenmorphologie sollte beachtet werden. Bei Thrombozytopenie ohne Blutungszeichen muss eine EDTA-bedingte Pseudothrombozytopenie ausgeschlossen werden.

Th.
- **Keine kausale Therapie möglich!** Verhaltensregeln ▶ Akute Immunthrombozytopenie (ITP). Vermeidung zu häufiger BB-Kontrollen und nicht notwendiger therapeutischer Maßnahmen. Kontrollen in größerem Abstand zur Beantwortung von Fragen. Kontrolle der Verhaltensregeln oder um eine mögliche Remission zu dokumentieren.
- **Therapieoptionen** v. a. bei akuter lebensbedrohlicher Blutung: Glukokortikoide, IVIG [▶ Akute Immunthrombozytopenie (ITP)]. In Einzelfällen Therapie mit Immunsuppressiva (Rituximab, Azathioprin, Ciclosporin A, MMF), Zytostatika (Vincristin, Vinblastin, Cyclophosphamid), Splenektomie, Plasmapherese beschrieben. Neuere Optionen sind Romiplostin und Eltrombopag (keine pädiatrischen Daten oder Zulassung).

Tab. 18.1 Postexpositionelle Tollwutimpfung

Grad der Exposition	Art der Exposition durch tollwutverdächtiges Tier	Immunprophylaxe
1	– Berühren/Füttern von Tieren – Belecken der intakten Haut	Keine Impfung
2	– Nicht blutende, oberflächliche Kratzer/Hautabschürfungen – Lecken oder Knabbern an der nichtintakten Haut	Impfung Tag 0, 3, 7, 14, 28 (Ungeimpfte bzw. unvollständig Geimpfte) bzw. Impfung Tag 0 und 3 (vollständig Geimpfte)
3	– Bissverletzung oder Kratzwunden – Kontakt von Schleimhäuten oder Wunden mit Speichel – Biss/Kratzer/Schleimhautkontakt mit Fledermaus	Impfung und bei 1. Impfung simultan Tollwutimmunglobulin (max. 7 d nach 1. Impfung), Berirab® oder Tollwutimmunglobulin®

Tollwutexposition, Tierbiss

Wundbehandlung bei V. a. Tollwutexposition

- Ausspülen mit Wasser und Seife.
- Spülen mit Ethanol 70% oder Jod-Lsg.: Falls nicht verfügbar: Alkoholisches Desinfektionsmittel (Alkoholgehalt 40–80%).
- Wundrandexzision der Bisswunde, keine primäre Wundnaht.
- Um- und Unterspritzung mit humanem Tollwutimmunglobulin, ggf. den Rest kontralateral zur aktiven Impfung i.m. (20 IE/kg).
- Tollwutimpfung (◻ Tab. 18.1) und Tetanusprophylaxe.
- Antibiotische Therapie nach Tierbiss, 1. Wahl Amoxicillin/Clavulansäure (▶ unten).

Postexpositionelle Impfung

- Keine Kontraindikationen!
- Bei hohem Erkrankungsrisiko (zahlreiche Wunden), Immunschwäche oder verspätetem Behandlungsbeginn: 1. Impfdosis verdoppeln (rechter und linker M. deltoideus); ◘ Tab. 18.1.
- Impfstoffe: ▬ Tollwutimpfstoff HDC inaktiviert (»human diploid cell vaccine«) oder ▬ Rabipur® (»purified chick embryo cell vaccine«).
- Bei Kontakt mit Impfstoffköder siehe http://www.rki.de.

Indikationsimpfung spezieller Berufsgruppen und Reiseimpfung

Je 1 Impfdosis an Tag 0, 7, 21 bzw. 28, bzw. nach Angaben des Herstellers.

Tierbiss

Bei jeder Biss- oder Kratzverletzung durch Katzen oder Hunde V. a. Infektion mit Pasteurella-multocida (typisch: geringe entzündliche Reaktion und starke Schmerzen) und Mischflora aus aeroben (z. B. Capnocytophaga spp., Neisseria spp., Staphylococcus aureus und intermedius) und anaeroben Keimen. Denken an: Rattenbisskrankheit, Katzenkratzkrankheit, lymphozytäre Choriomeningitis, Pseudotuberkulose u. a.

Dg. Anamnese, Direktausstrich als hinweisende Untersuchung, mikrobiologische Untersuchung mit Resistenztestung.

Th.
- Chirurgische Wundversorgung, offene Wundheilung. Säuberung z. B. mit Povidon-Jod-Lsg. und Spülung mit 0,9% NaCl.
- Bei nachgewiesener Infektion mit Pasteurella multocida: Penicillin. Bei Mischinfektion: Amoxicillin/Clavulansäure p.o. oder Piperacillin/Tazobactam i.v. für 7–10 d für kleine, 10–14 d für ausgedehnte Infektionen. 2. Wahl: Cefotaxim + Metronidazol. Bei tiefen oder älter als 8 h alten Wunden,

bei Immundefizienz: prophylaktisch Amoxicillin/
Clavulansäure p.o.
- Überprüfung Tetanusschutz. Tollwutimpfung erwägen
(◘ Tab. 18.1).

Transaminasenerhöhung

Ursachen der Transaminasenerhöhung

■ ■ Infektionen
Primär ausschließen:
- Hepatitis A, B, C, D, E (**Cave:** im Hepatitis-Screening nur A–C).
- CMV, EBV (bei akuter TA-Erhöhung).

Sekundär ausschließen:
- Adenoviren.
- Parvovirus B19.
- HSV, HHV6, Coxsackie, Enteroviren, HIV.

■ ■ Autoimmunerkrankungen
- Autoimmunhepatitis (AIH) Typ 1 oder 2.
- Overlap-Syndrome (primär sklerosierende Cholangitis, AIH).
- AIH assoziiert mit Autoimmunpankreatitis.
- Weitere Autoimmunerkrankungen mit Leberbeteiligung: Zöliakie, M. Crohn/Colitis ulcerosa.

■ ■ Stoffwechselerkrankungen
- M. Wilson (v. a. immer bei älteren Kindern daran denken).
- Hämochromatose.
- $α_1$-Antitrypsin-Mangel.
- CF.
- Tyrosinämie.
- Harnstoffzyklusdefekte.
- Hereditäre Fruktoseintoleranz.
- Mitochondriopathien.
- Glykogenosen.
- CDG-Syndrom u. a. Stoffwechselerkrankungen.

Toxisch-nutritive Ursachen

> Ausführliche Anamnese, mögliche Noxen konkret abfragen.

- Paracetamol.
- Vitamin A.
- Alkohol, andere Noxen.
- Fettleber bei Adipositas: »non alcoholic fatty liver disease« (NAFLD), »non alcoholic steatohepatitis« (NASH).

Neoplasien
- Primäre Lebertumoren: Hepatoblastom, Leberzellkarzinom.
- Sekundäre Lebertumoren: Metastasen, Lymphome.

Nichthepatische Ursachen
- Hämolyse.
- Myopathie.
- Exzessive körperliche Anstrengung.
- Schilddrüsenerkrankungen.
- Cortisolmangel.
- Porphyrie.
- Makro-GOT, Makro-GPT.

Diagnostik zur Abklärung erhöhter Transaminasen

Grundsätzlich
- Pädiatrische Normwerte beachten!
- Erhöhte TA → immer sicherer Ausschluss behandelbarer Krankheiten!
- Detaillierte Anamnese bezüglich Noxen, Magen-Darm-Symptomatik (z. B. chron.-entzündliche Darmerkrankungen, Zöliakie).

Laboruntersuchungen (Reihenfolge der Untersuchungen nach Indikation und Alter):
- GOT, GPT, γ-GT, AP, GLDH (toxischer Zellschaden).
- Kreatinkinase (Muskel).

- BB mit Diff-BB, LDH, Haptoglobin (Hämolyse, Speicherzellen).
- IgG und Auto-AK: ANA, LKM, ASMA, SLA (Auto-AK ggf. in Referenzlabor MH Hannover schicken!).
- IgA, Zöliakieserologie.
- Coeruloplasmin: 24-h-Cu-Ausscheidung im Urin (Ausschluss M. Wilson bei <40 µg/24 h), Penicillamin-Belastungstest bei 24-h-Cu-Ausscheidung im Urin >40 µg/24 h (D-Penicillamin 500 mg zum Zeitpunkt 0 und 12 h während 24-h-Sammelurin, V. a. M. Wilson bei Cu-Ausscheidung im Urin >1.000 µg/24 h). Ggf. über 3 d sammeln. Kupfer im Lebertrockengewebe >250 µg/g Lebergewebe.
- α_1-Antitrypsin.
- Ferritin, Transferrin, Transferrinsättigung.
- Infektiologische Untersuchungen (primäre und sekundäre Diagnostik beachten; ▶ oben).
- BGA, Ergebnis des Neonatalscreenings abfragen.
- Nach Indikation erweiterte Diagnostik: AFP, TSH, fT3, fT4, Cortisol, Makroenzyme, Porphyrie, ausführliche Stoffwechseldiagnostik.

Apparative Diagnostik, Konsile:
- Sonografie der Leber, Milz.
- MRCP (Magnetresonanz-Cholangiopankreatikografie) bei V. a. Beteiligung der Gallenwege.
- Augenärztliche Untersuchung (Kayser-Fleischer-Ring bei M. Wilson, Iridozyklitis bei Autoimmunerkrankungen).

Leberbiopsie: Bei unklarer Leberwerterhöhung >6 Mo.

Tuberkulose

Ät. Tuberkulose (Tbc) ist eine chron., lebenslang persistierende Infektion. Es gibt nur eine vorübergehende, aber keine bleibende Immunität. Wichtigste Übertragung durch Inhalation mykobakterienhaltiger Tröpfchen von Erw. mit offener Lungentuberkulose. Tuberkulin-pos. heißt: Infiziert, aber nicht erkrankt. Miliartuberkulose und Meningitis können trotz BCG-Impfung auftreten!

Tuberkulose

Erreger: Mycobacterium tuberculosis, selten M. bovis.
Inkubationszeit: 3–6 Wo.

Asymptomatisch verlaufende Tuberkulose

Nur milde Infektzeichen (Fieber), selten Erythema nodosum.
BSG bei aktiver Erkrankung ↑.
Weitere Diagnostik: Rö Thorax, provoziertes Sputum (Inhalation von 200 µg Salbutamol und 5 ml 5,85%NaCl, Abklopfen des Thorax, Absaugen von Sputum über Nasopharynx und Sammlung in Sputumfalle) oder Nüchternmagensaft an 3 d zum Nachweis von Mykobakterien.

Primäre Lungentuberkulose

Fast immer pulmonale Infektion als Primärinfektion (75%).
Primärkomplex = Lungenherd und regionaler Hilus-LK (meist weder klin. noch radiologisch nachweisbar).
Primärinfiltrat = röntgenologisch sichtbare Infiltrate durch stärkere Entzündung.
Bronchiallymphknotentuberkulose durch Übergriff auf die Gegenseite, Perforation möglich.
Fortschreitende Primärtuberkulose möglich durch Einschmelzung des Primärherdes.
Abheilung durch Rückbildung, Verkapselung, Verkalkung. Davon kann später wieder aktive Tuberkulose ausgehen.

Lungentuberkulose bei Jgl. und Erw.

Meist Folge der Reaktivierung einer früheren Infektion (Primärherd). Die initialen Lungenherde und LK sind nicht mehr nachweisbar.
Entstehung von Lappeninfiltrationen, exsudativer Pleuritis, Atelektasen, Kavernen.
Symptome: Husten, Auswurf, Fieber, Nachtschweiß, Gewichtsverlust, Müdigkeit.
Diagnose: Rö: Infraklavikuläre Verschattung (= Frühinfiltrat).

Generalisierte Erkrankungen

Miliartuberkulose: Plötzlicher Beginn mit Fieber, unspezifischen septischen Zeichen; BB wenig charakteristisch. BK neg. auf klassische Sepsiserreger, erst relativ spät pulmonale Symptome. Rö Thorax: Multiple kleine Fleckschatten. Ohne Therapie tödlich innerhalb von 6–10 Wo.

Meningitis: Unspezifisches Prodromalstadium, dann meist heftige Kopfschmerzen, Fieber, Erbrechen, Berührungsempfindlichkeit, schrilles Schreien. Betroffen v. a. Hirnbasis. Evtl. Hemiparese, Hemiplegie, Hirnnervenausfälle, zuletzt Koma.

Pleuritis und **Perikarditis:** Auftreten in den ersten 3–6 Mo nach Primärinfektion. Fieber, Reizhusten, Thoraxschmerzen. Mitreaktion bei pleura-, perikardnahem Sitz des Herdes.

▪▪ Extrapulmonale Tuberkulose

Gastrointestinaltrakt: Ingestion oder Verschlucken der Mykobakterien bei offener Lungentuberkulose. Primärherd meist Ileozökalklappe oder durch hämatogene/lymphogene Streuung verursacht. Meist rasche Abheilung. Evtl. Ulzera, Perforation, Obstruktion, Fistelung, Blutungen.

Lymphknoten: Insbesondere zervikale, submandibuläre und supraklavikuläre, wenig dolente Schwellung. Einschmelzung und Fistelung möglich. Häufig bei sonst asymptomatischen Pat. Durch Primärherd in den Tonsillen oder durch postprimäre hämatogene Streuung. Diagnosestellung meist durch Exstirpation.

Urogenitaltrakt: Häufig klin. stumme Mitbeteiligung der Nieren bei Lungentuberkulose. Klassisch: sterile Leukozyturie. Häufig begleitende Mikrohämaturie. Symptome: Dysurie, evtl. Flankenschmerzen.

Skelett: Immer hämatogene Entstehung. Meist Spondylitis: Bewegungseinschränkung der Wirbelsäule, Rückenschmerzen, häufig Psoasabszess. Evtl. Skoliose und Gibbusbildung. Rö: Frühestes Zeichen Verschmälerung der Zwischenwirbelräume. Auch Coxitis und andere Gelenkinfektionen möglich.

Dg. Suche nach einem **Indexpatienten**.

Interferon-γ-Release-Assay (IGRA): Vollblut-ELISA oder TB-ELISPOT mit einer Sensitivität von 70–90% und Spezifität von 96–99% dem Tuberkulin-Hauttest überlegen. Interaktionen mit NTM (nichttuberkulöse Mykobakterien) möglich.

Hauttests (THT): Mendel-Mantoux-Test mit 0,1 ml gereinigtem Tuberkulin (2 TU PPD-RT 23) streng i.c. an der Volarseite des Unterarms, nach 72 h ablesen (pos. bei tastbarer Induration >5 mm). Falls neg.: Erneute Testung mit 0,1 ml an der Gegen-

Tuberkulose

seite. Test kann falsch-neg. sein z. B. in der Inkubationsphase (6–12 Wo), bei Kachexie, unter immunsuppressiver Therapie, nach Infekten. Entsprechend der Leitlinien wird empfohlen: bei <5 J initial ein THT und ggf. einen IGRA zur Bestätigung eines pos. THT, bei >5 J initial ein THT oder IGRA.

Kultur (dauert ca. 8 Wo, noch immer **Goldstandard!**) aus provoziertem Sputum, Nüchternmagensaft oder sonstigem Material mit Resistenztestung.

Mikroskopischer Nachweis von säurefesten Stäbchen aus Sputum, Nüchternmagensaft (an 3 d), Urin, Biopsiematerial (Ziehl-Neelsen-Färbung) aufgrund geringer Keimdichte bei Kindern häufig neg.

Direktnachweis mit PCR bei Immunsupprimierten, V. a. Generalisierung wie Miliartuberkulose oder Meningitis). Wichtig ist die Resistenzbestimmung eines Isolats!

Rö Thorax in 2 Ebenen bei jedem Kind mit V. a. Tuberkulose: Infiltrate, hiläre LK, Verkalkungen?

Bei V. a. Meningitis: LP (klar, mäßige Eiweißerhöhung, Zellzahl erhöht, sehr niedriger Zucker, Ausbildung von Spinnwebsgerinnseln, wenn der Liquor länger steht).

Th. Medikamentöse Therapie verschiedener Tuberkuloseformen (Wirkstoffe ▶ Übersicht): Dringend rasche Rücksprache mit einem infektiologischen Zentrum empfohlen.

Latente TB-Infektion: Gesicherte TB-Exposition und gezielte Immundiagnostik pos. und Rö-Thorax o. B. Primärinfektion ohne nachweisbaren Organbefall, keine klin. Symptome oder BCG-Impfung zuvor. Kein Nachweis von M. tuberculosis. Rö-Thorax-Kontrolle nach 3 Mo zum sicheren Ausschluss einer aktiven TB. **Chemoprävention:** INH über 9 Mo.

TB-Exposition: Gesicherte TB-Exposition und gezielte Immundiagnostik neg. Wiederholung der Tuberkulintestung nach 3 Mo. **Chemoprophylaxe:** INH für 3 Mo (<5 J). Absetzen bei wiederholt neg. Immundiagnostik. Bei >5 J Abwarten, falls nach 3 Mo Immundiagnostik pos.: INH für insgesamt 9 Mo.

Unkomplizierte Primärtuberkulose: Gesicherte TB-Exposition und gezielte Immundiagnostik pos. Primärkomplex im Rö Thorax bzw. Hilus-LK-Schwellung mit oder ohne Nachweis von M. tuberculosis. **Kombinierte Chemotherapie:** INH + RMP + PZA (ggf. + EMB) für 2 Mo, dann INH + RMP für 4 Mo; bei V. a. Resistenzen + EMB für initiale 2–3 Mo.

Komplizierte Primärtuberkulose: Primäre Tuberkulose mit zusätzlichem LK-Einbruch und/oder Bronchuskompression mit Ventilationsstörung. **Therapie:** INH + RMP + PZA für 2 Mo, dann INH + RMP für 7 Mo oder nach aktueller WHO-Empfehlung: INH + RMP + PZA + EMB für 2 Mo, dann INH + RMP für 4 Mo.

Miliartuberkulose: Therapie: INH + RMP + PZA + EMB für 2 Mo, dann INH + RMP für 10 Mo; zusätzlich Prednisolon (initial 2 mg/kg/d) über mind. 6 Wo (frühestens nach 2 Wo kann Dosisreduktion erwogen werden).

Tuberkulöse Meningitis: Therapie: INH + RMP + PZA + EMB für 2 Mo, dann INH + RMP für 10 Mo; zusätzlich Dexamethason (0,6 mg/kg/d in 4 ED) über 8 Wo (anfangs über 4 d i.v.) (frühestens nach 2 Wo Dosisreduktion).

Tuberkulöse Pleuritis, Perikarditis, Skelettbefall: Therapie: INH + RMP + PZA für 2 Mo, dann INH + RMP für 7 Mo; bei Perikarditis in jedem Fall zusätzlich Prednisolon 2 mg/kg/d für 4–6 Wo.

Antituberkulotika

- INH (Isoniazid): 5 (Jgl.) –10 (KK) mg/kg/d p.o. in 1 ED (max. 300 mg/d). Meningitis: 15–20 mg/kg/d (max. 300 mg/d).
  Gut liquorgängig. Vitamin B_6 zugeben bei Säuglingen und dystrophen Kindern (10–15 mg/d).
- RMP (Rifampicin): 10–15 mg/kg/d p.o. in 1 ED vor Frühstücksbeginn (max. 600 mg/d).
  Schlecht liquorgängig.
- PZA (Pyrazinamid): 30 mg/kg/d in 1 ED (max. 1,5 g/d bei <70 kg; max. 2 g/d bei >70 kg) vor Frühstücksbeginn.
  Gut liquorgängig! **Cave:** M. bovis ist resistent gegen PZA.
- EMB (Ethambutol): 25–30 mg/kg/d p.o. in 1 ED (max. 1,75 g/d, für <2 Mo).
  Sehstörung, beginnend mit Farbsehen, deshalb erst ab 3 J geben. Schlecht liquorgängig.

Prophylaxe

Keine **Isolierung** bei erkrankten Kindern ohne färberischen Nachweis. Isolierung für 2–3 Wo bei färberischem Nachweis von Mykobakterien.

Meldepflicht besteht bei aktiver und behandlungspflichtiger Erkrankung an Tuberkulose sowie Tod durch Tuberkulose oder Abbruch einer Therapie.

Tubulopathien

- **Def.** Angeborene oder erworbene Störungen einzelner oder mehrerer Partialfunktionen im proximalen oder distalen Tubulus oder in den Sammelrohren bei primär normaler Glomerulusfiltration. Im KA überwiegen die angeborenen Störungen und betreffen meist einzelne (isolierte) Transporter, während erworbene Formen seltener sind und dann meist mehrere Abschnitte des Tubulus betreffen.

- **Sy.** Hinweisende Symptome: Polyurie, Polydipsie, Erbrechen, Appetitlosigkeit, Dehydratation, Gedeihstörung, Muskelschwäche, Kleinwuchs, Nephrokalzinose, Nephrolithiasis, hypophosphatämische Rachitis, Hyperthermie, chron. Niereninsuffizienz u. a.

- **Dg.**
  - Serum: Kreatinin, Hst, Harnsäure, Cystatin C, Na, Cl, K, Ca, Phosphat, Mg, Eiweiß, Albumin, BGA, BZ, Osmolarität, AP, Renin, Aldosteron, ADH, Parathormon.
  - Urin: pH, spezifisches Gewicht, Osmolarität, Kreatinin, Hst, Harnsäure, Na, Cl, K, Ca, Phosphat, Mg, Glukose, Eiweiß, Albumin, α_1-Mikroglobulin, IgG, Aminosäurenmuster, ggf. Prostaglandine im Urin.
  - Sonografie Nieren.

Hereditäre primäre Tubulopathien

■■ Renale Glukosurie
Autosomal-rezessiv oder dominant. Uringlukose ↑ bei normalem BZ und Fehlen anderer tubulärer Störungen.

Th. Keine.

■■ Hypophosphatämische Rachitis
Meist X-chromosomal-dominant, selten autosomal-dominant oder -rezessiv. Störung der tubulären Phosphatrückresorption.

Sy. Hypophosphatämie, Kleinwuchs, Rachitis oder Osteomalazie.

Dg. Hypophosphatämie, erniedrigte Phosphatschwelle im proximalen Tubulus, normales Serum-Ca, normales bis erhöhtes iPTH und AP.

Th. Phosphat (Reducto®-spezial: 3 × 1–3 Tbl./d). Vitamin D: Calcitriol (Rocaltrol®): Wenn mögl. Kps. à 0,25 µg, 0,5 µg; wenn flüssige Applikation erforderlich, bei Leberinsuffizienz: Calcitriol flüssig (internationale Apotheke), Alfacalcidol (z. B. Einsalpha®) (1-Hydroxycholecalciferol) 0,01–0,02 µg/kg/d (1 Tr. = 0,1 µg; 1 ml = 2 µg). Ggf. Calcimimetika, rekombinantes Wachstumshormon. Regelmäßige Kontrollen wg. Gefahr Nephrokalzinose.

Prognose
Günstig bei rechtzeitiger Diagnose und Therapie.

■■ Zystinurie
Autosomal-rezessiv (Mutation in SLC7A9 oder SLC3A1). Störung der Rückresorption von Zystin, Lysin, Arginin und Ornithin.

Sy. Zystinsteine.

Dg. Erhöhte Ausscheidung von Zystin im Urin.

Th. Reichliche Flüssigkeitsmenge (Ziel: Zystin im Urin: <250 mg/dl), Urin alkalisieren mit Bicarbonat oder Zitrat p.o. (Ziel:

pH>7,0), bei Versagen Versuch mit Zystinbindern, z. B. D-Penicillamin (**Cave:** Nebenwirkungen).

■■ Bartter-Syndrom und Gitelman-Syndrom

Diese Salzverlusttubulopathien werden autosomal-rezessiv vererbt und sind alle durch die Kombination aus hypochlorämischer Alkalose, Hyponatriämie und Hypokaliämie gekennzeichnet. Sie differieren hinsichtlich Manifestationsalter, Begleitsymptomen und dem zugrunde liegendem Kanaldefekt:

- Neonatale Bartter-Syndrome Typ I, II, IV (»Furosemid-ähnliche Salzverlusttubulopathie in der Neonatalperiode«) → Polyhydramnion (meist Frühgeburtlichkeit), Nephrokalzinose.
- Bartter-Syndrom Typ III → Manifestation im KK- bis Schulalter mit Polyurie, Polydipsie, Gedeihstörung, Fieber, Hyponatriämie, Hypokaliämie, metabolische Alkalose.
- Gitelman-Syndrom (»Thiazid-ähnliche Salzverlusttubulopathie«) → Jgl.- oder Erw.-Alter mit Müdigkeit, Obstipation, Muskelkrämpfen und Gelenkbeschwerden, typisch: Hypokalzurie und Hypomagnesiämie.

Th. Indometacin, Flüssigkeits- und Elektrolytsubstitution.

Renal-tubuläre Azidosen (RTA)

Störungen des renalen Säure- oder Bicarbonattransports, die durch eine hyperchlorämische Azidose bei normaler Anionenlücke im Serum charakterisiert sind.

Zu unterscheidende Formen:

- Proximale RTA (Typ II): Reduzierte HCO_3-Resorption im proximalen Tubulus (selten).
- Distale RTA (Typ I): Störung der Ausscheidung von H^+-Ionen in Form von titrierbaren Säuren im distalen Tubulus.
- Hyperkaliämische RTA (Typ IV): Aldosteronmangel oder -resistenz führen durch verminderte Mineralokortikoidwirkung im distalen Tubulus neben der verminderten Na-Reabsorption zur Abnahme der K- sowie H^+-Ionensekretion.

Sy. Die Symptomatik der proximalen und distalen RTA ist sehr ähnlich: Erbrechen, mangelndes Gedeihen, Polyurie, Dehydratation, Gliederschmerzen, Nephrokalzinose/Nephrolithiasis, Rachitis/Osteopenie und Kleinwuchs. Bei der hyperkaliämischen Form der RTA fehlt eine Nephrokalzinose. Die proximale RTA ist wesentlich seltener als die distale Form und kann sich im Kleinkindesalter spontan bessern.

Th. Orale Substitution von Basen als Bicarbonat oder Zitrat (2–6 mmol/kg/d) unter Kontrolle der Blutgasanalyse. Bei der hyperkaliämischen RTA: Zusätzlich Korrektur der Elektrolyte.

Diabetes insipidus renalis

Def. Fehlende Wirkung des antidiuretischen Hormons (ADH = Arginin-Vasopressin) am distalen Tubulus und in den Sammelrohren → verminderte Rückresorption von Wasser. Die entstehende hypertone Dehydratation führt zu den Leitsymptomen: Polydipsie und Polyurie plus Dehydratation, Hyperthermie (Durstfieber), Gedeihstörung.
Genetik: X-chromosomal-rezessiv [Mutation im Vasopressin-V2-Rezeptor-Gen (AVPR$_2$)], sehr selten autosomal-rezessiv [Mutation im Gen für den Wassertransportkanal Aquaporin 2 (AQP$_2$)].

Dg. Hyernatriämie. Serumosmolarität + Plasmarenin + Aldosteron ↑. Im Urin spezifisches Gewicht <1005 (–1012), Osmolarität: <100 (–200) mosmol/l. ADH-Test: Keine Urinkonzentrierung auf DDAVP (Minirin®). Beim Diabetes insipidus renalis übersteigt die Urinosmolalität niemals die Serumosmolalität!

Th. Indometacin, Hydrochlorothiazid (in Kombination mit Amilorid). Trinkmenge erhöhen, Na-Restriktion.

De-Toni-Debré-Fanconi-Syndrom

Def. Tubuläre Transportstörung des proximalen und distalen Tubulus, welche primär (autosomal-rezessiv, autosomal-dominant, selten X-chromosomal oder sporadisch) sowie sekundär bei hereditären Stoffwechselerkrankungen (z. B. Zystinose, Glykogenose, Galaktosämie, Fruktoseintoleranz, M. Wilson, Tyrosinämie) und exogenen Intoxikationen oder Medikamenten (z. B. Schwermetalle, Ifosfamid).

Sy. Polydipsie, Polyurie, Dehydratation, Fieber, Erbrechen, Gedeihstörung, muskuläre Hypotonie, Knochenschmerzen, Rachitis/Osteopenie und Kleinwuchs.

Dg.
- Serum: metabolische Azidose, Hypokaliämie, Hypophosphatämie, normaler BZ.
- Urin: Glukose, Phosphat, Bicarbonat, Aminosäuren ↑. Alkalischer Urin trotz Azidose, tubuläre Proteinurie.

Th. Therapie der Grunderkrankung: Bei Rachitis Vitamin D und Phosphat, wie bei Phosphatdiabetes. Ausgleich der renalen Verluste (Flüssigkeit, Phosphat, K, Bicarbonat).

Untergewicht

Def. Untergewicht: Reduziertes Körpergewicht (<3. Perzentile) im Vergleich zur Körperlänge bzw. Längensollgewicht <90% (Körpergewicht/Gewichtsmedian für Körperlänge × 100, Norm: 90–110%).

Gedeihstörung: Abfall der individuellen Gewichtsperzentile um >2 Hauptperzentilen (kann vor Erreichen von Untergewicht auftreten!).

Beides ist i.d.R. gefolgt von Wachstumsstörung.

DD Gewichtsperzentile > Längenperzentile > Kopfumfangsperzentile: vermindert

- **Qualitativ oder quantitativ verminderte Nahrungszufuhr:** Nahrungsmangel (z. B. unzureichende MM-Produktion, Vernachlässigung, Armut), Fehlernährung (z. B. strenge Diäten), Anorexia nervosa, psychosoziale Probleme (z. B. Bindungs- und Interaktionsstörungen).
- **Gesteigerte Kalorienverluste:** — Durch **Erbrechen:** z. B. Pylorusstenose, gastroösophagealer Reflux, Hiatushernie, Enterokolitis, Hepatopathien, Niereninsuffizienz, neurologische/metabolische Erkrankungen, Medikamente.
  — Durch **gestörte Nahrungsresorption:** Enteropathien (z. B. Zöliakie, Mukosaschädigung), anatomische Störungen (z. B. Kurzdarm), entzündliche Darmerkrankungen (z. B. M. Crohn, chron. Darminfektionen, Fehlbesiedlungen), Immundefekte, NM-Unverträglichkeiten (z. B. Allergien), Pankreaserkrankungen (z. B. CF).
- **Exzessiver Kalorienverbrauch:** Chron. Systemerkrankungen (z. B. Infektionen, maligne Erkrankungen), kardiale Vitien, gesteigerter Metabolismus (z. B. Hyperthyreose), Substratverlust (z. B. Diabetes insipidus, nephrotisches Syndrom), Hypermotorik (z. B. Hochleistungssport).

Untergewicht

Gewichtsperzentile = Längenperzentile vermindert, aber normaler Kopfumfang (keine Gedeihstörung im engeren Sinne):
- Endokrinopathien: Hypothyreose, Wachstumshormonmangel (oft Gewichtsperzentile > Längenperzentile), Hypopituitarismus, Hypoparathyreoidismus.
- Familiärer Kleinwuchs; konstitutionelle Entwicklungsverzögerung.
- Skelettdysplasien.

Gewichtsperzentile = Längenperzentile = Kopfumfangsperzentile gleichmäßig vermindert (meist pränataler Beginn, SGA-NG):
- Kleinwuchssyndrome, Chromosomenanomalien, ZNS-Fehlbildungen.
- Exogene Schädigung (z. B. kongenitale Infektionen, Noxen, Plazentainsuffizienz).

Dg. **Anamnese und körperlicher Status:**
- Länge, Gewicht, Längensollgewicht, Kopfumfang, einschl. Perzentilen.
- Anamnestische Längen- und Gewichtsdaten (Verlauf U1–U9, J1).
- Pubertätsstadien nach Tanner.
- Ernährungsanamnese (3-d-Ernährungsprotokoll) sowie SS-, Geburts- und Familienanamnese (genetische Zielgröße).

Labor: BB, CRP, BSG, Elektrolyte, BGA, BZ, Kreatinin, Hst, Elektrophorese, Bilirubin, GOT, GPT, γ-GT, AP, IgG, IgM, IgA, TSH, fT_3, fT_4, t-Transglutaminase-AK, spezifisches IgE (Nahrungsmittel-RAST), NH_3, Laktat, Aminosäuren und Acylcarnitine im Plasma, Urin auf organische Säuren.

Symptomorientierte Zusatzdiagnostik (▶ oben: DD):
- Sonografie Abdomen (Harntransportstörungen, Konkremente, Hepatopathie, Hiatushernie, Darmveränderungen); Sonografie bzw. MRT Schädel; ggf. Rö Thorax.
- Schweißtest, Elastase im Stuhl, Stuhl auf Ausnutzung (Fett, reduzierende Substanzen), Calprotectin im Stuhl.
- Stuhl auf pathogene Keime, Würmer, Parasiten.

- pH-Metrie, Ösophagogastroduodenoskopie, ggf. Koloskopie, Karenzversuch bei V. a. Nahrungsmittelunverträglichkeit (▶ Malabsorptionssyndrome).
- TORCH-Serologie, Chromosomenanalyse, ggf. spezifische Zytogenetik/Molekulargenetik, Hormondiagnostik.

Th.
- Ggf. stationäre Aufnahme und Beobachtung des Essverhaltens, Ernährungsprotokoll.
- Therapie der Grunderkrankung, z. B. glutenfreie Diät bei Zöliakie.
- Stufentherapieschema bei mangelnder Kalorienzufuhr/erhöhtem Bedarf ▶ Übersicht.
- Langsame Steigerung des Nahrungsangebots nach vorheriger Phase von verminderter Nahrungszufuhr (**Cave:** Sekundärer Mangel an Verdauungsenzymen).

Stufentherapie bei mangelnder Kalorienzufuhr/erhöhtem Bedarf

- Intensivierte Ernährungsberatung und kontrollierte Erhöhung der oralen Zufuhr mit häuslichen Mitteln (z. B. Snacks, Milchshakes) und Kalorienanreicherung (z. B. Maltodextrin, Rapsöl).
- Trinkbare hochkalorische Formelnahrung (z. B. Frebini Energy Drink®, NutriniDrink MultiFibre®).
- Ergänzende Sondenernährung (z. B. Infatrini®, Frebini Original fibre®, Clinutren Junior®); vorübergehend über nasogastrale Sonde, langfristig über PEG (ggf. auch nur nächtliche Applikation bei oraler Ernährung tagsüber).
- Kontinuierliche Sondenernährung, evtl. als jejunale Dauersondierung.
- Parenterale Ernährung.

 Cave
Refeeding-Syndrom mit Elektrolytverschiebung (v. a. Kalium, Magnesium, Phosphat).

Verbrühung/Verbrennung

Ursachen

Verbrühungen (ca. 80% der Fälle):
- Herabziehen heißer Flüssigkeiten/Wasserkocher.
- Rückwärts Hineinfallen in heiße Flüssigkeiten.

Verbrennungen:
- Berühren heißer Gegenstände (Hände!).
- Flammenverbrennungen (Spiel mit Feuer, Grillunfall).

> Immer auch an »battered child« denken [▶ Kindesmisshandlung (»battered child syndrome«)]!

Tiefe der Verbrennung/Verbrühung

Verbrennungsgrade ◘ Tab. 20.1.

! Cave
Tiefeneinschätzung (Grad IIa vs. IIb–III) in der Initialphase nicht sicher möglich.

Die Zonen verschiedener Verbrennungstiefen bei Verbrühungen gehen häufig landkartenartig ineinander über.

> Die Unterscheidung der Schweregrade ist aber für Wundtherapie von immenser Bedeutung, da IIa-Verbrühungen i.d.R. ohne Hauttransplantationen gut abheilen.

Ausdehnung der Verbrennung/Verbrühung

Die Berechnung der betroffenen Körperoberfläche (KOF) erfolgt in % der Gesamtkörperoberfläche (wichtig für Weiterversorgung und Berechnung des Infusionsregimes):

Verbrühung/Verbrennung

Tab. 20.1 Einteilung der Verbrennungsgrade

Verbrennungs-grad	Betroffene Struktur		Kennzeichen	Mögliche Ursache
I	Epidermis		Rötung, Schwellung, trockene Wunde Schmerzhaft Reversibel	Sonnenbrand
II	Epidermis und Dermis (Corium)	IIa: Oberflächlich dermal	Blasenbildung, Flüssigkeitsexsudation Schmerzhaft IIa: Reversibel IIb: Narbenbildung	Heißes Wasser
		IIb: Tief dermal		
III	Epidermis, Dermis, subdermales Fettgewebe		Weiß-grau, trocken Keine Schmerzen Irreversibel	Flammen
IV	Tiefere Schichten als Subdermis		Verkohlung der Haut, ggf. einschl. Knochen, Sehnen, Muskeln Keine Schmerzen Irreversibel	Flammen

- Eintragen in Körperschemazeichnungen (Abb. 20.1).
- »Neunerregel«: — Erw.: Kopf 9%, Rumpf 4 × 9%, obere Extremitäten je 9%, untere Extremitäten je 2 × 9%.
  — Kind: Für jedes Lebensjahr unter 10 J zum Kopf 1% hinzu und 1% von den Beinen abziehen.
- Leichter anwendbar: »Handflächenregel«: — Handfläche des Kindes einschließlich der ausgestreckten Finger: 1% der KOF.

Therapeutisches Vorgehen

Behandlungsprinzipien

- Vitalfunktionen Atmung, Bewusstsein und Kreislauf überprüfen (ABC-Algorithmus).

Verbrühung/Verbrennung

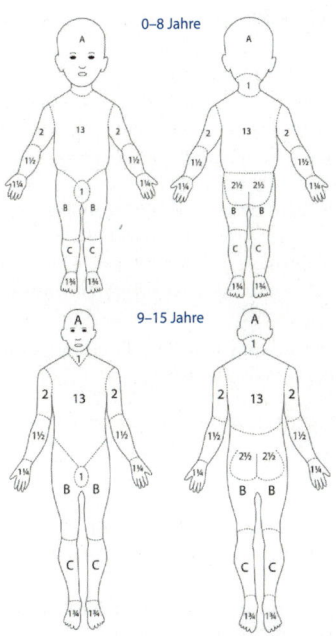

Alter in Jahren	0	1	3	5	6	10	12	15
Körperteil (%KOF)								
A = 1/2 Kopf	9,5	8,5	7,5	6,5	6,0	5,5	5,0	4,5
B = 1/2 Oberschenkel	2,75	3,25	3,5	4,0	4,25	4,25	4,5	4,5
C = 1/2 Unterschenkel	2,5	2,5	2,75	2,75	2,75	3,0	3,0	3,25

Abb. 20.1 Verbrennungsausdehnung in % KOF. (Aus Nicolai u. Hoffmann 2014)

- Beteiligung Atemwege, Inhalationstrauma → Intubation + Beatmung.
- Schmerztherapie sofort.
- Flüssigkeitstherapie (zumeist notwendig ab 1 h nach Unfallzeitpunkt, um sekundäre Niereninsuffizienz zu verhindern).
- Lokalbehandlung.

Verlegung in ein Schwerbrandverletztenzentrum

Indikationen zur Verlegung
- Ausdehnung über 5% ▶ Einweisung in die **Kinderklinik**
- Sgl./KK oder Verbrennungen III. Grades, auch bei geringer Ausdehnung → Schockgefahr! ▶ Einweisung in **Kinderklinik**
- >10% (15%) und/oder schwieriger Lokalisation/Besonderheiten (<1 Jahr, Areale mit ≥ III.-gradiger Verbrühung/Verbrennung, Gesicht, Anogenitalbereich, über Gelenken, Hände/Füße) → Verlegung in ein **Verbrennungszentrum!**

▶ **Zentrale Vermittlungsstelle für Schwerbrandverletztenbetten: Tel. 040–42851–3998 oder -3999.**

Wichtige Informationen zur Anmeldung eines Pat. mit frischer Verbrennung/Verbrühung in anderer Klinik:
- Alter, Gewicht.
- Verbrennungsausdehnung, -mechanismus, Unfallzeitpunkt, Vitalfunktionen/Vitalparameter.
- Bereits getroffene Maßnahmen (z. B. Intubation, ZVK, Arterie etc.).
- Begleitverletzungen (Inhalationstrauma möglich? Sturz?).
- Geplante Transportart.

Initialtherapie
- **Rasche Beseitigung der Hitzeeinwirkung**
  - Entfernen der Kleidung.
  - Kaltes Wasser (ca. 20°C, max. 10 min). Ziele: Schmerzstillung, Verminderung der Tiefenwirkung durch »Weiterbrennen«.
  - Bei großflächigen Verbrennungen/Verbrühungen allenfalls kurze Kühlungstherapie, da Hypothermierisiko steigt und dies mit schlechterem Outcome verbunden ist.

Verbrühung/Verbrennung

■ Analgesie

Ohne i.v.-Zugang:
- Kleine Verbrennung/Verbrühung: — Paracetamol 10 mg/kg p.o./rektal. — Ibuprofen 15 mg/kg p.o./rektal. — Metamizol 10 mg/kg p.o.
- Größere Verbrennung/Verbrühung: — Intranasal über »mucosal atomization device« (MAD; Nasalapplikator für Medikamente) ▶ Tab. 24.1: Analgosedierung (intranasal): Esketamin (25 mg/ml) 2 mg/kg oder Ketamin (50 mg/ml) 4 mg/kg + Midazolam (5 mg/ml) 0,3 mg/kg i.n. oder Fentanyl (50 µg/ml) 1,5 µg/kg i.n. — Rektal: Esketamin (25 mg/ml) 5 mg/kg oder Ketamin (50 mg/ml) 10 mg/kg + Midazolam (5 mg/ml) 0,5 mg/kg rektal.

Mit i.v.-Zugang:
- Esketamin 0,5 mg/kg oder Ketamin 1,0 mg/kg i.v. + Midazolam 0,05 mg/kg i.v.
- Piritramid 0,03–0,05 mg/kg i.v.
- Fentanyl 0,5–1 µg/kg i.v.

■ Infusionsbehandlung

Indiziert bei >5% KOF oder geplanter Transport in eine andere Klinik. Hypovolämie durch Flüssigkeitsexsudation frühestens nach 1 h relevant, in der Initialbehandlung häufig Übertherapie durch zu hohe Volumenmengen. Bei 50%-Verbrühung aber auch schon Schockrisiko innerhalb der 1. Stunde.

Erstversorgung:
- Bei Schock (= peripher kalt, Rekap-Zeit >3 s, RR niedrig): Vollelektrolyt-Lsg. (NaCl 0,9%/Ringer-Lsg.) 20 ml/kg als Bolus aus der Hand, nach Reevaluation (Rekap-Zeit ↓, HF ↓) ggf. weitere Bolusgaben mit 20 ml/kg (im Verlauf evtl. Humanalbumin 5%).
  → Ziel: kein Schock mehr = Rekap-Zeit <3 s!
- Ohne Schock: NaCl 0,9%/Ringer-Lsg. 20 ml/kg/h.

Weiterbehandlung (Klinik/Intensivstation):
- Errechnen der Infusionsmengen nach Butenandt-Schema oder Parkland-Formel.
- Wenn möglich, keine Gabe von Eiweiß oder Volumenexpandern in den ersten 24 h.

- Diurese als sensitivster Marker für ausreichende Hydrierung (Ziel: 1 ml/kg/h, Sgl. 1–2 ml/kg/h).
- Bei therapierefraktärer Hypovolämie an selten vorhandene myokardiale Dysfunktion denken (Dobutamin).

- **Intubation**
  - Indiziert bei Inhalationstrauma, Gesichtsverbrennung, zirkulären Verbrennungen am Hals oder GCS <8 (oder AVPU-Score = P oder U; ▶ Tab. 24.8: Glasgow Coma Scale, AVPU-Score) → Intubation.
  - Verdacht auf CO-Vergiftung (bewusstlos): CO-Hb messen, da S_aO_2 und pO_2 immer normal trotz hoher CO-Hb-Spiegel.
  - Elektive Intubation bei Gesichtsverbrennungen, betroffener Mundschleimhaut oder zirkulären Verbrennungen am Hals (Tubus etwas tiefer schieben, da häufig massive Ödembildung im Verlauf), Tubusfixierung bei nässenden Wunden schwierig → tangential Sicherheitsnadel durchstechen und mit Bändchen am Hinterkopf fixieren.

- **Lokaltherapie**
  - Wundversorgung hat nicht höchste Priorität, aber innerhalb von 8 h nach Unfallereignis.
  - Sauberes Abdecken mit Metalline oder sterilem Tuch/Kompressen.
  - Warm halten.
  - Aqua-Gel oder BurnPack nur bei kleinflächigen Wunden wegen Gefahr der Hypothermie durch Verdunstungskälte.
  - Keine Lokaltherapie mit »Hausmitteln«.
  - Eröffnung von geschlossenen Blasen. Blasenreste entfernen (Verhinderung von Hauttaschen, in denen sich Infektionen bilden können). Dickwandige Blasen können ggf. belassen werden.
  - Octenisept- oder Lavasept-Lsg. (schmerzlos) + Wundgaze (z. B. Urgotül®, Mepithel®, verhindert Schädigung der Reepithelialisierung beim Verbandswechsel).
  - Bei Verbrühungen keine frühzeitige Abtragung der Wundflächen! Demarkierung der Nekrosen erst nach 5 d (zuvor Gefahr, zu große Wundflächen abzutragen!).

- Bei Augenbeteiligung: Konsil Augenarzt. Therapie: z. B. Isopto-Max®-Augensalbe (Dexamethason, Neomycin, Polymyxin).

❶ Cave
Bei zirkulären Extremitätenverbrennungen/-verbrühungen besteht die Gefahr eines Kompartment-Syndroms mit Ischämie → Pulsoxymetrie distal und ggf. Escharotomie durch Chirurgen. Bei Thoraxverbrennungen evtl. Entlastungsschnitte notwendig, um suffiziente Beatmung zu ermöglichen.

> **Konsequente Schmerztherapie/Narkose bei Verbandswechseln, um Ausbildung eines Schmerzgedächtnisses und weitere psychische Traumatisierung der Kinder zu verhindern.**

- **Tetanusimpfstatus**

Tetanusimpfung simultan, falls kein Impfschutz. Aktive Tetanusimpfung immer, außer mind. 3 Impfungen und letzte Impfung <10 J (saubere, kleine Wunden), sonst <5 J.

- **Infektiologie**
  - Keine prophylaktische Antibiotika-Gabe.
  - Temperatur liegt meist zwischen 38 (offene Wundbehandlung) und 39°C (geschlossene Wundbehandlung) wegen Verstellung des hypothalamischen Reglers, dabei keine Infektzeichen.
  - Bei Infektionszeichen (Fieber >38–39°C, infizierte Wunden, gelbes Trachealsekret): Cefuroxim oder Cefotaxim 100 mg/kg/d in 3 ED i.v.
  - Nach 3–5 d Ursache meist gramneg. Keime, deshalb dann: — z. B. Piperacillin/Tazobactam oder Meropenem
    — + evtl. Vancomycin 40 mg/kg/d in 4 ED i.v.
  - Bei verschmutzten Wunden: Wundabstrich.
  - Regelmäßige IgG-Bestimmungen und ggf. Substitutionen (IgG sollte >600 mg/dl sein).

Sonderfall: Elektro-/Stromunfall

Def. Ein Unfall mit Elektrogeräten oder Blitzschlag kann zu schweren Verletzungen und Tod (Herzrhythmusstörungen) führen. Die Auswirkungen sind abhängig von der Stromspannung (Niedrigspannung <1000 Volt, Hochspannung <60.000 Volt, Blitzschlag ca. 1 Milliarde Volt), Dauer der Stromeinwirkung und Stromfluss im Gewebe.

Sy. Bei Unfällen mit:
- **Niedrigspannung:** Leichte Verbrennungen oder Muskelkrämpfe.
- **Hochspannung:** Schwere Verbrennungen und Herzrhythmusstörungen, Muskelnekrose, oft sind Ein- und Austrittsstellen des Stroms am Körper zu sehen. Schock, Bewusstseinsstörungen, Atemnot.
- **Blitzschlag:** Schwere Verbrennungen, Brand- und Risswunden, Verletzungen von Muskeln, Gefäßen, Nerven, Knochen, Haut.

Dg.
- Auch bei gutem AZ zum Ausschluss einer Herzschädigung: EKG-Kontrolle.
- Körperliche Untersuchung, Suche nach Strommarken, Intensivmonitoring, GCS.
- Labor: Blutbild, LDH, Nieren-, Leberwerte, Muskel- und Herzenzyme (Troponin, CK), Haptoglobin, Urinstatus.
- Bildgebung nach Verletzungsmuster.

Th.
- Den Verletzten nicht berühren, zuerst **Spannungsfreiheit sicherstellen**. Freiliegende, stromführende Kabel mit Hilfe nichtleitender Gegenstände (z. B. Besenstiel aus Holz) vom Verletzten wegziehen. Bei Hochspannung großen Sicherheitsabstand einhalten, da ansonsten Gefahr einer Lichtbogenbildung.
- Reanimation bei Herzrhythmusstörungen (▶ Herzrhythmusstörungen), Defibrillation bei Kammerflimmern (4 J/kg).
- Versorgung der Verbrennung (▶ oben).
- Auch bei gutem AZ zum Ausschluss einer Herzschädigung: EKG-Kontrolle.

- Stationäre Aufnahme und intensivmedizinische Überwachung bei Hochspannungsunfällen (es liegen meist Begleitverletzungen wie Verbrennungen vor). 24 h Überwachung mit EKG-Monitoring bei Bewusstseinsänderung, sichtbaren äußeren Stromeintrittsmarken, auffälligem EKG.

Vergiftung

Allgemeine Maßnahmen

Anamnese: Alter, Gewicht, wann Einnahme von Substanz (Uhrzeit), was und wie viel wurde eingenommen oder gegessen, akzidentell, suizidal, Drogenkonsum?

> **Alle fraglichen Substanzen/Behälter/Pflanzenteile mitbringen lassen, auch Asservate (z. B. Erbrochenes), insbesondere bei Pilzen.**

Statuserhebung: Bewusstseinslage, Vitalparameter (HF, RR, AF). Erhaltung der Vitalfunktion hat Vorrang vor Giftentfernung!
Giftnotrufzentrale: Bei gefährlichen und unklaren Vergiftungen: Rat einholen: z. B.
Giftnotrufzentrale in Berlin: Tel. 030/19240.
Giftnotrufzentrale in München: Tel. 089/19240.

Maßnahmen zur primären Giftentfernung

Magen-Darm-Trakt

- Kohlegabe allein ist oft ausreichend (1 g/kg p.o.).
- Erbrechen herbeizuführen, Magenspülung oder Gastroskopie, Einläufe oder Laxanzien sind fast nie indiziert.
- Wenn Giftentfernung indiziert ist (selten, meist nur in der 1. Stunde nach Ingestion erfolgversprechend; nur in Rücksprache mit Giftnotruf): — Auslösen von Erbrechen (Wirksamkeit nicht erwiesen). — Magenspülung (nur noch selten erforderlich). – Indikationen: Bewusstseinsgetrübter Pat. → Magenspülung nach Intubation. Substanzen, die häufig Krämpfe auslösen können → Magenspü-

lung erst nach antikonvulsiver Therapie. Besonders gefährliche Substanzen (Chemikalien, Herbizide, Schwermetalle). – Kontraindikationen: Ätzende Substanzen und V. a. Perforation, organische Lösungsmittel. Instabile Vitalfunktionen → erst Stabilisierung, anschließend Kohle-Glaubersalz-Mischung.

- Je nach Indikation Gabe von: — Glaubersalz 0,5 g/kg (max. 30 g) (Laxans), nicht bei Sgl. — Bei Ingestion öliger Substanzen: Paraffinöl 3 ml/kg. — Bei Ingestion schaumbildender Stoffe: Sab simplex® Suspension 0,5 ml/kg.

Auge

Säure, Laugen, Kalk: Sofort mit fließendem Wasser spülen.

> Jede Augenverletzung muss dem Augenarzt vorgestellt werden.

Differenzialdiagnosen

Die wichtigsten bzw. häufigsten Vergiftungen sind im Folgenden aufgeführt.

Alkohol

Zu erwartende Konzentration in Promille = Alkoholmenge [g]/KG × 0,7.

Sy. Schwindel, Erbrechen, Benommenheit, Bewusstlosigkeit, Hypoglykämiegefahr.

Th. **Bei wachem, nur »angeheitertem« Kind,** wenn Ingestion <45 min → Abziehen des Mageninhalts mit Sonde.
Bei bewusstlosem Pat.:
- Venenkatheter, BZ, Blutprobe für Labor abnehmen, 2 ml/kg 50% Glukose rasch einlaufen lassen/spritzen,
- dann 0,3–0,45% NaCl + 5% Glukose + 5–10 mval K/500 ml (Geschwindigkeit: 8–10 ml/kg/h über 4–6 h), dann reduzieren auf 3–4 ml/kg/h.
- Wenn nach Glukose erneute Bewusstlosigkeit innerhalb 1 h: Glukose mit 2 ml/kg wiederholen (führt zum vorübergehenden Erwachen).

Extremfall (ab Spiegel von ca. 3‰): GCS <8 → Intubation, Crash-Einleitung ohne Zwischenbeatmung! Beatmung, Magenspülung nach orotrachealer Intubation, evtl. Hämodialyse.

Anticholinergika (Atropin, Tollkirsche, Antiemetika etc.)

Sy. Mydriasis, trockene Schleimhäute, Tachykardie, Temperaturerhöhung, hochrotes Gesicht, Delirium, Koma.

Th. Antidot: Physostigmin 0,01 mg/kg ED (max. 1 mg) i.v. alle 5–15 min bis Effekt (max. 0,1 mg/kg), dann 0,5–2,0 µg/kg/min.

Verschluckte Fremdkörper

- Bei den meisten Gegenständen kann Entleerung via naturalis abgewartet werden. In den darauffolgenden Tagen Stuhl auf Fremdkörper untersuchen (meist Entleerung innerhalb von 72 h).
- Kein Erbrechen auslösen.
- Bei röntgendichten Gegenständen: Evtl. Rö Abdomen. Falls Fremdkörper nicht sichtbar, als 2. Schritt Rö Thorax.
- Münzen können bis zu 3 Wo im Magen belassen werden, dann endoskopische Entfernung. Evtl. Einsatz von Cisaprid zur schnelleren Magenentleerung.
- **Knopfbatterien:** Sofortige endoskopische Entfernung aus dem Magen. Falls die Batterie nicht mehr im Magen ist, Stuhl nach Batterie untersuchen.
- Spitze Gegenstände: Evtl. endoskopische Entfernung aus dem Magen.

Neuroleptika (Haloperidol), Antihistaminika, Metoclopramid (Paspertin®)

Sy. Torsionsdystonie im Kopf-/Halsbereich.

Th. Biperiden 0,04 mg/kg langsam i.v.: <1 J: 1 mg, <6 J: 2 mg, <10 J: 3 mg, Erw.: 2,5–5 mg i.v. oder i.m. (1 ml = 5 mg).

Nikotin

Th. Kohlegabe nur bei:
- 6–9 Mo: >⅓ Zigarette oder ½ Kippe.
- 9–12 Mo: ⅓–¾ Zigarette oder ½–1 Kippe.
- 1–5 J: ½–1 Zigarette oder 1–2 Kippen.
- 6–12 J: ¾–1½ Zigaretten oder 2–3 Kippen.
- ≥12 J: 1–2 Zigaretten oder 2–3 Kippen.

Keine Giftentfernung bei Ingestion von weniger als den oben angegebenen Mengen. Primäre Giftentfernung mit Ipecac® – wenn keine Symptome, aber Mengengrenze für Kohlegabe überschritten und <1 h nach Ingestion. Symptommaximum nach 2–3(–4) h. Bei Symptomen (Blässe, Tachykardie, Schwitzen und <1 h nach Ingestion): Magenspülung.

Paracetamol

Th. Therapie ab 150 mg/kg Paracetamol. Kohlegabe bis 4 h nach Ingestion. Erbrechen induzieren und Magenspülung nur, wenn <1 h nach Ingestion vieler Tabletten. Ab 250 mg/kg treten oft Leberschäden auf. Spiegelbestimmung 4 h nach Ingestion.
Antidot: Acetylcystein (Fluimucil®) in 15 min 150 mg/kg i.v., dann für 4 h 50 mg/kg in 5% Glukose i.v., für 16 h 100 mg/kg i.v.; Gesamtdosis 300 mg/kg. Nach 16 h Blutabnahme zur Paracetamol-Spiegelbestimmung. Weiteres Vorgehen nach Absprache mit einer Giftzentrale.

Tenside

Vorkommen in Handgeschirrspülmittel, Allzweckreiniger, Waschpulver, Duschgel, Shampoo.

Sy. Schäumen von Mund- und Mageninhalt, evtl. Aspiration.

Th. Sab simplex® Suspension: 0,5 ml/kg p.o.

Verätzung durch Laugen oder Säuren

- Ingestierte Lsg. mitbringen lassen, pH-Wert messen!
- **Laugen:** z. B. WC-Reiniger, Kali- oder Natronlauge, Ammoniak, Bleichmittel, Batterien (Knopfbatterien), Rohr-

Vergiftung

reiniger, alkalische Abflussreiniger, Somat® (als schwache Lauge, die selten zu Verätzungen führt).
- **Säuren:** z. B. Essigsäure, Salzsäure, Schwefelsäure, Toilettenreiniger, Algenentferner, Cillit-Reiniger (mäßig ätzend).
- Von Laugen ausgelöste Kolliquationsnekrosen sind im Vergleich zu Koagulationsnekrosen der Säuren gefährlicher.
- Calgonit® Klarspüler ist nicht ätzend. Therapie: Sab simplex® Suspension: 0,5 ml/kg p.o.

Sy. Schmerzen im Mund- und Rachenraum, Schluckschmerzen, Erbrechen, Hypersalivation, Gefahr des Glottisödems, Perforation von Ösophagus und Magen. Ausmaß einer Laugenverätzung oft erst nach 12 h sichtbar.

Th. Je nach Ausdehnung und Tiefe nach Endoskopie (PPI, Steroide, Antibiotika) (▶ Übersicht).

Diagnostisches und therapeutisches Vorgehen
- Inspektion des Pharynx auf Ätzspuren (fehlende Ätzspuren schließen eine Verätzung nicht aus). Auch auf Ätzspuren im Mundbereich/Lippen oder Hauterosionen achten.
- Evtl. Rö Thorax (Aspiration?), evtl. Rö Abdomen a.-p. und Linksseitenlage (Perforation?).
- Kein Erbrechen auslösen, keine Magenspülung.
- Nüchtern lassen, kein Wasser oder Milch trinken lassen, Flüssigkeit über i.v. Zugang.
- Falls notwendig: Analgetika (Paracetamol, Pethidin), Schockbekämpfung.
- Bei Verdacht auf Verätzung: Omeprazol 2 mg/kg i.v.
- Bei fraglicher Ingestion: Keine primäre Steroidgabe, Therapie je nach Ergebnis der Endoskopie.
- Endoskopie innerhalb von 6–24 h.

Was tun bei bestimmten Intoxikationen?
- ASS <75 mg/kg: Keine Maßnahmen erforderlich.
- Blumendünger: Bei Haushaltsprodukten nur Flüssigkeitsgabe (**Cave:** Produkte für die Landwirtschaft!).

- Blumenwasser, Blumenerde: Atoxisch.
- Codeinphosphat <2 mg/kg: Keine Maßnahmen erforderlich.
- Ficus-Arten (Gummibaum, Birkenfeige, u. a.): Atoxisch.
- Fluoride (Kariesprophylaxe): Bei <100 mg Fluoridanteil nur Gabe von Milch (hier ausnahmsweise sinnvoll).
- Kosmetika: — Alkoholhaltige Kosmetika (Parfüm, Gesichtswasser, Rasierwasser): max. 1 Schluck ohne therapeutische Folgen. — Sonstige (Lippenstifte, Pflegecremes, Schminkutensilien etc.): Kleine Mengen bis etwa 2 g/kg: Keine Maßnahmen erforderlich. **Cave:** Puderaspiration bei Sgl. → evtl. Bronchoskopie.
- Kühltaschenelemente, Beißring, Ostereierfarben (= Lebensmittelfarben): Atoxisch.
- Schreib- und Malutensilien: Wachsmalstifte, Kreide, Tuschkastenfarben, Buntstifte, wasserlösliche Filzstifte (außer Kopierstifte), Tinten, Tintenpatronen (außer Spezialtinten) bis zur Menge einer Patrone oder 1 ml/kg: Atoxisch.
- Streichhölzer (bis 1 Packung): Keine Maßnahmen erforderlich.
- Styropor: Atoxisch, evtl. Fremdkörperproblematik.
- Quecksilberthermometer, sofern keine Schleimhautverletzung vorliegt und Menge bis Inhalt eines Thermometers: Atoxisch.

Windeldermatitis

Ät. Urin (ureaseproduzierende Bakterien bilden im Kontakt mit Urin Ammoniak, was zu Hautreizung führt), Pflegefehler, Feuchtigkeit.

Sy. Rötung im Windelbereich, evtl. mit randständigen Bläschen, Nässen und Schuppung. Häufig Superinfektion mit Candida, dann Ausbreitung in die Hautfalten. Bei chron. Verlauf: Lichenifizierung der Haut.

Th.
- Häufiges Wechseln der Windeln, häufiger mal »unten ohne«, lauwarm trocken föhnen.
- Waschen der Haut mit lauwarmem Wasser, evtl. Ölzusatz (keine entfettenden Präparate).
- Pflegende Externa, z. B. Cicalfate® (zinkhaltig, antibakteriell). Bei starker Entzündung nur kurzfristig topische Glukokortikoide, z. B. Hydrogalen® Creme 1% oder Penatencreme aus der Dose.
- Bei Candidabefall (Windelsoor) lokale Antimykotika, z. B. Infectosoor® Zinksalbe (Miconazol) oder CandioHermal® Softpaste (Nystatin). Evtl. orale Sanierung mit nichtresorbierbaren Antimykotika, z. B. — CandioHermal® Fertigsuspension (Nystatin): 3–6 × 1–2 ml/d. — Ampho-Moronal® Suspension (Amphotericin B): <3 J: 4 × 100 mg/d (4 × 1 ml), >3 J: 4 × 200 mg/d (4 × 2 ml).

Würmer

Oxyuriasis, Enterobiasis (Enterobius vermicularis = Madenwurm)

Ät. Oxyuren leben in Dünndarm, Zäkum, Colon ascendens. Weibchen legen in der Perianalgegend nachts ihre Eier auf die

Haut, dabei entsteht starker Juckreiz. Gelegentlich auch Kolitis oder Vulvovaginitis. Infektion durch orale Aufnahme der Eier.

Dg. Evtl. kleine, weiße Würmer am Anus sichtbar (Analklebestreifen, der am Morgen angeklebt und wieder abgezogen wird). Anschließend mikroskopische Suche auf dem Objektträger nach Eiern. Stuhluntersuchung nicht sinnvoll, da häufig nicht aussagekräftig!

Th. Medikamentöse Therapie:
- Mebendazol: 1 × 100 mg in 1 ED (nicht bei Kindern <2 J) oder
- Pyrantel 1 × 10 mg/kg in 1 ED p.o. (nicht <7 LMo) oder
- Pyrviniumembonat 1 × 5 mg/kg p.o. (geringer wirksam, intensive Stuhlverfärbung zu hellrot).
- Wiederholung nach 2 Wo empfohlen.
- Mitbehandlung erkrankter Familienmitglieder.
- Hygienemaßnahmen (Wechseln der Wäsche etc.).

Ascariasis (Ascaris lumbricoides = Spulwurm)

Ät. Sitz im Dünndarm. Ausscheidung der Eier → Reifung in feuchter Erde → Reinfektion mit der Nahrung → Eindringen in die Lunge (eosinophiles Infiltrat, asthmoide Reizbronchitis) → durch Abhusten und Verschlucken: Reinfektion des Darms.

Sy. Oft subklinisch, allergisches Exanthem bei Bluteosinophilie. Bauchschmerzen, Durchfälle, Anämie, selten Fieber, Malabsorption.

Dg. Mikroskopischer Nachweis von Eiern im Stuhl.

Th.
- Medikamentöse Therapie: ▬ Pyrantel 1 × 10 mg/kg (ausgenommen: Kinder <7 LMo) (max. 1 g/d). ▬ Bei Unverträglichkeit Mebendazol 2 × 100 mg für 3 d (nicht bei Kindern <2 J). ▬ Alternativ: Albendazol >2 J: 1 × 400 mg in 1 ED, 1–2 J: 1 × 200 mg in 1 ED.
- Evtl. Therapie der pulmonalen Symptomatik mit Steroiden.

Ankylostomiasis
(Ancylostoma duodenale = Hakenwurm)

Ät. Larven penetrieren die Haut und gelangen über die Blutbahn in die Lunge, von dort retrograd in den Darm oder Ingestion p.o. Hakenwürmer sind viel kleiner als Spulwürmer. Ggf. »creeping eruption«: Larva migrans cutanea, durch Ancylostoma braziliense, meist beim Barfußlaufen auf mit Tierkot (Hunde, Katzen) kontaminierten Böden. Keine Entwicklung zu adulten Würmern, da der Mensch ein Fehlwirt ist. Heilt unbehandelt meist nach 2–8 Wo aus.

Sy. Bauchschmerzen, Eisenmangelanämie, Hypalbuminämie.

Dg. Mikroskopischer Nachweis der Eier im Stuhl.

Th. Medikamentöse Therapie:
- Mebendazol (>2 J): 2 × 100 mg/d für 3 d oder
- Pyrantel 1 × 10 mg/kg in 1 ED p.o. (nicht <7 LMo).
- Alternativ: Albendazol >2 J: 1 × 400 mg, 1–2 J: 1 × 200 mg (in Deutschland für Kinder nicht zugelassen).

Trichinose, Trichinellose (Trichinella spiralis)

Ät. Aufnahme durch rohes oder ungenügend gekochtes Fleisch von Schweinen, Wildtieren oder Pferden. Eier gelangen in den Darm, reifen im Verlauf der Wanderung zum rechten Kolon zu reifen Würmern heran. Die Weibchen setzen Larven ab, die über Lymph- und Blutgefäße, Leber- und Lungenkapillaren wandern und im quergestreiften Skelettmuskel Zysten bilden, welche verkalken.

Sy. Häufig asymptomatisch. Intestinale Symptome nach 1–7 d nach Ingestion mit Bauchschmerzen, Durchfall. 7 d nach Infektion Muskelschmerzen, Müdigkeit, Fieber, Lidödeme, Eosinophilie. Häufigste Komplikation: Myositis.

Dg. Klinik (Lidödeme, Muskelschmerzen, Fieber), Eosinophilie, Trichinen im Stuhl, AK im Serum, Trichinen in der Muskelbiopsie.

Th. Medikamentöse Therapie:
- Mebendazol >2 J: 1. Tag: 3×250 mg/d, 2. Tag: 4×250 mg, 3.–14. Tag: 3×500 mg (bei Kindern <2 J Verordnung nur mit Vorbehalt) oder
- Albendazol Erw.: 2×400 mg/d für 3 d; <60 kg: 15 mg/kg/d in 2 ED $\times$ 3 d.

❗ Cave
Herxheimer-Reaktion möglich → evtl. Kortisonschutz.

Taeniasis (Bandwürmer)

Ät. Taenia saginata (Rind), Taenia solium (Schwein). Ingestion von ungekochtem Fleisch von Rind, Schwein, Fisch, das mit Larven (Finnen) versetzt ist. Innerhalb von Wo oder Mo reifen die Larven im Dünndarm zu Würmern heran. Beim Schweinebandwurm systemische Zystizerkose (Befall mit dem Finnenstadium) möglich.

Sy. Meist asymptomatisch; evtl. Bandwurmglieder im Stuhl als erstes Zeichen; evtl. uncharakteristische Bauchsymptome, evtl. Anämie durch Vitamin-B_{12}-Mangel.

Th.
- Medikamentöse Therapie: Praziquantel 1×10 mg/kg in 1 ED oder Niclosamid <2 J: 0,5 g; 2–6 J: 1,0 g; >6 J: 2,0 g p.o. jeweils in 1 ED.
- Taenia solium: Praziquantel (Mittel der Wahl wegen Gefahr der Neurozystizerkose).
- Zystizerkose: Albendazol 15 mg/kg/d in 2 ED für 7 d oder Praziquantel >2 J: 50 mg/kg/d in 3 ED für 15 d.
- Zur Prophylaxe von hyperergischen Reaktionen: evtl. zusätzlich Steroide.

Echinokokkose

Ät. **E. granulosus (Hundebandwurm):** Übertragung von Eiern durch Hundekot oder Schmierinfektion, zystische Echinokokkose.
E. multilocularis (Fuchsbandwurm): Alveoläre Echinokokkose mit tumorartiger Infiltration der Leber, hohe Letalität. Larven wandern in die Leber, dort infiltratives Wachstum, bilden zystenartige, teils große Gebilde, die Tausende von Bandwurmköpfen enthalten können. Es können auch andere Organe befallen sein (Milz, Lunge, Gehirn).

Sy. Entstehen durch Größenzunahme und Verdrängung anderer Organe. Zystenruptur kann allergische Reaktion auslösen und führt zu weiterer, diffuser Aussaat. Spontane Regression einzelner Zysten möglich.

Dg. Eosinophilie, Nachweis spezifischer AK in 80–90% der Pat. mit zystischer und fast 100% mit alveolärer Echinokokkose. Sonografie, CT (typisch sind Zysten in einer Zyste).

Th. Op. Entfernung (keine diagnostische Punktion wegen Gefahr der Zystenruptur), bei zystischer Echinokokkose evtl. auch »watch and wait«. Bei inoperabler Echinokokkose Therapie mit Albendazol 10–15 mg/kg/d in 2 ED für 3–6 Mo.

Zahnen

Sy. Schmerzen, Weinen, verminderter Appetit, evtl. subfebrile Temperaturen, starkes Speicheln, wunder Po, rote Wangen, Sgl. stecken alles in den Mund, unruhige Nächte. **Befund:** Resistenz an der Zahnleiste tastbar/sichtbar.

Th.
- Dentinox®-Gel N Zahnungshilfe, Dentinox® N Zahnungshilfe, Flüssigkeit.
- Osanit Globuli (homöopathische Therapie).

Zentralvenöse Verweilkatheter

Im Folgenden ist die Handhabung bei pädiatrisch-onkologischen Patienten beschrieben.

Blutentnahme aus dem Hickman-, Broviac-Katheter

- **Material**
  - Spritze mit 10 ml 0,9%iger NaCl-Lsg., je nach Bedarf leere sterile Spritzen (z. B. 2 ml, 5 ml, 10 ml), 1 steriler Combistopper, sterile Kompressen, Pflaster, sterile Handschuhe. Ggf. Vorbereitung eines Heparin- [z. B.100 IE/ml 2(–4) ml]) oder Taurolidinblocks [2(–4) ml] nach lokalem Standard (steril aufziehen).
  - Vor jeder Manipulation (nach Richten der Materialien): **Hygienische Händedesinfektion.**

- **Durchführung**
  - Katheter vor jeder Diskonnektion abklemmen. Die Klemme sollte auf einem mechanisch verstärkten Katheterabschnitt eingesetzt werden, da sonst das Material auf Dauer Schaden nehmen kann.

I. Schmid mit Mitarbeitern des Dr. von Haunerschen Kinderspitals (Hrsg.), *Ambulanzmanual Pädiatrie von A–Z*, DOI 10.1007/978-3-642-41893-8_22,
© Springer-Verlag Berlin Heidelberg 2014

Zentralvenöse Verweilkatheter

- Nach dem Abklemmen den alten Combistopper verwerfen und anschließend den Hub mit Alkohol absprühen (Einwirkzeit mind. 15 s) oder mit einem mit Desinfektionsmittel getränkten sterilen Tupfer abwischen. Blutreste mit einem alkoholgetränkten sterilen Tupfer entfernen.
- Mit einer leeren 5-ml-Spritze 4 ml Blut abziehen und verwerfen, damit die eigentliche Probe nicht verdünnt wird. Der Heparinblock kann ggf. für eine Blutkultur verwendet werden, ein Taurolidin- oder Antibiotikablock nicht.
- Jetzt erfolgt die eigentliche Blutentnahme (BE). Wegen der Gefahr der Injektion von Blutkoageln sollte einmal aus dem Katheter aspiriertes Blut aus einer abgelegten Spritze nicht zurückgegeben werden.
- Das Lumen mit ca. 10 ml steriler 0,9%iger NaCl-Lsg. spülen, um Blutreste im Katheter sicher zu entfernen.
- Bei Verwendung einer Infusionspumpe wird diese eingeschaltet, bevor die Klemme geöffnet wird. Am Ende der Infusion wird die Pumpe erst nach Abklemmen des Schlauchs abgestellt.
- Zum Abstöpseln Katheterschenkel mit der vorbereiteten Blocklösung (Heparin oder Taurolidin) blocken.
- Katheterhub mit Alkohol absprühen oder mit einem mit Desinfektionsmittel getränkten sterilen Tupfer abwischen und mit einem neuen sterilen Combistopper verschließen.
- Katheterhub in eine sterile Kompresse einwickeln (soll nie ungeschützt abgelegt werden).
- Falls keine BE erfolgt, Spülung nur mit ca. 10 ml 0,9%iger NaCl und anschließend Gabe der Blocklösung.

Blutentnahme aus dem Port

- **Material**
    - Sterile Spritzen (z. B. 5 ml, 10 ml, keine Spritzen <5 ml wegen möglichen Überdrucks), Spezialnadeln (Huber- oder Gripper-Nadeln) mit flachem Schliff (**Wichtig:** Dokumentation der verwendeten Nadel in der Patientenkurve!). 3-Wege-Hahn mit kurzer Verlängerung, 0,9%ige NaCl-Lösung, Blocklösung mit Heparin (100 IE/ml) oder TauroLock™,

sterile Handschuhe, Hautdesinfektionsmittel, sterile Kompressen, transparenter semipermeabler Folienverband.
- Vor jeder Manipulation am Katheter (nach Richten der Materialien): **Hygienische Händedesinfektion.**

- **Durchführung**
  - **Punktion:** Zur Analgesie der Einstichstelle evtl. EMLA®-Pflaster (Einwirkzeit 60 min). Nach Inspektion der Einstichstelle und Palpation der Kammer Hautdesinfektion (z. B. mit Octenisept® oder Octeniderm®). Nadel mit 0,9%iger NaCl-Lsg. entlüften, 3-Wege-Hahn schließen. Wenn möglich, sollte der Patient den Kopf während der Punktion zur Gegenseite drehen und nicht sprechen. Nach der Punktion Spülung mit ca. 10 ml NaCl 0,9% (Ausnahme: Direkte Aspiration für Blutkulturen bei V. a. Infektion).
  - Vor der BE 5 ml Blut aspirieren und verwerfen (nicht zurückgeben!), nach jeder BE sofort mit NaCl 0,9% (10 ml) spülen.
  - Bei Verwendung einer Infusionspumpe wird diese eingeschaltet, bevor der 3-Wege-Hahn oder die Klemme geöffnet werden. Am Ende der Infusion wird die Pumpe erst nach Abklemmen des Schlauchs bzw. Verschluss des 3-Wege-Hahns abgestellt.
  - **Entfernen der Nadel:** Nach Spülen des Ports mit NaCl 0,9% Injektion von 2–4 ml Heparin (100 IE/ml) oder Taurolidin je nach Größe des Ports. Beim vorsichtigen Ziehen der Portnadel (Cave: Nadelstichverletzung!) muss die Portkammer gut mit der anderen Hand fixiert werden. Die Punktionsstelle wird mit einem sterilen Pflaster abgedeckt, das nach 6–8 h entfernt werden kann.

Systemwechsel

- Beim Port-System sollte die Huber-Nadel alle 7 d gewechselt werden.
- Systemwechsel frühestens nach 72 h, bei wahrscheinlicher oder nachweislicher Kontamination sofort. Ein routinemäßiger Wechsel alle 7 d scheint nicht mit einer erhöhten

Infektionsrate einherzugehen. Ein häufigerer Wechsel ist erforderlich bei Verabreichung lipidhaltiger Nährlösungen oder Medikamente (mindestens täglich) sowie nach Gabe von Blutprodukten (nach 6 h).

Pflege der Kathetereintrittsstelle beim Hickman-, Broviac-Katheter

- Bei V. a. eine Infektion, bei Verschmutzung oder Durchnässung sollte der Verband sofort gewechselt werden. Transparente, semipermeable Folienverbände müssen nur alle 7 d gewechselt werden (außer bei Ablösung, bei Feuchtigkeit unter dem Pflaster oder V. a. Infektion).
- Vor jeder Manipulation am Katheter (nach Richten der Materialien): **hygienische Händedesinfektion.**

- **Durchführung**
  - Vorsichtig das alte Pflaster und Klebereste entfernen (Wundbenzin). Erneut Hände desinfizieren.
  - Die Eintrittsstelle des Katheters mit einem sterilen Wattestieltupfer, der zuvor in reichlich Octenisept®-Lösung getränkt wurde, zirkulär von innen nach außen desinfizierend reinigen. Einwirkzeit 1 min, im Bereich der Eintrittsstelle nicht nachwischen oder trockentupfen (Remanenzeffekt ausnutzen). Keine antibiotikahaltigen Salben!
  - Sterile Abdeckung mit einem neuen Pflaster-Gaze-Verband oder einem transparenten Folienverband.
  - Zusätzlich den unterhalb des Pflasters hervorkommenden Schlauch mit gut klebendem Pflaster fixieren (bei Unverträglichkeit kann unter das Sicherheitspflaster ein dünner Hydrokolloidverband auf die Haut geklebt werden). Über der Eintrittsstelle eines Broviac-/Hickman-Katheters keine Hydrokolloidverbände verwenden.

Lokale Infektion

- Täglicher Verbandswechsel.
- Säubern mit Octenisept®-Lösung; Ausnahme: z. B. Mupirocin (z. B. InfectoPyoderm® Salbe) über 5 d bei Besiedlung mit S. aureus.
- Pflaster mit geringer Hautreizung (z. B. Mepilex® border) und ggf. im Wundrandgebiet einen Silikonschutz (z. B. Cavilon®) verwenden, um Hautmazerationen zu vermeiden, z. B. IV 3000 (besteht aus einer dünnen Polyurethanmembran, die rasterförmig mit einem hypoallergenen Klebstoff beschichtet ist. Hohe Wasserdampfdurchlässigkeit).
- Evtl. systemische antibiotische Therapie v. a. bei Granulozytopenie (häufig fehlen lokale Entzündungszeichen bis zur Erholung der Leukozyten), z. B. Cefuroxim i.v. (evtl. Cefuroximaxetil p.o.) oder Flucloxacillin oder Vancomycin oder Teicoplanin (**Cave:** Vancomycin-resistente Erreger). Auch an gramnegative Erreger oder Pilze denken!

Katheterbedingte Sepsis

- Bei Fieber immer an eine Katheterinfektion denken.
- Stationäre Aufnahme mit Monitoring.
- BE mit BB, Diff-BB, CRP, Elektrolyte, Kreatinin, Hst, evtl. Procalcitonin, BK aus jedem Lumen (nicht generell empfohlen: gestochene BK).
- Beginn mit z. B. Piperacillin/Tazobactam (+ ggf. Vancomycin) i.v.
- Evtl. statt Vancomycin/Teicoplanin: Clindamycin.
- Bei mehrlumigen Katheter: Wechsel der Antibiotika über jedes Lumen.
- Bei neg. BK, rascher Entfieberung und klinischer Besserung kann die AB-Gabe nach z. B. 72 h beendet werden.
- Bei pos. BK Therapie nach Antibiogramm über 7–10 d, möglichst bis zur Erholung der Granulozyten. Absetzen erst nach mind. 1 neg. BK aus dem entsprechenden Katheter-

lumen. Bei Nachweis von S. aureus ist eine Therapie über mindestens 21 d und die Suche nach sekundären Infektionsherden (Endokarditis!) notwendig.
- Evtl. Entfernung des Katheters notwendig.

Katheterspülung bei Katheterinfektion

- Eine bakterielle Besiedelung führt zur Bildung einer Biofilmmatrix an der Innenwand des Katheters. Diese Matrix stellt ein Diffusionshindernis für Antibiotika dar und blockiert die Phagozytose durch Leukozyten. Es kann versucht werden, die Biofilmschicht mit Urokinase zu lösen: Urokinase® medac (pro Katheterlumen): 3–10 kg 2500 IE, >10 kg 5000 IE, >25 kg 10.000 IE (je nach Katheterlumen gelöst in 1–2 ml Aqua dest.). Nach mind. 4 h Urokinaseblock aspirieren und für eine aerobe Blutkultur verwenden. Dann mit 10 ml 0,9%iger NaCl-Lsg. spülen. Ist der Katheter nicht rückläufig, kann die Urokinase in dieser Dosis gefahrlos systemisch appliziert werden.
- Die Instillation von mind. 74%igem Ethanol ist aus materialtechnischen Gründen nicht unbedenklich. Zudem wird der Alkohol in den Patienten injiziert. Bei Aspiration gerinnt das aspirierte Blut im Katheterlumen durch Denaturierung.
- Bei anderen, meist durch koagulase-neg. Staphylokokken verursachten Katheterinfektionen kann zusätzlich zur systemischen Behandlung eine antibakterielle Blocktherapie versucht werden. Bei dieser wird das gegen den Erreger wirksame Antibiotikum in 0,9%iger NaCl-Lsg. (z. B. Teicoplanin 20 mg/ml oder Vancomycin 25 µg/ml, davon je nach Größe des Katheters 1–2 ml) zusammen mit Heparin (100 IE/ml) in den Katheter instilliert.

Okklusion eines zentralvenösen Verweilkatheters

Versuch mit:
- Urokinase bei V. a. Thrombus: 5000 IE/ml, je nach Katheterfüllvolumen 1–2 ml im Katheter für ca. 30 min belassen.
- Argininhydrochlorid: 1:10 verdünnt 1–2 ml für ca. 30 min im Katheter belassen. Prinzip: pH-Verschiebung.
- Reinigung der Katheter mit Alkohol 95%: 1:1 verdünnt, 1–2 ml für ca. 10–30 min belassen (**Cave:** ▶ o. g. Bedenken).

Zystische Fibrose (CF), Mukoviszidose

Prognose
Vor 50 Jahren starben 50% in der ersten beiden LJ, i.d.R. an Lungenkomplikationen. Bei guter Betreuung erreichen heute mind. 90% das 20. LJ, die meisten werden älter. In über 90% der Fälle Tod durch kardiopulmonale Insuffizienz und Pneumonien.

Ät. **Vererbung:** Häufigste autosomal-rezessiv vererbte lebensbegrenzende Erkrankung von Kaukasiern. Jeder 20.–25. Mensch ist heterozygoter gesunder Anlageträger. Die Häufigkeit der Erkrankung liegt bei etwa 1:2000 Lebendgeborenen. Das CFTR-Gen (»cystic fibrosis transmembrane conductance regulator gene«, Chromosom 7) kodiert für einen transmembranal gelegenen Chloridtransporter, der weitere Inonentransporter reguliert und in allen exokrinen Drüsen exprimiert wird. Die in Europa häufigste Mutation kodiert für >70% der Veränderungen (delta-F-508). Es sind mehr als 1000 weitere krankheitsverursachende Mutationen beschrieben, wobei hinsichtlich des Krankheitsverlaufs keine Korrelation zwischen Genotyp und Phänotyp besteht.

Pathophysiologie: Der Defekt des Chloridtransporters führt zu einer Störung des transmembranalen Wasser- und Elektrolytaustauschs und somit in den exokrinen Geweben zur Bildung eines zu eiweiß-, elektrolytreichen, zähflüssigen Drüsensekrets. Die erhöhte »Viskosität« der Sekrete (»mucus«) erklärt den in Deutschland gebräuchlichen Begriff »Mukoviszidose«. International gebräuchlich ist die Bezeichnung »zystische Fibrose«

Zystische Fibrose (CF), Mukoviszidose

(»cystic fibrosis«; CF), mit der die Veränderungen der Bauchspeicheldrüse bei Betroffenen angedeutet wird: Durch Verstopfung der Ausführungsgänge kommt es zu Zystenbildung mit konsekutiver Vernarbung (»Fibrose«) des Pankreas mit der Folge der Pankreasinsuffizienz (bei >90% der Pat.). Weitere betroffene Organe sind intestinale Drüsen, Leber (in >25%), Schweißdrüsen, Keimdrüsen, System der oberen Atemwege (HNO) und – hinsichtlich der Prognose am wichtigsten – die Lunge.

Dg. **Klin. Verdacht bei:** Chron. Durchfällen mit Steatorrhö, Bauchschmerzen und Gedeihstörung, Rektumprolaps, chron. produktivem Husten mit eitrigem Sputum, Belastungsdyspnoe, salzig schmeckender Haut, neonataler Cholestase. Bei Reifgeborenen mit neonatalem Ileus steht der Mekoniumileus und damit der Verdacht auf CF an 1. Stelle der Differenzialdiagnosen!

Neonatales Screening: In Deutschland noch nicht flächendeckend eingeführt. Radioimmunologische Bestimmung des bei CF erhöhten Trypsinogens im Kapillarblut, anschließend molekulargenetische Untersuchung der häufigsten Mutationen. Bestätigung mit Schweißtest.

Schweißtest: Goldstandard der Diagnostik! Stimulation der Schweißdrüsen durch Pilocarpin, das über einen niedrigen Gleichstrom an die Schweißdrüsen der Haut transportiert wird. Anschließend quantitative Sammlung des Schweißes und flammenphotometrische Bestimmung des Chloridgehalts. Werte >60 mmol/l sind pathologisch, Werte >30 mmol/l bedürfen weiterer Abklärung. Falsch-pos. Ergebnisse sind möglich z. B. bei Hypothyreose, Mangelernährung, Nebenniereninsuffizienz.

Molekulargenetik: Ergänzende Diagnostik! 2. Möglichkeit der Diagnosesicherung. Aufgrund der Vielzahl von Mutationen mit teilweise unklarer Bedeutung ist der Ausschluss der Erkrankung molekulargenetisch nicht möglich. Der Nachweis krankheitsverursachender Mutationen beweist aber die CF.

Rö Thorax: Überblähung, Atelektasen, streifige Infiltrate, Verdickung der Bronchien, Bronchiektasen, Emphysem, später Zeichen der pulmonalen Hypertonie.

Lungenfunktion: Zeichen der generalisierten Obstruktion, später auch Restriktionsstörung.

Pankreas: Humane Pankreaselastase im Stuhl ↓ (Amylase, Lipase im Serum selten ↑).
Mikrobiologie: Nachweis CF-typischer Erreger in respiratorischen Sekreten (Staphylococcus aureus, H. influenzae, P. aeruginosa, Stenotrophos maltophilia).

Th. Den Verlauf mitbestimmende Faktoren sind:
- Zeitpunkt der Diagnose (Vorschädigung).
- Ausprägung der Krankheit.
- Kontinuierliche Betreuung in einem CF-Zentrum mit ausreichend klin. Erfahrung und sorgfältige, konsequente Therapie.
- Kooperation des Pat. bzw. der Familie.

Verhinderung von Lungenkomplikationen

Sekretolyse:
- Tägliche Feuchtinhalation schleimlösender Medikamente wie NaCl 0,9–5,85%, ggf. mit Bronchodilatation mit β-Mimetika (Salbutamol) und/oder Parasympatholytika (Ipratropiumbromid) und rhDNase (Pulmozyme®) mit Düsen- oder Membranverneblern.
- Bei asthmoider Symptomatik evtl. zusätzlich Kortikoide und langwirksame β-Mimetika als Trockeninhalation.

Physikalische Therapie (altersangepasst):
- Sekretmobilisation durch aktive Techniken (autogene Drainage, Flutter, PEP, Hustentechnik u. a.).
- Sekretmobilisation durch passive Techniken mit Physiotherapeut (reflektorische Atemtherapie).
- Sport (v. a. Ausdauersportarten).

Antibiotische Therapie:
- Therapeutisch und sekundär prophylaktisch zur Verhinderung dauerhafter Keimbesiedelung der Lunge mit CF typischen Erregern: ▬ Grampos. Keime (Staphylokokkus aureus, Haemophilus influenzae) dauerhaft p.o. mit – Cefalexin 100 mg/kg/d in 2–3 ED (nicht wirksam gegen

Zystische Fibrose (CF), Mukoviszidose

Haemophilus) (max. 4 g/d) p.o. oder – Cefuroximaxetil 30 mg/kg/d in 2 ED (max. 1 g/d) p.o.
- Gramneg. Keime (v. a. P. aeruginosa) inhalativ prophylaktisch bei viral getriggertem Infekt der Luftwege mit – Tobramycin (z. B. Gernebcin®, Tobi®): 80–300 mg 2 ×/d oder – Polymyxin (z. B. Colistin CF®): 1–2 Mio 2 ×/d.
- Therapeutisch bei aktuellem Keimnachweis ohne klin. Symptomatik mit dem Ziel der Eradikation (nach Antibiogramm): Ciprofloxacin: 20–30 mg/kg/d in 2 ED p.o. plus inhalativ Tobramycin oder Colistin (▶ oben).
- Therapeutisch bei klin. Verschlechterung mit dem Ziel der klin. Verbesserung (nach Antibiogramm bei bekannter chron. Besiedelung, ohne Keimnachweis mit Ceftazidim und Tobramycin i.v., ▶ unten): Ciprofloxacin 20–30 mg mg/kg/d in 2 ED plus inhalativ Tobramycin oder Colistin (▶ oben) oder i.v. mit – Ceftazidim 150–200 mg/kg/d + Tobramycin 7(–12) mg/kg/d i.v. (Talspiegelkontrolle) oder – Meropenem 60–100 mg/kg/d + Polymyxin 50.000–75.000 IE/kg/d – oder entsprechend Erreger und Antibiogramm Kombinationen mit Fosfomycin 200–300 mg/kg/d oder Piperacillin/Tazobactam 150–200 mg/kg/d.

O_2-Therapie:

- Bei SO_2<88%, v. a. über Nacht; bei Nachweis eines pulmonalen Hypertonus <90%.
- Assistierte nichtinvasive (ggf. auch invasive) mechanische Ventilation als »bridge to transplant« oder in besonderen Situationen.

Pankreasenzym- und Vitaminsubstitution

Bei exokriner Pankreasinsuffizienz Enzymsubstitution (Kreon®) zu jeder fetthaltigen Mahlzeit. Grober Anhalt: ca. 2000 IE Lipase/g Nahrungsfett; Obergrenze ca. 10.000 IE/kg/d. Erfolgskontrolle: Gewichtszunahme, Stuhlfrequenz und -beschaffenheit, abdominale Blähung, Bauchschmerzen? 3 d Stuhlfettbestimmung mit NM-Protokoll nur in seltenen Ausnahmefällen. Substitution fettlöslicher Vitamine (Vitamin A, D, E, bei Bedarf auch K).

Hochkalorische Ernährung und Elektrolytersatz

Die Ernährung sollte eiweiß-, fett- und kalorienreich sein (120–150% des üblichen Energiebedarfs). Achten auf regelmäßige Zwischenmahlzeiten. Zusätzliche Kochsalzzufuhr bei z. B. starkem Schwitzen (Richtdosis: 0,5 g beim Sgl., bis 4 g beim Erw.).

Behandlung der Komplikationen

Ileus:

- **Mekoniumileus** (häufigste Ursache eines neonatalen Ileus, Rö Abdomen): Wenn keine Perforation vorliegt: Lösungsversuch durch Einlauf mit hypertonem, Lösungsvermittler Polysorbat 80 enthaltendem KM (Gastrografin®), bei Misslingen op. Beseitigung, bei Perforation immer operativ. Angestrebte OP: Modifizierte Bishop-Koop-Anastomose mit AP.
- **DIOS** (= distales intestinales Obstruktionssyndrom; meist tastbare Resistenz im rechten Unterbauch, betrifft v. a. Jgl.): Einläufe und Spülen »von oben« mit Koloskopielösung p.o. oder per Magensonde (mind. 3 l/12 h). Evtl. Sennesprodukte, Spülen mit KM (Gastrografin®), z. B. 1:1 verdünnt mit 10 ml/h per Sonde. Rezidivprophylaxe durch ausreichende Enzymsubstitution, körperliche Bewegung, evtl. Polyethylenglycol als Dauertherapie.

Rektumprolaps: Reposition, Pankreasenzymsubstitution, keine OP.
Ösophagusvarizen (Ursache: Portale Hypertension): Gummibandligatur nach der 1. Blutung.
Cholestase: Ursodesoxycholsäure 20–30 mg/kg/d.
Gerinnungsstörung: Regelmäßige Vitamin-K-Gabe, z. B. 1 ×/Wo.
Pneumothorax: Drainage und evtl. später Pleurodese.
Lungenblutung (Hämoptoe mit Blutverlust von >20–50 ml): Hochlagern, Lagern auf der Seite der Blutung, O_2-Gabe, Gabe von Vitamin K, antiinfektiöse Behandlung, evtl. Transfusion und Gabe von Gerinnungsprodukten, evtl. selektive Embolisation der blutenden Arterie. Dauertherapie mit Tranexamsäure 2–3 × 500–1000 mg/d.

Gestörte Glukosetoleranz: CF-assoziierter Diabetes mellitus betrifft >25% der erwachsenen CF-Pat. 3-Stufen-Therapie: Diät, später orale Antidiabetika, später Insulin.

Allergische bronchopulmonale Aspergillose (reversible obstruktive Ventilationsstörung): Diagnose: IgE-Anstieg, IgE gegen Aspergillus i. S., Eosinophilie, pos. Hautreaktion gegen Aspergillusantigen, flaue Lungeninfiltrate im Rö Thorax, Aspergillusnachweis im Sputum. Therapie:

- Prednison 2 mg/kg/d für 3 d, dann jeweils 5 d 1, 0,5, 0,25 mg/kg/d.
- Itraconazol 10 mg/kg/d; unbedingt zusätzliche antibiotische Therapie (z. B. Ciprofloxacin p.o., ▶ oben).

Elektrolytentgleisung, v. a. im Rahmen von fieberhaften (GI-) Infekten und heißen Außentemperaturen mit hyponatriämischer Dehydratation (evtl. mit hypokaliämischer Alkalose): Stationäre Aufnahme und (wenn möglich) enterale Rehydrierung.

Langzeittherapie im spezialisierten CF-Zentrum

Regelmäßige Vorstellung: Mindestens 4 ×/J ambulante Vorstellung und Behandlung im multidisziplinären Team (Ärzte, Pflege, Physiotherapeuten, Sozialpädagogen, Ernährungsberatung).

Teilstationäre Versorgung: Schulung und Beginn von ambulanten intravenösen Therapieblöcken, z. B. i.v. antibiotische pseudomonaswirksame Therapie über 20 d; regelmäßig Immunglobuline i.v.; regelmäßige Spülungen von ZVK (Port).

Stationäre Versorgung: Geplante stationäre Aufnahme für Schulung und Therapie mit täglicher Physiotherapie. Bei ungeplanter stationärer Aufnahme, z. B. bei respiratorischer Verschlechterung, zur i.v. Antibiotikatherapie (ggf. entsprechend bekannter Keimsituation): Immer Kontaktaufnahme mit dem CF-Team, initial mit dem Oberarzt, der den Pat. kennt. Während des stationären Aufenthalts tgl. Besuche von Pat. und Station durch einen CF-Arzt, der den Pat. kennt.

Hygiene: Zur Vermeidung von Keimübertragung und Neubesiedelung: Hygienekonzept für Ambulanz und Station beachten. Kohortierung entsprechend bekanntem Keimstatus, stationär nicht mehr

als einen CF-Pat. pro Zimmer. Inhalationszubehör regelmäßig sterilisieren und trocken halten, keine dauerhaft feuchten Gegenstände verwenden wie Badeente, löchrigen Sauger, keine Zimmerpflanzen.
Medikamente: Verträglichkeit und Wirksamkeit immer dokumentieren und für zukünftige Therapien beachten.

Medikamente

I. Schmid

Medikamentenliste

- **A**
  - **Acetazolamid**
    Carboanhydrasehemmer – Diurese: 5 mg/kg/d in 1 ED, evtl. 2–7,5 mg/kg/ED (Erw. 100–350 mg) alle 8 h i.v./i.m./p.o. **Hydrozephalus:** 25 mg/kg/d in 3 ED, tgl. um 25 mg/kg steigern bis max. 100 mg/kg/d in 3 ED p.o.
    z. B. Diamox® Tbl., 1 Tbl. ≙ 250 mg (30/100 Tbl.).
  - **Acetylcystein**
    Mukolytikum – 10 mg/kg/d in 3 ED p.o. (kein Wirkungsnachweis): NG: 2 × 25 mg/d, Sgl.: 2 × 50 mg/d, KK: 3 × 50 mg/d, 2–6 J: 3 × 100 mg/d, 6–14 J: 2 × 200 mg/d, >14 J: 3 × 200 mg/d. **CF:** 4–8 mg/kg/ED alle 8 h p.o. **Inhalation:** 3–4 × 2–3 ml/d (1,5 ml der i.v.-Lsg. 1+1 mit NaCl 0,9%).
    Paracetamolvergiftung: In 15 min 150 mg/kg i.v., dann über 4 h 50 mg/kg in 5% Glukose i.v., dann über 16 h 100 mg/kg i.v.; Gesamtdosis 300 mg/kg. **NW:** Erbrechen, allergische Reaktionen, Wirkung einzelner AB ist vermindert bei gleichzeitiger oraler Einnahme (Einnahme mindestens 2 h zeitversetzt); i.v. in 10% Flush und Pruritus; <1 J: nur bei vitaler Indikation und stationärer Kontrolle.
    z. B. ACC® akut junior 100 mg/akut 200 mg/akut 600 mg Hustenlöser (20 Stück); ACC® Kindersaft: 1 ml ≙ 20 mg (100/200 ml): <2 J: 2–3 × tgl. je 2,5 ml; 2–5 J: 2–3 × tgl. je 5 ml; 6–14 J: 2 × tgl. je 10 ml; >14 J: 2–3 × tgl. je 10 ml; ACC® 100 mg/200 mg/600 mg Brause-Tbl. (20/50/100 Tbl.).
  - **Acetylsalicylsäure (ASS)**
    Analgetikum, Antipyretikum, Antiphlogistikum, Thrombozytenaggregationshemmer – Antipyretisch >12 J: 10–15 mg/kg/ED alle 4–6 h p.o., max. 60–80 mg/kg/d (Erw. 300–600 mg). **Thrombozytenaggregationshemmung:** 1–2 (–5–10) mg/kg/d in 1 ED p.o. **Arthritis:** 25 mg/kg/ED (max. 2 g) alle 6 h für 3 d, dann 15–20 mg/kg/ED alle 6 h (ggf. Spiegel: 15–25 mg/dl 2–4 h nach Gabe). **Kawasaki-Syndrom:** 25 mg/kg/ED alle 6 h (Spiegelkontrollen nach 5 d) bis zur Entfieberung, dann 3–5 mg/kg/d in 1 ED über mindestens 6 Wo. Spiegel: 150–300 µg/ml. **NW:** GI-Störungen mit Blutungen.

z. B. ASS 100 mg Tbl. (50/100 Tbl.); ASS 500 mg Tbl. (20/30/100 Tbl.), auch als Brause- oder Kautabletten 500 mg.

- **Aciclovir**
  Virustatikum – HSV oder VZV: 30 mg/kg/d in 3 ED über 1 h i.v. (max. 2,5 g). **Dermale HSV-Infektion:** 15 mg/kg/d in 3 ED. **HSV-Prophylaxe:** 5–10 (–15) mg/kg/ED 3–5 ×/d (max. 60–80 mg/kg/d) oder 5 × 200 mg/d p.o. **HSV-Enzephalitis:** 45 mg/kg/d in 3 ED i.v. über mind. 14 d oder bis zum Erhalt des Erregers (max. 2,5 g/d). **Genitaler HSV:** 5 × 200 mg/ED/d p.o. × 10 d, dann evtl. 2–3 × 200 mg/ED/d p.o. für 6 Mo. **Ekzema herpeticatum:** 30 mg/kg/d in 3 ED i.v über 10–14 d. **Herpes labialis:** Creme 5 ×/d. **VZV-Chemoprophylaxe:** (40–)60–80 mg/kg/d in 3–4 ED über 7 d, ab dem 8. Inkubationstag, d. h. 7–9 d nach Exposition mit VZV. **VZV-Infektion:** Konnatal, FG, immunsupprimierte Pat., Pat. mit T-Zell-Defekten innerhalb von 24(–72) h: 30(–45) mg/kg/d i.v. in 3 ED (max. 2,5 g/d) für 7–10 d oder 60–80 mg/kg/d p.o. (max. 4 × 800 mg/d) in 4 ED für 7–10 d. **Herpes zoster:** 5 × 400 mg/ED/d (<2 J) oder 5 × 800 mg/ED/d (≥2 J) p.o. für 7 d. **NW:** Nephrotoxizität, GI-NW, selten neurologische Symptome wie Kopfschmerzen, Halluzinationen, Hautnekrosen bei Paravasat.
  z. B. Aciclovir 200 (25/100 Tbl.)/400/800 Tbl. (35 Tbl.); Zovirax® Suspension: 5 ml ≙ 200 mg (62,5 ml).

- **Adenosin**
  Antiarrhythmikum – Supraventrikuläre Tachykardie: i.v. 0,1 mg/kg/ED (max. 6 mg) schnell spritzen, mit NaCl 0,9% nachspülen (EKG während Konversionsversuch ableiten), evtl. wiederholen mit 0,2 mg/kg bis max. 0,3 mg/kg (sehr kurze HWZ); in Ausnahmefällen 5. Dosis mit 0,35 mg/kg/ED. **NW:** Selten Bronchuskonstriktion, Kammerflimmern. **KI:** AV-Block II/III. Grades, Long-QT-Syndrom, obstruktive Lungenerkrankungen.
  z. B. Adrekar® Injektions-Lsg.: 1 Amp. ≙ 2 ml ≙ 6 mg.

- **Adrenalin**
  ▶ Epinephrin.

- **Ajmalin**
  Antiarrhythmikum – Supraventrikuläre Tachykardien, evtl. ventrikuläre Tachykardien: 1 mg/kg/ED langsam i.v.,

nicht schneller als 10 mg/min unter Monitorkontrolle, DT 0,5–1,0 mg/kg/h. **NW:** Hepatotoxizität, RR-Abfall, Bradykardie. **KI:** Bradykardie, Long-QT-Syndrom, AV-Block II/III. Grades.
z. B. Gilurytmal® 50 mg/10 ml Injektions-Lsg.

- **Aktivkohle**
  ▶ Kohle (medizinische)/Aktivkohle.

- **Albendazol**
  Anthelminthikum – 20 mg/kg/ED in 1 ED (max. 400 mg) bzw. alle 12 h p.o. mit fetthaltiger Kost. **Ankylostoma:** >2 J: 1 × 400 mg, 1–2 J: 1 × 200 mg (in Deutschland für Kinder nicht zugelassen). **Taenia:** Alle 12 h für 3 d, dann wiederholt nach 3 Wo. **Neurozystizerkose:** Alle 12 h für 3–10 d. **Hydatiden:** Alle 12 h für drei 28-d-Zyklen mit je 14 d Abstand. **Zystizerkose:** 15 mg/kg/d in 2 ED für 7 d. **Inoperable Echinokokkose:** 10–15 mg/kg/d in 2 ED für 3–6 Mo. **Trichinose:** Erw.: 2 × 400 mg/d für 6 d; <60 kg: 15 mg/kg/d in 2 ED für 6 d (max. 800 mg/d). **Askariden:** >2 J: 1 × 400 mg, 1–2 J: 1 × 200 mg. **NW:** Transaminasenanstieg, Kopfschmerzen, Schwindel, BB-Veränderungen, Magen-Darm-Beschwerden. **KI:** <6 J.
  z. B. Eskazole® Filmtbl., 1 Tbl. ≙ 400 mg (60 Tbl.).

- **Albumin**
  Schock, RR-Abfall: Volumengabe: Humanalbumin 5% (10–)20 ml/kg als Bolus aus der Hand i.v., evtl. mehrfach wiederholen, oft bis 100–150 (–200) ml/kg/h erforderlich. **Hypalbuminämie:** Humanalbumin 20% 2–5 ml/kg über z. B. 4 h i.v. **Nephrotisches Syndrom:** Humanalbumin 20% 2–5 ml/kg bei massiven Ödemen über 4 h mit anschließender Lasixgabe (1 mg/kg i.v.). **NW:** Allergische Reaktion. **KI:** Herzinsuffizienz, Hypertonie, Lungenödem.

- **Allopurinol**
  Hyperurikämie, Prophylaxe Tumorlysesyndrom: 10 mg/kg/d in 3 ED bis max. 400 mg/d, Erw. bis max. 800 mg/d p.o. **NW:** Selten Exantheme, GI-Symptome, Hepatotoxizität.
  z. B. Allopurinol 100 mg/300 mg Tbl. (50/100 Tbl.).

- **Alprostadil**
  ▶ Prostaglandin E$_1$.

- **Alteplase**
  Fibrinolytikum – rekombinanter Tissue Plasminogen Activator (rt-PA). Systemisch: Bolus 0,1–0,2 mg/kg über 2 min, dann 0,5–1–2–2,4 mg/kg/d. **Lokal:** 0,5 mg/kg über 1 h, evtl. wiederholen, oder 0,2 mg/kg/h i.v., i.a. für 6–12 h (wenn kein Erfolg → länger); Fibrinogen >100 mg/dl halten (→ evtl. FFP), bei niedrigem Plasminogen → evtl. FFP; zusätzlich Heparin: 100–200 IE/kg/d, wenn PTT nicht >50 s; AT-Spiegel >80% halten. Dauer der Lyse: max. 6(–10) d, regelmäßig Indikation prüfen. **Katheterinstillation:** 0,5 mg/2 ml (<10 kg), 2 mg/2 ml (>10 kg) pro Lumen für 2 h belassen. **NW:** Blutungsrisiko (Ziel-PTT <50 s), Unterschrift der Eltern nötig.
  z. B. Actilyse® Pulver für Injektions-/Infusions-Lsg.

- **Amantadin**
  Virustatikum – Prophylaxe und Therapie Influenza: 5 mg/kg/d in 2 ED p.o. (max. 200 mg/d); >5 J: 100 mg/d in 1 ED; >10 J: 200 mg/d in 2 ED p.o. **NW:** Unruhe, Tremor, Ataxie, Konzentrationsstörungen, Harnretention.
  z. B. Amantadin 100 mg/200 mg (Film-)Tbl. (20/100 Tbl.).

- **Ambroxol**
  Mukolytikum – (keine nachgewiesene Wirkung): **p.o.:** 0–2 J: 2 ×2,5 ml/d; 2–5 J: 3 × 2,5 ml/d; >5 J: 2–3 × 5 ml/d; ≥12 J: die ersten 2–3 d 3 × tgl. 2 Messl., dann 2 × 2 Messl. **i.v.:** Sgl.: 3 × 5 mg/d, KK: 3 × 7,5 mg/d. **NW:** Allergische Reaktion. **KI:** Schwere Niereninsuffizienz.
  z. B. Ambroxol Saft: 5 ml ≙ 15 mg Ambroxol (100 ml), Mucosolvan® Saft: 5 ml = 30 mg (100/250 ml).

- **Amikacin**
  Aminoglykosid – i.v.: Reife Sgl.: 15 mg/kg in 1–3 ED; **i.v./i.m.** >1 J: 10–15 mg/kg/d in 1–3 ED (max. 1,5 g/d). **Spitzenspiegel:** 20–30 µg/ml. **Talspiegel:** <10 µg/ml. **NW:** Ototoxizität, Nephrotoxizität.

- **Amiodaron**
  Antiarrhythmikum – Kammerflimmern/pulslose ventrikuläre Tachykardie: i.v.: 5 mg/kg als Bolus i.v. über 3–5 min; DT: 25 µg/kg/min über 4 h (≙ 6 mg/kg/4 h), dann 10 µg/kg/min über 20 h (≙ 12 mg/kg/20 h) (max. 1,2 g/24 h), dann Dosisreduktion über 5 d **p.o.:** 4 mg/kg/

ED (max. 200 mg) alle 8 h für 1 Wo, alle 12 h für 1 Wo, dann alle 12–24 h. Nach Beginn mit p.o.: Infusion über 5 d ausschleichen. **NW:** Corneaablagerungen, Hyper-, Hypothyreose, Lungenfibrose, Bradyarrhythmien. **KI:** Long-QT-Syndrom, Sinusbradykardie, AV-Block II/III. Grades.
z. B. Amiodaron 100/200 Tbl. (20/50/100 Tbl.), Cordarex® Tbl.: 1 Tbl. ≙ 200 mg (20/50/100 Tbl.).

- **Amitriptylin**
Antidepressivum – 0,5–1,0 mg/kg/ED (max. 25–50 mg) alle 8 h p.o. **Enuresis:** 1,0–1,5 mg/kg abends. **NW:** GI-Beschwerden, Kopfschmerzen, Thrombozytose, Gewichtsverlust. **KI:** Long-QT-Syndrom.
z. B. Amitriptylin 10/25/50/75/100 mg Tbl., 25/50/75 mg auch retard (20/50/100 Tbl.), Saroten® Tabs 50 mg Filmtbl. oder retard Tabs 75 mg Retard-Tbl. (20/50/100 Tbl.).

- **Amlodipin**
Kalziumantagonist – 0,05–0,15 mg/kg/d in 1 ED, max. 10 mg/d p.o. **NW:** Schlafstörung, Wechselwirkung mit anderen Medikamenten, Arrhythmien, Obstipation, Rash.
z. B. Amlodipin 5 mg/10 mg Tbl. (30/50/100 Tbl.), Norvasc® 5 mg Tbl. (30/60/100 Tbl.).

- **Amoxicillin**
Antibiotikum –Aminopenicillin: i.v.: 100 mg/kg/d in 3 ED, schwere Infektion 50 mg/kg/ED alle 4–6 h. **p.o.:** 1 Mo bis 12 J: 50–90 mg/kg/d in 2–3 ED; Jgl. + Erw.: 1,5–6 g/d in 2–3 ED (max. 6 g). **Endokarditisprophylaxe:** 50 mg/kg/ED 1 h vor OP i.v. **NW:** Allergische Reaktionen (Exantheme, Urtikaria, Fieber, Anaphylaxie), GI-Beschwerden.
z. B. Amoxicillin AL 500/750/1000 Tbl. (10/20/30Tbl.), Amoxicillin AL Trockensaft: 1 Messl. ≙ 5 ml ≙ 250 mg (100/200 ml).

- **Amoxicillin und Clavulansäure**
Dosis wie für Amoxicillin: 3 Mo bis 12 J: i.v.: 60–100 mg/kg/d in 3 ED; p.o.: 75 mg/kg/d in 3 ED. **Jgl. + Erw.:** i.v.: 3–8 g/d in 3–4 ED; p.o.: 1,8–3,7 g/d in 3 ED. **NW:** Allergische Reaktionen (Exantheme, Urtikaria, Fieber, Anaphylaxie), GI-Beschwerden, Hepatotoxizität.
z. B. Amoxi-Clavulan AL 125/31,25 mg/5 ml, 250/62,5 mg/5 ml (100 ml), Amoxi-Clavulan AL

500/125 mg Tbl. (10/20 Tbl.), Augmentan® Tr.
50 mg/12,5 mg pro ml für Sgl. (20 ml).

- **Amphotericin B**
  Antimykotikum – Evtl. Testdosis 0,1 mg/kg/d in 1 ED über 6 h i.v., Beginn mit 0,25 mg/kg (<3 Mo: 0,1 mg/kg) über 6 h/d, ansteigend um 0,25 mg/kg/d (schwere Infektionen: 0,5 mg/kg/d) bis Enddosis 0,5–1,5 mg/kg/d (<3 Mo bis 1 mg/kg/d). Evtl. gleich mit Enddosis beginnen. Gesamtdosis 30–35 mg/kg über 4–8 Wo. Nicht mit anderen Infusionen infundieren. Peripher max. 0,1 mg/ml, ZVK 0,5 mg/ml. **NW:** Kopfschmerzen, Erbrechen, Fieber, Elektrolytstörungen (Hypokaliämie!), Sehstörungen, hämatotoxische, nephrotoxische oder hepatotoxische NW. Gegen Fieberanstieg, Schüttelfrost: Prednisolon 0,5–1 mg/kg i.v. oder Paracetamol 10 mg/kg oder Pethidin 0,5–1 mg/kg als KI i.v. vor Infusion.

- **Amphotericin B liposomal**
  Antimykotikum – (1–)3(–5) mg/kg/d in 1 ED über 1 h i.v.
  z. B. AmBisome® 50 mg Pulver für Infusions-Lsg.

- **Amphotericin B Suspension**
  Antimykotikum – <3 J: 4 × 100 mg/d p.o. (4 × 1 ml/d) p.o.; >3 J: 4 × 200 mg/d p.o. (4 × 2 ml/d) p.o.
  z. B. Ampho-Moronal® Suspension: 1 ml ≙ 100 mg (30/50 ml).

- **Amphothericin B-Inhalation**
  Antimykotikum – 1 ml der i.v. Stamm-Lsg. (≙ 50 mg) auf 10 ml Aqua, davon 2 ml zur Inhalation.

- **Ampicillin**
  Antibiotikum – Aminopenicillin: i.v.: 1 Mo bis 12 J: 100–300 mg/kg/d über 10 min i.v. in 2–3 ED; Jgl. + Erw.: 3–6 g/d (max. 15 g/d) in 2–3 ED. **p.o.:** 50–100 mg/kg/d in (3–)4 ED, Jgl. + Erw.: 2–6 g/d in 4–6 ED (Amoxicillin wird oral besser resorbiert). **Meningitis:** 300 mg/kg/d in 3 ED i.v.; >12 J: 4–12 g/d in 4–6 ED (max. 12 g/d) i.v. oder i.m. **Endokarditisprophylaxe:** 50 mg/kg/ED (max. 2 g) i.v. (30–60 min vor Eingriff), peripher max. 100 mg/ml. **NW:** Exantheme, Diarrhö, in hohen Dosen Krämpfe.
  z. B. Ampicillin-ratiopharm® 1000 mg Filmtbl. (10/20 Tbl.).

- **Ampicillin und Sulbactam**
  Antibiotikum – 150 mg/kg/d (≙ 100 mg/kg Ampicillin und 50 mg/kg Sulbactam) in 3–4 ED i.v. oder i.m. (max.12 g/d ≙ 8 g Ampicillin und 4 g Sulbactam).
  z. B. Unacid® 1,5 g Trockensubstanz für Injektions-Lsg. und Infusions-Lsg.: 1 Fl. ≙ 1000 mg Ampicillin + 500 mg Sulbactam.
- **Anidulafungin**
  Antimykotikum – Invasive Candidose: Erw.: 200 mg an d 1, dann 100 mg als Infusion i.v. **NW:** Hypokaliämie, Kopfschmerzen, Koagulopathie, Hautausschlag, Pruritus, Durchfall, Erbrechen, Hepatotoxizität.
  z. B. Ecalta® 100 mg Pulver für Infusions-Lsg.
- **Antithrombin**
  Substitution bei Schock, Verbrauchskoagulopathie – ca. 20–40 IE/kg über ca. 10 min i.v. Anzahl IE = (gewünschter – aktueller Spiegel) × kg/1,4. **Faustregel:** 1 IE/kg erhöht die AT-Aktivität um etwa 1–2%; 1 ml FFP ≙ 1 IE Antithrombin. **NW:** Allergische Reaktion. **z. B.** Kybernin® P 500/1000 Pulver zur i.v. Injektion oder Infusion.
- **Aprepitant**
  Antiemetikum – Erw.: 125 mg oral 1 h vor Chemotherapie, dann 80 mg an d 2 + d 3. In Kombination mit einem 5-HT3-Antagonisten und Kortikosteroid anwenden. **NW:** Hyperglykämie, Hyponatriämie, Gewichtsabnahme, Wechselwirkung mit anderen Medikamenten.
  z. B. Emend® 80 mg/125 mg Hartkps. (1 Aluminiumblister mit 1 Hartkps. 125 mg und 2 Hartkps. 80 mg).
- **Argininhydrochlorid 21% (1 ml ≙ 1 mmol)**
  Semiessenzielle Aminosäure – In mmol: Base Excess × 0,5 × kg, davon 50%, verdünnt mit Glukose 5% über 2 h. Nur nach NaCl/KCl-Optimierung. **Harnstoffzyklusdefekt:** 0,8 g/kg initial, dann 0,2–0,8 g/kg/d DT (max. Konz. 100 mg/ml). **Okklusion eines zentralen Venenkatheters:** Versuch mit: 1:10 verdünnter Lsg., 1–2 ml für ca. 30 min im Katheter belassen. Prinzip: pH-Verschiebung im Katheter. **GH-Test:** 0,5 g Arg-HCl/kg 1:10 mit NaCl verdünnt über 30 min i.v. **NW:** Hämolyse, Gewebenekrosen, intrazelluläre Azidose, Hyperventilation.

- **Ascorbinsäure (Vitamin** C**)**
 Vitamin – Skorbut: 100 mg/ED alle 8 h p.o. für 10 d. **Ansäuerung des Urins:** 10–30 mg/kg/ED alle 6 h p.o.
 z. B. Vitamin C 500/100 Filmtbl. (mit Bruchkerbe) (20/50/100 Tbl.).
- **Atovaquon (mikronisiert)**
 Pneumozystisprophylaxe: 1–3 Mo und >24 Mo: 30 mg/kg/d p.o.; 4–24 Mo: 45 mg/kg/d (max. 1500 mg/d) p.o. in 1 ED. **Therapie Pneumozystispneumonie:** 40 mg/kg/d in 2 ED p.o., wenn Cotrimoxazol und Pentamidin unverträglich.
 z. B. Wellvone® Suspension 750 mg/5 ml Suspension zum Einnehmen, Erw.: 2 × 750 mg/d (210 ml).
- **Atovaquon/Proguanil**
 Malariatherapeutikum – Therapie: 20 g/kg Atovaquon (Erw. 1 g) tgl. für 3 d p.o. **Prophylaxe:** 5 mg/kg/d Atovaquon (Erw. 250 mg). **NW:** Kopfschmerzen, Übelkeit, Erbrechen, Diarrhö, Anämie, Neutropenie, allergische Reaktionen, Hyponatriämie, Appetitlosigkeit.
 z. B. Malarone® Filmtbl., 1 Tbl. ≙ 250 mg Atovaquon/100 mg Proguanil-HCL (12 Tbl.), Malarone® junior Filmtbl., 1 Tbl. ≙ 62,5 mg Atovaquon/25 mg Proguanil-HCL (12 Tbl.).
- **Atropin**
 Anticholinergikum, Antidot bei Intoxikation: Kein Medikament der kardiopulmonalen Reanimation. **Vagal bedingte Bradykardie:** 0,02 mg/kg i.v./i.m./intratracheal (≙ 0,04 ml/kg), dann 0,01 mg/kg/ED alle 4–6 h (min. absolut 0,1 mg, max. absolut 0,5 mg). **Organophosphatvergiftung:** 0,05 mg/kg i.v., dann 0,02–0,05 mg/kg/ED alle 15–60 min bis Atropineffekt (12–24 h fortsetzen). **NW:** Tachykardie, Mydriasis, Xerostomie.
 z. B. Atropinsulfat 0,5 mg/ml Injektions-Lsg.: 1 Amp. ≙ 1 ml ≙ 0,5 mg.
- **Augentropfen – Allergische Rhinitis:**
 Mastzellstabilisierung als prophylaktische Therapie:
 z. B. Cromoglicinsäure: z. B. Vividrin® antiallergische Augentr. und Nasenspray: 4 × tgl.; Nedocromil: Irtan® Augentr. Lsg. 2 × tgl.

α-Sympathomimetika:
z. B. Xylometazolin: Otriven® Nasentr.; Olynth® Schnupfen Lsg.: 3 × tgl. **Cave:** Keine chron. Anwendung >6 d.
Lokale H$_1$-Antagonisten:
z. B. Azelastin: Vividrin® akut Azelastin Nasenspray: 2 × tgl.; Levocabastin: z. B. Livocab®-Augentr. oder Nasenspray: 2 × tgl. ▬ **Bakterielle Konjunktivitis:**
Abstrich vor Therapiebeginn. Meist selbstlimitierend, Augentropfen beschleunigen die Abheilung signifikant. 4–6 × tgl., evtl. zur Nacht Augensalbe.
z. B. Ecolicin® Augensalbe (3,5 g) oder Augentr. (5 ml) (= Erythromycin), Gentamycin oder Refobacin® Augentr./-salbe (= Gentamicin) (5 ml, 2,5/5 g), Floxal® Augentr. und -salbe (5 ml, 3 g) (= Ofloxacin), Azyter® Augentr. (6x0,25 g) (Azithromycin).

▪ **Azathioprin**
Immunsuppressivum – (1,5)2(–3) mg/kg/d in 2–3 ED p.o.
Niereninsuffizienz: 1 mg/kg/d p.o. **NW:** GI-Beschwerden, Zytopenien. Überwachung: TMPT-Bestimmung (Thiopurinmethyltransferase = zum Abbau notwendiges Enzym) vor Therapiebeginn. Während der ersten 8 Wo wöchentlich BB, 14-tägig Leberwerte, Lipase, Kreatinin, später alle 4–6 Wo.
z. B. Azathioprin 50 mg Tbl. (50/100 Tbl.), Imurek® 25 mg/50 mg Filmtbl. (100 Tbl.).

▪ **Azidothymidin (AZT)**
► Zidovudin (AZT).

▪ **Azithromycin**
Makrolidantibiotikum – 10 mg/kg/d in 1 ED über 3–5 d; Jgl. + Erw.: max. 0,5 g/d in 1 ED (max. 1 g). **NW:** Allergische Reaktion, GI-Störungen (Diarrhö), Übelkeit, Erbrechen, Einnahme nicht zu den Mahlzeiten (z. B. 1 h vorher oder 2 h nachher).
z. B. Azithromycin 200 mg/5 ml Pulver (15/30/37,5 ml); Azithromycin 250 (6 Tbl.)/500 Filmtbl. (3 Tbl.); Zithromax® Trockensaft: 1 Messl. ≙ 5 ml ≙ 200 mg (15/30/37,5 ml).

- **B**
  - **Beclometason**
    Inhalatives Kortikoid – Rotacaps oder **Aerosol:** <8 J: 100–200 µg 2–4 ×/d; >8 J: 150–500 µg 2–4 ×/d. **Nasal: Aerosol** oder **Spray** (50 µg/Sprühstoß): <12 J: 1 Sprühstoß alle 12 h; >12 J: 2 Sprühstöße alle 12 h. **NW:** Wie bei Steroidgabe, nicht bei akutem Anfall geeignet.
    z. B. Beclometason 0,05 mg/0,10 mg/0,20/0,25 mg Dosieraerosol; Beclometason 50 µg/100 µg Nasenspray.
  - **Benzylbenzoat Lotion**
    Scabies: Körper gründlich reinigen (Vollbad, Dusche etc.). An 3 aufeinanderfolgenden Tagen den Körper vom Hals bis zu den Zehen sorgfältig mit Antiscabiosum® 10% für Kinder/25% für >10 J dünn einreiben. Am 4. Tag in einem Vollbad baden oder unter der Dusche abseifen.
    z. B. Antiscabiosum® 25% Emulsion bei >10 J, 10% Emulsion bei <10 J (200 g).
  - **Betamethason**
    Glukokortikoid – Steroidtherapie bei allergischen Erkrankungen: p.o.: 0,01–0,2 mg/kg/d. **i.v.:** 0,12–0,24 mg/kg/d; Erw.: 4–32 mg/d. Keine Mineralokortikoidwirkung. 1 mg ≙ 25 mg Hydrokortison bezüglich Glukokortikoidwirkung. **NW:** Steroidnebenwirkungen. Notfallset zu Hause: anaphylaktische Reaktion.
    z. B. Celestamine® N 0,5 liquidum Lsg. zum Einnehmen: 1 ml ≙ 0,5 mg Betamethason (30 ml).
  - **Bicarbonat-Natrium**
    Puffertherapie bei Azidose: Keine routinemäßige Verabreichung, nur bei prolongierter Reanimation und nachgewiesener metabolischer Azidose erwägen. **<5 kg:** Dosis [mmol] = BE × kg/4 langsam i.v. **Cave:** Defizit [mmol] = BE × kg/2. **>5 kg:** Dosis [mmol] = BE × kg/6 langsam i.v., **Cave:** Defizit [mmol] = BE × kg/3. Diese Dosis korrigiert das halbe Basendefizit. **Urinalkalinisierung:** 100 mval/m^2/d zur Infusions-Lsg., allerdings nicht parallel z. B. zur Chemotherapie mit Doxorubicin/Daunorubicin-Infusion (Ziel: pH>7,0). Keine gleichzeitige Gabe von Na-Bicarbonat oder anorganischem Phosphat oder Kalzium, immer

verdünnen mit Glukose 5% 1:1, Gabe über 15–30 min.
NW: Alkalose, Hyperosmolarität, Hypernatriämie.

- **Biotin**
  Vitamin H (Vitamin B7) – 5–20 mg/d i.v., i.m. oder p.o. Zur Prophylaxe <0,2 mg/d ausreichend. **Parenterale Ernährung:** FG 6 µg/kg/d, sonst 20 µg/d.
  z. B. Biotin beta® 5 mg/10 mg Tbl. (20/50/100 Tbl.).

- **Biperiden**
  Anticholinergikum – z. B. bei extrapyramidalen Dyskinesien, spastischer Zerebralparese: p.o.: 0,02–0,04 mg/kg/ED (max. 2 mg) alle 8–12 h. **i.v.:** 0,05–0,1 mg/kg langsam i.v. (max. 5 mg) alle 6 h oder: <1 J: 1 mg; <6 J: 2 mg; <10 J: 3 mg; bei Bedarf nach 30 min wiederholen. **KI:** Ileus, Miktionsstörungen. **NW:** Trockene Schleimhaut, Sehstörungen, Erregungszustände, Miktionsstörungen.
  z. B. Akineton® 2 mg Tbl., 4 mg Retardtabl. (30/60/100 Tbl.), 5 mg/ml Injektions-Lsg.

- **Bisacodyl**
  Laxans – p.o.: >10 J: Je nach Bedarf 1–2 msr. überzogene Tbl.; 2–10 J: 1 msr. überzogene Tbl.; Wirkeintritt 6–12 h. **Supp.:** Erw. und Kinder >10 J 1 Supp.; Wirkeintritt 15–30 min. **KI:** Ileus, <2 J, nicht über längere Zeit. **NW:** Bauchschmerzen.
  z. B. Dulcolax® 5 mg Drg. (20/40/100 Drg.) oder 10 mg Supp. (6/30 Supp.).

- **Brivudin**
  Virustatikum – Herpes zoster bei immuninkompetenten Erw.: 125 mg/d p.o., 5 mg/kg/ED alle 8 h (max. 2 g/d) p.o. **NW:** Häufig Übelkeit.
  z. B. Zostex® Tbl.: 1 Tbl. ≙ 125 mg (7 Tbl.).

- **Bromhexin**
  Sekretolytikum – p.o.: 0,3 mg/kg/ED (max. 16 mg) alle 8 h für 1 Wo, dann 0,15 mg/kg/ED (max. 8 mg) alle 8 h. **i.v.:** <6 J: 1–2 × tgl. ½ Amp.; 6–14 J: 2–3 × tgl. 1 Amp.; >14 J: 2–3 × tgl. 2 Amp. **KI:** Schwere Leber- oder Nierenfunktionsstörung. **NW:** Allergie.
  z. B. Bisolvon® Hustensaft: 5 ml ≙ 8 mg (100 ml): >14 J: 3 × tgl. 5–10 ml; 6–12 J und Pat. <50 kg 3 × tgl. 5 ml. Bromhexin oder Bisolvon® Hustentbl., 1 Tbl. ≙ 8 mg (50 Stück):

>14 J: 3 × tgl. 1–2 Tbl.; 6–14 J und Pat. <50 kg: 3 × tgl.
1 Tbl. Bromhexintropfen zum Einnehmen: 1 ml ≙ 23 Tr. ≙
12 mg (30/50 ml): 2–6 J: 3 × tgl. 4 mg; 6–14 J und Pat.
<50 kg: 3 × tgl. 8 mg; >14 J und Erw.: 3 × tgl. 8–16 mg.

- **Budenosid**
Inhalatives Kortikoid – Inhaliergerät: <12 J: initial 0,5–
1 mg alle 12 h, dann 2 × 0,25–0,5 mg/d; >12 J: initial
1–2 mg alle 12 h, dann 2 × 0,50–1 mg/d. **Dosieraerosol:**
<12 J: 50–200 µg alle 6–12 h, dann 100–200 µg alle 12 h;
>12 J: 100–600 µg alle 6–12 h, dann 100–400 µg alle 12 h.
Krupp: 2 mg im Vernebler. **Nasenspray oder Aerosol:**
100–200 µg/Nasenloch tgl.
z. B. Pulmicort® 0,5 mg/2 ml oder 1,0 mg/2 ml Suspension;
Budiair® 200 Microgramm Druckgasinhalation, Lsg.:
1 Hub ≙ 200 µg.
**Als Klysma zur Akutbehandlung leichter bis mittelschwerer
Colitis ulcerosa**, die auf das Rektum und das Colon sigmoideum beschränkt ist: 1 Klysma/d (entspr. 2 mg Budesonid).
Vor dem Schlafengehen in den Enddarm nach Zubereitung
der Rektalsuspension einführen. Dauer der Behandlung:
4 Wo, max. 8 Wo, volle Wirkung i.d.R. nach 2–4 Wo.
z. B. Enterocort® rektal Tbl. und Flüssigkeit zur Herstellung einer Rektalsuspension (7 Tbl.+7 Klysmen).

- **Buprenorphin (BtM-Rezept)**
Opioidanalgetikum – 3–12 µg/kg/ED (max. 600 µg) alle
6–8 h langsam i.v. oder i.m. (nicht für Kinder <1 J) oder
als Sublingualtbl. (1 Tbl. ≙ 0,2 mg). **Cave:** Nie mit Morphin
kombinieren, höhere Dosen führen zu Dysphorie. **NW:**
Erythem, Dyspnoe, Exanthem, Ödeme, Müdigkeit, geringes Abhängigkeitsrisiko, Entzugssymptome unwahrscheinlich, aber möglich, deshalb langsam ausschleichen.
z. B. Buprenorphin 0,4 mg/2 mg/8 mg Sublingualtbl.
(7/28 Tbl.); Temgesic® sublingual/forte sublingual Sublingualtbl.: 1 Tbl. ≙ 0,2 bzw. 0,4 mg (20/50 Tbl.); Buprenorphin
AWD® Matrix 35/52,5/70 µg/h transdermales Pflaster
(4/5/8/10/16/20 Pflaster); Norspan® 5 µg/h/10 µg/h/20 µg/h
Transdermales Pflaster (2/4/8/12 Pflaster).

- **Butylscopolaminiumbromid**
  Spasmolytikum – Anticholinergikum i.v. oder i.m.: 0,3–0,6 mg/kg/ED (max. 0,6 mg) alle 6 h (max. 1,5 mg/kg/d). **p.o.:** Erw. + Kinder >6 J: 3 × tgl. 1–2 Drg. à 10 mg (max. 60 mg), unzerkaut mit ausreichend Flüssigkeit, oder **rektal:** >6 J: 3–5 × tgl. 10–20 mg (max. 100 mg). **NW:** Milde, atropinartige NW.
  z. B. Buscopan® Drg.: 1 Drg. ≙ 10 mg (20/50 Drg.); Buscopan® Zäpfchen: 1 Supp. ≙ 10 mg (10 Supp.).

- **C**
  - **Calcitonin**
    Kalziumstoffwechselregulator – Hyperkalzämie: Initial 4–10 IE/kg/ED i.v., dann 4 IE/kg/ED alle 12–24 h i.v.; 4 IE/kg/ED i.m. oder s.c., kann bis auf 8 IE/kg/ED alle 6–12 h erhöht werden. **M. Paget:** 1,5–3 IE/kg/ED (max. 160 mg) 3 ×/Wo i.m. oder s.c. **Osteogenesis imperfecta:** 2 IE/kg 3 ×/Wo.
  - **Calcitriol [1,25-(OH)2-Vitamin D3** ≙ 1,25 Dihydroxycholecalciferol]
    Vitamin-D-resistente Rachitis, Nierenversagen: 0,02 µg/kg/d p.o., um 0,02 µg/kg/d alle 4–8 Wo steigern; Erhaltungsdosis 0,03–0,06 µg/kg/d, max. 2 µg/d; je nach Serum-Ca+ für ausreichend Kalziumzufuhr sorgen. **Chron. Nierenversagen:** 0,25–0,5 µg/d in 1 ED nach Normalisierung des PO4-Werts. **Hypoparathyreoidismus:** 20–40 ng/kg/d in 1 ED p.o. **Hypophosphatämische Rachitis:** 20–40 ng/kg/d in 1–2 ED p.o. + Phosphat. [**z. B.** Phosphat: Reducto®-spezial Drg. 3 × 1–3 Kps./d (1 Drg. ≙ K: ca. 4,4 mmol/ca. 173 mg, Na: ca. 4 mmol/ca. 93 mg, Phosphat: ca. 6,4 mmol/ca. 613 mg)]. **KI:** Nephrolithiasis, Hyperkalzämie. **NW:** Weichteilverkalkungen.
    z. B. Rocaltrol® 0,25 µg/0,5 µg Weichkps. (20/100 Kps.). Falls flüssige Applikation oder bei Leberinsuffizienz: Alfacalcidol [**z. B.** Einsalpha® 2 µg/ml Tr. (1-Hydroxycholecalciferol) 0,01–0,02 µg/kg/d: 1 Tr. ≙ 0,1 µg, 1 ml ≙ 2 µg].
  - **Calciumcarbonat**
    Elektrolytsubstitution – p.o. <3 J: 100 mg 2–5 ×/d; 4–12 J: 300 mg 2–3 ×/d; >12 J: 1000 mg 1–2 ×/d.

z. B. Calcium Verla® 600 mg Filmtbl. (20/40/100 Tbl.); Calcium Verla® 500 mg/1000 mg Brausetbl. (20/40/100 Tbl.).

- **Calciumgluconat 10% (0,23 mmol Ca^{2+}/ml)**
  Hypokalzämie, Akuttherapie: Langsam i.v. (1:1 mit Glukose 5%, max. 1 ml/min): 0,25–0,5 ml/kg ED (max. 20 ml) über 10–30 min unter EKG-Kontrolle (**Cave:** Sofortige Unterbrechung bei Herzfrequenz <100/min, nicht bei digitalisierten Kindern; immer Atropin aufgezogen bereitlegen). Evtl. wiederholen. **Tagesbedarf:** 5 ml/kg/d über 24 h i.v. oder p.o. **Inotropie:** 0,5–2 mmol/kg/d (0,1–0,4 ml/kg/h). **EK:** 200 mg (≙ 2 ml) ersetzen das durch 100 ml transfundiertes EK gebundene Ca; nicht zusammen mit Bicarbonat geben. **KI:** Hyperkalzämie, Nephrokalzinose. **NW:** Obstipation, Übelkeit, Erbrechen, Hyperkalzämie, Hypophosphatämie, Hypotonie, Herzrhythmusstörungen.
  z. B. Calciumgluconat 10% Braun Injektions-Lsg. (= Calciumsaccharat und -gluconat): 1 Amp. = 10 ml = 2,26 mmol Ca; Frubiase® Calcium Trinkampulle: 1 Amp. ≙ 10 ml ≙ 500 mg Calciumgluconat und 350 mg Calciumlaktat (20/100 Amp.).

- **Candesartan**
  Angiotensin-Rezeptorblocker – arterielle Hypertonie: 0,1–0,3 mg/kg/d in 1 ED, max. 32 mg/d. **NW:** Hyperkaliämie, Kreatininanstieg.
  z. B. Atacand® 4 mg/8 mg/16 mg/PROTECT 32 mg Tbl. (28/56/98 Tbl.).

- **Captopril**
  ACE-Hemmer – arterielle Hypertonie, Herzinsuffizienz: Testdosis: 0,2 mg/kg p.o., NG 0,05 mg/kg wegen Gefahr des abrupten RR-Abfalls; Steigerung innerhalb einiger Tage auf 1–2 mg/kg/d p.o., max. 5 mg/kg/d in 3 ED. **Niereninsuffizienz**: Dosisanpassung erforderlich; Wirkungsmaximum nach einigen Tagen. **KI:** Primärer Hyperaldosteronismus, Aortenstenose. **NW:** Reizhusten, Hauterscheinungen, BB-Veränderungen, Kreatininanstieg, Hyperkaliämie, Hyponatriämie, Transaminasenanstieg, Beeinträchtigung des Geschmacks.

z. B. Captopril 6,25 mg/12,5 mg/25 mg/50 mg/100 mg Tbl. (20/50/100 Tbl.).

- **Carbamazepin**
  Antiepileptikum – 2 mg/kg/ED alle 8 h p.o., über 2 Wo steigern bis 5–10 mg/kg/ED (max. 500 mg) alle 8 h p.o. (10–20 mg/kg/d in 3–4 ED wegen kurzer HWZ, außer bei Retardpräparaten). **Therapeutischer Bereich:** 4–12 µg/ml oder 20–50 µmol/l. **BE:** max. 6–18 h nach Gabe, mind. unmittelbar vor nächster Dosis. **KI:** Höhergradiger AV-Block. **NW:** Müdigkeit, Übelkeit, Ataxie, Exanthem, Doppelbilder, Flüssigkeitsretention, Leukopenie, Thrombopenie, Bradykardie, Transaminasenanstieg, Hyponatriämie.
  z. B. Finlepsin® Tbl.: 1 Tbl. ≙ 200 mg (50/100/200 Tbl.); Finlepsin® 200 retard/400 retard (50/100/200 Tbl.); Timonil® Saft: 1 Messb. ≙ 5 ml ≙ 100 mg (250 ml); Timonil® 150 retard/200 retard/300 retard/400 retard/600 retard Tbl. (50/100/200 Tbl.); Tegretal® 200 Tbl./200 ret/400 ret/600 ret (50/200 Tbl.)/Suspension (250 ml).

- **Carbimazol**
  Thyreostatikum – 0,15–0,4 mg/kg/ED (max. 15 mg) alle 8 h p.o. für 2 Wo, dann 0,1 mg/kg/ED alle 8–12 h. NG: 2,5 mg alle 8 h, dann Reduktion nach Wirkung. **NW:** Dermatitis, Arthralgien, cholestatischer Ikterus, akute Speicheldrüsenschwellung, Panzytopenie, Insulinautoimmunsyndrom (mit starkem Abfall des BZ), Anstieg des KG, subklin. oder klin. Hypothyreose.
  z. B. Carbimazol 5 mg/10 mg Tbl. (50/100 Tbl.).

- **Carnitin (Levocarnitin)**
  Carnitinmangel: 50 mg/kg als »loading dose«, dann 20–35 mg/kg/ED (max. 1 g) alle 8 h p.o. oder i.v. (60–100 mg/kg/d), bis 300 mg/kg/d. **Stoffwechselstörung:** Evtl. 10–70 mg/kg alle 6 h. **NW:** Diarrhö, auffälliger Stuhlgeruch.
  z. B. Biocarn® Lsg.: 3,3 ml ≙ 1 g Levocarnitin (50 ml); L-Carn® TrinkLsg.: 10 ml ≙ 1 g Levocarnitin (10/30/50 ml Flaschen).

- **Caspofungin**
  Pilzinfektion: Erw.: 70 mg/d an d 1, dann 50 mg/d 1 ×/d i.v. über 1 h; 12 Mo – 17 J: 70 mg/m² (max. 70 mg) an d 1, dann 50 mg/m²/d (max. 50 mg/d, bei >80 kg bis zu

70 mg/d) tgl. i.v. über 1 h. Keine Dosisanpassung erforderlich. **KI:** Schwere Leberinsuffizienz. **NW:** BB-Veränderungen, Hypokaliämie, Hypomagnesiämie, Anorexie, Hyperglykämie, Hypokalzämie, metabolische Azidose, ▶ auch Fachinformation, Interaktionen z. B. mit Ciclosporin A.
z. B. Cancidas® 50 mg/70 mg Pulver für Konzentrat für Infusions-Lsg.

- **Cefaclor**
  Orales Cephalosporinantibiotikum – Über 1 Mo: 50–100 mg/kg/d in 2–3 ED p.o.; >12 J + Erw.: 1,5–4 g/d in 3 ED p.o. **HWI-Reinfektionsprophylaxe:** 10 mg/kg/d (bei NG und jungen Sgl.). **KI:** Überempfindlichkeit gegen Cephalosporine, Kreuzallergie mit Penicillin. **NW:** Hautausschläge, GI-Probleme, BB-Veränderungen, Transaminasenanstieg.
  z. B. Cefaclor 125/250 TS Granulat (100 ml); Cefaclor 500 Filmtbl. (10/20 Tbl.); Panoral 500 mg Hartkps. (10/20/100 Kps.); Panoral/forte Trockensaft: 1 Messl. ≙ 5 ml = 125 mg/250 mg (100 ml).

- **Cefadroxil**
  Orales Cephalosporinantibiotikum – Über 1 Mo bis 12 J: 50–100 mg/kg/d in 2 ED p.o.; Jgl. + Erw.: 2–4 g/d in 2 ED p.o. **NW:** ▶ Cefaclor.
  z. B. Cefadroxil 250 mg/5 ml (60 ml)/500 mg/5 ml Granulat (60 ml/100 ml); Cefadroxil 500 mg/1000 mg Tbl. (10/20 Tbl.).

- **Cefalexin**
  Orales Cephalosporinantibiotikum – Über 1 Mo bis 12 J: 50–100 mg/kg/d in 3 ED p.o.; Jgl. + Erw.: 1,5–3 g/d in 3 ED. **NW:** Allergische Reaktionen, reversible BB-Veränderungen, pos. Coombs-Test, Erhöhung der Transaminasen und AP, GI-Beschwerden.
  z. B. Cephalexin-ratiopharm® 250 mg/ml TS Trockensaft (120 ml); Cephalexin-ratiopharm® 500/1000 mg Filmtbl. (10/20 Tbl.).

- **Cefazolin**
  Parenterales Cephalosporinantibiotikum – 1–12 J: 50–100 mg/kg/d in 2–3 ED i.v.; Jgl. + Erw.: 2–6 g/d in 2–3 ED i.v. oder i.m. (max. 8 g/d). **NW:** ▶ Cefaclor.

- **Cefixim**
  Orales Cephalosporinantibiotikum – Über 1 Mo:
  8–12 mg/kg/d p.o. in 1–2 ED; Jgl. + Erw.: 0,4 g/d in
  1–2 ED. **NW:** ▶ Cefaclor. **Cave:** Keine Wirkung gegen
  Staphylococcus aureus, mäßig gegen Pneumokokken.
  z. B. Cefixim 200 mg/400 mg (Film-)Tbl. (teilbar)
  (5/7/10/20 Tbl.); Cefixim 100 mg/5 ml Granulat
  (25/50/100 ml): bis 6 kg (Sgl.): 1 × 2,5 ml/d, bis 12 kg
  (1–2 J): 1 × 5 ml/d, bis 25 kg (2–7 J): 1 × 10 ml/d, bis
  37,5 kg (7–12 J): 1 × 15 ml/d, >37,5 kg (>12 J): 1 × 20 ml/d.

- **Cefotaxim**
  Parenterales Cephalosporinantibiotikum – 100 mg/kg/d
  in 2–4 ED i.v. oder 1 Mo – 12 J: 100–200 mg/kg/d in
  2–4 ED; >12 J: 3–6 g/d in 2–4 ED i.v. (max. 12 g). **Meningitis:** 200 mg/kg/d in 3 ED i.v. **Schwere Infektion:** 50 mg/
  kg/ED (max. 3 g) alle 4–6 h oder Dauerinfusion (>4. LWo).
  NW: Lokale Thrombophlebitis, Allergie, Leukopenie, GI-
  Störungen, Transaminasenanstieg.
  z. B. Cefotaxim oder Claforan® Pulver zur Infusions-Lsg.

- **Ceftazidim**
  Parenterales Cephalosporinantibiotikum – 100 mg/kg/d
  in 2–3 ED i.v. oder 1 Mo – 12 J: 100–150 mg/kg/d in
  2–3 ED; >12 J: 2–6 g/d in 2–3 ED i.v. oder i.m. (max.
  6 g/d). **Schwere Infektionen:** 50 mg/kg/ED (max. 2 g) alle
  6 h oder DT (>4 LWo). **Meningitis:** 200 mg/kg/d in 3 ED
  i.v. **Wichtig:** Gut wirksam gegen gramneg. Keime, v. a.
  Pseudomonas. **NW:** Allergische Reaktionen, reversible BB-
  Veränderungen, GI-Beschwerden.
  z. B. Ceftazidim oder Fortum® Pulver zur Herstellung einer Infusions-Lsg.

- **Ceftriaxon**
  Parenterales Cephalosporinantibiotikum – Über 1 Mo:
  50–100 mg/kg/d i.v. in 1 ED; Jgl. + Erw.: 1–2 g/d (max. 4 g)
  i.v. oder i.m. **Schwere Infektion:** 50 mg/kg/ED (max. 4 g)
  alle 12 h (>2 Wo). **Epiglottitis:** 100 mg/kg 1 ×/d, dann
  50 mg/kg nach 24 h. **Meningitis:** 100 mg/kg alle 24 h.
  Hämophilus- oder Meningokokken-Prophylaxe: 125 mg
  (<15 J), 250 mg (Erw.) i.m. **Borrelia burgdorferi:** 1 ×
  50 mg/kg/d (max. 2 g/d) über 14 d. **Neuroborreliose,**

Lyme-Arthritis, Karditis: 50 mg/kg/d i.v. in 1 ED (max. 2 g/d) über 14 d (Therapie der Arthritis über 2–3 Wo). **NW:** BB-Veränderungen, Durchfall, Übelkeit, Erbrechen, Stomatitis, Glossitis.
z. B. Ceftriaxon oder Rocephin® Pulver für Infusions-Lsg.

- **Cefuroxim**
Parenterales Cephalosporinantibiotikum – 100 mg/kg/d in 2–3 ED oder 1 Mo – 12 J: 75–150 mg/kg/d in 3 ED; Jgl. + Erw.: 2,25–4,5 g/d in 3 ED (max. 6 g). **Schwerste Infektion:** 50 mg/kg/ED (max. 2 g) i.v. alle 6 h oder DT (>2. LWo).

- **Cefuroximaxetil**
Orales Cephalosporinantibiotikum – 20–30 mg/kg/d in 2 ED p.o. (max. 1 g/d); Jgl. + Erw.: 0,5–1 g/d in 2 ED p.o. Erw.: bei schweren Infektionen: 2 × 500 mg/d. **Cave:** Gegen Staphylokokken besser Cefazolin, nicht gegen Enterokokken und Pseudomonas. **NW:** Allergien, reversible Neutropenien, GI-Beschwerden, Anstieg von Kreatinin und Leberenzymen.
z. B. Cefuroxim 125 mg/5 ml TS Granulat: 1 Messl. ≙ 5 ml ≙ 125 mg (100 ml); Cefuroxim 250 mg/500 mg Filmtbl. (12/24 Tbl.).

- **Cetirizin**
Antihistaminikum, nicht sedierend – 0,2 mg/kg/ED (max. 10 mg) alle 12–24 h p.o.; >30 kg 10 mg/d in 1 ED; <30 kg 5 mg/d in 1 ED. **NW:** Hepatotoxizität, Thrombozytopenie, anaphylaktischer Schock, Bewegungsstörungen, Diarrhö, Hautausschlag.
z. B. Cetirizin 10 mg Filmtbl.: 1 Tbl. ≙ 10 mg (7/20/50/100 Tbl.); Cetirizin 10 mg/ml Tr.: 1 ml ≙ 20 Tr. ≙ 10 mg (10/20 ml); Cetirizin 1 mg/1 ml Saft: 10 ml ≙ 10 mg (75/150 ml); Zyrtec® 10 mg Filmtbl.: 1 Tbl. ≙ 10 mg (20/50/100 Tbl.).

- **Chloralhydrat**
Sedierung für kleine Eingriffe – NG: 25 mg/kg einmalig, nicht wiederholen; ältere Kinder: 50–75(–100) mg/kg/ED 30 min vor Eingriffen p.o. (Verdünnung mit Wasser oder Milch) oder rektal alle 8 h (max. 2 g). **Sonstige Sedierung:** 6(–10–30) mg/kg/ED alle 6 h p.o. **Hypnotikum:** 50 mg/kg/

ED (max. 2 g) einmalig (bis 100 mg/kg, max. 5 g auf Intensivstation). **KI:** Nieren-, Leber-, Herzinsuffizienz, Long-QT-Syndrom, intrakranieller Druck.
z. B. Chloraldurat® 250 mg (30 Kps.)/500 mg (15/30 Kps.) Weichkps.; Chloralhydrat-Rectiole®: 1 Miniklistier enthält 600 mg Chloralhydrat in 3 g Rektal-Lsg. (3 Stück): zugelassen ab 12 kg: bei KK ab 12 kg: 1 Rectiole; bei Kindern ab 24 kg: max. 2 Rectiolen.

- **Chlorambucil**
Zytostatikum – 0,1–0,2 mg/kg/d p.o. **NW:** ▶ Fachinformation.
z. B. Leukeran® 2 mg Filmtbl. (25/50 Tbl.).

- **Chloramphenicol**
Antibiotikum – parenteral oder p.o. nur noch bei schweren lebensbedrohlichen Infektionen und fehlenden Alternativen wegen schwerer NW, z. B. bei Hirnabszess, Typhus, Paratyphus, Salmonellen-, Hib-Meningitis. **Schwere Infektion:** 25 mg/kg/ED (max. 1 g) i.v. oder p.o. alle 6 h. **Serumspiegel:** 20–25 µg/ml Spitzenspiegel, <15 µg/ml Talspiegel. **NW:** »gray baby syndrome«, RR-Abfall, Knochenmarkdepression, Neurotoxizität. **Kontrollen:** RR, BB mit Retikulozyten, Bilirubin direkt + indirekt bei FG/NG, ophthalmologische Kontrolle.

- **Chloroquin (Dosen in mg Base)**
Malariatherapie – **p.o.:** initial 10 mg/kg/ED, dann 6 h später 5 mg/kg, dann 6 mg/kg/d für 2 d oder initial 10 mg/kg, dann 6, 24 und evtl. 48 h später je 5 mg/kg p.o. (max. Gesamtdosis 1500 mg). **i.m.:** 4 mg/kg/ED alle 12 h × 3 d. **Malariaprophylaxe:** 5 mg/kg (max. 300 mg) p.o. 1 ×/Wo, Beginn 8 d vor Einreise, bis 4–6 Wo nach Ausreise. **Rheumatoide Arthritis:** 12 mg/kg/d (max. 600 mg) p.o., reduzieren bis 4–8 mg/kg/d (max. 400 mg). **Hydroxychloroquin:** 3–4 mg/kg/d in 1 ED, günstigeres NW-Profil als Chloroquin. **KI:** Krampfleiden beim Pat. (bei Krampfleiden in der Familie vor Gabe: EEG), schwere Nieren- und Leberinsuffizienz, Retinopathie. **NW:** Sehstörungen, Schwindel, Nausea, Exanthem, Neuromyopathie, BB-Veränderungen, Retinopathie.
z. B. Resochin® junior Tbl. 81 mg: 1 Tbl. ≙ 50 mg (30 Tbl.); Resochin® Tbl. 250 mg Filmtbl.: 1 Tbl. ≙ 155 mg (20/50/100 Tbl.).

- **Chlorprothixen**
  Neuroleptikum – 0,5–1 mg/kg/d i.v., p.o., i.m. meist ausreichend, kann bis 0,5–1 mg/kg/ED alle 6–8 h i.v./p.o. gesteigert werden. **NW:** Selten Nekrosenbildung bei Paravasat.
  z. B. Truxal® Saft 20 mg/ml Suspension: 1 ml ≙ 16 Tr. ≙ 20 mg (100 ml).

- **Cholestyramin (= Colestyramin)**
  Lipidsenker – Juckreiz bei Gallenstauung, Hypercholesterinämie: 50(–150) mg/kg/ED (–250 mg/kg/ED) (max. 9 g) alle 6–8 h p.o. **NW:** Obstipation, Diarrhö, Erbrechen, Vitamin-K-Mangel.
  z. B. Colestyramin ratiopharm® Pulver: 1 Btl. ≙ 4 g (50/100 Btl.).

- **Choriongonadotropin**
  Hypophysenvorderlappenhormon – Hodenhochstand: <2 J: 500 IE/Wo i.m.; 2–6 J: 1000 IE/Wo i.m.; >6 J: 2000 IE/Wo i.m. über 5 Wo; evtl. LH-RH-Kur (z. B. Kryptokur®) zuvor: 3 ×/d 1 Hub in jedes Nasenloch (≙ 0,2 mg) über 4 Wo. **Zur DD Hodenhochstand** und Überprüfung der Funktionsfähigkeit der Hoden beim hypogonadotropen Hypogonadismus: Einmalig 5000 IE i.m. **NW:** Verstärktes Peniswachstum, vermehrte Erektionen, Ödem.
  z. B. Predalon® 5000 IE Pulver und Lösungsmittel für Injektions-Lsg.: 1 Amp ≙ 5000 IE.

- **Ciclosporin (= Cyclosporin)**
  Immunsuppressivum – GvHD-Prophylaxe bei SZT: Start mit 3 mg/kg/d in je 2 ED i.v. ab d −1, spiegeladaptiert, Ciclosporin-A-Talspiegel um ca. 100 ng/ml (monoklonal); p.o. 6 mg/kg/d in 2 ED. **Juvenile idiopathische Arthritis:** 3–4 mg/kg/d in 2 ED p.o., Talspiegel: bis ca. 100 ng/ml anstreben. **Nephrotisches Syndrom:** 5 mg/kg/d in 2 ED p.o., Talspiegel von 100–150(–200) ng/ml (12 h nach Gabe, direkt vor nächster Gabe). **Cave:** Ciclosporin bindet an Silikon, deshalb nicht aus dem Lumen abnehmen, über das Ciclosporin gegeben wurde. **NW:** ▶ Fachinformationen; **Cave:** Interaktion mit Medikamenten. Überwachung: RR, Hypertrichose, Gingivahyperplasie, BB, Kreatinin, Urinstatus, Leberwerte.

z. B. Sandimmun® Optoral 100 mg/ml Lsg.: 1 ml ≙ 100 mg (50 ml); Sandimmun® Optoral 10 mg/25 mg/50 mg/100 mg Weichkps. (50/100 Kps.).

- **Cidofovir**
Virustatikum – 5 mg/kg/ED über 1 h i.v. an d 0, d 7, dann alle 14 d. Vor Beginn der Infusion: Sammelurin mit Berechnung der Kreatinin-Clearance, BGA, Elektrolytkontrolle. 3 h vor Start: 1. Probenecid 25 mg/kg p.o. 2 h vor Start: Beginn mit NaCl 0,9% 600 ml/m² über 2 h. Cidofovir über 1 h. 1 h nach Start: Wässerung mit NaCl 0,9% über 3 h 600 ml/m². 2 h nach Start: 2. Probenecid 10 mg/kg p.o. 3 h nach Start: BGA, Elektrolytkontrolle. 8 h nach Start: 3. Probenecid 10 mg/kg p.o. 8 h nach Start: BGA, Elektrolytkontrolle. **KI:** Niereninsuffizienz, deshalb vor jeder Gabe Serumkreatinin und Proteinkonzentration im Urin, zusätzlich Diff-BB. Enth. etwa 2,5 mmol (od. 57 mg) Na pro Durchstechflasche.
z. B. Vistide® 75 mg/ml Konzentrat für Infusions-Lsg.

- **Cimetidin**
H2-Rezeptorblocker – p.o.: 6–8 mg/kg/ED alle 6 h (max. 200 mg/ED). **i.v.:** 5–10–15 mg/kg/ED alle 6 h i.v. (ca. 30 mg/kg/d in 4 ED) (>4 LWo). Erw.: 12–14 mg/kg/d in 1–3 ED i.v. oder p.o. **GI-Blutung:** Dauerinfusion. **NW:** Diarrhö, Rash, Myalgie, Gynäkomastie, Schwindel, Müdigkeit, Leuko-, Thrombopenie, Medikamenteninteraktion. **Indikationen:** Heute ersetzt durch Omeprazol. Ranitidin ist zwar später wirksam, hat aber viel weniger NW → Einsatz von Cimetidin gerade im Wachstumsalter gut zu überlegen!
z. B. Cimetidin® Injektions-Lsg.: 2 ml ≙ 200 mg Cimetidin; Cimetidin® 200/400/800 Filmtbl. (50/100 Tbl.).

- **Ciprofloxacin**
Antibiotikum, Gyrasehemmer – Gramneg. Problemkeime, Pseudomonas: p.o.: 5–10 mg/kg/ED (Erw. 250–500 mg/ED) alle 12 h oder 30–40 mg/kg/d in 2 ED (max. 1,5 g); Erw. 1–2,25 g/d in 2 ED. **i.v.:** 4–7 mg/kg/ED (Erw. 200–300 mg/ED) alle 12 h über 60 min oder 20–30 mg/kg/d in 2–3 ED (max. 1,2 g); Erw. 0,2–1,2 g/d in 2–3 ED. **Schwere Infektion:** 15 mg/kg/ED (max. 750 mg) alle 12 h

p.o., 8 mg/kg/ED (max. 400 mg) alle 8 h i.v. **CF:** p.o. 20 mg/kg/ED alle 12 h oder i.v. 10 mg/kg/ED alle 8 h. **Meningokokken-Prophylaxe für Erw.:** 15 mg/kg (max. 500 mg) einmalig p.o. **Peripher i.v.:** max. 2 mg/ml. **KI:** Epilepsie, in Ausnahmefällen im KA. **NW:** In Tierversuchen irreversible Knorpelschäden, beim Menschen bisher nicht beobachtet, Hautausschläge, Juckreiz, GI-Beschwerden, BB-Veränderungen, Nierentoxizität.

z. B. Ciprobay® 250/500 (14/28 Tbl.)/750 (10/20 Tbl.) Filmtbl.; Ciprofloxacin 100 mg (6 Tbl.)/250 mg /500 mg /750 mg (10/20 Tbl.) Filmtbl.

- **Ciprofloxacin Augentropfen**
  Konjunktivitis: 1–2 Tr. alle 4 h.
  z. B. Ciloxan® 3 mg/ml Augentr. (5 ml).

- **Clarithromycin**
  Orales Makrolidantibiotikum – Sgl. 10-15 mg/kg/d in 2 ED; Kinder 15(–30) mg/kg/d in 2 ED; Jgl. + Erw.: 0,5–1 g/d in 2 ED (max. 1 g/d).
  z. B. Clarithromycin 125 mg/5 ml/250 mg/5 ml Granulat (60/100 ml); Clarithromycin 250 mg (10/12/20 Tbl.)/500 mg Filmtbl. (14/20 Tbl.); Klacid® Saft: 1 Messl. ≙ 5 ml ≙ 125 mg (60/100 ml): 6 Mo–2 J: 2 × ½ Messl.; 2–4 J: 2 × 1 Messl., 4–8 J: 2 × 1½ Messl.; 8–12 J: 2 × 2 Messl.; Klacid® forte Saft: 1 Messl. ≙ 5 ml ≙ 250 mg (60/100 ml); Klacid® Filmtbl.: 1 Tbl. ≙ 250 mg (10/20 Tbl.).

- **Clavulansäure + Amoxicillin**
  ▶ Amoxicillin.

- **Clemastin**
  Antihistaminikum – 0,02–0,06 mg/kg/ED alle 12 h i.v. (1 Amp ≙ 5 ml ≙ 2 mg) (max. 3 mg/ED) oder p.o. **NW:** Erregungszustände, Somnolenz, Tachykardie, GI-Symptome, BB-Veränderungen, Mundtrockenheit.
  z. B. Tavegil® Sirup (125 ml) (Einnahme vor den Mahlzeiten): 1–3 J: 2 × 1–2 Teel./d; 4–6 J: 2 × 2 Teel./d; 7–12 J: 2 × 1 Essl./d; Erw./Schulkind: 2 × 1–2 Essl. oder mehr/d. Tavegil® Tbl.: 1 Tbl. ≙ 1 mg (20/50 Tbl.).

- **Clindamycin**
  Lincosamidantibiotikum – Wirksam v. a. gegen grampos.
  Bakt, Anerobier: (20–) 40 mg/kg/d in 3 ED i.v./p.o. (max.
  1,8 g/d); Sgl.: 20–40 mg/kg/d in 3 ED i.v./p.o.; 1–12 J: 20–
  40 mg/kg/d i.v./p.o.; Jgl. + Erw.: 1,8–2,7 g/d in 3 ED i.v. und
  0,6–1,8 g/d in 3 ED p.o. **NW:** Pseudomembranöse Enterokolitis, Exanthem, Leukopenie, Transaminasenanstieg, Durchfall, RR-Abfall bei zu schneller Injektion, allergische Reaktionen (gegen Benzylakohol, deshalb nicht bei FG und NG).
  z. B. Clindamycin 150 mg/300 mg Hartkps. (12/30 Kps.);
  Clindamycin 150/300/600 mg Filmtbl. (12/30 Tbl.);
  Sobelin® Granulat: 1 Messl. ≙ 5 ml ≙ 75 mg (80 ml).
- **Clobazam (CBZ)**
  Benzodiazepin – **Fokale und generalisierte Anfälle:** p.o.
  0,1–0,4 mg/kg/ED (max. 20 mg) alle 8–12 h oder 0,2–
  1,0 mg/kg/d in 2–3 ED. **NW:** Müdigkeit, Hypotonie, Obstipation, Verhaltensstörungen.
  z. B. Frisium® 10 mg/20 mg Tabs Tbl. (10/20/50 Tbl.).
- **Clodronsäure**
  Bisphosphonat – 6 mg/kg (max. 300 mg) i.v. über 2 h tgl.
  für 7 d, dann 15–30 mg/kg/ED (max. 1,6 g) alle 12 h p.o.;
  Erw.: 2 Filmtbl., evtl. bis max. 4 Filmtbl./d in 1 ED, z. B.
  morgens nüchtern – 1 h vor dem Frühstück – oder abends
  mind. 2 h nach dem Essen. Nicht mit Milch oder anderen kalziumreichen Flüssigkeiten. **NW:** Transaminasenanstieg, Nierenfunktionsstörung, Hypokalzämie.
  z. B. Clodron 400/800 mg Filmtbl. (60/120 Tbl.); Ostac®
  520 mg Filmtbl. (60/120 Tbl.).
- **Clonazepam**
  Antiepileptikum – 0,02 mg/kg/ED (max. 0,5 mg) alle 12 h
  p.o., langsam (alle 3 d um 0,25–0,5 mg) auf 0,05 mg/kg/ED
  (max. 2 mg) alle 6–12 h steigern. **Status:** 0,1–0,2 (bis max.
  0,5) mg/kg/ED i.v.; NG: 0,25 mg/ED (wenn beatmet),
  dann 0,01 mg/kg alle 8 h i.v.; Kind: 0,5 mg/ED i.v.; Erw.:
  1 mg/ED i.v., kann wiederholt werden. **Serumspiegel:** 20–
  75 ng/ml. **KI:** Bestehende oder frühere Abhängigkeitserkrankung, Myasthenia gravis, Überempfindlichkeit gegen Benzodiazepine. **NW:** Hypersalivation, Atemdepression,

Hypotonie, Müdigkeit, Verhaltensstörungen, bronchiale Hypersekretion, Transaminasenanstieg.
z. B. Antelepsin 0,5 mg/2 mg Tbl. (50/100 Tbl.); Rivotril® 0,5 mg/2 mg Tbl. (50/100 Tabl.); Rivotril® 2,5 mg/ml Tr.-Lsg.: 1 ml ≙ 25 Tr. ≙ 2,5 mg (10/50 ml); Rivotril® Injektions-Lsg.: 1 Amp. ≙ 1 ml ≙ 1 mg.

- **Clonidin**
  Zentraler α-Rezeptoragonist – Hypertonus: 2–6 µg/kg/ED s.c., i.m., langsam i.v., p.o.: Beginn 5 µg/kg/d, max. 30 µg/kg/d in 2–3 ED. **Entzugserscheinung nach Opioidgabe:** 1,5 µg/kg/h, evtl. bis auf 2,5 µg/kg/h steigern. **Indikationen:** z. B. bei starker Tachykardie, wirkt sedierend durch Reduzierung des zentralen Sympathikustonus. **KI:** Bradykardie, Überempfindlichkeit, Erregungsleitungsstörung des Herzens (AV-Block II/III. Grades). **NW:** Mundtrockenheit, Sedierung, GI-Störungen, allergische Reaktionen; Rebound-Effekt möglich, deshalb langsam ausschleichen.
  z. B. Catapresan® 75/150/300 Tbl. (100 Tbl.); Clonidin 75/150/300 Weichkps. (20/50/100 Kps.).

- **Clotrimazol**
  Antimykotikum – Topisch 1% Creme oder Lsg. alle 8–12 h.
  z. B. Clotrimazol AL 1% Creme (20/50 g); Canesten® Creme/Lsg. (20/50 g).

- **Codein**
  Analgetikum, Antitussivum – Analgetisch: 0,5–1,0 mg/kg/ED alle 4–6 h p.o., i.m., s.c. **Antitussiv:** 1–1,5 mg/kg/d in 4 ED p.o. (0,25–0,5 mg/kg/ED alle 6 h). **KI:** Asthmaanfall, Kinder <2 J, Hypersekretion, Ateminsuffizienz. **NW:** Kopfschmerzen, GI-Symptome, Obstipation, Atemdepression.
  z. B. Codeinsaft 5 mg/5 ml (100 ml): 2–6 J: 3–4 × 2,5–5 ml/d (max. 30 ml/d); 6–12 J: 3–4 × 5–15 ml/d (max. 60 ml/d).

- **Colecalciferol**
  ▶ Vitamin D.

- **Colestyramin**
  ▶ Cholestyramin.

- **Colistin**
  Selektive Darmdekontaminierung: p.o.: 1–6 Mo: 1,5 Mio. IE/d in 4 ED; 7–11 Mo: 2 Mio. IE/d in 4 ED;

1–6 J: 3 Mio. IE/d in 4 ED; 7–12 J: 4 Mio. IE/d in 4 ED; Jgl.:
6 Mio. IE/d in 4 ED; Erw.: 8 Mio. IE/d in 4 ED. **CF:** Inhalation: 1–2 Mio. IE 2 ×/d.
z. B. Diarönt® mono Tbl.: 1 Tbl. ≙ 2 Mio. IE (10/20 Tbl.);
Colistin CF® Pulver für einen Vernebler (1 Fl. ≙ 1 Mio. IE)
(14/56 Fl.).

- **Cotrimoxazol (Trimethoprim 1 mg + Sulfamethoxazol 5 mg; TMP-SMZ)**
  Antibiotikum – Über 6 Wo – 12 J: 6 mg TMP/kg/d in 2 ED
  p.o.; Jgl. + Erw.: 320 mg TMP/d in 2 ED p.o. Kinder: 10–
  20 mg TMP/kg/d in 2–3 ED über 1 h i.v.; **Pneumocystis-jirovecii-Therapie:** 20 mg/kg/d in 4 ED über 14–21 d i.v.
  über 1 h oder p.o. **Pneumocystis-jirovecii-Prophylaxe:**
  TMP-SMZ 150 mg/m^2/d TMP-Anteil (1 Mo – 12 J) bzw.
  160 mg/d TMP-Anteil (≥13 J) in 2 ED an 2–3 d der Wo
  oder 5 mg/kg/d TMP-Anteil in 2 ED an 2–3 d der Wo.
  Langzeitprophylaxe: 1–2 mg/kg/d in 1 ED p.o. **NW:** Allergische Reaktionen, Diarrhö, Übelkeit, Erbrechen, selten
  Knochenmarkdepression; Verschlechterung der Nierenfunktion bei vorbestehender Niereninsuffizienz. **KI:** Bis
  1. LMo, schwere Niereninsuffizienz, Sulfonamidallergie,
  schwere Leberfunktionsstörungen, Hb-Anomalien, Long-QT-Syndrom.
  z. B. Kepinol® f. Erw. (80 mg) Tbl. (20/50 Tabl.); Kepinol®
  f. Kinder (20 mg) Tbl. (20 Tbl.)/forte (160 mg)
  (10/20 Tabl.); Cotrim K-ratiopharm®: 1 Messl. ≙ 5 ml ≙
  40 mg (100 ml); Cotrim E-ratiopharm®: 1 Messl. ≙ 5 ml ≙
  80 mg (100 ml).

- **Cromoglicinsäure**
  Antiallergikum (Mastzellstabilisator) – **Prophylaktisch:**
  Inhalation 2 ml (20 mg) oder 1 Kps. (20 mg) alle 6–8 h, im
  Anfall absetzen. **Dosieraerosol:** 1–10 mg alle 6–8 h oder
  4 × 2 Sprühstöße/d. **Allergische Rhinitis prophylaktisch:**
  Augentr. oder Nasenspray 4 × tgl. 1–2 Tr. pro Auge bzw.
  1 Sprühstoß in jedes Nasenloch alle 6 h. p.o. 5–10 mg/kg/
  ED (max. 200 mg/ED) alle 6 h. **NW:** Exanthem, Husten,
  Bronchospasmus, Schleimhautreizung.
  z. B. Vividrin® antiallergische Augentr. oder Nasenspray;
  Cromo-CT Inhalations-Lsg. oder Intal® Inhalations-Lsg.

1% für Vernebler: 1 Amp ≙ 2 ml ≙ 20 mg (50/100 Amp.);
Intal® N Dosieraerosol: 1 Sprühstoß ≙ 1 mg (10 ml).

- **Cyanocobalamin (Vitamin B12)**
  Vitamin-B12-Mangel: Schwere Hypokaliämie möglich, deshalb für die ersten 2 d 0,2 µg/kg/d (Erw. 10 µg/d), dann für 1 Wo 20 µg/kg/d (Erw. 1000 µg/d), dann für 4 Wo 1 ×/Wo 20 µg/kg/Wo (Erw. 100 µg/Wo) i.v., dann kann eine orale Substitution erfolgen, wenn die Zufuhr über die Ernährung nicht ausreichend ist (Cyanocobalamin 50 µg/d). Auch bei Fehlen eines Folsäuremangels sollte bei der zu erwartenden erythropoetischen Regeneration Folsäure 1 mg p.o. gegeben werden. **Methylmalonazidurie:** 1 mg/d. **Bedarf bei parenteraler Ernährung:** FG 0,3 µg/kg/d, sonst 1 µg/d. **Cave:** i.v. Gabe gefährlich bei megaloblastärer Anämie.
  z. B. B12-Tropfen Ankermann® Lsg.: 1 ml ≙ 50 µg (30 ml): B12 Ankermann® überzogene Tbl.: 1 Tbl. ≙ 1000 µg (50/100 Tbl.); Vitamin B12 10 µg Filmtbl. (100 Tbl.).

- **Cyclophosphamid**
  Zytostatikum – Rheumatoide Arthritis: 1–2 mg/kg/d in 1 ED p.o. **Immunsuppressive Therapie:** 2–5 mg/kg/d in 1 ED p.o. **NW:** ▶ Fachinformation.
  z. B. Endoxan® überzogene Tbl.: 1 Drg. ≙ 50 mg (50/100 Tbl.).

- **Cyclosporin**
  ▶ Ciclosporin.

- **D**
  - **Dalteparin-Natrium**
    Antikoagulans – Prophylaxe: 50 IE/kg/ED s.c. 1–2 h vor OP, dann 1 ×/d. **Venenthrombose:** 1 ×/d 100–150–200 IE/kg/d s.c. Unterschrift der Eltern, da keine explizite Zulassung im KA. **Erwünschter Anti-Xa-Spiegel:** 4 h nach der 2.–3. Gabe (>3 J) bzw. 2 h nach der 2–3. Gabe (<3 J): 0,4–0,8(–1,0) IE/ml (therapeutisch), 0,2–0,4 IE/ml (prophylaktisch), Monitoring erforderlich! Dosisanpassung bei zu niedrigen/zu hohen Anti-Xa-Spiegeln um etwa 10–25%/Gabe, Kontrolle 4 h nach der ersten geänderten Gabe, bei <3 J nach 2 h. NG benötigen oft hohe Dosis. Letzte Gabe

(12–)24 h vor geplantem Eingriff (ggf. Überbrückung mit i.v. Heparin). **KI:** Allergische Reaktion gegen Dalteparin, Thrombozytopenie (Typ II) auf Heparine, klin. signifikante Blutungen, schwere Gerinnungsstörungen, arterielle Hypertonie. **Dosisreduktion:** z. B.: 50% bei Thrombozyten zwischen 50.000/µl und 100.000/µl, absetzen bei Thrombozyten <50.000/µl. **NW:** Transaminasenanstieg, Schmerzen an der Injektionsstelle.

z. B. Fragmin P/P forte Injektions-Lsg.: 1 Fertigspritze mit 0,2 ml ≙ 2500 IE/5000 IE anti-Faktor Xa (10/20/100 Spritzen).

- **Dantrolen**
  Muskelrelaxans – i.v. Trockensubstanz mit Lösungsmittel: Hyperthermie: 1 mg/kg/min bis Wirkung (max. 10 mg/kg/d), dann 1–2 mg/kg/ED alle 6 h für 1–3 d i.v. oder p.o. **Spastik:** 0,5–2 mg/kg/ED (max. 100 mg) alle 6 h p.o. **KI:** Überempfindlichkeit, Lebererkrankungen, eingeschränkte Lungenfunktion, schwere Herzmuskelschäden. **NW:** Schwächegefühl, Unwohlsein, Durchfall, Kopfschmerzen, Sprachstörungen, Krampfanfälle, GI-Störungen, Hepatotoxizität, Hautausschläge, Muskelschwäche, BB-Veränderungen, psychische Störungen.

  z. B. Dantamacrin® 25/50 mg Hartkps. (50/100 Kps.).

- **Deferasirox (DSX)**
  Eisenantidot – Oral, Primärtherapie für Pat. mit Thalassaemia major ab 6 J; initial 20 mg/kg/d in 1 ED (max. 40 mg/kg/d) möglichst auf nüchternen Magen mind. 30 min vor einer Mahlzeit. **NW:** Anstieg von Serumkreatinin (überwiegend reversibel) → monatliche Kontrolle der Nierenfunktionsparameter.

  z. B. Exjade® 125 mg/250 mg/500 mg Tbl. zur Herstellung einer Suspension (84 Tbl.).

- **Deferipron**
  Eisenantidot – Oral, aktuelle Zulassung nur bei Thalassaemia major, wo Deferoxamin kontraindiziert oder inadäquat ist; 75–100 mg/kg/d in 3 ED, möglichst gleichmäßig über 24 h verteilt. **NW:** Häufig GI-NW wie Bauchschmerzen, schwere Neutropenie → wöchentliche Diff-BB-Kontrollen.

z. B. Ferriprox® 500 mg (100 Tbl.)/1000 mg Filmtbl. (50 Tbl.); Ferriprox® Lsg. zum Einnehmen: 1 ml ≙ 100 mg (500 ml).

- **Deferoxamin (DFO)**
  Eisenantidot – s.c. als DT, mit einer niedrigen Dosierung (20 mg/kg/d) beginnen. Standardtherapie: tgl. s.c. Infusion mit 40–60 mg/kg mit einer tragbaren Pumpe über 12 h an 7 d/Wo über Nacht. Bisher einziges für die Primärtherapie der transfusionsbedingten Hämosiderose bei allen zugrunde liegenden Erkrankungen zugelassenes Medikament. **NW:** Induration/Rötung an der Injektionsstelle, Exantheme, Kopfschmerzen, Fieber, Übelkeit, Arthralgien, Myalgien, GI-Symptome, Asthma. **Vitamin C** (50–100 mg/d) verbessert die Eisenelimination mit DFO, ist aber nur bei nachgewiesenem Vitamin-C-Mangel absolut erforderlich. Substitution sollte erst einige Wo nach Initiierung der Chelattherapie begonnen werden; tgl. frühestens 30 min nach Start der s.c. Infusion.
  z. B. Desferal® 0,5/2 g Pulver für Injektions- und Infusions-Lsg.

- **Desloratadin**
  Antihistaminikum – **Allergische Urtikaria: Tbl.:** 6–11 J: 2,5 mg/d; >12 J: 5 mg/d; **Saft:** 1–5 J: 2,5 ml/d; 6–11 J: 5 ml/d, >12 J: 10 ml/d. **NW:** Müdigkeit, Mundtrockenheit, Kopfschmerzen, <2 J: Fieber, Schlaflosigkeit, Diarrhö.
  z. B. Aerius® 2,5 mg/5 mg Schmelz-Tbl. (18/60/90 Tbl.); Aerius® 5 mg Filmtbl. (20/50/100 Tbl.); Aerius® 0,5 mg/ml Lsg.: 1 ml ≙ 0,5 mg (50/150 ml).

- **Desmopressin (DDAVP)**
  Antidiuretikum – **Zentraler Diabetes insipidus: nasal:** 5–10 μg/ED (≙ 0,05–0,1 ml) alle 12–24 h (100 μl ≙ 10 μg). Bedarf übersteigt selten 10 μg/d in 2 ED. **Bei i.v. Gabe:** 1/10 der nasalen Dosis. **Bei oraler Gabe:** Das 20-Fache der intranasalen Dosis aufgeteilt in 3 ED; → somit p.o.: 0,2–1,2 mg/d in 3 ED, Beginn mit 2–3 × 0,1 mg/d, dann individuelle Dosis; → somit i.v.: 0,1–0,4 (–1) μg/d s.c., i.m. oder 2–4 μg/d in 2 ED i.v. oder s.c. oder Sgl.: 0,1 μg/d; Kinder 0,4–1,0 μg/d und Erw. 1–4 μg/d. **Von-Willebrand-Syndrom:** Größere Blutungen bei leichterem vWJS bzw. bei

OP: 0,2–0,4 µg/kg (Erw. 20 µg) in 50 ml 0,9% NaCl über 30 min i.v. (bei Typ IIb kontraindiziert). Dosis nasal zu i.v. 10:1. Medikament im Kühlschrank aufbewahren. **NW:** Hyponatriämie, zerebrale Krampfanfälle, Wasserretention, Kopfschmerzen, Schwindel, Übelkeit.

z. B. Desmospray 0,1 mg/ml Nasenspray Lsg.: 0,1 ml ≙ 10 µg (5 ml); Minirin® Rhinyle® Lsg. zur intranasalen Anwendung: 0,1 ml ≙ 10 µg; Minirin® 0,1 mg/0,2 mg Tbl. (30/90 Tbl.).

- **Dexamethason**
Halogeniertes Glukokortikoid – 0,1–0,25 mg/kg/ED alle 6 h p.o., i.v. **BPD:** 0,1 mg/kg/ED alle 6 h für 3 d, dann alle 8 h für 3 d, alle 12 h für 3 d, alle 24 h für 3 d, alle 48 h für 7 d. **Krupp:** 0,15 mg/kg/ED p.o., bis zu 0,6 mg/kg oder insgesamt 10 mg p.o. **Hirnödemprophylaxe:** 0,6(–2) mg/kg/d in 4 ED für 4 d. **Hirnödemtherapie:** Versuch 0,5 mg/kg i.v. **Bakterielle Meningitis:** 0,8 mg/kg in 2 ED für 2 d i.v. (individuelle Entscheidung; wenn, dann 1. Dosis ca. 30 min vor – spätestens zur 1. AB-Gabe). **Tumorschmerz:** 6–12 mg/m^2/d initial. **AGS mit 11-Hydroxylase-Defekt:** 0,5 mg/m^2/d. **ITP, anhaltende Schleimhautblutung:** 0,7 mg/kg/d (max. 40 mg/kg/d) für 4 d. **Tuberkulöse Meningitis:** 0,6 mg/kg/d in 4 ED über 8 Wo anfangs i.v. **Verätzungen:** 1 mg/kg für 3 d, dann bis d 10 ausschleichen. Augentr. 0,1%: 1–2 Tr./Auge alle 3–8 h. Keine Mineralokortikoidwirkung, 1 mg ≙ 25 mg Hydrokortison-Glukokortikoidwirkung. **Schwellendosis Hypophysensuppression:** 0,6 mg/m^2. **Vor dem Absetzen** evtl. Cortisol basal bestimmen. **NW:** ▶ Fachinformation und Tab. 24.9: Glukokortikoide.

z. B. Dexamethason 0,5 mg/1,5 mg/4 mg/8 mg Tbl. (20/50/100 Tbl.); Fortecortin® 0,5 mg/2 mg/4 mg/8 mg Tbl. (20/50/100 Tbl.). InfectoDexaKrupp® Saft 2 mg/5ml: 1 ml ≙ 0,4 mg Dexamethason (30 ml).

- **Dexpanthenol**
Wundbehandlung.
z. B. Bepanthen® Augen- und Nasensalbe (5/10 g); Bepanthen®, Dexpanthenol, Panthenol Wund- und Heilsalbe (20/50/100 g).

- **Diazepam**
  Benzodiazepin – Krampfanfall: i.v.: 0,2–0,5 (–1) mg/kg/ED [≙ 0,04–0,1 (–0,2) ml/kg]; kann einmal wiederholt werden. <2 mg/min wegen der Gefahr einer Atemdepression (1 Amp. ≙ 2 ml ≙ 10 mg). **Rektiole:** <15 kg: 5 mg; >15 kg: 10 mg, kann einmal wiederholt werden. **Sedierung, Muskelrelaxation:** 0,2–0,5 mg/kg/ED p.o. oder rektal; 0,05–0,2 mg/kg/ED i.v. **NW:** Hypotonie, Atemdepression bei zu schneller i.v. Injektion, Kumulation bei längerer Anwendung, da lange HWZ von 10–20 h, Entzugssyndrom, kurze Wirkung, verdrängt Bilirubin aus Albuminbindung. **Antidot:** Flumazenil (Anexate®): ▶ Flumazenil.
  z. B. Diazepam Desitin® rectal tube 5 mg/10 mg Lsg. (5 Tuben); Diazepam Tr.: 1 ml ≙ 20 Tr. ≙ 10 mg (25 ml); Diazepam Injektions-Lsg.: 1 Amp. ≙ 2 ml ≙ 10 mg.

- **Diazoxid**
  Vasodilatator – Hypertonie: 2 mg/kg schnell i.v., Wirkung tritt innerhalb von 30 min ein; bei Nichtansprechen 4 mg/kg i.v. wiederholen. **Cave:** Schwerer RR-Abfall. **Hypoglykämie:** 5–15 mg/kg/d in 2–3 ED p.o., Versuch über mind. 5 d; i.v.: Ultima Ratio bei Hypoglykämie (10–25 mg/kg/ED i.v.). **NW:** Hyperglykämie, Hyperurikämie, Übelkeit, Erbrechen, Dysrhythmien, Na- und Wasserretention, Hypertrichose (irreversibel), Hypotonie, Neutropenie.
  z. B. Proglicem® 25/100 Kps., entsprechend 25/100 mg (100 Kps.).

- **Diclofenac**
  Nichtsteroidales Antiphlogistikum – 2–3 mg/kg/d in 3–4 ED p.o. HWZ 3–4 h. **KI:** Magen-Darm-Ulzera, unklare BB-Veränderung, schwere Leber- und Nierenfunktionsstörung, Herzinsuffizienz. **NW:** Überempfindlichkeitsreaktionen mit Hautausschlägen, GI-Ulzera, Na-, Wasserretention, Kopfschmerzen, Schwindel, Transaminasenanstieg. Niereninsuffizienz.
  z. B. Diclofenac (Voltaren®) 25 mg/50 mg Tbl. (20/50/100 Tbl.) (Supp. wegen nicht exakt berechenbarer Resorption nicht vorteilhaft), Voltaren® 100 mg retard Tbl. (50/100 Tbl.).

- **Digitoxin**
 Herzglykosid – Herzinsuffizienz, supraventrikuläre Tachykardie: 4 μg/kg/ED (max. 0,2 mg) alle 12 h p.o. für 4 d, dann 1–6 μg/kg (Erw. meist 0,15 mg, max. 0,3 mg) tgl. **Cave:** Mittel der Wahl ist Digoxin, da besser steuerbar als Digitoxin. **NW:** Arrhythmien, Diarrhö, Erbrechen. **KI:** Subvalvuläre Aortenstenose, Fallot-Tetralogie → K, Ca, Mg-Kontrollen. **Cave:** Beim WPW-Syndrom kann Digitalis Kammerflimmern auslösen. **Therapeut. Bereich:** 0,7–2 ng/ml (BE 8–24 h nach einer Dosis).
 z. B. Digimerck® pico 0,05 mg/minor 0,07 mg/ 0,1 mg Tbl. (30/50/100 Tbl.).

- **Digoxin**
 Herzglykosid – Manifeste Herzinsuffizienz, supraventrikuläre Tachykardie: 1 × 15 μg/kg/ED und 5 μg/kg/ED nach 6 h, dann 5 μg/kg/ED (max. 200 μg i.v., 250 μg p.o.) alle 12 h langsam i.v. oder p.o. **Therapeutischer Spiegel:** 0,5–2,5 mmol/l oder 0,4–2ng/ml. **Erweiterte Herzinsuffizienztherapie:** z. B. mit Lenoxin® Liquidum mit Digoxin-Ziel-Talspiegel 0,5–0,8 ng/ml, z. B. 0,1 ml/kg in 2 ED, 1. Spiegelkontrolle nach 5 d. **KI:** Bradykardie, AV-Block, WPW-Syndrom, hypertrophe obstruktive Kardiomyopathie, Hyperkalzämie, Hypokaliämie, Niereninsuffizienz, Z. n. Kardioversion, Katecholamingabe. **Intoxikation:** Rhythmusstörungen, Erbrechen, Übelkeit, zerebrale Symptome. **Antidot:** Digitalis Antidot (FAB) BM®.
 z. B. Lenoxin® Liquidum: 1 ml ≙ 0,05 mg, 15 Tr. ≙ 0,25 mg, 1 Tr. ≙ ca 0,017 mg (10 ml).

- **Dihydralazin**
 Arterieller Vasodilatator – Hypertonie: 0,2–0,8 mg/kg als ED i.v./i.m. 4 ×/d. **p.o.:** 1 mg/kg/d, dann steigern bis zur üblichen Höchstdosis 5 mg/kg/d in 2–3 ED. **NW:** In hohen Dosen SLE-ähnliche NW, Tachykardie, Flush, Hypotonie.
 z. B. Nepresol®/forte Tbl.: 1 Tbl. ≙ 25 mg/50 mg (30/100 Tbl.).

- **Dimenhydrinat**
 Antihistaminikum, Antiemetikum – 1–5 mg/kg/ED alle 4–6 h p.o., i.v., rektal, i.m. **Supp:** 8–15 kg: 40 mg 1 ×/d; 15–25 kg: 40 mg 2–3 ×/d; 25–40 kg: 70 mg 2 ×/d; >40 kg:

70 mg 2–3 ×/d. **KI:** V. a. Hirndruck, akute Vergiftung, Epilepsie, Eklampsie, FG, NG, Sgl. <8 kg oder < 3 Mo. **NW:** Hautausschläge, Sedierung, Miktionsstörung.
z. B. Vomex A® Injektions-Lsg. i.v.: 1 Amp ≙ 10 ml ≙ 62 mg; Vomex A® Kinder-Supp.: 1 Supp. ≙ 40 mg (10 Supp.); Vomex A® Kinder-Supp. forte: 1 Supp. ≙ 70 mg (10 Supp.).

- **Dimeticon**
Meteorismus: Sgl. + KK: 15 Tr. zu jeder Mahlzeit; Schulkinder: 20–30 Tr. alle 4–6 h; Erw.: 30–45 Tr. alle 4–6 h.
Ingestion schaumbildender Stoffe: 0,5 ml/kg.
z. B. Sab simplex® Suspension: 1 ml ≙ ca. 25 Tr. ≙ ca. 70 mg (30/120 ml); Sab simplex® Kautbl.: 1 Tbl. ≙ 80 mg (20/50/100 Tbl.); Lefax® Kautbl.: 1 Tbl. ≙ 42 mg (20/50/100 Tbl.).

- **Dimetinden**
Antihistaminikum – 0,05–0,1 (–0,5) mg/kg/ED über ca. 1 min i.v. (1 Amp ≙ 4 ml ≙ 4 mg), 0,02–0,04 mg/kg/ED (max. 2 mg) alle 8 h p.o. **p.o., Tr.:** Sgl.: 3 × 4–8 Tr./d; 1–8 J: 3 × 10–15 Tr./d; >9 J: 3 × 20 Tr./d; Erw.: 3 × 20–40 Tr./d. **KI:** Restharn, NG, Engwinkelglaukom. **NW:** Hautausschläge, Sedierung, Exzitation bei KK, Mundtrockenheit, Übelkeit, Schwindel.
z. B. Fenistil®-Sirup: 1 ml ≙ 0,123 mg (150 ml, enthält 7,2% Ethanol); Fenistil®-Tr.: 1 ml ≙ 20 Tr. ≙ 1 mg (20/50 ml, enth. 5,9 Vol% Ethanol); Fenistil Drg.: 1 Drg. ≙ 1 mg (20/50/100 Drg.); Fenistil® Gel (20/50/100 g).

- **Dobutamin**
β-Sympathomimetikum – Pos. inotrop bei Herzinsuffizienz, Bradykardie, Schock: (1–)10(–20) µg/kg/min i.v.; Wirkung nach 1–10 min; HWZ 2 min; Hypovolämie zuvor ausgleichen, möglichst über ZVK. **KI:** Hypertrophe Kardiomyopathie, Fallot-Tetralogie, kein Furosemid in die gleiche Lsg. **NW:** Arrhythmien, Hypertension, Tachykardie, Hypokaliämie.
z. B. Dobutamin 250 ml/50 ml Infusions-Lsg.

- **Domperidon**
Antiemetikum – p.o. 0,2–0,4 mg/kg/ED (max. 80 mg/d) alle 4–8 h.
z. B. Domperidon 10 mg Tbl. (20/50/100 Tbl.).

- **Dopamin**
 α-Sympathomimetikum – Kreislaufstabilisierung bei Schock, Hypotension, prärenalem Nierenversagen: 1–20 µg/kg/min i.v.; Wirkung nach 5 min; HWZ 2 min. **Nierendosis:** (2–)3(–5) µg/kg/min i.v.: Gering inotrope Wirkung, verbessert Nierendurchblutung. α-Stimulation und Blutdruckanhebung: Ab etwa 10–15 µg/kg/min. **KI:** Nur zentralvenös, nie intraarteriell, nicht bei Hypovolämie, Hypertonie, Tachyarrhythmien, Elektrolytentgleisung, Cor pulmonale. **NW:** Arrhythmien, Hypertension, Tachykardie, Muskeltremor, Unruhe, Schwitzen, GI-Symptome.
 z. B. Dopamin 50 mg/5 ml, 200 mg/10 ml Konzentrat zur Herstellung einer Infusions-Lsg.

- **Doxycyclin**
 Tetracyclin – Mykoplasmen, Chlamydien: p.o.: 8–12 J: 2–4 mg/kg/d in 1 ED; >12 J: 0,1–0,2 g/d in 1–2 ED. **KI:** Schwere Leberfunktionsstörung, Niereninsuffizienz, Kinder <8 J, Myasthenia gravis. **NW:** Hautausschläge, irreversible Zahnverfärbungen und Zahnschmelzschädigung, GI-Symptome, Photosensibilisierung.
 z. B. Doxycyclin AL 100/200 Kps./Tbl. [10/20/(50) Stück].

- **E**
  - **Eisen**
  Prophylaxe: p.o. FG (v. a. mit Geburtsgewicht <2500 g) und ab der 8. Wo bis zum 12.–15. Mo: 1–3 mg/kg/d in 3–4 ED. **Fe-Mangel: p.o.:** 6 mg/kg/d in 3–4 ED über 3–6 Mo. Gabe über mind. weitere 4 Wo (2–3 Mo) nach Normalisierung des Hb. Nicht in Milch, Tee oder Kaffee. Keine Eisengabe bei regelmäßigen EK-Gaben. **i.v.:** Nur bei Resorptionsstörung oder Unverträglichkeit oral: z. B. Eisencarboxymaltase max. 15 mg/kg/ED (max. 1000 mg/ED ≙ 20 ml) 1 ×/Wo über mind. 15 min i.v. Erforderliche mg Eisen = kg × HB-Defizit × 2,5 (+ 50% für Füllung des Depots).
  Beginn mit 0,5 mg/kg/d 1–2 ×/d, steigern um 2 mg/kg/d, bis Gesamtmenge von 5–6 mg/kg/d erreicht ist (max. 1000 mg/ED/Wo). **KI:** Hämochromatose, Eisenverwertungsstörung. **NW:** GI-Symptome, Obstipation, Schwarz-

färbung des Stuhls, Resorptionsstörung anderer Medikamente, bei i.v. Gabe Schock.
z. B. Ferro sanol® 30 mg/ml Tr. zum Einnehmen Lsg.: 1 ml ≙ ca. 20 Tr. ≙ 30 mg Fe^{2+} (30 ml); Ferro sanol® 40 mg Dragees überzogene Tbl.: 1 Drg. ≙ 40 mg Fe2+ (20/50/100 Drg.); Ferinject® 50 mg Eisen/ml Injektions-Lsg. und Infusions-Lsg. (= Eisencarboxymaltose).

- **Enalapril**
  Antihypertonikum, ACE-Hemmer – 0,04 mg/kg/d an d 1, 0,08 mg/kg/d an d 2, steigern bis 0,1–0,3–1 mg/kg/d in 2 ED p.o. (max. 40 mg/d). **Erweiterte Herzinsuffizienztherapie** mit Nachlastsenkung mit ACE-Hemmer bei guter Nierenfunktion: **p.o.** Testdosis absolut 1 × 0,05 mg, dann vorsichtiges Steigern bis 0,3 mg/kg/d in 2 ED; bei Jgl. Ramipril: >50 kg: 2 × 2,5 mg/d; >75 kg bis 2 × 5 mg/d p.o. **i.v.:** 5–10 µg/kg/ED alle 8–24 h (einschleichen). **KI:** Primärer Hyperaldosteronismus, Aortenstenose. **NW:** Reizhusten, Hauterscheinungen, BB-Veränderungen, Kreatininanstieg, Hyperkaliämie, Hyponatriämie, Transaminasenanstieg, Beeinträchtigung des Geschmacks.
  z. B. Enalapril (Xanef®) 2,5 mg/5 mg/10 mg/20 mg Tbl. (30/50/100 Tbl.).

- **Enoxaparin-Natrium**
  Antikoagulans – Prophylaxe: 0,4–0,8 mg/kg/ED (max. 40 mg) 1 × tgl. s.c. **Therapie:** 2 × 1–1,5 (max. 2,0) mg/kg/d s.c. in der Akutphase, dann 1 ×/d. Unterschrift der Eltern, da keine explizite Zulassung im KA. **Erwünschter Anti-Xa-Spiegel** 4 h nach der 2.–3. Gabe (>3 J) bzw 2 h nach der 2.–3. Gabe (<3 J): 0,4–0,8 (–1,0) IE/ml (therapeutisch), 0,2–0,4 IE/ml (prophylaktisch), Monitoring erforderlich! Dosisanpassung bei zu niedrigen/zu hohen Anti-Xa-Spiegeln um etwa 10–25%/Gabe, Kontrolle 4 h nach der ersten geänderten Gabe, bei <3 J nach 2 h. NG benötigen oft hohe Dosis. **KI:** Allergische Reaktion gegen Enoxaparin, Thrombozytopenie (Typ II) auf Heparine, klin. signifikante Blutungen, schwere Gerinnungsstörungen, arterielle Hypertonie. **Dosisreduktion:** z. B.: 50% bei Thrombozyten zwischen 50.000/µl und 100.000/µl, absetzen bei Thrombozyten <50.000/µl. **NW:** Transaminasenanstieg, Schmerzen an der Injektionsstelle.

z. B. Clexane® 20 mg/40 mg/60 mg/80 mg/100 mg Injektions-Lsg. (12/24 Stück).

- **Epinephrin (= Suprarenin®)**
  Adrenalin oder Suprarenin® Injektions-Lsg. 1:1000 (1 ml ≙ 1 mg Epinephrin) wird verdünnt auf 1:10.000 (1 ml + 9 ml NaCl, d. h. 1 ml ≙ 0,1 mg):
  Herzstillstand: 0,01 mg/kg/ED (≙ 0,1 ml/kg) i.v., i.o., intratracheal bis zu 1 ml/kg/ED, wenn keine Wirkung. DT: 0,1–2 µg/kg/min (1 mg/50 ml 0,9% NaCl ≙ 20 µg/ml).
  Anaphylaxie: i.v. 2–10 µg/kg/ED (≙ 0,02–0,1 ml/kg/ED einer 1:10.000 verdünnten Lsg.) oder **s.c.** 10 µg/kg/ED (≙ 0,01 ml/kg einer 1:1000 verdünnten Lsg.). s.c. bis zu 3 Dosen in 20 min Abstand, wenn nötig. **i.m.:** Suprarenin® Injektions-Lsg. 1:1000 unverdünnt (1 ml ≙ 1 mg Epinephrin): 0,1–0,5 ml als ED.
  z. B. zu Hause Notfallset für den Fall einer anaphylaktischen Reaktion: Anapen® Junior 150 µg Injektions-Lsg.: 15–30 kg i.m; Anapen® 300 µg Injektions-Lsg.: >30 kg i.m. oder Fastjekt® Junior Injektionslsg. ≙ 2 ml ≙ 1 ml Epinephrin; Fastjekt® Injektionslsg. ≙ 2 ml ≙ 2 mg Epinephrin. Notfallrezept: 1 ml Suprarenin® + 9 ml NaCl 0,9% 0,1 ml/kg/ED.
  Status asthmaticus: 0,5 ml/kg/ED (max. 6 ml) der Injektions-Lsg. 1:1000 mit O_2 vernebeln/inhalieren.
  z. B. InfectoKrupp® Inhal 1 Hub ≙ 0,14 ml ≙ 0,56 mg Epinephrin, d. h. max. 12 Hübe mit O_2 vernebeln/inhalieren.

- **Epoetin (Erythropoetin)**
  Hämatopoetischer Wachstumsfaktor – 20–50 IE/kg/ED 3 ×/Wo, bis max. 240 IE/kg/ED 1–3 ×/Wo i.v. oder s.c.
  z. B. Erypro® FS 1000 bis 30.000 IE/ml Injektions-Lsg. in Fertigspritzen.

- **Erythromycin**
  Antibiotikum – Schwere Infektion: 10–20 mg/kg/ED (Erw.: 0,25–1 g) alle 6(–8) h p.o. oder langsam i.v. **Propulsiv:** 1–3 mg/kg/ED. **KI:** Schwere Lebererkrankung, Niereninsuffizienz. **NW:** Exanthem, Juckreiz, selten ZNS-Störungen, Diarrhö, Übelkeit, Erbrechen, Transaminasenanstieg, BB-Veränderungen, Überempfindlichkeitsreaktionen, Phlebitis.

Erythromycinestolat: p.o. 30(−50) mg/kg/d in 2 ED; Jgl. + Erw.: 1,5 g/d in 2 ED (max. 2–4 g).
z. B. Infectomycin® 100 (100 ml)/200 (50/100 ml)/400 (50/75/150)/600 (75 ml) Saft.
Erythromycinethylsuccinat: (30–) 50 mg/kg/d in 3 ED; Jgl. + Erw.: 1,5 g/d in 3 ED (max. 2 g).
z. B. Paediathrocin®/für KK/forte Trockensaft: 5 ml ≙ 200 mg/100 mg/400 mg (100 ml).
Erythromycinstearat: p.o. 50 mg/kg/d in 3 ED; Jgl. + Erw.: 1,5 g/d in 3 ED (max. 2 g).
z. B. Erythromycin Trockensaft 200 mg/5 ml (100 ml); Erythromycin 500 mg/1000 mg Filmtbl. (10/20/30 Tbl.).

- **Erythrozytenkonzentrat**
4 ml/kg EK erhöhen das Hb um 1 g%. 1 Beutel ca. 250–350 ml. Separat von anderen Infusionen transfundieren.
Menge: meist 12–14 ml/kg (bei einem Hkt des Erythrozytenkonzentrats von 60%) oder HB-Differenz (= HB-Soll minus HB-Ist) × 3 × KG. Evtl. bestrahlt mit 25–30 Gy bei stark immunsupprimierten Pat. zur Vermeidung einer Graft-versus-Host-Reaktion, evtl. CMV neg., evtl. Parvovirus B19 neg., leukozytenfiltriert. Transfusionsgeschwindigkeit: z. B. Gesamtmenge innerhalb von 3 h bei konstanter Geschwindigkeit. EK wird in die Einfuhrbilanz einberechnet. **NW:** Allergische Reaktionen (▶ Normwerte, Handlungsalgorithmen – Onkologie für Dienstärzte).

- **Esketamin**
i.v. Narkosemittel – i.v.: Initial 1–2 mg/kg/ED, dann alle 5–15 min 0,5–1 mg/kg. **i.m.:** 2,5–5 mg/kg/ED. **Infusion:** 5–10 µg/kg/min. **Analgosedierung** (in Kombination mit Benzodiazepin, z. B. Midazolam, und Intubationsbereitschaft): i.v. initial 0,25–0,5 mg/kg/ED, bei Bedarf alle 10–15 min 0,25–0,5 mg/kg oder DT 0,2–1,5 mg/kg/h. **Nasal:** 1,5 mg/kg/ED in 0,1 ml NaCl 0,9%. **KI:** Arterielle Hypertonie, Herzinsuffizienz, Hyperthyreose, Hirndruck. **NW:** Atemdepression, RR-Anstieg, Erbrechen, nach Aufwachen Angstzustände, Halluzinationen, Hypersalivation.
z. B. Ketanest® S 5 mg/ml/25 mg/ml Injektions-Lsg.

- **Esmolol**
  Hypoxämischer Anfall bei Fallot-Tetralogie: 500 µg/kg über 2 min i.v., DT 50 µg/kg/min für 4 min, wiederholen 0,5 mg/kg, dann 50–200 µg/kg/min bis zu 48 h. Wirkdauer 10–20 min.
  z. B. Brevibloc® 100 mg/10 ml gebrauchsfertige i.v. Injektions-Lsg.
- **Esomeprazol**
  Protonenpumpenhemmer – 0,4–0,8 mg/kg/d p.o.; Erw. 20–40 mg/d p.o.
  z. B. Nexium® mups 20 mg/40 mg magensaftresistente Tbl. (15/30/60/90 Tbl.): Mupskügelchen können zermörsert werden (teilweise Wirkungsverlust! Kann mit Wasser suspendiert werden).
- **Etanercept**
  Immunsuppressivum – Chron. Arthritis nach Versagen von Methrotrexat (MTX): 0,4 mg/kg/ED (max. 25 mg) 2 ×/Wo s.c. im Abstand von 3–4 d. **KI:** Infektionen, Wundheilung nicht abgeschlossen, BB-Störung, Krebserkrankung. **NW:** Allergische Reaktionen, BB-Veränderung, erhöhtes Risiko von Infektionen.
  z. B. Enbrel® 10 mg/25 mg/50 mg Injektions-Lsg.
- **Ethambutol (EMB)**
  Tuberkulostatikum – 25–30 mg/kg/d p.o. in 1 ED (max. 1,75 g/d, für <2 Mo); i.v.: 20–25 mg/kg/d. **NW:** Retrobulbärneuritis (teils irreversibel), GI-Beschwerden, Allergie, Arthralgien. **Anmerkung:** Sehstörung, beginnend mit Farbsehen, deshalb erst ab 3 J geben und regelmäßige augenärztliche Untersuchungen; schlecht liquorgängig.
  z. B. Myambutol® 400 mg Tbl. (50/100 Tbl.); EMB-Fatol® 100 mg Tbl./250 mg/400 mg/500 mg Filmtbl. (50/100 Tbl.).
- **Ethosuximid (EBM)**
  Antiepilepetikum – Initialdosis 5–10 mg/kg/d in 3–4 ED, alle 4–7 d steigern um 5 mg/kg/d bis zur Erhaltungsdosis: für Kinder 20 mg/kg/d, für Erw. 15 mg/kg/d in 3–4 ED (max. 30 mg/kg/d). **Therapeutischer Bereich:** 40–100 µg/ml 1–4 h nach Gabe. **NW:** Magenbeschwerden (→ nach der Mahlzeit einnehmen), Singultus, Sehstörungen, Allergie, Kopfschmerzen, Appetitlosigkeit.

z. B. Petnidan® Kps.: 1 Kps. ≙ 250 mg (50/100/200 Kps.); Petnidan® Saft: 1 Messl. ≙ 5 ml ≙ 250 mg (250 ml).

- **Everolimus**
  Immunsuppressivum, mTOR-Inhibitor – Erw.: 0,75 mg alle 12 h p.o. **Talspiegel:** 3–8 ng/ml. **KI und NW:** ▶ Fachinformation.
  z. B. Certican® 0,25 mg/0,5 mg/0,75 mg/1 mg Tbl. (100 Tbl.); Certican® 0,1 mg/0,25 mg Tbl. zur Herstellung einer Suspension (100 Tbl.); Votubia® 2,5 mg/5 mg/10 mg Tbl. (30 Tbl.).

- **F**

- **Faktor VIII und IX**
  Substitution bei Hämophilie A (Faktor VIII) und Hämophilie B (Faktor IX): Notfalltherapie: **Hämophilie A:** 1 IE/kg erhöht den Spiegel um 1,5–2%, HWZ 8–12 h, Substitutionsdosis = erwünschter Faktorspiegel × kg × 0,6. Dauersubstitution: 20–30 IE/kg 3 ×/Wo.
  Hämophilie B: 1 IE/kg erhöht den Spiegel um 0,8–1,0%, HWZ 12–24 h, Substitutionsdosis = erwünschter Faktorspiegel × kg × 1. Dauersubstitution: 20–30 IE/kg 3 ×/Wo. Zur Substitution leichter, mittlerer, schwerer Blutungen:
  ▶ Hämophilie im Textteil. **KI:** DIC. **NW:** Hypervolämie, Hämolyse, allergische Reaktion, Fieber, Bildung von Hemmkörper.

- **Famciclovir**
  Virustatikum – Zoster: 5 mg/kg/ED (max. 250 mg) alle 8 h p.o. für 7 d. **Genitaler Herpes:** 5 mg/kg/ED (max. 250 mg) alle 8 h p.o. über 5 d. **NW:** Kopfschmerzen, Übelkeit, selten: Verwirrtheitszustände, Somnolenz.
  z. B. Famvir® 125 mg/250 mg Filmtbl. (10/15 Tbl.), 500 mg Filmtbl. (21 Tbl.).

- **Fenoterol**
  Broncholytikum, β-Sympathomimetikum – p.o.: 0,1 mg/kg/ED alle 6 h. **Inhalation** (1 mg/ml): leichte Symptome 0,5 ml/ED in 2 ml alle 3–6 h; mittelschwere Symptome 1,0 ml/ED in 2 ml alle 1–2 h; schwere Symptome: unverdünnt ohne Pause (auf Intensivstation). **Dosieraerosol:** (100 μg/Sprühstoß): <6 J: 1–2 Hübe alle 4–6; >6 J: 3–4 ×

1–2 Hübe/d (max. 8 Hübe/d). Überdosierung: Tachykardie, Unruhe, Tremor, Kopfschmerzen, Schwindel. **KI:** Schwere Hyperthyreose, hypertrophe obstruktive Kardiomyopathie, Engwinkelglaukom. **NW:** Allergische Reaktionen, Hypokaliämie, Tachykardie.
z. B. Berotec® N 100 µg Dosier-Aerosol; Partusisten® Tbl.: 1 Tbl. ≙ 5 mg (100 Tbl.).

- **Fentanyl**
Opioidanalgetikum, i.v. Narkosemittel – 1–4 µg/kg/ED i.v. oder i.m. (1 Amp ≙ 2 ml ≙ 0,1 mg, max. 200 µg), 2–4 µg/kg/h i.v. im DT; beatmet: 5–10 µg/kg einmal i.v. oder 50 µg/kg über 1 h i.v., 5–10 µg/kg/h im DT. **Wirkung:** Senkt den pulmonalen Gefäßwiderstand, wirkt kürzer als Morphin. **NW:** Sedierung, Atemdepression, Krampfanfälle, Miosis, Übelkeit, Obstipation, Spasmen, Bronchospasmus, Bradykardie, Harnverhalt. Langsam Ausschleichen. **Antidot:** Naloxon, Atropin bei Bradykardie. **Fentanyl Membranpflaster:** Beginn unter stationärer Beobachtung; nur bei Tumorschmerz, nicht zerschneiden; Wirkungsbeginn nach 12 h, Pflaster für 48–72 h belassen (nicht vorher wechseln), HWZ nach Entfernen 18 h. **Dosis:** Morphin p.o. (in mg/d)/100 = Fentanyl TTS (in mg/d); Fentanyl i.v. 1:1 zum Pflaster.
z. B. Durogesic® SMAT 12/25/50/75/100 µg/h transdermales Pflaster (5/10/20 Pflaster). Actiq® 200/400/600/800/1200/1600 µg Lutschtbl. zur Anwendung in der Mundhöhle (3/30 Lutschtbl.).

- **Fexofenadin**
Antihistaminikum – 6–11 J: 30 mg alle 12 h; >11 J: 60 mg alle 12 h oder 180 mg tgl. **NW:** Kopfschmerzen, Schläfrigkeit, Schlaflosigkeit, Schwindel, Tachykardie, Palpitationen, Diarrhö, Übelkeit, Müdigkeit.
z. B. Telfast® 30 mg (30 Tbl.)/120 mg/180 mg Filmtbl. (20/50/100 Tbl.).

- **FFP (»fresh frozen plasma«)**
Substitution von Gerinnungsfaktoren –DIC, Faktor-V-Mangel, Faktor-IX-Mangel, schwere Leberinsuffizienz: 10–20 ml/kg i.v., nicht schneller als 1 ml/kg/min, sonst evtl. schwere Hypokalzämie. Infusionsdauer <2 h; sofort

nach dem Auftauen verwenden. 1 ml/kg FFP erhöht den Faktorengehalt um etwa 1–2%. 1 Beutel enthält ca. 200–250 ml. Kreuzprobe nicht erforderlich, FFP muss aber AB0-kompatibel sein.

- **Filgrastrim (G-CSF)**
  Hämatopoetischer Wachstumsfaktor – 5–10 µg/kg/d s.c. oder über 60 min i.v.
  z. B. Neupogen® 300 µg/0,5 ml/480 µg/0,5 ml Injektions-Lsg.

- **FK 506**
  ▶ Tacrolimus.

- **Flucloxacillin**
  Penicillin – p.o.: >1 Mo: 40–100 mg/kg/d in 3–4 ED; 1–12 J: 1–3 g/d in 3–4 ED; Jgl. + Erw.: 3–4 g/d in 3–4 ED (max. 8 g/d). **i.v.:** >1 Mo: 50–150 mg/kg/d in 3–4 ED; 1–12 J: 1–3 g/d in 3–4 ED; Jgl. + Erw.: 3–8 g/d in 3–4 ED (max. 12 g/d). **Endokarditis:** 200 mg/kg/d in 4 ED i.v. **NW:** Exanthem, Geschmacksstörungen, Mundtrockenheit, GI-Symptome, BB-Veränderungen, Nephritis, Überempfindlichkeitsreaktionen, Vaskulitis, mögliche Kreuzreaktionen mit z. B. Cephalosporinen; Transaminasenanstieg.
  z. B. Staphylex® 250 mg (20 Kps.)/500 mg (10/20 Kps.) Hartkps.

- **Fluconazol**
  Antimykotikum gegen Candida (resistent gegen Candida glabrata, parapsylosis, krusei) – (8–)10(–12) mg/kg/d als ED p.o. oder i.v.; Jgl. + Erw.: 400–800–1600 mg/d in 1 ED p.o. oder i.v. (max. 1,6 g). **Oberflächliche Schleimhautkandidose:** 1–2 mg/kg/d in 1 ED p.o. oder i.v. **KI:** Schwere Lebertoxizität. **NW:** GI-Beschwerden, Exanthem, Transaminasenanstieg, AP-Anstieg, vermehrtes Auftreten von Candida krusei beobachtet, Hämatotoxizität.
  z. B. Fluconazol 50 mg/100 mg/150 mg/200 mg Hartkps. (20/50/100 Kps.); Diflucan® 50 mg/100 mg/200 mg Kps. (20/50/100 Kps); Diflucan® Saft: 1 ml ≙ 5 mg (150 ml).

- **Flucytosin**
  Antimykotikum – 100–150 mg/kg/d in 4 ED i.v. über 20–30 min oder p.o. (max. 8 g/d); Ew: 150 mg/kg/d in 4 ED (max. 8 g). **Spitzenspiegel:** 25–100 µg/ml. **Talspiegel:**

<20 μg/ml. **Indikation:** Bei schweren Pilzinfektionen zusammen mit Amphotericin B wegen synergistischer Wirkung. **NW:** Anämie, Thrombopenie, Hepatotoxizität, GI-Beschwerden, allergische Reaktionen, Kardiotoxizität, Krämpfe. Dosisreduktion bei Niereninsuffizienz. **Cave:** 60 mg enthalten 4 mval Na.
z. B. Ancotil® Infusions-Lsg.

- **Fludrocortison**
  Mineralokortikoid – Substitutionsdosis bei M. Addison und AGS mit Salzverlust: 0,02–0,1 mg/m^2/d p.o. in 2–3 ED. 1 mg ≙ Hydrokortison 125 mg Mineralokortikoidwirkung, 10 mg Glukokortikoidwirkung. **KI:** Hypertonie, Ödem. **NW:** Kopfschmerzen, Ödeme, Elektrolytstörung.
  z. B. Astonin H® 0,1 mg Tbl.: 1 Tbl. ≙ 0,1 mg (50/100 Tbl.).

- **Flumazenil**
  Antidot für Benzodiazepine – 5 μg/kg 1 × i.v., evtl. wiederholen alle 60 s bis max. 40 μg/kg (max. 2 mg), dann evtl. 2–10 μg/kg/h i.v
  z. B. Anexate® 0,5/5 ml oder –1,0 mg/10 ml Injektions-Lsg.: 1 Amp ≙ 5/10 ml ≙ 0,5/1 mg; Flumazenil 0,1 mg/ml Injektions-Lsg.: 1 Amp ≙ 1 ml ≙ 0,1 mg.

- **Flunarizin**
  Migräneprophylaxe: <40 kg: 5 mg/ED abends; >40 kg: 10 mg/ED abends. **NW:** Müdigkeit, Gewichtszunahme, Depressionen, extrapyramidale Störungen.
  z. B. Flunarizin acis® 5 mg/10 mg Hartkps. (20/50/100 Kps.).

- **Flunitrazepam**
  Benzodiazepin – 0,1–2 mg/kg/ED; Erw.: 0,5–2 mg abends p.o.
  z. B. Flunitrazepam 1 mg Tbl.; Rohypnol® 1 mg Filmtbl. (10/20 Tbl.).

- **Fluorid**
  Kariesprävention: >6 Mo–3 J: 0,25 mg/d; 3–6 J: 0,5 mg/d; 6–16 J: 1 mg/d. Bei Fluoridgehalt >0,3 mg/l im Trinkwasser: kein Fluorid nötig.
  z. B. Fluoretten® 0,25 mg/0,5 mg/1,0 mg Lutschtbl. (300 Tbl.).

- **Fluticason**
  Halogeniertes Glukokortikoid – Inhalation: 50–100 µg/ED (Kind), 100–1000 µg/ED (Erw.) alle 12 h.
  z. B. Flutide® Junior 50 Diskus®/mite 100 Diskus®/250 Diskus®/forte 500 Diskus® (60 ED); Flutide® mite 50 µg/125 µg/forte 250 µg Dosieraerosol (120 Sprühstöße).
- **Folsäure**
  Vitamin-/Folsäuremangel: 1–5 mg/d p.o., i.m. oder langsam i.v. [<1 J: 0,5–5 mg/d; 1–6 J: 5 mg/d; 6–12 J: 5(–10–20) mg/d in 1 ED] für 5 d, dann 2,5 mg/d langsam i.v. oder p.o. über 14 d; oder: 0,1–0,3 mg/kg/d (max. 15 mg) i.v., i.m. oder p.o. **Tgl. Bedarf für parenterale Ernährung:** FG ca. 50 µg/kg/d, ältere Kinder ca. 150 µg/d. **KI:** Vitamin-B12-Mangel-Anämie.
  z. B. Folsäure 5 mg Tbl. (20/50/100 Tbl.); Folsan® 0,4 mg/5 mg Tbl. (20/50/100 Tbl.).
- **Foscarnet**
  Virustatikum – CMV-Infektion: Jgl. + Erw.: 180 mg/kg/d in 3 ED über 1 h i.v. oder in 2 ED über 2 h meist über 2–3 Wo. **Dosiseinschränkung:** Kreatinin >1,3 mg%. **Erhaltungstherapie** 90–120 mg/kg/d i.v. über je 2 h in 3 ED.
  NW: GI-Symptome, Müdigkeit, Schüttelfrost, HB-Abfall, Anstieg Serumkreatinin, Hypokalzämie, Kopfschmerzen, Parästhesien, Schwindel, Granulozytopenie, Leberfunktionsstörung, Anorexie, Hypomagnesiämie, Hypokaliämie, Exanthem, Nierenfunktionsstörung.
  z. B. Foscavir® 24 mg/ml Infusions-Lsg.
- **Fosfomycin**
  Antibiotikum – Schwere Infektionen: i.v.: >1 Mo: 200 mg/kg/d in 2–3 ED über 30 min; 1–12 J: 200–300 mg/kg/d in 2–3 ED; >12 J: 6–15 g/d in 2–3 ED (max. 20 g/d). **NW:** GI-Symptome, Anstieg Transaminasen und AP, Phlebitis, Na-Belastung, Kopfschmerzen, selten allergische Reaktionen.
- **Furosemid**
  Schleifendiuretikum – 0,5–1 mg/kg/ED i.v., i.m. oder p.o. alle 6–12 h, nicht schneller als 0,5 mg/kg/min i.v.; bis 10 mg/kg/d, 0,1–1,0 mg/kg/h DT. **Hypertonie:** 0,5–3,0 mg/kg/d in 2–3 ED i.v. oder p.o. **Herzinsuffizienz:** p.o./i.v., 1–3 mg/kg/d in 2–4 ED. **KI:** Hypokaliämie, Hypovolämie,

Sulfonamidallergie. **NW:** Schwere Hepatotoxizität, in hoher Dosis ototoxisch, Hypokaliämie, Hypokalzämie, Hypomagnesämie, Hyponatriämie, Hyperurikämie, Nephrokalzinose, Thromboseneigung, Nephrotoxizität, metabolische Alkalose, Schwindel, Kopfschmerzen, Sehstörungen.
z. B. Furosemid 20 mg/40 mg/125 mg/250 mg/500 mg Tbl. (20/50/100 Tbl.); Lasix® 40 mg Tbl. (20/50/100 Tbl.) oder liquidum Lsg.: 1 ml ≙ 10 mg (50/100 ml), enthält 50% Alkohol, nicht für Sgl., besser: verdünnte Amp.-Lsg.

- **G**
- **Ganciclovir**
  Virustatikum – CMV-Infektion: Immuninkompetenter Pat: 10(–15) mg/kg/d i.v. über 1 h in 2 ED über 14–21 d, dann 5 mg/kg/d i.v. über 1 h in 1 ED. **Kongenitale CMV-Infektion:** 2–6 mg/kg/d i.v. in 2 ED über 6 Wo oder 10 mg/kg/d i.v. in 2 ED über 2 Wo, dann 5 mg/kg/d in 1 ED an 3 d/Wo über 4 Wo. **CMV-Enzephalitis:** 3 × 5 mg/kg/d i.v. über 21 d. **Prophylaxe:** 5 mg/kg/d über 1 h i.v. **NW:** Neutropenie, Thrombozytose, Anämie, Exantheme, Fieber, GI-Beschwerden, Phlebitis, Erhöhung der Leberfunktionswerte, ZNS-Symptomatik, Elektrolytstörungen, Hyper- oder Hypotonie. Dosisreduktion bei Niereninsuffizienz!
  z. B. Cymeven® i.v. Pulver für Infusions-Lsg.
- **G-CSF**
  ▶ Filgrastrim (G-CSF), ▶ Lenograstim (rHuG-CSF).
- **Gentamicin**
  Aminoglykosidantibiotikum – i.v.: »loading dose« 5 mg/kg, dann >1 Mo: 5–7,5 mg/kg/d in 1–3 ED; 1–12 J: 5 mg/kg/d in 1–3 ED; Jgl. + Erw.: 3–5 mg/kg/d in 1–2 ED (max. 0,4 g/d) i.v./i.m. **Talspiegel:** <2,0 mg/l. **Spitzenspiegel:** 5–10 mg/l. **NW:** Nephro-, Ototoxizität.
  z. B. Gentamicin oder Refobacin® als Injektions-Lsg.; auch als Salbe, Creme, Augensalbe, Augentr.
- **Glibenclamid**
  Orales Antidiabetikum – Erw.: initial 2,5 mg/d p.o. (max. 20 mg/d). **KI:** Unterfunktion von Schilddrüse, Hirnanhangdrüse, Nebennierenrinde.
  z. B. Glibenclamid 1,75 mg/3,5 mg Tbl. (120/180 Tbl.).

- **Glucagon**
 Hypoglykämie: 50 µg/kg/ED (max. 1 mg/ED) i.v., s.c., i.m. (1 IE ≙ 1 mg), zusätzlich Glukose oral oder i.v. notwendig. BZ-Anstieg ⌀ 50 mg/dl nach 15 min, hält ca. 30–60 min an. DT: 10–50 µg/kg/h. **Indikation:** Glukose i.v. nicht möglich. **NW:** Übelkeit, Erbrechen bei zu rascher i.v. Injektion.
 z. B. GlucaGen®: 1 Fl. ≙ 1 mg ≙ 1 IE Glucagon.
- **Glukose**
 Asymptomatische Hypoglykämie: Bolus von 1 ml/kg Glukose 50% in großkalibrige Vene i.v. oder 2 ml/kg Glukose 20% oder 5 ml/kg Glukose 10% i.v., dann 5(–10) ml/kg/h Glukose 10% (evtl. auch 20%) im DT. **Hyperkaliämie:** Glukose-Insulin: 0,1 IE/kg Insulin mit 2 ml/kg Glukose 50% über 15 min i.v., dann evtl. DT über weitere 2 h: 1 E Insulin/3 g Glukose (120 ml Glukose 50% + 20 IE Altinsulin auf 2 ml/kg ≙ 1–2 g/kg Glukose). Wirkungsbeginn nach etwa 30–60 min, Effekt über einige h.
- **Granisetron**
 Antiemetikum – 0,01–0,05 mg/kg (max. 3 mg) als ED p.o., i.v. über 10 min. **NW:** Kopfschmerzen, Obstipation geringen oder mittleren Schweregrades, grippeartige Symptome mit Fieber und Schüttelfrost.
 z. B. Granisetron 1 mg/2 mg Filmtbl. (5 Tbl.); Kevatril® 1 mg/3 mg Infusionslösungskonzentrat (1 ml ≙ 1 mg); Kevatril® Filmtbl. 2 mg (1/5 Tbl.).
- **Griseofulvin**
 Antimykotikum – Dermatomykosen (einziges zur systemischen Therapie bei Tinea corporis und capitis im KA zugelassenes Antimykotikum): (10–) 20 mg/kg/d p.o. in 1–4 ED (max. 1 g/d); unzuverlässige Resorption, am besten mit fettreicher Mahlzeit oder Milch. **Sehr häufige NW:** Exantheme, GI-Symptome, Transaminasenanstieg, Knochenmarkdepression, allergische Reaktionen, Photosensibilisierung.
 z. B. Griseo-CT 125 mg/500 mg (50/100 Tbl.) Tbl., Einnahme mit den Mahlzeiten.

H

Haloperidol
Neuroleptikum – Unruhezustände: Beginn mit 0,01–0,025 mg/kg/ED (max. 0,5 mg) alle 12 h, evtl. steigern bis zu 0,04(–0,1) mg/kg/ED (max. 100 mg) alle 12 h p.o. oder i.v. **Erhaltungsdosis:** 0,15–0,3 mg/kg/d p.o. **Richtdosis:** <5 J: 0,3–1,5 mg/kg/d in 2 ED p.o.; 6–15 J: 0,8–2,5 mg/kg/d in 2 ED p.o. **KI:** <3 J, schwere Leber- und Nierenfunktionsstörung, schwere Hypotonie. **NW:** Unruhe, Dyskinesien, milder Parkinsonismus, trockener Mund, Sehstörung, Urtikaria, erhöhte Krampfbereitschaft, Gewichtszunahme, Miktionsstörungen, Tachyarrhythmien, extrapyramidale Symptome.
z. B. Haloperidol (Haldol®) 1 mg/2 mg/5 mg/10 mg Tbl. (20/50/100 Tbl.).

Heparin (1 mg ≙ 100 IE)
Antikoagulans – Thromboseprophylaxe: »low-dose«: 75 IE/kg i.v., dann (5–)10(–15) IE/kg/h i.v. Ziel-PTT im Normbereich. **Vollheparinisierung:** Bolus 50 IE/kg Heparin i.v. über 10 min, dann Erhaltungsdosis 20–30 IE/kg/h bei <1 J; 20–25 IE/kg/h bei >1 J (≙ 300–500–800 IE/kg/d). Ziel-PTT je nach klin. Situation/Begleitblutung 50–60–85 s, bis zu 4 ×/d kontrollieren! AT bei mind. 60–80% halten. **KI:** Thrombopenie auf Heparine (HIT), akute zerebrale Blutung, Eingriffe wie LP. **NW:** Reversibler Haarausfall, Hautnekrosen, Transaminasenerhöhung, allergische Reaktionen, Osteoporose bei Langzeittherapie, Blutungsneigung ↑. **Antidot:** Protamin 1000 IE/ml Injektions-Lsg.: 1 ml inaktiviert 1000 IE Heparin.

Heparin (niedermolekulares)
▶ Enoxaparin-Natrium, ▶ Dalteparin-Natrium.

Hexetidin
Antiseptikum – 2–3 ×/d nach den Mahlzeiten mit ca. 1/2–1 Essl. gurgeln oder Mund-/Rachenraum betupfen oder bespülen.
z. B. Hexoral® Lsg. 0,1% Mundspülung (enthält Alkohol) (200/400 ml).

- **Humanalbumin**
 Volumenmangel: Humanalbumin 5%: 0–20–30 ml/kg i.v. in 20–30 min. **Hypalbuminämie:** Humanalbumin 20%: z. B. Albumin <3 g/dl: 2–5 ml/kg.
- **Hydrochlorothiazid**
 Diuretikum – 1–4 mg/kg/d in 1–2 ED p.o. **Basisherzinsuffizienztherapie:** 1–1,5 mg/kg/d in 2 ED. **Arterielle Hypertonie:** 1–2 mg/kg/d in 1–2 ED p.o. **KI:** Niereninsuffizienz, schwere Leberfunktionsstörung, schwere Hypokaliämie, Hyponatriämie, Hypovolämie, Hyperkalzämie. **NW:** Hypokaliämie, Hyperurikämie, Hautausschläge, GI-Symptome, Obstipation, Elektrolytverlust (Na, K, Cl, Ca, Mg), Hyperglykämie. Günstige Kombination mit Spironolacton (3 mg/kg/d in 2 ED p.o.) als kaliumsparendes Medikament.
 z. B. HCT ratiopharm® 12,5 mg/25 mg Tbl. (30/50/100 Tbl.); Esidrix® 25 mg Tbl. (100 Tbl.).
- **Hydrokortison**
 Nichthalogeniertes Glukokortikoid – 2–4 mg/kg/ED alle 3–6 h i.m. oder i.v. **Erhaltungsbedarf:** 6–10 mg Hydrokortison/m²/d (▶ Fachinformation und Tab. 24.9: Glukokortikoide). **Stressdosis:** 18–30 mg Hydrokortison/m²/d. **Addison-Krise:** Schock: 100 mg/m² sofort i.v.; nach Schock: 100 mg/m²/d als DI bis zur Überwindung der Krise. **Chron. M. Addison:** (6–8)–10 mg/m²/d p.o. in 3 ED (1/2 Dosis morgens, jeweils 1/4 der Dosis mittags + abends). Bei Stress muss die Dosis kurzfristig verdoppelt bis vervierfacht werden. **AGS:** Lebenslang: 10–20 mg/m²/d in 3 ED p.o. Hydrokortison hat zusätzlich mineralokortikoide Wirkung. **Topisch bei Hauterkrankungen:** Initial 2–3 ×/d dünn auftragen, dann nach Besserung 1 ×/d.
 z. B. Hydrocortison 10 mg Tbl. (20/50/100 Tbl.); Hydrocortison 0,25%/0,5%/1% Creme (20/50 g).
- **Hydromorphon**
 Narkoanalgetikum, Opioidagonist – **Primärer Einsatz bei starken Schmerzen oder als Ersatz von Morphin** (bei nicht tolerablen NW, bei Niereninsuffizienz besser steuerbar als Morphin): **i.v.:** 5(–8) µg/kg/h (Start mit max. 0,2 mg/h) oder 0,01 mg/kg/ED (Start mit max. 0,5 mg/ED) alle 3 h. **p.o.:** 1,3 mg/2,6 mg Hydromorphonhydrochlo-

rid ≙ 10 mg/20 mg oral gegebenes Morphinsulfat; unretardiert: 0,03 mg/kg/ED (Start mit max. 1,3 mg/ED) alle 4 h; retardiert: 0,06 mg/kg/ED (Start mit max. 4 mg/ED) alle 8 h. Äquianalgetische Dosis: 1,5 mg i.v. ≙ 7,5 mg p.o. **Dosisreduktion:** bei Leber- und Nierenfunktionsstörungen. **KI:** Atemdepression, schwere chron. obstruktive Atemwegserkrankung, Koma, akutes Abdomen, paralytischer Ileus. **NW:** Überempfindlichkeitsreaktionen, Tremor, Parästhesie, Angst, Somnolenz, Hyperalgesie, Sehstörungen, Tachykardie, Bauchschmerzen, Pankreas- + Leberenzyme ↑, paralytischer Ileus.
z. B. Hydromorphon (Palladon®) retard 2 mg/4 mg/8 mg/16 mg/24 mg Retardkps. ≙ 3,56 mg/7,12 mg/14,24 mg/21,36 mg (20/50/100 Kps.); Palladon® 1,3 mg/2,6 mg Hartkps. ≙ 1,16 mg/2,32 mg Hydromorphon (20/50/100 Kps.).

- **Hydroxycobalamin (Vitamin B12)**
  ▶ Cyanocobalamin (Vitamin B12).
- **Hydroxychloroquin**
  Antirheumatikum, Malariamittel – Juvenile idiopathische Arthritis: 3–4 mg/kg/d in 1 ED, günstigeres NW-Profil als Chloroquin.
  z. B. Quensyl® Filmtbl.: 1 Tbl. ≙ 155 mg Base (30/100 Tbl.).

- **I**

  - **Ibuprofen**
    Nichtsteroidales Antiphlogistikum – Antipyretisch, analgetisch, antiphlogistisch nach 30–60 min: ≥3 LMo: 10 mg/kg/ED (max. 600 mg) alle 6–8 h p.o. oder rektal, max. 30 mg/kg/d in 3–4 ED. **KI:** Schwere Leber- und Niereninsuffizienz. **NW:** Selten Bronchospasmus, GI-Symptome, Thrombozytenaggregationshemmung, nicht mit Paracetamol kombinieren, Hyperkaliämie. **Cave:** Kein Ibuprofen bei pädiatrisch-onkologischen Pat. wegen erhöhter Toxizität einiger Chemotherapeutika!
    z. B. Ibuprofen 200 mg/400 mg/600 mg/800 mg Filmtbl. (10/20/50/100 Tbl.); Ibuprofen 500 mg Zäpfchen (10/50 Supp.); Nurofen® Junior 60 mg/125 mg Zäpfchen

(10 Supp.); Ibuprofen Saft 2%: 5 ml ≙ 100 mg (100 ml); Ibuprofen Saft 4%: 5 ml ≙ 200 mg (100 ml); auch als Nurofen® Junior Fiebersaft Erdbeer/-Orange 2% Suspension zum Einnehmen (100 ml).

- **Imipenem und Cilastatin**
  β-Laktamantibiotikum/Carbapenem: >1 Mo: 60 mg/kg/d in (3–) 4 ED i.v. über 30 min; >12 J: 2–4 g/d in (3–) 4 ED (max. 4 g/d) i.v. über 30 min i.v. **Schwere Infektionen:** 100 mg/kg/d (max. 4 g/d) i.v. über 1 h in 3–4 ED; evtl. DT (>4. LWo). **KI:** <3 LMo. **NW:** GI-Beschwerden, Transaminasenanstieg, Phlebitis, allergische Reaktionen, Eosinophilie, Leukopenie, Thrombopenie, pos. Coombs-Test, Urin kann rot werden.
  z. B. Zienam® 500 mg Pulver für Infusions-Lsg.

- **Imipramin**
  Antidepressivum – Initial 1,5 mg/kg/d in 1–4 ED, alle 3 d um 1 mg/kg/d steigern bis 3,5 mg/kg/d, selten bis 5 mg/kg/d, oder >12 J: 1–3 × 25 mg/d (max. 2,5 mg/kg/d), einschleichend dosieren. **Cave:** Anfängliche Antriebssteigerung, deshalb Suizidalität erhöht. **KI:** Akuter Harnverhalt, paralytischer Ileus, Engwinkelglaukom, Erregungsleitungsstörungen, erhöhte Krampfbereitschaft. **NW:** Bei Beginn der Therapie häufig Obstipation; Kopfschmerzen, EEG-Veränderung, Myoklonien, Schwäche, Photosensibilität, Ödeme, Haarausfall, SIADH, BZ ↑ oder ↓, Gewichtsabnahme, Erbrechen, Anorexie, verschwommenes Sehen, Hitzewallungen. Nach abrupter Unterbrechung der Behandlung Absetzsyndrom (z. B. Übelkeit, Schlaflosigkeit, Angstgefühl).
  z. B. Imipramin-neuraxpharm® 10 mg/25 mg/100 mg Filmtbl. (20/50/100 Tbl.); Tofranil® 25 überzogene Tbl. (20/50/100 Tbl.).

- **Immunglobulin Anti-D**
  Immunprophylaxe einer Rh-Inkompatibilität: Postpartale Prophylaxe: 300 µg (≙ 1500 IE) i.m. oder i.v. innerhalb 72 h nach Geburt. **Inkompatible Transfusion:** 20 µg ≙ 100 IE pro 2 ml transfundiertes Rh (D)-pos. Blut bzw. 1 ml Erythrozytenkonzentrat i.v.; max. 3000 µg (≙ 15.000 IE) auch bei >300 ml Rh (D)-pos. Blut.

z. B. Rhesonativ® Injektions-Lsg. zur i.m. Anwendung oderRhophylac® 300 Injektions-Lsg. in Fertigspritze: 2 ml ≙ 300 µg ≙ 1500 IE.

- **Immunglobulin CMV**
  CMV-Prophylaxe bei immunsupprimierten Pat.: 1 ml/kg langsam i.v.
  z. B. Cytotect® CP Biotest Infusions-Lsg. (10/50 ml).

- **Immunglobulin G (7S)**
  Substitution bei Mangel oder Immundefekten: 0,4(–0,6) g/kg i.v. als KI alle 3–4 Wo. s.c.: 1–3 ×/Wo Selbstapplikation zu Hause mit subkutanem Katheter und Pumpe (nach entsprechender Schulung). **Sepsis:** 0,5 g/kg/ED i.v. als KI. **ITP:** 0,8 g/kg/d, evtl. 0,25–0,4 g/kg/d für 2 d. **Kawasaki-Syndrom:** 2 g/kg über 6–8 h (möglichst binnen 10 d nach Erkrankungsbeginn, aber Therapieversuch auch bis 3 Wo indiziert). **Guillain-Barré-Syndrom:** 0,4 g/kg/d für 5 d oder 1 g/kg/d für 2 d (möglichst innerhalb der ersten 2 Wo nach Erkrankungsbeginn). **NW:** Fieber, Überempfindlichkeitsreaktionen, abakterielle Meningitis. **Cave:** Bei IgA-Mangel kann es zu schweren allergischen Reaktionen kommen wegen möglicher AK-Reaktion gegen mittransfundiertes IgA. Bei i.v. Gabe langsam beginnen mit z. B. 1 ml/kg/h; wird das Präparat gut vertragen, dann alle 30 min steigern um 1 ml/kg/h auf max. 5 ml/kg/h. Monitorüberwachung, Notfalltablett; bei bekannter Reaktion: Wechsel des Immunglobulins und evtl. Gabe von Hydrokortison 1–2 mg/kg 30 min vor Infusion. Nachbeobachtung z. B. 1 h.
  z. B. Kiovig® 100 mg/ml Infusions-Lsg.; Octagam® 5%/10% Lsg.; Intratect® Infusions-Lsg.; Gamunex® 10% Lsg.

- **Immunglobulin Hepatitis B**
  Stichverletzung: 400 IE i.m. innerhalb von 5 d nach Stichverletzung, nach 30 d wiederholen.
  z. B. Hepatitis-B-Immunglobulin Injektions-Lsg. zur i.m. Anwendung: 1 ml ≙ 200 IE (1/5 ml).

- **Immunglobulin M**
  Schwerste gramneg. Sepsis: 5 ml/kg/d an 3 aufeinander folgenden Tagen. Infusionsgeschwindigkeit 0,4 ml/kg/h,

da schwere NW in Zusammenhang mit der Infusionsgeschwindigkeit stehen.
z. B. Pentaglobin® Infusions-Lsg. (10/50/100 ml).

- **Immunglobulin RSV**
  RSV-Prophylaxe: 15 mg/kg alle 30 d i.m. (Zulassung max. 5 Gaben/Saison).
  z. B. Palivizumab (monoklonal): Synagis® 50 mg/100 mg Pulver zur Herstellung einer Injektions-Lsg.

- **Immunglobulin Tetanus**
  Passive Immunisierung gegen Tetanus: i.m. 250–500 IE (1–2 Amp).
  z. B. Tetanobulin® S/D 250 IE Injektions-Lsg.: 1 Amp ≙ 1 ml ≙ 250 IE; Tetagam® Injektions-Lsg. zur i.m. Anwendung: 1 Amp ≙ 1 ml ≙ 250 IE.; aktiv: Tetanus-Impfstoff Merieux® Injektionssuspension 0,5 ml ≙ 40 IE Tetanus-Toxoid.

- **Immunglobulin Tollwut**
  Postexpositionell: Einmalige Gabe von 20 IE/kg i.m. (davon die Hälfte um die Wunde infiltrieren) und simultan Beginn der aktiven Immunisierung mit insgesamt 6 Dosen i.m. (d 0, 3, 7, 14, 30, 90).
  z. B. passiv: Berirab® Injektions-Lsg. i.m.: 1 ml ≙ 150 IE (2/5/10 ml) oder Tollwutglobulin Merieux® P Injektions-Lsg i.m.: 1 ml ≙ 150 IE (2 ml); aktiv: Rabipur® zur i.m. Injektion.

- **Immunglobulin Zoster**
  VZV-Postexpositionsprophylaxe: 0,2 ml/kg (max. 5 ml) i.m. oder 1 ml/kg langsam i.v. innerhalb von 96 h nach Kontakt.
  z. B. Varicellon® Injektions-Lsg. zur i.m. Anwendung: 1 ml ≙ 100 IE (2/5 ml); Varitect® CP Infusions-Lsg. zur i.v. Infusion: 1 ml ≙ 25 E (5/20/50 ml).

- **Indometacin**
  Nichtsteroidales Antirheumatikum, Analgetikum, Antiphlogistikum – PDA bei FG: 1. ED 0,2 mg/kg p.o., i.v., i.m., dann 2. und 3. ED 0,1 mg/kg nach 8 und 16 h (**Beachte:** Dosis 2 und 3 können variiert werden). **Hyperkalzämie:** 1–2 mg/kg/d p.o. (bei Prostaglandin sezernierenden Tumoren). **Arthritis:** 2–4 mg/kg/d in 3–4 ED p.o. mit Milch/

Nahrung. **NW:** Kopfschmerzen, Schwindel, GI-Symptome, Krämpfe, Asthma, Exantheme. **Cave:** Kontrolle von Nieren- und Leberwerten, RR, Elektrolyten.
z. B. Indo-paed® Suspension: 1 ml ≙ 5 mg, 1 Messl. ≙ 5 ml (100 ml); Indometacin 50 Tbl. (teilbar) (20/50/100 Tbl.); Indomet-ratiopharm® 25 mg/50 mg Hartkps. (20/50/100 Kps.)).

- **Insulin**
Diabetes mellitus: Normalinsulin U 40 (1 ml Normalinsulin aufgezogen in 39 ml NaCl 0,9%, entsprechend 1 IE/ml der Perfusor-Lsg.), Beginn mit 0,05–0,1 IE/kg/h. Nach Normalisierung der BZ-Werte und unauffälligem Urinbefund (kein Keton) Umstellung auf s.c. **Hyperkaliämie:** Glukose-Insulin: 0,1 IE/kg Insulin mit 2 ml/kg Glukose 50% über 15 min i.v., dann evtl. DT über weitere 2 h: 1 IE Insulin/3 g Glukose (120 ml Glukose 50% + 20 IE Altinsulin auf 2 ml/kg ≙ 1–2 g/kg Glukose). **Parenterale Ernährung:** 5–25 IE/250 g Glukose.

- **Ipratropiumbromid**
Broncholytikum, Antiasthmatikum – 1 ml ≙ 20 Tr. ≙ 0,25 mg. 0,25–1,0 ml verdünnt auf 4 ml alle 4–6 h p.i. **Akuter Asthmaanfall und Status asthamticus:** 2 ml unverdünnt p.i. mit Düsenvernebler, 1 × wiederholen nach 20 min, dann alle 6 h 1–2 ml per Inhalation oder 2–4 Hübe DA alle 6 h mit Inhalierhilfe.
z. B. Atrovent® 250 µg/2 ml Fertiginhalat oder 500 µg/2 ml (50 Ein-Dosis-Behälter); Atrovent® N DA 1 Hub ≙ 20 µg (10 ml ≙ 200 Dosen).

- **Isoniazid (INH)**
Tuberkulostatikum – 5 (Jgl.) –10 (KK) mg/kg/d p.o. in 1 ED (max. 300 mg/d) p.o., i.m. oder i.v. **Tuberkulöse Meningitis:** 15–20 mg/kg/d (max. 300 mg/d) in 1–2 ED. **KI:** Schwere Lebererkrankung, periphere Neuropathie, Epilepsie. **NW:** Akne, Transaminasenanstieg, periphere Neuropathie, Agranulozytose, müdigkeits-, krampffördernd, Kopfschmerzen. **NB:** Gut liquorgängig. Vitamin B6 zugeben bei Krampfneigung und Neuritis (10–15 mg/d oder 1 mg/10 mg INH).

z. B. Isozid® 50 mg/100 mg/200 mg Tbl. (50/100 Tbl.); Tebesium® 200 mg/300 mg Filmtbl. (enthält Vitamin B6: 20 mg/30 mg) (200/400 Tbl.).

- **Itraconazol**
  Antimykotikum – 1–12 J: (5–)10(–12) mg/kg/d p.o. in 1 ED direkt nach dem Essen; Jgl. + Erw.: 0,2–0,6 g p.o. in 1 ED (max. 0,6 g). **NW:** Allergische Reaktionen, Hypokaliämie, Hypertriglyzeridämie, periphere Neuropathie, Kopfschmerzen, Schwindel, Herzinsuffizienz, Lungenödem, GI-Symptome, schwere Lebertoxizität, Hautausschlag. **Cave:** Anwendungsbeschränkung für <12 J, nur p.o. verwendbar, Wechselwirkung mit anderen Medikamenten, schlechte Resorption (Bioverfügbarkeit bis 55% mit oder nach Nahrungsaufnahme, bis 40% nüchtern). **Ziel-Talspiegel:** >500 µg/ml (Bioassay >2 µg/ml).
  z. B. Sempera® Liquid 10 mg/ml Lsg. (150 ml) (bessere Bioverfügbarkeit als Kps.); Itraconazol 100 mg Hartkps. (14/28 Kps.).

- **J**
  - **Jodid (Kaliumjodid)**
    Prophylaxe und Therapie einer Struma: NG: 30 µg/kg/d; bis 2 Mo: 50 µg/d; 2 Mo–6 J: 100 µg/d; 6 J–12 J: 150 µg/d; >12 J: 200 µg/d.
    z. B. Jodid 100 µg/200 µg Tbl. (50/100 Tabl).

- **K**
  - **Kalium (Kaliumchlorid)**
    Tagesbedarf: 2–4 mmol/kg/d. **Hypokaliämie:** max. (0,5–)1 mmol/kg/h. **Max. i.v.:** 0,4(–1) mmol/kg/h (max. 40 mmol/h); 7,5% KCl ≙ 1 mmol/ml. **Max. p.o.:** <5 J 1 mmol/kg/E); >5 J 0,5 mmol/kg/ED. 1 g KCl ≙ 13,3 mmol K. **Periphere Infusion:** schmerzhaft → Gabe 1:12,5–1:25 verdünnt mit Aqua. **ZVK:** max. 100(–300) mmol/l = (1:3–) 1:10 verdünnt mit Aqua.
    z. B. Kaliumchlorid 7,45% Konzentrat zur Herstellung einer Infusions-Lsg; Kalinor® retard P 600 Hartkps.: 1 Kps. ≙ 8 mmol K (20/50/100 Kps.); Kalitrans® 2,5 g/2,1 g Brausetbl.: 1 Tbl. ≙ 25 mmol K (24/60/96 Tbl.); Kalium

Verla® Granulat zur Herstellung einer Lsg. zum Einnehmen: 1 Btl. ≙ 20 mmol K (20/50/100 Btl.).
- Kaliumcanrenoat
Kaliumsparendes Diuretikum – i.v.: Sgl. initial 2–3 mg/kg/d, dann 1,5–2 mg/kg/d; ältere Kinder initial 4–5 mg/kg/d, dann 2–3 mg/kg/d in 1 ED. **p.o.:** 1–3 mg/kg/d (max. 200 mg) in 1–3 ED.
z. B. Aldactone® 10 ml Injektions-Lsg.: 1 Amp ≙ 200 mg; Aldactone® 25 (50 Tbl.)/50 Filmtbl. (50/100 Tbl.).
- Kalziumcarbonat
  ▶ Calciumcarbonat
- Ketamin
i.v. Narkosemittel – i.v. (10 mg/ml): 1 mg/kg/ED (zu verabreichende Menge 1 ml/10 kg bei 10 mg/ml); **rektal** (50 mg/ml): 10 mg/kg/ED (zu verabreichende Menge 2 ml/10 kg bei 50 mg/ml); **intranasal** (50 mg/ml): 4 mg/kg/ED (zu verabreichende Menge 0,8 ml/10 kg bei 50 mg/ml). Dosierungen zu 10 mg/ml oder 50 mg/ml. Dosierung muss bei Verwendung von Ketamin (intranasal, rektal, i.m., i.v.) im Vergleich zu Esketamin verdoppelt werden.
z. B. Ketamin 10 mg/ml oder 50 mg/5 ml oder 50 mg/ml oder 100 mg/2 ml oder 500 mg/10 ml Injektionsl-Lsg.
- Ketotifen
Antiasthmatikum – Dauertherapie bei Asthma bronchiale, obstruktiven Bronchitiden: 0,02–0,03 mg/kg/d in 2 ED p.o., oder: >2 J: 1 mg/ED alle 12 h p.o. mit Nahrung; Erw.: 1–2 mg/ED alle 12 h p.o. **NW:** Müdigkeit, Mundtrockenheit, Schwindel, Erbrechen.
z. B. Ketotifen 1 mg Hartkps. (20/50/100 Kps.); Ketof® oder Zaditen® 1 mg/5 ml Sirup: 1 Messl. ≙ 5 ml ≙ 1 mg: 6 Mo–3 J: 2 × 1/2 Messl./d; >3 J, Jgl. + Erw.: 1 Messl./d abends für 3–4 d, dann 2 × 1 Messl./d, bei Bedarf bei Pat. >10 J kann auf 2 × 2 Messl./d erhöht werden.
- Kohle (medizinische)/Aktivkohle
Antidot, Antidiarrhoikum – Intoxikation: Wenn Darmgeräusche vorhanden: Über **Magensonde:** 0,25 g/kg/ED stündlich. **p.o.:** 1 g/kg, z. B. mit Glaubersalz 0,5 g/kg, um Darmpassage zu beschleunigen. Adsorbiert fast alle fett- oder wasserlöslichen Substanzen, wirkungslos bei anorga-

nischen Säuren und Laugen, Schwermetallen. **Diarrhö:** 1–2 Tbl. 3–4 ×/d.
z. B. Kohle-Compretten®: 1 Tbl. ≙ 250 mg (30/60 Tbl.); Ultracarbon® Granulat zur Herstellung einer Suspension zum Einnehmen: 1 Fl. ≙ 50 g medizinische Kohle.

- **L**
  - **Lacosamid (LCM)**
  Antiepileptikum – als Zusatzbehandlung: Erw.: 200–400 mg/d i.v. oder p.o. oder 2 × 50 mg/d, nach 1 Wo. 2 × 100 mg/d, dann in wöchentlichen Schritten bis max. 400 mg/d (2 × 200 mg/d). Einnahme unabhängig von den Mahlzeiten. Absetzen ausschleichend. **KI:** AV-Block II/III. Grades, schwere Herzerkrankungen. **NW:** Schwindel, Koordinationsstörungen, Nystagmus, Diplopie, Verschwommensehen, Übelkeit, Erbrechen, Tremor, Müdigkeit.
  z. B. Vimpat® 10 mg/ml Infusions-Lsg.: 1 Amp. ≙ 20 mg; Vimpat® 10 mg/ml Sirup (200 ml); Vimpat® 50 mg/100 mg/150 mg/200 mg (14/56/168 Tbl.) Filmtbl.
  - **Lactulose 77,7%**
  Laxans – Obstipation: 5–10 ml/ED (0,3–0,5 ml/kg/ED) p.o. alle 12–24 h; Erw.: 7,5–15 ml/ED alle 12–24 h p.o.; über mehrere Wo ausschleichen. **Darmdekontamination:** 0,3–0,4 ml/kg/ED 3–4 ×/d oral (Sonde) oder rektal verdünnt auf 10 ml 0,9% NaCl. **Leberkoma:** 0,3–0,4 ml/kg/ED auf 10 ml 0,9% NaCl, wiederholt rektal, bis der Darm entleert ist, dann alle 6–8 h; oder: 0,8 ml/kg/ED p.o. jede Stunde, bis der Darm entleert ist, dann alle 6 h. **NW:** Meteorismus, Diarrhö, Elektrolytverlust.
  z. B. Lactulose (Bifiteral®) Sirup: 100 ml ≙ 66,7 g (200/500/1000 ml).
  - **Lamotrigin (LTG)**
  Antiepileptikum – Über 2 J bis 12 J: Wo 1+2: 0,5(–2) mg/kg/d in 1–2 ED p.o., Wo 3+4: 1(–5) mg/kg/d in 1–2 ED p.o., Erhaltung: 1–10 (–15) mg/kg/d in 1–2 ED p.o. (max. 200 mg); >13 J: Wo 1+2: 25 mg/d in 1 ED p.o., Wo 3+4: 50 mg/d in 1 ED p.o., Erhaltung: 100–200 mg/d in 1–2 ED p.o. **Dosis 200%:** Wenn gleichzeitig Carbamazepin, Pheno-

barbital, Phenytoin, Primidon. **Dosis 50%:** Wenn gleichzeitig Valproat. **Stufenweises Absetzen**, sonst Rebound-Anfälle. **NW:** Exanthem, Sehstörungen, Müdigkeit, Schwindel, GI-Symptome.
z. B. Lamotrigin 50 mg (50/100 Tbl.)/100 mg/200 mg (100/200 Tbl.) Tbl. für Suspension; Lamotrigin 5 mg (teilbar)/25 mg (50 Tbl.)/50 mg (50/100 Tbl.)/100 mg (50/100 Tbl.)/200 mg (100 Tbl.) Tbl.; Lamictal® 2 mg (30 Tbl.)/5 mg/25 mg (42 Tbl.)/50 mg (42/98/200 Tbl.)/100 mg/200 mg (200 Tbl.) Tbl. zur Herstellung einer Suspension oder Kautbl. (50/100 Tbl.).

- **Lenograstim (rHuG-CSF)**
  Hämatopoetischer Wachstumsfaktor – 150 µg/m^2/d s.c. oder i.v. über mind. 60 min, zur Stammzellsammlung 10 µg/kg/d.
  z. B. Granocyte® 13/34 Mio. IE Pulver und Lösungsmittel zur Herstellung einer Injektions- oder Infusions-Lsg.: 1 Amp ≙ 105 µg/263 µg rHuG-CSF.

- **Leuprorelin (LH-RH-Agonist)**
  Unterdrückung der ovariellen Hormonproduktion: Erw.: 3,57 mg Depot monatlich i.m. oder 10,72 mg alle 3 Mo.
  z. B. Trenantone®-Gyn Retardmikrokps. und Suspensionsmittel: 1 ×/3 Mo s.c. oder i.m.: 1 Injektionsfl. enthält 10,72 mg Leuprorelin.

- **Levetiracetam (LEV)**
  Antiepileptikum – Über 6 Mo und <50 kg: 10 mg/kg/ED alle 12 h p.o. oder i.v., erhöhen alle 2–4 Wo (max. 30 mg/kg/ED alle 12 h); >50 kg: initial 250 mg/ED alle 12 h, nach 2 Wo auf 500 mg/ED alle 12 h erhöhen (max. 1500 mg/ED alle 12 h). **i.v.:** Dosis in mind. 100 ml lösen über 15 min. **Spiegel:** 21–64 mg/l oder 12–38 µmol/l (nach 2 d). **NW:** Sehr häufig (≥10%) Müdigkeit, Somnolenz, Asthenie; Schleimhautirritationen der oberen Luftwege (Infekt), Schwindel, Stimmungsschwankungen, Depression, Nervosität, Anfallsprovokation; keine Interaktion mit anderen Antiepileptika bekannt.
  z. B. Keppra® 100 mg/ml Lsg. zum Einnehmen (150/300 ml); Keppra® 250 mg/500 mg/750 mg/1000 mg Filmtbl. (50/100/200 Tbl.).

- **Levocarnitin**
  ▶ Carnitin (Levocarnitin).
- **Levofloxacin**
  Fluorchinolon (Gyrasehemmer) gegen aerobe grampos./ gramneg. Keime, auch Pseudomonas aeruginosa, Pneumokokken – 10–20 mg/kg/d in 2 ED, Erw: 250–500 mg/d in 1–2 ED i.v. über 1 h oder p.o.
  z. B. Levofloxacin 250 mg/500 mg Filmtbl. (3/5/7 Tbl.); Infusionslsg.
- **Levomepromazin**
  Neuroleptikum mit stark dämpfendem Effekt bei Unruhe, Angst – 0,25–1 mg/kg/ED i.v., p.o., i.m. alle 6–8 h.
  NW: Hautreaktionen, Müdigkeit, Benommenheit.
  z. B. Neurocil® Injektions-Lsg.: 1 Amp ≙ 1 ml ≙ 25 mg; Neurocil® Tr. zum Einnehmen: 1 ml ≙ 40 mg, 1 Tr. ≙ 1 mg (30/50/100 ml).
- **Levomethadon (BtM-Rezept)**
  Narkoanalgetikum – 0,15 mg/kg/ED p.o. alle 6 h; Erw.: max. 7,5 mg i.m., s.c., p.o., i.v (i.v. max. 2,5 mg). Wegen extrem langer HWZ: Kumulationsgefahr! **NW:** Schwitzen, Müdigkeit, Sedierung, Atemdepression, Kopfschmerzen, Mundtrockenheit, Übelkeit, Erbrechen, Obstipation, Spasmen der Pankreas- und Gallengänge, Bronchospasmus, Bradykardie, Blasenentleerungsstörung.
  z. B. L-Polamidon® Tr: 1 ml ≙ 20 Tr. ≙ 5 mg, max. bei Erw. 7,5 mg (20 ml).
- **Levothyroxin**
  Schilddrüsenhormon: ▶ Thyroxin (L-Thyroxin, Levothyroxin).
- **Lidocain 2%**
  Antiarrhythmikum – Kammerflimmern (wenn kein Amiodaron verfügbar): i.v.: 1 mg/kg/ED (≙ 0,1 ml/kg einer 1%igen Lsg.) über 2 min, dann 15–50 µg/kg/min. **Intratracheal:** 1 mg/kg/ED, evtl. wiederholen 2 × in Abständen von je 10 min. **KI:** Niedrige Kammerfrequenz bei totalem AV-Block oder AV-Dissoziation. **NW:** Hypotension (neg. inotrope Wirkung, nicht bei Dosierung <2 mg/kg), Krämpfe, Bradykardie, Asystolie, Atemstillstand. Dosisreduktion bei Nieren- und Leberinsuffizienz.
  z. B. Lidocain oder Xylocain® 2% Injektions-Lsg.

- **Lidocain 2,5% + Prilocain 2,5%**
  Lokalanästhetikum – Lokalanästhesie der Haut: ca. 1,5 g/10 cm2, Applikation mind. 1 h, max. 2 h vor dem Eingriff, Okklusionsverband.
  z. B. EMLA® Creme (1 Tube 5 g + 2 Tegaderm oder 5 Tuben 5 g + 12 Tegaderm); EMLA® Pflaster (2/20 Pflaster).
- **Linezolid**
  Antibiotikum – Grampos. Erreger, insbesondere Vancomycin-resistente Enterokokken: 20–30 mg/kg/d in 2–3 ED p.o. oder i.v. (max. 1,2 g/d); Jgl. + Erw.: 1,2 g/d in 2 ED p.o. oder i.v. **NW:** Kopfschmerzen, Geschmacksstörungen, Myelosuppression, GI-Symptome, Transaminasenerhöhung, Wechselwirkung mit anderen Medikamenten, pseudomembranöse Kolitis, Neuropathie. Regelmäßige Kontrolle der Sehkraft.
  z. B. Zyvodix® 100 mg/5 ml Granulat zur Herstellung einer Suspension: 5 ml ≙ 100 mg (1 Fl. ≙ 66 g); Zyvodix® 600 mg Filmtbl. (10/30 Tbl.).
- **Lipid 20%**
  Parenterale Ernährung: 1–3 g/kg/d i.v.
- **Loperamid**
  Antidiarrhoikum – 0,05–0,1 mg/kg/ED (max. 2 mg/ED) alle 8–12 h p.o. **Akute Diarrhö:** 0,1–0,8 mg/kg/d in 1–5 ED (max. 2 mg/ED) max. für 2–3 d. **Chron. Diarrhö:** 0,04–0,24 mg/kg/d in 1–5 ED p.o. **KI:** <2 J, Kolitis, blutige oder fieberhafte Enteritis, Ileus. **NW:** Obstipation, Flatulenz, Koliken, Erbrechen, Bauchschmerzen, Schläfrigkeit, Dyspepsie, Pruritus, Erythema multiforme.
  z. B. Loperamid 2 mg Hartkps. (20/50 Kps.); Loperamid STADA® 2 mg/ml Tr. zum Einnehmen, Lsg.: 1 ml ≙ 25 Tr. ≙ 2 mg (10/20 ml); Imodium® akut 2 mg Kps. (6/12 Stück) (max. 8 mg/d).
- **Loratadin**
  Antihistaminikum – Nicht sedierend, 0,2 mg/kg/d p.o.; >30 kg: 10 mg/d in 1 ED (max. 10 mg); <30 kg: 5 mg/d in 1 ED. **KI:** <2 J, schwere Leberfunktionsstörung. **NW:** Kopfschmerzen, Nervosität, Müdigkeit, Schläfrigkeit, Appetitsteigerung, Schlaflosigkeit.
  z. B. Loratadin 10 mg Tbl. (7/20/50/100 Tbl.); Lisino® Brause Brausetbl.: 1 Tbl. ≙ 10 mg (10 Tbl.).

- **Lorazepam (LZP)**
  Benzodiazepin – **Spannungs-/Erregungs-/Angstzustände:** 0,05(–0,2) mg/kg/ED langsam über 2 min i.v. oder i.m. (max. 10 mg). **Dauertherapie:** 0,02–0,06 mg/kg/ED (max. 3 mg) alle 8–24 h p.o.; Erw.: 1–3 mg/d in 2–3 ED p.o. **Prämedikation:** 0,05 mg/kg/ED i.m. oder p.o. (max. 4 mg/ED 2 h vor OP). **Schlafstörungen:** Erw.: 0,5–2,5 mg abends p.o. **Krampfanfall:** s.l.: Tavor® Expidet 0,05–0,1 mg/kg; <20 kg: 1 mg; >20 kg: 2,5 mg. **NW:** Hypotonie, Müdigkeit, Schläfrigkeit, Schwindel, Benommenheit, Phlebitis bei i.v. Gabe, Atemdepression, Entzugssyndrom. Längere Wirkung bei Krampfanfällen als Diazepam.
  z. B. Tavor® pro injectione 2 mg: 1 Amp ≙ 2 mg; Tavor® 0,5 mg/1,0 mg/2,5 mg Tbl. (20/50 Tbl.); Tavor® 1,0 mg/2,5 mg Expidet lyophilisierte Plättchen (s.l.) (50 Stück).

- **M**
  - **Macrogol**
    Osmotisch wirksames Laxans – Obstipation: 0,5–1 g/kg/d in 2–3 ED nach Lsg. in je 125 ml Wasser p.o.; oder 2–11 J: ½ Btl. à 13,125 g in 60 ml Wasser, z. B. d 1: 4 × ½ Btl. in 240 ml innerhalb von 12 h einnehmen; >11 J: 1 Btl. à 13,125 g in 125 ml Wasser, je nach Effekt titrieren bis zu 8 Btl. à 13,125 g/d. **Darmspülung:** 25–40 ml/kg/h (Erw. max. 4 l), bis Rektalflüssigkeit klar ist. **KI:** Intestinale Obstruktion, Perforation, Ileus und schwere entzündliche Darmerkrankungen. **NW:** Blähungen, Übelkeit, leichte Diarrhö.
    z. B. Macrogol Pulver zur Herstellung einer Lsg. zum Einnehmen: 1 Btl. ≙ 13,125 g Macrogol 3350 (10/20/50/100 Btl.); Dulcolax® M Balance Pulver zur Herstellung einer Lsg. (10/20/50 Btl.); Movicol® aromafrei Pulver zur Herstellung einer Lsg. (10/50 Btl.): 1 Btl. ≙ Makrogol 13,125 g; Movicol® Junior aromafrei 6,9 g Pulver zur Herstellung einer Lsg. (30/90 Btl.): 1 Btl. ≙ Makrogol 6,563 g.
  - **Magnesium**
    Hypomagnesiämie: i.v.: = Magnesiumsulfat 50% ≙ 2 mmol/ml ≙ 4 mval/ml: **bei Mg <0,4 mmol/l und Symp-**

tomen: 0,2 ml/kg Magnesiumsulfat 50% über 3 h i.v., evtl. 0,15–0,2 mmol/kg i.v. über 2 min unter Monitor- und RR-Kontrollen (max. 10 ml). Bei AV- oder SA-Überleitungsstörungen sofort unterbrechen. **p.o.:** = Magnesiumaspartat ≙ 0,33 mmol/ml ≙ 0,66 mval/ml: **Tagesbedarf:** 0,3–0,6 mmol/kg/d p.o. **KI:** AV-Block, Myasthenia gravis, ausgeprägte Bradykardie. **NW:** Bei 0,3 mmol/kg/d p.o. häufig Diarrhö; evtl. Übelkeit, Kopfschmerzen, Kribbeln, Schwitzen, Erregung, Unruhe, Schläfrigkeit, Verlangsamung von Herz- und Atemtätigkeit.

z. B. Magnesiocard® 2,5 mmol Filmtbl.: 1 Tbl. ≙ 5 mval Mg ≙ 2,5 mmol Mg (50/100/200 Tbl.) (Mg-Aspartat); Magnesiocard® 5 mmol Pulver zur Herstellung einer Lsg.: 1 Btl. ≙ 10 mval ≙ 5 mmol oder forte: 10 mmol/forte 10 mmol Orange: 1 Btl. ≙ 20 mval ≙ 10 mmol (20/50/100 Btl.).

- **Mannitol**
  Osmotherapeutikum –Hyponatriämie, Chemotherapie mit Platinderivaten: 0,25–0,5 g/kg ED (≙ 1,25–2,5 ml/kg der 20%-igen Lsg.) als KI über 15–20 min alle 2–4 h nach Bedarf, solange Serumosmolalität <320–330 mmol/l. **Hirnödem:** 1–2 g/kg i.v. alle 2–6 h über 30 min. **KI:** Hyperhydratation, erhöhte Serumosmolarität, Abflussbehinderung der ableitenden Harnwege, anhaltende Oligurie/Anurie nach Probeinfusion (nach ca. 0,2 g/kg: Mindestdiurese von ca. 40–50 ml/h nach ca. 5 min), kardiale Dekompensation, Dehydratationszustände, Lungenödem, intrakranielle Blutungen. **NW:** Volumenbelastung, Elektrolytveränderungen.

  z. B. Mannitol (Mannit) Lsg. 20%.

- **Mebendazol**
  Anthelminthikum – Oxyuren/Enterobiasis: 1 × 100 mg/ED, evtl. alle 24 h über 3 d. **Askariasis, Trichuriasis und Ankylostomiasis, Strongyloidiasis:** 100 mg/ED alle 12 h über 3 d. **Taeniasis:** 3 Tbl. alle 12 h über 3 d. **KI:** <2 J nur bei Fehlen therapeutischer Alternativen (Alternative: Pyrantel), Leberinsuffizienz. **NW:** GI-Symptome → Einnahme während der Mahlzeit, zerkaut oder unzerkaut, nicht <2 J.

z. B. Vermox® Tbl.: 1 Tbl. ≙ 100 mg (6 Tbl.); Surfont® Tbl.: 1 Tbl. ≙ 100 mg (6 Tbl.).

- **Mefloquin**
  Antimalariamittel – 15 mg/kg/ED (max. 750 mg) 1 ×, dann 10 mg/kg/ED (max. 500 mg) nach 6–8 h. **Prophylaxe:** 5 mg/kg/ED (max. 250 mg) 1 ×/Wo. **KI:** Depression, Psychose, Krampfanfälle, Prophylaxe bei Sgl. <3 Mo oder KG <5 kg (geringe Erfahrung), Long-QT-Syndrom. **NW:** Übelkeit, Erbrechen, Diarrhö, Bauchschmerzen, Schwindel, Kopfschmerzen, Schläfrigkeit, Schlafstörung.
  z. B. Lariam® Tbl.: 1 Tbl. ≙ 250 mg (8 Tbl.).

- **Melatonin**
  Melatonin-Rezeptoragonist – 0,1 mg/kg/ED (max. 5 mg) abends p.o. **KI:** <18 J (keine ausreichenden Daten), Niereninsuffizienz, Leberfunktionseinschränkung.
  z. B. Circadin® 2 mg Retardtbl. (20 Tbl.).

- **Mercaptopurin (6-MP)**
  Zytostatikum – 75–100 mg/m^2/d p.o. abends nüchtern (BB-Kontrollen). **Cave:** Chemotherapietbl. sollte aus Sicherheitsgründen für das Personal nicht geteilt werden.
  z. B. Puri-Nethol® Tbl.: 1 Tbl. ≙ 50 mg (25 Tbl); Mercaptopurin-Medice 10 mg Tbl. (100 Tbl.). Xaluprine 20 mg/ml Suspension zum Einnehmen (100 ml).

- **Meropenem**
  Carbapenem-Antibiotikum – Schwere Infektionen: >3 Mo: 60 mg/kg/d in 3 ED über 5– 30 min i.v. **Meningitis:** 60–80 mg/kg/d in 3 ED als KI; Jgl. + Erw.: 1,5–3 g/d in 3 ED (Sepsis 3 g/d, Meningitis 6 g/d). **Peripher:** max. 50 mg/ml.
  z. B. Meronem® Injektions- bzw. Infusions-Lsg.

- **Mesalazin**
  Intestinales Antiphlogistikum – Colitis ulcerosa, akuter Schub von M. Crohn: p.o.: 10–15 mg/kg/ED (max. 0,8 g) alle 8 h. **Supp.:** 5–10 mg/kg/ED (max. 500 mg) alle 8 h. **Einlauf:** 20 mg/kg/ED (max. 1 g) abends; Erw.: 1 × 4-g-Klysma abends oder 2 × 2-g-Klysma morgens und abends. **KI:** Schwere Leber- und Nierenfunktionsstörung, allergische Reaktion durch Salicylate, Magen-Darm-Blutungen. **NW:** GI-Symptome, Exanthem, Asthma bronchiale, Gerinnungsstörungen, Anämie, Hepatotoxizität.

z. B. Salofalk® 2 g/30 ml bzw. 4 g/60 ml Klysmen (7/21 Stück); Salofalk® 250 mg/500 mg/1000 mg Supp. (10/30/120 Supp.); Salofalk® 250 mg/500 mg Tbl. (120/400 bzw. 50/100/300 Tbl.).

- **Metamizol**
  Analgetikum, Antipyretikum, Antiphlogistikum, Spasmolytikum – 10 mg/kg/ED i.v. oder p.o. oder rektal alle 4–6 h.
  NW: Arterielle Hypotension bei i.v. Bolusgaben, sehr selten Agranulozytose, sehr selten allergische Reaktion.
  z. B. Novaminsulfon (Novalgin®, Metamizol) 500 mg/ml Tr.: 1 ml ≙ 20 Tr. ≙ 500 mg (20/50 ml): 3 Mo bis 3 J: 1–4 × 2–10 Tr./d; 4–14 J: 1–4 × 5–35 Tr./d; Erw.: 1–4 × 20–40 Tr./d; Novaminsulfon 500 mg Tbl. (10/30/50 Tbl.); Metamizol 500 mg/ml Injektions-Lsg.: 1 Amp. ≙ 1 g/2 ml oder 2,5 g/5 ml: 3 Mo – 3 J: 1–4 × 0,1–0,4 ml/d (≙ 50–250 mg ED); 4–14 J: 1–4 × 0,3–1,8 ml/d (≙ 150–900 mg ED); Erw.: 1–4 × 2 ml/d (≙ 1000 mg ED).

- **Methotrexat (MTX)**
  Zytostatikum – p.o.: 10–15 mg/m^2/Wo in 1 ED an 1 d/Wo p.o., i.v., i.m. oder s.c. bevorzugt am Wochenende. Evtl. Kombination mit Folsäure bei begleitenden NW und hohen Dosen. 1 Tbl. Folsan® à 5 mg am Tag nach MTX-Gabe, ggf. 1 weitere Tbl. am Tag vor MTX. **i.v.:** höher dosiert: Handhabung ▶ Fachinformationen und aktuelle Therapieoptimierungsprotokolle. **Cave:** Chemotherapietbl. sollte aus Sicherheitsgründen für das Personal nicht geteilt werden.
  z. B. Methotrexat 2,5 mg/5 mg/7,5 mg/10 mg Tbl. (10/30 Tbl.).

- **Methylphenidat (BtM-Rezept)**
  Aufmerksamkeitsdefizit-/Hyperaktivitätsstörung (ADHS): 0,3 mg/kg/ED 2 ×/d p.o. (2,5–5 mg/ED), wöchentliche Steigerung um 0,1 mg/kg/ED, kann bis max. 2 mg/kg/d in 2 ED (max. 40–60 mg/d) gesteigert werden. **Narkolepsie:** 0,1–0,4 mg/kg/ED (max. 20 mg) alle 8 h p.o. **KI:** <6 J, Hypertonie, Epilepsie, Hyperthyreose, Tachyarrhythmien, Herz-Kreislauf-Erkrankungen, Herzinsuffizienz, zerebrovaskuläre Erkrankungen, Psychosen, Drogenmissbrauch, Magersucht. **NW:** Schlaflosigkeit, Nervosität, Konzentrationsmangel,

Geräuschempfindlichkeit (bei Erw. mit Narkolepsie), Schwitzen, Kopfschmerzen.
z.B: Ritalin® 10 mg Tbl. (30/60 Tbl.).

- **Methylprednisolon**
Nichthalogeniertes Glukokortikoid – Asthma: d 1 : 0,5–2 mg/kg/ED alle 6 h p.o., i.v. oder i.m., d 2: alle 12 h, dann 1 mg/kg/d reduzieren bis min. effektive Dosis. **Schwerer Krupp:** 4 mg/kg i.v. einmalig, dann 1 mg/kg/ED alle 12 h. **Schwere Sepsis vor Antibiotika:** 30 mg/kg i.v. einmalig. **ITP**, z. B. lebensbedrohlich, nachgewiesene intrakranielle oder sonstige innere Blutung: 30 mg/kg i.v. über 30 min, evtl. 30 mg/kg/d für 3 d. **Methylprednisolon 1 mg** ≙ Hydrokortison 5 mg (Glukokortikoidwirkung) bzw. 0,5 mg Mineralokortikoidwirkung. **NW** ▶ Fachinformation und Tab. 24.9: Glukokortikoide.
z. B. Methylprednisolon (Urbason®) 4 mg/8 mg/16 mg/32 mg Tbl. (10/20/50/100 Tbl.).

- **Metoclopramid**
Antiemetikum, Magen-Darm-Motilität förderndes Mittel – 0,1 mg/kg/ED (max. 15 mg) alle 6 h i.v., i.m. oder p.o., 0,2–0,4 mg/kg/ED (max. 20 mg) alle 8 h rektal. **KI:** Mechanischer Ileus, prolaktinabhängige Tumoren, Vorsicht bei Krampfleiden und Niereninsuffizienz. **NW:** Diarrhö, Prolaktinerhöhung, Torsionsdystonie im Kopf-/Halsbereich. **Antidot:** Biperiden (Akineton®) 0,04 mg/kg/ED langsam i.v: <1 J: 1 mg; <6 J: 2 mg; <10 J: 3 mg; Erw.: 2,5–5 mg i.v. oder i.m. (1 ml ≙ 5 mg).
z. B. MCP 4 mg/1 ml Tr.: 1 ml ≙ 18 Tr. ≙ 4 mg (30/100 ml); Paspertin® Tr.: 1 ml ≙ 12 Tr. ≙ 3,6 mg (30/100 ml); MCP 10 mg Zäpfchen (5 Supp.); MCP 10 Tbl. (teilbar): 1 Tbl. ≙ 10 mg (20/50/100 Tbl.).

- **Metoprolol**
β-Blocker – i.v. 0,1 mg/kg (max. 5 mg) über 5 min, evtl. wiederholen alle 5 min bis max. 3 Dosen, dann 1–5 µg/kg/min. **Erweiterte Herzinsuffizienztherapie:** p.o. 1–2 mg/kg/ED (max. 100 mg) alle 6–12 h, nach eingehender kinderkardiologischer Untersuchung. Einschleichen über 2 Wo auf kinderkardiologischer Station!

z. B. Metoprolol 50 mg (teilbar)/100 mg Tbl. (30/50/100 Tbl.).

- **Metronidazol**
  Antibiotikum – Anaerobierinfektion: 30 mg/kg/d in 3 ED über 60 min i.v.oder p.o.; >12 J: 1–2 g/d in 2–3 ED (max. 2 g/d) i.v. oder p.o. **NW:** Periphere Neuropathie, GI-Störungen, reversible Neutropenie, Urinverfärbung, bei höherer Dosierung ZNS-Störungen (z. B. Schwindel, Krämpfe, Ataxie), allergische Reaktionen.
  z. B. Metronidazol 400 Tbl. teilbar (14/20 Tbl.); Clont® 250 oder 400 mg Filmtbl. (10/20 Tbl.).

- **Mezlocillin**
  Breitbandpenicillin – Wirksam v. a. gegen **Enterokokken:** >1 Mo: 200 mg/kg/d in 3 ED i.v. über 5 min (max. 8 g/d); >12 J: 6–12 g/d in 3 ED (max. 12 g/d) i.v. **Schwere Infektion:** 60 mg/kg/ED (max. 3 g) alle 4 h.
  z. B. Mezlocillin Injektions- bzw. Infusions-Lsg.

- **Micafungin**
  Antimykotikum – Invasive Candidose: <40 kg: 2–4 mg/kg/d; >40 kg und Erw.: 100–200 mg/d in 1 ED über 1 h i.v. **Prophylaxe:** <40 kg: 1 mg/kg/d über 1 h i.v.; >40 kg: 50 mg/d. **KI:** Schwere Leberinsuffizienz. **NW:** Übelkeit, Phlebitis, Erbrechen, Hautausschlag, Rigor; Anstieg von AP, GOT, GPT, Bilirubin.
  z. B. Mycamine® 50 mg/100 mg Pulver zur Herstellung einer Infusions-Lsg.

- **Miconazol**
  Antimykotikum – Creme, Lsg., Mundgel: Lokal wirksamer als Nystatin.
  z. B. Daktar® 2% Creme (30 g); Daktar® Mundgel (20/40 g); Infectosoor Mundgel (20/40 g).

- **Midazolam**
  Benzodiazepin – Sedierung: 0,1–0,2 mg/kg/ED i.v. (ggf. auch i.m.), bis zu 0,5 mg/kg/ED bei Kindern. Effekt nach 3–5 min. **Cave:** Apnoe! **Anästhesie:** 0,5 mg/kg/ED, dann 2 µg/kg/min i.v. **Prämedikation:** 0,5 mg/kg/ED (max. 15 mg/ED) p.o. (Effekt nach 10–15 min), 0,05–0,1 mg/kg/ED (max. 2,5 mg/ED) i.m., 0,035 mg/kg/ED (bis 0,2 mg/kg/ED) i.v. **Sedierung intranasal:** 0,2–0,4 mg/kg in 0,1 ml/

kg NaCl 0,9% oder 0,1 mg/kg unverdünnt in jedes Nasenloch. **Rektal:** 0,3–0,7 mg/kg/ED (max. 15 mg/ED) der i.v. Lsg. **Status epilepticus:** 0,1–0,4 mg/kg/h. **NW:** Ateminsuffizienz, lokale Gewebsschäden, evtl. paradoxe Reaktion. **Cave:** Kumulation, keine analgetische Wirkung. **Antidot:** Flumazenil (Anexate®): ▶ Flumenazil.

z. B. Midazolam oder Dormicum® Injektions-Lsg.; Dormicum® 7,5 mg Filmtbl. (20 Tbl.); Midazolam-ratiopharm® 2 mg/ml Lsg.: 1 ml ≙ 2 mg (30/100 ml); Buccolam® 2,5 mg/5 mg/7,5 mg/10 mg Lsg. zur Anwendung in der Mundhöhle (4 Fertigspritzen).

- **Milrinon**
  Kardiakum – Kombination von Katecholaminen mit Phosphodiesterasehemmer (Milrinon) 0,25–0,75 µ/kg/min bei schlechter Ventrikelfunktion und eher hohem peripherem Widerstand.
  z. B. Corotrop® Injektions-Lsg.

- **Montelukast**
  Antihistaminikum, oraler Leukotrienantagonist zur Asthmatherapie – 6 Mo bis 5 J: 4 mg Granulat; 2–5 J: 4 mg Kautbl.; 6–14 J: 5 mg Kautabl.; >15 J: 10 mg Filmtbl. abends. Wirkung setzt nach einigen Tagen ein, bei fehlender Wirksamkeit nach 4–6 Wo absetzen. **Cave:** Zur Therapie des schwergradigen Asthmas und des Asthmaanfalls nicht zugelassen!
  z. B. Singulair® 10 mg Filmtbl. (20/50/100 Tbl.), junior 5 mg Kautbl. (20/50/100 Tbl.), mini 4 mg Granulat (28 Btl.), mini 4 mg Kautbl. (20/50/100 Tbl.).

- **Morphin (BtM-Rezept)**
  Opioid, Analgetikum – 0,05–0,15 mg/kg/ED i.v. alle 1–2 h. **DT:** Beginnen mit 0,04 mg/kg/h, z. B. in Glukose 5%, langsam steigern (max. 0,5 mg/h). Wirkungseintritt i.v. nach 30 min. **p.o.:** unretardiert 0,2 mg/kg/ED (max. 5 mg) alle 4 h, retardiert 0,4 mg/kg/ED (max. 10 mg) alle 8 h; Wirkungseintritt p.o. unretardiert 30–60 min, retardiert 3–4 h. **i.m.:** 0,2 mg/kg/ED (HWZ: 2–4 h). **Sedierung:** 0,1 mg/kg/ED s.c., i.m., i.v. **Dosisverhältnis:** i.v. zu p.o. = 1:3. **Neonataler Drogenentzug:** Tinctura opii: 0,2–0,5 ml/kg/ED 1:100 verdünnt (≙ 0,02–0,05 mg/kg/ED Morphin) 6–8 ×/d.

NW: Obstipation, Übelkeit, Erbrechen, Juckreiz, Harnretention, Atemdepression, bronchiale Konstriktion.
Antidot: Naloxon (▶ Naloxon).
z. B. Morphin Tr. 0,5%/2,0% Lsg. zum Einnehmen (unretardiert): 1 ml ≙ 16 Tr. ≙ 5/20 mg; MST® 20/30/60/100/200 mg Retardgranulat (20/50 Btl.) mit Wasser oder weicher Nahrung; MST® 10 mg/30 mg/60 mg/100 mg/200 mg Retardtbl. (20/50/100 Tbl.).

- **Moxifloxacin**
  Fluorchinolon (Gyrasehemmer) gegen aerobe grampos./gramneg. Keime, auch Pseudomonas aeruginosa, Pneumokokken – Erw: 400 mg/d in 1 ED i.v. oder p.o. Nicht zugelassen für <18 J. **Cave:** bei Long-QT. Kann zu Hepatotoxizität und bullösen Hautreaktionen führen.
- **z. B.** Avalox® 400 mg Filmtbl. (5/7/10 Tbl.); Avalox 400 mg/250 ml Infusionslsg.
- **Mycophenolatmofetil**
  Immunusuppressivum – 600 mg/m²/ED, alle 12 h p.o. oder über 2 h i.v.; 8–30 mg/kg/ED alle 12 h p.o. **NW:** GI-Symptome, Anämie, Leukopenie, Thrombopenie. Überwachung: Regelmäßig BB, Leberwerte.
  z. B. Mycophenolatmofetil 500 mg Filmtbl. (50/150 Tbl.); CellCept® 250 mg Kps. (100/300 Kps.)/500 mg Tbl. (50/150 Tbl.); Myfortic® 180 mg/360 mg magensaftresistente Tbl. (100/250 Tbl.).

- **N**
  - **Naloxon**
    Opiatantagonist – (0,01–)0,1(–1) mg/kg/ED (max. 2 mg) einmalig i.v., i.m., s.c. oder intratracheal, dann DT mit 0,01 mg/kg/h (nach Wirkung anpassen). Bei Einzelgaben häufige Dosen notwendig, da Opioide meist länger wirken. **NW:** Übelkeit, Erbrechen bei schneller Injektion, Blutdruckanstieg, Entzugssyndrom.
    z. B. Naloxon 0,4 mg/ml Infektions-Lsg.: 1 Amp ≙ 1 ml.
  - **Naproxen**
    Nichtsteroidales Antirheumatikum, Analgetikum –10–15 mg/kg/d in 2 ED p.o. (max. 1500 mg/d). HWZ 13 h.

NW: ▶ Diclofenac.
z. B. Naproxen 250 mg/500 mg Tbl., teilbar (20/50/100 Tbl.).

- **Nasentropfen**
  - **α-Sympathikomimetika:** 1 Tr. oder 1 Sprühstoß pro Nasenloch alle 4 h, nur wenige Tage verwenden, da sonst Schleimhautaustrocknung und Zilienschädigung.
  z. B. Xylometazolin: Sgl.: Olynth® 0,025% Lsg.; Kinder (2–6 J): Nasentr. für Kinder; Schulkinder: Nasentr. für Erw. Cave: keine chron. Anwendung >6 d.
  - **NaCl:** Schleimhautpflege und Sekretverflüssigung.
  z. B. Emser® Nasentropfen oder Nasenspray oder Olynth® salin® Tropfen oder Dosierspray.
  - **Antihistaminikum: Allergie:.**
  z. B. Azelastin: Vividrin® akut Azelastin Nasenspray gegen Heuschnupfen 2 × tgl. (5 ml); Levocabastin: z. B. Livocab®-Nasenspray 2 × tgl. (10 ml); Cromoglicinsäure: z. B. Vividrin® Nasenspray 4 × tgl. (15 ml).
  - **Lokale Steroide** mit Budenosid oder Mometason.
  z. B. Pulmicort® Topinasal® 64 µg Nasenspray: 2 × tgl.; Nasonex® zum Einsprühen in die Nase 1–2 × 1 Sprühstoß.
  - **Migräne, Akutherapie:** Triptane (zugelassen ab 12 J): Sumatriptan: 10–20 mg/ED intranasal.
  z. B. Imigran® Nasal mite 10 mg/Nasal 20 mg Nasenspray, Lsg.

- **Natrium**
  Bedarf: 2–6 mmol/kg/d (z. B. NaCl 5,85%). **Hyponatriämie:** ▶ Elektrolyt- und Wasserhaushalt – Hypotone Dehydratation. **Hypernatriämie:** ▶ Elektrolyt- und Wasserhaushalt – Hypernatriämie.

- **Natriumbicarbonat 8,4%**
  ▶ Bicarbonat-Natrium.

- **Natriumnitroprussid**
  ▶ Nitroprussid-Natrium.

- **Nedocromil**
  Mastzellstabilisator – Saisonale allergische Konjunktivitis: 2–4 × 1 Tr./d in den Bindehautsack beider Augen einträufeln.
  z. B. Irtan® Augentr.

- **Niclosamid**
  Anthelminthikum – 40 mg/kg (max. 2 g) p.o.
  NW: GI-Symptome, Exanthem.
  z. B. Yomesan® Kautbl. (4 Tbl.): <2 J: 0,5 g (≙ 1 Tbl.), 2–6 J: 1 g (≙ 2 Tbl.), >6 J: 2 g p.o. als einmalige Dosis (≙ 4 Tbl.).
- **Nifedipin**
  Ca-Antagonist – Mittel der 1. Wahl bei hypertensiver Krise (Akutmedikation, Bedarfsmedikation). **s.l.:** (0,2–)0,5 (bis max. 1) mg/kg/ED, 3–4 ×/d. **Kps.:** (0,25–)0,5 mg/kg/ED (max. 20 mg) alle 6–8 h. **Tbl.:** 0,5–1,0 mg/kg/ED (max. 40 mg) alle 12 h p.o. **i.v.:** 0,5–1 (bis max. 4) µg/kg/ED als Bolus, dann 0,2–0,5–1 µg/kg/min (lichtgeschützt). **Dauertherapie Hypertonie:** 0,5–2 (–4) mg/kg/d in 1–2 ED bei Retardmedikament oder in 2–3 ED bei nicht retardierten Medikamenten. **NW:** Flush, Ödem, Tachykardie, erhöhte Hirndurchblutung; bei Niereninsuffizienz keine Dosisanpassung nötig.
  z. B. Nifedipin® Tr.: 1 Tr. ≙ 1 mg (wirkt ca. 4–8 h) (30/100 ml); Nifedipin (Adalat®) Kps. 5/10 mg (30/50/100 Kps.); Nifedipin 20 mg ret Retard-Tbl. (50/100 Tbl.).
- **Nitrofurantoin**
  Antibiotikum – v. a. bei HWI, nicht Pseudomas aeruginosa: >1 J: 3–5 mg/kg/d in 2 ED p.o. **Langzeitprophylaxe:** 1 mg/kg/d in 2 ED p.o.; Jgl. + Erw.: 0,3–0,4 g/d in 3–4 ED (max. 0,4 g/d). **Langzeittherapie:** 50–100 mg in 1 ED p.o. **Reinfektionsprophylaxe:** 1–1,5 (–2) mg/kg/ED in 1 ED abends nach dem letzten Wasserlassen über 1 J. **NW:** Schwindel, Kopfschmerzen, Polyneuropathien, GI-Symptome (deshalb am besten mit Milch oder zur Mahlzeit einnehmen), BB-Veränderungen, Photosensibilität, pulmonale Symptome.
  z. B. Nifurantin® 50 mg (30/50/100 Tbl.)/100 mg Tbl. (30/50/100 Tbl.).
- **Nitroprussid-Natrium**
  Arterielle und venöse Vasodilatation, Antihypertonikum – Nur unter Intensivbedingungen: 1 bis max. 5 µg/kg/min in Glukose 5% i.v. im DT. **KI:** Aortenisthmusstenose, metabolische Azidose, Hypothyreose, Vitamin-B12-Mangel.

NW: Thiocyanat-Intoxikation: Schwindel, Kopfschmerzen, Appetitlosigkeit, Schlafstörung, Durchfälle, Erbrechen, Psychose, Koma. **Thiocyanatspiegel:** <10 mg/dl. **Antidot:** 4-DMAP 3–4 mg/kg, dann Na-Thiosulfat 50–100 mg/kg i.v.; ständige RR-Überwachung, Applikation nur über ZVK, lichtgeschützt, zuvor Therapie einer Hypovolämie.
z. B. Nipruss® Trockensubstanz (ist in Deutschland nicht mehr im Handel).

- **Noradrenalin/Norepinephrin**
  α-Sympathomimetikum – **Therapierefraktäre Hypotension:** Testdosis: 0,1–0,2 (−1–10) µg/kg langsam i.v., dann (0,01–) 0,05–0,5 µg/kg/min DT. Steigerung nach Effekt. **Schock:** Nach Volumen-Loading noch nicht stabil → Intensivstation verständigen, 0,1–1,0 µg/kg/min, hebt systemischen Gefäßwiderstand. **Cave:** Wegen Arrhythmiegefahr möglichst keine gleichzeitige Gabe von Theophyllin.
  z. B. Arterenol® 1 ml Injektions-Lsg. (1:1000): 1 Amp ≙ 1 ml ≙ 1 mg.

- **Noscapin**
  Antitussivum – **Drg:** Erw. + Jgl. >12 J: bis zu 3 × 2 Drg./d; 3–12 J: bis zu 3 × 1 Drg./d. **Saft:** Erw. + Jgl. >12 J: 3 × 10 ml/d; 3–12 J: 3 × 5 ml/d; KK >6 Mo: 2 × 2,5 ml/d. **Tr.:** Erw. + Jgl. >12 J: 30 Tr./ED; 3–12 J: 15 Tr./ED.; KK >6 Mo: 8 Tr./ED mit Wasser verdünnt, mehrmals tgl. (bis zu 6 × tgl.).
  z. B. Capval® Drg. 25 mg überzogene Tbl. (20 Tbl.); Capval® Saft 25 mg/5 g Suspension zum Einnehmen: 5 ml ≙ 25 mg (100 ml); Capval® Tr. 25 mg/g Flüssigkeit zum Einnehmen: 33 Tr. ≙ 25 mg, enthält Ethanol (30 ml).

- **Nystatin**
  Antimykotikum – 3–6 × 1–2 ml/d p.o.; NG: 3 × 100.000 IE/d p.o. (≙ 3 × 1 ml); Sgl.: 4 × 200.000 IE/d p.o. (≙ 4 × 2 ml); Kinder: 4 × 400.000–600.000 IE/d (≙ 4 × 4–6 ml/d). **Prophylaxe:** 2 × 50.000 IE/d p.o. (≙ 2 × 0,5 ml). **Cave:** Nystatin wird nicht resorbiert.
  z. B. Nystatin Tr.: 1 ml ≙ 100.000 IE (30 ml); Candio-Hermal® Fertigsuspension: 1 ml ≙ 100.000 IE (24/50 ml); Candio-Hermal® Drg.: 1 Drg. ≙ 500.000 IE (50/100 Drg.); Candio-Hermal® Creme oder Salbe (20/50 g).

- **O**
  - **Ofloxacin**
    Gyrasehemmer, Antibiotikum – v. a. bei Pneumonien, verursacht durch Haemophilus influenzae oder andere gramneg. und multiresistente Erreger, Staphylococcus aureus: 5 mg/kg/ED (max. 200 mg) alle 8–12 h p.o. oder 10 mg/kg/ED alle 12 h p.o. oder i.v. über 1 h. **KI:** Überempfindlichkeit gegen Chinolone, Epilepsie, Sehnenschäden nach Gabe von Chinolonen in der Vorgeschichte, <18 J. **NW:** Magenbeschwerden, Bauchschmerzen, Appetitlosigkeit, Übelkeit, Erbrechen, Diarrhö, Muskel-, Gelenk-, Sehnenbeschwerden.
    z. B. Ofloxacin (Tarivid®) 100 (6 Tbl.)/200 (10/20/50 Tbl.)/400 (10/20 Tbl.) Filmtbl.
  - **Omeprazol**
    Protonenpumpenhemmer – p.o.: 0,5–1 mg/kg/d in 1–2 ED p.o. (max. 40 mg/d). **i.v.:** 0,25 mg/kg/ED (max. 20 mg/ED) 1–2 ×/d. **Helicobacter pylori:** 15–25 kg: Omeprazol 2 × 10 mg/d (präprandial), Amoxicillin 2 × 500 mg/d (postprandial), Clarithromycin 2 × 250 mg/d (postprandial) p.o.; 25–35 kg: Omeprazol 2 × 20 mg/d, Amoxicillin 2 × 750 mg/d, Clarithromycin 500-0-250 mg/d p.o.; >35 kg: Omeprazol 2 × 20 mg/d, Amoxicillin 2 × 1 g/d, Clarithromycin 2 × 500 mg/d p.o. über 7 d; nach 4–6 Wo und 6–12 Mo Kontrolle durch Atemtest. **NW:** Selten: Schwindel, Diarrhö, Obstipation, Hautveränderungen, Pankreatitis, depressive oder aggressive Reaktionen, BB-Veränderungen.
    z. B. Antra® MUPS 10 mg/20 mg magensaftresistente Tbl. (15/30/60/90 Tbl.), Mupskügelchen können zermörsert werden (→ teilweise Wirkungsverlust!); kann mit Wasser suspendiert werden.
  - **Ondansetron**
    Erbrechen unter zytostatischer Therapie: 0,1–0,2 mg/kg/ED (max. 8 mg//ED) i.v. über 15 min, dann alle (6–)8–12 h oder bei stark emetogenen Substanzen DT mit 0,25–0,5 μg/kg/min (max. 36 mg/d). **p.o.:** 0,1–0,2 mg/kg/ED (max. 8 mg) alle (6–)8–12 h. **NW:** Kopfschmerzen, Obstipation, Transaminasenerhöhung.

z. B. Ondansetron (Zofran®) 4 mg/8 mg Filmtbl.
(6/10/30 Tbl.); Ondansetron 4 mg/8 mg Schmelztbl.
(6/10/30 Tbl.).
- **Orciprenalin**
  β-Sympathomimetikum – Bradykarde Rhythmusstörungen: 0,01 mg/kg/ED langsam i.v., evtl. wiederholen. DT:
  0,1–0,5 µg/kg/min. 5–20 µg/kg/ED intratracheal oder 10–
  20 µg/kg/ED i.m. oder s.c. **KI:** Schwere Hyperthyreose,
  hypertrophe obstruktive Kardiomyopathie, Phäochromozytom. Long-QT-Syndrom. **NW:** Erbrechen, Unruhe, Hypertonie, Tachykardie, ventrikuläre Arrhythmie.
  z. B. Alupent® Injektions-Lsg.: 1 Amp ≙ 1 ml ≙ 0,5 mg,
  d. h. 0,01 mg/kg ≙ 0,02 ml/kg i.v
- **Oseltamivir**
  Virustatikum – p.o.: <15 kg: 2 mg/kg/ED (max. 30 mg) alle
  12 h für 5 d; 15–23 kg: 45 mg/ED alle 12 h für 5 d; 23–
  40 kg: 60 mg/ED alle 12 h für 5 d; >40 kg: 75 mg/ED alle
  12 h für 5 d. **KI:** <1 Mo (keine Daten vorhanden), Niereninsuffizienz. **NW:** Kopfschmerzen, Übelkeit, Erbrechen,
  Magen- bzw. Bauchschmerzen.
  z. B. Tamiflu® 6 mg/ml Pulver zur Herstellung einer Suspension (65 ml); Tamiflu® 30 mg/45 mg/75 mg Hartkps.
  (10 Kps.).
- **Oxcarbazepin (OXC)**
  Antiepileptikum – Beginn mit 4–5 mg/kg/ED (max.
  300 mg) alle 12 h p.o.; wöchentlich um max. 5 mg/kg/ED
  (max. 300 mg) bis auf 15 mg/kg/ED (Erw. 750 mg) erhöhen, max. 23 mg/kg/ED (Erw. 1200 mg) alle 12 h p.o. **Spiegel:** Monohydroxyderivat: 20–35 mg/l ≙ 80–140 µmol/l.
  NW: Exanthem, Müdigkeit, Schwindel, Kopfschmerzen,
  Gedächtnis- und Konzentrationsstörungen, Tremor,
  gastrische Unverträglichkeit, Obstipation, Diarrhö, Leukopenie, Hyponatriämie (meist symptomlos), Haarausfall,
  Interaktion mit anderen Antiepileptika.
  z. B. Oxcarbazepin 150 mg/300 mg/600 mg Filmtbl.
  (50/100/200 Tbl.); Trileptal® oder Timox®
  150 mg/300 mg/600 mg Filmtbl. (50/100/200 Tbl.) oder
  60 mg/ml Suspension (250 ml); Apydan® extent

150 mg/300 mg/600 mg Tbl. mit veränderter Wirkstofffreisetzung (50/100/200 Tbl.).
- **Oxybutynin**
  Anticholinergikum – zugelassen ab 5 J; max. 0,3–0,4 mg/kg/d [5–9 J (20–30 kg): 7,5 mg/d in 3 ED; 9–12 J (30–38 kg): 10 mg/d in 2 ED; >12 J (>38 kg): 15 mg/d in 3 ED].
  z. B. Oxybutynin 2,5 mg oder 5 mg (30/50/100 Tbl.) Tbl.; Dridase® 5 mg Tbl. (30/50/100 Tbl.).

- **P**
  - **Palivizumab**
    ▶ Immunglobulin RSV.
  - **Palonosetron**
    Antiemetikum – Erw. 0,25 mg/ED i.v. oder p.o. vor Chemotherapie. Kinder: 4–10 µg/kg/ED i.v. zur Vorbeugung gegen Übelkeit bei Chemotherapie. HWZ von 40 h, deshalb max. 1 ×/Wo.
    z. B. Aloxi® 250 Mikrokramm Injektions-Lsg.; Aloxi 500 Mikrogramm Weichkps. (1/5 Kps.).
  - **Pamidronsäure**
    Bisphosphonat – Tumorinduzierte Hyperkalzämie: 0,5–1 mg/kg/ED (Erw. 15–90 mg) als Infusion i.v. über 4 h, kann an 2–4 aufeinanderfolgenden Tagen wiederholt werden.
    z. B. Pamidronat Konzentrat oder Aredia® Pulver zur Herstellung einer Infusions-Lsg.
  - **Pankreatin**
    Pankreasfermentsubstitution bei exokriner Pankreasinsuffizienz – Enzymsubstitution zu jeder fetthaltigen Mahlzeit. Grober Anhalt: ca. 2000 IE Lipase/g Nahrungsfett; max. ca. 10.000 IE/kg/d. **Erfolgskontrolle:** Gewichtszunahme, Stuhlfrequenz- und Beschaffenheit, abdominale Blähung, Bauchschmerzen?
    z. B. Kreon® 10.000/25.000/40.000 magensaftresistente Hartkps. (Kps. mit magensaftresisteten Pellets) (50/100/200 Stück); Kreon® für Kinder magensaftresistentes Granulat: 1 Messl. ≙ 100 mg ≙ 5000 IE (20 g).
  - **Paracetamol**
    Antipyrese – 10–15 mg/kg/ED p.o. oder als Supp., max. bis 60 mg/kg/d in 3–4 ED. **p.o.:** <10 kg: 3–4 × 125 mg/d;

>10 kg: 3–4 × 250 mg/d; >6 J: 2–3 × 500 mg/d; Jgl. + Erw.: 3–4 × 500 mg/d (max. 4 g/d). **Rektal:** 75 mg/ED: <6 Mo; 125 mg/ED: 6 Mo bis 2 J; 250 mg/ED: 2–8 J; 500 mg/ED: ≥8 J; 1000 mg/ED: bei Jgl. + Erw.

Analgesie – Die Dosierungen zur Analgesie sind höher als die derzeit offiziell empfohlenen zur Antipyrese (Heintzke 2008). Wirkung (nach etwa 30–60 min): **p.o.:** ≤6 Mo: 20 mg/kg/ED alle 8 h (max. 60 mg/kg/d); ≤1 J: 30 mg/kg/ED alle 6 h (max. 60 mg/kg/d); >1 J: 30 mg/kg/ED alle 6 h (max. 75 mg/kg/d); >6 J: 30 mg/kg/ED alle 6 h (max. 90 mg/kg/d) (max. 4 g/d). **Rektal:** ≤6 Mo: 30 mg/kg/ED alle 8 h (max. 60 mg/kg/d); ≤1 J: 35 mg/kg/ED alle 6–8 h (max. 60 mg/kg/d); >1 J: 45 mg/kg/ED alle 6 h (max. 75 mg/kg/d); >6 J: 45 mg/kg/ED alle 6 h (max. 90 mg/kg/d) (max. 4 g/d). **i.v.:** ≤10 kg: 7,5 mg/kg/ED alle 6 h (max. 30 mg/kg/d); >10 kg: 15 mg/kg/ED alle 6 h (max. 60 mg/kg/d) (max. 3 g/d).

Vorteile: Niedriges Therapierisiko, keine Blutungsgefahr, Wirkung schwächer als die anderen peripheren Analgetika. Überdosierung: Hepatotoxizität, Bauchschmerzen, Erbrechen, Enzephalopathie (bei Dehydratation und schweren renalen/hepatischen Begleiterkrankungen erhöhtes Risiko).

z. B. Paracetamol (Ben-u-ron®) Tbl./Supp. 75/125/250/500/1000 mg (10/20 Tbl./10 Supp.); Paracetamol Saft: 1 Messl. ≙ 5 ml ≙ 200 mg (100 ml): ½ Messl.: 6–12 Mo (bis 400 mg/d); ¾–1 Messl./ED: ≤2 J (max. 600 mg/d); 1–1½ Messl./ED: ≤5 J (max. 800 mg/d); 1½ Messl./ED: ≤8 J (max. 1200 mg/d); 2 Messl./ED: ≤11 J (max. 1600 mg/d); 2½ Messl./ED: ≤12 J (max. 2000 mg/d).

- **Paraffinöl**

Laxans – Leichtere Obstipation: 1–5 ml/kg/d in 2 ED über 3 Wo ca. 1 h vor den Mahlzeiten. **Ingestion öliger Substanzen:** Paraffinöl 3 ml/kg/ED. **KI:** Bewusstseinsstörung, Schluck- und Magenentleerungsstörung, Ileus, <2 J, akute entzündliche Darmerkrankungen. **NW:** Selten Hypokaliämie, -kalzämie, sekundärer Hyperaldosteronismus.

z. B. Obstinol® M Emulsion (250 ml).

- **Paromomycin**
  Darmdekontamination – Coma hepaticum: (30–)50 mg/kg/d in 3 ED p.o. (max. 3 × 750 mg/d).
  z. B. Humatin® Kps. à 250 mg (28 Kps.); Humatin® Pulvis zur Herstellung einer Lsg. zum Einnehmen: 1 Fl. ≙ 1000 mg.
- **Penicillamin**
  Antirheumatikum – 5–10 mg/kg/ED alle 5 h (max. 2 g/d) p.o. **Vergiftung mit Schwermetallen:** 25–50 (–100) mg/kg/d in 3–4 ED über 5 d (max. 1 g/d). **M. Wilson:** 5 mg/kg/d, alle 14 d steigern auf 20 mg/kg/d in 2 ED p.o. oder bis Wirkungseintritt (max. Sgl. <6 Mo: 250 mg/d; <12 J: 500 mg/d; >12 J: 2 g/d) (Kupferausscheidung im Urin <1 mg/d → Dosis erhöhen). **Juvenile Arthritis:** Kaum eingesetzt: 5 mg/kg/d für 2 Mo, dann 10 mg/kg/d für 4 Mo. **Zystinurie:** 8 mg/kg/ED alle 6 h (max. 4 g/d) p.o. **KI:** Schwere Störungen der Hämatopoese, SLE, Penicillin-Allergie, Leberparenchymschäden, Niereninsuffizienz, gleichzeitige Gold- oder Chloroquin-Therapie. **NW:** Hautreaktionen, Neuropathien, Geschmacksstörungen, GI-Störungen, Schleimhautschäden, Nierenschäden, allergische Reaktionen, Hirsutismus, Gelbfärbung der Nägel.
  z. B. Metalcaptase® 150 mg/300 mg magensaftresistente Tbl. (50/100 Tbl.).
- **Penicillin (Benzathin) (i.m.)**
  Antibiotikum – 20 mg/kg ≙ 25.000 IE/kg (max. 900 mg) i.m. einmalig. **Streptokokken-Prophylaxe:** 25.000 IE/kg (max. 900 mg) i.m. alle 3–4 Wo.
  z. B. Tardocillin® 1200 Suspension zur i.m. Injektion: 1 Amp ≙ 4 ml ≙ 1,2 Mio. IE.
- **Penicillin G (i.v.)**
  Antibiotikum – 1 Mo bis 12 J: 0,03–0,5 Mio. IE/kg/d in 4–6 ED über 5 min i.v.; >12 J, Jgl. + Erw.: mittlere Dosis: 1–3 Mio. IE/d in 4 ED i.v., hohe Dosis: 18–24 Mio. IE/d in 4 ED i.v. (max. 24 Mio IE/d). **Meningitis:** Penicillin G: 500.000 IE/kg/d in 4–6 ED i.v.
- **Penicillin V (p.o.)**
  Antibiotikum – (50.000–)100.000 IE/kg/d in 2–4 ED p.o. (25.000 IE ≙ 15 mg); Jgl. + Erw.: 1,5–3–4 Mio. IE/d in

3–4 ED (max. 6 Mio. IE/d). **Prophylaxe:** 20.000 IE/kg
(≙ 12,5 mg/kg) alle 12 h p.o. **Splenektomie:** Prophylaxe bis
5. LJ: 2 × 200.000 IE/d, 2 × 400.000 IE/d; >12 J: 50.000 IE/
kg, max. 2 × 1,5 Mio. IE/d; lebenslang empfohlen. Alternativ: Depotpräparat i.m. KK 1–2 × 600.000 IE/Mo; Schulkinder + Erw.: 1,2 Mio. IE 1 ×/Mo [▶ Penicillin (Benzathin)].
NW: In hohen Dosen neurotoxisch, hämolytische Anämie, allergische Reaktionen, Geschmacksstörungen, Mundtrockenheit, GI-Symptome, BB-Veränderungen, Vaskulitis, mögliche Kreuzreaktionen mit Cephalosporinen.
z. B. Isocillin® Saft: 60.000 IE ≙ 1 ml, 1 Messl. ≙ 5 ml
(75/150 ml); Isocillin® 1,2 Mega Filmtbl. (10/30/100 Tbl.);
Penicillin V 1 M/1,5 M Tbl.: 1 Tbl. ≙ 1 Mio. bzw.
1,5 Mio. IE (10/20/30 Tbl.); Penicillin V TS Pulver: 5 ml
≙ 400.000 IE, 1 ml ≙ 80.000 IE (100 ml).

- **Pentamidin**
  Chemotherapeutikum – Pneumocystis-jirovecii-Pneumonie-Prophylaxe: Inhalation 4 mg/kg >6 J (max. 300 mg) alle
  4 Wo z. B. bei Long-QT-Syndrom und nicht möglicher
  TMP-Gabe; oder <5 J: 8 mg/kg/ED; >5 J: 300 mg/ED alle
  3 Wo. **Therapie:** Inhalation 300–600 mg/d über 21 d; Infusion: 4 mg/kg/d über 14 d bis max. 21 d. **KI:** Hyper- und Hypotonie, Hyper- und Hypoglykämie, Hypokalzämie, Leuko- oder Thrombozytopenie, Anämie, Funktionsstörung der
  Leber oder Nieren, Asthma (vorher Bronchodilatator verabreichen!). **NW:** BB-Veränderungen, allergische Reaktion,
  Hypomagnesiämie, Hyperkaliämie und Hyperkalzämie,
  Hyper- und Hypotonie, GI-Störungen, Niereninsuffizienz.
  z. B. Pentacarinat® 300 mg Lyophilisat zur Herstellung
  einer Injektions-/Infusions-Lsg. oder einer Lsg. für einen
  Vernebler: 1 Fl. ≙ 300 mg.

- **Pentoxyverin**
  Antitussivum.
  z. B. Sedotussin® Hustenstiller 2,13 mg/ml Saft (100 ml):
  11–13 kg; >2 J: 4 × 1,25–2 ml/d; 15–20 kg: 3–4 × 5 ml/d;
  30–35 kg: 3–4 × 10 ml/d; Erw. + Jgl. >14 J: 3–4 × 15 ml/d;
  Sedotussin® Tr.: 1 ml ≙ 30 Tr. ≙ 30 mg (30 ml): 2–5 J: 11–
  13 kg: 3 × 4–6 Tr./d; 15–20 kg: 3 × 5–8 Tr./d; 30–35 kg:
  3–4 × 17–23 Tr./d; Erw. + Jgl. >14 J: 3–4 × 30–45 Tr./d

(max. 12 mg); Silomat® gegen Reizhusten Saft: 1 ml ≙ 1,35 mg (100 ml); Silomat® Tr.: 1 ml ≙ 34 Tr. ≙ 19 mg (30 ml).

- **Pethidin (BtM-Rezept)**
  Narkoanalgetikum – i.v.: 0,5–1 mg/kg/ED initial i.v. alle 3 h. **DT:** 0,1–0,3 mg/kg/h. **Tr.:** 1 mg/kg/ED p.o. alle 4–6 h (1 Tr. ≙ ca. 2 mg). **NW:** Erbrechen, Krampfanfälle, Tachykardie, Atemdepression, Akkumulation bei Niereninsuffizienz; kurze Wirkdauer. **Antidot:** Naloxon (▶ Naloxon).
  z. B. Dolantin® Tr. zum Einnehmen: 1 ml ≙ ca. 21 Tr. ≙ 50 mg (20 ml).

- **Phenobarbital (PB)**
  Antiepileptikum – 5(–10) mg/kg/ED langsam i.v., kann wiederholt werden (evtl. bis 20 mg/kg/d i.v.); beatmet: in Dosen von 10–15 mg/kg/ED bis zu 100 mg/kg/24 h. **Cave:** RR-Abfall. **Erhaltungstherapie:** 5(–10) mg/kg/d in 1–2 ED i.v. oder p.o., kann nach Wirkung nachgegeben werden. **Spiegelkontrollen:** Kinder: 20–30 (–60) mg/l 2–10 h nach Gabe, HWZ 37–73 h. **KI:** Intoxikation, Gabe zusammen mit zentraldämpfenden Pharmaka und Alkohol, schwere Myokard-, Leber-, Niereninsuffizienz. **NW:** Atemdepression bei schneller i.v. Injektion, Hypotension, Sedierung, Erregung; Wirkung setzt relativ langsam ein, Müdigkeit hält einige Tage an, anterograde Amnesie, BB-Veränderung, Übelkeit, Erbrechen. Leberfunktionsstörung, Herzrhythmusstörung, bronchiale Hypersekretion.
  z. B. Luminal® Tbl.: 1 Tbl. ≙ 100 mg (45/95 Tbl.); Luminaletten® Tbl.: 1 Tbl. ≙ 15 mg (45/95 Tbl.).

- **Phenprocoumon**
  Prophylaxe und Therapie thromboembolischer Ereignisse: Sättigung: 0,2–0,5 mg/kg/d in 1 ED p.o. (Ziel-Quick-Wert: 15–25%), Erhaltung nach 4 d: 0,05–0,1 mg/kg/d in 1 ED p.o. **KI:** OP, Blutungsneigung, schwere Leber- und Niereninsuffizienz, GI-Blutungen, schwere Hypertonie, Epilepsie. Interaktion mit zahlreichen Med. **Antidot bei Blutungen:** Vitamin K 5–10 Tr. p.o oder Prothrombinkomplexpräparat.
  z. B. Marcumar® Tbl.: 1 Tbl. ≙ 3 mg (14/49/98 Tbl.).

- **Phenytoin (PHT)**
 Antiepileptikum – i.v.: 15–20 mg/kg (max. 1,5 g) i.v. als »loading-dose« über 1 h, dann p.o. **oder i.v.:** 1–2 J: 2 mg/kg/ED alle 8 h; 3–12 J: 2 mg/kg/ED alle 8–12 h; >12 J: 2 mg/kg/ED (max. 100 mg) alle 6–12 h; nicht schneller als 0,5–1 mg/kg/min. Wirkung setzt erst nach etwa 30 min ein. Separat von sonstigen Infusionen, insbesondere Glukose, geben.
 p.o.: Aufsättigung mit 15 mg/kg/d in 4 ED, dann am 2. Tag 7,5 mg/kg/d in 4 ED, dann: NG: 4–8 mg/kg/d in 2 ED; Sgl.: 8–12 mg/kg/d in 2 ED; Kinder: 5–6 mg/kg/d in 2 ED; Erw.: 4–5 mg/kg/d in 2 ED. **Serumspiegel:** 16–20 µg/ml 4–12 h nach Gabe. **KI:** SA- und AV-Block, akute intermittierende Porphyrie. **NW:** Bradykardie, Hypotonie, Kollaps bei zu schneller Injektion, Lebertoxizität, Hirsutismus, Fieber, Zahnfleischhypertrophie, GI-Symptome, megaloblastäre Anämie, Leukopenie, Herzrhythmusstörungen. Langsam ausschleichen, sonst Anfallshäufung.
 z. B. Phenhydan® Tbl.: 1 Tbl. ≙ 100 mg (50/100/200 Tbl.).
- **Phosphat (1 mmol/ml)**
 Glycerophosphat-Natrium – Bedarf: 0,1–1,5 mmol/kg/d i.v., 2–3 mmol/kg/d p.o.
 z. B. i.v.: Glycerophosphat-Natrium als Infusionszusatz (enth. 2 mmol Na/ml). **p.o.:** Reducto®-spezial überzogene Tbl. à 612 mg 3 × 1–3 Tbl./d (100 Tbl.) (1 Drg. enth. Na 4,1 mmol, K 4 mmol, Ph 6,4 mmol) (▶ unter Calcitriol).
- **Physostigmin**
 Cholinesterasehemmer, Antidot – 0,01 mg/kg/ED (max. 1 mg) i.v. alle 5–15 min bis Effekt (max. 0,1 mg/kg), dann 0,5–2,0 µg/kg/min.
 z. B. Anticholium® Injektions-Lsg.: 1 Amp ≙ 5 ml ≙ 2 mg.
- **Pimecrolimus**
 Clacineurin-Inhibitor – Bei atopischem Ekzem bei Unverträglichkeit von topischen Steroiden: >2 J. 2 × tgl. dünn auftragen.
 z. B. Elidel 10 mg/g Creme (15/30 g).
- **Piperacillin**
 Parenterales Antibiotikum – Wirksam v. a. gegen Pseudomonas, Proteus, Anaerobier, nicht gegen Staphylococcus aureus: >1 Mo: 150 mg/kg/d in 3 ED i.v.; 1–12 J: 60–

100 mg/kg/d in 3 ED i.v. (max. 12 g/d); Jgl. + Erw.: 6–12 (–16) g/d [max. 16(–24) g/d]. **NW:** In hohen Dosen neurotoxisch, hämolytische Anämie, allergische Reaktionen, Geschmacksstörungen, Mundtrockenheit, GI-Symptome, BB-Veränderungen, Vaskulitis, mögliche Kreuzreaktionen mit Cephalosporinen.
z. B. Piperacillin 1 g/2 g/4 g Pulver zur Herstellung einer Injektions- oder Infusions-Lsg.

- **Piperacillin/Tazobactam**
Parenterales Antibiotikum – Wirksam v. a. gegen Pseudomonas, Proteus, Anaerobier; auch gegen Staphylokokken, Klebsiellen, Anaerobier: i.v. <40 kg: 300(–400) mg/kg/d in 3(–4) ED, >40 kg: 3(–4) × 4 g/d (max. 16 g/d).
z. B. Piperacillin/Tazobactam 4 g/0,5 g zur Herstellung einer Infusionslsg.

- **Piritramid (BtM-Rezept)**
Narkoanalgetikum – 0,05–0,1 mg/kg/ED i.v. alle 4 h, 0,03 mg/kg/h im DT, nach Bedarf steigern, evtl. mit Bolusgabe von 0,02 mg/kg i.v.; 0,05–0,2 mg/kg/ED i.m. oder s.c. alle 6–8 h. **NW:** Atemdepression, Hemmung der GI-Motilität, Venenreizung, muss i.v. allein laufen! **Wirkungseintritt:** i.v. 7 min. **Antidot:** Naloxon (▶ Naloxon).
z. B. Dipidolor® Injektions-Lsg.

- **Polyethylenglycol (PEG)**
  ▶ Macrogol.

- **Polysulfonsäure**
Kationenaustauscher – Chron. Hyperkaliämie: p.o. besser wirksam als rektal, rektal jedoch schneller wirksam als p.o.: Jgl. + Erw.: p.o. 1–4 ×/d je 15 g in 100 ml Wasser, rektal 1–2 ×/d je 30 g in 150–250 ml warmem Wasser oder Glukose 10%; Sgl. + Kinder: 0,5–1 g/kg/d in mehreren ED (1 g/5 ml Glukose 10% als Klysma, 4 h belassen). **NW:** GI-Symptome, Hypernatriämie, eingeschränkte Darmmotilität, Hypokaliämie.
z. B. Resonium A® Pulver für orale oder rektale Anwendung: 1 Btl. ≙ 15 g ≙ 1 gestrichener Messl.; CPS-Pulver®: 1 Btl. ≙ 15 g.

- **Posaconazol**
Antimykotikum – Therapieresistente invasive Mykose: <12 J: 12 mg/kg/d in 3 ED; >12 J: 3 × 200 mg/d p.o. **Ziel-**

Talspiegel: 500–4000 ng/ml. **Kps.** (keine Dosierung für Kinder bekannt): z. B. <20 kg: 1× 100 mg/d, 20–40 kg: 1× 200 mg/d, >40 kg: 1× 300 mg/d. **NW:** Neutropenie, Anorexie, Störungen im Elektrolythaushalt, Schwindel, Kopfschmerzen, Parästhesien, Somnolenz, GI-Symptome, Mundtrockenheit, erhöhte Leberwerte (einschl. GOT, GPT, AP, γ-GT, Bilirubin), Exanthem, Asthenie, Müdigkeit, Fieber.
z. B. Noxafil® 40 mg/ml Suspension zum Einnehmen p.o. (105 ml); Noxafil® 100 mg magensaftresistente Tbl.

- **PPSB (Faktor II, VII, IX, X)**
Hepatopathie, Vitamin-K-Mangel, Marcumar-Blutung, angeborener Faktor-II-Mangel: 20–40 IE/kg langsam i.v., vorher 20–40 IE/kg AT langsam i.v. **Cave:** Thrombosen; virusinaktiviert.

- **Praziquantel**
Anthelminthikum – Taeniasis: Einmalig 10 mg/kg p.o.. **Zystizerkose:** >2 J: 50 mg/kg/d in 3 ED über 15 d, zur Prophylaxe von hyperergischen Reaktionen: evtl. zusätzlich Steroide. **KI:** Eingeschränkte Leber- und Nierenfunktion, Herzrhythmusstörungen. **NW:** Kopfschmerzen Schwindel, Benommenheit, Übelkeit, Erbrechen, Urtikaria, Inappetenz, Schwäche, Müdigkeit, Temperaturerhöhung.
z. B. Cesol® Filmtbl.: 1 Tbl. ≙ 150 mg (6 Tbl.).

- **Prednisolon**
Nichthalogeniertes Glukokortikoid – Immunsuppressive Therapie: 2(–10) mg/kg/d in 3 ED i.v. **Asthmaanfall:** 2(–5) mg/kg/ED alle 4–6 h i.v. für 24 h, dann alle 12 h für weitere 24 h, dann 1 mg/kg/d. **Schwerer Kruppanfall:** 4 mg/kg einmalig, dann 1 mg/kg/ED alle 8–12 h p.o. oder 100 mg rektal. **ITP:** 2–10 mg/kg/d über 3–7 d p.o. **Anaphylaktische Reaktion:** 2 mg/kg/ED i.v. alle 6 h. **Schocktherapie M. Addison:** 20–50 mg/m² i.v. (1 m² ≙ 30 kg). **Nephrotisches Syndrom:** 60 mg/m²/d (bzw. 2 mg/kg/d, max. 80 mg/d, mit Gewicht von vor Auftreten der Ödeme) in 3 ED über 6 Wo, dann 40 mg/m² in 1 ED morgens jeden 2. Tag über 6 Wo. Langzeittherapie: <0,5 mg/kg/d alternierend jeden 2. d morgens in 1 ED. **Physiologische Substitutionstherapie:** 4–5 mg/m2/d in 2 ED. **Prednisolon** 1 mg ≙

Hydrokortison 0,8 mg Mineralokortikoidwirkung und 4 mg Glukokortikoidwirkung. **NW** ▶ Fachinformation und Tab. 24.9: Glukokortikoide.
z. B. Solu-Decortin®-H Pulver zur Herstellung von Injektions- oder Infusions-Lsg.; Prednisolon (Decortin® H) 1 m g/2 mg/5 mg/10 mg/20 mg/50 mg Tbl. (20/50/100 Tbl.); Klismacort® 100 mg Rektalkps. (2/5 Kps.).

- **Prednison**
Nichthalogeniertes Glukokortikoid – Prednisolon ist ein aktiver Metabolit des Prednison, deshalb ist Prednisolon bei gleicher Wirkung zu bevorzugen: 2(–10) mg/kg/d in 3 ED p.o.
z. B. Rectodelt® 100 Zäpfchen (2/4/6 Stück); Prednison (Decortin®) 1 mg/5 mg/20 mg/50 mg Tbl. (20/50/100 Tbl.).

- **Pregabalin**
Antiepileptikum – Neuropathische Schmerzen: Erw.: 150 mg/d in 2–3 ED, ggf. alle 3–7 d erhöhen um 150 mg/d bis max. 600 mg/d, Absetzen unter Ausschleichen über mind. 1 Wo.
z. B. Lyrica® Hartkps. 25 mg (14/100 Kps.)/50 mg (21/100 Kps.)/75 mg (14/56/100 Kps.)/100 mg (21/100 Kps.)/150 mg (56/100 Kps.)/200 mg (21 Kps.)/225 mg (56/100 Kps.)/300 mg (56/100 Kps.).

- **Promethazin**
Neuroleptikum – Antiemetikum, Sedierung: 0,2–0,5 mg/kg/ED (max. 25 mg) i.v. als KI, i.m. oder p.o. alle 6–8 h. **Sedierung:** 0,5–1,5 mg/kg/ED (max. 100 mg). **NW:** Dyskinetisches Syndrom, häufig paradoxe Reaktionen, nicht für <2 J zugelassen wegen SIDS-Gefahr.
z.B. Atosil® Tr.: 1 ml ≙ 20 mg, ca. 1 Tr./kg/ED (30/50/100 ml).

- **Propafenon**
Antiarrhythmikum – i.v.: 1–2 mg/kg/ED langsam über 15 min, dann 10–20 µg/kg/min DT. **p.o.:** 15 mg/kg/d in 3 ED, Erhaltung: 10–12 mg/kg/d in 3 ED. **KI:** Manifeste Herzinsuffizienz, kardiogener Schock, schwere symptomatische Bradykardie, bestehende höhergradige sinuatriale, atrioventrikuläre und intraventrikuläre Erregungsleitungsstörung, Sinusknotensyndrom, ausgeprägte Hypotonie,

manifeste Störungen des Elektrolythaushalts, schwere obstruktive Lungenerkrankungen, Myasthenia gravis. **NW:** Allergische Hauterscheinungen, Bradykardie, sinuatrialer, atrioventrikulärer oder intraventrikulärer Block, GI-Beschwerden.
z. B. Propafenon (Rytmonorm®) Injektions-Lsg.; Propafenon 150 mg/300 mg Filmtbl. (100 Tbl.).

- **Propiverin**
Enuresistherapie, Reizblase, Detrusorinstabilität – zugelassen ab 5 J, bei neurogener Detrusorhyperaktivität ab 1 J: 0,4 mg/kg/ED alle 12 h p.o. Therapiedauer mind. 6 Wo, bei Erfolg für 3–4 Mo fortsetzen. **KI:** Darmobstruktion, ausgeprägte Blasenentleerungsstörung, Myasthenia gravis, Darmatonie, schwere Colitis ulcerosa, toxisches Megakolon, unbehandeltes Engwinkelglaukom, Leberfunktionsstörung, Tachyarrhythmien. **NW:** Mundtrockenheit, Akkommodationsstörung, Obstipation, Bauchschmerzen, Dyspepsie, Müdigkeit, Erschöpfung, Kopfschmerzen.
z. B. Mictonetten® überzogene Tbl.: 1 Tbl. ≙ 5 mg (28/49/98 Tbl.).

- **Propofol**
Kurzhypnotikum – 1–3 mg/kg einmalig i.v., dann 4–12 mg/kg/h i.v. oder 20(–60) μg/kg/min (max. 4 mg/kg/h) zur Sedierung, 100–300 μg/kg/min zur Narkose. **NW:** Azidose, Myolyse, separat von sonstigen Infusionen, nicht länger als 48 h, myokardiale Depression, Zinkmangel, RR-Abfall, Apnoe, Bradykardie, Spontanbewegungen/Muskelzuckungen.
z. B. Propofol 10 mg/ml oder 20 mg/ml Emulsion zur Injektion oder Infusion.

- **Propranolol**
β-Rezeptorenblocker –Hypertension, tachykarde Rhythmusstörungen: Akuttherapie >3 Mo: i.v.: 0,02 mg/kg Testdosis, dann 0,1 mg/kg (max. 5 mg) über 10 min (evtl. 1–3 × wiederholen), dann 0,1–03 mg/kg/ED alle 3 h. **Fallot-Tetralogie:** Zur Prophylaxe von hypoxämischen Anfällen: 1–2 (–4) mg/kg/d p.o. in 3–4 ED; bei hypoxämischem Anfall: 0,05–0,1 mg/kg über 10 min i.v. **Dauertherapie** >3. Mo: p.o. (1–) 5–8 (–12) mg/kg/d in 3 ED, niedrig begin-

nen, langsam steigern. **Migräneprophylaxe:** <35 kg: 3 × 10–20 mg/d p.o.; >35 kg: 3 × 40 mg/d p.o. **KI:** Asthma bronchiale, Herzinsuffizienz, Hypotonie, Bradykardie. **NW:** Bradykardie, Bronchospasmus, Hypoglykämie, Erhöhung der Lipoproteine, Müdigkeit, Depression, Übelkeit. **z. B.** Propranolol 10 mg/40 mg/ 80 mg Filmtbl. (20/50/100 Tbl.); Dociton® 10 mg/40 mg/ 80 mg Filmtbl. (30/50/100 Tbl.).

- **Prostaglandin E1**
  V. a. kritischen Herzfehler: Therapiebeginn mit Prostaglandin E1 i.v. bis zur endgültigen Diagnosestellung durch einen Kinderkardiologen: 50–100 ng/kg/min als DT (≙ 3–6 μg/kg/h). Faustregel zum Aufziehen im Notfall bei verschlossenem Ductus Botalli: 1 Amp. Alprostadil (z. B. Minprog®, 500 μg) auf 50 ml mit NaCl 0,9% verdünnen; Laufgeschwindigkeit [ml/h] = KG des Pat. [kg] × 0,6 (≙ 100 ng/kg/min ≙ 6 μg/kg/h). **Cave:** In 10–20% Apnoen, meist Intubation und Beatmung erforderlich, RR-Abfall. Nach PDA-Wiedereröffnung: Reduktion auf 10–20 ng/kg/min (≙ 0,6–1,2 μg/kg/h).

- **Pyrantel**
  Anthelminthikum – Ascariasis, Oxyuriasis: 10 mg/kg einmalig p.o. (max. 1 g). **KI:** <6 Mo, Lebertoxizität, Überempfindlichkeit gegen Erdnuss oder Soja. **NW:** GI-Störungen, Kopfschmerzen, Schwindel, Transaminasenerhöhung (GOT).
  z. B. Helmex® Kautbl.: 1 Tbl. ≙ 250 mg (4 Stück); Helmex® Suspension: 5 ml ≙ 250 mg (10/50 ml).

- **Pyrazinamid (PZA)**
  Tuberkulostatikum – 30 mg/kg/d in 1 ED (max. 2 g) vor dem Frühstück. **NW:** Hyperurikämie, Übelkeit, Appetitstörungen, Transaminasenanstieg, Arthralgien, Exantheme, Photosensibilisierung, Störung der Hämatopoese. **Wichtig:** Gut liquorgängig! Regelmäßige Kontrolle Leberwerte, Harnsäure, BB. **Cave:** M. bovis ist resistent gegen PZA.
  z. B. Pyrazinamid (Pyrafat®) 500 mg Tbl. (50/100 Tbl.).

- **Pyridoxin (Vitamin B6)**
  Vitamin – mit INH: 2 mg/kg/d p.o. begleitend zu INH oder 1 mg Pyridoxin zu 10 mg INH. **Neonatale Vitamin-B6-ab-**

hängige Krampfanfälle: 50–100 mg/d (nicht pro kg!) i.v. oder i.m. mit EEG-Kontrolle, bei Erfolg: 5–10–15 mg/kg/d p.o./i.v. **Vitamin-B6-Mangel:** Einmalig 5 mg i.m., dann über 2 Wo 0,5 mg/kg/d p.o. **Sideroblastenanämie:** 2–8 mg/kg/d (max. 400 mg) i.v./p.o. **Medikamenteninduzierte Neuritis:** 10–50 mg/d p.o.
z. B. Vitamin B6-ratiopharm® 40 mg Filmtbl. (100 Tbl.); Vitamin6 Hervert® Tbl.: 1 Tbl. ≙ 100 mg (50/100/200 Tbl.).

- Pyrimethamin
Folsäureantagonist – Toxoplasmose: 1 mg/kg/ED alle 12 h (max. 25 mg/d) für 3 d, dann alle 24 h für 4 Wo mit Sulfadiazin; oder 1 mg/kg/d + Sulfadiazin 100 mg/kg/d in 1–2 ED × 4 Wo bis 12 Mo. Prednison 2 mg/kg/d p.o. bei Enzephalitis oder Augenbefall bis zum Abklingen der floriden Infektion. Folinsäure NG: 5 mg/ED 2 ×/Wo, sonst 10–15 mg/d in 1 ED während Pyrimethamin. Konnatal über 6 Mo im 4–6-wöchentlichen Wechsel mit Spiramycin 100 mg/kg/d für 30–45 d in 1 ED. (auch ▶ Sulfadiazin).
Malaria (mit Chinin und Sulfadiazin): <10 kg: 6,25 mg/d; 10–20 kg: 12,5 mg/d; 20–40 kg: 25 mg/d; >40 kg: 25 mg/d alle 12 h für 3 d. **KI:** Schwere BB-Veränderung, Vorsicht bei Leber-, Niereninsuffizienz und Folsäuremangel. **NW:** Hautausschläge, Krampfanfall, GI-Störungen, Fieber, BB-Veränderungen.
z. B. Daraprim® Tbl.: 1 Tbl. ≙ 25 mg (30 Tbl.).

- Pyrviniumembonat
Anthelminthikum – Oxyuriasis: 1 × 5 mg/kg p.o. (geringer wirksam als Mebendazol oder Pyrantel, intensive Stuhlverfärbung). **KI:** Leberschädigung, entzündliche Darmerkrankungen, Niereninsuffizienz.
z. B. Molevac® Dragees überzogene Tbl.: 1 Drg. ≙ 50 mg (8 Tbl.); Molevac® Suspension: 5 ml ≙ 50 mg (25 ml).

- **Q**
  - Quinupristin-Dalfopristin
  Antibiotikum – Wirksam v. a. gegen grampos. Erreger [einschl. Methicillin-resistente Stämme (MRSA) und Glykopeptid-intermediäre Stämme (GISA), Enterococcus

faecium, Ampicillin- und Glykopeptid-resistente sowie Aminoglykosid-hochresistente Stämme (E. faecalis ist resistent!), S. pneumoniae, Penicillin- und/oder Makrolidresistente Stämme]: 7,5 mg/kg/ED alle 8 h i.v. über 1 h. **NW:** GI-Symptome, Reduktion bei Leberinsuffizienz, Phlebitis, Myalgie, Arthropathie, Hyperbilirubinämie.
z. B. Synercid® (ist in Deutschland nicht mehr im Handel).

- R
  - **Racecadotril**
    Antidiarrhoikum – Unter 9 kg: 3 × 10 mg/d; ca. 9–13 kg: 3 × 20 mg/d; ca. 13–27 kg: 3 × 30 mg/d; >27 kg: 3 × 60 mg/d über max. 7 d mit wenig Flüssigkeitszufuhr. Nicht erstattungsfähig. Zugelassen ab 3 LMo. **NW:** Erbrechen, Fieber, Blähungen, Kopfschmerzen.
    z. B. Tiorfan® 10 mg/30 mg Granulat zur Herstellung einer Suspension (30 Btl.); Tiorfan® 100 mg Hartkps. (20 Kps.); Vaprino® 100 mg Kps. (6/10 Kps.).
  - **Ramipril**
    ACE-Hemmer – 0,05 mg/kg/d (max. 2,5 mg) p.o. in 1 ED, kann über 4–6 Wo bis 0,1–0,2 mg/kg/d in 1 ED, max. 10 mg/d erhöht werden. **KI:** Primärer Hyperaldosteronismus, schwere Herzinsuffizienz, Cor pulmonale. **NW:** Hautveränderungen, Kopfschmerzen, Schwindel, Sehstörung, trockener Reizhusten.
    z. B. Ramipril 2,5 mg/ 5 mg/10 mg Tbl. (20/50/100 Tbl.); Delix® 2,5/5/ protect 10 mg Tbl. mit Bruchrille (18/45/99 Tbl.).
  - **Ranitidin**
    H2-Rezeptorblocker – i.v.: 0,25–0,5 mg/kg/ED langsam über 5 min oder besser als KI i.v. alle 6–8 h oder 2 µg/kg/min. **p.o.:** 2–4 mg/kg/ED (max. 150 mg) alle 12 h (max. 300 mg/d). **Cave:** Manchmal im Urin-Stix Protein falsch-pos. Zugelassen >2 J. **NW:** Nierenfunktionsstörungen (→ Dosisreduktion), Hautausschläge, Muskelschmerzen, Kopfschmerzen, Transaminasenerhöhung, GI-Symptome.
    z. B. Ranitidin 75 mg/150 mg/300 mg Filmtbl. (20/50/100 Tbl.).

- **Rasburicase**
  Hyperurikämie durch Zellzerfall: 0,2 mg/kg/d über 30 min i.v. 1 ×/d, keine Alkalisierung notwendig.
  z. B. Fasturtec® Amp à 1,5 mg oder 7,5 mg.
- **Retinol**
  ▶ Vitamin A.
- **Ribavirin**
  Virustatikum – 5–15 mg/kg/ED alle 8–12 h p.o. **KI + NW:**
  ▶ Fachinformation.
  z. B. Rebetol® 200 mg Hartkps. (87/168 Kps.).
- **Riboflavin**
  ▶ Vitamin B2.
- **Rifabutin**
  Tuberkulostatikum – 3–5 (–10) mg/kg/d (max. 600 mg) p.o. **KI + NW:** ▶ Fachinformation.
  z. B. Mycobutin® Kps.: 1 Kps. ≙ 150 mg.
- **Rifampicin**
  Tuberkulostatikum – Über 2 Mo: 10–20 mg/kg/d (max. 600 mg) in 1 ED p.o. nüchtern oder i.v. über 3 h; 2–5 J: 15 mg/kg/d in 1 ED; 6–12 J: 20 mg/kg/d in 1 ED; >12 J: 10–20 mg/kg/d in 1 ED. **Meningokokken-Prophylaxe:** >3 Mo: 20 mg/kg/d in 2 ED für 2 d (max. 600 mg/ED) p.o. **H.-influenzae-Prophylaxe:** p.o.: >1 Mo: 20 mg/kg/d in 1 ED für 4 d; >12 J: 600 mg/d in 1 ED über 4 d. **KI:** Schwere Leberfunktionsstörung. **NW:** Transaminasenanstieg, Hautreaktionen, Thrombopenie, Rotfärbung des Urins, Störung des Ca- und Knochenstoffwechsels, ZNS-Störung, GI-Symptome. Kontrolle Leberwerte. Rifampicin färbt alles orange, schlecht liquorgängig.
  z. B. Eremfat® 150 mg/300 mg/450 mg/600 mg Filmtbl. (10/30/100 Tbl.); Eremfat® Sirup: 5 ml ≙ 100 mg (60 ml).
- **Roxithromycin**
  Orales Makrolidantibiotikum – 2,5–3,5 mg/kg/ED alle 12 h vor dem Essen (max. 150 mg) oder >1 Mo: 5–7,5 mg/kg/d in 1–2 ED; >12 J: 0,3(–0,6) g in 1–2 ED (max. 300 mg). **KI:** Schwere Lebererkrankung, Niereninsuffizienz. **NW:** Exanthem, Juckreiz, selten ZNS-Störungen, Diarrhö, Übelkeit, Erbrechen, Transaminasenanstieg, BB-Veränderungen, Überempfindlichkeitsreaktionen, Phlebitis.

Bessere Verfügbarkeit und Verträglichkeit als Erythromycin.
z. B. Roxithromycin 150 mg (10/20 Tbl.)/300 mg (7/10 Tbl.) Filmtbl.; Rulid® 150 mg (10/20 Tbl.)/300 mg (7/10 Tbl.) Filmtbl.

- **rT-PA**
  ▶ Alteplase.
- **Rufinamid (RUF)**
  Antiepileptikum, als Zusatztherapie – p.o.: <30 kg ohne Valproat: Beginn mit 200 mg/d, steigern alle 2 d bis 1000 mg/d in 2 ED; <30 kg mit Valproat: Beginn mit 200 mg/d in 2 ED, steigern alle 2 d um 200 mg/d bis 600 mg/d in 2 ED; >30 kg: Beginn mit 400 mg/d in 2 ED, steigern um 400 mg/d alle 2 d bis 1800 mg/d (30–50 kg), 2400 mg/d (>50–70 kg), 3200 mg/d (>70 kg) in 2 ED. Vorzugsweise mit Nahrung; Zerdrücken oder Suspendieren in Wasser möglich. **NW:** Kopfschmerzen, Müdigkeit, Schwindelgefühl, Diplopie, Schläfrigkeit, Erbrechen, Appetitminderung, Schlafstörung.
  z. B. Inovelon® 200 mg (50 Tbl.)/400 mg (50/100/200 Tbl.) Filmtbl.; Inovelon® 40 mg/ml Suspension (460 ml).

- **S**
  - **Salbutamol**
    Broncholytikum, β-Sympathomimetikum – Inhalation in der Ambulanz: Salbutamol 0,5% (1 ml ≙ 20 Tr. ≙ 5 mg), 8–10 Tr. (absolut) auf 2 ml NaCl 0,9% bzw. 3 × 2–4 Hübe DA (10 min Abstand) mit Inhalierhilfe (= Aerochamber). **Inhalation auf Normalstation:** Salbutamol 0,5%: 10–20 Tr. (absolut) auf 3 ml NaCl 0,9%, wiederholen alle 30 min, bzw. 1–3 Hübe DA (max. 10 Hübe). **Inhalation auf Intensivstation:** 0,5% Lsg. unverdünnt dauerinhalieren. **p.o.:** 0,1–0,5 mg/kg/ED (max. 4 mg) alle 4–6 h. **s.c. oder i.m.:** 10–20 μg/kg/ED (max. 500 μg). **i.v.:** 1–5 μg/kg/min i.v., evtl. 15 μg/kg in 15 min i.v. bei schwerem Asthmaanfall ohne Reaktion auf wiederholte Inhalation. **Hyperkaliämie:** Salbutamol-Dauerinhalation mit 0,5 ml bei <25 kg bis 1,0 ml bei >25 kg Salbutamol-Lsg. auf 3 ml verdünnt oder Salbutamol 1–5 μg/kg verdünnt in Aqua über 20 min i.v.

KI: Schwere Hyperthyreose, hypertrophe obstruktive Kardiomyopathie, Engwinkelglaukom. **NW:** Allergische Reaktionen, Tachykardie, Hypokaliämie.

z. B. Salbutamol Dosieraerosol: 1 Stoß ≙ 0,1 mg (1 DA ≙ 200 Sprühstöße); Salbutamol Fertiginhalat Lsg. für Vernebler: 1 Amp ≙ 2,5 ml ≙ 1,25 mg (50 Amp); Salbutamol Inhalat: 1 ml ≙ 20 Tr. ≙ 5 mg (10/50/100 ml).

- **Selen**

Spurenelement – Kinder 100 µg/d oder 2 µg/kg/d; Erw.: 100–200 µg/d (max. 300 µg/d) i.v. oder p.o.

z. B. Selenase® 50 AP Tbl.: 1 Tbl. ≙ 50 µg (20/50/100 Tbl.); Selenase® 50 peroral Lsg.: 1 Trinkamp ≙ 50 µg (50 Amp); Selenase® 100 µg peroral: 1 Trinkamp ≙ 100 µg (20/60/100 Amp); Selenase® RP (79 µg)/300 RP (300 µg) Tbl. (50/100 Tbl.).

- **Sildenafil**

Pulmonale Hypertension: 0,3 mg/kg/ED, bis max. 2–3 mg/kg/ED erhöhbar, jeweils alle 3–6 h p.o. **NW:** Sehr häufig: Kopfschmerzen, Flush, Diarrhö, Dyspepsie.

z. B. Viagra® 25 mg (4 Tbl.)/50 mg (4/12 Tbl.)/100 mg (4/12 Tbl.) Filmtbl.

- **Simeticon**
  ▶ Dimeticon.

- **Simvastatin**

Lipidsenker – Initial 0,2 mg/kg/d (max. 20 mg) in 1 ED, kann alle 4 Wo bis max. 1 mg/kg/d (max. 40 mg) in 1 ED p.o. erhöht werden.

z. B. Simvastatin 5 mg/10 mg/20 mg/30 mg/40 mg/60 mg/80 mg Filmtbl. (30/50/100 Tbl.).

- **Sirolimus**

Immunsuppressivum – 3 mg/m^2 (max. 6 mg) initial, dann 1 mg/m^2 (max. 2 mg) in 1 ED p.o. oder 0,8 mg/m^2/ED alle 12 h p.o. **KI + NW:** ▶ Fachinformation. **Talspiegel:** 10–15 ng/ml.

z. B. Rapamune® 1 mg/ml Lsg. zum Einnehmen (60 ml); Rapamune® 0,5 mg (30/100 Tbl.)/1 mg (30/100 Tbl.)/2 mg (100 Tbl.) überzogene Tbl.

- **Somatropin**
  Wachstumshormon – 2–3 IE/m²/ED an 5–7 d/Wo s.c. oder 4–6 IE/m² an 3 d/Wo i.m.
  z. B. Genotropin® MiniQuick 0,2 mg/0,4 mg/0,6 mg/0,8 mg/1,0 mg/1,2 mg/1,4 mg/1,6 mg/1,8 mg/2,0 mg oder Genotropin® 5 mg/ml/12 mg/ml Pulver und Lsg.-Mittel zur Herstellung einer Injektions-Lsg.
- **Sotalol**
  β-Rezeptorenblocker – Herzrhythmusstörungen: i.v.: 0,5–2 mg/kg/ED (max. 100 mg) über 10 min alle 6 h. **p.o.:** 1–4 mg/kg/ED (max. 200 mg) alle 8 h. **NW:** Rötung, Juckreiz, Exantheme, Muskelkrämpfe, Muskelschwäche, Sehstörungen, Hörstörungen, Geschmacksstörungen, Hypotonie, GI-Symptome, Fieber. **Cave:** Long-QT-Syndrom.
  z. B. Sotalol 40 mg/80 mg/160 mg Tbl. (20/50/100 Tbl.).
- **Spironolacton**
  Aldosteronantagonist, kaliumsparendes Diuretikum – i.v.: Sgl. initial 2–3 mg/kg/d, dann 1,5–2 mg/kg/d; ältere Kinder: initial: 4–5 mg/kg/d, dann 2–3 mg/kg/d in 1 ED. **p.o.:** 1–3 mg/kg/d (max. 200 mg) in 1–3 ED. **Hypertonie:** 1–3 mg/kg/d in 2–4 ED p.o. **Herzinsuffizienz:** 2 mg/kg/d in 2 ED p.o. **NW:** Hyperkaliämie, Gynäkomastie, RR-Abfall, hyperchlorämische metabolische Azidose, Hyperkaliämie, Hyponatriämie.
  z. B. Spironolacton 50 mg/100 mg Tbl. (20/50/100 Tbl.); Aldactone® 25/50 Filmtbl. (50/100 Tbl.)/100 mg Kps. (50 Kps.).
- **Sucralfat**
  Ulkustherapeutikum – p.o.: 0–2 J: ¼ Btl. alle 6 h; 3–12 J: ½ Btl. alle 6 h; >12 J: 1 Btl. alle 6 h. **KI:** Niereninsuffizienz. **NW:** Obstipation, selten Bezoarbildung. **Cave:** Aluminiumbelastung (bei Niereninsuffizienz Aluminiumspiegel kontrollieren).
  z. B. Ulcogant® Granulat: 5 ml ≙ 1 Btl. ≙ 1 g (50 Btl.) oder Tbl. à 1 g (50/100 Tbl.).
- **Sulfadiazin**
  Sulfonamid – Konnatale Toxoplasmose: 25 mg/kg/ED alle 6 h p.o. + Pyrimethamin 1 mg/kg/d + Folsäure 5 mg alle 3 d für 6 Mo. **>1 J: Toxoplasmose:** 50 mg/kg/ED alle 6 h +

Pyrimethamin 2 mg/kg/d für 3 d, dann 1 mg/kg/d und Folsäure 10–15 mg/d in 1 ED.
z. B. Sulfadiazin-Heyl® Tbl.: 1 Tbl. ≙ 500 mg (30/100 Tbl.).

- **Sulfasalazin**
  Intestinales Antiphlogistikum – Über 2 J: aktive Erkrankung: 10–15 mg/kg/ED (max. 1 g) alle 6 h p.o. Remission: 5–7,5 mg/kg/ED (max. 0,5 g) alle 6 h p.o. **Antirheumatikum:** 20–40 mg/kg/d in 2–3 ED, einschleichende Dosierung, Beginn mit 20 mg/kg/d. Überwachung: In den ersten 3 Mo alle 14 d Diff-BB, alle 6 Wo Leberwerte, nach dem 1. J alle 3 Mo Labor. **KI:** Schwere Leber- und Nierenfunktionsstörung, allergische Reaktion durch Salicylate, Magen-Darm-Blutungen. **NW:** GI-Symptome, Exantheme, Asthma bronchiale, Gerinnungsstörungen, Anämie, Hepatotoxizität.
  z. B. Sulfasalazin (Azulfidine®) 500 mg magensaftresistente Filmtbl. (100/300 Tbl.).

- **Sultiam (STM)**
  Antiepileptikum – p.o.: 3–10 mg/kg/d in 2–3 ED oder 1 mg/kg/ED alle 8–12 h, kann gesteigert werden bis 5 mg/kg/ED (max. 200 mg) alle 8 h. **NW:** Tachypnoe, Kopfschmerzen, KG ↓, GI-Symptome.
  z. B. Ospolot® 50 mg/200 mg Filmtbl. (50/200 Tbl.).

- **Sumatriptan**
  Migränetherapeutikum – Akuttherapie (zugelassen ab 12 J) **intranasal:** 10–20 mg/ED in ein Nasenloch (Erw.: max. 2 ED nasal 20 mg innerhalb 24 h; Jgl. 12–17 J: max. 2 ED nasal 10 mg innerhalb 24 h). **p.o.:** 1–2 mg/kg/ED (Erw. 50–100 mg) (max. 300 mg innerhalb 24 h). **NW:** Flush, Hautausschlag, Schwindel, Schwächegefühl, Müdigkeit, vorübergehender RR-Anstieg, Sensibilitätsstörungen.
  z. B. Imigran® Nasal mite 10 mg/Nasal 20 mg Nasenspray, Lsg.; Sumatriptan 50 mg/100 mg Filmtbl. (2/6/12/ Tbl.).

- **T**
  - **Tacrolimus (FK 506)**
    Immunsuppressivum nach Transplantation – i.v.: DT 2 mg/m^2/d oder 0,05–0,15 mg/kg/d DT. **p.o.:** 3 mg/m^2/ED oder 0,15 mg/kg/ED alle 12 h. **Plasmatalspiegel:** 0,4–1,2 ng/ml. **Vollblutspiegel:** 10–20 ng/ml.

z. B. Tacrolimus (Prograf®) 0,5 mg/1 mg/5 mg Hartkps. (50/100 Kps.); Modigraf® 0,2 mg/1 mg Granulat zur Herstellung einer Suspension (50 Btl.); lokal: Protopic® 0,03%/0,1% Salbe (10/30/60 g).

- **Teicoplanin**
  Polypeptidantibiotikum – Wirksam v. a. gegen Staphylokokken: Initial 10 mg/kg/ED alle 12 h für 3 ED über je 30 min i.v., dann 10 mg/kg/d in 1 ED (max. 800 mg/ED) i.v. oder i.m. **Schwere Infektion:** 20 mg/kg/ED alle 12 h i.v. für 3 ED, dann 20 mg/kg/d in 1 ED i.v. oder i.m. Gleiches Wirkspektrum wie Vancomycin, jedoch längere HWZ und geringere Nephrotoxizität. **NW:** Transaminasenanstieg, Nephro-, Ototoxizität. **Cave:** Vancomycin/Teicoplanin sehr vorsichtig einsetzen, am besten nur gezielt nach Erregernachweis oder klin. eindeutigem Infektionsverdacht, wegen zunehmender Resistenzentwicklung (Vancomycinresistente Enterokokken).
  z. B. Targocid® 100 mg/200 mg/400 mg Pulver und Lsg.-Mittel zur Herstellung einer Injektions-/Infusions-Lsg. oder einer Lsg. zum Einnehmen.

- **Terbutalin**
  Broncholytikum, β-Sympathomimetikum – Inhalation: 0,25(–0,5) ml/ED einer 1%igen Lsg. in 4 ml alle 3–6 h; DA: 250 μg/Sprühstoß, 1–2 Sprühstöße alle 4–6 h. **p.o.:** 0,05–0,1 mg/kg/ED (max. 5 mg) alle 6 h. **i.v.:** 5 μg/kg 1 × über 10 min, dann 1–10 μg/kg/h. **KI:** Schwere Hyperthyreose, hypertrophe obstruktive Kardiomyopathie, Engwinkelglaukom. **NW:** Allergische Reaktion, Hypokaliämie, Tachykardie.
  z. B. Terbutalin 2,5 Tbl. (50/100 Tbl.); Terbutalin (Bricanyl®) retard Hartkps.: 1 Kps. ≙ 7,5 mg (50/100 Tbl.); Aerodur® Turbohaler®.

- **Terlipressin**
  Ösophagusvarizenblutung – i.v.: 0,02–0,04 mg/kg/ED (max. 2 mg), dann 0,02–0,04 mg/kg/ED alle 4–6 h für max. 72 h. Wirkungseintritt langsam, lange Nachwirkung. **Cave:** Kann lokale Nekrosen verursachen.

- **Testosteron**
  Androgen, Pubertätsauslösung – Testosteronenantat: 40–50 mg/m^2/ED i.m. jeden Mo für 6 Mo. **Wachstumsstopp:** 100 mg/m^2/ED alle 30 d i.m. **Substitution nach Pubertät:** 100 mg/m^2/ED alle 2 Wo i.m. **Testosteronspiegel:** <16 J: 5–10 nmol/l; >16 J: 10–30 nmol/l.
  z. B. Testosteron Depot 250 mg: 1 Amp ≙ 1 ml ≙ 250 mg Testosteronenantat (3/5/10 Amp).
- **Theophyllin**
  Broncholytikum, Antiasthmatikum – i.v.: 7 mg/kg/ED (max. 500 mg) in 20 min (bei mit Theophyllin vorbehandelten Pat. 2–3 mg/kg, ohne Vorbehandlung 5–6 mg/kg), dann DT: NG: 0,16 mg/kg/h; 2–6 Mo: 0,5 mg/kg/h; 6–12 Mo: 0,85 mg/kg/h; >1 J: 1,0 mg/kg/h. **Spiegelkontrollen** nach 8, 24 h; dann nach Spiegel Dosisanpassung, sollte 10–20 µg/ml sein. **p.o.:** Aufsättigungsdosis 8 mg/kg (max. 500 mg), bei FG-Apnoen 5 mg/kg; Erhaltung: 3. Wo bis 12 Mo: (0,1 × Alter in Wo) + 3 mg/kg/ED alle 8 h p.o.; 1–9 J: 4 mg/kg/ED alle 4–6 h oder 10 mg/kg/ED in Retardform alle 12 h p.o.; 10–16 J oder Erw. (Raucher): 3 mg/kg/ED alle 4–6 h oder 7 mg/kg/ED Retardform alle 12 h p.o.; Erw. (Nichtraucher): 3 mg/kg/ED alle 6–8 h p.o. **Serumspiegel:** NG: 10–15 µg/ml, Asthma bronchiale: 10–20 µg/ml. **KI:** Tachykardien, schwere Hypertonie, hypertrophe obstruktive Kardiomyopathie, Hyperthyreose, Leber-, Nierenfunktionsstörung. **NW:** Tachykardie (Dosis reduzieren bei HF >180), GI-Irritation, Diurese, Krämpfe bei Intoxikation, Hyperexzitabilität, RR-Abfall.
  z. B. Theophyllin (Bronchoretard®) 100 junior (100 Kps.)/200 mite (20/50/100 Kps.)/350 mg (20/50/100 Kps.)/500 forte (100 Kps.) Retardkps.; Solosin® Tr.: 24 Tr. ≙ 1 ml ≙ 104 mg (20/50/100 ml).
- **Thiamazol**
  Thyreostatikum – 0,3–1 mg/kg/d in 1 ED (max. 60 mg) p.o., bis 0,1–0,5 mg/kg/d (max. 30 mg) reduzieren; akut: 1 mg/kg i.v., dann 2–3 mg/kg/d als DI.
  z. B. Thiamazol 5 mg/10 mg/20 mg Tbl. oder Filmtbl. (20/50/100 Tbl.); Favistan® Tbl.: 1 Tbl. ≙ 20 mg (20/50/100 Tbl.).

- **Thiamin**
  ▶ Vitamin B1.
- **Thiopental-Natrium**
  i.v. Narkosemittel – (2–)5(–10) mg/kg/ED langsam 1 × i.v. **Cave:** RR-Abfall, dann DT i.v. 1–5 mg/kg/h (Kind muss intubiert werden). **Spiegel:** 40–50 µg/ml. **Schädel-Hirn-Trauma:** 2–5 (bis max. 10) mg/kg/h bis intrazerebraler Druck sinkt. **KI:** Vergiftungen mit Alkohol, Schlafmitteln, Analgetika, Psychopharmaka, akute hepatische Porphyrie, Schock, Status asthmaticus, maligne Hypertonie. **NW:** Bronchospasmus bei zu schneller Injektion, wirkt nicht analgetisch.
  z. B. Trapanal® 0,5 g, d. h. 500 mg ≙ 20 ml, d. h. 25 mg ≙ 1 ml, d. h. 2–5 mg/kg ≙ 0,08–0,2 ml/kg.
- **Thrombozytenkonzentrat**
  Indikation bei Thrombopenie: Bei manifesten Blutungen. Eine relative Indikation besteht bei Zunahme und erheblicher Ausprägung von Hautblutungen sowie Sickerblutungen. Mit klin. relevanter Blutung ist insbesondere bei Thrombozyten <10.000/µl zu rechnen. Evtl. bestrahlt mit 25–30 Gy bei stark immunsupprimierten Pat. zur Vermeidung einer GvHR. CMV und Parvovirus B19 neg. Transfusion des kompletten Thrombozytenkonzentrats: z. B. >10 kg 200 ml/h, <10 kg 100 ml/h (evtl. volumenreduziert). TK wird in die Einfuhrbilanz einberechnet.
- **Thyroxin (L-Thyroxin, Levothyroxin)**
  Schilddrüsenhormon – Hypothyreose: 1.–6. LMo: 7–10 µg/kg/d; 7.–24. LMo: 6–8 µg/kg/d; 3–5 J: 6 µg/kg/d; 6–12 J: 3–5 µg/kg/d; >12 J: 3 µg/kg/d in 1 ED morgens nüchtern; Erw.: 100–200 µg/d in 1 ED. **Anpassung** je nach TSH-Wert (BE vor Gabe von Thyroxin). **Konnatale Hypothyreose:** 50 µg/d, nach 2–3 Wo Reduktion auf 25–37,5 µg/d; Ausnahmen: FG und Sgl. <2500 g: 10(–15) µg/kg/d ohne »loading dose«, Sgl. mit hämodynamisch wirksamen Vitien: 25 µg/d ohne »loading dose«.
  z. B. L-Thyroxin 25 µg/50 µg/75 µg/88 µg/100 µg/112 µg/1 25 µg/150 µg/175 µg/200 µg Tbl. (50/100 Tbl.).

- **Tilidin mit Naloxon (kein BtM-Rezept)**
  Analgetikum – p.o. unretardiert 1 mg/kg/ED (max. 50 mg) alle 4 h; retardiert 2 mg/kg/ED (max. 100 mg) alle 8 h. **Vorteil:** Besonders geeignet für schwer mehrfach behinderte Kinder mit zerebralen Krampfleiden. **NW:** Benommenheit, Müdigkeit, Diarrhö; enthält 11,9% Ethanol.
  z. B. Valoron®N Tr. zum Einnehmen: 1 Tr. ≙ 2,5 mg Tilidin/0,2 mg Naloxon: bis 4 ×/d 1 Tr./LJ (mind. 3 Tr./ED, max. 10 Tr./ED) (20/50/100 ml); Valoron®N retardiert Tbl. 50/4 mg/100/8 mg/150/12 mg/200/16 mg Retardtbl. (20/50/100 Tbl.).

- **Tobramycin (Gernebcin)**
  Aminoglykosidantibiotikum – Sgl. >1 Mo: 5–7,5 mg/kg/d in 1–3 ED i.v.; 1–12 J: 5 mg/kg/d in 1–3 ED i.v.; Jgl. + Erw.: 3–5 mg/kg/d in 1–3 ED (max. 0,4 g/d). **Spiegel nach der 5. Gabe:** Spitzenspiegel: max: 5–10 mg/l (1 h nach i.m.-Dosis/30 min nach i.v.-Gabe); Talspiegel: <2 mg/l, bei 1 ED Spiegel nach 8 h: 1,5–6 mg/l. **NW:** Nephrotoxizität (dann Dosisintervall variieren), Ototoxizität, peripher max. 40 mg/ml, Transaminasenerhöhung.
  z. B. Tobramycin oder Gernebcin®.

- **Tocopherol**
  ▶ Vitamin E.

- **Topiramat**
  Antiepileptikum – 1. Wo: 1 mg/kg/d (max. 50 mg) in 1 ED abends p.o., alle 1–2 Wo steigern um 0,5–1 mg/kg/d in 2 ED, bis 3–6 mg/kg/d in 2 ED; Erw.: 1. Wo: 25 mg/d abends, dann alle 1–2 Wo steigern um 25–50 mg/d auf 100 mg/d (max. 500 mg/d). **Als Zusatztherapie:** 0,5–1 mg/kg/d in 1 ED abends, alle 1–2 Wo steigern um 1 mg/kg/d in 2 ED, bis 5–9 mg/kg/d in 2 ED; Erw.: 25–50 mg/d abends, alle 1–2 Wo steigern um 25–50 mg/d in 2 ED, bis max. 200–400 mg/d. **KI:** Schwere Nieren-, Leberinsuffizienz. **NW:** Kopfschmerzen, Schwindel, Ataxie, Nystagmus, psychomotorische Verlangsamung, Appetitlosigkeit, Gewichtsverlust, Leukopenie, Nephrolithiasis, Hyperkinesie, Hypersalivation, Nierensteine, Denkstörungen, Psychose.
  z. B. Topiramat (Topamax®) 25 mg (28/50/100 Stück)/50 mg (50/100/200 Stück)/100 mg

(50/100/200 Stück)/200 mg (100/200 Stück) Filmtbl. oder Hartkps.

- **Torasemid**
  Schleifendiuretikum – 1–3 mg/kg/d in 2–4 ED p.o. (wird 5-fach besser resorbiert als Furosemid). **KI:** Schwere Leberfunktionsstörungen, schwere Hypokaliämie, Hyponatriämie, Hypovolämie, Überempfindlichkeit gegen Sulfonamide, Niereninsuffizienz mit Anurie (wirkungslos, wenn kein Glomerulusfiltrat mehr produziert wird), <12 J (es liegt keine Erfahrung vor). **NW:** In hoher Dosis oto-, nephrotoxisch, Hypokaliämie, -kalzämie, -magnesämie, -natriämie, Hyperurikämie, Nephrokalzinose, Thromboseneigung, metabolische Alkalose, Schwindel, Kopfschmerzen, Sehstörungen.
  z. B. Torasemid 2,5 mg/5 mg/10 mg/20 mg/50 mg/100 mg/ 200 mg Tbl. (30/50/100 Tbl.).

- **Tramadol (kein Btm-Rezept)**
  Opioidanalgetikum – **p.o.** unretardiert: 1 mg/kg/ED (max. 50 mg) alle 4 h; retardiert: 2 mg/kg/ED (>50 kg 100– 300 mg alle 8–12 h) alle 8 h. **i.v.:** 0,2–1 mg/kg/ED, DT: 0,25 mg/kg/h (max. 10 mg/h) (z. B. 100 mg in 40 ml NaCl 0,9%: 1 ml ≙ 2,5 mg). **Vorteil:** Geringe kardiozirkulatorische und respiratorische Probleme. **NW:** Übelkeit, Erbrechen, Schwindel, Schwitzen (v. a. bei Bolusgaben i.v.).
  z. B. Tramadol 100 mg/ml Tr. unretardiert: 20 Tr. ≙ 50 mg ≙ 0,5 ml (10/30/100 ml) oder Tbl. 50 mg (10/30/50 Tbl.); retardiert: Tbl. oder Kps. 50/100/150/200 mg (10/20/50/100 Tbl.); Tramundin® retard 100 mg/retard 150 mg/retard 200 mg teilbare Retardtbl. (ab ca. 25 kg einsetzbar) (20/50/100 Tbl.).

- **Tranexamsäure**
  Antifibrinolytikum – z. B. Schleimhautblutungen hämophiler und von-Willebrand-Pat.: **p.o.:** 10(–25) mg/kg/ED (max. 1,5 g) alle 6–8 h oder bis zu 6 × 5–10 mg/kg/ED/d. **i.v.:** 10–15 mg/kg/ED (max. 1 g) alle 8 h.
  z. B. Cyklokapron® Filmtbl. a 500 mg (20/50 Tbl.) oder als Injektionslsg..

- **Trimethoprim-Sulfamethoxazol**
  ▶ Cotrimoxazol (Trimethoprim 1 mg + Sulfamethoxazol 5 mg; TMP-SMZ).

- **Triptorelin (LH-RH)**
  Gonadorelinanalogon – Unterdrückung der ovariellen Hormonbildung, Unterdrückung der Periodenblutung: Erw.: 3,75 mg i.m./28 d.
  z. B. Decapeptyl® Gyn Retardmikrokps. und Suspensionsmittel.
- **Trometamol (THAM, TRIS)**
  Azidosetherapeutikum – Menge in ml der 0,3-molaren Lsg. = KG × BE (davon die Hälfte ausgleichen), i.v. über 30–60 min oder DT (möglichst nur über ZVK, peripher 1:10 mit Aqua verdünnen).
  z. B. TRIS 36,34% Braun Lsg. als Infusionszusatz (1 ml ≙ 3 mmol Trometamol).

- **U**
  - **Uratoxidase**
    ▶ Rasburicase.
  - **Urokinase**
    Fibrinolytikum – Systemische Lyse: Initial 4000 IE/kg über 10 min, dann 4400 IE/kg/h DT für 12 h; **Lokale Lyse:** 200–500 IE/kg über 1 h. Immer: Beginn mit Heparin 3–4 h später, Ziel-PTT 60 s. Bei Fibrinogen <100 mg% → FFP. **Okklusion ZVK:** 5000 IE/ml (evtl. bis 10.000 IE/ml), je nach Katheterfüllvolumen (1–)2–3 ml im Katheter für ca. 30 min belassen, dann abziehen.
    z. B. Urokinase 10.000/50.000/100.000/250.000/500.000/1 Mio. IE Pulver zur Herstellung einer Injektions- oder Infusions-Lsg.
  - **Ursodesoxycholsäure**
    Gallensteinauflöser – p.o.: 3–8 mg/kg/ED (max. 400 mg) alle 12 h. **CF und Cholestase:** 20–30 mg/kg/d in 4 ED. **KI:** Akut-entzündliche Erkrankung, Verschluss der Gallenblase/-wege. **NW:** allergische Reaktionen, gelegentlich breiige Stühle.
    z. B. UDC 250 mg Hartkps. (20/50/100 Kps.); UDC 250 mg/400 mg Filmtbl. (30/50/100 Tbl.); Ursofalk® 250 mg/5 ml Suspension: 1 Messl. ≙ 5 ml ≙ 250 mg (250/500 ml).

- **V**
  - **Valaciclovir**
    Virustatikum – Therapie von Herpes-zoster- und HSV-Infektionen, Prophylaxe CMV: 20 mg/kg/ED (Erw. 1 g) alle 8 h p.o. **NW:** Leuko-, Neutro-, Thrombozytopenie, Anaphylaxie, Kopfschmerzen, Verwirrtheit, abdominale Symptome, Hautausschlag, Nierenfunktionseinschränkung.
    z. B. Valaciclovir (Valtrex®) 500 mg (10/42 Tbl.)/1000 mg (7/21/42 Tbl.) Filmttbl.
  - **Valganciclovir**
    Virustatikum – Prophylaxe CMV-Infektion: Erw.: 900 mg/ED alle 12 h mit der Nahrung für 21 d, dann 900 mg/d in 1 ED p.o. **Anwendungsbeschränkung:** Kinder, Jgl., Neutro-, Thrombopenie, Anämie, Nierenfunktionsstörung. **NW:** Neutropenie, Anämie, Diarrhö, Dyspnoe, Panzytopenie, Appetitverlust, Verwirrtheit, Kopfschmerzen, Neuropathie, Schwindel, Husten, GI-Symptome, Leberfunktionsstörung.
    z. B. Valcyte® 450 mg Filmtbl. (60 Tbl.) oder 50 mg/ml Pulver zur Herstellung einer Lsg. (100 ml).
  - **Valproinsäure/Valproat (VPA)**
    Antiepileptikum – p.o.: 20–30 (–60) mg/kg/d in 2–3 ED (max. 1800 mg/d). Beginn mit niedriger Dosis, dann wöchentlich steigern. Enzyminduktion, deshalb Kombinationstherapie überlegenswert. **i.v.:** 10–15 mg/kg i.v. **Therapeutischer Bereich:** 50–100 µg/ml (max.: 1–4 h nach Gabe; min.: unmittelbar vor nächster Dosis). **KI:** Lebererkrankungen, Gerinnungsstörungen, Niereninsuffizienz. **NW:** GI-Symptome, KG ↑, Alopezie, Gerinnungsstörung, Anämie, Hepatopathie, Pankreasstörungen.
    z. B. Valproat (Convulex®, Ergenyl®, Orfiril®) 150 mg/300 mg/600 mg Kps. oder Filmtbl. (50/100/200 Kps. oder Tbl.); Valproinsäure Lsg.: 1 ml ≙ 28 Tr. ≙ 300 mg (100 ml). Valproinsäure 300 mg/500 mg Retardtbl. (50/100/200 Tbl.).
  - **Vancomycin**
    Glykopeptidantibiotikum – Wirksam v. a. gegen Staphylokokken, Enterokokken, Clostridium diff., grampos. Anaerobier: i.v.: 40 mg/kg/d in 2–4 ED über 60–90 min i.v.

(max. 3 g/d). **Meningitis:** 60 mg/kg/d in 2–4 ED i.v. (max. 4 g/d). **Spiegelkontrollen:** Spitzenspiegel 20–40 mg/l (max.: 30 min nach i.v. Dosis); Talspiegel: 5–10 mg/l. **NW:** Exanthem (Readman-Syndrom bei schneller Infusion), Phlebitis, Nephro-, Ototoxizität, Leuko-, Thrombopenie, Eosinophilie, Flush bei zu schneller Infusion. **Clostridien-Enterokolitis:** p.o.: (20–)40 mg/kg/d in 4 ED (max. 2 g/d), keine systemische Wirkung.

z. B. i.v. Lsg. kann auch für p.o. verwendet werden; Vancomycin Enterocaps Hartkps.: 1 Kps. ≙ 250 mg (10/30 Stück).

- **Verapamil**
Kalziumanatagonist, Antiarrhythmikum – i.v.: 0,1–0,2 mg/kg/ED (max. 10 mg) verdünnt über 10 min i.v., dann 5 µg/kg/min. **p.o.:** 1–3 mg/kg/ED (max. 120 mg) alle 8 h. **Cave:** Neg.-inotrope Wirkung, RR-Abfall, mit β-Blockern und <1 J kontraindiziert wg. Gefahr einer irreversiblen Entkopplung.

z. B. Verapamil 40/80/120 Filmtbl. (20/30/50/100 Tbl.).

- **Vigabatrin**
Antiepileptikum – Initial 40 mg/kg/d (max. 2 g) p.o., kann bis 60–100 mg/kg/d (max. 4 g) in 1–2 ED gesteigert werden. **NW:** Erregung, Schwindel, selten Verwirrtheit, Sedierung, Sehstörungen, Kopfschmerzen, irreversible Gesichtsfeldausfälle.

z. B. Sabril® Filmtbl.: 1 Tbl. ≙ 500 mg (50/100/200 Stück); Sabril® Granulat: 1 Btl. ≙ 500 mg (50/100 Stück).

- **Vitamine**
Bei jeder parenteralen Ernährung Zusatz von Vitaminen! Keine Evidenz zur optimalen Dosierung und Infusionsbedingungen bei Kindern. Wasser- und lipidlösliche Vitamine in Lipidemulsion zur Steigerung der Stabilität. Bei rein wässrigen Lsg. Lichtschutz empfohlen.

z. B. Soluvit® N: 1,0 ml/kg/d, max. 10 ml/d (≙ 1 Amp) in Infusion (enthält nur wasserlösliche Vitamine); derzeit nur für Erw. und >11 J zugelassen. Vitalipid® Infant Emulsion 10 ml/d (≙ 1 Amp); bei FG/NG <2,5 kg: 4 ml/d; kann nur mit Fett gemischt werden; enthält Vitamin K.

— **Vitamin A (Retinol)**

Bedarf p.o.: < 6 Mo: 1500 IE/d; 6 Mo bis 3 J: 2000 IE/d; 4–6 J: 2500 IE/d; 7–10 J: 3500 IE/d; > 10 J: 5000 IE/d.
z. B. Vitamin A Weichkps. à 10.000 IE (30/100 Kps.).

Vitamin B₁ (Thiamin)
Bedarf bei parenteraler Ernährung: 1,2 mg/d; FG 0,35 mg/kg/d.
z. B. Vitamin B₁ 50 mg/ml Injektions-Lsg.: 1 Amp. ≙ 1 ml ≙ 50 mg.

Vitamin B₂ (Riboflavin)
Bedarf bei parenteraler Ernährung: 1,4 mg/d; FG 0,15 mg/kg/d.

Vitamin B₆ ▶ Pyridoxin (Vitamin B₆).
Vitamin B₁₂ ▶ Cyanobalamin.
Vitamin C ▶ Ascorbinsäure (Vitamin C).

Vitamin D
Vitamin D_3 = Colecalciferol, Vitamin D_2 = Ergocalciferol, 25-(OH)-Vitamin D_3 = 25-Hydroxycolecalciferol, 1,25-(OH)2-Vitamin D_3 = 1,25 Dihydroxycolecalciferol = Calcitriol. **Rachitisprophylaxe:** NG: 500 IE/d; FG 500–1000 IE. Colecalciferol bis zum Ende des 1. LJ; meist mit Fluor.
z. B. Zymafluor® oder Fluor-Vigantoletten® 500/1000 Tbl., 1 Tbl. ≙ 500/1000 IE Colecalciferol + Fluorid 0,25 mg (30/90 Tbl.).
Vitamin-D-Mangel-Rachitis: 2000 IE/d + Kalzium 500–1000 mg/d (je nach Serumwerten) für 3 Mo (dann Kontrolle).
z. B. Vigantoletten® 500 IE/1000 IE Tbl. (30/90 Tbl.) (Colecalciferol).
Hypophosphatämische Rachitis: Calcitriol 20–40 ng/kg/d in 1–2 ED. **Renale Rachitis, chron. Hypokalzämie, (Pseudo-)Hypoparathyroidismus:** Calcitriol: 15 ng/kg/d p.o.
z. B. Rocaltrol® 0,25 µg/0,5 µg Weichkps. (20/100 Kps.) [= Calcitriol, 1,25-(OH)2-Vitamin D_3].

Vitamin E
Bedarf bei parenteraler Ernährung: FG 2,8 IE/kg/d; NG 7 IE/kg/d; Erw. 30 IE/d. **CF:** 100–400 IE/d.

Vitamin K₁ (Phytomenadion)
0,5–1 mg/kg p.o. oder langsam i.v. (max. 10 mg) (selten Anaphylaxie). **Hepatopathie:** 1 mg/kg/Wo. **Sgl.:** p.o. bei U1, U2, U3 je 2 mg absolut.

z. B. Konakion® MM 10 mg Lsg. p.o., i.v., i.m.: 1 Amp ≙
1 ml ≙ 10 mg; Konakion® MM 2 mg Lsg. p.o., i.v., i.m.:
1 Amp ≙ 0,2 ml ≙ 2 mg; 1 Tr. ≙ 1 mg.

- **Voriconazol**

  Antimykotikum – Therapie: i.v.: >12 J: d 1: 12 mg/kg/d in
  2 ED, ab d 2: 8 mg/kg/d in 2 ED (max. 400 mg); 2–11 J:
  d 1: 14 mg/kg/d in 2 ED, ab d 2: 8 mg/kg/d in 2 ED. **p.o.:**
  >12 J: d 1: 800 mg/d in 2 ED, ab d 2: 400 (–600) mg/d in
  2 ED; 2–11 J: <40 kg: d 1: 400 mg/d in 2 ED, ab d 2:
  200 mg/d in 2 ED; >40 kg: d 1: 800 mg/d in 2 ED, ab d 2:
  400 mg/d in 2 ED. Filmtbl./Susp. im Abstand von mind.
  1 h vor oder nach einer Mahlzeit einnehmen. **Ziel-Talspiegel ab d 3 i.v., ab d 5–6 p.o.:** 500–6000 ng/ml. **Prophylaxe:
  p.o.:** 10 mg/kg/d in 2 ED (max. 400 mg). **NW:** Kopfschmerzen, Sehstörungen, Ödeme, Bauchschmerzen, Übelkeit,
  Erbrechen, Durchfall, Hautausschlag, Fieber, Knochenmarkdepression, Hypoglykämie, Hypokaliämie; Benommenheit, Tremor, Unruhe, Atemnot, erhöhte Leber-, Kreatininwerte.

  z. B. Vfend® 40 mg/ml Pulver für Suspension (10 ml);
  Vfend® 50 mg (30 Tbl.)/200 mg Filmtbl. (30/100 Tbl.);
  Vfend® 200 mg Pulver für Infusionslsg..

- **Z**
  - **Zidovudin (AZT)**

    Virustatikum, nukleosidanaloger Reverse-Transkriptase-Hemmer – HIV-Infektion: NG zur Verhinderung einer vertikalen Infektion: 2 mg/kg/ED alle 6 h p.o., beginnend
    innerhalb von 12 h nach Geburt und bis 6. LWo. **i.v.:** 10–
    14 mg/kg/d in 4 ED. **p.o.:** 4 × 5 mg/kg/d oder bis zu
    180 mg/m^2/ED alle 6 h (max. 150 mg/ED). **KI:** Granulozytopenie <750/µl, Hb <7,5 g%, NG mit behandlungsbedürftiger Hyperbilirubinämie oder mit >5-fach erhöhten
    Transaminasenspiegeln. **NW:** Kopfschmerzen, Übelkeit,
    Anämie, Neutropenie, Leukopenie, Schwindel, Erbrechen,
    Diarrhö, Bauchschmerzen, erhöhte Leberenzym- und Bilirubinwerte, Myalgie, Unwohlsein.

    z. B. Retrovir® 100 mg/10 ml zum Einnehmen (200 ml);
    Retrovir® 100 mg (100 Kps.)/250 mg Hartkps. (40 Kps.).

- **Zinkaspartat**
  Spurenelement – Parenterale Ernährung: >3 Mo: 0,1 mg/kg/d (≙ 1–2 µmol/kg/d) oder 60–120 µg/kg/d (≙ 1–2 µmol/kg/d).
  z. B. Unizink® Injektions-Lsg. 0,1–0,2 ml/kg/d: 1 Amp ≙ 10 ml ≙ 0,1 mmol Zn ≙ 6 mg Zn; Unizink® 50 Tbl.: 1 Tbl. ≙ 50 mg Zinkaspartat ≙ 10 mg Zink (20/50 Tbl.).
- **Zonisamid (ZNS)**
  Antiepileptikum – Als Zusatztherapie: Kind: 4–12 mg/kg/d; Erw.: 300–600 mg/d, anfängliche Dosis 50 mg/d in 2 ED, nach 1 Wo erhöhen auf 100 mg/d in 2 ED, dann weitere wöchentliche Steigerungen je nach Bedarf.
  Spiegel: 15–40 mg/l oder 70–190 µmol/l (nach ca. 13 d).
  NW: Anorexie, Ataxie, Schwindel, Diplopie, selten: Aufmerksamkeitsstörungen, Übelkeit, KG ↓.
  z. B. Zonegran® 25 mg (28 Kps.)/50 mg (28 Kps.)/100 mg (28/98/196 Kps.) Hartkps.

Handelsnamen wichtiger Medikamente (Auswahl)

Eine Auswahl wichtiger Medikamente unter den Handelsnamen zeigt ◻ Tab. 23.1.

◻ Tab. 23.1 Handelsnamen wichtiger Medikamente (Auswahl)

Handelsname	Wirkstoff(e)
A	
Abelcet	Amphotericin B
Actilyse	Alteplase
Adalat	Nifedipin
Adrekar	Adenosin
Aerius	Desloratadin
Akineton	Biperiden
Aldactone	Spironolacton
Aloxi	Palonosetron

Tab. 23.1 (Fortsetzung)

Handelsname	Wirkstoff(e)
Alupent	Orciprenalin
Alveofact	Surfactant
AmBisome	Amphotericin B
Amoxi-Clavulan	Amoxicillin + Clavulansäure
Ampho-Moronal	Amphotericin B
Anapen	Adrenalin
Ancotil	Flucytosin
Anexate	Flumazenil
Antiscabiosum	Benzylbenzoat
Antra	Omeprazol
Arilin	Metronidazol
Arterenol	Norepinephrin
Aspirin	Acetylsalicylsäure
Astonin H	Fludrocortison
Atacand	Candesartan
Atosil	Promethazin
Atrovent	Ipratropiumbromid
Augmentan	Amoxicillin + Clavulansäure
Azulfidine	Sulfasalazin
B	
Bactrim	Cotrimoxazol
Ben-u-ron	Paracetamol
Bepanthen	Dexpanthenol
Berotec	Fenoterol
Betnesol	Betametason
Bifiteral	Lactulose
Biocarn	L-Carnitin
Bisolvon	Bromhexin
Brevibloc	Esmolol

Tab. 23.1 (Fortsetzung)

Handelsname	Wirkstoff(e)
Bricanyl	Terbutalin
Bronchoparat	Theophyllin
Bronchoretard	Theophylllin
Buccolam	Midazolam
Budenofalk	Budenosid
Budiair	Budenosid
Buscopan	Butylscopolaminiumbromid
C	
Candio-Hermal	Nystatin
Cancidas	Caspofungin
Canesten	Clotrimazol
Capval	Noscapin
Castellani-Lsg.	Miconazol
Catapresan	Clonidin
Celestan	Betamethason
Celestamine	Betamethason
CellCept	Mycophenolatmofetil
Certican	Everolimus
Cesol	Praziquantel
Chloraldurat	Chloralhydrat
Ciloxan	Ciprofloxacin
Ciprobay	Ciprofloxazin
Circadin	Melatonin
Claforan	Cefotaxim
Clexane	Enoxaparin-Natrium
Clont	Metronidazol
Convulex	Valproinsäure
Cordarex	Amiodaron
Corotrop	Milrinon

Tab. 23.1 (Fortsetzung)

Handelsname	Wirkstoff(e)
Cotrim	Cotrimoxazol
Cyklokapron	Tranexamsäure
Cymeven	Ganciclovir
Cytotect	Immunglobulin CMV
D	
Daktar	Miconazol
Dantamacrin	Dantrolen
Daraprim	Pyrimethamin
Decapeptyl	Triptorelin (LH-RH)
Decortin	Prednison
Decortin H	Prednisolon
Delix	Ramipril
Desferal	Desferoxamin
Desmogalen	Desmopressin
Diamox	Acetazolamid
Diarönt	Colistin
Diflucan	Fluconazol
Digacin	Digoxin
Digimerck	Digitoxin
Dipidolor	Piritramid
DNCG	Cromoglycinsäure
Dociton	Propranolol
Dolantin	Pethidin
Dolormin	Ibuprofen
Dormicum	Midazolam
Dulcolax	Bisacodyl
Durogesic	Fentanyl

Tab. 23.1 (Fortsetzung)

Handelsname	Wirkstoff(e)
E	
Ecalta	Anidulafungin
Ecolicin	Erythromycin
Elobact	Cefuroximaxetil
Emend	Aprepitant
EMLA	Lidocain 2,5% + Prilocain 2,5%
Emtriva	Emtricitabine
Enbrel	Etanercept
Endoxan	Cyclophosphamid
Enterocort	Budenosid
Epivir	Lamivudin
Eremfat	Rifampicin
Ergenyl	Valproinsäure
Esidrix	Hydrochlorothiazid
Eskazole	Albendazol
Eusaprim	Cotrimoxazol
Euthyrox	Levothyroxin
Exjade	Deferasirox
F	
Famvir	Famciclovir
Fasturtec	Rasburicase
Favistan	Methimazol
Fenistil	Dimetindenmaleat
Ferro sanol	Eisen
Ferinject	Eisencarboxymaltose
Ferriprox	Deferipron
Finlepsin	Carbamazepin
Flagyl	Metronidazol
Floxal	Ofloxacin

Tab. 23.1 (Fortsetzung)

Handelsname	Wirkstoff(e)
Fluimucil	Acetylcystein
Flutide	Fluticason
Folsan	Folsäure
Fortecortin	Dexamethason
Fortum	Ceftazidim
Foscavir	Foscarnet
Fragmin	Dalteparin-Natrium
Frisium	Clobazam
G	
Gamunex	Immunglobulin G (7S)
Gernebcin	Tobramycin
Gilurytmal	Ajmalin
GlucaGen	Glukagon
Glycilax	Glycerol
Grüncef	Cefadroxil
H	
Haldol	Haloperidol
Helmex	Pyrantel
Hexoral	Hexetidin
Humatin	Paromomycin
Hypnomidate	Etomidat
I	
Imogran	Sumatriptan
Imodium	Loperamid
Imurek	Azathioprin
Infectocef	Cefaclor
Infectocillin	Penicillin V
Infectofos	Fosfomycin
InfectoKrupp	Epinephrin

Tab. 23.1 (Fortsetzung)

Handelsname	Wirkstoff(e)
Infectomycin	Erythromycin
Infectosoor	Miconazol
Inflanefran	Prednisolon
Inovelon	Rufinamid
Intal	Cromoglycinsäure
Intratect	Immunglobulin G (7S)
Invirase	Saquinavir
Irtan	Nedocromil
Isocillin	Penicillin V
Isoptin	Verapamil
Isozid	Isoniazid
K	
Kaletra	Lopinavir (mit Ritonavir)
Kepinol	Cotrimoxazol
Keppra	Levetiracetam
Ketanest S	Esketamin
Kevatril	Granisetron
Kiovig	Immunglobulin G (7S)
Klacid	Clarithromycin
Klismacort	Prednisolon
Konakion	Vitamin K1
Kreon	Pankreatin
Kybernin	Antithrombin
L	
Lamictal	Lamotrigin
Lanicor	Digoxin
Lanitop	Metildigoxin
Lariam	Mefloquin
Lasix	Furosemid

Tab. 23.1 (Fortsetzung)

Handelsname	Wirkstoff(e)
Lefax	Dimeticon
Lenoxin	Digoxin
Leukeran	Chlorambucil
Lisino	Loratadin
Luminal	Phenobarbital
Lyrica	Pregabalin
M	
Malarone	Atovaquon/Proguanil
Marcumar	Phenprocoumon
MCP	Metoclopramid
Meronem	Meropenem
Metalcaptase	Penicillamin
Mictonetten	Propiverin
Minirin	Desmopressin (DDAVP)
Minprog	Alprostadil, Prostaglandin E_1
Molevac	Pyrviniumembonat
Motilium	Domperidon
Movicol	Macrogol
MST	Morphin
Mucosolvan	Ambroxol
Myambutol	Ethambutol
Mycamine	Micafungin
Myfortic	Mycophenolatmofetil
Mycobutin	Rifabutin
Mykoderm	Miconazol
Mylepsinum	Primidon
N	
Nepresol	Dihydralazin
Neupogen	Filgastrim (G-CSF)

Tab. 23.1 (Fortsetzung)

Handelsname	Wirkstoff(e)
Neurocil	Levomepromazin
Neurontin	Gabapentin
Nexium	Esomeprazol
Nizoral	Ketoconazol
Norvasc	Amlodipin
Norvir	Ritonavir
Novalgin	Metamizol
Novaminsulfon	Metamizol
Noxafil	Posaconazol
Nurofen	Ibuprofen
O	
Obstinol	Paraffinöl
Octagam	Immunglobulin G (7S)
Orelox	Cefpodoximproxetil
Orfiril	Valproinsäure
Osmofundin	Mannitol
Ospolot	Sultiam
Ostac	Clodronsäure
P	
Paediathrocin	Erythromycin
Palladon	Hydromorphon
Panoral	Cefaclor
Partusisten	Fenoterol
Paspertin	Metoclopramid
Pentaglobin	Immunglobulin M
Perfalgan	Paracetamol
Petnidan	Ethosuximid
Phenhydan	Phenytoin
Polamidon	Levomethadon

Tab. 23.1 (Fortsetzung)

Handelsname	Wirkstoff(e)
Predalon	Choriongonadotropin
Proglicem	Diazoxid
Prograf	Tacrolimus (FK 506)
Proxen	Naproxen
Pulmicort	Budesonid
Puri-Nethol	Mercaptopurin
Pyrafat	Pyrazinamid
Q	
Quensyl	Hydroxychloroquin
R	
Rapamune	Sirolimus
Rebetol	Ribavirin
Rectodelt	Prednison
Reducto	Glycerophosphat-Natrium
Refobacin	Gentamicin
Resochin	Chloroquin
Resonium A	Polysulfonsäure
Retrovir	Zidovudin
Rhophylac	Immunglobulin Anti-D
Ritalin	Methylphenidat
Rivotril	Clonazepam
Rocaltrol	Calcitriol
Rocephin	Ceftriaxon
Rohypnol	Flunitrazepam
Rulid	Roxithromycin
Rytmonorm	Propafenon
S	
Sab simplex	Dimeticon
Sabril	Vigabatrin

Tab. 23.1 (Fortsetzung)

Handelsname	Wirkstoff(e)
Salofalk	Mesalazin
Sanasthmax	Beclometason
Sandimmun	Ciclosporin
Saroten	Amitriptylin
Sedotussin	Pentoxyverin
Sempera	Itraconazol
Sevredol	Morphin
Silomat	Pentoxyverin
Singulair	Montelukast
Sobelin	Clindamycin
Solosin	Theophyllin
Solu-Decortin	Prednison
Sostril	Ranitidin
Staphylex	Flucloxacillin
Stesolid	Diazepam
Sultanol	Salbutamol
Suprarenin	Adrenalin
Suprax	Cefixim
Surfont	Mebendazol
Sustiva	Efavirenz
Synacthen	ACTH
Synagis	Palivizumab, Immunglobulin RSV
Synercid	Quinupristin-Dalfopristin
T	
Tamiflu	Oseltamivir
Tardocillin	Benzylpenicillin-Benzathin
Targocid	Teicoplanin
Tarivid	Ofloxacin

Tab. 23.1 (Fortsetzung)

Handelsname	Wirkstoff(e)
Tavegil	Clemastin
Tavor	Lorazepam
Tazobac	Piperacillin/Tazobactam
Tebesium	Isoniazid
Tegretal	Carbamazepin
Telfast	Fexofenadin
Telzir	Fosamprenavir
Temgesic	Buprenorphin
Tensobon	Captopril
Terzolin	Ketoconazol
Timonil	Carbamazepin
Tiorfan	Racecadotril
Tofranil	Imipramin
Topamax	Topiramat
Tramal	Tramadol
Tramundin	Tramadol
Trapanal	Thiopental
Trenantone	Leuprorelin (LH-RH-Agonist)
Trileptal	Oxcarbazepin
Truvada	Tenofovir + Emtricitabin
Truxal	Chlorprothixen
U	
Ulcogant	Sucralfat
Unacid	Ampicillin + Sulbactam
Unat	Torasemid
Urbason	Methylprednisolon
Ursofalk	Ursodesoxycholsäure

Tab. 23.1 (Fortsetzung)

Handelsname	Wirkstoff(e)
V	
Valium	Diazepam
Valoron N	Tilidin + Naloxon
Valcyte	Valganciclovir
Valtrex	Valaciclovir
Varitect	Immunglobulin Zoster
Vermox	Mebendazol
Vfend	Voriconazol
Viagra	Sildenafil
Vigantol	Colecalciferol
Vimpat	Lacosamid
Viramune	Nevirapin
Vistide	Cidofovir
Vividrin	Cromoglycinsäure
Voltaren	Diclofenac
Vomex A	Dimenhydrinat
Votubia	Everolimus
W	
Wellvone	Atovaquon
X	
Xaluprine	Purinethol
Xanef	Enalapril
Xylocain	Lidocain
Y	
Yomesan	Niclosamid
Z	
Zaditen	Ketotifen
Zantic	Ranitidin
Zerit	Stavudin

Tab. 23.1 (Fortsetzung)

Handelsname	Wirkstoff(e)
Ziagen	Abacavir
Zienam	Imipenem
Zinacef	Cefuroxim
Zithromax	Azithromycin
Zofran	Ondansetron
Zonegran	Zonisamid
Zostex	Brivudin
Zovirax	Aciclovir
Zyloric	Allopurinol
Zyrtec	Cetirizin
Zyvodix	Linezolid

Normwerte, Handlungsalgorithmen

I. Schmid

Analgosedierung (intranasal)

- Sehr effektive und allzeit verfügbare Methode zur Medikamentenapplikation ohne i.v.-Zugang.
- Bei Tröpfeln von Medikamenten in die Nase häufig nur wenig Resorption des Medikaments möglich, da die größte Menge an der Rachenhinterwand nach hinten läuft.
- Optimale Medikamentenresorption mit atomisierten Partikeln → Einsatz des MAD (»mucosal atomization device«) dringend zu empfehlen.
- Ggf. nach 5–10 min nachdosieren, Anschlagzeit aber erst abwarten.
- Wegen inkompletter und langsamerer Resorption i.n. höhere Dosierungen als i.v. notwendig (Tab. 24.1).
- Immer die höchstkonzentrierte Lsg. = kleinstes Volumen des jeweiligen Medikaments benutzen.
- Optimale Menge pro Nasenloch 0,2–0,3 ml, max. 1,0 ml/Nasenloch.
- Zu applizierende Menge auf beide Nasenlöcher verteilen.
- Bei größeren Mengen ggf. fraktioniert applizieren.
- Nase bei Sekret ggf. vorher absaugen.
- Bei Nasenbluten keine sichere Medikamentenresorption möglich.

Tab. 24.1 Intranasale Dosierung zur Analgosedierung

Substanz	Dosierung	Anschlagzeit
Ketanest-S (25 mg/ml)* + Midazolam (5 mg/ml)	2,0 mg/kg intranasal* 0,3 mg/kg intranasal	3–5 min
Fentanyl 50 µg/ml	1,5 µg/kg intranasal	3–5 min
Morphin (7,5 mg/ml)	0,1 mg/kg intranasal	3–5 min
Midazolam (5 mg/kg)	0,3 mg/kg intranasal (bei Krampfanfall)	3–5 min

* Bei Ketamin (50 mg/ml) doppelte Dosierung mit 4 mg/kg intranasal.

Antibiotikum: wann, welches?

Angaben aus Nicolai T (2012) Pädiatrische Notfall- und Intensivmedizin. Ein praktischer Leitfaden. 4. Aufl. Springer, Berlin Heidelberg New York

- **Typische Initialtherapie bei schweren Infektionen**
  - **Nosokomiale Sepsis** auf der Intensivstation:
    Piperacillin/Tazobactam oder Meropenem im Bolus i.v.;
    bei Sgl: Cefotaxim 150 mg/kg/d in 3 ED + Ampicillin
    150 mg/kg/d in 3 ED i.v. bzw. je nach lokal bekannter
    Keim-/Resistenzsituation.
  - **Meningitis:**
    Cefotaxim (200 mg/kg/d); NG: Cefotaxim 150 mg/kg/d +
    Ampicillin 300 mg/kg/d.
  - **Kathetersepsis**:
    Piperacillin/Tazobactam + Vancomycin; Sgl. <6 LWo:
    Cefotaxim + Ampicillin.
  - **Peritonitis:**
    Ceftazidim/Cefotaxim + Metronidazol, oder Meropenem.
  - **Septische Pneumonie:**
    Von außerhalb der Klinik: Cefuroxim oder Ampicillin/
    Sulbactam, evtl. Clindamycin (Staph. aureus).
    Nosokomial: Cefotaxim oder Cefuroxim (+ Tobramycin)
    oder Ceftazidim + Teicoplanin.
    Aspiration: Cefuroxim oder Cefotaxim oder Amoxicillin/
    Clavulansäure + Clindamycin.
    Pneumonie mit großem Erguss: Cefotaxim + evtl. Vancomycin.
  - **Urosepsis:**
    Ceftazidim + Ampicillin .
  - **Osteomyelitis:**
    Cefuroxim 150–200 mg/kg/d oder Clindamycin 40 mg/
    kg/d + Cefotaxim 200 mg/kg/d mind. 3 Wo, bei WS-Beteiligung 6 Wo, ggf. zusätzlich chirurgische Drainage, bei
    Arthritis immer.
  - **Tierbiss:**
    Amoxicillin/Clavulansäure p.o. bzw. Ampicillin/Sulbactam i.v.

- **Meningokokkensepsis:**
  Cefotaxim 200 mg/kg/d (+ Ampicillin, wenn <6 LWo und solange nur klin. Diagnose ohne Keimnachweis), Penicillin 500.000 IE/kg/d bei nachgewiesener Empfindlichkeit.
- **Schwere Staphylokokkeninfektion/toxisches Schocksyndrom (TSS):**
  Cefuroxim oder Flucloxacillin, ggf. + Rifampicin oder Clindamycin oder Fosfomycin oder Aminoglykosid (Vancomycin, wenn Methicillin-Resistenz nachgewiesen).
- **Periorbitale Phlegmone:**
  Wie Meningitis, zusätzlich Clindamycin (oder Flucloxacillin).

- **An den Erreger angepasste Antibiotikawahl**

> Wenn ein Keim bekannt ist oder wenn eine Resistenztestung vorliegt, danach umstellen. Je nach Krankenhaus unterschiedlich! Ändert sich ständig.

Bakterielle Infektionen

Acinetobacter: Meropenem oder Ciprofloxacin ± Amikacin (Reserve: Tigecyclin und Colistin).
Actinomyces: Ampicillin oder Penicillin.
Katzenkratzkrankheit: Bartonellen (nur bei prolongierter/disseminierter Infektion) Azithromycin oder Doxycyclin + Rifampicin. Afipia felis: Ciprofloxacin oder Cotrimoxazol.
Bacillus anthracis (Anthrax): Ciprofloxacin oder Doxycyclin.
Bacteroides: Metronidazol oder Clindamycin oder Meropenem.
Bordetella pertussis: Clarithromycin, Erythromycin, <1 LM Azithromycin (Cotrimoxazol).
Borrelia burgdorferi (»Lyme disease«): Ceftriaxon, Cefotaxim (Doxycyclin, Amoxicillin, Cefuroxim).
Brucellose: Doxycyclin + Gentamycin/Rifampicin oder evtl. Cotrimoxazol + Rifampicin (<9 J.).
Campylobacter jejuni: Erythromycin; Sepsis: Gentamycin; Meningitis: Meropenem.
Chlamydia pneumoniae: Clarithromycin oder Erythromycin oder Azithromycin, Doxycyclin.
Chlamydia psittaci (Psittakose, Ornithose): Tetracyclin oder Makrolid.

Chlamydia trachomatis: Azithromycin, Erythromycin.

Clostridium perfringens: Penicillin G (1. Wahl) oder Clindamycin, Metronidazol, Teicoplanin, Meropenem.

Clostridium difficile: Vancomycin oder Metronidazol p.o.; Botulismus: p.o. Vancomycin.

Corynebacterien: Penicillin, Erythromycin. JK- (= Jeikeium-) Gruppe: Vancomycin.

Enterobacter: Imipenem, Meropenem oder (Mezlo- oder Azlo- oder Piperacillin), zusätzlich Amikacin oder Ciprofloxacin.

Enterococcus faecalis: Ampicillin + Gentamycin.

Enterococcus faecium: Vancomycin, manchmal multiresistent (dann Synercid), evtl. Linezolid.

Escherichia coli: Cefotaxim ± Gentamycin.

Fusobakterien: Penicillin, Clindamycin, Metronidazol.

Haemophilus influenzae: Schwere Infektion: Cefotaxim 150–200 mg/kg/d.

Helicobacter pylori: Clarithromycin oder Metronidazol + Amoxicillin + Omeprazol.

Klebsiella pneumoniae: Cefotaxim ± Gentamycin.

Legionellen: Erythromycin/Azithromycin/Clarithromycin + Rifampicin.

Leptospiren: Penicillin.

Listeria monocytogenes: Ampicillin ± Gentamycin.

Meningokokken: Initial Cefotaxim (evtl. Penicillin G).

Morganella morganii: Cefotaxim ± Gentamycin, Imipenem, Meropenem.

Moraxella catarrhalis: Orale Cephalosporine oder Amoxicillin/Clavulansäure.

Mycobacterium avium, kansasii, intracellulare: Clarithromycin ± Rifampicin (Rifabutin) ± Ethambutol; je nach Testung!

Mycobacterium fortuitum: Nach Resistenz, sonst wie Tbc ± Clarithromycin. Streptomycin, Tigecyclin.

Mycobacterium tuberculosis: Isoniazid + Rifampicin + Pyrazinamid ± Streptomycin ± Ethambutol.

Mycoplasma pneumoniae: Erythromycin oder Clarithromycin oder Azithromycin.

Neisseria gonorrhoeae: Ceftriaxon, Cefixim.

Neisseria meningitidis: Cefotaxim, Penicillin.

Nocardia: Imipenem + Amikacin.

Pneumokokken: Cefotaxim, Penicillin.
Proteus: Cefotaxim ± Gentamycin.
Pseudomonas aeruginosa: Ceftazidim + Tobramycin; Urin: Ciprofloxacin oder Ceftazidim + Tobramycin.
Burkholderia cepacia, maltoph: Cotrimoxazol, Ceftazidim, Meropenem.
Salmonellen: Cefotaxim oder Ceftriaxon; Sanierung von Ausscheidern: Ciprofloxacin.
Serratia: Cefotaxim ± Gentamycin.
Shigellen: Ampicillin oder Cotrimoxazol oder Ciprofloxacin oder Ceftriaxon.
Staphylococcus: Cefuroxim ± Gentamycin; Resistenz: Vancomycin ± Gentamycin und/oder Rifampicin oder Fosfomycin (viel Na^+), Flucloxacillin (nicht NG), Linezolid.
Streptokokken: Penicillin.
S. viridans: Penicillin ± Gentamycin; B-Streptokokken (NG): Cefotaxim oder Ampicillin, + Aminoglykosid.
Treponema pallidum (Syphilis): Penicillin.
Ureaplasma urealyticum: Erythromycin.
Vibrio cholerae (Cholera): Azithromycin oder Erythromycin oder Ciprofloxacin.
Stenotrophomonas maltophilia: Cotrimoxazol.
Yersinia enterocolitica: Cefotaxim ± Tobramycin, Cotrimoxazol.

■ ■ Virale Infektionen

Adenoviren: Ribavirin, Cidofovir, (Adefovir, Interferon-β).
CMV: Ganciclovir, Valganciclovir, (Foscarnet, Cidofovir).
EBV: Evtl. Cidofovir.
Hepatitis B: Interferon-α, Lamivudin, Famciclovir, Adefovir, Entecavir, Telbivudin, Tenofovir etc.
Hepatitis C: Interferon-α+ Ribavirin.
HSV, VZV: Aciclovir, Famciclovir, Valaciclovir, Brivudin, (Ganciclovir, Cidofovir, Foscarnet).
Influenzavirus: Amantadin (>5 J), Zanamivir (>5 J), Oseltamivir (>1 J zugelassen, >3 Mon. Dosierungsempfehlung).
Papillomavirus: Cidofovir, Larynx topisch Interferon.
Picornaviren: Pleconaril.
RSV: Ribavirin.

Atemfrequenzen

Alter	Atemzüge/min
Neugeborene	40–50
Säuglinge	30
Kleinkinder	25
Schulkinder	20
Jugendliche	16–19

APGAR-Index, Petrussa-Index

APGAR-Index (◘ Tab. 24.2) und Petrussa-Index (◘ Tab. 24.3) zur Beurteilung von NG.

◘ Tab. 24.2 APGAR-Index zur Beurteilung der postnatalen Adaptation

Kriterium	0 Punkte	1 Punkt	2 Punkte
Herzfrequenz	Kein Herzschlag	<100/min	>100/min
Atemanstrengung	Keine	Unregelmäßig, flach	Regelmäßig, Kind schreit
Reflexe	Keine	Grimassieren	Kräftiges Schreien
Muskeltonus	Schlaff	Leichte Beugung der Extremitäten	Aktive Bewegung der Extremitäten
Farbe	Blau, blass	Stamm rosig, Extremitäten blau	Gesamter Körper rosig

Bestimmung nach (1 min), 5 min und 10 min.
Die optimale Punktzahl für NG sind 9–10 Punkte, wobei der »fehlende« Punkt nach 1 min i.d.R. auf die bläuliche Hautfarbe zurückzuführen ist. Bei Wertungen zwischen 5–8 gilt das NG als gefährdet, bei <5 als akut lebensgefährdet.

Tab. 24.3 Petrussa-Index zur Beurteilung des Reifezustands eines NG

	2 Punkte	1 Punkt	0 Punkte
Ohr	Volle Form, fest	Helix nur oben umgeschlagen	Formlos, weich
Brust	Areola >5 mm	Areola erkennbar	Roter Punkt
Testes	Im Skrotum	Hoch im Skrotum	Inguinal
Labia maiora	Überdecken die Labia minora	Gleiche Größe wie Labia minora	Kleiner als die Labia minora
Sohlenfalten	Auf der ganzen Sohle	Auf der distalen Hälfte der Sohle	Gering ausgeprägt
Haut	Rosig	Rötlich-ödematös	Dünn, rot, ödematös

Zur Abschätzung des Gestationsalters werden die erreichten Punkte zusammengezählt und 30 addiert. Das Ergebnis ist das ungefähre Gestationsalter in Wochen.

Blutbild: altersentsprechende Normwerte

Def. **MCV:** Mittleres korpuskuläres Volumen pro Erythrozyt.
Hkt (%) × 10/Erythrozytenzahl (10^6/µl) (z. B. mikrozytär).
Altersabhängig (Mittelwerte: Geburt: 108 fl, Erw. 90 fl, ◘ Tab. 24.4).
MCH: Mittlerer korpuskulärer Hb-Gehalt pro Erythrozyt.
Hb (g%) × 10/Erythrozytenzahl (10^6/µl) (z. B. hypochrom).
Mittelwerte: Geburt: 34 pg, Erw. 30 pg.
MCHC: Mittlere korpuskuläre Hb-Konzentration pro Erythrozyt.
Hb (g%) × 100/Hkt (%) oder MCH/MCV.
Mittelwerte: Geburt: 33 g/dl, Erw. 34 g/dl.
Blutvolumen: NG: 85–98 ml/kg, Sgl.: 75–80 ml/kg, Kinder 70–75 ml/kg, Erw. 65 ml/kg.
Plasmavolumen: NG: 45 ml/kg, Sgl.: 55,5 ml/kg, KK: 42,5 ml/kg.
Thrombozytenzahl: 140.000–440.000/µl.
RDW: Erythrozytenverteilungsbreite. Maß für die Größenverteilung der Erythrozyten (normal: 12–14,5%).

Tab. 24.4 Altersentsprechende Normwerte. (Mod. nach AWMF Leitlinie Nr 025/027)

Alter	Hämoglobin [g/dl]	Erythrozyten [× 10⁹/l]	Hämatokrit [%]	MCV [fl]	Leukozyten [× 10⁹/l]
Geburt	14,9–23,7	3,7–6,5	47–75	100–125	10–26
2 Wo	13,4–19,8	3,9–5,9	41–65	88–110	6–21
2 Mo	9,4–13,0	3,1–4,3	28–42	84–98	5–15
6 Mo	10,0–13,0	3,8–4,9	30–38	73–84	6–17
1 J	10,1–13,0	3,9–5,0	30–38	70–82	6–16
2–6 J	11,0–13,8	3,9–5,0	32–40	72–87	6–17
6–12 J	11,1–14,7	3,9–5,2	32–43	76–90	4,5–14,5
12–18 J weiblich	12,1–15,1	4,1–5,1	35–44	77–94	4,5–13
12–18 J männlich	12,1–16,6	4,2–5,6	35–49	77–92	4,5–13

Blutdruck

Tab. 24.5.

Tab. 24.5 Blutdruck, 5. und 95. Perzentile

Alter	Diastolischer RR [mm Hg]	MAD	Systolischer RR [mm Hg]	Herzfrequenz [1/min]
NG	30–48 (60)	40–60 (70)	50–83 (90)	95–145
3 Mo	37–60 (80)	45–75 (85)	80–110 (115)	110–175
6 Mo	43–63 (82)	50–90	80–110 (118)	110–175
1–3 J	46–79 (85)	50–100	80–113 (120)	80–140
4–6 J	47–79 (85)	55–95	80–115 (124)	75–130
7–10 J	52–83 (87)	60–90	83–122 (130)	70–120
11–13 J	58–88 (92)	65–95	95–136 (142)	60–100
14–16 J	55–77 (100)		100–127 (150)	

Manchmal individuell höherer MAD zur Diurese erforderlich. Jeweils Mittelwert + SD, z. T. interpoliert. In Klammern: deutlich erhöhte Werte mit Therapiebedarf (»severe hypertension« nach Task force). Zu genaueren Blutdruckwerten: ▶ auch www.uptodate.com.
Aus Nicolai 2012.

Blutgasanalyse (BGA)

◘ Tab. 24.6.

◘ Tab. 24.6 Normale venöse und arterielle Blutgasanalyse (BGA)

Blutgasanalyse	Normale venöse BGA	Normale arterielle BGA
pH-Wert	7,35–7,43	7,37–7,45
pCO_2	37–50 mm Hg	35–46 mm Hg
pO_2	36–44 mm Hg	71–104 mm Hg
HCO_3	21–26 mmol/l	21–26 mmol/l
BE	−2 bis +2 mmol/l	−2 bis +3 mmol/l
O_2-Sättigung	65–80%	94–100%

(Cave: FG, NG und <3 Jahre: andere Normwerte).

- **pH-Wert**
  - Azidose oder Alkalose: — Der pH-Wert zeigt das primäre Problem. — Überkompensation (respiratorisch oder renal) extrem ungewöhnlich.
  - Gemischte Störung (**Cave:** Normaler pH-Wert möglich bei gemischter Störung): — Während Kompensation oder Abklingen der primären Störung. — Gestörte Kompensation (renal/respiratorisch).

Metabolische Azidose
pH <7,35, BE unter −2, kompensierter pCO_2 <35 mm Hg (Kußmaul-Atmung).

- Urin sauer, sonst renal-tubuläre Azidose oder Fanconi-Syndrom.
- Hypoxie, Schock, Sepsis, Hypothermie, Stoffwechselstörungen, Diabetes mellitus, akutes Leberversagen, Hunger, M. Addison, akute Niereninsuffizienz, Salicylatintoxikation, Alkoholvergiftung (erhöhter osmolaler »gap« bei Intoxikation).
- Verlust von Bicarbonat bei: Durchfall, Gallen- oder Pankreasfistel, Ileus, renal tubulärer Azidose, Fanconi-Syndrom.

Bei unklarer metabolischer Azidose hilfreich: Anionenlücke:
normal: (Na + K) – (Cl + HCO3) = 10–16 mmol/l.
- Normale Anionenlücke: meist Cl hoch + HCO_3 niedrig. DD Diarrhö, Verlust von Pankreassekret, Diuretika, Gabe von Chlorid (z. B. NaCl 0,9%), renal tubuläre Azidose, Hypoaldosteronismus.
- Hohe Anionenlücke: Häufige Ursachen: — Ketoazidose – Diabetes mellitus, Hungerketose. — Nierenversagen – Urämie. — Intoxikation, z. B. Salicylat. — Laktat >2 mmol/l: Laktatazidose – Hypoxie, Schock, Sepsis, Krampfanfälle, Leberversagen, Hypothermie.
Sehr selten: Kongenitale Laktatazidosen: angeborene Störungen des Laktat- und Pyruvatstoffwechsels, Enzymdefekte der Glykolyse oder Glukoneogenese. Glykogenose Typ I, Fruktose-1,6-Diphosphatase-Mangel, Carnitinmangel, Organazidurie. Spezifische Stoffwechseldiagnostik (in der metabolischen Krise abnehmen!).
Bei unklarer Ursache (Stoffwechselkonsil): z. B. Laktat, Ammoniak, BZ, organische Säuren im Urin, Plasma-Aminosäuren, Carnitin/Acylcarnitine.

Th. Allgemein:
- pH >7,25: Kein Ausgleich, Azidose reguliert sich mit Flüssigkeits- und Elektrolytsubstitution.
Therapie der Grunderkrankung. Gaskontrolle nach 1 h Therapie.
- pH <7,25 oder BE über –6 mval/l: Intensivstation verständigen. Nur bei ausgeprägter Dyspnoe oder renalen Verlusten Gabe von 8,4%igem Natriumbicarbonat in ml (1 mval = 1 ml): 0,3 × KG × BE. Nur bei ausreichender Atmung. Davon die Hälfte, um Überkorrektur zu vermeiden. **Cave:** 1:1 mit Aqua dest. verdünnen wegen hoher Osmolarität (Gefahr der Hirnblutung v. a. bei NG). Langsam i.v. >15 min.

■ ■ Respiratorische Azidose
pH <7,35, pCO_2 ↑, BE über +2–3 bei chron. Azidose.
- Akut: Apnoeanfall, Vigilanzstörung: SHT, Medikamente (Opioide, Narkotika, Barbiturate), obstruktive Atemwegs-

erkrankung: Pseudokrupp (schwer), Status asthmaticus, Bronchiolitis, Pneumothorax, neuromuskulär (z. B. Guillain-Barré-Syndrom, Myasthenie), BPD.
- Chron.: Enzephalitis, neuromuskulär z. B. Werdnig-Hoffmann etc.

Th. Behandlung der Grunderkrankung, Rücksprache mit Intensivstation bei pCO_2 >60 mmHg.

■■ Metabolische Alkalose
pH >7,43, HCO_3 >25 mmol/l, BE pos., kompensiert pCO_2 ↑.
- H^+-Verlust: Profuses Erbrechen (Pylorusstenose), Kaliummangel (Diuretika-, Laxanzienabusus, Hyperaldosteronismus, Bartter-Syndrom, hochdosierte Kortikoidtherapie) oder Hypochlorämie (Diuretika, Verlust über Schweiß: CF).

Th.
- Behandlung der Grunderkrankung, Korrektur der Dehydration mit NaCl, zusätzlich häufig KCl (3–6 mmol/kg/d) erforderlich.
- Sehr selten erforderlich (Intensivstation): bei pH >7,6, BE >6 mval/l: Argininhydrochlorid 21% (1 ml ≙ 1 mmol): BE × 0,3 × kg. Davon 25–50%. Verdünnt mit Glukose 5%. NW: Hämolyse, Gewebenekrosen, intrazelluläre Azidose, Hyperventilation.

■■ Respiratorische Alkalose
pH >7,43, pCO_2 ↓, BE ↓ wenn chron.
- Hyperventilation, Schmerzen, Agitation, Reye-Syndrom (früh), frühes Stadium der Salicylatintoxikation, Hypoxämie (Höhenaufenthalt), Enzephalitis, Asthma bronchiale, Lungenfibrose (+ knappe Sättigung).

Th. Tütenrückatmung bei psychogener Hyperventilation. Behandlung der Grunderkrankung.

Formeln

Anionenlücke: (Na + K) − (Cl + HCO2) = 10–16 mmol/l.
Bicarbonat: <5 kg: Defizit [mmol] = BE × kg/2 (davon 50%) langsam i.v.; >5 kg: Defizit [mmol] = BE × kg/3 (davon 50%) langsam i.v.
Body-Mass-Index: Körpergewicht dividiert durch (Körpergröße in m^2).
Chloriddefizit: In [ml] der 20%igen NaCl = kg × 0,2 × (104-Serum-Cl$^-$).
Ejektionsfraktion (EF): Normal 55–75% (LV), 50–60% (RV).
Extrazellulärflüssigkeit: NG 400 ml/kg, >1 Jahr 250 ml/kg.
Fraktionierte Exkretion: (Substanz$_{Urin}$ × Kreatinin$_{Serum}$)/(Substanz$_{Serum}$ × Kreatinin$_{Urin}$) × 100.
Katecholamine im Spontanurin: Urinmenge ≥15 ml, Mischungsverhältnis: 15 ml Urin mit 0,3 ml Salzsäure 20–25%.

Körperoberfläche:

$$KOF\left[m^2\right] = \sqrt{Länge\left[m\right] \times Masse \frac{Körpergewicht\left[kg\right]}{3600}}$$

Kreatinin-Clearance (glomeruläre Filtrationsrate):
- Sammelurin: (Urinmenge × Urin-Kreatinin × 1,73): (Sammelzeit [min] × Serumkreatinin × KOF): Normalwerte altersabhängig [ml/min/1,73 m^2:]: 35–95 d: 30–86, 1–6 Mo: 41–103, 6–12 Mo: 49–157, 12–19 Mo: 63–191, 2–12 J: 89–165, Erw. Männer: 88–174, Erw. Frauen: 87–147.
- Abschätzung nach Schwartz = (k × Körpergröße in cm)/Kreatinin$_{Serum}$ in mg/dl; Faktor k: Sgl. = 0,45, Kind und jugendliches Mädchen = 0,55, Jgl. = 0,70.
- Aus der Cystatin-C-Konzentration im Serum (nach Filler): Cystatin C/Alter.

Längensollgewicht: Körpergewicht/Gewichtsmedian für Körperlänge × 100. Norm: 90–110%.
Na-Defizit: In ml 5,85% NaCl = kg × 0,65 × (140−Serum-Na$^+$).
Osmolalität im Serum: 2 Na$^+$ [mmol/l] + Glukose [mg/dl]/18 + Hst [mg/dl]/6; normal 270–295 mosmol/l.
Promille: Alkoholmenge [g]/KG × 0,7.

Tab. 24.7 Umrechnung ausgewählter Laborwerte

Parameter	Konventionell	SI-Einheit	Faktor
Bilirubin	1 mg/dl	17 µmol/l	× 17
Glukose	80 mg/dl	4,4 mmol/l	: 18
Harnsäure	6 mg/dl	357 µmol/l	× 59,5
Kalzium	10 mg/dl	2,5 mmol/l	: 4
Kreatinin	1 mg/dl	88 µmol/l	× 88
Magnesium	2 mg/dl	0,83 mmol/l	: 2,4
Oxalat	40 mg/dl	440 µmol/l	× 11
Phosphat	3 mg/dl	0,96 mmol/l	: 3,1
Zitrat	100 mg/dl	5,2 mmol/l	: 19

Urinmenge: >0,5–1,0 ml/kg/h, Sgl. 2 ml/kg/h.
Verkürzungsfraktion (FS): normal 28–45% (LV).
Wasserdefizit bei Eindickung [ml]: 600 × kg × (1–140/Na).

- **Vorschläge für wichtige Umrechnungen bei Laborwerten**

1 mg/dl → 10 mg/l → Bsp. CRP (ausgewählte Laborwerte ◘ Tab. 24.7).
Übrigens: 1 g Kalium ≙ 26 mmol, 1 g Natrium ≙ 43 mmol, 1 g Natriumchlorid ≙ 17 mmol Natrium.

Galenik von Dermatika

Paste: Gut haftend, trocknend; für Haut, intertriginöse Räume, Windelbereich.
Creme: Nicht fettend, nicht austrocknend; für Haut, Lippen, Genitalbereich, Nägel, behaarten Kopf.
Salbe: Für nicht nässende Infektionen der Haut, Nägel, Haarfollikel.

Glasgow Coma Scale, AVPU-Score

Glasgow Coma Scale (GCS) für Kinder ◘ Tab. 24.8. AVPU-Score ◘ Abb. 24.1.

Tab. 24.8 Glasgow Coma Scale (GCS) für Kinder

			Punkte	Erreichte Punktzahl
Augen öffnen	Augenöffnung spontan		4	
	Auf Ansprache		3	
	Auf Schmerzreiz		2	
	Gar nicht		1	
Motorik	Gezieltes Greifen auf Aufforderung, befolgt Befehle		6	
	Gezielte Abwehr auf Schmerzreiz		5	
	Ungezielte Beugung auf Schmerzreiz, Massenbewegung		4	
	Beugesynergismen auf Schmerzreize (Decortikation)		3	
	Strecksynergismen auf Schmerzreize (Dezerebration)		2	
	Keine motorische Reaktion auf Schmerzreize		1	
Verbale Antwort	Nonverbale Antwort (Kinder unter ca. 2 J)	Verbale Antwort (Kinder/Jugendliche)		
	Fixiert, verfolgt, erkennt, lacht, interagiert adäquat	Spricht verständlich, ist orientiert	5	
	Fixiert, verfolgt inkonstant, erkennt nicht sicher, bei Schreien tröstbar	Verwirrt, desorientiert, spricht unzusammenhängend	4	
	Einzelne Laute, untröstbar bei Schreien	Antwortet inadäquat, Wortsalat	3	
	Motorisch unruhig, Stöhnen, irritabel	Unverständliche Laute	2	
	Keine verbalen Äußerungen	Keine verbalen Äußerungen	1	
Gesamtpunktzahl			15	

Tab. 24.8 (Fortsetzung)

		Punkte	Erreichte Punktzahl
Auswertung	Koma ab GCS ≤7. Grenzbereich bei GCS = 8. Kein Koma ab GCS 9. Intubation zwingend notwendig bei GCS <8!		
Sonderfälle (evtl. GCS nicht beurteilbar)	Bei Augenverletzungen, nach Stromunfällen, während Krampfanfall. Rasch wechselnder GCS bei bestimmten Intoxikationen, insbesondere trizyklischen Antidepressiva.		

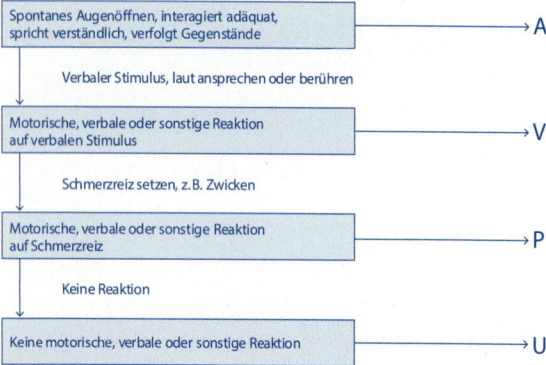

Abb. 24.1 AVPU-Score zur einfachen Beurteilung der kindlichen Bewusstseinslage (A=»alert«/wach, V=»verbal stimulation«/Reaktion auf verbale Stimuli, P=»pain stimulation«/Reaktion auf Schmerzreize, U=»unresponsive«/keine Reaktion). (Aus: Heinzel et al. 2011)

Tab. 24.9 Vergleich der Wirkung verschiedener Glukokortikoide

Kortikoid	Beispiel	Klin. Äquivalenz [mg]	Relative antiinflammatorische Wirkung	Relative Na-Retention	Schwellendosis [mg/m^2]: Suppression Hypophyse
Hydrokortison	Hydrocortison	20	1	1	12
Prednison	Decortin®	5	3,5	0,6	9
Prednisolon	Decortin® H	5	4	0,6	9
Methylprednisolon	Urbason®	4	5	0	9
Fluocortolon	Ultralan®	5	5	0	9
Triamcinolon	Delphicort® Volon®	4	5	0	9
Dexamethason	Fortecortin®	0,8	30	0	0,6

Glukokortikoide

Vergleich der Wirkung verschiedener Glukokortikoide ◘ Tab. 24.9.

- **Ausschleichschema**
  - Äquivalenzdosen: 1 mg Dexamethason = 5 mg Prednison/Prednisolon. 1 mg Dexamethason = 20 mg Hydrokortison. 1 mg Prednison = 4–5 mg Hydrokortison.
  - Erhaltungsbedarf: 6–10 mg Hydrokortison/m^2/d.
  - Stressdosis: 18–30 mg Hydrokortison/m^2/d.

- **Hochdosierte Kortisonpräparate**
  - Zum Beispiel >2 mg Prednison/kg/d für 2–3 Wochen → Procedere: Absetzen ohne Ausschleichen.

- Zum Beispiel >2 mg Prednison/kg/d für >3 Wo. → Procedere (falls Kortisonwirkung nicht mehr erwünscht ist!):
  - Sofort auf Erhaltungsbedarf reduzieren, d. h. auf 6–10 mg Hydrokortison/m^2/d oder äquivalent als Prednison/Prednisolon in 3 ED (50%–25%–25%). **Cave:** Bei Stress (hohes Fieber, OP, Unfall etc.) auf Stressdosis erhöhen, d. h. auf 18–30 mg Hydrokortison/m^2/d oder äquivalent als Prednison/Prednisolon. Nach Stress sofort wieder auf Erhaltungstherapie reduzieren
  oder um 2,5 mg Hydrocortison/m^2/Wo reduzieren, z. B. bei 1 m^2 KOF:
    - 1. Wo: 5–2,5–2,5 mg. – 2. Wo: 2,5–2,5–2,5 mg. – 3. Wo: 2,5–0–2,5 mg. – 4. Wo: 2,5–0–0 mg. – 5. Wo: 0–0–0 mg.

Ab dem Zeitpunkt, zu dem nur noch 50% der Erhaltungsdosis verabreicht wird, sind wöchentliche basale Cortisolspiegel (8.00–9.00 Uhr) zu bestimmen.

Basales Cortisol
- <3 µg/dl: Noch komplette Suppression → Dosis unverändert lassen. Kontrolle basales Cortisol in 1 Wo usw. Bei Stress: Stressdosis.
- >18 µg/dl: Normal funktionierende Hypothalamus-Hypophysen-NNR-Achse.
- >3 µg/dl, aber <18 µg/dl: Immer noch inkomplett funktionierende Regulation → Dosis weiter reduzieren, aber wöchentlich basale Cortisolspiegel kontrollieren. Bei Stress: Stressdosis.

❗ Cave
Bis zu 12 Monate nach hochdosierter Steroidtherapie besteht Gefahr einer NNR-Insuffizienz.

Herzfrequenzen

- Signifikant höhere HF bei Messung in der Klinik als bei ambulanter Messung und bei apparativer Messung als bei manueller Messung.
- Kein sign. Unterschied zwischen Wach- und Schlafzustand, wobei die Herzfrequenzen im Wachzustand tendenziell höher sind.
- Die in ◘ Tab. 24.10 evidenzbasierten Normwerte differieren z. T. stark von den Angaben diverser internationaler Leitlinien und Lehrbücher.

Onkologie für die Dienstärzte (Vorgehen im Dr. von Haunerschen Kinderspital)

- **Fieber ≥38,5°C oder 2 × ≥38,0°C in 1 h**

Gilt für immunsupprimierte Patienten mit zentralvenösem Zugang (Hickman- oder Portkatheter):

- Vitalparameter, ggf. sofortige intensivmedizinische Behandlung einleiten.
- Umgehende stationäre Aufnahme zur antimikrobiellen Therapie (unabhängig von der Leukozytenzahl).
- BB, Elektrolyte, CRP, aerobe BK des zentralvenösen Zugangs (alle Schenkel), U-Stix, ggf. Urinkultur.
- Piperacillin/Tazobactam <40 kg: 300(−400) mg/kg/d in 3(−4) ED, >40 kg: 3(−4) × 4 g/d (max. 16 g) i.v.
- Ggf. Erweiterung/Umsetzung der antimikrobiellen, antimykotischen und antiviralen Therapie ◘ Tab. 24.11.
- Weitere Supportivtherapie nach Klinik.
- Bei bekanntem Pat. kurze Dokumentation des Status in der Kurve.
- Antipyretische Therapie mit Paracetamol und Metamizol [kein Ibuprofen (erhöhte Toxizität einiger Chemotherapeutika)].

Tab. 24.10 Herzfrequenzen und Alter

Alter	Bereich			Gewicht				
	100–220					1 kg	145	(Mittelwert)
						1–2 kg	135	(Mittelwert)
						2–3 kg	125	(Mittelwert)
FG	1. Perzentile	10. Perzentile	25. Perzentile	Median	75. Perzentile	90. Perzentile	99. Perzentile
NG	90	107	116	127	138	148	164
0–3 Monate	107	123	133	143	154	164	181
3–6 Monate	104	120	129	140	150	159	175
6–9 Monate	98	114	123	134	143	152	168
9–12 Monate	93	109	118	128	137	145	161
12–18 Monate	88	103	112	123	132	140	156
18–24 Monate	82	98	106	116	126	135	149
2–3 Jahre	76	92	100	110	119	128	142
3–4 Jahre	70	86	94	104	113	123	136
4–6 Jahre	65	81	89	98	108	117	131

6–8 Jahre	59	74	82	91	101	111	123
8–12 Jahre	52	67	75	84	93	103	115
12–15 Jahre	47	62	69	78	87	96	108
15–18 Jahre	43	58	65	73	83	92	104

Evidenzbasierte Normwerte für Herzfrequenzen nach Fleming et al. 2011.

◘Tab. 24.11 Dosierung der wichtigsten antimikrobiellen, antimykotischen und antiviralen Therapie

Substanz	Dosierung	
Vancomycin	(30–) 40 (–60) mg/kg/d i.v.	in 3 (2–4) ED [max. 2(–3) g/d] Talspiegel vor 4. Gabe, Ziel 10–15 (–20) mg/l
Ggf. Teicoplanin statt Vancomycin	10 mg/kg/d i.v.	d 1: 2 volle ED, dann 1 ED (max. 400 mg/d)
Meropenem	60 mg/kg/d i.v.	in 2 ED (max. 3 g/d) statt Piperacilin/Tazobactam
Clindamycin	40 mg/kg/d i.v.	in 3 ED (max. 2,7 g/d)
Metronidazol	30 mg/kg/d i.v.	in 2–3 ED (max. 2 g/d)
Ciprofloxacin	20(–30) mg/kg/d i.v.	in 2–3 ED (max. 1,2 g/d)
Azithromycin	10 mg/kg/d p.o.	in 1 ED (max. 1 g/d)
Caspofungin	1. d: 70 mg/m^2, ab 2. d: 50 mg/m^2 i.v.	in 1 ED (max. 70/50 mg/d)
AmBisome®	3 mg/kg/d i.v.	in 1 ED
Aciclovir	30(–45) mg/kg/d i.v.	in 3 ED (max. 2,5 g/d)

- **ALL/AML neu**
    - Den onkologischen Hintergrund informieren.
    - Checkliste Vitalfunktionen: Kreislauf, Atmung, Anämie, Blutung, Infektion (Sepsis), Hirndruck?
    - Intensivmedizinische Betreuung?
    - **Blutentnahme:** BB mit Differenzierung, Retikulozyten, 2 gefärbte und 4 ungefärbte Ausstriche. Elektrolyte, Kreatinin, Hst, Harnsäure, LDH, BZ, Eiweiß, Albumin, IgG, Bilirubin, GOT, GPT, y-GT, CHE, CRP, ggf. Laktat. Gerinnung: Quick-Wert, aPTT, Fibrinogen, AT. 2 Serumröhrchen vor Transfusion. 2 ×EDTA-Blut zur Blutgruppenbestimmung und für den Bedside-Test.
    - Weitere Therapie und Diagnostik in Rücksprache mit dem Hintergrund: Transfusion, antimikrobielle Therapie.
    - Rö Thorax. Hydratation (3000 ml/m^2, 1:1 Lsg.), Allopurinol/Rasburicase?
    - Kortisongabe vermeiden.

Tab. 24.12 Transfusion von EK und TK

TK	Transfusionsvolumen	Komplett	
	Transfusionsgeschwindigkeit	>10 kg: 200 ml/h	<10 kg: 100 ml/h
EK	Transfusionsvolumen	(Hb$_{soll}$ – Hb$_{ist}$) × kg × 3	NG: 10–15 ml/kgKG
	Transfusionsgeschwindigkeit	Gesamtmenge innerhalb von 3 h bei konstanter Geschwindigkeit	

- **Transfusion EK/TK**

Transfusionsgrenzen: Thrombozyten ca. <10.000/µl (bei Blutung oder chir. Eingriffen höher), Hämoglobin ca. <6–7 g/dl.
Blutprodukte: CMV neg., bestrahlt, Parvovirus B19 neg., leukozytendepletiert, Prämedikation beachten (Modalitäten ◘ Tab. 24.12).
Transfusionsreaktion:
- Prednison i.v. 25 mg (≤10 kg), 50 mg (≤20 kg), 100 mg (>20 kg), ggf. weitere Gaben und Supportivtherapie ▶ Schock.
- Dimetinden i.v. (**Cave:** Arterielle Hypotonie).

- **Schmerztherapie**

Pethidin i.v. DT, Anfangsdosis 0,1–0,3 mg/kg/h.
Morphin i.v. DT, Anfangsdosis 0,04 mg/kg/h.
Hydromorphon i.v. DT Anfangsdosis 0,005 mg/kg/h.
Metamizol i.v. als KI. **Cave:** Fieber kann nicht mehr beurteilt werden.
Paracetamol Supp./p.o./i.v. **Cave:** Fieber kann nicht mehr beurteilt werden.

- **Antiemese**

Ondansetron i.v. als KI 0,1–0,2 mg/kg/ED (max. 8 mg).
Dimenhydrinat i.v. als KI 1–5 mg/kg/ED alle 4–6 h.
Granisetron i.v. als KI 20–40 µg/kg/ED (max. 3 mg).

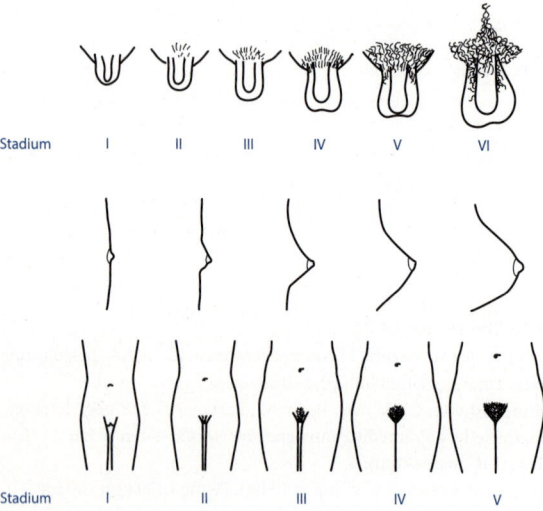

Abb. 24.2 Tanner-Stadien

Tanner-Stadien

Abb. 24.2.

- **Brust (B)**

B I: Präpuberal: Lediglich Brustwarze angehoben.
B II: Brust und Brustwarze sind leicht angehoben; Durchmesser der Areola größer als in Stadium I.
B III: Brust und Areola größer und stärker angehoben als in Stadium II, jedoch mit fließenden Konturen.
B IV (kann übersprungen werden): Areola und Brustwarze bilden eine zweite Erhebung, die sich gegenüber der Brust abhebt.
B V (wird manchmal spät oder gar nicht erreicht): Brust voll entwickelt: Areola ist abgeflacht und hebt sich von der Kontur der Brust nicht mehr ab.

Pubes (P)

P I: Keine Behaarung von Genitalbereich und Abdomen.
P II: An der Basis von Penis bzw. großen Labien spärliches Wachstum von langen, geraden oder nur leicht gekräuselten, leicht pigmentierten Haaren.
P III: Über Symphyse wesentlich dunklere, dichtere und gekräuselte Haare.
P IV: Haare wie beim Erw., jedoch geringere Ausdehnung, noch nicht dreieckförmig, kein Übergang auf die Innenseite der Oberschenkel.
P V: Haare dreieckförmig verteilt mit horizontalem Abschluss, Übergang auf die Innenseite der Oberschenkel.
P VI: Weitere Ausdehnung der Behaarung dreieckförmig auf Linea alba zum Nabel hin zugespitzt. Dieses Stadium wird von 80% normaler Männer und von 10% normaler Frauen erreicht.

Skrotum (S), Testes (T), Penis (P)

G I: Wie in früher Kindheit.

G II:
- S: Leicht gerötet mit leicht veränderter Oberfläche.
- T: Leicht vergrößert (>3 ml).
- P: Geringes oder kein Wachstum.

G III:
- S und T: Weiteres Wachstum (Hodenvolumen 6–12 ml).
- P: Wachstum v. a. in die Länge, weniger in die Breite.

G IV:
- S: Größer, Haut etwas dunkler.
- T: Größer (Hodenvolumen >12 ml).
- P: Wachstum v. a. in die Breite, weniger Länge; Entwicklung der Glans.

Serviceteil

Literatur – 708

Stichwortverzeichnis – 710

Literatur

American Diabetes Association (2009) Standards of medical care in diabetes – 2009. Diabetes Care 32 (Suppl 1):13–61

Bradley SM et al. (2001) Diagnosis and management of the newborn with suspected congenital heart disease. Clin Perinatol 28(1): 91–136

Claviez A, Laws HJ, Niehues T et al (2012) Leitlinie Lymphknotenvergrößerung. AWMF-Register Nr. 025/020. http://awmf.org. Zugegriffen: 03. Juni 2014

Deutsche Gesellschaft für Pädiatrische Infektiologie DGPI (2013) DGPI Handbuch. Infektionen bei Kindern und Jugendlichen. 6. Aufl. Thieme, Stuttgart

Expert Committee on the diagnosis and classification of diabetes mellitus (2003) Report of the expert committee on the diagnosis ans classification of diabetes mellitus. Diabetes Care 26 (Suppl 1): 5–20

Fleming S et al. (2011) Normal ranges of heart rate and respiratory rate in children from birth to 18 years of age: A systematic review of observational studies. Lancet 377(9770): 1011–1018

Hager A, Wühl E, Bönner G et al. (2013) S2k Leitlinie Pädiatrische Kardiologie, Pädiatrische Nephrologie und Pädiatrie: Arterielle Hypertonie. Deutsche Gesellschaft für Pädiatrische Kardiologie. http://www.kinderkardiologie.org. Zugegriffen: 03. Juni 2014

Heintzke K (2008) Arzneimittelsicherheit. Dtsch Apotheker Z 29: 64–70

Heinzel O et al. (2011) Der lebensbedrohliche Kindernotfall im Notarztdienst. Notfall Rettungsmed 14/2: 151–165

Hoffmann F, Heimberg E, Schwindt JC; Heinzel O; für die Arbeitsgruppe PAEDSIM (2011) Kardiopulmonale Reanimation bei Kindern und Jugendlichen. Zusammenfassung der Leitlinien des European Resuscitation Council (ERC) 2010. Monatsschr Kinderheilkd 159: 479–488

Koletzko B, Goulet O, Hunt J, Krohn K, Shamir R; Parenteral Nutrition Guidelines

Working Group; European Society for Clinical Nutrition and Metabolism; European Society of Paediatric Gastroenterology, Hepatology and Nutrition (ESPGHAN); European Society of Paediatric Research (ESPR) (2005) 1. Guidelines on Paediatric Parenteral Nutrition of the European Society of Paediatric Gastroenterology, Hepatology and Nutrition (ESPGHAN) and the European Society for Clinical Nutrition and Metabolism (ESPEN), Supported by the European Society of Paediatric Research (ESPR). J Pediatr Gastroenterol Nutr 41, Suppl 2: 1–87

Kulozik E, Kunz J (2014) Anämiediagnostik im Kindesalter. AWMF Leitlinie Nr 025/027. Gesellschaft für Pädiatrische Onkologie und Hämatologie – GPOH (Hrsg). http://awmf.org. Zugegriffen: 03. Juni 2014

Ladwig D (2011) Lymphknotenschwellung. In: Michalk D, Schönau E (Hrsg) Differenzialdiagnose Pädiatrie, 3. Aufl. Elsevier, Urban & Fischer, München

Nicolai T (2012) Pädiatrische Notfall- und Intensivmedizin. Ein praktischer Leitfaden, 4. Aufl. Springer, Berlin Heidelberg New York

Nicolai T, Hoffmann F (2014) Kindernotfall-ABC, 2. Aufl. Springer, Berlin Heidelberg New York

Reinhardt D, Nicolai T, Zimmer KP (2014) Therapie der Krankheiten im Kindes- und Jugendalter, 9. Aufl. Springer, Berlin Heidelberg New York

RKI (Robert Koch-Institut) (2011) Empfehlungen der Ständigen Impfkommission (STIKO) am Robert Koch-Institut / Stand: August 2013. Epidemiol Bull 34/2013

Steinhoff B, Bast T (2011/2012) Vademecum Antiepileptikum. Pharmakotherapie der Epilepsien. Deutsche Gesellschaft für Epileptologie, Berlin

Thumfart J, Gellermann J, Querfeld U (2008) Therapie der arteriellen Hypertonie im Kindes- und Jugendalter. Monatsschr Kinderheilk 156(11): 1121-1131

Zernikow B (2013) Palliativversorgung von Kindern, Jugendlichen und jungen Erwachsenen, 2. Aufl. Springer, Berlin Heidelberg New York

Stichwortverzeichnis

A

AB0-Inkompatibilität 398
ABC-Algorithmus 447
Absence-Epilepsie 148
Acne vulgaris 1
ACR-Kriterien 217
Acrodermatitis enteropathica 373
Adaptation, postnatale 687
Addison-Krise 134, 340
Addison, Morbus 133
Adenitis-Syndrom 200
Adenotomie 26
Adenovirus, Enteritis 91
ADH-Sekretion, gestörte 124
Adipositas 316
– Definition 316
Adrenogenitales Syndrom 134
Adrenoleukodystrophie 500
Advanced Life Support (ALS) 450
Aerophagie 377
Affektkrampf 149
Ahornsirupkrankheit 488
Aids 276
– Postexpositionsprophylaxe 384
Akanthozyt 220
Akne 1
Alkalose 690
– metabolische 105, 692
– respiratorische 692
Alkoholintoxikation 544

Allergie 2
– anaphylaktische Reaktion 2
– Arzneimittelexanthem 166
– atopische Dermatitis 40
– Insektenstiche 5
– Nahrungsmittel 40
– Neurodermitis 40
– Rhinitis/Rhinokonjunktivitis 3
– Säuglingsnahrung 162
– Urtikaria 4
Alport-Syndrom 220, 391
ALTE 478
Aminosäuren, normaler Bedarf 318
Amöbenruhr 96
Analgesie ▶ Schmerzen
Anämie 7
– aplastische 14
– autoimmunhämolytische 22
– chronisch-hämolytische 15
– Diamond-Blackfan-Anämie 16
– Eisenmangelanämie 98
– Fanconi-Anämie 17
– Glukose-6-Phosphat-Dehydrogenase-Mangel 21
– hämolytische 9, 20, 475
– hereditäre Sphärozytose 20
– isoimmunhämolytische 22
– makrozytäre 8, 16
– mikrozytäre 7, 11
– myelodysplastisches Syndrom 15

Stichwortverzeichnis — A

- Neugeborenenanämie 398
- normozytäre 8, 13
- physikalisch/thermisch/toxisch-hämolytische 24
- Sichelzellkrankheit 474

Anaphylaktische Reaktion 2
Aneurysma, Kawasaki-Syndrom 328
Angina catarrhalis 27
Angina Plaut-Vincenti 27
Angina tonsillaris 24
Anionenlücke 691, 693
Anisokorie 28
Antibiotika ▶ Medikamentenliste
- erregerspezifische 684
- Indikation/Auswahl 683

Antiemese 703
Anurie 399
Anxiolyse 460
Aortenisthmusstenose 259
Aortenklappenstenose 258
APGAR-Index 687
Aphthen 502
Aplastische Krise 15
Apnoe-Bradykardie-Hypoxämie-Syndrom 479
Apolipoprotein-A-Mangel 493
Apolipoprotein-B-Mangel 492
Apoplex 510
Apparent Life-Threatening Event 478
Appendizitis 45
- chronische 54

Armplexuslähmung 397
Arthritis
- Enthesitis-assoziierte Arthritis 213
- juvenile chronische 209
- juvenile idiopathische 73, 206, 209
- juvenile rheumatoide 209
- Oligoarthritis 212
- Polyarthritis 211
- Psoriasisarthritis 213
- septische 426
- systemische juvenile idiopathische 200

Arthropathie, diabetische 85
Askin-Tumor 421
Aspergillose, Prophylaxe 192
Aspirationspneumonie 201
Asterixis 352
Asthma bronchiale 31
- akuter Anfall 34
- Status asthmaticus 34

Astrozytom 410
Ataxie 37
Atelektase 39
Atemfrequenz, Normwerte 687
Ateminsuffizienz 201 ▶ Atemstörungen
- Fremdkörperaspiration 201

Atemstörungen
- allergische Rhinitis 3
- Angina tonsillaris 24
- Apnoe, pathologische 478
- Atelektase 39
- Atemwege freimachen/-halten 447, 451
- Bronchiolitis 66
- Bronchitis 68
- Epiglottitis 144
- Fremdkörperaspiration 200
- Infektion der oberen Lufwege 312
- Krupp 348

Atemstörungen
- Pneumonie 442
- Reanimation, kardiopulmonale 447
- Stridor 502
- Tuberkulose 522
- zystische Fibrose 560

Atopische Dermatitis 40

Atopisches Ekzem 40

Aufmerksamkeitsdefizit-Hyperaktivitäts-Störung (ADHS) 628

Auge
- Anisokorie 28
- Dellwarze 279
- Gerstenkorn 279
- Hagelkorn 279
- Horner-Syndrom 29
- Intoxikation 544
- Konjunktivitis 341
- Kopfschmerzen, chronische 342
- Orbitalphlegmone 426
- Retinopathie, diabetische 85
- Schwindel 468

Augentropfen 575, 589

Autoimmunerkrankungen
- diabetesassoziierte 85
- Fieber unklarer Genese 177
- Goodpasture-Syndrom 392
- Immunthrombozytopenie, akute/chronische 514
- Purpura Schönlein-Henoch-Nephritis 389
- systemischer Lupus erythematodes 217, 390
- Transaminasenerhöhung 520

Autoinflammatorische Erkrankungen
- Fieber unklarer Genese 177

AV-Block 274

AVPU-Score 694

Azidose
- metabolische 106, 690
- renal tubuläre 529
- respiratorische 691

AZT-Prophylaxe 276

B

Bacillus cereus 97
Bakteriämie 471
Balanitis 437
Balanoposthitis 437
Bandwürmer 552
Bartonella henselae 181
Bartter-Syndrom 529
Basalmembran, dünne 391
Basedow, Morbus 126, 129
Basic Life Support (BLS) 447
Basilaristhrombose 510
Battered child syndrome 329
Bauchschmerzen 44
- Appendizitis 45
- Cholezystolithiasis/Cholezystitis 46
- chronische 52
- Crohn, Morbus 55
- Diarrhö 87
- Differenzialdiagnosen 45, 52, 57
- Erbrechen 156
- Gastritis 46
- Hernie 47
- Hodentorsion 47

Stichwortverzeichnis A–B

- Ileus 48
- Kolik 378
- Malabsorption/Maldigestion 369
- Meteorismus 377
- Obstipation 405
- Purpura Schönlein-Henoch 467
- Ulcus ventriculi 46
- Wurmbefall 550

Beatmung, bei kardiopulmonaler Reanimation 447
Beckenendlage 397
Berechnungen (Formeln) 693
Betaoxidation von Fettsäuren, gestörte 491
Bewusstseinsstörungen
▶ neurologische Störungen
- AVPU-Score 694
- Glasgow Coma Scale 694
- SHT 453
- Synkope 504

Bewusstseinsstörungen, Meningitis 373
Bicarbonat 693
Bienenstich 323
Bigeminus-Extrasystolie 275
Bilirubin
- Ikterus 294
- Neugeborenenikterus 295

Biologika 216
Biopsiematerial, Versorgung 368
Bisphosphonat 109
Blackfan-Diamond-Anämie 16
Blasendysfunktion 228
Blasenpunktion 233
Blitz-Nick-Salaam-Krämpfe 147

Blitzschlag 542
Blutbild, Normwerte 688
Blutdruck
- Dehydratation 115
- Hyperhydratation 117

Blutdruck, Normwerte 689
Blutgasanalyse, Normwerte 690
Blutgruppe, mütterliche 295
Blutgruppeninkompatibilität 398
Blutprodukte 703
Blutung
- gastrointestinale 202
- thrombozytäre 57

Blutungsneigung 57
- Immunthrombozytopenie, akute 514
- Morbus haemorrhagicus neonatorum 397
- Thrombozytopenie 513

Body-Mass-Index, Berechnung 693
Bordetella pertussis 243
Borreliose 63
Bradykardie 268
- Rhythmusstörung 273

Brandverletzung 535
Breitkomplextachykardie 270
Bremsenstich 323
Bronchiolitis 66
Bronchitis 68
- obstruktive 31

Broviac-Katheter
- Blutentnahme 554
- Katheterpflege 557

Brucellen, Brucellose 182
Bruxismus 342
BtM-Rezept 457

B-/T-Zell-Defekt, kombinierter 301
B-Zell-Defekt 300

C

Campylobacter jejuni 93
Candida
- Mundsoor 26
- Prophylaxe 192
- Sepsis 186
- Vulvovaginitis 350
- Windelsoor 549

CAPS 199
Caput succedaneum 397
Chalazion 279
Chemotherapie, Vorphase 360
Chlamydien 180
Chloriddefizit 693
Cholestase 70
Cholezystolithiasis/Cholezystitis 46
Clostridium botulinum 94
Clostridium difficile 95
Colitis ulcerosa 54
Commotio cerebri 453
Compressio cerebri 453
Conjunctivitis epidemica 341
Contusio cerebri 453
Cortisol, basales 698
Couplet-Extrasystolie 275
Coxiellen 181
Coxitis 72
- Arthritis 73
- bakterielle 74
- fugax 72
- tuberkulöse 75

Creme 694

Crigler-Najjar 294
Crohn, Morbus 55
Cryopyrin-assoziierte periodische Syndrome 199
Cryptosporidien 96
Cushing-Syndrom 137
Cystische Fibrose ▶ zystische Fibrose

D

Defibrillation 447, 450
Dehydratation 102, 104, 113, 115, 465
- Blutdruck 115
- Kennzeichen, Schweregrade 114

Dellwarze 241
- Auge 279

Dermatitis, atopische 40
De-Toni-Debré-Fanconi-Syndrom 531
Diabetes insipidus
- neurohormonalis 124
- renalis 124

Diabetes insipidus renalis 530
Diabetes mellitus 76
- Anästhesie 83
- Differenzialdiagnosen 78
- Folgeerkrankungen 84
- Ketoazidose 79, 82
- Koma, diabetisches 336
- Langzeitbetreuung 86
- Therapie, medikamentöse 618
- Typen 76
- zystische Fibrose 565

Diamond-Blackfan-Anämie 16

Diarrhö 87
- Dehydratation 113
- Differenzialdiagnosen 90
- Meteorismus 377
- postenteritisches Syndrom 372
- Rehydrierung 87
- Wurmbefall 550

Diathese, hämorrhagische 514
Diclofenac 456 ► Medikamentenliste
Diphtherie 27
- Impfung 306

Disseminierte intravasale Gerinnung 61
Dornwarze 252
Dosierung ausgewählter Wirkstoffe und Indikationen 568
Dreimonatskolik 378
Dreitagesfieber 169
Drogenentzug, Neugeborenes 631
Duarte-Galaktosämie 483
Ductus arteriosus Botalli
- offener, beim Neugeborenen 262
- persistierender 256

Duodenalatresie 157
Durchfall ► Diarrhö
Dyspepsie 52

E

EBV-Infektion 245
Echinokokkose 553
EHEC 222
Einnässen 225
Eisenmangelanämie 98

Eisensubstitution 100
Ejektionsfraktion 693
Ekthyma 2
Ekzem 101
- atopisches 40, 101
- seborrhoisches 101

Elektrolyt- und Wasserhaushalt 102
- Dehydratation 465
- Diarrhö 87
- Getränke 165
- Kalium 105
- Kalzium 107
- Koma 337
- Magnesium 110
- Natrium 102
- Niereninsuffizienz 399
- Nierenversagen 401
- Phosphat 111
- Rehydrierung 104
- Schock, septischer 472
- Schocktherapie 463
- Störungen 118
- Verbrennung/Verbrühung 539
- Verluste, normale 313
- Wasserdefizit 115
- Wasserhaushalt 112

Elektrounfall 542
EMLA 624
Encephalomyelitis disseminata 379
Endokarditis 120
- bakterielle 120
- Prophylaxe 122

Endokrinologische Störungen
- Addison-Krise 340
- ADH-Sekretion 124
- Diabetes mellitus 76

Endokrinologische Störungen
- Hypoglykämie 288
- Hypopituitarismus 137
- hypothyreotisches Koma 340
- Keimdrüsen 138
- Koma, hypophysäres 340
- Nebennierenrinde 133
- Nebenschilddrüse 131
- Schilddrüse 125
- thyreotoxische Krise 340
- Vitamin-D-Mangel 140

Enkopresis 405
Entamoeba histolytica 96
Enteritis, infektiöse 87, 90
Enuresis nocturna 225
Enzephalitis 140
- Koma 337

Enzephalopathie, hepathische 353
Enzymdefekt ▶ metabolische Störungen
Ependymom 410
Epiglottitis 144
Epilepsie 145
- Fieberkrampf 194
- Koma 337

Epispadie 438
Epstein-Perle 241
Erb-Duchenne, Plexuslähmung 397
Erbrechen 156
- Antiemese 703
- Dehydratation 113

ERC-Leitlinien 447
Erhaltungsinfusion 314
Ernährung 161
- Applikationstechnik parenterale Ernährung 321
- Bestandteile 164
- Diabetes mellitus 86
- Diarrhö 88
- Eisenmangel 99
- Erhaltungsinfusion 314
- Getränke 165
- Kostaufbau über PEG 435
- Kuhmilchproteinintoleranz 370
- Malabsorption 369
- Maldigestion 369
- normaler Nährstoffbedarf 316
- Normwert Wasserverluste 313
- Obstipation 405, 408
- parenterale 313
- PEG (perkutane endoskopische Gastrostomie) 433
- Stillen 161
- Untergewicht 532
- Zöliakie 369
- zystische Fibrose 564

Ernährungssonde 434
Erregerspezifische Antibiotikatherapie 684
Erysipel 165
Erythema exsudativum multiforme 167
Erythema nodosum 168
Erythroblastopenie 15
Erythroblastophthise 15
Erythrozytenkonzentrat 703
Erythrozyturie 387
Escherichia coli, Enteritis 91
Ewing-Sarkom 421
Exanthem 4, 166
- Exanthema subitum 169

Exkretion, fraktionierte 693

Extrasystolie 275
Extrazellulärflüssigkeit 693
Extrazellulärvolumen (EZV) 112

F

Fabry, Morbus 497
Fallot-Tetralogie 261
Familiäres kälteassoziiertes Syndrom 2 199
Familiäres Mittelmeerfieber 198
Fanconi-Anämie 17
Fazialisparese 172
Fazialisparese, geburtsbedingte 397
Fentanyl 459 ▸ Medikamentenliste
Fette, normaler Bedarf 318
Fettresorptionsstörung 492
Fibrose, zystische 560
Fieber
– akutes rheumatisches 207
– autoinflammatorisches 195
– Dreitagesfieber 169
– Fieberkrampf 194
– Granulozytopenie 187
– Harnwegsinfektion 231
– Ketoazidose 82
– periodisches 200
– Therapie, symptomatische 193
– unklarer Genese (FUO) 174
– Wasserhaushalt 112
Fiebersyndrom, periodisches 198

Filtrationsrate, glomeruläre 693
Flatulenz 377
Fleckfieber 182
Flöhe 323
Flow-Care-Sonde 436
Flüssigkeitsbedarf, Normwerte 314
Flüssigkeitsdepletion 113
Flüssigkeitshaushalt ▸ Elektrolyt- und Wasserhaushalt
Folsäure 609
Folsäuremangel 17
Formeln 693
Fredrickson, Fettstoffwechselstörungen Typ I–IV 493
Fremdkörperaspiration 200
Fremdkörper, verschluckter 545
Frühgeborenes
– Definition 396
– Impfung 304
Frühsommermeningoenzephalitis 324
– Impfung 307
Fruktosemalabsorption 373
Fuchsbandwurm 553
Fukosidose 496
FUO 174
Furunkel 1

G

Galaktosämie 291, 483
Galleabflussstörung 70
Gangliosidose 497
Gastritis 46

Gastroenteritis 156
- postenteritisches Syndrom 372

Gastrointestinale Störungen
- Blutung, gastrointestinale 202
- Diarrhö 87
- Enteritis, infektiöse 87
- Erbrechen 156
- Intoleranz gegen Nahrungsbestandteile 369
- Intoxikation 543
- Kolik 378
- Malabsorption/Maldigestion 369
- Meteorismus 377
- Obstipation 405
- opioidassoziierte 460
- PEG (perkutane endoskopische Gastrostomie) 433
- Untergewicht 532
- Wurmbefall 549

Gastrostomie, perkutane endoskopische 433
Gaucher, Morbus 498
Geburtsgeschwulst 397
Geburtsgewicht 396
- regelgerechte Zunahme 316

Gedeihstörung, Definition 532
Gelenkblutung 59
Gelenkschmerzen 206
- Osteomyelitis/septische Arthritis 426

Gerinnung, disseminierte intravasale 61
Gerinnungsfaktoren
- Hämophilie 58
- Thrombose 510

Gerinnungsstörungen 57
- ▶ Hämophilie
- Immunthrombozytopenie, akute/chronische 514
- plasmatische 57
- Thrombozytopenie 513

Gerstenkorn 279
Gesamtwassergehalt 112
Gestationsalter 396
- Beurteilung 688

Gestationsdiabetes 77
Gesundheitsamt
- Meldepflicht Impfreaktion 306
- Meldepflicht Meningokokkensepsis 465
- Meldepflicht Tuberkulose 527

Getränke 165
Gewichtsperzentile 532
Gierke, Glykogenose Typ I 484
Giftnotrufzentrale 543
Gingivostomatitis 501
Gitelman-Syndrom 529
Glasgow Coma Scale 694
Gleithoden 440
Glioblastom 410
Gliom 411
Globoidzellenleukodystrophie 499
Glomerulonephritis 387
Glukokortikoide 697
- ▶ Medikamentenliste

Glukoneogenese, gestörte 290
Glukose
- Infusionslösung 317

Glukose-6-Phosphat-Dehydrogenase-Mangel 21

Glukose-Galaktose-Malabsorption 373
Glukosetoleranz, gestörte 77
Glukosurie 400
Glukosurie, renale 528
Glutenintoleranz 369
Glykogenose
– Typ I (Gierke) 484
– Typ II (Pompe) 485
Goodpasture-Syndrom 392
Graft-vs.-host-Disease 300
Grand mal 151
Granulomatose, chronische 302
Granulozytendefekt 302
Granulozytopathie, kongenitale 302
Granulozytopenie
– Fieber 187
– Infektionsprophylaxe 191
– kongenitale 302
Gürtelrose 251
Gynäkologische Störungen/Erkrankungen
– Endokrinologische Störungen 138
– Hymenalatresie 350
– Intersexualität 139
– Keimzelltumor 422
– Labiensynechie 350
– Missbrauch, sexueller 329
– Vulvovaginitis 350

H

Haemophilus influenzae Typ b
– Impfung 307
Hagelkorn 279
Hakenwürmer 551
Halsschmerzen 218
– Angina tonsillaris 24
– Epiglottitis 144
– Hand-Fuß-Mund-Erkrankung 238
– Infektion der oberen Lufwege 312
– Krupp 348
– Stridor 502
– Tracheitis, bakterielle 504
Hämatemesis 202
Hämatochezie 202
Hämaturie 219, 399
– benigne familiäre 391
Hämochromatose, neonatale 356
Hämoglobin, Normwert 398
Hämoglobinopathie, Sichelzellkrankheit 474
Hämoglobinurie 10
Hämolyse 9
Hämolytisch-urämisches Syndrom 222
Hämophilie 57, 605
Handelsnamen wichtiger Wirksubstanzen (alphabetische Aufstellung) 666
Handflächenregel 536
Hand-Fuß-Mund-Erkrankung 238
Harninkontinenz 225
– Epispadie 439
Harnstoffzyklusstörungen 490
Harnwegsinfektion 230
Hasenpest 186
Haut
– Acne vulgaris 1
– atopische Dermatitis 40

Haut
- Borreliose 63
- Dermatika, Galenik 694
- Ekzem 101
- Erysipel 165
- Exanthem 166
- Exanthema subitum 169
- Hand-Fuß-Mund-Erkrankung 238
- Impetigo contagiosa 238
- Masern 169, 239
- Miliaria 241
- Mollusca contagiosa 241
- Mumps 242
- Neurodermitis 40
- Pertussis 243
- Pfeiffer'sches Drüsenfieber 170
- Pityriasis rosea 170
- Purpura Schönlein-Henoch 467
- Röteln 170, 247
- Scharlach 171, 248
- Varizellen 171
- Viruspapillome 251
- Windeldermatitis 549
- Windpocken (Varizellen) 250
- Zoster (Gürtelrose) 251

Heimlich-Handgriff 201
Helminthen 549
Hemmkörperhämophilie 60
Heparinisierung, Thrombose 511
Hepatitis
- Impfung 307, 384, 386
- Nadelstichverletzung 384

Hepatoblastom 423
Hereditäre Sphärozytose 20
Hermaphroditismus 139
Hernie, inkarzerierte 47
Herpangina 28
Herpes facialis 239
Herpes labialis 239
Herzdruckmassage 449
Herzfrequenz, Normwerte 699
Herz-Kreislauf-System
- Atemfrequenz, Normwerte 687
- Blutdruck, Normwerte 689
- Elektrolyt- und Wasserhaushalt 105
- Endokarditis 120
- Fehlbildungen des Herzens 254, 262
- Fieber, akutes rheumatisches 207
- Herzfehler, azyanotischer 255
- Herzfehler, zyanotisches Vitium 261
- Herzfrequenz, Normwerte 699
- Herzgeräusch 254
- Herzinsuffizienz 255, 260, 265
- Herzrhythmusstörungen 105, 267, 273, 506
- Hypertonie 280
- Kalium 105
- Kardiomyopathie 381
- Myokarditis 381
- plötzlicher Herztod 259, 382
- Pneumonie 442
- Reanimation, kardiopulmonale 267, 447
- Synkope, kardiogene 504

- Thoraxschmerzen 508
- zystische Fibrose 560

Heteroglykanose 494

Hickman-Katheter
- Blutentnahme 554
- Fieber(therapie) 699
- Katheterpflege 557

Hirndruck
- Hirntumor 410
- Koma 338
- SHT 453

Hirnhautentzündung 373
Hirnschlag 510
Hirntumor 410
Hirschsprung, Morbus 159, 407
Histiozytose 424

HIV
- Diagnostisches und therapeutisches Management 277
- Infektionsweg 276
- Klassifikation 276
- Nadelstichverletzung 384
- Postexpositionsprophylaxe 384
- Therapie, medikamentöse 665

Hodenaszension 440
Hoden, dystoper 440
Hodenektopie 440
Hodenhochstand 440
Hodentorsion 47, 441
Hodenvolumen, altersentsprechendes 705
Hodgkin, Morbus 413
Homozystinurie 488
Hordeolum 279
Horner-Syndrom 29
Hornissenstich 323

Hummelstich 323
Hurler, Mukopolysaccharidose 496
HUS 222
Hydrozele 439
Hymenalatresie 350
Hyperammonämie 482, 491
Hypercholesterinämie, familiäre 493
Hypercortisolismus, nicht ACTH-abhängiger 137
Hyperglycinämie, nonketonische 489
Hyperhydratation 103, 117
- Blutdruck 117
Hyperimmunglobulinämie D 198
Hyperkaliämie 106
Hyperkalzämie 109
Hyperleukozytose 361
Hyperlipidämie, familiäre kombinierte 494
Hypernatriämie 103
- Dehydratation 113
Hyperparathyreoidismus 132
Hyperphosphatämie 111
Hypertensive Krise 288
- Koma 338
Hyperthyreose 129
Hypertonie 280
Hypertriglyceridämie, familiäre 494
Hypervolämie 102
Hypoglykämie 288
- Diabetespatient 82
- Fruktoseintoleranz 484
- Glykogenose 484
- Koma, hypoglykämisches 337

Hypokaliämie 105
Hypokalzämie 108
Hyponatriämie 102
Hypoparathyreoidismus 131
Hypophosphatämie 111
Hypophysenvorderlappen, endokrinologische Störungen 137
Hypopituitarismus 137
Hypospadie 438
Hypothyreose 126, 128
Hypothyreotisches Koma 340
Hypovolämie 102, 113, 472
– intravasale 463

I

Ibuprofen 456 ▶ Medikamentenliste
Ikterus 72, 294
– Muttermilchikterus 299
– Neugeborenenikterus 294
Ileumatresie 157
Ileus 48, 407
Immobilisation, Thromboseprophylaxe 513
Immunsuppressiva 216
  ▶ Medikamentenliste
Immunsystem
– Autoimmunerkrankungen, diabetesassoziierte 85
– Defekte 300
– Fieber unklarer Genese 177
– HIV-Infektion 276
– Immunthrombozytopenie, akute/chronische 514
– Lupus erythematodes, systemischer 217, 390, 517
– Lymphadenopathie 365
– Purpura Schönlein-Henoch 467
Immunthrombozytopenie, akute/chronische 514
Impetigo bullosa 239
Impetigo contagiosa 238
Impfung
– Diphtherie 306
– FSME 307, 324
– Grundlagen, allgemeine 303
– Haemophilus influenzae Typ b 307, 376
– Hepatitis 307
– HIV-infizierter Patient 278
– Impfkalender 306, 308
– Impfreaktion 305
– Influenza 310
– Masern 240, 310
– Meningokokken 310
– Mumps 243, 310
– Pertussis 245, 310
– Pneumokokken 311
– Polio 311
– Regelimpfstoffe, Kombinationen 306
– Rotavirus 311
– Röteln 248, 310
– Tetanus 306
– Tetanus, bei Verbrennungsverletzung 541
– Tollwut(exposition) 311, 518
– Tuberkulose 311, 522
– Varizellen 312
Infektanämie 13

Infektion
- Acne vulgaris 1
- Antibiotika, Indikation/ Auswahl 683
- Bakteriämie 471
- Balanitis/Balanoposthitis 437
- Bronchiolitis 66
- Bronchitis 68
- Diphtherie 27
- Endokarditis, bakterielle 120
- Enteritis, bakteriell bedingte 91
- Enteritis, viral bedingte 90
- Erreger 178
- Erysipel 165
- Erythem 167
- Exanthem 167
- Exanthema subitum 169
- Fieber unklarer Genese 176, 178
- Glomerulonephritis 387
- hämolytisch-urämisches Syndrom 222
- Hand-Fuß-Mund-Erkrankung 238
- Harnwegsinfektion 230
- Haut 1
- Herpangina 28
- HIV 276
- Impetigo contagiosa 238
- Kardiomyopathie 381
- Katheterinfektion 558
- Koma 337
- kongenitale 398
- Lymphadenopathie 363
- Masern 169, 239
- Meningitis 373
- Meningokokkensepsis 464
- Mollusca contagiosa 241
- Mononukleose 28
- Mumps 242
- Mundsoor 26
- Myokarditis 381
- Nabelinfektion 399
- nephritisches Syndrom 386
- Neugeborenes 398
- obere Luftwege 312
- Orbitalphlegmone 426
- Osteitis/Osteomyelits 333
- Osteomyelitis/septische Arthritis 426
- Otitis 429
- Pertussis 243
- Pfeiffer'sches Drüsenfieber 170, 245
- Pityriasis rosea 170
- Pneumonie 442
- Prophylaxe bei Granulozytopenie 191
- Röteln 170, 247
- Scharlach 25, 171, 248
- Sepsis 464, 471
- Stomatitis aphthosa 501
- Tierbiss 519
- Tracheitis, bakterielle 504
- Transaminasenerhöhung 520
- Tuberkulose 522
- Varizellen 171
- Viruspapillome 251
- Vulvovaginitis 350
- Windeldermatitis 549

Infektion
- Windelsoor 549
- Windpocken (Varizellen) 250
- Wurmbefall 549
- Zellulitis, periorbitale 426
- Zoster (Gürtelrose) 251
- Zytomegalievirus 252

Infektionsschutzgesetz, Meningokokkensepsis 465

Influenza, Impfung 310

Infusion
- Flüssigkeitsbedarf, normaler 314
- Kalorienbedarf 316
- Nährstoffbedarf, normaler 317
- parenterale Ernährung 313, 556

Inhalationstrauma 537

Inobhutnahme 331

Insekten 323
- Allergie 5
- Borreliose 63

Inselzelladenom 293

Insulinsekretion, gestörte 76

Insulintherapie 79, 81

Insult, ischämischer 510

Insult, zerebrovaskulärer 339

Intersexualität 139

Intoleranz gegen Nahrungsbestandteile
- Fruktose 483
- Galaktosämie 483
- Kuhmilchproteinintoleranz 370
- Laktose 372
- Zöliakie 369

Intoxikation 543
- Alkohol 544
- Giftentfernung 543
- Giftnotrufzentrale 543
- Kohlenmonoxid 540
- Koma 338
- Laugen, Säuren 546
- Management 547
- Medikamente 545, 546
- Nikotin 546
- Opiate 335
- Reinigungsmittel 546
- Transaminasenerhöhung 521

Intubation, endotracheale 451
- Inhalationstrauma 540

Invagination 158

J

Jod 127
- Jodmangelstruma 130

Jones-Kriterien 208

Juckreiz 461

Juristische Aspekte
- Kindesmisshandlung 332
- SIDS 480

K

Kala Azar 183

Kalium
- Hyperkaliämie 106
- Hypokaliämie 105

Kalorienbedarf, Normwerte 316

Kalorienverbrauch, gesteigerter 532

kälteassoziiertes Syndrom 2, familiäres 199
Kalzium
- Hyperkalzämie 109
- Hypokalzämie 108
Kammerflattern 267
Kammerflimmern 267, 450
Kardiomyopathie 381
Katheter
- Katheterinfektion 683
- Kathetersepsis 558
- parenterale Ernährung 321
Katheterismus 233
Katheter, zentralvenöser
- Blutentnahme 554
- Fieber(therapie) 699
- Katheterinfektion 558
- Katheterpflege 557
- Okklusion 560
Katzenkratzkrankheit 181
Kawasaki-Syndrom 169, 327
Keimdrüsen, endokrinologische Störungen 138
Keimzelltumor 422
Kephalhämatom 397
Ketoazidose 79
- Fieber 82
- Kaliumphoshat 106
Keuchhusten 243
- Impfung 245, 310
Kinderkrankheiten
- Exanthema subitum 169
- kongenitale Infektion 399
- Masern 169, 239
- Mumps 242
- Pertussis 243
- Pfeiffer'sches Drüsenfieber 245
- Röteln 170, 247
- Scharlach 171, 248
- Windpocken (Varizellen) 171, 250
Kindesmisshandlung 329
Kissing disease 245
Klumpke, Plexuslähmung 397
Knochenschmerzen 333
Knochentumor
- Ewing-Sarkom 421
- Osteosarkom 420
Koanalgetika 460
Kohlenhydrate, normaler Bedarf 317
Kohlenhydratstoffwechsel 290
Kohlenhydratstoffwechsel, Störungen 482
Kolik 378
Kolitis 49
- Colitis ulcerosa 54
Kolontransitzeit 407
Koma
- Definition 335
- Formen, Differenzialdiagnosen 336
- Hyponatriämie 102
- ketoazidotisches 79
- Sofortmaßnahmen 335
Komplementdefekt 303
Konjunktivis 341
Kopfschmerzen 342
- primäre 343
- psychogene 348
- Schwindel 470
- sekundäre 346
Kopfumfangsperzentile 532

Körpergewicht
- Adipositas 316
- Gewichtsperzentile 532
- Längensollgewicht 693
- Normalwert 532
- Übergewicht 316
- Untergewicht 316, 532
- Zunahme, regelrechte 316

Kortikosteroide 697
Krabbe, Morbus 499
Krampfaderbruch 439
Krampfanfall
- Epilepsie 145
- Fieberkrampf 194
- Hirntumor 411
- Hyponatriämie 102
- Kennzeichen 506
- Koma 335, 337

Krätze 325
Kreatinin-Clearance 693
Krebserkrankung ▶ Malignom bzw. unter den einzelnen Entitäten
Krupp 144, 348
- echter ▶ Diphtherie

Kryptokokkose 187
Kryptorchismus 440
Kugelzellenanämie 20
Kuhmilchproteinintoleranz 370

L

Labiensynechie 350
Laborwerte, Umrechnung 694
Laktasemangel 372
Laktatazidose 482, 486, 691
Laktoseintoleranz 372
Längenperzentile 532
Längensollgewicht 693
Langerhans-Zell-Histiozytose 424
Laryngotracheobronchitis, akute stenosierende (Krupp) 348
Läuse 325
Leber
- Cholestase 70
- Funktionsstörung 351
- Gerinnungsstörung 63
- Hepatoblastom 423
- Ikterus 294
- Koma, hepatisches 339
- Leberversagen 351
- Transaminasenerhöhung 520

Leberzirrhose 352
Leishmaniose 183, 184
Lennox-Gastaut-Syndrom 147
Leptospiren, Leptospirose 183
Leukämie 357
- akute lymphatische 357, 702
- akute myeloische 361, 702
- chronisch myeloische 16
- myelomonozytäre 15

Leukodystrophie, metachromatische 499
Leukostase 361
Leukozyturie 399
Linksherzinsuffizienz 265
Lipide, normaler Bedarf 318
Lipidstoffwechsel 291
Lipidstoffwechselstörungen 491
Lipodystrophie 85

Lipoproteinlipasemangel, familiärer 493
Long-QT-Syndrom 271
Lungenembolie 510
Lungentuberkulose 522
Lupus erythematodes, systemischer 217, 517
– Glomerulonephritis 390
Lyme-Arthritis 65
Lyme-Neuroborreliose 64
Lymphadenitis mesenterialis 49
Lymphadenopathie 363
Lymphknotenschwellung 367
Lymphknotensyndrom, mukokutanes 169, 327
Lymphogranulomatose, 413
Lymphohistiozytose, hämophagozytische 425
Lymphom
– Hodgkin, Morbus 413
– lymphoblastisches/B-Zell-Lymphom/großzellig anaplastisches 412
– Non-Hodgkin 412
Lysetherapie 512

M

Madenwürmer 549
Magen ▶ Bauchschmerzen; ▶ gastrointestinale Störungen
Magen-Darm-Blutung 202
Magnesium
– Hypermagnesiämie 110
– Hypomagnesiämie 110
– Normwerte 110

Malabsorption 369
– Untergewicht 532
– Ursachen 369
Malaria 185
Maldescensus testis 440
Maldigestion 369
– Untergewicht 532
– Ursachen 369
Malignom
– Antiemese 703
– Biopsiematerial, Versorgung 368
– Ewing-Sarkom 421
– Fieber unklarer Genese 177, 189
– Hepatoblastom 423
– Hirntumor 410
– Histiozytose 424
– Hodgkin, Morbus 413
– Keimzelltumor 422
– Leukämie 15, 357, 702
– Lymphadenopathie 363
– Nephroblastom 419
– Neuroblastom 415
– Non-Hodgkin-Lymphom 412
– Osteosarkom 420
– Schmerztherapie 703
– Transfusion 703
– Tumorlysesyndrom 359, 361
– Verweilkatheter, zentralvenöser 554, 699
– Weichteilsarkom 417
– Wilms-Tumor 419
Mannosidose 495
Maple sirup urin disease 488
Masern 169, 239, 251
– Impfung 240, 310

Meckel-Divertikel 49
Medikamentenintoxikation 545, 546
Medikamentenliste
- alphabetische Aufstellung der Wirksubstanzen 568
- Handelsnamen und Wirksubstanzen 666

Medulloblastom 410
Melaena 202
Meldepflicht Gesundheitsamt
- Impfreaktion 306
- Meningokokkensepsis 465
- Tuberkulose 527

Membrandefekt 20
Meningitis 373
- Antibiotikatherapie 683
- bakterielle 373
- Koma 337
- tuberkulöse 524, 526
- virale 377

Meningokokkenimpfung 310
Meningokokken-Meningitis 376
Meningokokkensepsis 464
- Antibiotikatherapie 684

Menkes-Syndrom 373
Merseburger-Trias 129
Metabolische Störungen 481
- Azidose 690
- Diabetes mellitus 76
- Harnstoffzyklusstörungen 490
- Kohlenhydratstoffwechsel 290, 482
- Koma 339
- Lipidstoffwechsel 291, 491
- peroxisomale Erkrankungen 499
- Proteinstoffwechsel 291, 486
- Speicherkrankheiten 494
- Transaminasenerhöhung 520

Metamizol 456 ▶ Medikamentenliste
Meteorismus 377
Mevalonat-Kinase-Defizienz 198
Migräne 342, 343
- abdominale 53
- Akuttherapie 633, 655
- Prophylaxe 608, 648
- Vorläufer 469

Miktion
- Frequenz 229
- Harninkontinenz 225

Milben 325
Miliaria 241
Miliartuberkulose 523
Milien 241
Milzsequestrationskrise 474
Missbrauch, sexueller 329
- Vulvovaginitis 351

Misshandlung 329
Mittelmeerfieber, familiäres 198
Mittelohrentzündung 430
Mobitz, AV-Block 274
Molluscum contagiosum 241, 279
Mononukleose 28
- infektiöse 245

Morbus haemolyticus neonatorum 398
Morbus haemorrhagicus neonatorum 397
Morphin 457 ▶ Medikamentenliste

M–N

Mückenstich 323
Mukolipidose 496
Mukopolysaccharidose 494
Mukotympanon 432
Mukoviszidose 560
Multiorganversagen 472
Multiple Sklerose 379
Mumps 242
- Impfung 243, 310
Münchhausen-by-proxy-Syndrom 329
Mundsoor 26
Muskelblutung 59
Muttermilch 161
Muttermilchikterus 299
Myelodysplastisches Syndrom 15
Mykobakterien 179
Myokarditis 381
Myoklonisch-astatischer Anfall 147
Myxödem 340

N

Nabelinfektion 399
Nadelstichverletzung 384
Nährstoffe, normaler Bedarf 316
Nahrungsmittelintoleranz
  ▶ Intoleranz gegen Nahrungsmittelbestandteile
Naloxon 457, 461 ▶ Medikamentenliste
Nasenbluten 59
Nasentropfen 633
Natrium
- Defizit, Berechnung 116
- Dehydration 116
- Hyperhydratation 117
- Hypernatriämie 103
- Hyponatriämie 102
Near-Missed SIDS 478
Nebennierenrinde, endokrinologische Störungen 133
Nebenschilddrüse, endokrinologische Störungen 131
Nephritisches Syndrom 386
Nephroblastom 419
Nephroblastomatose 419
Nephropathie (Diabetesfolge) 84
Nephrotisches Syndrom 393
Nesidioblastose 293
Neugeborenenanämie 398
Neugeborenenikterus 294
Neugeborenenkrämpfe 146
Neugeborenen-Screening
- Ahornsirupkrankheit 489
- Betaoxidation von Fettsäuren 492
- Galaktosämie 483
- Ikterus 298
- metabolische Störungen 481
- Organoazidurie 489
- PKU 486
Neugeborenes 396
- Anpassung, mangelhafte 397, 687
- APGAR-Index 687
- Definitionen 396
- Drogenentzug 631
- Geburtsgewicht 396
- Geburtstrauma 397
- Herzfehler, kritischer 262
- Petrussa-Index 688

Neugeborenes
- Reifezustand 688
- Schilddrüse 126
- Status epilepticus 155

Neunerregel 536
Neuroblastom 411, 415
Neurodermitis 40
Neurologische Störungen
- Armplexuslähmung 397
- Ataxie 37
- Borreliose 64
- Dehydratation 117
- Elektrolyt- und Wasserhaushalt 102
- Enzephalitis 140
- Epilepsie 145
- Fieberkrampf 194
- Hirntumor 411
- Hypoglykämie 82, 288
- Koma 335
- Kopfschmerzen 342
- Leberversagen 352
- Schwindel 468

Neuropathie, diabetische 85
Neutropenie 302
Niemann-Pick, Morbus 498
Niere
- Glomerulonephritis 387
- hämolytisch-urämisches Syndrom 222
- Koma, urämisches 339
- nephritisches Syndrom 386
- Nephropathie 84
- nephrotisches Syndrom 393
- Schönlein-Henoch-Nephritis 467
- Tubulopathie 527

Niereninsuffizienz 395, 399
- Dehydratation 115
- Hypervolämie 102
- Zystinose 490

Nierenversagen
- akutes 401
- chronisches 403

Nikotinintoxikation 546
Non-Hodgkin-Lymphom 412
Normalwerte, Körpergewicht 532
Normwerte
- Atemfrequenz 687
- Blutbild 688
- Blutdruck 689
- Blutgasanalyse 690
- Flüssigkeitsbedarf 314
- Hämoglobin 398
- Herzfrequenz 699
- Kalorienbedarf 316
- Körpergewicht, regelrechte Zunahme 316
- Magnesium 110
- Phosphat 111
- Stuhlfrequenz 405
- Wasserverluste 313

Norovirus, Enteritis 91
Notfallintubation 451
Nüchternglukose, erhöhte 77

O

Obstipation 405
- Meteorismus 377
- opioidassoziierte 461

Ohr
- Hörstörung bei Schwindelsymptomatik 470

- Otitis externa 429
- Otitis media 430
- Schwindel 468
- Sero-/Mukotympanon 432

Ohrschmalz, Entfernung 432
Oligoarthritis 212
Oligosaccharidose 495
Oligurie 387, 399
Omphalitis 399
Onkologische Erkrankungen ▶ Malignom
Opioide ▶ Medikamentenliste
- Antidot 461
- Substanzbeispiele 457
- unerwünschte Wirkungen 461

Orbitalphlegmone 426
Organoazidurie 489
Orientbeule 184
Osmolalität 693
Ösophagitis 49
Osteitis 333, 334
Osteomyelitis 333, 334, 426
- Antibiotikatherapie 683
- Coxitis, bakterielle 74
- nichtbakterielle (rheumatische) 428
- Säugling 428

Osteosarkom 420
Otitis externa 429
Otitis media 430
Ovarialtumor 422

P

Pankreatitis, hereditäre 50
Papillomavirus, Warzen 251
Paracetamol 455 ▶ Medikamentenliste
- Intoxikation 546

Paraphimose 437
Parasiten
- Insekten 323
- Wurmbefall 549

Paste 694
Pavor nocturnus 149
Pedikulose 325
PEG 433
- Anlage 433
- Entfernung 436
- Kostaufbau 435
- Medikamentengabe 435
- Pflege 434

Peitschenschlagverletzung 331
Pendelhoden 440
Penicillin ▶ Medikamentenliste
- Therapieversagen 25

Penisschaftverkürzung 438
Peripherer maligner neuroektodermaler Tumor (pPNET) 421
Peritonitis 51
Perkutane endoskopische Gastrostomie ▶ PEG
Peroxisomale Erkrankungen 499
Pertussis 243
- Impfung 245, 310

Perzentilen 532
Pethidin 458 ▶ Medikamentenliste
Petit Mal 148
Petrussa-Index 688
Pfaundler-Hurler, Mukopolysaccharidose 495

Pfeiffer'sches Drüsenfieber 170, 245
Pharyngitis 200
Phenylketonurie 486
Phimose 437
Phlegmone, perorbitale (Antibiotikatherapie) 684
Phosphat
- Bedarf 111
- Hyperphosphatämie 111
- Hypophosphatämie 111
- Normwerte 111
pH-Wert 690
Piritramid 458 ▶ Medikamentenliste
Pityriasis rosea 170
Plasmodium 185
Plaut-Vincent-Angina 27
Pleuradrainage, blinde 452
Plexuslähmung 397
Pneumokokkenimpfung 311
Pneumonie 442
- Antibiotikatherapie 683
Pneumothorax 452
Polioimpfung 311
Polizei – Kindesmisshandlung 332
Polyarthritis
- Rheumafaktor-negative 211
- Rheumafaktor-positive 211
Polydipsie 124
Polyneuropathie, diabetische 85
Polyurie 124, 399
Pompe, Glykogenose Typ II 485
Port
- Blutentnahme 555
- Fieber(therapie) 699
- Systemwechsel 556
Postenteritisches Syndrom 372
Postexpositionsprophylaxe bei Nadelstichverletzung 384
Postreanimationsbehandlung 452
Promille, Berechnung 693
Proteinstoffwechsel 291, 486
Proteinurie 387, 393, 399
Prothrombinzeit, verlängerte 57
Pruritus 461
Pseudohermaphroditismus masculinus/femininus 139
Pseudohypokalzämie 108
Pseudokrupp 348
Pseudopubertas praecox 138
Pseudothrombopenie 514
Psoriasisarthritis 213
Pubertas praecox 138
Pubertas tarda 139
Pubertät, Tanner-Stadien 704
Pulmonalklappenstenose 260
Pulmonalstenose 264
Pupillenstörung 28
Purpura Schönlein-Henoch 467
- Nephritis 389
Pyelonephritis 231
Pylorushypertrophie 158
Pylorusstenose 135

Q

Q-Fieber 181
Quincke-Ödem 4

R

Rachitis, hypophosphatämische 528
Rashkind-Manöver 263
Reanimation, kardiopulmonale 267, 447
- Advanced Life Support 450
- Basic Life Support 447
- Postreanimationsbehandlung 452
Rechtsherzinsuffizienz 265
Refeeding-Syndrom 534
Reflux, gastroösophagealer 159
Refsum-Syndrom 500
Rehydrierung
- Durchführung 87, 104
- postenteritisches Syndrom 372
Reizdarmsyndrom 53
Rekapillarisierungszeit 472
Rektalblutung 202
Retentio testis 440
Retinopathie, diabetische 85
Rhesusfaktor 398
Rheumatische Erkrankungen 206, 428
Rikettsien 182
Ringelröteln 168
Roger, Morbus 256
Rolando-Epilepsie 148
Rotavirus
- Enteritis 90
- Impfung 311
Röteln 170, 247
- Impfung 248, 310

S

Saccharase-Isomaltase-Mangel 373
Salbe 694
Salmonellen 92
Salzverlust 102
Salzverlustsyndrom 134, 136
Salzverlusttubulopathie 102, 529
Sarkom
- Ewing-Sarkom 421
- Osteosarkom 420
- Weichteilsarkom 417
Säuglingsnahrung 163
Säuglingsosteomyelitis 428
Säuglingstod, plötzlicher 478
Scabies 325
Schädel-Hirn-Trauma 453
Scharlach 25, 171, 248
Schilddrüse
- endokrinologische Störungen 125
- hypothyreotisches Koma 340
- thyreotoxische Krise 340
Schlafwandeln 150
Schlaganfall 510
Schluckbeschwerden ▶ Halsschmerzen
Schmalkomplextachykardie 268
Schmerzen
- Adjuvanzien 460
- Analgetika, periphere 455
- Analgetika, starke 456
- Analgosedierung, intranasale 682
- Gelenkschmerzen 206

Schmerzen
- Knochenschmerzen 333
- Koanalgetika 460
- Kopfschmerzen 342
  ▶ dort
- onkologische Patienten 703
- Opioide 457
- Sichelzellkrankheit 474
- Thorax 508
- Verbrennung/Verbrühung 539
- Wachstumsschmerzen 334

Schmerzverstärkungssyndrom 335

Schock
- Elektrolyt- und Wasserhaushalt 104
- Formen 464
- hypovolämischer 115
- Koma 338
- septischer 464, 472
- Symptomatik, Diagnostik 462
- Therapie 463, 472
- Ursachen 462, 466
- Verbrennung/Verbrühung 539

Schocksyndrom, toxisches 684

Schönlein-Henoch-Syndrom 467

Schütteltrauma 331

Schwartz-Bartter-Syndrom 124

Schweißtest 561

Schwerbrandverletztenzentrum 538

Schwindel 468
- benigner paroxysmaler (Lagerungs-) Schwindel 469
- zentraler 470

Sedierung 460
- Analgosedierung, intranasale 682

Sepsis 471
- Antibiotikatherapie 683
- katheterbedingte 558
- Koma 337
- Schock, septischer 464, 472

Septumdefekt, partieller/kompletter atrioventrikulärer 258

Serotympanon 432

Shigellen 94

SHT 453

Shwachman-Syndrom 302

Sialidose 496

Sichelzellkrankheit 474

Sick-Sinus-Syndrom 273

SIDS 478

Sinushistiozytose 424

Skrotum
- akutes 441
- leeres 440

Soor ▶ Candida

Spannungskopfschmerzen 342, 343

Spasmus, Epilepsie 145

Speicherkrankheiten 494

Sphingolipidose 497

Spulwürmer 550

Spurenelemente, normaler Bedarf 319

Staphylococcus aureus, Enteritis 96

Status asthmaticus 34
Status epilepticus 154
Status migrainosus 344
Sternenhimmelphänomen 250
Steroidtherapie 697
Stevens-Johnson-Syndrom 167
Stich ▶ Insekten
STIKO-Empfehlung 303
Stillen 161
Stoffwechselstörungen
  ▶ metabolische Störungen
Stomatitis aphthosa 200, 501
Stridor 502
Stromunfall 542
Struma, Jodmangelstruma 130
Stuhlfrequenz, Normwerte 405
Sudden infant death syndrome 478
Synkope 504
Systemischer Lupus erythematodes 217, 517
- Glomerulonephritis 390

T

Tachykardie 268
- Breitkomplextachykardie 270
- Long-QT-Syndrom 271
- pulslose ventrikuläre 450
- Schmalkomplextachykardie 268
- supraventrikuläre 268
- Wolff-Parkinson-White-Syndrom 270

Tangier-Krankheit 493
Tanner-Stadien 704
Tay-Sachs-Krankheit 497
Teerstuhl 202
Tetanusimpfung 306
Thalassämie 11
Thoraxschmerzen 508
Thoraxsyndrom, akutes 474
Thrombopenie 515
Thrombose 510
- Prophylaxe 513
Thrombozyten
- Destruktion, gesteigerte 513
- Produktion, verminderte 513
Thrombozytenkonzentrat 703
Thrombozytopenie 513
Thyreoiditis 129
Thyreotoxische Krise 340
Tierbiss 519
- Antibiotikatherapie 683
Tilidin 457 ▶ Medikamentenliste
Tinea corporis 239
Tollwutexposition 518
Tollwut, Impfung 311
Tonisch-klonischer Anfall 147, 148
Tonsillektomie 26
Tonsillitis 26
Torsade de pointes 271
Tortikollis 150
Toxoplasma gondii 184
Trachea, nackte 127
Tracheitis, bakterielle 504
Tramadol 456 ▶ Medikamentenliste
Transaminasenerhöhung 520

Transfusion
- Erythrozytenkonzentrat 703
- Thrombozytenkonzentrat 703

Transfusionsreaktion 703
TRAPS 198
Trauma
- Brandverletzung 535
- Elektro-, Stromunfall 542
- geburtsbedingtes 397
- Kindesmisshandlung 329
- SHT 453
- Tierbiss 519

Trichinen 551
Trigeminus-Extrasystolie 275
Triplet-Extrasystolie 275
Tuberkulose 522
- Coxitis, tuberkulöse 75
- Impfung 311

Tubulopathie 527
- hereditäre primäre 528

Tubulusnekrose 401
Tularämie 186
Tumorlysesyndrom 359
- Prophylaxe 361

Tumornekrosefaktor-Rezeptor-1-assoziiertes periodisches Syndrom 198
Tyrosinämie 487
T-Zell-Defekt 301

U

Übergewicht, Definition 316
Ulcus ventriculi 46
Ungeziefer 323
Untergewicht 532
- Definition 316

Urämie 403
Urin
- Gewinnung 232
- Inkontinenz 225
- Mengenberechnung 694
- Produktion, Normalwert 473
- Proteinurie 387
- Untersuchung 233

Urogenitaltrakt
- Blutung 60
- Hodentorsion 47

Urologische Störungen/Erkrankungen
- akutes Skrotum 441
- Balanitis 437
- Balanoposthitis 437
- Blasendysfunktion 228
- Epispadie 438
- Gleithoden 440
- Hämaturie 219
- Harninkontinenz, nichtphysiologische 225
- Harnwegsinfektion 230
- Hodenektopie 440
- Hodentorsion 441
- Hydrozele 439
- Hypospadie 438
- Keimzelltumor 422
- Kryptorchismus 440
- Maldescensus testis 440
- Nephroblastom 419
- Niereninsuffizienz 399
- Nierenversagen 401
- Paraphimose 437
- Pendelhoden 440
- Penisschaftverkürzung 438
- Phimose 437

- Schönlein-Henoch-Nephritis 467
- Tubulopathie 527
- Uringewinnung 232
- Varikozele 439
- Wilms-Tumor 419

Urosepsis, Antibiotikatherapie 683

Urtikaria 4

V

Varikozele 439
Varizellen 171, 250
- Impfung 312
- Zoster (Gürtelrose) 251

Ventrikelseptumdefekt 255
Verätzung 546
Verbrennung 535
- Stromunfall 542

Verbrühung 535
Vergiftung ▶ Intoxikation
Verkürzungsfraktion 694
Vernachlässigung 329
Verrucae planae juveniles 251
Verrucae plantares 252
Verrucae vulgares 251
Vertigo 149
Verweilkatheter, zentralvenöser
- Blutentnahme 554
- Fieber(therapie) 699
- Katheterinfektion 558
- Katheterpflege 557
- Okklusion 560

Vitamine 575, 578, 593, 609, 648, 663
- Ernährung, parenterale 321
- Vitamin-B12-Mangel 17

- Vitamin-D-Mangel 140
- Vitamin-K-Mangel 62, 72
- zystische Fibrose 563

Vitium cordis 466
Volumengabe
- Schocktherapie 463
- Verbrennung/Verbrühung 539

Volvulus 52
Vomitus ▶ Erbrechen
Von-Willebrand-Syndrom 60
Vorhofflattern 272
Vorhofflimmern 273
Vorhofseptumdefekt 257
Vulvovaginitis 350

W

Wachstumsschmerzen 334
Wanzen 323
Warzen 251
Wasserdefizit 115
Wasserhaushalt 112
   ▶ Elektrolyt- und Wasserhaushalt
- Dehydratation 113
- Gesamtwassergehalt 112
- Hyperhydratation 117
- Schock, hypovolämischer 115
- Störungen 118
- Wasserdefizit 115

Wasserintoxikation 117
Weichteilblutung 60
Weichteilsarkom 417
Wenckebach, AV-Block 274
Wespenstich 323
West-Syndrom 147

Wiederbelebung 447 ▶ Reanimation, kardiopulmonale
Williams-Beuren-Syndrom 258
Wilms-Tumor 419
Windeldermatitis 549
– Vulvovaginitis 350
Windelsoor 549
Windpocken (Varizellen) 250
Wirksubstanzen (alphabetische Aufstellung) 568
Wiskott-Aldrich-Syndrom 302
Wolff-Parkinson-White-Syndrom 270
Wurmbefall 549

Zerebrohepatorenales Syndrom 499
Zirkumzision, Phimose/Paraphimose 437
Zöliakie 99, 369
Zosterinfektion 251
Zylindrurie 387
Zystinose 490
Zystinurie 528
Zystische Fibrose 560
Zytomegalievirus 252

X

Xanthogranulom, juveniles 424

Y

Yersinia enterocolitica 94
Yersinia pseudotuberculosis 179

Z

Zähneknirschen, nächtliches 343
Zahnen 554
Zeckenbiss 324
– Borreliose 63
Zellulitis, periorbitale 426
Zellweger-Syndrom 499

Printing: Ten Brink, Meppel, The Netherlands
Binding: Ten Brink, Meppel, The Netherlands